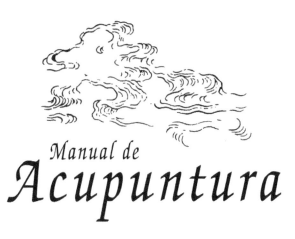

Manual de Acupuntura

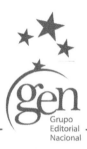

O GEN | Grupo Editorial Nacional – maior plataforma editorial brasileira no segmento científico, técnico e profissional – publica conteúdos nas áreas de ciências da saúde, exatas, humanas, jurídicas e sociais aplicadas, além de prover serviços direcionados à educação continuada e à preparação para concursos.

As editoras que integram o GEN, das mais respeitadas no mercado editorial, construíram catálogos inigualáveis, com obras decisivas para a formação acadêmica e o aperfeiçoamento de várias gerações de profissionais e estudantes, tendo se tornado sinônimo de qualidade e seriedade.

A missão do GEN e dos núcleos de conteúdo que o compõem é prover a melhor informação científica e distribuí-la de maneira flexível e conveniente, a preços justos, gerando benefícios e servindo a autores, docentes, livreiros, funcionários, colaboradores e acionistas.

Nosso comportamento ético incondicional e nossa responsabilidade social e ambiental são reforçados pela natureza educacional de nossa atividade e dão sustentabilidade ao crescimento contínuo e à rentabilidade do grupo.

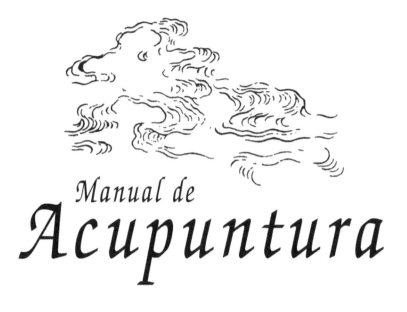

Manual de Acupuntura

Peter Deadman &
Mazin Al-Khafaji
com Kevin Baker

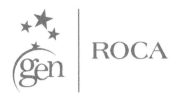

- Os autores deste livro e a editora empenharam seus melhores esforços para assegurar que as informações e os procedimentos apresentados no texto estejam em acordo com os padrões aceitos à época da publicação, *e todos os dados foram atualizados pelos autores até a data de fechamento do livro.* Entretanto, tendo em conta a evolução das ciências, as atualizações legislativas, as mudanças regulamentares governamentais e o constante fluxo de novas informações sobre os temas que constam do livro, recomendamos enfaticamente que os leitores consultem sempre outras fontes fidedignas, de modo a se certificarem de que as informações contidas no texto estão corretas e de que não houve alterações nas recomendações ou na legislação regulamentadora.

- Os autores e a editora se empenharam para citar adequadamente e dar o devido crédito a todos os detentores de direitos autorais de qualquer material utilizado neste livro, dispondo-se a possíveis acertos posteriores caso, inadvertida e involuntariamente, a identificação de algum deles tenha sido omitida.

- **Atendimento ao cliente:** (11) 5080-0751 | faleconosco@grupogen.com.br

- © Copyright 2006 by Journal of Chinese Medicine Publications.
  First published 1998 by Journal of Chinese Medicine Publications.
  Reprinted August 1998, January 1999, March 2000, September 2001, January 2004, May 2005, February 2006.

- Direitos exclusivos para a língua portuguesa
  Copyright © 2012, 2021 (5ª impressão) by
  Editora Roca Ltda.
  Uma editora integrante do GEN | Grupo Editorial Nacional
  Travessa do Ouvidor, 11
  Rio de Janeiro – RJ – 20040-040
  www.grupogen.com.br

- Reservados todos os direitos. É proibida a duplicação ou reprodução deste volume, no todo ou em parte, em quaisquer formas ou por quaisquer meios (eletrônico, mecânico, gravação, fotocópia, distribuição na Internet ou outros), sem permissão por escrito, da Editora Roca Ltda.

- Capa: Rosangela Bego
- Diagramação: Renato Costa e Denise Nogueira Moriama
- Tradução: Maria Inês Garbino Rodrigues
- Revisão de Texto: Breno Beneducci e Karina Sávio
- Imagens: Rafael Pereira

- Ficha catalográfica

D32m
Deadman, Peter
   Manual de acupuntura / Peter Deadman & Mazin Al-Khafaji com Kevin Baker ; [tradução de Maria Inês Garbino Rodrigues]. – [Reimpr.]. – São Paulo : Roca, 2021.

   Tradução de: A manual of acupuncture
   Contém glossário
   Inclui bibliografia e índices
   ISBN 978-85-7241-939-0

   1. Acupuntura. 2. Pontos de acupuntura. I. Al-Khafaji, Mazin. II. Baker, Kevin. III. Título.
11-3905.   CDD: 615.892
                                      CDU: 615.814.1

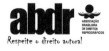

Sobre os Autores

Peter Deadman

Peter Deadman passou vários anos viajando até fundar seu armazém, padaria e loja de alimentos naturais Infinity Foods, em 1969. Formou-se em Acupuntura na Faculdade Internacional de Medicina Oriental de East Grinstead, Inglaterra, em 1978 e continuou este estudo com uma pós-graduação em Nanjing, China, em 1981. Exerce a profissão em Brighton, Inglaterra, desde 1978. Em 1979, fundou *The Journal of Chinese Medicine*, do qual é editor e redator. Em 1991, estudou na Escola de Medicina Herbácea Chinesa de Londres e continuou este estudo em Nanjing. Leciona medicina chinesa e acupuntura desde 1979 e já fez palestras no Reino Unido, Austrália, Bélgica, Dinamarca, Alemanha, Irlanda, Israel, Países Baixos, Noruega e Estados Unidos.

Mazin Al-Khafaji

Mazin Al-Khafaji começou seus estudos em Acupuntura e chinês moderno e clássico em 1979. Depois de se formar em Acupuntura na Faculdade Internacional de Medicina Oriental, Inglaterra, em 1983, frequentou o Curso de Pós-graduação de Acupuntura em Nanjing, China, continuando com estudos intensivos em chinês médico e moderno no Instituto de Línguas de Taipei, em Taiwan. Seu estudo meticuloso da língua chinesa fez com que merecesse a primeira bolsa de estudos sino-britânica para estudar medicina interna na Faculdade de Medicina Tradicional Chinesa de Xangai, juntamente com alunos chineses. Doutorou-se em Medicina Chinesa, em 1987. Desde seu retorno para a Inglaterra, exerce a profissão em seu consultório particular em Brighton. Nos últimos dez anos leciona nos Cursos de Graduação e Pós-graduação em Medicina Chinesa, na Inglaterra, Dinamarca, Noruega, Itália, Alemanha e Suíça.

Kevin Baker

Kevin Baker formou-se em Medicina pela Universidade de Cambridge e no Hospital Escola de St. George em 1979. Especializou-se, subsequentemente, em Medicina e Cirurgia de Acidentes e Emergência, sendo incluído no quadro de associados da Faculdade Real de Médicos de Londres, em 1983, e no quadro de associados da Faculdade Real de Cirurgiões de Edinburgh, em 1986. Obteve seu diploma em Acupuntura e Medicina Tradicional Chinesa na Escola de Acupuntura e Medicina Tradicional Chinesa de Londres (LSATCM), em 1989, e fez pós-graduação na Faculdade de Medicina Tradicional Chinesa de Nanjing, em 1991. Desde 1992, dá aulas de Patologia Médica Ocidental na LSATCM. Atualmente, pratica a Acupuntura em consultório particular, em Lewes e em Brighton, além de atuar em Psicoterapia e NHS GP.

Dedicatória

PETER DEADMAN
dedica este livro a sua família, especialmente Jenny, Susie, Natasha e Noah, e a seu avô, Professor Shmuel Eisenstadt, que morreu antes da conclusão de seu dicionário enciclopédico sobre Lei Hebraica.

MAZIN AL-KHAFAJI
dedica este livro a Pia Maria, Nadeem, Dina e Samir.

KEVIN BAKER
dedica este livro a seus pais, Mary e Tony.

Com agradecimentos a:
Tim Martin, que foi de considerável auxílio nos estágios iniciais deste livro; Pia Maria Al-Khafaji; Fatima Bailey; Richard Blackwell; Shwu Ling Chern; Peter Eaton; Marian Fixler; Heiner Fruehauf; Oliver Hickey; Giovanni Maciocia; John O'Connor; Jacob Stevens; Rebecca Wilton; Allegra Wint.

Introdução

Este livro tem profundas raízes na tradição clássica da acupuntura chinesa. Nas últimas três ou quatro décadas, a prática da acupuntura cresceu de forma espetacular no mundo ocidental. Durante o período inicial dessa expansão havia escassez de materiais que pudessem servir de referência. A China se fechou completamente, o que impediu o acesso dos alunos de medicina chinesa ao conhecimento, poucos livros-textos estavam disponíveis para tradução e um número ainda menor de tradutores qualificava-se para a difícil tarefa de interpretar a terminologia da medicina chinesa em outras línguas. O resultado foi a dificuldade de se obter uma compreensão das genuínas e diferentes tradições clássicas da acupuntura; desse modo, foram inevitáveis, e muitos, os mal-entendidos, surgindo então a grande necessidade de se criar informações para preencher as lacunas decorrentes de todo esse processo.

Além desses fatores, a acupuntura é uma ciência magnânima e extremamente flexível. A inserção de uma agulha no corpo para ativar o *qi* normalmente produz algumas mudanças, independentemente dos pontos selecionados. Na prática corrente em todo o planeta, há uma enorme variedade de seleção de pontos. De fato, essa "confusão" não se limita ao mundo ocidental. Dentro das tradições chinesas modernas e clássicas, também há enorme variação na compreensão e na previsão dos efeitos do agulhamento de pontos diferentes, além de uma ampla gama de tratamentos para diversas doenças.

Na prática, essa variação coloca em questão a ideia de que existem critérios universalmente aceitos para a escolha de pontos. Esse raciocínio é perturbador, especialmente em uma época e numa cultura que exigem fatos inquestionáveis, e isso não pode ser considerado com profundidade nestas páginas. Acreditamos, entretanto, que o conhecimento mais próximo dos ensinamentos teórico e clínico seja encontrado na tradição clássica. Isso ocorre porque a tradição representa a lenta adição de observações, apontamentos e testes durante um período ininterrupto de mais de 20 séculos (certamente um dos registros mais extraordinários de tradições históricas do mundo). Muitos dos textos usados e citados neste livro, como *Systematic Classic of Acupuncture and Moxibustion* (*Clássico Sistemático de Acupuntura e Moxabustão*) e *Great Compedium of Acupuncture and Moxibustion* (*Grande Compêndio de Acupuntura e Moxabustão*), registram boa parte da prática clínica daquela época. Cada uma dessas grandes compilações enciclopédicas transmitiu a teoria e a prática de trabalhos mais antigos, acrescidos, modificados e enriquecidos de acordo com a atuação dos médicos contemporâneos. Isso pode ser bem observado nas prescrições clássicas de pontos, muitas das quais são citadas neste livro. Algumas datam da época do *Yellow Emperor's Inner Classic* (*Clássico Interno do Imperador Amarelo*) e são repetidas em compilações posteriores. Mesmo assim, costumam apresentar modificações, como a adição ou a subtração de pontos e até o propósito para o qual são usadas.

Nossa intenção não é apresentar essa prática tradicional como algo moldado em pedra, como uma escritura sagrada inalterável. O rápido desenvolvimento da acupuntura dentro e fora da China nas últimas décadas, por si só, promoveu uma grande inovação na prática e isso nasceu da discussão sobre os pontos. Ademais, a natureza inquiridora e desafiante da mente moderna ocidental pode servir para dispersar algumas das rígidas restrições da tradição, descartando o que não é útil e introduzindo novas práticas e perspectivas. Entretanto, permanece o fato de que a tradição histórica da acupuntura chinesa, esse registro único de prática mutável ao longo de dois milênios, deve ser a base a partir da qual trabalhamos e evoluímos.

Tradução

Todo aquele que já tentou traduzir o chinês clássico (e, portanto, amiúde arcaico) sabe que a tarefa é repleta de dificuldades. Atualmente se debate muito sobre a melhor forma de converter o significado de vários termos e conceitos complexos, encontrados na medicina tradicional chinesa. Como todas as outras pessoas, enfrentamos esses problemas e tomamos as decisões que seguem:

- Conservamos alguns termos chineses (em *pinyin*) que são amplamente conhecidos, como *qi, yin, yang, jiao, sanjiao, taiyang, yangming, shaoyang, taiyin, shaoyin, jueyin*. Conservamos o mínimo desses termos e seu significado é dado no glossário ou dentro do texto, para o caso de os leitores não estarem familiarizados com eles. Em algumas passagens, conservamos o termo em chinês porque, na realidade, não há nenhuma alternativa fácil em outro idioma. Distúrbio *shan*, por exemplo, às vezes é traduzido como distúrbio semelhante à hérnia em textos em inglês. Hérnia, no entanto, só transmite um dos três possíveis significados desse termo (ver glossário).
- Ao traduzir a maioria dos termos, consultamos cuidadosamente uma variedade de traduções anteriores e selecionamos aquelas interpretações que pareceram transmitir melhor o significado original e que são relativamente fáceis de se usar na prática diária. São exemplos: distúrbio de atrofia para *wei zheng*, obstrução dolorosa para *bi zheng*, etc. Usamos com frequência a terminologia mais conhecida para facilitar a leitura deste texto, por exemplo, referimo-nos à função de "descensão e dispersão" do Pulmão, em vez de usar expressões mais atuais como "tendência à descensão depurativa".
- Em muitos momentos parece não haver qualquer alternativa além de se adotar uma terminologia relativamente nova e não familiar. Esse é especialmente o caso de várias indicações dos pontos. Muitas podem não ser familiares à maioria dos leitores, como distúrbio da perturbação súbita, distúrbio *shan*, tosse por taxação do vento, inversão do frio, atrofia do Pulmão, etc. Embora reconheçamos que isso possa representar um obstáculo no aprendizado de alguns leitores, sentimos que é importante incluir esses termos. O distúrbio da perturbação súbita, por exemplo, pode ser traduzido como cólera, mas, na verdade, se refere a uma variedade mais abrangente de uma situação clínica em que a diarreia e o vômito agudos apresentam-se juntos, como no caso de uma intoxicação alimentar. O fato é

que a descrição da doença nos textos clássicos chineses quase sempre é diferente do seu correspondente ocidental moderno e, ainda assim, ela transmite com exatidão a realidade clínica. Em outras palavras, esses termos não foram mantidos somente pela exatidão histórica. Esperamos que, com o uso contínuo deste texto e de seu glossário, os termos se tornem, com o tempo, familiares aos leitores.

- Em certos trechos simplesmente incluímos os termos médicos ocidentais. Hipertensão, por exemplo, não tem nenhum equivalente na medicina tradicional chinesa; entretanto, vários pontos de acupuntura têm um efeito demonstrável na redução da pressão sanguínea. Usamos o termo erisipela no lugar da expressão chinesa "toxina do cinábrio", já que os significados dos dois são idênticos.
- No que se refere à tradução das passagens mais longas, o significado de textos antigos escritos em chinês clássico está invariavelmente aberto a certa interpretação. Consultamos todos os comentários disponíveis e, de maneira geral, escolhemos a interpretação de mais fácil leitura.

Ações dos pontos

De modo geral, pode-se dizer que a atribuição de ações aos pontos de acupuntura é uma prática moderna, ou seja, do século XX, que se origina da tradição da medicina herbácea chinesa. Tendo dito isso, há claras evidências dessa prática em textos mais antigos. Entre muitos exemplos, o *Systematic Classic of Acupuncture and Moxibustion* recomenda o ponto *shangjuxu* (E-37) no tratamento de "calor no intestino" e *Sagelike Prescriptions from the Taiping Era (Prescrições Sábias da Era Taiping)* diz que o mesmo ponto trata "insuficiência do *qi* do intestino grosso". De acordo com *Essential Questions (Questões Essenciais)*, o ponto *xiajuxu* (E-39) remove o "calor do Estômago", ao passo que o *Great Compendium of Acupuncture and Moxibustion* recomenda *sanyinjiao* (BP-6) para tratar "deficiência do Baço e do Estômago". Além disso, na maioria dos casos, a atribuição de ações aos pontos é puramente pragmática. Por exemplo, como *yinbai* (BP-1) é um ponto classicamente indicado para resolver hemorragia uterina, menorragia, sangue na urina, sangue nas fezes, sangue no vômito, hemorragia nasal e doença febril com hemorragia nasal, é claro que sua ação é estancar a hemorragia. *Lieque* (P-7) trata calafrios e febre, interrompe congestão e secreção nasais, sendo por muito tempo considerado eficaz para libertar o exterior. Mesmo um exame superficial das indicações clássicas da maioria dos pontos revela esses padrões evidentes de desarmonia, que podem ser interpretados como as ações dos pontos. Generalizar as informações dessa maneira ajuda a esclarecer a confusão das indicações e simplifica o processo de aprendizado. Aqui a intenção não é substituir o texto apresentado por um estudo mais profundo das indicações e influências dos pontos, mas sim auxiliar a sua compreensão e complementá-lo.

Indicações dos pontos

Grande parte das indicações citadas neste texto foi retirada de fontes clássicas. Ainda que não exaustivas, escolhemos listá-las em número maior do que se vê na grande parte dos textos em inglês. É nossa observação que quanto maior o número de indicações, mais fácil é formar uma impressão sobre a natureza e a força de cada ponto. Também está claro que as indicações dos pontos representam um importante registro das observações clínicas que são, pelo menos em parte, empíricas, em vez de teóricas. Para facilitar a absorção das indicações, optamos por agrupá-las de acordo com o tipo, devendo-se enfatizar ainda que isso foi feito por nós e, portanto, esses agrupamentos não são encontrados nos textos clássicos.

Entretanto, as indicações listadas não são exclusivamente clássicas. Acrescentamos indicações modernas quando estas refletem claramente a prática corrente. Por exemplo, *zulinqi* (VB-41) é muito usado pelos médicos contemporâneos para tratar cefaleia unilateral, particularmente em combinação com *waiguan* (SJ-5) e, em especial, nos casos de cefaleias associadas ao ciclo menstrual, a despeito do fato de que todas as principais referências clássicas o indiquem para o tratamento de dor occipital e dor no vértice.

Por fim, enfatizamos que, de forma geral, evitou-se acrescentar indicações aos pontos quando estas não apareciam nos textos chineses clássicos ou modernos. Houve muita interpretação livre na acupuntura ocidental, quase sempre com base em suposições e não na procedência histórica ou em observações clínicas cuidadosas e prolongadas. Um exemplo desse processo pode ser encontrado quando se fala do ponto *shaofu* (C-8). Como ponto fogo do canal do Coração, é natural supor que ele remova fogo do Coração e, por isso, seria indicado para resolver distúrbios como insônia, agitação mental, úlceras na boca, etc., pois essa é a impressão transmitida em vários livros de acupuntura ocidentais modernos. Na verdade, essas recomendações não são encontradas nos textos clássicos chineses e raramente nos modernos, sendo o ponto *laogong* (PC-8) usado nesse tratamento. Isso não significa categoricamente que *shaofu* (C-8) não possua a capacidade de tratar esses distúrbios, mas apenas que aparentemente não foi usado para esse propósito. Desse modo, nossa prioridade é enfatizar os registros históricos, não por rejeição a inovações e desenvolvimentos, mas porque, quando se lida com uma tradição tão longa e única quanto a medicina chinesa, é importante estabelecer primeiro o que essa tradição realmente é para depois inová-la com cuidado e respeito.

Comentários

As ações e indicações dos pontos podem ser encontradas em muitos livros de acupuntura. O que falta é uma tentativa sistemática de esclarecer e explicar como o ponto tem sido usado ao longo do tempo e como se pode compreender melhor seu âmbito de ações e indicações. Nos comentários sobre os principais pontos, empenhamo-nos em juntar e elucidar uma ampla variedade de informações, incluindo as principais indicações clássicas e modernas, as combinações clássicas nas quais o ponto aparece, os comentários sobre os pontos em vários textos, a localização do ponto e sua relação com vários trajetos de canais, o estado do ponto (por exemplo, ponto *xi* em fenda ou ponto *jing* poço), a fase (de acordo com a teoria das cinco fases) à qual é atribuído, etc. Depois de considerar todos esses fatores, finalmente acrescentamos nossa própria interpretação e experiência profissional de longo tempo de serviço. A interpretação necessariamente requer julgamentos e tentamos equilibrar nossa própria contribuição original com o respeito pelas informações existentes.

Existem muitas teorias tradicionais diferentes que podem determinar a seleção de pontos. Pode ser, do ponto de vista estatístico, que o método mais praticado em todo o planeta seja a inserção de agulha em pontos de acupuntura simplesmente porque estão doloridos, ou seja, os pontos *ahshi*. Em nível mais complexo, há a teoria das cinco fases, a teoria dos cinco pontos *shu*, a teoria dos pontos *shu* dorsais e *mu* frontais, a combinação dos pontos *luo* de conexão e *yuan* fonte e assim por diante. Entre essas diferentes teorias, entretanto, sempre encontramos grandes contradições. Qual dessas teorias tentaremos aplicar e como lidamos com as contradições? Alguns acupunturistas, sendo a favor de uma determinada teoria, ficam satisfeitos em aplicá-la em um sentido absoluto. Assim, um adepto da teoria das cinco fases pode, em todos os casos, selecionar um ponto "mãe" para tonificar um certo canal e um ponto "filho" para reduzi-lo. Como podemos determinar se a aplicação sumária dessa teoria, como se fosse apropriada sempre, pode ser confirmada? Por exemplo, *quchi* (IG-11) é o ponto terra e, portanto, "mãe" do canal do Intestino Grosso, por isso deve ter uma função de reforço. Se é assim, como conciliar o fato de que, mesmo sendo um ponto importante para tonificar o *qi* e o sangue no membro superior, ele é usado também para drenar excesso de calor, fogo, vento e umidade de todo o corpo, sem mencionar que o registro de suas indicações inclui pouquíssimos distúrbios intestinais? Similarmente, de acordo com a teoria das cinco fases, *jiexi* (E-41), como ponto fogo do canal terra do Estômago deve ter uma ação de tonificação, enquanto todas as indicações registradas sugerem seu uso na redução de calor por excesso tanto no canal do Estômago como no *fu* Estômago.

No que se refere aos cinco pontos *shu*, o *Clássico das Dificuldades* declara na 68ª Dificuldade que os pontos *jing* rio devem ser agulhados no tratamento de dispneia, tosse, calafrios e febre. Será que isso significa que todos os pontos *jing* rio têm esse efeito ou que nessas situações devemos agulhar os pontos *jing* rio? Como conciliar isso com a declaração do *Spiritual Pivot* (*Pivô Espiritual*) de que os pontos *jing* rio devem ser agulhados no verão tardio ou para tratar mudanças na voz do paciente? E o que dizer da classificação do *Spiritual Pivot* no que se refere ao estado relativo do *qi* e do sangue nos seis canais? O canal *yangming*, por exemplo, é abundante em *qi* e sangue, e essa teoria é muito usada para explicar o uso dos canais *yangming* do Intestino Grosso e do Estômago nos tratamentos de atrofia e de obstrução dolorosa. *Spiritual Pivot* também declara que os canais *taiyang* e *jueyin* são abundantes em sangue, o que ajuda a explicar a razão pela qual pontos como *Weizhong* (B-40) e *Quze* (PC-3) podem ser submetidos à sangria para remover o calor do corpo. E o que dizer da aplicação clínica contraditória de sangrar *Shaoshang* (P-11) em casos de dor de garganta, quando o *Spiritual Pivot* diz que o canal *taiyin* é abundante em *qi*, mas não em sangue?

Ao longo de toda a história da medicina chinesa, diferentes teorias foram desenvolvidas, testadas, contestadas, mantidas quando provadas úteis e silen-

ciosamente descartadas quando não o eram, além de parcialmente preservadas quando consideradas clínica ou teoricamente valiosas. Não importa que o corpo teórico da acupuntura contenha definições contraditórias. Em certas situações, uma teoria pode ter utilidade prática, em outros casos não. Em nossos comentários sobre os pontos, tentamos esquadrinhar essas várias teorias e encontrar as mais relevantes para compreender e explicar como um ponto foi realmente usado e testado na prática, ou seja, o árbitro final dessas discussões.

Combinações dos pontos

A maioria das combinações listadas neste livro foi retirada de fontes clássicas, as quais são citadas entre parênteses. Tomamos a liberdade de mudar a ordem dos pontos listados, de forma que as mesmas combinações apareçam várias vezes por todo o texto, sob diferentes pontos listados na combinação. Uma pequena proporção das combinações é moderna, algumas retiradas de fontes chinesas contemporâneas e outras provêm da nossa própria experiência clínica (nesses casos, nenhuma fonte é fornecida).

Letras maiúsculas

Tentamos manter o mínimo possível de termos com iniciais maiúsculas. Entretanto, mantivemos os nomes dos *zangfu* (Pulmão, Estômago, Coração, etc.) em maiúsculo para distingui-los dos nomes dos órgãos da medicina ocidental (pulmão, estômago, coração, etc.).

Localizações dos pontos

As localizações apresentadas neste texto derivam de uma abrangente revisão de interpretações chinesas modernas de fontes tradicionais, associadas à experiência clínica dos autores. Fizemos todos os esforços para haver o máximo de precisão anatômica possível e, assim, resolver as contradições ocasionalmente encontradas nas descrições existentes. Quando há duas alternativas da localização de um ponto, isso é claramente descrito no texto. No entanto, a precisão da descrição anatômica não exime o profissional da responsabilidade de observar e palpar com cuidado a área a ser agulhada, para que as estruturas relevantes subjacentes, como vasos sanguíneos, sejam protegidas e para que a importância fundamental da palpação na localização do ponto não seja negligenciada.

Notas sobre a localização

Essas notas são originadas da experiência clínica dos autores juntamente com as fontes tradicionais. Elas simplesmente servem para facilitar a desenvoltura do profissional na hora de localizar os pontos na prática.

Inserção de agulhas

O profissional deve sempre estar ciente de que a acupuntura é um procedimento terapêutico invasivo.

As instruções para a inserção de agulhas apresentadas neste livro realçam tanto o aspecto de segurança, quanto o da eficácia terapêutica. Para isso, ao longo do texto, são claramente descritos cuidados específicos quanto ao uso de pontos de acupuntura potencialmente perigosos.

Pontos extraordinários

Utilizamos o sistema de numeração usado em *Acupuncture: A Comprehensive Text (Acupuntura: Um Texto Compreensível)**.

Erros

Todos os esforços foram feitos para reduzir os erros neste texto. Entretanto, tal é a natureza da existência humana que os erros são inevitáveis. Visando ao aperfeiçoamento de futuras edições, os autores agradecem que seus erros sejam apontados.

---

* *Acupuncture: A Comprehensive Text*, Shangai College of Traditional Medicine, traduzido e editado por John O'Connor e Dan Bensky, Eastland Press 1981.

Índice

CAPÍTULO 1
Canais e Colaterais.. 1

CAPÍTULO 2
Categorias dos Pontos.. 21

CAPÍTULO 3
Métodos de Seleção de Pontos... 53

CAPÍTULO 4
Localização dos Pontos e Inserção da Agulha................................. 61

CAPÍTULO 5
Canal do Pulmão *Taiyin* da Mão... 73

CAPÍTULO 6
Canal do Intestino Grosso *Yangming* da Mão................................ 97

CAPÍTULO 7
Canal do Estômago *Yangming* do Pé.. 129

CAPÍTULO 8
Canal do Baço *Taiyin* do Pé.. 189

CAPÍTULO 9
Canal do Coração *Shaoyin* da Mão.. 223

CAPÍTULO 10
Canal do Intestino Delgado *Taiyang* da Mão................................. 241

CAPÍTULO 11
Canal da Bexiga *Taiyang* do Pé.. 267

CAPÍTULO 12
Canal do Rim *Shaoyin* do Pé... 359

CAPÍTULO 13
Canal do Pericárdio *Jueyin* da Mão 399

CAPÍTULO 14
Canal *Sanjiao Shaoyang* da Mão 419

CAPÍTULO 15
Canal da Vesícula Biliar *Shaoyang* do Pé 451

CAPÍTULO 16
Canal do Fígado *Jueyin* do Pé 511

CAPÍTULO 17
Vaso da Concepção 541

CAPÍTULO 18
Vaso Governador 579

CAPÍTULO 19
Pontos Extraordinários 621

Dinastias Chinesas 683

Bibliografia 685

Glossário 691

Índice dos Nomes dos Pontos em Chinês 701

Índice dos Nomes dos Pontos em Português 707

Índice das Indicações 713

Índice Remissivo 747

Índice de Pontos 751

Índice Geral

CAPÍTULO 1

Canais e Colaterais.. 1
Funções dos canais 2
Os doze canais primários... 4
Os doze canais divergentes 7
Os oito vasos extraordinários 8
   Vaso de penetração 10
   Vaso da cintura 11
   Vaso de motilidade yang 13
   Vaso de motilidade yin... 14
   Vaso de ligação yang 15
   Vaso de ligação yin 17
Os canais luo de conexão... 16
Os doze canais tendinosos 18
Os colaterais diminutos 18
As doze regiões cutâneas... 18
As Doze Regiões Cutâneas... 19

CAPÍTULO 2

Categorias dos Pontos 21
Os cinco pontos shu 21
   Pontos jing *poço*.. 24
   Pontos ying *nascente*.. 26
   Pontos shu *riacho* 27
   Pontos jing *rio*.. 28
   Pontos he *mar* 29
Pontos das cinco fases.. 31
Pontos xi em fenda 32
Pontos yuan fonte 33
Pontos luo de conexão.. 34
Pontos shu dorsais 37
Pontos mu frontais 38
Pontos hui de encontro... 39
Pontos confluentes dos oito vasos extraordinários 40
Os doze pontos estrelas celestiais de Ma Dan-yang 42
Os quatro e seis pontos de comando... 43
Pontos dos quatro mares 43
Pontos janela do céu 44
Os treze pontos Fantasmas de Sun Si-miao 47
As nove agulhas para retornar o yang 47
Pontos de encontro de mais de um canal.. 47

Capítulo 3
Métodos de Seleção de Pontos.. 53
Seleção de pontos locais 53
Seleção de pontos adjacentes.. 53
Seleção de pontos distais 54
Seleção de pontos proximais 54
Seleção de pontos da parte inferior para tratar a parte superior 54
Seleção de pontos da parte superior para tratar a parte inferior.............. 55
Seleção de pontos da parte anterior para tratar o dorso e vice-versa...... 55
Seleção de pontos do centro para tratar as extremidades 56
Seleção de pontos de um canal para tratar seu canal relacionado
interior-exteriormente.. 56
Seleção de pontos de um par dos seis canais para tratar doença do outro.................. 56
Seleção de pontos de acordo com as conexões do canal 56
Inserção cruzada.. 56
Seleção de pontos empíricos.. 57
Método de associação de pontos corrente e cadeado................................ 57
Pontos alternantes.. 58
Combinações de pontos 58

Capítulo 4
Localização dos Pontos e Inserção da Agulha 61
Medições usando-se cun 61
Inserção da agulha 66
  Profundidade da inserção de agulhas.. 66
  Evitar pneumotórax 67
  Inserção de agulhas no abdome.. 67
  Inserção de agulhas proximalmente a órgãos importantes 67
  Inserção de agulhas proximalmente aos grandes vasos sanguíneos 70
  Inserção de agulha proximalmente aos grandes nervos.......................... 70
Anatomia da superfície 70
  Localização e contagem das costelas 70
  Localização de C7 70
  Localização de L3 e L5 70
  Localização dos forames sacrais 71
  Linha interna dos pontos shu *dorsais da Bexiga*.................................... 71
  Localização do ângulo esternocostal 71
  Localização dos pontos dos canais do Baço e
  do Estômago na parte inferior do abdome 71
  Palmar longo.. 71

Capítulo 5
Canal do Pulmão *Taiyin* da Mão.. 73

Capítulo 6
Canal do Intestino Grosso *Yangming* da Mão.. 97

Capítulo 7
Canal do Estômago *Yangming* do Pé 129

Capítulo 8
Canal do Baço *Taiyin* do Pé 189

Capítulo 9
Canal do Coração *Shaoyin* da Mão 223

Capítulo 10
Canal do Intestino Delgado *Taiyang* da Mão 241

Capítulo 11
Canal da Bexiga *Taiyang* do Pé 267

Capítulo 12
Canal do Rim *Shaoyin* do Pé 359

Capítulo 13
Canal do Pericárdio *Jueyin* da Mão 399

Capítulo 14
Canal *Sanjiao Shaoyang* da Mão 419

Capítulo 15
Canal da Vesícula Biliar *Shaoyang* do Pé 451

Capítulo 16
Canal do Fígado *Jueyin* do Pé 511

Capítulo 17
Vaso da Concepção 541

Capítulo 18
Vaso Governador 579

Capítulo 19
Pontos Extraordinários 621
   Principais pontos da região do olho.. 648
   Principais pontos da face.. 649
   Principais pontos da lateral da cabeça 650
   Principais pontos do topo da cabeça... 651
   Principais pontos da parte posterior da cabeça 652
   Principais pontos da região do pescoço.. 653
   Principais pontos da região do ombro e do aspecto lateral do braço......... 654
   Principais pontos do braço.. 655
   Principais pontos do aspecto lateral do antebraço 656
   Principais pontos do aspecto medial do antebraço 657

Principais pontos do dorso da mão 658
Principais pontos da palma da mão 659
Principais pontos do tórax 660
Principais pontos da parte superior do abdome 661
Principais pontos da parte inferior do abdome 662
Principais pontos da parte superior das costas 663
Principais pontos da parte inferior das costas 664
Pontos das costas (vaso Governador e canal da Bexiga) 665
Principais pontos do aspecto anterior da coxa 666
Principais pontos do aspecto anterior da perna 667
Principais pontos do aspecto lateral da perna 668
Principais pontos do aspecto medial da perna 669
Principais pontos do aspecto lateral do pé 670
Principais pontos do aspecto medial do pé 671
Principais pontos do peito do pé 672
Regiões do corpo alcançadas pelos canais 673

Dinastias Chinesas 683

Bibliografia 685

Glossário 691

Índice dos Nomes dos Pontos em Chinês 701

Índice dos Nomes dos Pontos em Português 707

Índice das Indicações 713

Índice Remissivo 747

Índice de Pontos 751

Canais e Colaterais 1

É pela virtude dos doze canais que a vida humana existe, que a doença surge, que os seres humanos podem ser tratados e as doenças, curadas. Os doze canais são onde os iniciantes começam e os mestres terminam. Para os iniciantes parece fácil; os mestres sabem como é difícil.

Spiritual Pivot, *Cap. 17*

O qi *não pode viajar sem um caminho, assim como a água flui ou o sol e a lua entram em órbita sem repouso. Assim, os vasos* yin *nutrem os* zang *e os vasos* yang *nutrem os* fu.

Spiritual Pivot, *Cap. 17*

Introdução

"Canais e colaterais" é a tradução do termo chinês *jingluo*. *Jing* tem conotação geográfica e significa canal (ou seja, um canal de água) ou longitude. Neste livro, é traduzido como "canais" e em outras obras, como "meridianos". Usando a imagem de uma árvore, os *jing* são como o tronco e os principais ramos da rede de canais. Eles geralmente correm em sentido longitudinal pelo corpo em um nível relativamente profundo, conectando-se aos *zangfu* internos. Compreendem especificamente os doze canais primários, os oito vasos extraordinários e os doze canais divergentes. *Luo* significa "anexar-se" ou "uma rede" e se refere aos ramos mais finos da rede de canais, que são mais superficiais e fazem a conexão do tronco e dos principais ramos (*jing*) com os tecidos conjuntivos e as regiões cutâneas. Neste texto, de modo geral, são chamados de colaterais, mais especificamente de canais *luo* de conexão. Existem quinze canais *luo* de conexão, doze que pertencem aos doze canais primários, os canais *luo* de conexão dos vasos da concepção e governador e o grande canal *luo* de conexão do Baço. A categoria geral dos colaterais também inclui a miríade de colaterais "diminutos", os quais se distribuem por todo o corpo. Além dos *jing* e dos *luo*, existem doze canais tendinosos e doze regiões cutâneas.

Por isso, embora um mapa típico dos canais de acupuntura ilustre apenas os trajetos superficiais dos doze canais primários, devemos nos lembrar que a rede de canais é consideravelmente mais complexa do que isso e não há nenhuma parte do corpo, nenhum tipo de tecido, nenhuma única célula que não esteja suprida pelos canais. Como uma árvore, o tronco e os principais ramos definem a estrutura principal, e os ramos mais finos, os galhos e as folhas se espalham por toda parte.

Pode-se afirmar que o estudo dos canais na medicina tradicional chinesa é equivalente ao estudo da anatomia na medicina ocidental. A medicina chinesa deu pouca atenção à estrutura física do interior do corpo, sendo poucas e muito sucintas as referências à forma e localização dos *zangfu* internos nos textos clássicos. Além disso, não existe nenhum estudo da distribuição dos nervos ou da origem e inserção dos músculos. Entretanto, a medicina tradicional chinesa descreveu nos mínimos detalhes os trajetos da ampla variedade de canais que fazem o *qi* e o sangue circularem por todo o corpo. Nos níveis mais profundos do corpo, os canais penetram nos *zangfu* e nos *fu* extraordinários e fazem conexão com pele, músculos, carne, tendões,

2 – CANAIS E COLATERAIS

ossos, cabeça, corpo, membros e com órgãos dos sentidos, ligando todos os tecidos e estruturas do corpo em um todo integrado.

História da teoria dos canais

Diferentes teorias foram apresentadas para explicar a descoberta dos canais. Essas teorias podem ser resumidas em dois tipos: (1) primeiro os pontos, depois os canais e (2) primeiro os canais, depois os pontos. De acordo com a primeira teoria, séculos de observação da existência de pontos doloridos no corpo, durante o curso de doenças, e o alívio dos sintomas, quando esses pontos eram estimulados pela massagem ou pelo calor, promoveram a gradual descoberta dos pontos de acupuntura. Quando um número suficiente de pontos ficou conhecido, eles foram ligados em grupos com características e efeitos comuns e, com a ajuda da observação da sensação propagada quando os pontos eram estimulados, seguiu-se a compreensão dos trajetos dos canais. De acordo com a segunda teoria, a sensação propagada durante o curso da massagem e, mais especificamente, a exploração da paisagem interna do corpo, por meio da meditação e da prática do *qigong*, permitiu a descoberta dos trajetos dos canais, surgindo mais tarde o conhecimento dos pontos específicos. A segunda teoria recebeu uma forte confirmação com a importante descoberta de um livro de seda durante a escavação de uma tumba da época da dinastia dos Han do oeste em Mawangdui[1], que descreve os trajetos de onze canais, mas não se refere a nenhum ponto específico.

Funções dos canais

Transportar o **qi** e o sangue por todo o corpo e converter o corpo em um todo integrado

Em virtude da complexa rede entremeada dos canais, o *qi* e o sangue são transportados para todo o corpo. Todos os órgãos, órgãos dos sentidos e tecidos são nutridos, energizados e aquecidos pelo *qi* e pelo sangue que circulam através da rede de canais. Usando a analogia de uma planta, os *zangfu* podem ser compreendidos como as raízes dos canais; os canais propriamente ditos como os caules e os diferentes tecidos do corpo, especificamente os órgãos dos

sentidos, como as flores. Assim, dizem que o Coração, por exemplo, "desabrocha" na língua. Os *zangfu*, os canais que passam pelos membros e pelo corpo, e os tecidos e os órgãos dos sentidos nutridos por eles, portanto, constituem um todo integrado.

Ao mesmo tempo, em razão das interconexões entre os canais, os *zangfu* propriamente ditos são ligados entre si. Por exemplo, o canal primário do Pulmão origina-se no Estômago e atravessa o Intestino Grosso e o diafragma, enquanto o canal primário do Coração conecta-se ao Intestino Delgado e ao Pulmão.

Como sua origem está nas profundidades do corpo e por emergirem na superfície, os canais também ligam o interior ao exterior. Por correrem bilateralmente, ou no caso do vaso da Cintura, que circunda o corpo, os canais primários, divergentes, de conexão e tendinosos, como também seis dos vasos extraordinários, ligam os dois lados do corpo, e como correm verticalmente, os vários canais ligam a parte alta à parte baixa. A teoria dos canais, portanto, é a base das descobertas mais significativas da medicina chinesa; eles formam as interconexões fisiológicas que tornam o corpo um todo integrado em vez de uma série de unidades independentes.

Mais superficial

Regiões cutâneas
Colaterais diminutos
Canais tendinosos
Canais *luo* de conexão
Canais primários
Canais divergentes
Canais extraordinários
Trajetos profundos dos canais primários e divergentes

Mais profundo

Proteger o corpo

Quando o patógeno vem morar como um hóspede, primeiro ele se aloja na pele e nos pelos do corpo. Se permanecer e não sair, penetrará nos canais de conexão diminutos. Se permanecer e não sair, entrará nos canais luo *de conexão. Se permanecer e não sair, penetrará nos canais, alcançando os cinco* zang, *espalhando-se nos intestinos e no Estômago.*

Essential Questions[2]

Os vários tipos de canais ocupam profundidades diferentes dentro do corpo. Além de nutrir e energizar essas diferentes camadas do corpo, os canais servem para prevenir a penetração de fatores patogênicos que podem atacar o corpo a partir do exterior. Vento, frio, umidade, calor, fogo e secura são causas importantes de doenças, de acordo com a medicina chinesa. Se em excesso ou quando a resistência do corpo se encontra deficiente, eles podem atacar o corpo e facilmente penetrar nos níveis mais profundos, como nos *zangfu* e nos ossos e articulações. Quanto mais profunda a penetração em direção aos *zangfu*, mais grave a doença se torna. Parte da função da rede de canais é conter e repelir esses fatores patogênicos e prevenir a penetração mais profunda. Portanto, por exemplo, uma pessoa que dorme em uma corrente de ar pode acordar com torcicolo. O vento e o frio normalmente neste primeiro momento terão lesado apenas as porções mais superficiais da rede de canais, ou seja, os canais tendinosos, causando estagnação local do *qi* e do sangue. O tratamento, independentemente de ser acupuntura, ventosa ou massagem, eliminará com relativa facilidade o fator patogênico. Entretanto, se a pessoa se expõe frequentemente a vento, frio e umidade, então, com o tempo, os fatores patogênicos não ficarão contidos no nível dos canais superficiais, mas podem penetrar mais profundamente no corpo, lesando articulações, tendões e ossos. Se a exposição for ainda mais prolongada, os patógenos podem lesar e enfraquecer os *zangfu*, mais comumente o Fígado e os Rins; ou então um ataque agudo de vento e frio pode causar sintomas típicos, como calafrios, febre branda, dor de cabeça, dores no corpo, coriza, etc. Nesse caso, os fatores patogênicos lesam e causam estagnação do *qi* defensivo e nutritivo na porção relativamente superficial do corpo. O princípio de tratamento é libertar o exterior. Se, entretanto, os fatores patogênicos não ficarem contidos no nível superficial e penetrarem mais profundamente, podem lesar os *zangfu*, normalmente o Pulmão, o Estômago, o Baço ou os intestinos.

Para resumir, toda a rede de canais serve como uma série de barreiras para prevenir a penetração mais profunda dos fatores patogênicos a partir do exterior. Quando contida no exterior, a doença é relativamente menos grave e mais fácil de eliminar. Quando a resistência do corpo se encontra deficiente, ou quando o fator patogênico é excepcionalmente forte ou prolongado e os canais não conseguem conter os fatores patogênicos no exterior, a doença é mais grave e difícil de curar.

Responder à disfunção do corpo

Quando a harmonia do corpo é interrompida por qualquer uma das causas de doença, os canais podem responder de várias maneiras:

- Doença dos canais propriamente ditos: esses canais podem ficar doentes, dando origem a dolorimento local, dor, fraqueza, distensão, entorpecimento, formigamento, etc. Doença dos canais significa fluxo deficiente de *qi* e de sangue (ou seja, estagnação) ou insuficiência de *qi* e de sangue, causando desnutrição. Por exemplo:
  - Mau jeito nas costas em decorrência de lesão traumática pode originar dor, dolorimento, formigamento, etc. nos canais da região lombar e da perna.
  - Ataque por vento e frio patogênicos nas camadas musculares pode causar rigidez, dor e sensibilidade, com pontos sensíveis no local, independentemente de serem pontos de acupuntura ou pontos *ahshi*[3].
  - A exposição prolongada a vento-frio-umidade pode dar origem a dor crônica e dolorimento nos membros e nas articulações.
  - A lesão prévia ou o uso excessivo prolongado de qualquer parte do corpo pode dar origem à estagnação ou à deficiência nos canais em uma área local, acarretando dor e sensibilidade.
- Doença dos *zangfu* refletindo-se nos canais: quando os *zangfu* estão em desarmonia interna, seus canais relacionados também podem mostrar sinais desse distúrbio:
  - Estase do sangue do Coração pode dar origem à dor que desce ao longo do canal do Coração no braço ou que ascende ao longo do canal do Coração até a garganta.
  - Estagnação do *qi* do Fígado pode provocar distensão e dor em qualquer porção do canal do Fígado ou em seu canal acoplado, de acordo com a relação exterior-interior, canal da Vesícula Biliar, por exemplo, em genitais, região costal lateral, mamas, garganta ou cabeça.

- Calor no *fu* Estômago pode provocar sintomas, como fome excessiva e vômito, podendo ser transmitido ao canal do Estômago na cabeça, dando origem a abscesso dentário, hemorragia das gengivas, úlceras na língua, etc.
- O fogo do Fígado pode ser transmitido aos olhos pelo canal do Fígado e se manifestar como vermelhidão, dor e sensibilidade.

- Transmissão de doença pelos canais: a doença pode passar de um *zangfu* para outro por meio dos canais ou de um canal para outro:
  - Fogo do Coração pode ser transmitido do canal do Coração para seu canal acoplado, de acordo com a relação exterior-interior (o canal do Intestino Delgado), do canal do Intestino Delgado *taiyang* da mão para o canal da Bexiga *taiyang* do pé e daí para o *fu* Bexiga.
  - A deficiência grave do *yang* do Rim e a transformação deficiente dos líquidos do corpo podem causar o transbordamento do excesso de água para Pulmão e/ou Coração, ambos ligados ao Rim pelo trajeto interno do seu canal primário.
- Mostrar visivelmente uma doença: em certos casos, o curso de um canal doente pode apresentar coloração alterada e, portanto, visível, seja arroxeado, mostrando estase de sangue, seja vermelho, indicando calor, ou pálido, como resultado de deficiência do *qi* e do sangue.

Transmitir qi *para a área doente*

Os canais servem para transmitir a estimulação da acupuntura do ponto para a área doente do corpo, tornando esse tratamento eficaz. Com a estimulação de um ponto por certos meios, como inserção de agulha, aplicação de calor, pressão, massagem ou ventosa, o *qi* e o sangue de todo o curso do canal podem ser regulados.

Os doze canais primários

Descrição geral

Existem doze canais primários que correm vertical, bilateral e simetricamente. Cada canal corresponde e se conecta internamente a um dos doze *zangfu*. Os canais correspondentes aos *zang* são *yin* e os canais correspondentes aos *fu* são *yang*. Portanto, existem seis canais *yin* e seis canais *yang*, três canais *yin* e três canais *yang* no braço e três canais *yin* e três canais *yang* na perna.

Para compreender os trajetos dos canais é útil imaginar uma pessoa em pé, com os braços soltos nas laterais, as palmas das mãos voltadas para as pernas, em vez de imaginá-la na posição anatômica convencional. Os canais *yang*, então, passam pela superfície externa do braço ou da perna, seguem em direção à cabeça e, com exceção do canal do Estômago, para o dorso. Os canais *yin* passam pela superfície interna dos membros, no abdome e no tórax. Mais especificamente:

- Os três canais *yin* da mão (Pulmão, Pericárdio e Coração) começam no tórax e seguem ao longo da superfície interna do braço até a mão.
- Os três canais *yang* da mão (Intestino Grosso, *Sanjiao* e Intestino Delgado) começam na mão e seguem ao longo da superfície externa do braço até a cabeça.
- Os três canais *yang* do pé (Estômago, Vesícula Biliar e Bexiga) começam na face, na região do olho, e descem pelo corpo e ao longo da superfície externa da perna até o pé.
- Os três canais *yin* do pé (Baço, Fígado e Rim) começam no pé e seguem ao longo da superfície interna da perna até o tórax ou o flanco.

O curso de cada um dos doze canais compreende um trajeto interno e outro externo. O externo costuma ser mostrado em qualquer mapa de acupuntura, sendo relativamente superficial. Todos os pontos de

Tórax →	Mão →	Face →	Pé →	Tórax
Primeiro circuito	Pulmão	Intestino Grosso	Estômago	Baço
Segundo circuito	Coração	Intestino Delgado	Bexiga	Rim
Terceiro circuito	Pericárdio	*Sanjiao*	Vesícula Biliar	Fígado

acupuntura de um canal ficam no seu trajeto externo. O trajeto interno é o curso profundo do canal, onde ele entra nas cavidades do corpo. Os trajetos superficiais dos doze canais descrevem três circuitos completos do corpo.

Denominação dos doze canais primários

A prática entre os acupunturistas de língua inglesa tem sido a de usar o mesmo nome de cada *zangfu* em seu canal relacionado. Assim, falamos do órgão Pulmão e do canal do Pulmão. Na prática, isso pode embaçar a importante distinção entre os dois e causar confusão quando se analisam as diferentes situações clínicas da doença só do canal, da doença só do *zangfu* ou da doença de ambos. Em chinês, cada um possui um nome diferente. Assim, o *zang* Pulmão é conhecido como *fei* (Pulmão), enquanto seu canal relacionado é conhecido como *shou taiyin fei jing* (canal do Pulmão *taiyin* da mão). A denominação de cada canal consiste em três partes:

- O *zang* ou o *fu* ao qual pertence.
- Sua identidade *yin* ou *yang*.
- O membro (superior ou inferior) pelo qual passa.

Os doze canais são dispostos em pares de duas importantes formas:

fisiológica entre o *zang* e o *fu* associados e uma relação anatômica entre os canais. Por exemplo, quando uma pessoa fica em pé, conforme descrito anteriormente, o canal *yangming* do pé do Estômago ocupa a porção anterior da superfície externa da perna. Isso está relacionado "interior-exteriormente" ao canal *taiyin* do pé do Baço, que ocupa a porção anterior da superfície interna da perna. Ao mesmo tempo, a função do Estômago de "decompor e amadurecer" os alimentos e bebidas está intimamente ligada, do ponto de vista fisiológico, à função do Baço de "transportar e transformar" os produtos da digestão.

As relações baseadas no interior-exterior dos doze canais primários são como segue:

- O segundo modo de dispor os doze canais primários em pares resulta de uma perspectiva diferente sobre sua relação anatômica, e não das funções fisiológicas do seu *zangfu* relacionado, embora essa relação amiúde exista. Nesse modo de disposição em pares, um canal *yang* associa-se a outro canal *yang*, um canal *yin* a um canal *yin*. Se a pessoa fica em pé, com os braços soltos nas laterais, o canal que ocupa a porção anterior do aspecto externo do braço é

Zangfu	Membro	Identidade *yin-yang*	Zangfu	Membro	Identidade *yin-yang*
Pulmão	Mão	*Taiyin* (*yin* supremo)	Intestino Delgado	Mão	*Taiyang* (*yang* supremo)
Baço	Pé	*Taiyin* (*yin* supremo)	Bexiga	Pé	*Taiyang* (*yang* supremo)
Intestino Grosso	Mão	*Yangming* (*yang* brilhante)	Pericárdio	Mão	*Jueyin* (*yin* absoluto)
Estômago	Pé	*Yangming* (*yang* brilhante)	Fígado	Pé	*Jueyin* (*yin* absoluto)
Coração	Mão	*Shaoyin* (*yin* menor)	Sanjiao	Mão	*Shaoyang* (*yang* menor)
Rim	Pé	*Shaoyin* (*yin* menor)	Vesícula Biliar	Pé	*Shaoyang* (*yang* menor)

- Há uma relação "exterior-interior" entre os canais *yin* e *yang* do braço e entre os canais *yin* e *yang* da perna, em que cada canal *yang* do braço está associado a um canal *yin* do braço, e cada canal *yang* da perna está associado a um canal *yin* da perna. Esta relação "interior-exterior" expressa uma importante conexão

o canal *yangming* da mão do Intestino Grosso. Esse canal liga-se ao canal que ocupa uma posição anatomicamente similar na perna, ou seja, o canal *yangming* do pé do Estômago. A conexão associada entre esses dois canais reflete-se no fato de que parte do seu nome (*yangming*) é idêntica.

Canal	Trajeto	Canal	Trajeto
Pulmão	Porção anterior da parte interna do braço	Baço	Porção anterior da parte interna da perna
Intestino Grosso	Porção anterior da parte externa do braço	Estômago	Porção anterior da parte externa da perna
Pericárdio	Porção média da parte interna do braço	Fígado	Porção média da parte interna da perna
Sanjiao	Porção média da parte externa do braço	Vesícula Biliar	Porção média da parte externa da perna
Coração	Porção posterior da parte interna do braço	Rim	Porção posterior da parte interna da perna
Intestino Delgado	Porção posterior da parte externa do braço	Bexiga	Porção posterior da parte externa da perna

Essa relação de pares é tão importante que é comum a descrição dos "seis canais", sendo cada par considerado como um único canal. Por exemplo, o canal *yangming* como um todo (ou seja, os canais do Intestino Grosso e do Estômago juntos) é descrito o canal *yang* acoplado do canal *yang*, de acordo com a teoria dos seis canais, e descende para o pé, onde passa para o canal *yin* interior-exteriormente relacionado e novamente ascende ao tórax para começar um novo circuito.

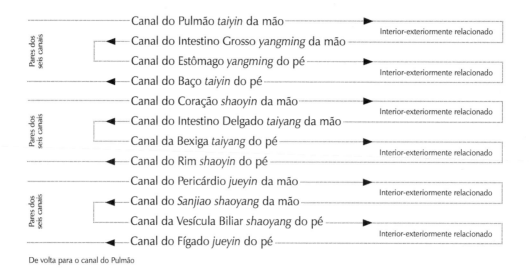

como "abundante em *qi* e sangue". Da mesma forma, o princípio de tratamento de um paciente que apresenta dor na região costal lateral, bem como dor de cabeça temporal, pode ser o de "harmonizar o canal *shaoyang*".

Essas duas maneiras alternativas de dispor os canais em pares se juntam nos três principais circuitos do fluxo de *qi* através dos doze canais primários. O fluxo de *qi* em cada circuito começa em um canal *yin* no tórax e passa para o canal *yang* interior-exteriormente relacionado na mão. Em seguida, ascende ao longo do canal *yang* para a face, onde passa para

Trajetos internos dos canais primários

Quando se estudam os canais primários, há a tendência a se concentrar nos seus trajetos superficiais, pois é onde estão os pontos de acupuntura. Para compreender as ações e as indicações dos pontos, entretanto, é essencial conhecer os trajetos profundos dos canais primários. Por exemplo:

- O canal do Pulmão se origina no *jiao* médio, na região do Estômago, e a maioria dos pontos do canal do Pulmão pode tratar distúrbios como náusea e vômito.

- O canal do Estômago ascende para encontrar com o vaso governador nos pontos *Shenting* (DU-24) e *Renzhong* (DU-26). Como o vaso governador penetra no cérebro, essa conexão ajuda a explicar a importante ação que muitos pontos do canal do Estômago exercem nos distúrbios do espírito.
- A afinidade de *Hegu* (IG-4) para tratar dor, tanto da frente quanto da lateral da cabeça, reflete o fato de que o trajeto interno do canal do Intestino Grosso encontra o canal da Vesícula Biliar nos pontos *Yangbai* (VB-14), *Xuanlu* (VB-5) e *Xuanli* (VB-6).
- O trajeto interno do canal do Pericárdio descende pelo *jiao* médio, capacitando pontos como *Neiguan* (PC-6) para tratar náusea e vômito.

Os doze canais divergentes

Os doze canais divergentes se ramificam a partir dos doze canais primários e não têm pontos próprios. No entanto, é importante estar familiarizado com as principais características dos canais divergentes, já que seus trajetos estabelecem ligações internas que podem não ser feitas pelos canais primários e, portanto, servem para explicar as ações e indicações de muitos pontos.

A maioria dos canais divergentes pertence aos canais primários *yang*:

- Separam-se do seu canal primário *yang* nos membros, isto é, o canal da Bexiga, na fossa poplítea, os canais do Estômago e da Vesícula Biliar, na coxa, o canal do Intestino Delgado, no ombro, o canal do Intestino Grosso, na mão.
- Entram em seu *zang* ou *fu* relacionado, como também em seu *zang* ou *fu* interior-exteriormente relacionado, por exemplo, o canal divergente da Bexiga segue até o *fu* Bexiga e depois para o *zang* Rim; o canal divergente do Estômago segue para o *fu* Estômago e depois para o *zang* Baço, etc.
- Voltam à superfície na fossa supraclavicular, pescoço ou face e se unem ao seu canal *yang* primário novamente.

Os canais divergentes *yin* pertencem aos canais primários *yin*:

- Separam-se do seu canal primário *yin* nos membros.
- Às vezes, entram em seu *zang* (Rim, Coração, Pulmão).
- Convergem com seu canal divergente interna-externamente relacionado.
- Em seguida, se unem ao canal *yang* primário propriamente dito.

Funções e importância clínicas dos canais divergentes

Os canais divergentes fortalecem a relação yin-yang entre os canais e os zangfu interior-exteriormente relacionados

Os canais e os *zangfu* interior-exteriormente relacionados já estão ligados pelos canais primários e pelos canais *luo* de conexão, como segue:

- Cada canal primário precede ou segue seu canal relacionado no circuito de *qi*, por exemplo, canal do Pulmão precede o canal do Intestino Grosso, o canal do Baço segue o canal do Estômago.
- Cada canal primário se liga internamente a seu próprio *zang* ou *fu* associado com o *zang* ou *fu* correspondente ao seu canal relacionado, como o canal do Pulmão penetra no *zang* Pulmão e no *fu* Intestino Grosso.
- Os canais *luo* de conexão ligam os canais associados.

Como os canais divergentes *yang* incrementam a conexão do *zangfu* associado e os canais divergentes *yin* fazem primeiro intersecção com os canais divergentes *yang* e depois com os canais primários *yang*, diz-se que os canais divergentes fortalecem as ligações dos canais primários *yin* e *yang* e os próprios *zangfu* associados.

Os canais divergentes distribuem o qi e o sangue para a cabeça e a face

Os seis canais *yang* primários circulam todos para a cabeça e a face, mas entre os canais primários *yin*, apenas o do Coração e do Fígado fazem isso. Por meio da sua ligação com os canais primários e divergentes *yang*, os canais divergentes *yin* fornecem um trajeto para que os canais *yin* possam circular *qi* e sangue para a cabeça e a face. Para exemplificar, o canal do Pulmão não ascende acima da região da garganta, mas o *qi* do Pulmão pode circular para o nariz em razão da conexão entre o canal divergente do Pulmão e o canal primário do Intestino Grosso.

Os canais divergentes integram áreas do corpo não supridas ou interconectadas pelos canais primários

Por exemplo:

- Enfatiza-se a importante relação entre o Coração e os Rins (fogo e água), embora o canal primário do Rim faça conexão com o Coração e o canal primário do Coração não faça conexão com os Rins. O canal divergente da Bexiga (interior-exteriormente relacionado com os Rins), entretanto, segue dos Rins para o Coração, fortalecendo essa ligação.
- Nem o canal primário do Fígado e nem o canal primário da Vesícula Biliar passam diretamente no Coração, mas o trajeto do canal divergente da Vesícula Biliar até o Coração reforça e ajuda a explicar a íntima relação fisiológica entre Coração, Fígado e Vesícula Biliar.

Os canais divergentes ajudam a explicar a ação clínica de alguns pontos de acupuntura muito usados

Por exemplo:

- O canal divergente da Bexiga circula pela área retal, ajudando a explicar a ação de pontos como *chengshan* (B-57) e *feiyang* (B-58) no tratamento de doenças retais, especialmente hemorroidas.
- O canal divergente do Estômago penetra no Coração, auxilia a entender o uso de muitos pontos do canal do Estômago no tratamento de distúrbios do espírito.
- O canal divergente da Bexiga faz ligação com o Coração, ajudando a explicar o efeito de pon-

tos do canal da Bexiga no tratamento da desarmonia do Coração e do espírito, daí o uso de *shenmai* (B-62) para tratar epilepsia, palpitações, insônia e distúrbio maníaco-depressivo.

Os trajetos dos canais divergentes estão ilustrados na parte central deste texto.

Os oito vasos extraordinários

Os oito vasos extraordinários são: vaso da concepção (*ren*), vaso governador (*du*), vaso de penetração (*chong*), vaso da cintura (*dai*), vaso de motilidade *yin* (*yin qiao*), vaso de motilidade *yang* (*yang qiao*), vaso de ligação *yin* (*yin wei*) e vaso de ligação *yang* (*yang wei*). Dos oito, somente o vaso da concepção e o vaso governador têm pontos próprios e, por isso, são ocasionalmente agrupados com os doze canais primários sob a expressão "os quatorze canais". Os outros seis vasos extraordinários não têm pontos próprios, mas compartilham pontos dos quatorze canais (conhecidos como os pontos coalescentes). Os oito canais extraordinários se ramificam dos troncos dos canais primários e os conectam entre si. Os trajetos dos vasos da concepção e governador são detalhadamente discutidos mais adiante neste livro. Os trajetos dos outros seis canais extraordinários são fornecidos nas páginas seguintes.

Funções dos vasos extraordinários

Os vasos extraordinários funcionam como reservatórios

O *Clássico das Dificuldades*[4] compara os canais extraordinários a reservatórios que conseguem absorver o excesso de *qi* e de sangue dos canais primários, do mesmo modo que os reservatórios retiram o excesso de água dos canais e valas em época de chuva forte.

Os vasos extraordinários ligam os doze canais primários

- O vaso governador liga todos os canais *yang* no ponto *dazhui* (DU-14), sendo conhecido como o "mar dos canais *yang*", e ajuda a regular o *qi* de todos os canais *yang*.

- O vaso da concepção liga todos os canais *yin*; é conhecido como o "mar dos canais *yin*" e ajuda a regular o *qi* de todos os canais *yin*.
- O vaso de penetração liga os canais do Estômago e do Rim, bem como fortalece o elo entre o vaso da concepção e o vaso governador (como esses dois vasos, ele se origina na cavidade pélvica e ascende pela frente do corpo, bem como na coluna). É conhecido como o "mar de sangue" ou o "mar dos doze canais primários".
- O vaso da cintura circunda o corpo no nível da cintura, ligando os trajetos verticais dos doze canais primários de modo geral e, em particular, os vasos de penetração e da concepção, e os canais de Rim, Fígado e Baço.
- O vaso de motilidade *yin* conecta os canais do Rim e da Bexiga e diz-se que domina a quietude.
- O vaso de motilidade *yang* conecta os canais da Bexiga, Vesícula Biliar, Intestino Delgado, Intestino Grosso e Estômago e diz-se que domina a atividade.
- O vaso de ligação *yin* conecta os canais do Rim, Baço e Fígado e o vaso da concepção; diz-se que domina o interior de todo o corpo.
- O vaso de ligação *yang* conecta os canais da Bexiga, Vesícula Biliar, *Sanjiao*, Intestino Delgado e Estômago e o vaso governador; diz-se que domina o exterior de todo o corpo.

Os vasos extraordinários protegem o corpo

Os vasos da concepção, governador e de penetração circulam o *qi* defensivo em tórax, abdome e dorso, ajudando a proteger o corpo dos fatores patogênicos externos. Como esses três vasos se originam na cavidade pélvica e estão diretamente ligados aos Rins, o depósito do *qi* pré-celestial, essa função demonstra a relação entre o vigor constitucional e a defesa contra doenças.

Os vasos extraordinários possuem seus próprios pontos confluentes

Cada um dos oito canais extraordinários tem um ponto confluente nos membros que tem um efeito

sobre o canal extraordinário. Esses pontos estão listados e discutidos em *Categorias dos Pontos* (Cap. 2).

Trajetos dos oitos vasos extraordinários

Para ilustrações dos canais extraordinários discutidos adiante, ver o final deste capítulo.

Vaso de penetração

- Origina-se dentro da parte inferior do abdome (nas mulheres, no útero).
- Emerge no períneo – *Huiyin* (REN-1).
- Um ramo ascende para dentro da coluna vertebral.
- Outro ramo emerge em *Qichong* (E-30), faz conexão com o canal do Rim em *Henggu* (R-11) e ascende pelo canal do Rim até *Youmen* (R-21); em seguida, se dispersa no tórax.
- Daí, um terceiro ramo ascende ao longo da garganta, circunda os lábios e termina abaixo do olho.
- Um quarto ramo emerge em *Qichong* (E-30), desce pelo aspecto medial das pernas até a fossa poplítea; em seguida, desce pelo aspecto medial da parte inferior da perna, segue posteriormente até o maléolo medial e termina na planta do pé.
- Um quinto ramo se separa do ramo da perna no calcanhar, cruza o pé e termina no hálux.

Pontos coalescentes

Huiyin (REN-1), *Yinjiao* (REN-7), *Qichong* (E-30), *Henggu* (R-11), *Dahe* (R-12), *Qixue* (R-13), *Siman* (R-14), *Zhongzhu* (R-15), *Huangshu* (R-16), *Shangqu* (R-17), *Shiguan* (R-18), *Yindu* (R-19), *Futonggu* (R-20), *Youmen* (R-21).

Sintomas patológicos do vaso de penetração

Qi em contracorrente, urgência abdominal, dispneia, distúrbios ginecológicos, distúrbio de atrofia da perna.

Vaso da cintura

- Origina-se na região de *Zhangmen* (F-13).
- Circula logo abaixo da região dos hipocôndrios.

VASO DE PENETRAÇÃO

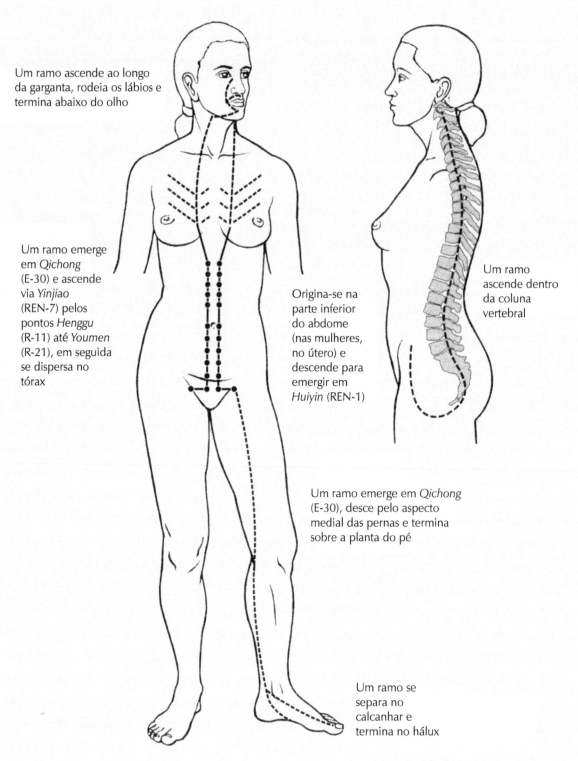

Um ramo ascende ao longo da garganta, rodeia os lábios e termina abaixo do olho

Um ramo emerge em *Qichong* (E-30) e ascende via *Yinjiao* (REN-7) pelos pontos *Henggu* (R-11) até *Youmen* (R-21), em seguida se dispersa no tórax

Origina-se na parte inferior do abdome (nas mulheres, no útero) e desce para emergir em *Huiyin* (REN-1)

Um ramo ascende dentro da coluna vertebral

Um ramo emerge em *Qichong* (E-30), desce pelo aspecto medial das pernas e termina sobre a planta do pé

Um ramo se separa no calcanhar e termina no hálux

Pontos coalescentes
Huiyin (REN-1), Yinjiao (REN-7), Qichong (E-30), Henggu (R-11), Dahe (R-12), Qixue (R-13), Siman (R-14), Zhongzhu (R-15), Huangshu (R-16), Shangqu (R-17), Shiguan (R-18), Yindu (R-19), Futonggu (R-20), Youmen (R-21).

Sintomas patológicos do vaso de penetração
Qi em contracorrente, urgência abdominal, dispneia, distúrbios ginecológicos, distúrbio de atrofia da perna.

VASO DA CINTURA

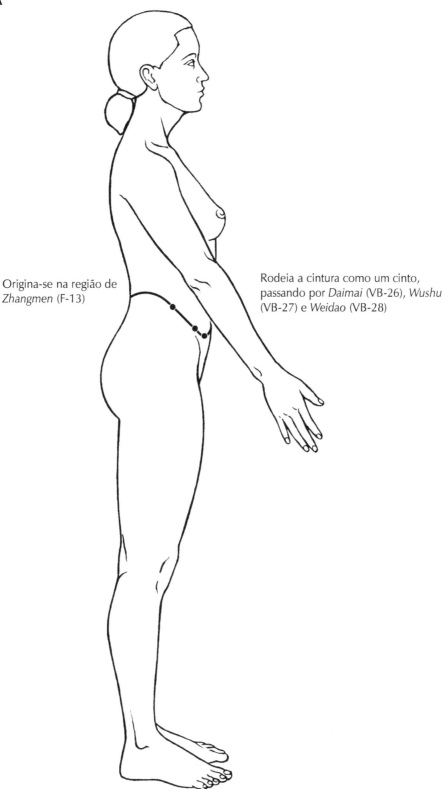

Origina-se na região de Zhangmen (F-13)

Rodeia a cintura como um cinto, passando por *Daimai* (VB-26), *Wushu* (VB-27) e *Weidao* (VB-28)

Pontos coalescentes
Daimai (VB-26), *Wushu* (VB-27) e *Weidao* (VB-28).

Sintomas patológicos do vaso da cintura
Plenitude abdominal; sensação (na cintura) de estar sentado na água; dor ao redor do umbigo, abdome, cintura e coluna lombar; leucorreia vermelha e branca; menstruação irregular; infertilidade; escassez de esperma; distúrbio *shan*.

12 – CANAIS E COLATERAIS

- Corre obliquamente para baixo através de *Daimai* (VB-26), *Wushu* (VB-27) e *Weidai* (VB-28), rodeando a cintura como um cinto.

Pontos coalescentes

Daimai (VB-26), *Wushu* (VB-27) e *Weidai* (VB-28).

Sintomas patológicos do vaso da cintura

Plenitude abdominal, sensação (na cintura) de estar sentado na água, dor ao redor do umbigo, abdome, cintura e coluna lombar, leucorreia vermelha e branca, menstruação irregular, infertilidade, escassez de esperma, distúrbio *shan*.

Vaso de motilidade yang

- Origina-se no aspecto lateral do calcanhar em *Shenmai* (B-62).
- Ascende ao longo do maléolo lateral e da borda posterior da fíbula.
- Ascende pelo aspecto lateral da coxa até o quadril – *Juliao* (VB-29) – e região costal posterolateral até a prega axilar posterior.
- Faz zigue-zague através da parte superior do ombro.
- Ascende pelo pescoço até o canto da boca.
- Ascende pela bochecha e ao longo do nariz até o canto interno do olho e se comunica com o vaso de motilidade *yin* e com o canal da Bexiga em *Jingming* (B-1).
- Continua subindo até a fronte e aí se curva através da região parietal e desce para encontrar *Fengchi* (VB-20) e penetra no cérebro "no occipício entre os dois tendões".

Pontos coalescentes

Shenmai (B-62), *Pucan* (B-61), *Fuyang* (B-59), *Juliao* (VB-29), *Naoshu* (ID-10), *Jianyu* (IG-15), *Jugu* (IG-16), *Dicang* (E-4), *Juliao* (E-3), *Chengqi* (E-1), *Jingming* (B-1) e *Fengchi* (VB-20).

Sintomas patológicos do vaso de motilidade *yang*

Epilepsia diurna, doenças dos olhos, perda da consciência, aversão ao vento, hemiplegia, obstrução dolorosa crônica, rigidez do corpo, dor lombar, contração dos tendões, flacidez dos músculos do aspecto medial da perna e tensão dos músculos do aspecto lateral da perna.

Vaso de motilidade yin

- Origina-se abaixo do maléolo medial em *Zhaohai* (R-6).
- Ascende ao longo do maléolo medial e superfície posteromedial da parte inferior da perna e da coxa até a genitália externa, daí ascende por abdome e tórax até a fossa supraclavicular.
- Ascende pela garganta e emerge anteriormente a *Renying* (E-9).
- Ascende ao lado da boca e do nariz até o canto interno do olho, onde se encontra com o vaso de Motilidade *Yang* e com o canal da Bexiga em *Jingming* (B-1).
- Daí ascende com eles para penetrar no cérebro.

Pontos coalescentes

Zhaohai (R-6), *Jiaoxin* (R-8) e *Jingming* (B-1).

Sintomas patológicos do vaso de motilidade *yin*

Epilepsia noturna, doenças dos olhos, calafrios e febre, obstrução dolorosa da pele decorrente de umidade-calor, dor hipogástrica, urgência interna, dor nas genitálias, tendões contraídos, distúrbio *shan*, hemorragia uterina, leucorreia, flacidez dos músculos da parte lateral da perna e tensão dos músculos da parte medial da perna.

Vaso de ligação yang

- Origina-se próximo ao calcanhar em *Jinmen* (B-63) (na junção dos canais *yang* da perna).
- Ascende ao longo do maléolo lateral e pelo canal da Vesícula Biliar da perna para passar pela região do quadril.
- Ascende ao longo da região costal posterolateral (posterior ao vaso de motilidade *yang*) até a prega axilar posterior – *Naoshu* (ID-10).
- Cruza a parte superior do ombro – *Tianliao* (SJ-15) e *Jianjing* (VB-21) – e ascende ao longo do pescoço e da mandíbula, passando, em seguida, anteriormente à orelha e indo até a fronte – *Benshen* (VB-13).
- Cruza a região parietal passando pelos pontos do canal da Vesícula Biliar até *Fengchi* (VB-20), depois se conecta com o vaso governador em *Fengfu* (DU-16) e *Yamen* (DU-15).

Pontos coalescentes

Jinmen (B-63), *Yangjiao* (VB-35), *Naoshu* (ID-10), *Tianliao* (SJ-15), *Jianjing* (VB-21), *Touwei* (E-8),

VASO DE MOTILIDADE *YANG*

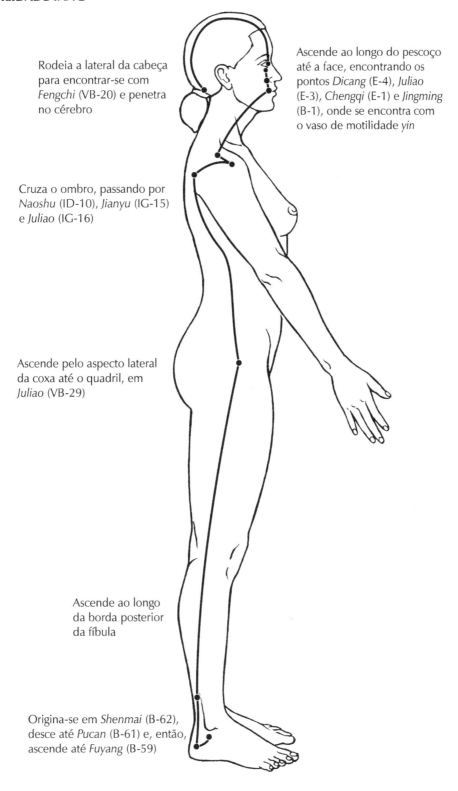

Rodeia a lateral da cabeça para encontrar-se com *Fengchi* (VB-20) e penetra no cérebro

Ascende ao longo do pescoço até a face, encontrando os pontos *Dicang* (E-4), *Juliao* (E-3), *Chengqi* (E-1) e *Jingming* (B-1), onde se encontra com o vaso de motilidade *yin*

Cruza o ombro, passando por *Naoshu* (ID-10), *Jianyu* (IG-15) e *Juliao* (IG-16)

Ascende pelo aspecto lateral da coxa até o quadril, em *Juliao* (VB-29)

Ascende ao longo da borda posterior da fíbula

Origina-se em *Shenmai* (B-62), desce até *Pucan* (B-61) e, então, ascende até *Fuyang* (B-59)

Pontos coalescentes
Shenmai (B-62), *Pucan* (B-61), *Fuyang* (B-59), *Juliao* (VB-29), *Naoshu* (ID-10), *Jianyu* (IG-15), *Jugu* (IG-16), *Dicang* (E-4), *Juliao* (E-3), *Chengqi* (E-1), *Jingming* (B-1) e *Fengchi* (VB-20).

Sintomas patológicos do vaso de motilidade yang
Epilepsia diurna, doenças dos olhos, perda da consciência, aversão ao vento, hemiplegia, obstrução dolorosa crônica, rigidez do corpo, dor lombar, tendões contraídos, flacidez dos músculos da parte medial da perna e tensão dos músculos do aspecto lateral da perna.

VASO DE MOTILIDADE *YIN*

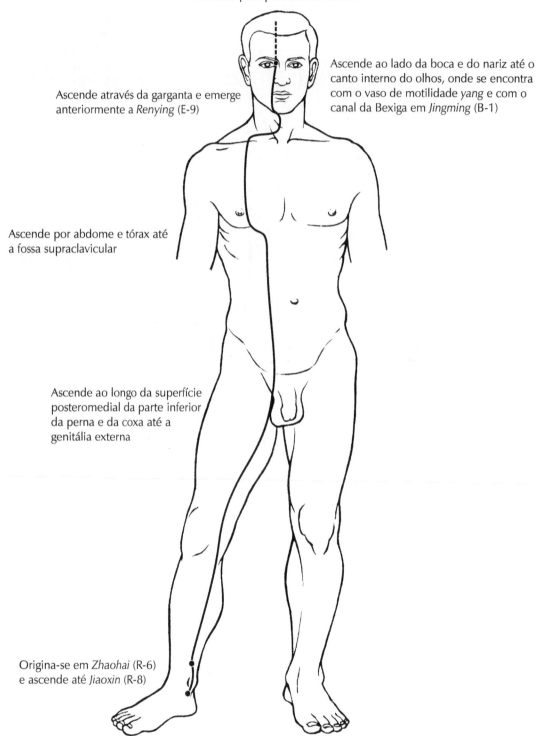

Ascende para penetrar no cérebro

Ascende ao lado da boca e do nariz até o canto interno do olhos, onde se encontra com o vaso de motilidade *yang* e com o canal da Bexiga em *Jingming* (B-1)

Ascende através da garganta e emerge anteriormente a *Renying* (E-9)

Ascende por abdome e tórax até a fossa supraclavicular

Ascende ao longo da superfície posteromedial da parte inferior da perna e da coxa até a genitália externa

Origina-se em *Zhaohai* (R-6) e ascende até *Jiaoxin* (R-8)

Sintomas patológicos do vaso de motilidade yin
Epilepsia noturna, doenças dos olhos, calafrios e febre, obstrução dolorosa da pele decorrente de umidade-calor, dor hipogástrica, urgência interna, dor nas genitálias, tendões contraídos, distúrbio *shan*, hemorragia uterina, leucorreia, flacidez dos músculos do aspecto lateral da perna e tensão dos músculos do aspecto medial da perna.

Ponto coalescentes
Zhaohai (R-6), *Jiaoxin* (R-8) e *Jingming* (B-1).

VASO DE LIGAÇÃO *YANG*

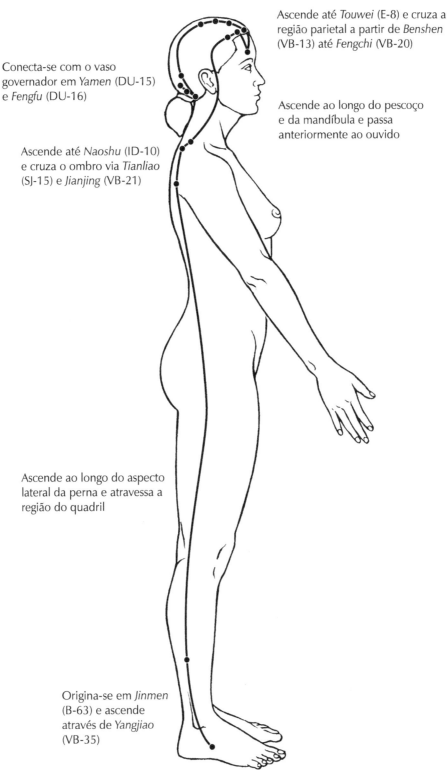

Ascende até *Touwei* (E-8) e cruza a região parietal a partir de *Benshen* (VB-13) até *Fengchi* (VB-20)

Conecta-se com o vaso governador em *Yamen* (DU-15) e *Fengfu* (DU-16)

Ascende ao longo do pescoço e da mandíbula e passa anteriormente ao ouvido

Ascende até *Naoshu* (ID-10) e cruza o ombro via *Tianliao* (SJ-15) e *Jianjing* (VB-21)

Ascende ao longo do aspecto lateral da perna e atravessa a região do quadril

Origina-se em *Jinmen* (B-63) e ascende através de *Yangjiao* (VB-35)

Pontos coalescentes
Jinmen (B-63), Yangjiao (VB-35), Naoshu (ID-10), Tianliao (SJ-15), Jianjing (VB-21), Touwei (E-8), Benshen (VB-13), Yangbai (VB-14), Toulinqi (VB-15), Muchuang (VB-16), Zhengying (VB-17), Chengling (VB-18), Naokong (VB-19), Fengchi (VB-20), Fengfu (DU-16) e Yamen (DU-15).

Sintomas patológicos do vaso de ligação yang
Tontura visual, dispneia, dor aguda e súbita e inchaço da região lombar, calafrios e febre, dispneia com ombros erguidos.

Benshen (VB-13), *Yangbai* (VB-14), *Toulinqi* (VB-15), *Muchuang* (VB-16), *Zhengying* (VB-17), *Chengling* (VB-18), *Naokong* (VB-19), *Fengchi* (VB-20), *Fengfu* (DU-16) e *Yamen* (DU-15).

Sintomas patológicos do vaso de ligação *yang*

Tontura visual, dispneia, dor aguda e súbita e inchaço da região lombar, calafrios e febre, dispneia com ombros erguidos, febre e calafrios.

Vaso de ligação yin

- Origina-se no aspecto medial da perna em *Zhubin* (R-9) (na junção dos canais *yin* da perna).
- Ascende ao longo do aspecto medial da perna e da coxa até a parte inferior do abdome.
- Ascende pelas costelas até *Qimen* (F-14).
- Ascende até a garganta para encontrar o vaso da concepção em *Tiantu* (REN-22) e *Lianquan* (REN-23).

Pontos coalescentes

Zhubin (R-9), *Chongmen* (BP-12), *Fushe* (BP-13), *Daheng* (BP-15), *Fuai* (BP-16), *Qimen* (F-14), *Tiantu* (REN-22) e *Lianquan* (REN-23).

Sintomas patológicos do vaso de ligação *yin*

Dor no coração, dor no tórax, plenitude e dor da região costal lateral, dor lombar.

Os canais luo *de conexão*

Existem quinze canais *luo* de conexão principais que se ramificam dos canais primários e dos vasos extraordinários distribuídos superficialmente sobre o corpo. Os quinze canais *luo* de conexão incluem todos os doze canais primários, um do vaso da concepção e outro do vaso governador e o grande canal *luo* de conexão do Baço.

Trajetos dos canais luo *de conexão*

Os canais *luo* de conexão dos doze canais primários se espalham do ponto *luo* de conexão do seu próprio canal para se conectarem com seu canal relacionado interior-exteriormente. Depois de se unirem aos seus canais associados, eles normalmente continuam a seguir seus próprios trajetos.

- Pulmão: de *Lieque* (P-7), o canal *luo* de conexão segue para a palma da mão e para a eminência tenar.
- Intestino Grosso: de *Pianli* (IG-6), o canal *luo* de conexão segue até mandíbula, dentes e ouvido.
- Estômago: de *Fenglong* (E-40), o canal *luo* de conexão segue até nuca, cabeça e garganta.
- Baço: de *Gongsun* (BP-4), o canal *luo* de conexão segue até abdome, Estômago e intestinos.
- *Coração:* de *Tongli* (C-5), o canal *luo* de conexão segue o canal do Coração até o Coração, a base da língua e o olho.
- Intestino Delgado: de *Zhizheng* (ID-7), o canal *luo* de conexão segue para o ombro.
- Bexiga: de *Feiyang* (B-58), o canal *luo* de conexão segue para o canal do Rim.
- Rim: de *Dazhong* (R-4), o canal *luo* de conexão segue o canal do Rim até o períneo e as vértebras lombares.
- Pericárdio: de *Neiguan* (PC-6), o canal *luo* de conexão segue até o Pericárdio e o Coração.
- *Sanjiao:* de *Waiguan* (SJ-5), o canal *luo* de conexão segue para encontrar o canal do Pericárdio no tórax.
- Vesícula Biliar: de *Guangming* (VB-37), o canal *luo* de conexão segue até o dorso do pé.
- Fígado: de *Ligou* (F-5), o canal *luo* de conexão segue até a genitália.

Os trajetos dos outros três canais *luo* de conexão são os que seguem:

- Vaso da concepção: de *Jiuwei* (REN-15), o canal *luo* de conexão se espalha sobre o abdome.
- Vaso governador: de *Chengqiang* (DU-1), o canal *luo* de conexão sobe pelas laterais da coluna até a parte superior da cabeça; nas omoplatas, junta-se ao canal da Bexiga e segue através da coluna.
- Grande canal *luo* de conexão do Baço: de *Dabao* (BP-21), o canal *luo* de conexão se espalha por tórax e região costal lateral.
- *Essential Questions*[5] menciona um décimo sexto canal *luo* de conexão conhecido como o

VASO DE LIGAÇÃO *YIN*

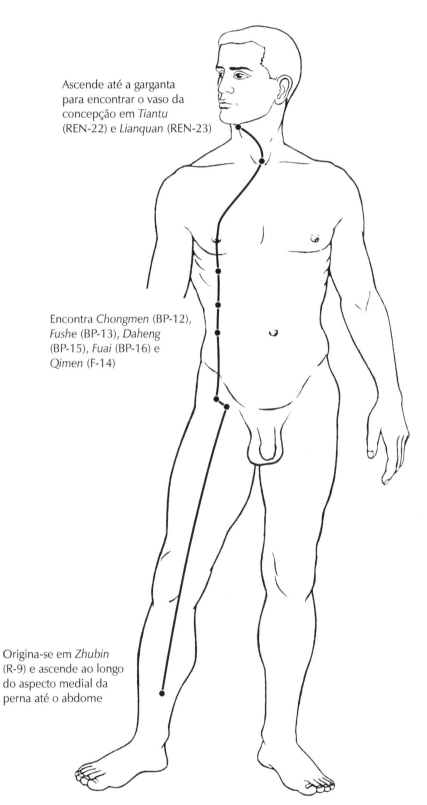

Ascende até a garganta para encontrar o vaso da concepção em *Tiantu* (REN-22) e *Lianquan* (REN-23)

Encontra *Chongmen* (BP-12), *Fushe* (BP-13), *Daheng* (BP-15), *Fuai* (BP-16) e *Qimen* (F-14)

Origina-se em *Zhubin* (R-9) e ascende ao longo do aspecto medial da perna até o abdome

Pontos coalescentes
Zhubin (R-9), Chongmen (BP-12), Fushe (BP-13), Daheng (BP-15), Fuai (BP-16), Qimen (F-14), Tiantu (REN-22) e Lianquan (REN-23).

Sintomas patológicos do vaso de ligação yin
Dor no coração, dor no tórax, plenitude e dor na região costal lateral, dor lombar.

grande canal *luo* de conexão do Estômago, que faz conexão com o Pulmão e pode ser sentido e, às vezes, visto "pulsando incessantemente", abaixo da mama esquerda.

Funções dos canais
luo *de conexão*

Os canais *luo* de conexão fortalecem a conexão entre os canais relacionados interior-exteriormente e os *zangfu*. Para uma discussão completa das ações dos pontos *luo* de conexão, ver *Categorias dos Pontos* (Cap. 2).

Os trajetos dos canais *luo* de conexão estão ilustrados na parte central deste texto.

Os doze canais tendinosos

Os doze canais tendinosos:

- Circulam sobre a periferia do corpo.
- Não penetram nos *zangfu*.
- Estão associados aos doze canais primários, dos quais derivam seus nomes.
- Todos se originam nas extremidades (ao contrário dos canais primários) e ascendem até a cabeça e o tronco.
- Seguem amplamente o curso de seus canais primários associados, mas são mais largos.
- São mais superficiais e seguem as linhas dos principais músculos e grupos musculares, tendões, ligamentos, etc.

Importância clínica
dos canais tendinosos

Os canais tendinosos podem refletir distúrbios dos canais primários ou eles próprios podem ser lesionados, principalmente quando ocorre lesão traumática ou ataque por patógenos externos. Não há pontos específicos que tratem os canais tendinosos, mas podem ser acessados por inserções superficiais de agulhas (especialmente em pontos *ahshi*) e por meio de técnicas relativamente superficiais, como ventosa, massagem, agulha em flor de ameixeira (martelo de sete pontas), agulhamento dérmico e *guasha* (raspagem da pele). Os trajetos

dos canais tendinosos estão ilustrados na parte central desse texto.

Os colaterais diminutos

Há pouca coisa dita sobre os colaterais diminutos nos textos clássicos e é possível que eles tenham deduzido sua identidade a partir da observação dos pequenos vasos sanguíneos na superfície do corpo. O que está evidente, entretanto, é que para o *qi* e o sangue chegarem a todo o corpo, é preciso que os canais e colaterais maiores se ramifiquem em canais cada vez mais diminutos e esta é a função dos colaterais diminutos.

As doze regiões cutâneas

Essas regiões cutâneas não são canais, mas regiões de pele sobre a rede ampla dos canais superficiais e ligadas a eles. As regiões cutâneas fornecem o fundamento teórico para a ideia de invasão por fatores patogênicos exógenos através da pele até as camadas mais profundas do sistema *jingluo*. As regiões cutâneas também manifestam distúrbios dos canais situados mais profundamente, como sensações cutâneas anormais, lesões de pele ou mudança de coloração.

- Coloração azul-esverdeada (*qing*) indica dor.
- Coloração vermelha indica calor.
- Coloração branca indica deficiência e frio.

Finalmente, as regiões cutâneas explicam como o tratamento aplicado no nível da pele (por exemplo, unguentos medicinais, massagem, ventosaterapia, agulha em flor de ameixeira, raspagem da pele e agulhamento dérmico) pode ter um efeito terapêutico profundo. Adiante encontram-se ilustrações das regiões cutâneas.

NOTAS
1. Rolos de seda descrevendo os trajetos de onze canais e datados do século II a.C. foram descobertos durante escavações de túmulos em Mawangdui, província de Hunan.
2. *Essential Questions*, Cap. 63.
3. *Ahshi* são pontos dolorosos e sensíveis que podem ou não fazer parte do grupo de pontos de acupuntura padronizados dos quatorze canais.
4. *Clássico das Dificuldades*, 27ª Dificuldade.
5. *Essential Questions*, Cap. 18.

AS DOZE REGIÕES CUTÂNEAS

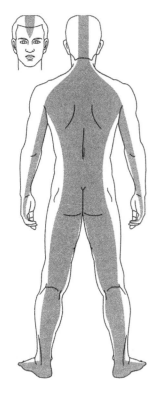

Taiyang

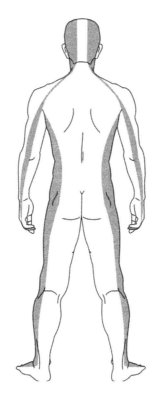

Shaoyang

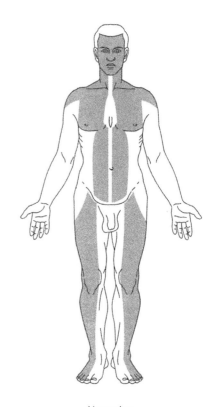

Yangming

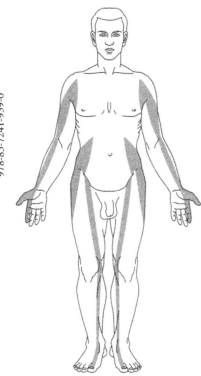

Taiyin

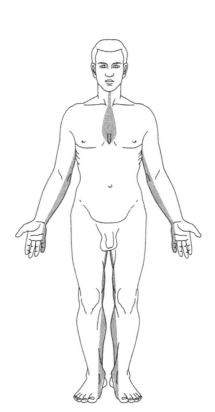

Shaoyin

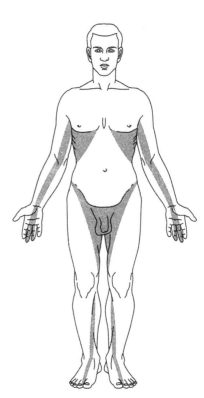

Jueyin

Categorias dos Pontos | 2

Os cinco pontos shu

Os cinco pontos *shu* (pontos de transporte) são *jing* poço, *ying* nascente, *shu* riacho, *jing* rio e *he* mar dos doze canais primários e são um dos grupos mais importantes de pontos de acupuntura. Todos se localizam nas articulações do cotovelo e do joelho ou distais a elas. Como o *qi* que flui nessas porções dos canais está passando por uma mudança de qualidade particularmente dinâmica, os cinco pontos *shu* têm importante papel na formação de muitas prescrições de acupuntura. Historicamente, a denominação desses pontos data inicialmente da época do *Spiritual Pivot*[1]:

"Os cinco *zang* têm cinco [pontos] *shu* de forma que no total há vinte e cinco *shu*; os seis *fu* têm seis [pontos] *shu*, de forma que no total há trinta e seis *shu*. Há doze canais principais e quinze canais *luo* de conexão – um total de vinte e sete [canais de] *qi* correndo para cima e para baixo [do corpo]. O ponto no qual o *qi* emana é conhecido como *jing* poço. O ponto no qual o *qi* passa gradualmente é conhecido como *ying* nascente. O ponto no qual o *qi* extravasa é conhecido como *shu* riacho. O ponto no qual o *qi* flui é conhecido como *jing* rio e o ponto no qual o *qi* penetra internamente é conhecido como *he* mar. Portanto, o fluxo do *qi* nos vinte e sete canais alcança cada um dos cinco pontos *shu*".

É interessante notar que na época em que essa passagem foi escrita, o Coração e o Pericárdio não eram diferenciados, razão pela qual só cinco *zang* são mencionados. Isso é explicado no *Spiritual Pivot*[2], quando o Imperador Amarelo pergunta a seu conselheiro Qi Bo: "Por que só o canal *shaoyin* da mão não tem pontos *shu*"? Qi Bo replica:

"O *shaoyin* é o vaso do Coração. O Coração é o grande mestre dos cinco *zang* e dos seis *fu* e é a residência da essência-espírito. Armazena tão firmemente que nenhum patógeno pode vir a residir. Se vier, então, o Coração será lesado e o espírito sairá. Se o espírito sair, há morte. É por essa razão que os patógenos destinados a atacar o Coração atacarão o Pericárdio. O Pericárdio é o canal controlado pelo Coração. Portanto, o Coração sozinho não tem pontos *shu*".

Também fica claro que, nessa época, se considerava que os pontos *yuan* fonte dos canais *yang* (pertencentes aos *fu*) pertenciam ao agrupamento dos pontos *shu*; por isso, se dizia que cada canal *yang* tinha seis pontos *shu*. Nos canais *yin* (pertencentes aos *zang*), o ponto *yuan* fonte é o mesmo do ponto *shu* riacho e, portanto, cada canal *yin* tem apenas cinco pontos *shu*.

A primeira passagem do *Spiritual Pivot* citada anteriormente enfatiza dois outros importantes aspectos da classificação dos cinco pontos *shu*:

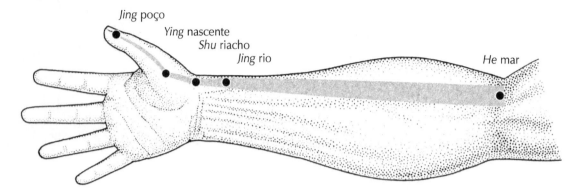

"O ponto no qual o *qi* emana é conhecido como *jing* poço. O ponto no qual o *qi* passa gradualmente é conhecido como *ying* nascente. O ponto no qual o *qi* extravasa é conhecido como *shu* riacho. O ponto no qual o *qi* flui é conhecido como *jing* rio e o ponto no qual o *qi* penetra internamente é conhecido como *he* mar."[2]

- A porção de cada um dos doze canais principais que vai dos dedos das mãos ou dos pés até a articulação do cotovelo ou do joelho é comparada ao fluxo de um rio, emergindo como uma fonte no ponto *jing* poço e crescendo gradualmente em amplitude e profundidade até alcançar o ponto *he* mar no cotovelo ou no joelho.
- De acordo com a teoria dos cinco pontos *shu*, o fluxo do *qi* ao longo do canal é sempre das extremidades proximais ao cotovelo ou ao joelho. Será visto a partir das Tabelas 2.1 e 2.2 que a atribuição das identidades das cinco fases aos cinco pontos *shu* também confirma essa percepção do fluxo do *qi* do sentido distal para proximal nos doze canais. Em outras palavras, embora os canais *yin* comecem com o ponto madeira e os canais *yang* com o ponto metal, a progressão por meio dos cinco pontos *shu* (sempre do sentido distal para o proximal) corresponde ao ciclo de geração das cinco fases ([1] madeira, fogo, terra, metal, água; [2] metal, água, madeira, fogo, terra).

Ao contrário, a teoria da circulação dos doze canais (Pulmão para Intestino Grosso para Estômago para Baço, etc.) descreve os três canais *yin* do braço fluindo em direção à mão a partir do tórax e os três canais *yang* da perna fluindo em direção ao pé a partir da cabeça. Dá-se mais importância a essa percepção do fluxo do canal na tradição da acupuntura ocidental em decorrência do método de numeração dos pontos, enquanto na China os pontos são conhecidos apenas pelos seus próprios nomes.

Esses dois diferentes pontos de vista da circulação do canal sugerem duas formas diferentes de compreender o movimento do *qi* no corpo. Nos dois casos, é mais fácil imaginar uma pessoa em pé com os braços erguidos para o céu. No modelo do fluxo centrípeto da teoria dos cinco pontos *shu*, o *qi* macrocósmico é visto entrando no corpo pelas extremidades, como um riacho que vai se alargando em um rio, flui para um mar profundo e amplo nos cotovelos e joelhos, unindo-se e concentrando-se no interior do corpo. No segundo modelo, segundo o conceito mais recente sobre circulação de energia contida por si própria[3], o

Tabela 2.1 – Os cinco pontos *shu* dos canais *yin* (e sua fase correspondente)

	Jing poço (madeira)	*Ying* nascente (fogo)	*Shu* riacho (terra)	*Jing* rio (metal)	*He* mar (água)
Pulmão	Shaoshang (P-11)	Yuji (P-10)	Taiyuan (P-9)	Jingqu (P-8)	Chize (P-5)
Baço	Yinbai (BP-1)	Dadu (BP-2)	Taibai (BP-3)	Shangqiu (BP-5)	Yinlingquan (BP-9)
Coração	Shaochong (C-9)	Shaofu (C-8)	Shenmen (C-7)	Lingdao (C-4)	Shaohai (C-3)
Rim	Yongquan (R-1)	Rangu (R-2)	Taixi (R-3)	Fuliu (R-7)	Yingu (R-10)
Pericárdio	Zhongchong (PC-9)	Laogong (PC-8)	Daling (PC-7)	Jianshi (PC-5)	Quze (PC-3)
Fígado	Dadun (F-1)	Xingjian (F-2)	Taichong (F-3)	Zhongfeng (F-4)	Ququan (F-8)

Tabela 2.2 – Os cinco pontos *shu* dos canais *yang* (e sua fase correspondente)

	Jing poço (metal)	*Ying* nascente (água)	*Shu* riacho (madeira)	*Jing* rio (fogo)	*He* mar (terra)
Intestino Grosso	*Shangyang* (IG-1)	*Erjian* (IG-2)	*Sanjian* (IG-3)	*Yangxi* (IG-5)	*Quchi* (IG-11)
Estômago	*Lidui* (E-45)	*Neiting* (E-44)	*Xiangu* (E-43)	*Jiexi* (E-41)	*Zusanli* (E-36)
Intestino Delgado	*Shaoze* (ID-1)	*Qiangu* (ID-2)	*Houxi* (ID-3)	*Yanggu* (ID-5)	*Xiaohai* (ID-8)
Bexiga	*Zhiyin* (B-67)	*Zutonggu* (B-66)	*Shugu* (B-65)	*Kunlun* (B-60)	*Weizhong* (B-40)
Sanjiao	*Guanchong* (SJ-1)	*Yemen* (SJ-2)	*Zhongzhu* (SJ-3)	*Zhigou* (SJ-6)	*Tianjing* (SJ-10)
Vesícula Biliar	*Zuqiaoyin* (VB-44)	*Xiaxi* (VB-43)	*Zulinqi* (VB-41)	*Yangfu* (VB-38)	*Yanglingquan* (VB-34)

qi flui em circuitos contínuos ao redor do corpo (do tórax para a mão, para a cabeça, para o pé e de volta para o tórax). Esse segundo ponto de vista reflete o desenvolvimento da civilização chinesa e da agricultura, especialmente no que se refere ao controle e à conservação da água em rios, reservatórios, canais de irrigação, valas, etc., no qual se baseia grande parte da imaginação da acupuntura. Nessa circulação contida por si própria, percebida mais claramente quando se considera a teoria dos seis canais, os canais *yang* descem das mãos para os pés, da mesma forma que o *qi* celestial *yang* se irradia de cima para baixo e os canais *yin* ascendem dos pés para as mãos, da mesma forma que o *qi* terrestre *yin* sobe pelos pés, como a água atravessando as raízes de uma árvore. Os canais *yang* se movem para a face e a partir dela, em direção circular como o símbolo do céu (*yang*); os canais *yin* se movem para o tórax e a partir dele, formando um quadrado (um símbolo tradicional para a terra).

Embora essas duas diferentes percepções do fluxo dos canais sejam exemplos da prontidão da medicina chinesa em abraçar teorias contraditórias, podemos dizer que a direção do fluxo na teoria dos cinco pontos *shu* não é tão importante quanto a qualidade da energia descrita em cada um dos pontos. Os pontos *jing* poço, por exemplo, estão situados nas pontas dos dedos das mãos ou dos pés – com exceção de *Yongquan* (R-1), que se localiza na planta do pé –, onde há pouca carne. O *qi* nessa área é superficial e estreito, embora dinâmico. A volatilidade do *qi* nesses pontos é enfatizada pelo fato de que, na teoria da circulação dos doze canais, é nas extremidades (pontos *jing* poço) que o *qi* muda de direção e onde os canais *yin* e *yang* se transformam um no outro. Ao contrário, o *qi* nos pontos *he* mar, situados próximos

às grandes articulações do cotovelo e do joelho, corre profunda e amplamente como um estuário fluindo para o mar, preparando-se para sua entrada nos níveis mais profundos do corpo.

Aplicação clínica dos cinco pontos shu segundo as teorias clássicas

Durante a longa história da medicina chinesa, várias tentativas foram feitas para sistematizar os cinco pontos *shu* quanto à sua natureza, suas funções e suas indicações.

De acordo com o *Clássico das Dificuldades*[4], os cinco pontos *shu* são indicados nas seguintes situações:

- Pontos *jing* poço para tratar plenitude abaixo do Coração.
- Pontos *ying* nascente para tratar calor no corpo.
- Pontos *shu* riacho para tratar peso no corpo e dor nas articulações.
- Pontos *jing* rio para tratar tosse e dispneia, calafrios e febre.
- Pontos *he* mar para tratar *qi* em contracorrente e diarreia.

Em seu comentário sobre a passagem anteriormente citada, Liao Run-hong, da dinastia Qing, no livro *Compilation of Acupuncture and Moxibustion* (*Compilação de Acupuntura e Moxibustão*), relacionou cada uma dessas indicações a um dos *zang* (de acordo com as correspondências das cinco fases dos canais *yin*), como segue:

"Os pontos *jing* poço servem para tratar plenitude abaixo do Coração, patógeno do Fígado; os pontos *ying* nascente são para tratar calor no corpo, patógeno do Coração; os pontos *shu* riacho tratam peso no corpo, patógeno do Baço; os pontos *jing* rio são para tratar dispneia, tosse, calafrios e febre, patógeno do Pulmão; os pontos *he* mar tratam *qi* em contracorrente e diarreia, patógeno do Rim".

O *Spiritual Pivot* [5] tem dois grupos de indicações para os cinco pontos *shu*, descrita a seguir.

De acordo com as estações do ano

- Os cinco *zang* correspondem ao inverno; no inverno, agulhar os pontos *jing* poço[6].
- As cinco cores correspondem à primavera; na primavera, agulhar os pontos *ying* nascente[7].
- As estações correspondem ao verão; no verão, agulhar os pontos *shu* riacho[8].
- Os sons musicais correspondem ao verão tardio; no verão tardio, agulhar os pontos *jing* rio[9].
- Os sabores correspondem ao outono; no outono, agulhar os pontos *he* mar[10].

De acordo com a sintomatologia

- Quando a doença está nos *zang*, agulhar o ponto *jing* poço.
- Caso se manifeste como uma mudança de coloração (tez), agulhar o ponto *ying* nascente.
- Quando a doença ataca intermitentemente, agulhar o ponto *shu* riacho.
- Quando a doença se manifesta como mudanças na voz do paciente, agulhar o ponto *jing* rio.
- Se houver doença do Estômago e distúrbios resultantes da ingestão irregular de alimentos e bebidas, agulhar o ponto *he* mar.

O *Spiritual Pivot* [11] diz:

"Os ramos divergentes dos canais *yang* chegam ao interior e se conectam com os *fu*... os pontos *ying* nascente e *shu* riacho tratam o canal, os pontos *he* mar tratam o *fu*".

O *Spiritual Pivot*[12] ainda distingue quando agulhar determinados pontos *shu*, conforme a localização e a profundidade da doença:

"Há *yin* dentro do *yin* e *yang* dentro do *yang*... internamente, os cinco *zang* são *yin*, enquanto os seis *fu* são *yang*; externamente, os tendões e os ossos são *yin*, enquanto a pele é *yang*. Portanto, está dito:

- Quando a doença está no *yin* dentro do *yin* (*zang*), agulhar os pontos *ying* nascente e *shu* riacho dos canais *yin*.

- Quando a doença está no *yang* dentro do *yang* (pele), agulhar os pontos *he* mar dos canais *yang*.
- Quando a doença está no *yin* dentro do *yang* (tendões e ossos), agulhar os pontos *jing* rio dos canais *yin*.
- Quando a doença está no *yang* dentro do *yin* (*fu*), agulhar os pontos *luo* de conexão".

Aplicações clínicas com referência às indicações clássicas

É comum o fato de a medicina chinesa permitir (e na verdade até incorporar) contradições mais prontamente do que o pensamento científico ocidental. Isso talvez seja uma característica inevitável de um sistema que se desenvolveu durante um longo período e no qual nenhuma teoria, caso ofereça algo de valor clínico ou filosófico, precisa necessariamente ser abandonada em razão de uma teoria nova e aparentemente contraditória. Algumas das teorias clássicas sobre o uso dos cinco pontos *shu* são contraditórias, algumas certamente não se originam da prática clínica e, em alguns casos, importantes usos clínicos desses pontos não são citados nas teorias clássicas. Em várias situações, entretanto, essas teorias foram claramente adotadas nas práticas tradicional e moderna.

Pontos jing *poço*

"O ponto no qual o *qi* emana é conhecido como *jing* poço". Os pontos *jing* poço (*jing* significa "poço") são os primeiros ou últimos pontos dos seus respectivos canais. Com exceção de *Yongquan* (R-1), todos se localizam nas pontas dos dedos das mãos ou dos pés. De acordo com as fontes clássicas discutidas anteriormente, os pontos *jing* poço são indicados para tratar:

- Plenitude abaixo do coração.
- Doenças dos *zang*.

Considerando-se a aplicação clínica tradicional e moderna, as observações expostas a seguir podem ser feitas.

Pontos jing *poço são usados para remover o calor, restaurar a consciência e resgatar do colapso*

As teorias clássicas anteriormente citadas não fazem referência sobre esse importante emprego do ponto. Com exceção de *Zuqiaoyin* (VB-44), *Zhiyin* (B-67) e *Guanchong* (SJ-1), todos os pontos *jing* poço são classicamente indicados no tratamento de distúrbios como coma, desmaio e colapso; na verdade, os doze pontos *jing* poço em combinação podem ser agulhados e submetidos à sangria para tratar colapso decorrente de golpe de vento ou febre alta. Essas ações refletem sua grande atuação dinâmica sobre o *qi*.

Pontos jing *poço tratam os alcances máximos dos canais*

Os pontos *jing* poço, situados nas extremidades dos canais, de modo geral, são poderosos para remover calor e a plenitude dos alcances máximos de seus respectivos canais, particularmente nos distúrbios agudos. Por exemplo:

- *Shaoshang* (P-11) trata dor de garganta aguda, obstrução dolorosa da garganta e caxumba.
- *Shangyang* (IG-1) trata obstrução dolorosa na garganta, surdez, tinidos e dor de dente.
- *Lidui* (E-45) trata inchaço da face, dor de dente, trismo, obstrução dolorosa da garganta, desvio da boca, hemorragia nasal e secreção nasal amarelada.
- *Shaochong* (C-9) trata dor na raiz da língua, inchaço da língua, obstrução dolorosa da garganta, calor na boca, dor e vermelhidão dos olhos.
- *Shaoze* (ID-1) trata dor de cabeça, tontura, olhos vermelhos, sangramento nasal, surdez, tinidos, obstrução dolorosa da garganta, língua enrolada, rigidez da língua, calor na boca, erosão da boca, úlceras na boca e salivação excessiva que escorre da boca.
- *Zhiyin* (B-67) trata dor de cabeça no vértice, dor de cabeça occipital, congestão nasal, sangramento nasal, dor no olho, dor no canto interno do olho, surdez e tinidos.
- *Yongquan* (R-1) trata tontura, dor de cabeça no vértice, obstrução dolorosa da garganta, dor de garganta com incapacidade de engolir, perda da voz, língua seca e sangramento nasal.
- *Zhongchong* (PC-9) trata dor na raiz da língua, rigidez da língua e incapacidade de falar.
- *Guanchong* (SJ-1) trata tinidos, surdez, dor de ouvido, rigidez da língua, dor na raiz da língua, boca seca, lábios secos, gosto amargo na boca, dor de cabeça, vermelhidão dos olhos, obstrução dolorosa da garganta e dor na região submandibular.
- *Zuqiaoyin* (VB-44) trata dor de cabeça, dor da cabeça em punhalada, tontura, surdez súbita, tinidos, vermelhidão, inchaço e dor nos olhos, obstrução dolorosa da garganta, rigidez da língua com incapacidade de falar e língua enrolada com boca seca.
- *Dadun* (F-1) trata gosto amargo na boca e sangramento nasal incessante.

Essas indicações demonstram claramente o princípio de que os pontos mais distais em qualquer canal são os mais fortes para remover excesso e calor da extremidade oposta do canal. Deve-se enfatizar que tratar o canal nesse contexto não significa que esses pontos sejam importantes para tratar rigidez, dor e desconforto ao longo do trajeto do canal como um todo; portanto, os pontos *jing* poço não são geralmente indicados no tratamento de obstrução dolorosa, distúrbio de atrofia ou lesão traumática. No entanto, um exame cuidadoso das indicações dos pontos *jing* poço contradiz a declaração do *Spiritual Pivot* de que os pontos *jing* poço tratam distúrbios dos *zang*.

Pontos jing *poço tratam plenitude abaixo do Coração*

O termo "abaixo do Coração" quase sempre se refere ao ápice do epigástrio. O exame das indicações dos pontos *jing* poço, entretanto, mostram que muitos tratam especificamente estagnação e plenitude por toda a região do tórax. Essa aplicação reflete a sugestão de Liao Run-hong de que eles tratam patógeno do Fígado, em outras palavras, estagnação do *qi* do Fígado. Por exemplo:

- *Shaoshang* (P-11) trata agitação (do Coração) com tosse e dispneia, plenitude do Coração com transpiração e plenitude abaixo do Coração.
- *Shangyang* (IG-1) trata plenitude do *qi* do tórax irradiando-se para a região costal lateral, dispneia e tosse.
- *Lidui* (E-45) trata plenitude e distensão do tórax e do abdome.
- *Yinbai* (BP-1) trata calor no tórax, plenitude do tórax, dispneia e suspiros.
- *Shaochong* (C-9) trata dor no Coração e dor no tórax e na região costal lateral.

- *Shaoze* (ID-1) trata sensação de frio abaixo do Coração, agitação com dor no Coração, opressão e dor no tórax e dor na região costal lateral.
- *Zhiyin* (B-67) trata dor na região costal lateral e no tórax e agitação do Coração.
- *Yongquan* (R-1) trata dor no Coração, tosse e dispneia.
- *Zhongchong* (PC-9) trata dor no Coração, agitação do Coração e opressão do Coração com ausência de transpiração.
- *Guanchong* (SJ-1) trata calor congestionado no *jiao* superior, opressão do Coração com ausência de transpiração e dor no Coração.
- *Zuqiaoyin* (VB-44) trata dor na região costal lateral (com tosse e incapacidade de tomar fôlego).
- *Dadun* (F-1) trata dor súbita no Coração.

Pontos jing *poço tratam distúrbios do espírito*

Os pontos *jing* poço compartilham uma habilidade comum para regular distúrbios do espírito. Por exemplo, *Shaoshang* (P-11), *Lidui* (E-45), *Yinbai* (BP-1), *Shaochong* (C-9), *Shaoze* (ID-1), *Yongquan* (R-1) e *Dadun* (F-1) são todos indicados para vários tipos de mania, e *Lidui* (E-45), *Yinbai* (BP-1), *Zuqiaoyin* (VB-44) e *Dadun* (F-1), para vários distúrbios do sono, como insônia, pesadelos e sonolência.

Pontos ying *nascente*

"O ponto no qual o *qi* desliza é conhecido como *ying* nascente". Os pontos *ying* nascente (*ying* significa "nascente") estão localizados nas mãos ou nos pés e são os segundos ou os penúltimos pontos de seus respectivos canais. De acordo com as fontes clássicas discutidas anteriormente, indicam-se os pontos *ying* para tratar:

- Calor no corpo.
- Mudanças na coloração (tez).
- Doenças dos canais *yang*.
- Doenças dos *zang* (com o ponto *shu* riacho).

Levando-se em consideração as aplicações clínicas tradicional e moderna, as observações dispostas a seguir podem ser feitas.

Pontos ying *nascente removem calor*

Todos os pontos *ying* nascente têm um importante efeito na remoção do calor de seus respectivos *zangfu* ou canais, especialmente, à semelhança dos pontos *jing* poço, da porção mais alta do canal. Entre os cinco pontos *shu*, eles refletem a correspondência mais próxima da teoria clássica dos pontos *shu*, da teoria das cinco fases e da prática clínica. Os pontos *ying* nascente dos canais *yin* pertencem ao fogo e os dos canais *yang*, à água, e ambos podem ser reduzidos (sedados) para remover calor e fogo do corpo. Entre os pontos *ying* nascente mais importantes, que possuem esse efeito, estão os que seguem:

- *Yuji* (P-10) remove calor da garganta (a extremidade mais alta do canal do Pulmão), remove calor secura do *zang* Pulmão em casos de tosse (especialmente quando acompanhada por sangramento) e dor no tórax e remove calor transmitido do Pulmão para o Estômago no *jiao* médio e para o Coração no *jiao* superior.
- *Erjian* (IG-2) e *Neiting* (E-44) tratam distúrbios de calor que afetam a porção superior do canal na face e na cabeça; *Neiting* (E-44) também remove calor e umidade-calor dos intestinos.
- *Dadu* (BP-2) remove calor e umidade-calor de Baço, Estômago e intestinos, que dá origem a diarreia, constipação, vômito e dor epigástrica.
- *Shaofu* (C-8) trata fogo do Coração que primeiro é transmitido para o Intestino Delgado e depois para a Bexiga.
- *Rangu* (R-2) é o ponto mais forte no canal do Rim para remover calor por deficiência dos Rins, que sobe para o *jiao* superior e se manifesta como obstrução dolorosa da garganta, tosse com sangue e distúrbio de emagrecimento e sede, ou que desce para o *jiao* inferior causando prurido genital, prolapso uterino, infertilidade, menstruação irregular, micção difícil, etc.
- *Laogong* (PC-8) é um ponto poderoso para remover calor dos níveis de *ying* e sangue e do Pericárdio durante doenças febris, para esfriar o fogo do Coração no *jiao* superior – para cujo propósito está mais fortemente indicado do que *Shaofu* (C-8) – e para drenar calor do Estômago.
- *Xiaxi* (VB-43) remove calor e calor estagnado (isto é, calor derivado da estagnação do *qi*) de cabeça, ouvidos, olhos, face, mamas e região costal lateral, ou seja, de todo o canal da Vesícula Biliar.
- *Xingjian* (F-2) é o principal ponto de acupuntura para remover fogo do Fígado que afeta

qualquer parte do corpo, seja o fogo que sobe para a cabeça e para os olhos, perturbando o Coração e o espírito, seja o fogo que segue transversalmente invadindo os Pulmões e o Estômago, penetrando no sangue e causando sangramento, ou perturbando o *jiao* inferior.

Pontos ying *nascente tratam alterações na tez*

No que se refere às alterações da tez, essa teoria pode ser explicada pela declaração de Liao Run-hong, "os pontos *ying* nascente são para tratar calor no corpo, patógeno do Coração", pois o Coração se manifesta na tez. Entretanto, esse uso dos pontos *ying* nascente tem pouca aplicação na prática clínica.

Pontos ying *nascente tratam* doenças dos canais yang *e doenças* dos zang (com os pontos shu rio)

No que se refere à ação dos canais *yang*, os pontos *ying* nascente dos doze canais (*yin* e *yang*) exercem forte ação de remover fatores patogênicos excessivos, estagnação e calor de seus respectivos canais, particularmente, à semelhança dos pontos *jing* poço, das regiões mais afastadas do canal. Em comparação com os pontos *jing* poço, entretanto, eles têm uma ação relativamente maior sobre distúrbios ao longo de todo o curso do canal (em vez de atuar somente na sua extremidade mais afastada). *Erjian* (IG-2), por exemplo, trata distúrbios na cabeça e na face, sendo também indicado para tratar dor e rigidez no ombro e nas costas, além de ser usado no tratamento de frio e dor na região do ponto *Jianyu* (IG-15). De modo semelhante, *Qiangu* (ID-2), além de tratar distúrbios como caxumba, inchaço e dor no pescoço e na bochecha, obstrução dolorosa da garganta, etc., também resolve rigidez e dor no pescoço e nas costas, assim como dor na escápula, braço e punho.

A respeito da combinação dos pontos *ying* nascente e *shu* riacho citada anteriormente, as seguintes combinações clássicas indicam que essa associação tem sido muito utilizada:

- Dor no Pulmão e no Coração: *Taiyuan* (P-9) e *Yuji* (P-10) (*Systematic Classic [Clássico Sistemático]*).
- Sonolência: *Erjian* (IG-2) e *Sanjian* (IG-3) (*Supplementing Life [Vida Complementar]*).

- Surdez: *Qiangu* (ID-2), *Houxi* (ID-3) e *Pianli* (IG-6) (*Supplementing Life*).
- Inchaço na parte interna da garganta: *Rangu* (R-2) e *Taixi* (R-3) (*Supplementing Life*).
- Riso incessante: *Daling* (PC-7) e *Laogong* (PC-8) (*Supplementing Life*).
- Opressão do Coração: *Daling* (PC-7) e *Laogong* (PC-8) (*Ode of the Jade Dragon [Ode do Dragão de Jade]*).
- Dor no Fígado e no Coração: *Xingjian* (F-2) e *Taichong* (F-3) (*Thousand Ducat Formulas [Fórmulas de Mil Ducados]*).

Pontos shu *riacho*

"O ponto no qual o *qi* extravasa é conhecido como o ponto *shu* riacho" (*shu* significa "transportar"). Os pontos *shu* riacho dos três *yin* do braço estão localizados na flexão do punho. Os pontos *shu* riacho dos outros nove canais situam-se proximalmente às articulações metacarpo ou metatarsofalangianas, com exceção de *Taixi* (R-3), que se encontra posteriormente ao maléolo medial. Os pontos *shu* riacho dos seis canais *yin* também são os pontos *yuan* fonte de seus respectivos canais. De acordo com as fontes clássicas discutidas anteriormente, os pontos *shu* riacho são indicados para tratar:

- Distúrbios dos *zang* (com o ponto *ying* nascente).
- Distúrbios do canal *yang* (com o ponto *ying* nascente).
- Peso do corpo e dor nas articulações.
- Doenças que atacam intermitentemente.

Considerando-se suas aplicações clínicas, tradicional e moderna, podem-se fazer as observações que seguem.

Distúrbios dos zang

Os pontos *shu* riacho dos canais *yin* têm que ser analisados separadamente dos pontos *shu* riacho dos canais *yang*, pois o âmbito de ações deles é bastante diferente. Os pontos *shu* riacho dos canais *yin* são os principais pontos para tonificar e harmonizar seus respectivos *zang*, por isso podem ser considerados os mais importantes de seus respectivos canais:

- *Taiyuan* (P-9) é um ponto essencial para tonificar o *qi* e o *yin* do Pulmão.
- *Taibai* (BP-3) fortalece fortemente o *qi* e o *yang* do Baço.

- *Shenmen* (C-7) tonifica e nutre o Coração em todos os tipos de deficiência, independentemente de ser de *qi*, sangue, *yin* ou *yang*.
- *Taixi* (R-3) nutre o *yin* do Rim e tonifica o *qi* e o *yang* do Rim.
- *Daling* (PC-7) remove fatores patogênicos do Pericárdio durante o curso de doenças febris e acalma fortemente o espírito perturbado por calor.
- *Taichong* (F-3) é indicado para tratar qualquer padrão do *zang* Fígado, independentemente de ser por deficiência ou por excesso.

Isso confirma o ponto de vista clássico de que os pontos *shu* riacho tratam distúrbios dos *zang*. Entretanto, isso é determinado em parte pelo fato de os canais *yin* coincidirem com os pontos *yuan* fonte (onde o *qi* original emerge no canal) e, de acordo com o *Spiritual Pivot*[13]: "Quando os cinco *zang* estão doentes, selecione os pontos *yuan* fonte".

Em comparação, os pontos *shu* riacho dos canais *yang* têm uma ação relativamente pequena sobre os distúrbios dos *zangfu*. Contudo, *Sanjian* (IG-3) é indicado para tratar borborigmos e diarreia decorrentes de umidade, e *Xiangu* (E-43) trata distúrbios do Estômago e dos intestinos.

Distúrbios dos canais yang

Os pontos *shu* riacho dos canais *yin*, à semelhança de todos os pontos de acupuntura, têm certa ação para regular seus respectivos canais, mas essa ação é obscurecida pela sua atuação primária nos distúrbios dos *zang*. Ao contrário, os pontos *shu* riacho dos canais *yang* exercem importantes ações sobre seus respectivos canais. *Sanjian* (IG-3) remove vento e calor da cabeça, garganta, dentes, olhos e boca; *Houxi* (ID-3) é um ponto vital para regular distúrbios do canal *taiyang* e do vaso governador; *Zhongzhu* (SJ-3) é importante para tratar distúrbios do canal *shaoyang*, especialmente os que afetam os ouvidos; *Zulinqi* (VB-41) é particularmente forte para dispersar a estagnação do *qi* do Fígado por todo o canal *shaoyang*.

Peso no corpo e dor nas articulações

De acordo com o *Clássico das Dificuldades*, os pontos *shu* riacho são indicados para tratar "peso no corpo e dor nas articulações". Isso é uma clara referência à obstrução dolorosa, especialmente quando decorre de um ataque de umidade, reforçando a observação de Liao Run-hong de que os pontos *shu*

riacho tratam patógeno do Baço. Teoricamente, era de se esperar que essa observação se aplicasse principalmente aos canais *yin*, cujos pontos *shu* riacho pertencem à terra, a fase associada à umidade. Com exceção de *Taibai* (BP-3) (dor no joelho e na coxa, dores articulares, dor lombar, distúrbio de atrofia), isso não se baseia nas indicações clássicas para os pontos. No que se refere aos pontos *shu* riacho, há evidências relativamente mais relevantes para essa ação. *Sanjian* (IG-3) e *Houxi* (ID-3) são importantes pontos para tratar distúrbios das articulações dos dedos das mãos. *Sanjian* (IG-3) também é indicado para dor no ombro e nas costas decorrente de obstrução dolorosa crônica que causa esgotamento do *qi* e do sangue, ao passo que *Houxi* (ID-3) é um importante ponto distal para tratar todos os distúrbios do pescoço e distúrbios do ombro, cotovelo, braço, dor lombar e dos joelhos. *Xiangu* (E-43) é frequentemente usado na prática vigente para tratar dor generalizada decorrente de vento e para resolver obstrução dolorosa por umidade-calor.

Doenças que se manifestam intermitentemente

Isso é mais difícil de esclarecer pelo exame das indicações tradicionais. A doença intermitente clássica, entretanto, é a malária, e embora esta seja uma indicação muito encontrada, nada menos que oito dos pontos *shu* riacho tratam tal doença: *Sanjian* (IG-3), *Xiangu* (E-43), *Shenmen* (C-7), *Houxi* (ID-3), *Shugu* (B-65), *Taixi* (R-3), *Zhongzhu* (SJ-3) e *Zulinqi* (VB-41).

Pontos jing rio

"O ponto no qual o *qi* flui é conhecido como *jing* rio". Os pontos *jing* rio (*jing* significa "passar através de") estão situados no pulso e nas articulações do tornozelo ou próximos a essas áreas. Conforme as fontes clássicas citadas anteriormente, os pontos *jing* rio tratam:

- Tosse e dispneia, calafrios e febre.
- Doenças que se manifestam como mudança na voz do paciente.
- Doenças dos tendões e ossos (pontos *jing* rio dos canais *yin*).

Considerando-se os usos clínicos tradicional e moderno, são feitas as observações a seguir.

Tosse e dispneia, calafrios e febre

A proposição de que os pontos *jing* rio são eficazes para tratar tosse e dispneia se origina do *status* dos pontos *jing* rio dos canais *yin* como pontos metal (o Pulmão pertence ao metal), daí a observação de Liao Run-hong de que eles tratam patógeno do Pulmão. Há certa evidência, no entanto, de que os pontos *jing* rio, tanto dos canais *yin* quanto dos canais *yang*, tenham uma ação sobre tosse e dispneia ou calafrios e febre.

- *Jingqu* (P-8): tosse, asma, sibilos, dispneia, doença febril com ausência de transpiração, doença febril com falta de ar.
- *Yangxi* (IG-5): tosse por frio, febre com ausência de transpiração.
- *Jiexi* (E-41): doença febril com ausência de transpiração, distúrbios da malária.
- *Shangqiu* (BP-5): calafrios e febre com vômito, tosse e diarreia em crianças sem apetite e com tosse.
- *Yanggu* (ID-5): doença febril com ausência de transpiração, calafrios e febre.
- *Kunlun* (B-60): dispneia, tosse, malária, malária com transpiração copiosa.
- *Fuliu* (R-7): febre com ausência de transpiração.
- *Jianshi* (PC-5): aversão ao vento e ao frio, doença febril, malária, obstrução do *qi* depois de golpe de vento, causando dificuldade de respirar.
- *Zhigou* (SJ-6): tosse, tosse com vermelhidão e calor na face, doença febril com ausência de transpiração.
- *Yangfu* (VB-38): calafrios e febre, transpiração com tremor por frio, malária.

Doenças que se manifestam na voz do paciente

Esse tipo de indicação é frequentemente feito para os pontos *jing* rio:

- *Yangxi* (IG-5): delírio maníaco, propensão ao riso.
- *Jiexi* (E-41): calor no Estômago com delírio.
- *Jianshi* (PC-5): perda da voz, linguagem hesitante, delírio maníaco como se estivesse vendo fantasmas.
- *Shangqiu* (BP-5): rigidez e dor da raiz da língua, fala prejudicada, propensão ao riso, corpo frio com muito suspiro.

- *Lingdao* (C-4): perda súbita da voz.
- *Fuliu* (R-7): língua enrolada com incapacidade de falar, propensão à raiva com fala incessante, propensão ao riso.
- *Zhigou* (SJ-6): perda súbita da voz.
- *Yangfu* (VB-38): suspiro.
- *Zhongfeng* (F-4): suspiro.

Doenças dos tendões e dos ossos

Vários pontos *jing* rio têm uma importante ação sobre os tendões e os ossos, e isso não se limita aos canais *yin*:

- *Jiexi* (E-41): obstrução dolorosa do tendão, obstrução dolorosa por umidade, distúrbio de atrofia da perna.
- *Shangqiu* (BP-5): dor e contração dos tendões, obstrução dolorosa óssea, peso no corpo com articulações doloridas.
- *Lingdao* (C-4): frio nos ossos e na medula, espasmo clônico.
- *Yanggu* (ID-5): trismo, rigidez da língua em bebês impedindo a amamentação, espasmo clônico.
- *Kunlun* (B-60): torcicolo, contração do ombro e das costas, dor lombar, dor sacral, dor no cóccix, dor no calcanhar, dor no tornozelo, trismo.
- *Fuliu* (R-7): ossos frios e quentes, distúrbio de atrofia da perna.
- *Yangfu* (VB-38): obstrução dolorosa por vento com entorpecimento, dor migratória das articulações, hemiplegia, tendões contraídos, dor das cem articulações (ou seja, em todas as articulações), obstrução dolorosa do membro inferior, dor lombar intensa, dor lombar como um pequeno martelo batendo no meio das costas, dor do maléolo lateral.
- *Zhongfeng* (F-4): tendões contraídos, dor lombar.

Pontos he mar

"O ponto no qual o *qi* penetra internamente é conhecido como o ponto *he* mar". Os pontos *he* mar (*he* significa "unir") de todos os doze canais estão situados próximos às articulações do cotovelo ou do joelho. Além dos doze pontos *he* mar, os canais de Intestino Grosso, Intestino Delgado e *Sanjiao* (os três *fu*, cujos trajetos dos canais ficam no membro superior) têm, cada um, um ponto *he* mar inferior, a saber:

Shangjuxu (E-37), *Xiajuxu* (E-39) e *Weiyang* (B-39). De acordo com as fontes clássicas discutidas anteriormente, os pontos *he* mar são indicados no tratamento de:

- *Qi* em contracorrente e diarreia.
- Doença do Estômago e distúrbios resultantes de ingestão irregular de alimentos e bebidas.
- Doenças dos *fu*.
- Doenças da pele (apenas pontos *he* mar *yang*).

Considerando-se os usos clínicos, tradicional e moderno, podem ser feitas as observações que seguem.

Qi *em contracorrente e diarreia, doença do Estômago e distúrbios resultantes de ingestão irregular de alimentos e bebidas*

Os pontos *he* mar dos canais *yin* e *yang*, bem como os pontos *he* mar inferiores estão entre os mais importantes para o tratamento de distúrbios do Estômago e dos intestinos. Isso reflete o princípio de que, à medida que os canais chegam ao cotovelo ou ao joelho, seus pontos têm um efeito correspondentemente maior sobre o centro do corpo e, portanto, sobre os *zangfu*:

- *Chize* (P-5) trata vômito, diarreia e distensão abdominal, refletindo a origem do canal do Pulmão no *jiao* médio e sua conexão com o *fu* Intestino Grosso no *jiao* inferior.
- *Quchi* (IG-11) trata distensão e dor no abdome, vômito e diarreia, e distúrbio disentérico.
- *Zusanli* (E-36) é o principal ponto do corpo para harmonizar o Estômago e fortalecer o Baço, sendo indicado para tratar todo tipo de doença do Estômago e do Baço, incluindo náusea, vômito e diarreia.
- *Yinlingquan* (BP-9) é um importante ponto para tratar falta de apetite, diarreia, distúrbios disentéricos e distúrbio da perturbação súbita decorrente de umidade patogênica interna ou externa.
- *Shaohai* (C-3) trata vômito de saliva espumosa (aquosa).
- *Weizhong* (B-40) trata distúrbio da perturbação súbita com dor abdominal, vômito e diarreia e distúrbio disentérico.
- *Yingu* (R-10) trata diarreia, distensão abdominal, dor abdominal e dor periumbilical.

- *Quze* (PC-3) trata diarreia, distúrbios com características disentéricas e vômito, especialmente quando decorrentes de calor do verão.
- *Tianjing* (SJ-10) trata vômito purulento e sanguinolento, tosse com plenitude do abdome sem vontade de comer ou beber, e distensão e dor na parte inferior do abdome.
- *Yanglingquan* (VB-34) é especialmente indicado para tratar vômito decorrente de padrão *shaoyang* ou icterícia.
- *Ququan* (F-8) trata diarreia contendo alimento não digerido e diarreia com sangue e pus.
- *Shangjuxu* (E-37) é um ponto essencial para regular os intestinos e remover umidade-calor, sendo muito usado no tratamento de todas as doenças intestinais, enquanto o *Xiajuxu* (E-39), embora menos usado, tem um âmbito de ação similar.
- *Weiyang* (B-39) trata distensão e plenitude na parte inferior do abdome e constipação.

Doenças dos **fu**

Conforme visto anteriormente, muitos dos pontos *he* mar têm uma forte ação sobre o Estômago e os intestinos. No que se refere à ação mais abrangente sobre os *fu*, isso se aplica principalmente aos pontos *he* mar do membro inferior. Mesmo os pontos *he* mar *yang* do Intestino Grosso e do Intestino Delgado, no membro superior, têm uma ação relativamente pequena sobre os *fu* e isso reflete a observação geral de que os pontos dos três canais *yang* do braço, como um todo, têm pouca ação sobre seus respectivos *fu*.

- No membro inferior, todos os pontos *he* mar *yin* – *Yinlingquan* (BP-9), *Yingu* (R-10), *Ququan* (F-8) – drenam fortemente a umidade e a umidade-calor dos *fu* ou dos *fu* extraordinários no *jiao* inferior, especificamente Bexiga, intestinos e útero.
- *Yanglingquan* (VB-34) e *Zusanli* (E-36) são os pontos mais importantes de seus respectivos canais para tratar distúrbios de seus *fu* relacionados (Vesícula Biliar e Estômago), e equivalem em importância ao efeito que os pontos *shu* riacho dos canais *yin* têm sobre seus *zang* relacionados.
- *Shangjuxu* (E-37) (ponto *he* mar inferior do Intestino Grosso) é um dos pontos distais mais importantes para tratar distúrbios dos intestinos.
- *Weiyang* (B-39) (o ponto *he* mar inferior do *Sanjiao*) age sobre a ação transformadora do *qi*

da Bexiga, sendo um importante ponto no tratamento da retenção de urina ou micção difícil.

Doenças da pele

Certos pontos *he* mar são indicados para tratar distúrbios da pele, embora essa ação não se limite aos pontos *he* mar *yang*. Entretanto, *Quchi* (IG-11) e *Weizhong* (B-40) são provavelmente os dois pontos de acupuntura mais importantes no tratamento de distúrbios da pele:

- *Quchi* (IG-11): erisipela, urticária, erupção por vento, pele seca, descamação da pele, prurido na pele, herpes-zóster, dor e prurido no corpo todo como se tivesse sido picado por insetos, furúnculos nas costas.
- *Weizhong* (B-40): furúnculos, erisipela (toxina do cinábrio), eczema, urticária.
- *Yingu* (R-10): prurido no escroto.
- *Quze* (PC-3): erupção por vento.
- *Tianjing* (SJ-10): urticária.
- *Ququan* (F-8): prurido nos genitais.

Pontos das cinco fases

As propriedades das cinco fases dos cinco pontos *shu* foram estabelecidas no *Clássico das Dificuldades*[14]. Nos canais *yin*, o ponto *jing* poço é atribuído à madeira, o ponto *ying* nascente, ao fogo e assim por diante, seguindo-se a sequência de geração (madeira, fogo, terra, metal e água) até o ponto *he* mar, que é atribuído à água. Nos canais *yang*, o ponto *jing* poço é atribuído ao metal, o ponto *ying* nascente, à água e assim por diante, seguindo-se a sequência de geração até o ponto *he* mar, que é atribuído à terra. Cada fase é o "filho" da fase precedente e a "mãe" da fase seguinte.

O *Clássico das Dificuldades*[15] diz: "Em casos de deficiência, reforçar a mãe, em casos de excesso, reduzir o filho". Isso é compreendido dessa forma para se descrever o método de seleção dos pontos para tonificar ou reduzir um canal ou um *zangfu*, de acordo com a sequência de geração das cinco fases. Por exemplo, para tonificar o Coração (fogo), selecionar o ponto do canal do Coração que pertence à fase mãe (madeira), isto é, *Shaochong* (C-9); para reduzir o Coração, selecionar o ponto do canal do Coração que pertence à fase filho (terra), ou seja, *Shenmen* (C-7). A lista completa desses pontos mãe e filho é apresentada na Tabela 2.3.

Tabela 2.3 – Pontos mãe-filho dos doze canais

	Ponto mãe	Ponto filho
Pulmão	*Taiyuan* (P-9)	*Chize* (P-5)
Intestino Grosso	*Quchi* (IG-11)	*Erjian* (IG-2)
Estômago	*Jiexi* (E-41)	*Lidui* (E-45)
Baço	*Dadu* (BP-2)	*Shangqiu* (BP-5)
Coração	*Shaochong* (C-9)	*Shenmen* (C-7)
Intestino Delgado	*Houxi* (ID-3)	*Xiaohai* (ID-8)
Bexiga	*Zhiyin* (B-67)	*Shugu* (B-65)
Rim	*Fuliu* (R-7)	*Yongquan* R-1
Pericárdio	*Zhongchong* (PC-9)	*Daling* PC-7
Sanjiao	*Zhongzhu* (SJ-3)	*Tianjing* SJ-10
Vesícula Biliar	*Xiaxi* (VB-43)	*Yangfu* VB-38
Fígado	*Ququan* (F-8)	*Xingjian* F-2

Como é de se esperar desse ponto de vista altamente teórico, ao examinarmos esses pontos mãe e filho, considerando-se o emprego tradicional do ponto, alguns de fato têm sido usados para tonificar ou reduzir seu canal ou *zangfu* relacionado, porém em outros casos parece não haver nenhuma aplicação desse tipo:

- *Taiyuan* (P-9) (mãe) é o principal ponto no canal do Pulmão para tonificar qualquer deficiência do Pulmão e *Chize* (P-5) (filho) é importante para reduzir o calor por excesso ou por deficiência no Pulmão.
- *Quchi* (IG-11) (mãe) caracteriza-se basicamente por sua capacidade de remover uma variedade de fatores patogênicos excessivos (calor, umidade, etc.) do corpo e seu único efeito tonificante ocorre sobre o fluxo de *qi* e de sangue no membro superior e *Erjian* (IG-2) (filho), como ponto distal, é capaz de expelir vento, remover calor e reduzir o inchaço das extremidades mais distantes do canal.
- Tanto *Jiexi* (E-41) (mãe) quanto *Lidui* (E-45) (filho) agem basicamente para reduzir fatores patogênicos excessivos do canal e do *zang* Estômago, e o único efeito tonificante de *Jiexi* (E-41), à semelhança de *Quchi* (IG-11), é beneficiar o fluxo de *qi* e de sangue no membro.
- *Dadu* (BP-2) (mãe), assim como a maioria dos pontos *shu* do canal do Baço, tem algum efeito tonificante sobre o Baço. Outros pontos, entretanto, como *Taibai* (BP-3) e *Sanyinjiao* (BP-6), são considerados melhores para esse

propósito. *Shangqiu* (BP-5) (filho) é um importante ponto para remover umidade exterior ou interior originada da deficiência do Baço.

- *Shaochong* (C-9) (mãe), surpreendentemente, tendo em vista seu *status* como ponto *jing* poço, foi indicado em vários textos clássicos para tratar deficiência do Coração. *Shenmen* (C-7) (filho) é capaz de regular todos os padrões de desarmonia do *zang* Coração, mas como ponto *shu* riacho e *yuan* fonte, é mais usado para tonificar a deficiência do que para drenar o excesso.
- Conforme enfatizado em todo este texto, os pontos dos três canais *yang* do braço têm pouco efeito sobre seus *fu* relacionados e *Houxi* (ID-3) (mãe) não tem indicações intestinais, ao passo que *Xiaohai* (ID-8) (filho) tem apenas duas. Portanto, não se pode dizer em nenhum sentido que esses pontos são capazes de tonificar ou de reduzir o *fu* Intestino Delgado. No que se refere ao canal do Intestino Delgado, os dois pontos têm uma forte ação para reduzir o calor, a estagnação e a dor do canal, não se podendo dizer o mesmo sobre qualquer efeito tonificante.
- À semelhança do canal do Intestino Delgado, nem *Zhiyin* (B-67) (mãe), nem *Shugu* (B-65) (filho) são pontos significativos para tratar seu *fu* relacionado, e os dois pontos agem basicamente para remover fatores patogênicos excessivos do canal.
- *Fuliu* (R-7) (mãe) é um importante ponto para fortalecer a função do Rim de dominar os líquidos do corpo e regular a micção, e *Yongquan* (R-1) é capaz de ajudar a descender o calor, *qi*, *yang* e vento, que estão patologicamente em ascensão, especialmente quando decorrentes de deficiência em região inferior.
- *Zhongchong* (PC-9) (mãe) não tem nenhuma ação discernível para tonificar o *zang* Pericárdio ou Coração ou o canal do Pericárdio e *Daling* (PC-7) (filho) é um ponto importante para remover calor do Coração e do Pericárdio e acalmar o espírito.
- *Zhongzhu* (SJ-3) (mãe) não tem nenhuma ação discernível para tonificar qualquer aspecto da função ou do canal *Sanjiao*, e *Tianjing* (SJ-10) (filho) tem forte ação para remover fleuma, descender a rebelião do *qi* do Pulmão e do Estômago e acalmar o espírito.
- Tanto *Xiaxi* (VB-43) (mãe) quanto *Yangfu* (VB-38) (filho), respectivamente pontos água

e fogo do canal da Vesícula Biliar, são importantes para remover o calor e a rebelião do *yang* do canal da Vesícula Biliar e nenhum deles tem qualquer efeito tonificante discernível.
- Ainda que alguns profissionais enfatizem o ponto *Ququan* (F-8) (mãe) para tonificar o *yin* e o sangue do Fígado, esse ponto é basicamente usado para remover umidade-calor do *jiao* inferior e resolver a estase de sangue no útero. *Xingjian* (F-2) (filho) é um importante ponto para reduzir o excesso na forma de fogo, rebelião do *yang* e estagnação do *qi* do *zang* e do canal do Fígado.

Pontos xi em fenda

Tabela 2.4 – Pontos *xi* em fenda dos doze canais

Pulmão	Kongzui (P-6)	**Bexiga**	Jinmen (B-63)
Intestino Grosso	Wenliu (IG-7)	**Rim**	Shuiquan (R-5)
Estômago	Liangqiu (E-34)	**Pericárdio**	Ximen (PC-4)
Baço	Diji (BP-8)	*Sanjiao*	Huizong (SJ-7)
Coração	Yinxi (C-6)	**Vesícula Biliar**	Waiqiu (VB-36)
Intestino Delgado	Yanglao (ID-6)	**Fígado**	Zhongdu (F-6)

Tabela 2.5 – Pontos *xi* em fenda dos canais extraordinários

Motilidade *yang*	Fuyang (B-59)	Ligação *yang*	Yangjiao (VB-35)
Motilidade *yin*	Jiaoxin (R-8)	Ligação *yin*	Zhubin (R-9)

Os pontos *xi* em fenda (Tabelas 2.4 e 2.5) foram discutidos pela primeira vez no *Systematic Classic of Acupuncture and Moxibustion*. O termo *xi* implica em fenda, fissura, buraco ou abertura e os pontos *xi* em fenda se localizam onde o *qi* e o sangue, que fluem com relativa superficialidade ao longo dos canais a partir dos pontos *jing* poço, se concentram e mergulham mais profundamente. De modo geral, os pontos *xi* em fenda são indicados para o tratamento de condições agudas e dor, enquanto os pontos *xi* em fenda dos canais *yin* possuem a ação adicional de tratar distúrbios do sangue. Esses conceitos teóricos estão claramente demonstrados pelas aplicações clínicas de tais pontos:

- *Kongzui* (P-6) é um importante ponto para tratar doenças agudas do Pulmão e distúrbios do sangue. É tradicionalmente indicado no tratamento de ataque de vento-calor ou vento-secura patogênico exterior causando doença febril, tosse aguda e sibilos, inchaço e dor de garganta e perda da voz, e para tratar tosse com sangue decorrente de qualquer etiologia. Na prática clínica moderna, o principal uso desse ponto é para tratar tosse aguda, sibilos ou asma de qualquer padrão.
- *Wenliu* (IG-7) é indicado no tratamento de distúrbios agudos e dor afetando o canal do Intestino Grosso e pode remover calor e desintoxicar veneno, em casos de cabeças-de-prego, carbúnculo e furúnculo, obstrução dolorosa da garganta e calor e inchaço da face.
- *Liangqiu* (E-34) é único dos pontos *xi* em fenda dos doze canais que se localiza proximalmente ao joelho ou cotovelo. O canal do Estômago atravessa a mama e o mamilo e *Liangqiu* (E-34) é tradicionalmente indicado no tratamento de distúrbios agudos, como dor e abscesso na mama. Na prática clínica moderna, também trata dor epigástrica aguda.
- *Diji* (BP-8) tem uma importante ação para resolver estase de sangue no útero e na parte inferior do abdome e está indicado no tratamento de dismenorreia (especialmente quando aguda), menstruação irregular e, em mulheres, massas abdominais decorrentes desse distúrbio.
- *Yinxi* (C-6) trata dor intensa e insuportável no Coração por estase de sangue e trata distúrbios hemorrágicos decorrentes de calor excessivo agitando o sangue. Na prática corrente, entretanto, *Ximen* (PC-4) (o ponto *xi* em fenda do canal do Pericárdio) é mais usado para tratar dor aguda do Coração. A relação entre *Yinxi* (C-6) com o sangue também se expressa por meio de seu efeito para tratar distúrbios de transpiração (ver comentário na p. 233).
- *Yanglao* (ID-6) é indicado para tratar dor no ombro, escápula e braço, que se torna tão intensa que parece como se eles estivessem quebrados ou deslocados. Também é usado como ponto distal para contração aguda e torção da região lombar.

- *Jinmen* (B-63) é indicado para tratar início súbito de distúrbio *shan*, distúrbio da perturbação súbita (vômito e diarreia agudos) com espasmos, epilepsia e dor articular do "tigre branco" (dor intensa decorrente de obstrução dolorosa).
- *Shuiquan* (R-5) é indicado para tratar uma variedade de distúrbios menstruais, como amenorreia, menstruação irregular, dismenorreia e menstruação atrasada, caracterizadas por deficiência de sangue ou estase de sangue.
- *Ximen* (PC-4) é o principal ponto para tratar estase aguda de sangue no tórax e do Coração que causa dor. Também está indicado para tratar hemorragia precipitada por calor no *jiao* superior manifestada como hemorragia impetuosa por calor e vômito ou tosse com sangue.
- *Huizong* (SJ-7) não tem indicações relevantes e parece ter sido pouco usado na prática clássica.
- *Waiqiu* (VB-36) trata dor na pele associada a obstrução dolorosa e distúrbio de atrofia, como também trata hidrofobia.
- *Zhongdu* (F-6) é indicado para tratar estase de sangue no útero, distúrbio *shan* e dor na parte inferior do abdome.
- *Fuyang* (B-59) é o ponto *xi* em fenda do vaso de motilidade *yang*, mas tem poucas indicações relevantes.
- *Jiaoxin* (R-8) é o ponto *xi* em fenda do vaso de motilidade *yin* e é indicado no tratamento de menstruação irregular, dismenorreia, amenorreia e, especialmente, hemorragia uterina.
- *Yangjiao* (VB-35) é o ponto *xi* em fenda do vaso de ligação *yang*, mas tem poucas indicações relevantes.
- *Zhubin* (R-9) é o ponto *xi* em fenda do vaso de ligação *yin* e é tradicionalmente indicado para tratar distúrbios mentais agudos e graves, como loucura, mania, depressão maníaca, delírio, fúria e praguejamento, vômito de saliva espumosa (ou seja, aquosa) e remeximento da língua.

Pontos yuan *fonte*

Cada um dos doze canais primários tem um ponto *yuan* fonte, onde, conforme dizem, o *qi* original emerge e se deixa ficar. O *Clássico das Dificuldades*[16] diz:

"O *qi* dinâmico abaixo do umbigo, entre os Rins (a base) da vida humana, e a raiz dos doze canais é conhecido como (*qi*) original. O *Sanjiao* é o emissário do *qi* original; ele domina o movimento dos três *qi*[17] e passa através dos cinco *zang* e dos seis *fu*. O termo 'fonte' é um nome honorário para o *Sanjiao*, portanto, os locais onde ele reside são conhecidos como (pontos) *yuan* fonte".

Tabela 2.6 – Pontos *yuan* fonte dos doze canais

Pulmão	*Taiyuan* (P-9)	**Bexiga**	*Jinggu* (B-64)
Intestino Grosso	*Hegu* (IG-4)	**Rim**	*Taixi* (R-3)
Estômago	*Chongyang* (E-42)	**Pericárdio**	*Daling* (PC-7)
Baço	*Taibai* (BP-3)	***Sanjiao***	*Yangchi* (SJ-4)
Coração	*Shenmen* (C-7)	**Vesícula Biliar**	*Qiuxu* (VB-40)
Intestino Delgado	*Wangu* (ID-4)	**Fígado**	*Taichong* (F-3)

Os pontos *yuan* fonte (Tabela 2.6) foram listados pela primeira vez no Capítulo 1 do *Spiritual Pivot* dessa maneira: *Taiyuan* (P-9) para o Pulmão, *Daling* (PC-7) para o Coração, *Taibai* (BP-3) para o Baço, *Taichong* (F-3) para o Fígado, *Taixi* (R-3) para o Rim, *Jiuwei* (REN-15) para o *gao* (área abaixo do Coração) e *Qihai* (REN-6) para o *huang* (área acima do diafragma). É notável que nessa passagem, *Daling* (PC-7) seja dado como ponto *yuan* fonte do Coração e, somente no *Systematic Classic of Acupuncture and Moxibustion*, os pontos *shu* (incluindo o ponto *yuan* fonte) do canal do Coração tenham sido discutidos pela primeira vez. Os pontos *yuan* fonte dos seis *fu* foram dados no Capítulo 2 do *Spiritual Pivot*.

Nos canais *yin*, os pontos *yuan* fonte são os mesmos dos pontos *shu* riacho. O *Spiritual Pivot* declara no Capítulo 1: "Quando os cinco *zang* estão doentes, selecione os pontos *yuan* fonte", enquanto no Capítulo 6 recomenda o uso dos pontos *shu* riacho no tratamento dos distúrbios dos *zang*. Portanto, há uma considerável superposição desses dois métodos de classificação de tais pontos dos canais *yin*, e vimos na discussão sobre os pontos *shu* riacho (anteriormente) que eles são de fundamental importância para tonificar e regular seus respectivos *zang* e, na verdade, são os pontos principais nos canais *yin* para esse propósito.

Nos canais *yang*, entretanto, os pontos *yuan* fonte são pontos distintos que ficam entre os pontos *shu* riacho e os *jing* rio. Normalmente, são os quartos pontos a partir da extremidade distal do canal, mas,

no caso do canal da Vesícula Biliar, situam-se na quinta posição. Em termos de importância e indicações, são muito diferentes dos pontos *yuan* fonte dos canais *yin*. Têm efeito tonificante insignificante e, de fato, apresentam pouca capacidade de regular seus *fu* associados; a despeito disso, o *Clássico das Dificuldades*[18] declara: "Quando os... seis *fu* estão doentes, escolha entre os pontos *yuan* fonte". Suas principais ações são a dispersão de vários tipos de fatores patogênicos excessivos e servem para tratar distúrbios ao longo do trajeto de seus respectivos canais. Assim, *Hegu* (IG-4), por exemplo, dispersa o vento exterior patogênico e regula todo o curso do canal do Intestino Grosso, embora tenha ação insignificante sobre o *fu* Intestino Grosso. *Wangu* (ID-4) trata basicamente contração, rigidez e dor ao longo de todo o comprimento do canal do Intestino Delgado, incluindo mão, cotovelo, braço, ombro, pescoço e dorso.

Finalmente, o *Spiritual Pivot* [19] diz:

"Se os cinco *zang* estão doentes, surgirão reações anormais nos doze pontos *yuan* fonte; sabendo-se a correspondência dos pontos *yuan* fonte com os *zang* relevantes, a reação pode ser vista e assim pode-se identificar quais dos cinco *zang* estão acometidos".

Pontos luo *de conexão*

Cada um dos doze canais primários tem um canal *luo* de conexão (Tabela 2.7) que diverge do canal primário no ponto *luo* de conexão. Além dos doze, há outros três pontos *luo* de conexão: *Jiuwei* (REN-15) (para o vaso da concepção), *Chengqiang* (DU-1) (para o vaso governador) e *Dabao* (BP-21) (o grande ponto *luo* de conexão do Baço). As ações dos pontos *luo* de conexão podem ser resumidas desse modo: (1) tratamento dos distúrbios do canal ou *zangfu* relacio-

Tabela 2.7 – Pontos *luo* de conexão dos doze canais

Pulmão	*Lieque* (P-7)	**Bexiga**	*Feiyang* (B-58)
Intestino Grosso	*Pianli* (IG-6)	**Rim**	*Dazhong* (R-4)
Estômago	*Fenglong* (E-40)	**Pericárdio**	*Neiguan* (PC-6)
Baço	*Gongsun* (BP-4)	***Sanjiao***	*Waiguan* (SJ-5)
Coração	*Tongli* (C-5)	**Vesícula Biliar**	*Guangming* (VB-37)
Intestino Delgado	*Zhizheng* (ID-7)	**Fígado**	*Ligou* (F-5)

nado interior-exteriormente; (2) tratamento dos distúrbios nas regiões alcançadas pelo canal *luo* de conexão; (3) tratamento de distúrbios psicoemocionais.

Tratamento dos distúrbios de seus canais ou zangfu *interior-exteriormente relacionados*

O *Guide to the Classic of Acupuncture* (*Guia para o Clássico de Acupuntura*) declara:

"os pontos *luo* de conexão estão localizados entre dois canais... se forem agulhados, os sintomas dos canais relacionados exterior-interiormente podem ser tratados".[20]

Na prática clínica, muitos desses pontos são usados para tratar distúrbios tanto dos canais quanto de seus *zangfu* correspondentes, bem como de seus *zangfu* ou canais relacionados do ponto de vista interior-exteriormente, como, por exemplo:

- *Lieque* (P-7) é um importante ponto no tratamento de dor de cabeça, dor no pescoço e nuca, distúrbios de vento que afetam a cabeça, etc., isso porque o canal do Pulmão não ascende além da garganta, sendo essas indicações explicadas pelo trajeto de seu canal relacionado interior-exteriormente do Intestino Grosso.
- *Pianli* (IG-6) é usado no tratamento de edema agudo que ocorre quando o vento externo interrompe a função do Pulmão em regular as passagens da água.
- *Fenglong* (E-40) é um ponto essencial para ajudar a transformação da fleuma que se acumula quando está deficiente a função do Baço de transportar e transformar.
- *Gongsun* (BP-4) é capaz de harmonizar a função do Estômago e dos intestinos (que são governados pelo Baço) e tratar dor nas regiões superior (Estômago) e inferior (Baço) do abdome.
- *Zhizheng* (ID-7) tem efeito pronunciado na regulação e na tranquilização do espírito do Coração, sendo indicado para tratar uma ampla variedade de distúrbios psicoemocionais.
- *Feiyang* (B-58) é capaz de tratar deficiência do Rim e frio na parte inferior do corpo (frio e fraqueza nas pernas, dor lombar, etc.), bem como a ascensão do *yang* ao longo do canal da Bexiga para a cabeça (dor de cabeça, tontura, calor, etc.).

- *Neiguan* (PC-6) é universalmente conhecido por sua capacidade de tratar náusea e vômito. Tanto o canal do Pericárdio quanto seu canal interior-exteriormente relacionado, o *Sanjiao*, descendem através dos *jiao* superior, médio e inferior, reforçando a capacidade de *Neiguan* (PC-6) de tratar distúrbios do *jiao* médio.
- *Guangming* (VB-37) é muito usado no tratamento de distúrbios dos olhos decorrentes da desarmonia do Fígado.

Tratamento dos distúrbios nas regiões alcançadas pelo canal luo *de conexão*

- *Lieque* (P-7): o canal *luo* de conexão do Pulmão se espalha por toda a eminência tenar, sendo esse ponto importante para o tratamento de distúrbios do polegar.
- *Pianli* (IG-6): o canal *luo* de conexão do Intestino Grosso ascende até as orelhas; esse ponto é especialmente útil no tratamento dos distúrbios do ouvido, como tinidos e surdez.
- *Fenglong* (E-40): o canal *luo* de conexão do Estômago termina na garganta e *Fenglong* (E-40) é indicado para tratar inchaço e dor da garganta, obstrução dolorosa da garganta com perda súbita da voz e bolo na garganta.
- *Gongsun* (BP-4): o canal *luo* de conexão do Baço entra no abdome e se conecta com os intestinos e com o Estômago, reforçando a capacidade de *Gongsun* (BP-4) em tratar dor e desarmonia nessas duas áreas.
- *Tongli* (C-5): o canal *luo* de conexão do Coração ascende até a raiz da língua e *Tongli* (C-5) é muito usado clinicamente para tratar rigidez da língua e problemas de linguagem, especialmente depois de acidente vascular cerebral por vento.
- *Dazhong* (R-4): o canal *luo* de conexão do Rim ascende até um ponto abaixo do Pericárdio, e *Dazhong* (R-4) é indicado no tratamento de palpitações, inquietação e agitação do Coração com plenitude e vômito.
- *Ligou* (F-5): o canal *luo* de conexão do Fígado ascende até a região genital, e *Ligou* (F-5) é o principal ponto no canal para tratar uma ampla variedade de distúrbios que afetam esta região.

Tratamento de distúrbios psicoemocionais

Embora seja verdade que os textos clássicos incluam uma variedade de indicações psicoemocionais para muitos dos pontos de acupuntura, vários pontos *luo* de conexão são particularmente importantes para esse tipo de terapia, por exemplo:

- *Lieque* (P-7): memória fraca, propensão ao riso.
- *Fenglong* (E-40): depressão maníaca, riso insensato, grande alegria, desejo de subir a lugares altos e cantar, hábito de tirar as roupas e correr, hábito de ver fantasmas.
- *Gongsun* (BP-4): distúrbio maníaco-depressivo, delírio maníaco, insônia e inquietação, deficiência da Vesícula Biliar, suspiro excessivo.
- *Tongli* (C-5): gemidos e bocejos frequentes com tristeza, aflição e raiva, tristeza e pavor, agitação frequente com sensação de queimação no Coração, distúrbio depressivo.
- *Zhizheng* (ID-7): depressão maníaca, medo e pavor, tristeza e ansiedade, distúrbio de *zang* inquieto.
- *Dazhong* (R-4): palpitações, inquietação, demência, retardo mental, sonolência, propensão à raiva, pavor, medo e infelicidade, desejo de fechar a porta e permanecer em casa.
- *Neiguan* (PC-6): insônia, os cinco tipos de epilepsia, mania, perda de memória depois de acidente vascular cerebral, apreensão, medo e pavor, tristeza, perda da memória após ataque de vento.
- *Ligou* (F-5): sensação de bolo na garganta, depressão, palpitações com pavor, medo e pavor, opressão com preocupação.

Além dos pontos *luo* de conexão dos doze canais primários, há três outros pontos *luo* de conexão:

- *Jiuwei* (REN-15) é o ponto *luo* de conexão do vaso da concepção, a partir de onde o *qi* se dispersa e se espalha por todo o abdome.
- *Chengqiang* (DU-1) é o ponto *luo* de conexão do vaso governador, a partir de onde o *qi* ascende bilateralmente ao longo dos dois lados da coluna até a nuca e se espalha sobre o occipício; na região escapular, conecta-se com o canal da Bexiga e atravessa a coluna.
- *Dabao* (BP-21) é o ponto *luo* de conexão do grande canal *luo* de conexão do Baço, que

emerge 3 *cun* abaixo da axila e se espalha no tórax e na região costal lateral.

Método de combinação dos pontos yuan *fonte* e luo *de conexão*

A combinação dos pontos *yuan* fonte e *luo* de conexão na prática clínica é conhecida como "combinação hospedeiro e hóspede"[21]. De acordo com essa teoria, o ponto *yuan* fonte do primeiro canal ou do canal afetado primariamente é combinado com o ponto *luo* de conexão do seu canal acoplado interior--exteriormente relacionado. Um exame das muitas combinações clássicas de pontos mostra que esse método parece ter sido pouco usado (ou pelo menos registrado) ao longo dos séculos. Ele reflete, entretanto, combinações interessantes de pontos, algumas das quais são usadas com frequência na prática clínica moderna:

- *Hegu* (IG-4) e *Lieque* (P-7): combinação muito aplicada quando o vento patogênico exterior invade o exterior do corpo. *Hegu* (IG-4) é capaz de expelir o patógeno e *Lieque* (P-7) ajuda a expelir o patógeno e restaurar as funções de descensão e dispersão do Pulmão.
- *Taiyuan* (P-9) e *Pianli* (IG-6): um importante ponto para abrir e regular as passagens da água é *Pianli* (IG-6), indicado quando o vento patogênico interrompe a função do Pulmão, causando edema agudo especialmente na parte superior do corpo, acompanhado por ausência de transpiração e dificuldade de micção. Como a raiz desse padrão é a deficiência do Pulmão, sua combinação com *Taiyuan* (P-9) é capaz de tratar a raiz e a ramificação do distúrbio.
- *Taibai* (BP-3) e *Fenglong* (E-40): deficiência do Baço é a causa-raiz da formação de fleuma excessiva. *Taibai* (BP-3) é um ponto importante para tonificar o Baço; *Fenglong* (E-40) é o principal ponto do corpo para resolver fleuma.
- *Shenmen* (C-7) e *Zhizheng* (ID-7): o principal ponto no canal do Coração para acalmar e regular o espírito é *Shenmen* (C-7); sua capacidade é complementada pela forte ação de *Zhizheng* (ID-7) ao tratar distúrbios psicoemocionais.
- *Taixi* (R-3) e *Feiyang* (B-58): o principal ponto no canal do Rim para beneficiar o *yin* do

Rim abaixo é *Taixi* (R-3), enquanto *Feiyang* (B-58) (Elevar-se) abaixa o *yang* excessivo, que, não estando aterrado e contido pelo *yin* deficiente, ascende para a cabeça.

- *Taichong* (F-3) e *Guangming* (VB-37): o Fígado "se abre nos olhos" e a deficiência do sangue ou do *yin* do Fígado, ou a ascensão do Fogo do Fígado podem dar origem a distúrbios dos olhos. *Taichong* (F-3) é o principal ponto no canal do Fígado para regular essas desarmonias do *zang* Fígado, ao passo que *Guangming* (VB-37) (Luz Brilhante) é um ponto importante para beneficiar os olhos.

Alguns textos modernos também se referem ao uso combinado dos pontos *yuan* fonte e *luo* de conexão do mesmo canal *yin* no caso de doenças crônicas, por exemplo, *Taiyuan* (P-9) com *Lieque* (P-7) para tratar tosse crônica. Isso é baseado nos ditados "doença crônica amiúde envolve deficiência" e "no início, a doença está nos canais, mais tarde, estará nos *luo* colaterais". Por exemplo, o ponto *yuan* fonte – *Taiyuan* (P-9) – é o principal ponto no canal do Pulmão para tonificar a deficiência do Pulmão, e *Lieque* (P-7), o ponto *luo* de conexão, é capaz de extirpar a doença dos canais *luo* de conexão.

Pontos shu *dorsais*

Os doze pontos *shu* dorsais correspondentes aos doze *zangfu* ficam ao longo do canal da Bexiga, no dorso, a uma distância de 1,5 *cun* da linha média (Tabela 2.8). O termo *shu* significa transportar e o nome de cada um dos pontos *shu* dorsais é formado pelo nome do seu *zang* ou *fu* correspondente, seguido

Tabela 2.8 – Pontos *shu* dorsais dos doze *zangfu*

Pulmão	*Feishu* (B-13)	**Bexiga**	*Pangguangshu* (B-28)
Intestino Grosso	*Dachangshu* (B-25)	**Rim**	*Shenshu* (B-23)
Estômago	*Weishu* (B-21)	**Pericárdio**	*Jueyinshu* (B-14)
Baço	*Pishu* (B-20)	*Sanjiao*	*Sanjiaoshu* (B-22)
Coração	*Xinshu* (B-15)	**Vesícula Biliar**	*Danshu* (B-19)
Intestino Delgado	*Xiaochangshu* (B-27)	**Fígado**	*Ganshu* (B-18)

por *shu*. Por exemplo, o ponto *shu* dorsal do Coração (*xin*) é *Xinshu* (B-15), implicando que o *qi* do Coração é transportado entre o *zang* e esse ponto.

Os pontos *shu* dorsais localizam-se aproximadamente no mesmo nível anatômico dos seus *zang* ou *fu* relacionados; assim, *Feishu* (B-13), o ponto *shu* dorsal do Pulmão, é o mais alto, no nível de T3; em seguida, vem o Pericárdio – *Jueyinshu* (B-14) em T4 – e Coração – *Xinshu* (B-15), etc. O ponto *shu* dorsal do *Sanjiao* – *Sanjiaoshu* (B-22) – está entre o Estômago e o Rim, ou seja, entre os *jiao* médio e inferior. Os pontos *shu* dorsais também ficam mais ou menos em oposição aos seus pontos *mu* frontais correspondentes; assim, *Feishu* (B-13), o ponto *shu* dorsal do Pulmão, está no mesmo nível da porção superior do pulmão e no mesmo nível do seu ponto *mu* frontal, *Zhongfu* (P-1); *Shenshu* (B-23), o ponto *shu* dorsal dos Rins, fica no mesmo nível de *Jingmen* (VB-25), seu ponto *mu* frontal e dos próprios rins.

Além disso, há vários outros pontos *shu* dorsais que são independentes dos *zangfu*; por isso, não estão normalmente incluídos na relação dos pontos *shu* dorsais: *Dushu* (B-16) (*Shu* do governador), *Geshu* (B-17) (*Shu* do diafragma), *Qihaishu* (B-24) (*Shu* do mar de *qi*), *Guanyuanshu* (B-26) (*Shu* do portão da origem), *Zhonglushu* (B-29) (*Shu* da coluna média), *Baihuanshu* (B-30) (*Shu* do anel branco) e *Gaohuangshu* (B-43) (*Shu* da região vital).

Funções dos pontos shu *dorsais*

A primeira menção dos pontos *shu* dorsais está no *Spiritual Pivot*[22]:

"O ponto *shu* dorsal para o centro do tórax fica abaixo da ponta da grande vértebra (C7); o do Pulmão fica abaixo da terceira vértebra; o do Coração, abaixo da quinta vértebra; o do diafragma, abaixo da sétima vértebra; o do Fígado, abaixo da nona vértebra; o do Baço, abaixo da décima primeira vértebra, o dos Rins, abaixo da décima quarta vértebra, todos situados a 3 *cun* de distância da coluna. Para localizar o ponto com precisão, pressione a área, se a dor (original) melhorar, o ponto foi corretamente localizado".

Essa passagem segue declarando que seria contraindicado agulhar os pontos *shu* dorsais e que estes só deveriam ser tratados com moxibustão. Comentaristas que vieram depois, entretanto, interpretaram essa passagem como uma advertência para evitar a inserção profunda de agulhas.

O *Clássico das Dificuldades*[23] diz:

"As doenças *yin* viajam através da região *yang* e as doenças *yang* viajam através da região *yin*. Os pontos *mu* estão situados na região *yin*, eles podem ser usados para tratar as doenças *yang*; os pontos *shu* estão situados na região *yang*, eles podem ser usados para tratar doenças *yin*".

Combinadas com o conceito geral que afirma: "Nas doenças do *yin*, tratar o *yang*"[24], essas citações sugerem que os pontos *shu* dorsais devem ser selecionados principalmente em casos de deficiência e frio (*yin*) e para o tratamento de doenças dos *zang* (*yin*) e não dos *fu*. Certamente é verdade que as indicações clássicas para esses pontos incluem muitos exemplos de deficiência e frio, por exemplo:

- *Feishu* (B-13): frio no Pulmão, atrofia do Pulmão.
- *Xinshu* (B-15): deficiência do *qi* do Coração em crianças, pavor e cautela com deficiência do Coração.
- *Danshu* (B-19): taxação por deficiência.
- *Pishu* (B-20): frio por deficiência do *qi* do Baço.
- *Weishu* (B-21): Estômago frio e débil.
- *Shenshu* (B-23): surdez por deficiência do Rim, as cinco taxações e as sete lesões, taxação dos cinco *zang*, frio crônico do *zang*, água (Rim).

No entanto, é igualmente verdade que existem várias indicações clássicas para distúrbios de excesso entre os pontos *shu* dorsais, como:

- *Feishu* (B-13): plenitude do tórax, respiração difícil ao se deitar.
- *Jueyinshu* (B-14): opressão do tórax, dor no tórax e no diafragma por acúmulo de *qi*.
- *Ganshu* (B-18): dor e distensão da região costal lateral, plenitude e dor hipogástrica, plenitude no tórax, raiva excessiva, distúrbio maníaco-depressivo, epilepsia.

Na prática clínica corrente, e até onde sabemos dentro da extensa tradição histórica, os pontos *shu* dorsais foram selecionados igualmente para tratar qualquer padrão de seu *zangfu* correspondente, independentemente de ser de frio, calor, excesso ou deficiência e, de fato, foram considerados pontos vitais para esse propósito. Entretanto, provavelmente é verdade que a maioria dos profissionais usa os pontos *shu* dorsais dos *zang* mais do que os pontos

dos *fu*, e isso reflete a experiência de que embora os pontos *shu* dorsais dos *zang* sejam de fundamental importância clínica, os pontos *mu* frontais podem ser os preferidos para tratar doenças dos *fu*.

Por fim, em decorrência da localização no canal da Bexiga, os pontos *shu* dorsais, embora tratem os *zangfu*, claramente não servem para tratar distúrbios do canal (além daqueles do canal da Bexiga). Entretanto, eles são indicados algumas vezes para tratar distúrbio dos órgãos dos sentidos que pertencem aos *zangfu*. Assim, *Ganshu* (B-18) é muito usado no tratamento de distúrbios dos olhos, *Shenshu* (B-23) para tratar distúrbios dos ouvidos e *Xinshu* (B-15) para tratar "falta de força na raiz da língua".

Pontos **mu** *frontais*

Tabela 2.9 – Pontos *mu* frontais dos doze *zangfu*

Pulmão	*Zhongfu* (P-1)	Bexiga	*Zhongji* (REN-3)
Intestino Grosso	*Tianshu* (E-25)	**Rim**	*Jingmen* (VB-25)
Estômago	*Zhongwan* (REN-12)	**Pericárdio**	*Shanzhong* (REN-17)
Baço	*Zhangmen* (F-13)	*Sanjiao*	*Shimen* (REN-5)
Coração	*Juque* (REN-14)	**Vesícula Biliar**	*Riyue* (VB-24)
Intestino Delgado	*Guanyuan* (REN-4)	**Fígado**	*Qimen* (F-14)

Existem doze pontos *mu* frontais localizados no tórax ou no abdome, em íntima proximidade com seus respectivos *zang* ou *fu* (Tabela 2.9). Todos ficam na parte anterior do corpo, com exceção de *Jingmen* (VB-25), que se encontra na extremidade livre da décima segunda costela. Dos doze pontos, apenas três ficam nos canais correspondentes aos seus *zang* ou *fu* relacionados – *Zhongfu* (P-1), o ponto *mu* frontal do Pulmão; *Qimen* (F-14), ponto *mu* frontal do Fígado e *Riyue* (VB-24), ponto *mu* frontal da Vesícula Biliar. Dos nove restantes, seis ficam no vaso da concepção.

O termo *mu* significa congregar ou coletar, e os pontos *mu* frontais estão onde o *qi* dos *zangfu* se congrega e se concentra na superfície anterior do corpo. Há poucas referências clássicas antigas a esses pontos.

O *Essential Questions*, por exemplo, diz:

"Quando uma pessoa fica indecisa com frequência, a Vesícula Biliar está deficiente. O *qi* fluirá para cima, dando origem ao gosto amargo na boca. Para tratar isso, use o ponto *mu* frontal e o ponto *shu* dorsal da Vesícula Biliar".

O *Clássico das Dificuldades*[25] declara:

"Os *mu* dos cinco *zang* estão localizados no (aspecto) *yin*, enquanto os pontos *shu* estão localizados na (região) *yang*".

Classic of the Pulse (*Clássico do Pulso*) foi o primeiro texto a relacionar os pontos *mu* frontais como um grupo, discutindo dez pontos e, depois, *Systematic Classic of Acupuncture and Moxibustion* acrescentou os pontos *mu* frontais do *Sanjiao* e do Pericárdio, completando esse agrupamento como é reconhecido hoje.

O *Clássico das Dificuldades*[26] diz:

"As doenças *yin* viajam através da região *yang* e as doenças *yang* viajam através da região *yin*. Os pontos *mu* estão situados na região *yin*, eles podem ser usados para tratar doenças *yang*; os pontos *shu* estão situados na região *yang*, eles podem ser usados para tratar doenças *yin*".

Vimos que os pontos *shu* dorsais têm uma ampla aplicação nas doenças dos *zang* e dos *fu* e o mesmo é verdade para os pontos *mu* frontais. Assim, por exemplo, *Qimen* (F-14), ponto *mu* frontal do Fígado, é importante para o tratamento dos padrões do Fígado; *Juque* (REN-14), ponto *mu* frontal do Coração, trata padrões do Coração, etc. Parece que também não é correto dizer que os pontos *mu* frontais são mais usados no tratamento de doenças *yang* que se manifestam como padrões agudos de excesso ou de calor, já que pontos como *Zhangmen* (F-13), *Zhongwan* (REN-12) ou *Tianshu* (E-25) são igualmente aplicáveis nos distúrbios de excesso ou de deficiência, agudos ou crônicos. O que é verdade, entretanto, é que os pontos *mu* frontais dos *fu* estão localizados nas regiões moles e não protegidas do abdome, onde o agulhamento pode ser profundo. Esses pontos – especialmente *Tianshu* (E-25), *Zhongji* (REN-3), *Guanyuan* (REN-4) e *Zhongwan* (REN-12) – são importantes no tratamento de distúrbios dos intestinos, Bexiga e Estômago.

Portanto, poucas generalizações podem ser feitas sobre a aplicação clínica desses pontos, com exceção de um fato óbvio. Com exceção dos três pontos mencionados anteriormente que, de fato, se localizam nos seus canais correspondentes – *Zhongfu* (P-1), *Qimen* (F-14) e *Riyue* (VB-24) –, os pontos *mu* frontais

tratam distúrbios dos seus respectivos *zangfu*, mas não dos seus respectivos canais. Em outras palavras, embora *Juque* (REN-14), o ponto *mu* frontal do Coração, trate distúrbios do *zang* Coração, ele não trata distúrbios do canal do Coração.

Há dois outros aspectos dos pontos *shu* dorsais e *mu* frontais que podem ser mencionados. O primeiro é que provavelmente ficam doloridos em resposta à desarmonia de seus respectivos *zang* ou *fu* e, assim, podem contribuir para a realização de um diagnóstico. O segundo é que eles são comumente combinados no tratamento, por exemplo, *Juque* (REN-14) e *Xinshu* (B-15) para o tratamento de padrões do Coração, e *Pangguangshu* (B-28) e *Zhongji* (REN-3) para tratar a Bexiga.

Pontos hui *de encontro*

Tabela 2.10 – Os pontos *hui* de encontro

Zang	*Zhangmen* (F-13)	**Tendões**	*Yanglingquan* (VB-34)
Fu	*Zhongwan* (REN-12)	**Vasos**	*Taiyuan* (P-9)
Qi	*Shanzhong* (REN-17)	**Osso**	*Dazhu* (B-11)
Sangue	*Geshu* (B-17)	**Medula**	*Xuanzhong* (VB-39)

Os oito pontos *hui* de encontro (Tabela 2.10) foram relacionados pela primeira vez no *Clássico das Dificuldades*[27]:

- *Zhangmen* (F-13) é o ponto *hui* de encontro dos *zang* e o ponto *mu* frontal do Baço. *Stardards of Patterns and Treatments* (*Normas dos Padrões e Tratamentos*) declara: "A essência dos cinco *zang* é transportada toda pelo Baço". *Zhangmen* (F-13) é, portanto, um ponto importante para tonificar o Baço propriamente dito, bem como todos os *zang* e o corpo como um todo.
- *Zhongwan* (REN-12) é o ponto *hui* de encontro dos *fu* e o ponto *mu* frontal do Estômago. Como origem do *qi* pós-natal, considera-se que o Estômago (e o Baço) desempenha um papel central entre os *zangfu*, transformando e distribuindo a essência dos alimentos e das bebidas por todo o corpo. Por essa razão, pode-se dizer que o Estômago domina os *fu*.

- *Shanzhong* (REN-17) é o ponto *hui* de encontro do *qi* e também é conhecido como *Shangqihai* (Mar Superior de *Qi*). De acordo com o *Spiritual Pivot*[28], *Shanzhong* (REN-17) é o "mar de *qi*" – fazendo ligação com *Dazhui* (DU-14), *Yamen* (DU-15) e *Renying* (E-9). Localizado no centro do tórax, *Shanzhong* (REN-17) tem um forte efeito sobre o *qi* fundamental (*zong*) que, por sua vez, regula as funções do Pulmão de dominar o *qi* e controlar a respiração e a fala, e a função do Coração de governar o sangue e os vasos sanguíneos.
- *Geshu* (B-17) é o ponto *hui* de encontro do sangue e o ponto de acupuntura mais importante para o tratamento de qualquer distúrbio decorrente de calor no sangue, estase de sangue ou deficiência de sangue.
- *Yanglingquan* (VB-34) é o ponto *hui* de encontro dos tendões e, há muito tempo, tem sido considerado o principal ponto para influenciar os tendões por todo o corpo, como, por exemplo, em casos de contração dos tendões, rigidez do pescoço e dos ombros, rigidez e tensão dos músculos e articulações, especialmente para tratar distúrbios da perna, como dor no joelho, hemiplegia, distúrbio de atrofia e obstrução dolorosa.
- *Taiyuan* (P-9) é o ponto *hui* de encontro do pulso e dos vasos. O *Clássico das Dificuldades*[29] declara: "Os vasos se juntam em *Taiyuan* (P-9)". É um ponto importante para harmonizar a relação entre o *qi* fundamental (*zong*) e o sangue que flui nos vasos. Quando o *qi* fundamental está deficiente e falha em circular o sangue, ele se acumula e fica estagnado no tórax e no Coração, causando várias manifestações de estase de sangue. *Taiyuan* (P-9) também é indicado para tratar distúrbios dos vasos sanguíneos de modo geral, como vômito, escarro ou tosse com sangue e síndrome da ausência de pulso.
- *Dazhu* (B-11), o ponto *hui* de encontro dos ossos, é indicado no tratamento de várias doenças ósseas e rigidez e dor em pescoço, coluna e região lombar. Na prática clínica moderna, é usado quando a obstrução dolorosa penetra profundamente em ossos e articulações provocando deformidade (conhecida como obstrução dolorosa óssea).
- *Xuanzhong* (VB-39) é o ponto *hui* de encontro da medula, a origem da medula óssea. É capaz de beneficiar os tendões e os ossos e trata uma ampla variedade de distúrbios caracterizados por fraqueza, flacidez, contração e dor nos membros.

Pontos confluentes dos oito vasos extraordinários (Tabela 2.11)

Tabela 2.11 – Pontos confluentes dos canais extraordinários

Concepção	Lieque (P-7)	**Motilidade *yin***	Zhaohai (R-6)
Governador	Houxi (ID-3)	**Motilidade *yang***	Shenmai (B-62)
Penetração	Gongsun (BP-4)	**Ligação *yin***	Neiguan (PC-6)
Cintura	Zulinqi (VB-41)	**Ligação *yang***	Waiguan (SJ-5)

Há duas formas principais e inter-relacionadas de uso desses pontos: (1) ativar seus respectivos canais extraordinários; (2) de acordo com as prescrições de *Ode of the Obstructed River* (*Ode do Rio Obstruído*).

Ativação de seu respectivo canal extraordinário

- *Lieque* (P-7) (vaso da concepção): o vaso da concepção ascende ao longo da linha média anterior do corpo e está intimamente relacionado com o útero e os órgãos geniturinários. Abrindo e regulando o fluxo de *qi* no vaso da concepção, *Lieque* (P-7) é capaz de tratar sintomas como retenção de lóquios e feto morto, dor nos órgãos genitais e distúrbios urinários.
- *Zhaohai* (R-6) (vaso de motilidade *yin*): as regiões percorridas pelo vaso de motilidade *yin* incluem o aspecto medial da perna, a garganta, o cérebro e o canto interno do olho. *Zhaohai* (R-6) é um ponto importante para tratar distúrbios crônicos da garganta, sendo indicado no tratamento de uma variedade de distúrbios oculares, epilepsia diurna e tensão e contração do aspecto interno da perna, uma indicação tradicional do distúrbio do vaso de motilidade *yin*.

- *Neiguan* (PC-6) (vaso de ligação *yin)*: de acordo com o *Clássico das Dificuldades*[30], "Quando o vaso de ligação *yin* está doente, o resultado é dor no Coração". Outras indicações tradicionais para esse canal extraordinário incluem dor e plenitude no tórax e dor na região costal lateral. *Neiguan* (PC-6) é provavelmente o ponto único mais importante para o tratamento de dor do Coração e do tórax, como também dor da região costal lateral, independentemente de sua etiologia.
- *Gongsun* (BP-4) (vaso de penetração): de acordo com o *Clássico das Dificuldades*[31]: "Quando o vaso de Penetração está doente, ocorrerão fluxo do *qi* em contracorrente e urgência abdominal". O termo urgência abdominal refere-se à sensação de dor abdominal espasmódica aguda normalmente associada a distúrbio disentérico, e *Gongsun* (BP-4) é um importante ponto não só para tratar esse tipo de dor abdominal, mas para o tratamento de distensão e dor decorrentes de qualquer etiologia em qualquer área do abdome. No que se refere à contracorrente do fluxo do *qi*, *Gongsun* (BP-4) é indicado em casos de rebelião do *qi* do Estômago que se manifesta como vômito e distúrbio da perturbação súbita.

  O vaso de penetração ascende até a face e *Gongsun* (BP-4), que é indicado (e incluído em várias combinações clássicas para) para tratar edema, principalmente edema da face.

  A despeito do fato de o vaso de penetração (mar de sangue) originar-se no útero nas mulheres, é notável que haja poucas indicações ginecológicas para Gongsun (BP-4) tanto nos textos clássicos quanto nos modernos.
- *Houxi* (ID-3) (vaso governador): o vaso governador ascende ao longo da coluna vertebral do cóccix até a cabeça e *Houxi* (ID-3) é um ponto distal essencial no tratamento de dor de cabeça occipital e rigidez e dor no pescoço, escápula e parte superior da coluna ou da coluna lombar.

  O vaso governador governa todos os canais *yang* e, portanto, a porção exterior do corpo como um todo e *Houxi* (ID-3) tem forte influência para dispersar doenças febris, especialmente malária e ataque de vento-frio ou vento-calor patogênico exterior que causa calafrios e febre acompanhados de dor intensa no pescoço ou dor na coluna.

O vaso governador penetra no cérebro e *Houxi* (ID-3) é importante no tratamento de epilepsia.
- *Shenmai* (B-62) (vaso de motilidade *yang*): o vaso de motilidade *yang* percorre o aspecto lateral do corpo e da cabeça, conecta-se com o canal da Vesícula Biliar em *Fengchi* (VB-20) e penetra no cérebro em *Fengfu* (DU-16). *Shenmai* (B-62) é indicado para tratar ataque de vento exterior com torcicolo e dor de cabeça, e para vento interior que ascende até cabeça e cérebro, dando origem a sintomas como trismo, opistótono, olhos virados para cima, desvio da boca e dos olhos, acidente vascular cerebral, hemiplegia e epilepsia. O vaso de motilidade *yang* ascende até o canto interno do olho e, à semelhança do vaso de motilidade *yin*, é indicado no tratamento de insônia (abertura excessiva dos olhos).
- *Waiguan* (SJ-5) (vaso de ligação *yang*): o vaso de ligação *yang* conecta todos os canais *yang* do corpo, incluindo o vaso governador, e *Waiguan* (SJ-5) é essencial para dispersar os fatores patogênicos da porção exterior (*yang*) do corpo. A fronte pertence ao canal *yangming*; a região temporal, ao canal *shaoyang*; a região occipital, ao canal *taiyang*; e o vaso governador ascende até o vértice. Como resultado de sua influência sobre todos esses canais *yang*, *Waiguan* (SJ-5) é indicado para tratar dores de cabeça temporais, frontais, occipitais e do vértice.
- *Zulinqi* (VB-41) (vaso da cintura): o vaso da cintura circunda a cintura e une os vasos de penetração e da concepção e os canais do Rim, Fígado e Baço, enquanto vários trajetos do canal da Vesícula Biliar percorrem a região do tórax e das mamas. *Zulinqi* (VB-41) trata distensão e dor nas mamas, abscesso nas mamas, distúrbios menstruais e menstruação inibida, sendo particularmente usado em situações, nas quais a estagnação do *qi* do Fígado impede a homogeneidade e a regularidade do ciclo menstrual.

De acordo com Ode of the Obstructed River

Em *Ode of the Obstructed River*, uma passagem em *The Eight Therapeutic Methods* (*Os Oito Métodos Terapêuticos*) discute a aplicação dos oito pontos confluentes dos canais extraordinários para afetar áreas e sintomas específicos do corpo:

- *Lieque* (P-7) para distúrbios da região da cabeça, rebelião e bloqueio de fleuma e garganta seca.
- *Zhaohai* (R-6) para vento na garganta (inchaço e dor com dificuldade de engolir).
- *Neiguan* (PC-6) para distúrbios do tórax.
- *Gongsun* (BP-4) para dor abdominal abaixo do umbigo.
- *Houxi* (ID-3) para doenças do vaso governador e para depressão maníaca.
- *Shenmai* (B-62) para expelir vento e calor e para tratar vento unilateral e geral na cabeça e pavor.
- *Waiguan* (SJ-5) para lesão por frio no exterior acompanhado de dor de cabeça.
- *Zulinqi* (VB-41) para distúrbios dos olhos.

Quadro 2.1 – Os doze pontos estrelas celestiais de Ma Dan-yang	
Lieque (P-7)	*Weizhong* (B-40)
Hegu (IG-4)	*Chengshan* (B-57)
Quchi (IG-11)	*Kunlun* (B-60)
Zusanli (E-36)	*Huantiao* (VB-30)
Neiting (E-44)	*Yanglingquan* (VB-34)
Tongli (C-5)	*Taichong* (F-3)

Os doze pontos estrelas celestiais de Ma Dan-yang

Ma Dan-yang, o grande médico da dinastia Jin, foi quem deu origem a *Song of the Eleven Heavenly Star Points (Canção dos Onze Pontos Estrelas Celestiais)*, uma lista do que ele considerou os pontos de acupuntura mais importantes do corpo. A lista foi impressa pela primeira vez no *Classic of Jade Dragon (Clássico do Dragão de Jade)*. Xu Feng, que incluiu essa canção em seu trabalho, *Complete Collection Of Acupuncture and Moxibustion (Coleção Completa de Acupuntura e Moxibustão)*, acrescentou um décimo segundo ponto – *Taichong* (F-3) – e esse grupo de doze pontos atualmente é conhecido como os Doze Pontos Estrelas Celestiais de Ma Dan-yang (Quadro 2.1).

Os pontos, com as indicações de Ma Dan-yang – e no caso de *Taichong* (F-3), com as indicações de Xu Feng –, são:

- *Lieque* (P-7): dor de cabeça unilateral, obstrução dolorosa por vento e entorpecimento de todo o corpo, obstrução de fleuma na parte superior do corpo e trismo.
- *Hegu* (IG-4): dor de cabeça, inchaço da face, malária com calafrios e febre, cáries dentárias, hemorragia nasal e trismo com incapacidade de falar.

- *Quchi* (IG-11): dor no cotovelo, hemiplegia com incapacidade de fechar a mão, incapacidade de puxar um arco, flacidez dos tendões, impedindo que a pessoa consiga pentear os cabelos, obstrução dolorosa na garganta como se fosse morrer, febres recorrentes, distúrbios cutâneos decorrentes de vento.
- *Zusanli* (E-36): frio no Estômago, borborigmos e diarreia, inchaço na perna, dor no joelho e na panturrilha, lesão por frio, fraqueza, emagrecimento, infecção parasitária de todos os tipos.
- *Neiting* (E-44): calafrio mortal nas mãos e pés, aversão a vozes, erupções cutâneas, dor de garganta, bocejos contínuos, dor de dente, malária com incapacidade de comer.
- *Tongli* (C-5): incapacidade de falar a despeito do desejo de falar, aflição e raiva, batimento do Coração; quando há excesso, há peso nos quatro membros, a cabeça, as bochechas e a face ficam vermelhas; quando há deficiência, há incapacidade de comer, perda súbita da voz e a face fica sem expressão.
- *Weizhong* (B-40): dor lombar com incapacidade de se endireitar, dor lombar intensa que se irradia para cima pelo dorso com dor e rigidez nos tendões e ossos, obstrução dolorosa por vento recorrente, dificuldade de alongar e dobrar os joelhos.
- *Chengshan* (B-57): dor lombar, hemorroidas, dificuldade de defecar, *qi* da perna, inchaço dos joelhos, câimbras e espasmos e dor com cólera, tremores.
- *Kunlun* (B-60): câimbras nas regiões lombar e sacral, dispneia súbita, plenitude do Coração, incapacidade de andar ou mesmo de dar um passo; assim que se move, a pessoa geme.
- *Huantiao* (VB-30): obstrução dolorosa por vento, frio e umidade, dor que se irradia do quadril para a panturrilha, suspiro com dor ao se virar.

- *Yanglingquan* (VB-34): inchaço e entorpecimento dos joelhos, obstrução dolorosa por frio, hemiplegia, incapacidade de erguer a perna.
- *Taichong* (F-3): epilepsia por vento e pavor, distensão da garganta e do Coração, incapacidade de andar das duas pernas, os sete tipos de distúrbio *shan*, queda unilateral e inchaço dos testículos, visão turva, dor lombar.

Os quatro e seis pontos de comando

Esse agrupamento de pontos feito antes da dinastia Ming foi impresso pela primeira vez impresso no livro *Glorious Anthology of Acupuncture and Moxibustion* (*Gloriosa Antologia de Acupuntura e Moxibustão*), escrito por Gao Wu, da dinastia Ming. Os quatro pontos de comando, que foram claramente considerados como os quatro pontos mais úteis e mais importantes de todos, são:

- *Zusanli* (E-36) para distúrbios do abdome.
- *Weizhong* (B-40) para distúrbios da região lombar e do dorso.
- *Lieque* (P-7) para distúrbios da cabeça e da nuca.
- *Hegu* (IG-4) para distúrbios da face e da boca.

Tais pontos podem ser usados para tratar qualquer tipo de distúrbio nessas regiões, independentemente de serem afecções por deficiência, excesso, calor, frio, crônicas ou agudas. As gerações posteriores acrescentaram a esse agrupamento mais dois pontos (por isso, tornou-se conhecido como os seis pontos de comando):

- *Neiguan* (PC-6) para distúrbios do tórax e região costal lateral.
- *Renzhong* (DU-26) para ressuscitação.

Pontos dos quatro mares

O *Spiritual Pivot*[32] descreve quatro "mares" no corpo humano. Esses mares são conhecidos como o mar de *qi*, o mar de sangue, o mar de água e grãos e mar de medula. Essa antiga classificação fornece sintomas do distúrbio dos quatro mares como apresentado a seguir.

Mar de qi

Os pontos associados ao mar de *qi* são *Renying* (E-9), *Shanzhong* (REN-17), *Yamen* (DU-15) e *Dazhui* (DU-14). O *Spiritual Pivot* diz: "Quando o mar de *qi* está em excesso, há plenitude no tórax, urgência de respiração e face avermelhada. Quando o mar de *qi* está insuficiente, há energia insuficiente para falar".

Mar de sangue

O *Spiritual Pivot* diz:
"O vaso penetração é o mar dos doze canais. Na parte superior, comunica-se com *Dazhu* (B-11) e, na parte inferior, emerge em *Shangjuxu* (E-37) e em *Xiajuxu* (E-39)... Quando o mar de sangue está em excesso, há sensação como se o corpo fosse grande; a pessoa se sente inquieta, mas não sabe qual doença existe; quando o mar de sangue está insuficiente, a pessoa tem a sensação de ter o corpo pequeno; a pessoa se sente reduzida, mas não sabe qual doença é".

A despeito dessa passagem, vale a pena dizer que essas indicações não são encontradas nas discussões subsequentes desses três pontos.

Mar de água e grãos

Qichong (E-30) é dado como o ponto superior do "mar de água e grãos" e *Zusanli* (E-36) como seu ponto inferior. De acordo com o *Spiritual Pivot*, "quando o mar de água e grãos está em excesso, há plenitude abdominal e quando está deficiente, há fome com incapacidade de comer".

Mar de medula

O *Spiritual Pivot* diz: "Seu ponto acima é o topo da cabeça; abaixo está *Fengfu* (DU-16)" e "quando o mar de medula está em excesso, há leveza do corpo e muita força e o *self* da pessoa excede o nível normal; quando o mar de medula está insuficiente, há uma sensação de rodopio no cérebro, tontura, tinidos, dor na parte inferior das pernas, enfraquecimento da visão, indolência e desejo de dormir".

O "topo da cabeça" é considerado o ponto *Baihui* (DU-20).

Pontos janela do céu

Esse é um grupo de dez pontos que ficaram conhecidos nos círculos da acupuntura ocidental como pontos "janela do céu"[33]. Foram mencionados pela primeira vez no *Spiritual Pivot*[34], que diz:

"Dor de cabeça decorrente da rebelião do *yang*, plenitude do tórax com dificuldade de respirar, escolha *Renying* (E-9). Perda súbita da voz com *qi* em espinha de peixe [ou seja, obstruído] na garganta, escolha *Futu* (IG-18) e sangre a raiz da língua. Surdez súbita com excesso de *qi*, diminuição da visão e da audição, selecione *Tianyou* (SJ-6). Espasmo súbito, epilepsia e tontura, com incapacidade das pernas em suportar o corpo, selecione *Tianzhu* (B-10). Sede súbita e intensa, rebelião interna, Fígado e Pulmão lutando entre si, sangue transbordando da boca e do nariz, trate com *Tianfu* (P-3). Essas são as cinco regiões da janela do céu".

Não há mais nenhuma discussão sobre o significado desse agrupamento neste capítulo, mas Zhou Zhi-cong, em seu comentário sobre tal passagem[35], declarou:

"Os pontos e os orifícios da cabeça e da face são como grandes janelas de um alto pavilhão através do qual o *qi* se move. Quando há inversão do *qi* (ou seja, rebelião ou caos do *qi*) abaixo, os canais na região superior não se movem e há falta de clareza da visão e da audição, perda súbita da fala, convulsões e tontura. O *qi* da fala dos três *yang* se origina na parte inferior e emana à parte superior. Portanto, para resumir, diz-se que essas são as cinco regiões da grande janela".

A inversão do *qi* pode ser complicada por desarmonia do *yin* e do *yang*, distúrbio no fluxo do *qi* e do sangue, obstrução da fleuma túrbida, obstrução e estagnação de alimentos, etc. Diz-se que surge subitamente numa situação de mudança e transformação no curso de uma doença, e pode dar origem a vários novos sintomas, por exemplo, distúrbio das faculdades mentais, como também desmaio súbito e frio por inversão dos quatro membros.

No Capítulo 2 do *Spiritual Pivot* são incluídos os cinco pontos janelas do céu listados anteriormente em uma lista de dez pontos – com a adição de *Tiantu* (REN-22), *Tianchuang* (ID-16), *Tianrong* (ID-17), *Fengfu* (DU-16) e *Tianchi* (PC-1) (Quadro 2.2). Essa passagem discute primeiramente *Tiantu* (REN-22) e depois os seis pontos de canais *yang* como uma sequência de linhas verticais que se espalham a partir do vaso da concepção e terminando com *Fengfu* (DU-16) no vaso governador, com *Tianfu* (P-3) e *Tianchi* (PC-1) como pontos adicionais.

Quadro 2.2 – Pontos janela do céu	
Tianfu (P-3)	*Tiantu* (REN-22)
Renying (E-9)	*Tianchuang* (ID-16)
Futu (IG-18)	*Tianrong* (ID-17)
Tianyou (SJ-16)	*Fengfu* (DU-16)
Tianzhu (B-10)	*Tianchi* (PC-1)

Comentaristas que vieram depois (particularmente Ma Shi, o grande médico da dinastia Ming e especialista no *Yelow Emperor's Inner Classic*[36]) salientaram que *Tianrong* (ID-17) deve ser, na verdade, *Tianchong* (VB-9)[37]. Isso porque a passagem original, antes de listar *Tianrong* (ID-17), diz que "a próxima fenda é *shaoyang*" e, logicamente, *Tianrong* (ID-17) pertence ao canal *taiyang* e não ao *shaoyang*. A substituição de *Tianrong* (ID-17) por *Tianchong* (VB-9) seria mais lógica, já que cada um dos seis canais *yang* estaria, assim, representado.

Essa passagem do Capítulo 2 do *Spiritual Pivot* não se refere a tal agrupamento como os pontos janela do céu e não oferece nenhuma explicação ou aplicação clínica ou diagnóstica dele. A evidência para que os dez pontos sejam classificados como pontos janela do céu é, portanto, muito obscura, mas existem algumas observações interessantes que podem ser feitas.

Primeira, a maioria dos nomes dos pontos inclui o caractere *tian* (céu) em seus nomes – embora se deva enfatizar que há outros pontos de acupuntura que também incluem esse caractere, como *Tianquan* (PC-2), *Tianding* (IG-17) e *Tianzong* (ID-11), que não estão incluídos nessa lista. É interessante notar, entretanto, que um nome alternativo para *Renying* (E-9) seja *Tianwuhui* (cinco encontros do céu).

Segunda, como indicado anteriormente, todos os dez pontos, com exceção de dois, estão localizados ao redor do pescoço (a junção da cabeça com o corpo), ao passo que, em termos do corpo humano, a região celestial se refere à parte superior da cabeça.

Terceira, existem alguns sinais de um padrão discernível em suas indicações, havendo incidência frequente do que segue:

- Bócio ou escrofulose, ou distúrbios da garganta.
- Tosse, sibilos ou opressão torácica decorrentes da rebelião do *qi* do Pulmão.
- Vômito por rebelião do *qi* do Estômago.
- Dor de cabeça e tontura.
- Calor, vermelhidão ou inchaço na face ou nos olhos.
- Início súbito de distúrbios.
- Distúrbios dos órgãos dos sentidos.
- Em alguns casos, distúrbios mentais e emocionais.

Quando essas observações são colocadas juntas, podemos sugerir que os pontos janela do céu são indicados para as situações descritas a seguir.

Desarmonia entre o qi do corpo e da cabeça, com rebelião do qi ou do sangue para cima

Se a rebelião do *qi* afetar o Pulmão, causa tosse, sibilos ou opressão do tórax. Se afetar o Estômago, haverá soluço, náusea ou vômito (Tabela 2.12). Se ascender à cabeça, pode ocorrer dor de cabeça e tontura, calor, vermelhidão ou inchaço na face, e distúrbios dos órgãos dos sentidos, especialmente dos ouvidos e olhos (Tabela 2.13).

Assim, por exemplo, *Tianfu* (P-3) é indicado para casos em que o fogo do Fígado ataca o Pulmão, causando uma explosão de hemorragia impetuosa por calor da boca e do nariz e rebelião do *qi* do Pulmão com sibilos e asma. *Renying* (E-9) trata sibilos, tosse e vômito decorrentes da rebelião do *qi* do Pulmão e do Estômago, e também face avermelhada, tontura e dor de cabeça. *Tianzhu* (B-10) é indicado para tratar tontura, dor de cabeça, torcicolo, espasmos e vermelhidão nos olhos, na parte superior do corpo, e para tratar deficiência da parte inferior se manifestando como incapacidade das pernas em suportar o corpo. *Fengfu* (DU-16) é indicado para tratar agitação de vento interno que dá origem a dor de cabeça, vento na cabeça, todos os tipos de doenças por vento, torcicolo, hemorragia nasal, tontura e "as cem doenças da cabeça".

Tabela 2.12 – Pontos janela do céu: efeito sobre a tosse ou sibilo decorrente da rebelião do *qi* do Pulmão ou vômito decorrente da rebelião do *qi* do Estômago

Tianfu (P-3)	Sibilos, dispneia, tosse, asma, tosse com sangue
Futu (IG-18)	Tosse, sibilos, asma, tosse com muita secreção
Renying (E-9)	Plenitude no tórax, respiração curta, asma, distúrbio da perturbação súbita, vômito
Tianrong (ID-17)	Plenitude torácica com dificuldade de respirar, sibilos, tosse, dor torácica, vômito espumoso
Tianchi (PC-1)	Tosse com fleuma copiosa, plenitude do tórax, respiração curta, ascensão do *qi*
Fengfu (DU-16)	Dificuldade de respirar, calor no tórax, vômito incessante
Tiantu (REN-22)	Obstrução do tórax, plenitude do tórax, rebelião do *qi* com tosse, asma, dispneia súbita, incapacidade de respirar, abscesso do Pulmão com tosse com expectoração sanguinolenta e purulenta, vômito

Tabela 2.13 – Pontos janela do céu: efeito sobre dor de cabeça e tontura e calor, vermelhidão ou inchaço na face ou nos olhos

Tianfu (P-3)	Tontura
Renying (E-9)	Dor de cabeça, tontura, face vermelha
Tianchuang (ID-16)	Dor de cabeça, inchaço e dor nas bochechas, sensação de calor na pele da face
Tianrong (ID-17)	Inchaço nas bochechas
Tianzhu (B-10)	Tontura, vermelhidão dos olhos
Tianchi (PC-1)	Dor de cabeça
Tianyou (SJ-16)	Tontura, dor de cabeça, vento na cabeça, face inchada
Tiantu (REN-22)	Sensação de calor na pele da face, face vermelha
Fengfu (DU-16)	Dor de cabeça, vento na cabeça, tontura, as cem doenças da cabeça

Escrofulose e bócio

A maioria desses pontos é indicada para o tratamento de escrofulose (nódulos encontrados principalmente nas laterais do pescoço) ou bócio, bem como para tratar inchaço, dor e estagnação na região da garganta (Tabela 2.14). Embora essas indicações possam parecer evidentes, já que a maioria desses pontos se localiza na região do pescoço, vale a pena notar que *Tianfu* (P-3) e *Tianchi* (PC-1), bem como *Tianchong* (VB-9), localizados respectivamente em braço, tórax e cabeça, também têm essas indicações. Como a estagnação do *qi* na região do pescoço é uma parte importante da patogenesia da escrofulose ou do bócio, mais uma vez esses pontos demonstram capacidade de harmonizar o fluxo do *qi* na área de sustentação entre a cabeça e o corpo.

Tabela 2.14 – Pontos janela do céu: efeito sobre bócio, escrofulose ou distúrbios da garganta

Tianfu (P-3)	Bócio, inchaço da garganta
Futu (IG-18)	Bócio, escrofulose, inchaço e dor na garganta, som estrepitoso na garganta, dificuldade de engolir
Renying (E-9)	Bócio, escrofulose, inchaço e dor na garganta, dificuldade de engolir
Tianchuang (ID-16)	Bócio, dor na garganta
Tianrong (ID-17)	Bócio, escrofulose, obstrução dolorosa da garganta, obstrução da garganta
Tianzhu (B-10)	Inchaço na garganta
Tianchi (PC-1)	Escrofulose do pescoço
Tianyou (SJ-16)	Bócio, obstrução dolorosa da garganta
Tiantu (REN-22)	Bócio, ulceração da garganta que impede a deglutição, inchaço na garganta, sensação de frio na garganta, garganta seca, obstrução dolorosa da garganta, som estrepitoso na garganta, acúmulo de fleuma na garganta, bolo de *qi*
Fengfu (DU-16)	Inchaço e dor na garganta

Início súbito

Muitos desses pontos estão indicados para início súbito de doenças (Tabela 2.15), refletindo sua capacidade de tratar o caos repentino que surge durante distúrbios de inversão do *qi*.

Distúrbios psicoemocionais

É difícil avaliar a importância dos distúrbios mentais e emocionais listados nas indicações de alguns desses pontos (Tabela 2.16). Há uma tendência entre alguns comentaristas, especialmente no ocidente, de atribuir importantes efeitos psico-emocionais a pontos que incluem o caractere *tian* (céu) no nome. Entretanto, muitos pontos que recebem esse nome possuem poucas indicações para tratar distúrbios emocionais ou, até mesmo, não as possuem, ao passo que a maioria dos pontos com poderosa ação psicoemocional não inclui o nome *tian*.

Tabela 2.15 – Pontos janela do céu: efeito sobre distúrbios de início súbito

Futu (IG-18)	Perda súbita da voz
Renying (E-9)	Distúrbio súbito de perturbação
Tianchuang (ID-16)	Perda súbita da voz após golpe de vento, perda súbita da voz
Tianzhu (B-10)	Epilepsia, contração muscular súbita
Tianyou (SJ-16)	Surdez súbita
Tiantu (REN-22)	Dispneia súbita
Fengfu (DU-16)	Incapacidade súbita de falar após golpe de vento por acidente vascular cerebral

Tabela 2.16 – Pontos janela do céu: efeito sobre distúrbios emocionais

Tianfu (P-3)	Sonolência, tristeza, choro, desorientação e esquecimento, distração, insônia, fantasmas flutuando, choro melancólico falando de fantasmas
Tianchuang (ID-16)	Fala maníaca sobre fantasmas, depressão maníaca
Tianzhu (B-10)	Mania, fala incessante, hábito de ver fantasmas, epilepsia, epilepsia infantil
Tianyou (SJ-16)	Sonhos confusos
Fengfu (DU-16)	Mania, fala incessante, hábito de andar como louco com desejo de cometer suicídio, tristeza e medo com palpitações por pavor

Distúrbios dos órgãos dos sentidos

Finalmente, a capacidade desses pontos em regular o fluxo do *qi* e do sangue até a cabeça significa que vários deles podem tratar distúrbios dos órgãos dos sentidos (Tabela 2.17).

Tabela 2.17 – Pontos janela do céu: efeito sobre distúrbios dos órgãos dos sentidos

Tianfu (P-3)	Sangramento nasal, tontura visual, miopia
Renying (E-9)	Tontura visual
Tianchuang (ID-16)	Surdez, tinidos, dor no ouvido
Tianrong (ID-17)	Tinidos e surdez
Tianzhu (B-10)	Dor aguda nos olhos, vermelhidão dos olhos, visão turva, lacrimejamento, dificuldade de falar, congestão nasal, perda do sentido do olfato
Tianyou (SJ-16)	Diminuição da audição, turvação da visão, dor nos olhos com incapacidade de enxergar, incapacidade de abrir os olhos, lacrimejamento, rinite com sangramento nasal, perda do olfato, obstrução nasal
Fengfu (DU-16)	Língua flácida com incapacidade de falar, tontura visual, visão turva, sangramento nasal
Tiantu (REN-22)	Incapacidade de falar

Os treze pontos Fantasmas de Sun Si-miao

Os treze pontos fantasmas foram listados no *Thousand Ducat Formulas* pelo grande médico do século VII, Sun Si-miao, para o tratamento de mania e epilepsia. Os treze pontos fantasmas são:

- *Guigong* (palácio do fantasma), ou seja, *Renzhong* (DU-26).
- *Guizhen* (travesseiro do fantasma), ou seja, *Fengfu* (DU-16).
- *Guitang* (saguão do fantasma), ou seja, *Shangxing* (DU-23).
- *Guishi* (mercado do fantasma), ou seja, *Chengqiang* (REN-24).
- *Guixin* (fé do fantasma), ou seja, *Shaoshang* (P-11).
- *Guitui* (perna do fantasma), ou seja, *Quchi* (IG-11).
- *Guichuang* (cama do fantasma), ou seja, *Jiache* (E-6).
- *Guilei* (fortaleza do fantasma), ou seja, *Yinbai* (BP-1).

- *Guixin* (coração do fantasma), ou seja, *Daling* (PC-7).
- *Guicu* (caverna do fantasma), ou seja, *Laogong* (PC-8).
- *Guilu* (caminho do fantasma), ou seja, *Shenmai* (B-62).
- *Guifeng* (selo do fantasma), ou seja, *Haiquan* (extra) abaixo da língua.
- *Guicang* (depósito do fantasma), também conhecido como *Yumentou* (extra), nas mulheres, e *Yinxiafeng* (extra), em homens, ambos correspondem aproximadamente ao *Huiyin* (REN-1).

Historicamente, entretanto, houve certo grau de ambiguidade a respeito desses pontos. Algumas autoridades consideraram que *Guixin* era, na verdade, *Taiyuan* (P-9), em vez de *Daling* (PC-7), e que *Guilu* era *Jianshi* (PC-5) ou até mesmo *Laogong* (PC-8), em vez de B-62. A lista alternativa de Gao Wu desses pontos no livro *Glorious Anthology of Acupuncture and Moxibustion* incluiu *Shenting* (DU-24), *Ruzhong* (E-17), *Yanglingquan* (VB-34) e *Xingjian* (F-2), e omitiu *Shenmai* (B-62), *Shangxing* (DU-23), *Quchi* (IG-11) e *Yumentou/Yinxiafeng*.

As nove agulhas para retornar o yang

"Canção das nove agulhas para retornar o *yang*", um capítulo do *Glorious Anthology of Acupuncture and Moxibustion*, lista nove pontos para o tratamento de colapso do *yang*, caracterizado por perda da consciência, aversão ao frio, contracorrente do frio dos membros, lábios arroxeados, etc. Esses pontos são *Hegu* (IG-4), *Zusanli* (E-36), *Sanyinjiao* (BP-6), *Yongquan* (R-1), *Taixi* (R-3), *Laogong* (PC-8), *Huantiao* (VB-30), *Yamen* (DU-15) e *Zhongwan* (REN-12).

Pontos de encontro de mais de um canal

Na complexa rede de trajetos de canais, muitos deles fazem intersecção com outros canais em pontos específicos. Esses pontos, por isso, são capazes de influenciar mais de um canal, sendo frequentemente usados para esse propósito na prática clínica. Ver adiante os gráficos dos pontos de encontro.

NOTAS

[1] *Spiritual Pivot*, Cap. 1.

[2] *Spiritual Pivot*, Cap. 71.

[3] De acordo com *The Practical Application of Meridian Style Acupuncture*, de John E. Pirog, Pacific View Press.

[4] *O Clássico das Dificuldades*, 68ª Dificuldade.

[5] *Spiritual Pivot*, Cap. 44.

[6] *O Clássico das Dificuldades* (74ª Dificuldade) diz que no inverno os pontos *he* mar devem ser agulhados.

[7] *O Clássico das Dificuldades* (74ª Dificuldade) diz que, na primavera, os pontos *jing* poço devem ser agulhados.

[8] *O Clássico das Dificuldades* (74ª Dificuldade) diz que no verão os pontos *ying* nascente devem ser agulhados.

[9] *O Clássico das Dificuldades* (74ª Dificuldade) diz que, no verão tardio, os pontos *shu* riacho devem ser agulhados.

[10] *O Clássico das Dificuldades* (74ª Dificuldade) diz que no outono os pontos *jing* rio devem ser agulhados.

[11] *Spiritual Pivot*, Cap. 4.

[12] *Spiritual Pivot*, Cap. 6.

[13] *Spiritual Pivot*, Cap. 1.

[14] *O Clássico das Dificuldades*, 64ª Dificuldade.

[15] *O Clássico das Dificuldades*, 69ª Dificuldade.

[16] *O Clássico das Dificuldades*, 66ª Dificuldade.

[17] Os três *qi* se referem ao que é considerado por grandes autoridades nesse assunto: o *qi* nutritivo, o *qi* defensivo e o *qi* fundamental.

[18] *O Clássico das Dificuldades*, 66ª Dificuldade.

[19] *Spiritual Pivot*, Cap. 1.

[20] Citado em *Chinese Acupuncture and Moxibustion*, Foreign Languages Press, Beijing.

[21] Isso parece ser uma expressão moderna, sendo difícil encontrar qualquer referência a esse método de combinação de pontos nas fontes clássicas.

[22] *Spiritual Pivot*, Cap. 51.

[23] *O Clássico das Dificuldades*, 67ª Dificuldade.

[24] *Essential Questions,* Cap. 5.

[25] *O Clássico das Dificuldades*, 67ª Dificuldade.

[26] *O Clássico das Dificuldades*, 67ª Dificuldade.

[27] *O Clássico das Dificuldades*, 45ª Dificuldade.

[28] *Spiritual Pivot*, Cap. 33.

[29] *O Clássico das Dificuldades*, 45ª Dificuldade.

[30] *O Clássico das Dificuldades*, 29ª Dificuldade.

[31] *O Clássico das Dificuldades*, 29ª Dificuldade.

[32] *Spiritual Pivot*, Cap. 33.

[33] São listados em *Treatment of Disease by Acupuncture* de Felix Mann; no entanto, nenhuma informação complementar é dada nesta obra.

[34] *Spiritual Pivot*, Cap. 21.

[35] *Yellow Emperor's Inner Classic*, Tianjing Scientific Publications, 1989, p. 195.

[36] *Yellow Emperor's Inner Classic*, Tianjing Scientific Publications, 1989, p. 24.

[37] De acordo com *Spiritual Pivot*, o ponto *Tianrong* pertencia ao canal da Vesícula Biliar, enquanto o *Systematic Classic of Acupuncture and Moxibustion* o classificava como ponto do canal do *Sanjiao*. Somente no século X, com o clássico *Necessities of a Frontier Official*, *Tianrong* foi finalmente classificado como ponto do canal do Intestino Delgado.

PONTOS DE ENCONTRO DOS CANAIS

	Pulmão	Intestino Grosso	Estômago	Baço	Coração	Intestino Delgado	Bexiga	Rim	Pericárdio	Sanjiao	Vesícula Biliar	Fígado	Vaso da concepção	Vaso governador	Vaso de ligação yang	Vaso de ligação yin	Vaso de motilidade yang	Vaso de motilidade yin	Vaso de penetração	Vaso da cintura
P-1	•			•																
IG-14		•				•	•													
IG-15		•															•			
IG-16		•															•			
IG-20		•	•																	
E-1			•										•				•			
E-3			•														•			
E-4		•	•										•				•			
E-7			•								•									
E-8			•								•									
E-9			•								•									
E-12		•	•			•				•	•									
E-30			•																•	
BP-6				•				•				•								
BP-12				•								•						•		
BP-13				•								•						•		
BP-15				•														•		
BP-16				•														•		
ID-10						•	•								•		•			
ID-12		•				•				•	•									
ID-18						•				•										
ID-19						•				•	•									
B-1			•			•	•			•	•			•			•	•		
B-11						•	•			•	•			•						
B-12							•							•						
B-31							•				•									
B-32							•				•									
B-33							•				•									
B-34							•				•									
B-41						•	•													
B-59							•										•			
B-61							•										•			

(*Continua*)

PONTOS DE ENCONTRO DOS CANAIS (*Continuação*)

	Pulmão	Intestino Grosso	Estômago	Baço	Coração	Intestino Delgado	Bexiga	Rim	Pericárdio	Sanjiao	Vesícula Biliar	Fígado	Vaso da concepção	Vaso governador	Vaso de ligação yang	Vaso de ligação yin	Vaso de motilidade yang	Vaso de motilidade yin	Vaso de penetração	Vaso da cintura
B-62							•										•			
B-63							•								•					
R-9								•										•		
R-11								•											•	
R-12								•											•	
R-13								•											•	
R-14								•											•	
R-15								•											•	
R-16								•											•	
R-17								•											•	
R-18								•											•	
R-19								•											•	
R-20								•											•	
R-21								•											•	
PC-1									•	•	•	•								
SJ-13										•					•					
SJ-15										•	•				•					
SJ-17										•	•									
SJ-20						•				•	•									
SJ-22						•				•	•									
VB-1						•				•	•									
VB-3			•							•	•									
VB-4			•							•	•									
VB-5		•	•							•	•									
VB-6		•	•							•	•									
VB-7							•				•									
VB-8							•				•									
VB-9							•				•									
VB-10							•				•									
VB-11						•	•			•	•									
VB-12							•				•									
VB-13											•				•					

PONTOS DE ENCONTRO DOS CANAIS (*Continuação*)

	Pulmão	Intestino Grosso	Estômago	Baço	Coração	Intestino Delgado	Bexiga	Rim	Pericárdio	Sanjiao	Vesícula Biliar	Fígado	Vaso da concepção	Vaso governador	Vaso de ligação yang	Vaso de ligação yin	Vaso de motilidade yang	Vaso de motilidade yin	Vaso de penetração	Vaso da cintura
VB-14		•	•							•	•				•					
VB-15							•				•				•					
VB-16											•				•					
VB-17											•				•					
VB-18											•				•					
VB-19											•				•					
VB-20										•	•				•		•			
VB-21			•							•	•				•					
VB-23							•				•									
VB-24				•							•									
VB-26											•									•
VB-27											•									•
VB-28											•									•
VB-29											•						•			
VB-30							•				•									
VB-35											•				•					
F-13											•	•								
F-14				•								•				•				
DU-1							•				•		•	•						
DU-13							•							•						
DU-14		•	•			•	•			•	•			•						
DU-15														•	•					
DU-16														•	•					
DU-17							•							•						
DU-20							•			•	•	•		•						
DU-24			•				•							•						
DU-26		•	•											•						
DU-28			•										•	•						
REN-1													•	•					•	
REN-2												•	•							
REN-3				•				•				•	•							
REN-4				•				•				•	•							

(*Continua*)

PONTOS DE ENCONTRO DOS CANAIS (*Continuação*)

	Pulmão	Intestino Grosso	Estômago	Baço	Coração	Intestino Delgado	Bexiga	Rim	Pericárdio	Sanjiao	Vesícula Biliar	Fígado	Vaso da concepção	Vaso governador	Vaso de ligação yang	Vaso de ligação yin	Vaso de motilidade yang	Vaso de motilidade yin	Vaso de penetração	Vaso da cintura
REN-7								•					•						•	
REN-10				•									•							
REN-12			•			•				•			•							
REN-13			•			•							•							
REN-17				•		•		•		•			•							
REN-22													•			•				
REN-23													•			•				
REN-24		•	•										•	•						

Métodos de Seleção de Pontos | 3

Seleção de pontos locais

Pontos locais são aqueles que ficam sobre a área acometida ou muito perto dela. Esse talvez seja o método mais óbvio de seleção de pontos, que tem grande importância no tratamento com acupuntura e não deve ser mal interpretado, como ocasionalmente ocorre com quem o encara como um método simplista ou sintomático. O exame das combinações clássicas encontradas neste texto demonstra, na verdade, que o uso de pontos locais sempre foi um princípio fundamental da acupuntura.

Os pontos locais são muito usados para tratar distúrbios dos *zangfu*, dos *fu* extraordinários e dos órgãos dos sentidos. Exemplos incluem:

- *Tianshu* (E-25) ou *Shenque* (REN-8) para diarreia.
- *Zhongwan* (REN-12) para náusea.
- *Shanzhong* (REN-17) para opressão do tórax.
- *Guilai* (E-29) para doenças do útero.
- *Yingxiang* (IG-20) para doenças do nariz.
- *Jingming* (B-1) para doenças dos olhos.
- *Tinggong* (ID-19) para doenças dos ouvidos.

Da mesma forma, os pontos locais – independentemente de serem pontos dos canais, pontos extraordinários ou pontos *ahshi*[1] – na maioria dos casos de dor, são agulhados e a palpação cuidadosa da área afetada, bem como o interrogatório detalhado, devem ser usados para determinar os canais ou pontos afetados. A principal exceção ao uso de pontos locais se dá em casos de dor aguda ou torção, quando o acupunturista pode achar necessário que o paciente mova a área afetada durante a inserção de agulhas. Nesse caso, a inserção de agulhas locais obviamente torna-se impraticável e a seleção de pontos distais é a melhor opção.

Seleção de pontos adjacentes

Pontos adjacentes são os que se localizam próximos à área afetada. Por exemplo:

- *Xuehai* (BP-10), *Liangqiu* (E-34) ou *Yinlingquan* (BP-9) para doenças da articulação do joelho.
- *Binao* (IG-14) para doenças do ombro.
- *Jianjing* (VB-21) ou *Tianzong* (ID-11) para doenças da mama.
- *Yangbai* (VB-14) ou *Fengchi* (VB-20) para doenças dos olhos.
- *Waiguan* (SJ-5) para doenças da articulação do punho.

Seleção de pontos distais

O uso de pontos distais é o método mais comum no tratamento com acupuntura. O livro *Ode to Elucidate Mysteries (Ode para Elucidar Mistérios)* refere-se a "quatro origens e três finais". As quatro origens são as extremidades dos membros e os três finais são a cabeça, o tórax e o abdome. Os pontos nos membros (as quatro origens), especialmente na área entre os cotovelos e os dedos e entre os joelhos e os dedos dos pés, portanto, estão entre os pontos mais importantes do corpo e têm ampla aplicação no tratamento de distúrbios da cabeça, do tórax e do abdome (os três finais) e, também, do dorso. De fato, não existe nenhum ponto distal ao cotovelo ou ao joelho que não tenha um efeito sobre essas regiões. Os pontos distais são tão importantes que se diz em relação à teoria da raiz (*ben*) e manifestação (*biao*) que a raiz é o inferior e a manifestação é o superior, ou seja, no contexto dos canais, as extremidades dos membros são a raiz, e cabeça, tronco, dorso e tórax são a manifestação.

O princípio primário de selecionar pontos distais é escolher um ponto a partir do canal envolvido. Assim, por exemplo, os pontos distais do canal *shaoyang* (*Sanjiao* e Vesícula Biliar) são selecionados para tratar dor de cabeça temporal, os pontos distais do canal *yangming* (Intestino Grosso e Estômago) são escolhidos para tratar dor na face e na testa, os pontos distais do canal *taiyang* (Bexiga e Intestino Delgado) são selecionados para dor de cabeça occipital e os pontos do canal *jueyin* do Fígado, para tratar dor de cabeça no vértice. A seleção dos pontos distais requer um bom conhecimento dos canais, não só dos trajetos superficiais e profundos dos canais primários, mas também dos trajetos dos canais *luo* de conexão, divergentes e musculares. Por exemplo, *Taichong* (F-3) é selecionado como ponto distal para tratar dor de cabeça no vértice porque o trajeto interno do canal do Fígado ascende até o vértice para encontrar *Baihui* (DU-20). Vários pontos distais do canal do Fígado, que passa ao redor dos órgãos genitais, podem ser selecionados para tratar distúrbios dos órgãos genitais, mas *Ligou* (F-5), o ponto *luo* de conexão, é o preferido em decorrência do trajeto do canal *luo* de conexão do Fígado que também ascende até a área genital. O ponto *Chengshan* (B-57) é muito usado no tratamento de hemorroidas em razão do trajeto do canal divergente da Bexiga até o ânus. Os pontos do canal do Estômago são frequentemente selecionados para tratar distúrbios do espírito porque o canal divergente do Estômago faz conexão com o Coração e o canal primário do Estômago ascende para encontrar o *Du Mai* em *Shenting* (DU-24) e *Renzhong* (DU-26) e, portanto, afeta o cérebro.

No tratamento de dor e de distúrbios dos *zangfu* e dos canais, é uma prática comum combinar o uso de pontos locais, adjacentes e distais, como:

- *Shuaigu* (VB-8), *Fengchi* (VB-20) e *Xiaxi* (VB-43) para dor de cabeça temporal.
- *Rugen* (E-18), *Qimen* (F-14) e *Zulinqi* (VB-41) para doenças das mamas.
- *Zhongwan* (REN-12), *Shanzhong* (REN-17) e *Zusanli* (E-36) para doenças do Estômago.
- *Jianyu* (IG-15), *Binao* (IG-14) e *Hegu* (IG-4) para distúrbios da parte anterior do ombro.
- *Naoshu* (ID-10), *Bingfeng* (ID-12) e *Houxi* (ID-3) para distúrbios da parte posterior do ombro.

Há vários exemplos desse método nas combinações clássicas apresentadas neste texto.

Seleção de pontos proximais

Nos distúrbios das extremidades, por definição, não existem pontos distais, sendo usados nesses casos alguns pontos proximais:

- *Kongzui* (P-6), *Zhizheng* (ID-7), *Yangxi* (IG-5), *Jianyu* (IG-15) e *Waiguan* (SJ-5) tratam distúrbios das mãos e dos dedos das mãos.
- *Feiyang* (B-58) trata distúrbios dos dedos dos pés.
- *Xiajuxu* (E-39), *Chengjin* (B-56) e *Chengshan* (B-57) tratam distúrbios do calcanhar, pés e plantas dos pés.

Seleção de pontos da parte inferior para tratar a parte superior

O princípio de selecionar pontos da parte inferior do corpo para tratar doenças da parte superior do corpo tem algo em comum com o método de selecionar pontos distais e é um dos principais aspectos da seleção de pontos. Os seis canais primários *yang* começam ou terminam na face, o *qi* dos seis canais primários *yin* chega à cabeça através de seus canais divergentes e os canais extraordinários, com exceção do vaso da cintura, ascendem até a cabeça.

O corpo humano, tendo as características de calor, atividade e transformação, é *yang* por natureza e sofre em vista da tendência de seu *qi* e de seu *yang* subirem excessivamente. O princípio de fazer descer o excesso por meio da seleção de pontos na parte inferior do corpo é, portanto, amplamente usado. Isso se reflete no *Yellow Emperor's Inner Classic*[2], que diz "Quando a doença está acima, selecionar (pontos) de baixo". Sem exceção, os pontos dos doze canais primários distais aos cotovelos e joelhos tratam distúrbios da cabeça, do tórax e da parte superior do dorso, já que o *jiao* superior está "acima", e os pontos distais dos canais do braço e da perna estão "abaixo". Alguns pontos distais dos canais do braço tratam o *jiao* médio – por exemplo, *Neiguan* (PC-6) –, mas são exceções, sendo mais usados os pontos que ficam abaixo dessas regiões, os distais ao joelho, que geralmente precisam ser selecionados para tratar distúrbios dos *jiao* médio e inferior (parte superior e inferior do abdome, parte média e inferior do dorso). Essa teoria básica ajuda a explicar uma das aparentes contraindicações da prática da acupuntura, que mostra que poucos pontos dos canais do Intestino Grosso e do Intestino Delgado tratam distúrbios intestinais. Como esses *fu* ficam no *jiao* inferior, os pontos mais eficazes para tratá-los ficam nos membros inferiores e aos Intestinos Grosso e Delgado são atribuídos os pontos *he* mar inferiores – *Shangjuxu* (E-37) e *Xiajuxu* (E-39), respectivamente.

Seleção de pontos da parte superior para tratar a parte inferior

A citação completa retirada do *Yellow Emperor's Inner Classic* apresentada anteriormente continua assim: "... se a doença fica embaixo, selecionar pontos de cima". Embora também seja um importante princípio de seleção de pontos, o uso de pontos na parte superior do corpo para tratar distúrbios da parte inferior é relativamente menos comum do que o seu oposto. Por exemplo:

- *Dicang* (E-4) para distúrbio de atrofia com incapacidade de andar e inchaço da perna.
- *Renying* (E-9) para vômito e dor lombar.
- *Shuaigu* (VB-8) para vômito incessante e frio no Estômago.
- *Fubai* (VB-10) para dor do ombro e do braço, incapacidade de elevar o braço e flacidez da perna com incapacidade de andar.

- *Fengfu* (DU-16) para entorpecimento das pernas.
- *Baihui* (DU-20) para opressão do Coração, palpitações, prolapsos retal e do útero.
- *Renzhong* (DU-26) para rigidez, torção e dor na coluna.
- *Huantiao* (VB-30) ou *Biguan* (E-31) para distúrbios em toda a perna.
- *Jianyu* (IG-15) para distúrbios em todo o braço.

Seleção de pontos da parte anterior para tratar o dorso e vice-versa

"As doenças *yin* passam pela região *yang* e as doenças *yang* passam pela região *yin*. Os pontos *mu* estão situados na região *yin*, eles podem ser usados para tratar a doença *yang*; os pontos *shu* estão situados na região *yang*, eles podem ser usados para tratar doenças *yin*." *Clássico das Dificuldades*[3]

"Quando o *qi* (se junta) no tórax, para prevenir (doença, usar pontos em qualquer um dos lados da) mama e o ponto *shu* no dorso (*Feishu* [B-13]); quando o *qi* (se junta) no abdome, para prevenir (doença, use) o ponto *shu* no dorso (*Pishu* [B-20])..." *Spiritual Pivot*[4]

Os pontos no dorso (principalmente os pontos *shu* dorsais) em geral são selecionados para tratar distúrbios da parte anterior do corpo. Por exemplo, *Feishu* (B-13), *Jueyinshu* (B-14), *Xinshu* (B-15) e *Geshu* (B-17) tratam dor ou opressão no tórax. Os pontos *Ganshu* (B-18), *Danshu* (B-19), *Pishu* (B-20) e *Weishu* (B-21) tratam distúrbios abdominais, etc. Sendo assim, os pontos na parte anterior do corpo podem ser selecionados para tratar distúrbios do dorso, por exemplo:

- *Zhongfu* (P-1), *Qihu* (E-13), *Burong* (E-19) e *Shiguan* (R-18) tratam dor da parte média ou superior do dorso.
- *Shuidao* (E-28), *Qichong* (E-30), *Qixue* (R-13), *Zhongzhu* (R-15), *Zhangmen* (F-13), *Guanyuan* (REN-4), *Yinjiao* (REN-7) e *Shuifen* (REN-9) tratam distúrbios da coluna lombar.

Por essa razão, um método de seleção de pontos enfatiza a combinação de pontos das partes anterior e posterior, amiúde os pontos *mu* frontais e os pontos *shu* dorsais, como *Juque* (REN-14) e *Xinshu* (B-15) para distúrbios do Coração, *Tianshu* (E-25) e *Dachangshu* (B-25) para distúrbios do *fu* Intestino Grosso, etc.

Seleção de pontos do centro para tratar as extremidades

A seleção de pontos do centro para tratar as extremidades é relativamente menos comum do que seu oposto. Entretanto, vários pontos podem ser usados dessa forma:

- *Rugen* (E-18) para inchaço e dor do braço.
- *Daju* (E-27) para incapacidade dos quatro membros e hemiplegia.
- *Daheng* (BP-15) para incapacidade de erguer e mover os quatro membros.
- *Zhangmen* (F-13) para incapacidade de erguer o braço.
- *Yaoyangguan* (DU-3) para incapacidade de flexionar e estender o joelho, dor do aspecto externo do joelho e incapacidade de andar.
- *Mingmen* (DU-4) para obstrução dolorosa por frio das mãos e pés.
- *Zhongji* (REN-3) para esgotamento dos quatro membros.
- *Guanyuan* (REN-4) para tremor das mãos.

Seleção de pontos de um canal para tratar seu canal relacionado interior-exteriormente

Exemplos desse método, observados principalmente em relação aos pontos *luo* de conexão, incluem:

- Selecionar *Hegu* (IG-4) para ajudar a função do Pulmão de distribuir o *qi* defensivo.
- Selecionar *Pianli* (IG-6) para promover a função do Pulmão de regular as passagens da água, quando essa função é prejudicada por vento exterior.
- Selecionar *Fenglong* (E-40) para resolver fleuma decorrente de desarmonia do Baço.
- Selecionar *Zhizheng* (ID-7) para regular e acalmar o espírito, quando o Coração está em desarmonia.

Seleção de pontos de um par dos seis canais para tratar doença do outro

Alguns exemplos incluem:

- Selecionar *Zhigou* (SJ-6) do canal *shaoyang* da mão do *Sanjiao* para tratar dor no hipocôndrio decorrente da desarmonia do canal *shaoyang* do pé da Vesícula Biliar.
- Selecionar *Neiguan* (PC-6) do canal *jueyin* da mão do Pericárdio para resolver estagnação do *qi* no canal *jueyin* do pé do Fígado em tórax e hipocôndrio.

Seleção de pontos de acordo com as conexões do canal

Por exemplo:

- Selecionar *Zhongfu* (P-1) para regular a função do Estômago e tratar náusea e vômito, pois o canal primário do Pulmão origina-se no *jiao* médio.
- Selecionar pontos dos canais do Estômago ou Bexiga para regular o espírito, uma vez que seus dois canais divergentes passam pelo Coração.
- Selecionar *Touwei* (E-8) para tratar dores de cabeça da fronte, vértice ou occipício em razão do seu *status* de ser o ponto de encontro do canal do Estômago com o canal da Vesícula Biliar e com o vaso de ligação *yang* (que, por si só, liga todos os canais *yang* do corpo, incluindo o vaso governador e o canal da Bexiga, que, juntos, governam o vértice).
- Selecionar *Sanyinjiao* (BP-6), a intersecção dos canais de Baço, Fígado e Rim, para tratar a maioria das doenças da parte inferior do abdome, já que todos esses canais passam por essa área.
- Selecionar *Dazhui* (DU-14), o ponto de encontro do Vaso Governador com todos os canais primários *yang* para libertar fatores patogênicos do exterior (*yang*).

Inserção cruzada

De modo geral, os pontos são selecionados unilateralmente a partir do lado afetado do corpo ou, então, são agulhados bilateralmente. Entretanto, como os canais correm em sentido bilateral, não é incomum a seleção de pontos de um lado do corpo para tratar distúrbios do lado oposto.

Esse princípio de inserção contralateral é discutido no *Spiritual Pivot*, que diz: "Inserção contralateral significa que, se o lado esquerdo estiver afetado, o direito é tratado, e se o lado direito estiver afetado, o esquerdo é agulhado."[5]O "Tratado sobre Inserção Contralateral" no *Essential Questions* diz: "Quando fatores malignos invadem os canais, se o lado esquerdo estiver em excesso, a doença ocorre no lado direito, e vice-versa... para essas condições, a inserção contralateral deve ser usada"[6]. Entre os exemplos clássicos desse método, o *Great Compendium of Acupuncture and Moxibustion* recomendava a inserção de agulha no ponto *Dicang* (E-4) esquerdo para tratar doenças do lado direito da face e vice-versa; e a inserção de agulha no ponto *Dadun* (F-1) esquerdo para tratar distúrbio *shan* do lado direito e vice-versa; e *Methods Acupuncture and Moxibustion from the Golden Mirror of Medicine* (*Métodos de Acupuntura e Moxibustão do Espelho Dourado de Medicina*), escrito por Wu Qian, especificava que se deveria aplicar moxa em *Tongtian* (B-7) direito para o tratamento de distúrbios da narina esquerda e vice-versa.

Na prática clínica moderna, a hemiplegia crônica (de aproximadamente três a seis meses de duração) quase sempre é tratada inicialmente reduzindo-se (sedando-se) os pontos no lado saudável e, depois, reforçando-se os pontos do lado afetado. A inserção contralateral também é muito usada quando o lado afetado apresenta muita dor durante o tratamento ou quando, depois da inserção de agulha, é necessário que o paciente mova a área dolorida. Por exemplo, em casos de cotovelo de tenista, o lado saudável pode ser agulhado enquanto o paciente exercita o cotovelo afetado.

Outra forma de inserção cruzada enfatizada para tratar os distúrbios dolorosos agudos, especialmente torções, envolve a seleção dos pontos do tornozelo para tratar o punho oposto (e vice-versa) e do quadril para tratar o ombro oposto (e vice-versa). Nesse caso, as seis relações de canais são usadas, por exemplo, *Qiuxu* (VB-40) direito, um ponto do canal *shaoyang* do pé na articulação do tornozelo, é selecionado para tratar dor ou torção da articulação do punho na área do ponto *Yangchi* (SJ-4) esquerdo, um ponto do canal *shaoyang* da mão. Entre as aplicações clássicas desse método, *Chize* (P-5), no cotovelo, é tradicionalmente indicado para tratar vento no joelho da garça-azul (inchaço e dor no joelho, com atrofia acima e abaixo da articulação).

Finalmente, deve-se notar que alguns canais cruzam o corpo. Exemplos disso são o canal primário do Intestino Grosso, que cruza para o lado oposto da face, em *Renzhong* (DU-26) e o canal tendinoso do Intestino Grosso, que cruza sobre o topo da cabeça para se conectar com a mandíbula no lado oposto. Por essa razão, alguns acupunturistas preferem agulhar o ponto *Hegu* (IG-4) direito para tratar distúrbios do lado esquerdo da face e vice-versa.

Seleção de pontos empíricos

Os usos clássico e moderno dos pontos de acupuntura podem ser frequentemente explicados pela referência aos trajetos dos canais e o *status* do ponto (por exemplo, *jing* poço, *shu* riacho, *xi* em fenda, *hui* de encontro, etc.). Entretanto, a seleção de pontos distais costuma ser determinada pelo seu efeito empírico historicamente estabelecido. São exemplos das aplicações de pontos empíricos:

- *Naohui* (SJ-13), *Tianfu* (P-3) e *Binao* (IG-14) são usados no tratamento de bócio e escrofulose. Embora os três canais realmente ascendam até a região do pescoço ou da garganta, não há nenhuma explicação simples da razão pela qual esses pontos na parte superior do braço, em vez dos pontos *shu* dorsais, mais poderosos e distais, têm essa ação.
- *Tiaokou* (E-38) é um importante ponto distal no tratamento de dor no ombro, mesmo que o canal do Estômago não passe pela região do ombro.
- *Lingtai* (DU-10) é um ponto empírico no tratamento de carbúnculos e furúnculos e lesões piogênicas, embora não haja nenhuma explicação teórica óbvia para a razão disso.
- *Lieque* (P-7) tem sido tradicionalmente enfatizado para o tratamento de dor de cabeça, mesmo que o canal do Pulmão ascenda acima da garganta.
- *Wangu* (ID-4) é classicamente indicado para tratar icterícia, ainda que não haja nenhuma explicação teórica óbvia para isso.
- *Waiqiu* (VB-36) é indicado para tratar hidrofobia em *Illustrated Classic of Acupuncture Points on the Bronze Man* (*Clássico Ilustrado de Pontos de Acupuntura no Homem de Bronze*).

Método de associação de pontos corrente e cadeado

O método de associação de pontos corrente e cadeado refere-se à seleção de pontos do ombro, cotovelo e mão ou punho para tratar distúrbios do membro superior, e pontos de quadril, joelho e tornozelo para tratar distúrbios do membro inferior. É muito usado no tratamento de distúrbio de atrofia e hemiplegia, quando os pontos dos canais *yangming* são selecionados primariamente. Portanto, em geral, *Jianyu* (IG-15), *Quchi* (IG-11) e *Hegu* (IG-4) são combinados para tratar os membros superiores, e *Biguan* (E-31), *Zusanli* (E-36) e *Jiexi* (E-41) para tratar os membros inferiores. Entretanto, esse método não está confinado aos canais *yangming* e um método similar pode combinar *Naoshu* (ID-10), *Xiaohai* (ID-8) e *Houxi* (ID-3) para o tratamento de dor da parte posterior do ombro, ou *Chengfu* (B-36), *Weizhong* (B-40) e *Kunlun* (B-60) para tratar dor na nádega e na parte posterior da perna.

Pontos alternantes

Quando a acupuntura é aplicada com frequência, como no tratamento de hemiplegia após um acidente vascular cerebral ou para tratar qualquer doença crônica e intratável, é comum alternar pontos ou prescrições de pontos para evitar sua estimulação excessiva ou mesmo lesá-los. Assim, *Jianyu* (IG-15), *Quchi* (IG-11) e *Hegu* (IG-4) podem ser substituídos por *Jianliao* (SJ-14), *Shousanli* (IG-10) e *Yangchi* (SJ-4) no tratamento de distúrbio de atrofia do braço, ou *Biguan* (E-31), *Zusanli* (E-36) e *Jiexi* (E-41) podem ser substituídos por *Huantiao* (VB-30), *Yanglingquan* (VB-34) e *Qiuxu* (VB-40) para tratar distúrbio de atrofia da perna. Pontos igualmente adequados podem ser divididos em duas prescrições alternantes, uma para a parte anterior do corpo e outra do dorso, por exemplo, em casos de dor epigástrica decorrente de invasão do *qi* do Fígado no Estômago, pode-se alternar *Zhongwan* (REN-12), *Zusanli* (E-36), *Qimen* (F-14) e *Taichong* (F-3) com *Weishu* (B-21), *Ganshu* (B-18), *Yanglingquan* (VB-34) e *Neiguan* (PC-6).

Combinações de pontos

Neste texto, deu-se um grande espaço às combinações de pontos retiradas das referências clássicas. Algumas dessas combinações soam bastante modernas, ou seja, podem ser usadas regularmente na prática clínica atual. Outras usam o que parecem ser pontos obscuros e incomuns do ponto de vista da prática diária.

A medicina herbácea chinesa afirma que as ervas combinadas agem sinergicamente, isto é, que o efeito total da sua combinação é bastante diferente da soma das ações e indicações dos constituintes individuais. Na história da acupuntura, está claro que há um conceito bastante semelhante. A maioria dos acupunturistas ao longo da história da China era composta de médicos viajantes que prescreviam fórmulas[7] de acupuntura, as quais eram passadas de pai para filho. Esses médicos amiúde tendiam a se especializar no tratamento de queixas específicas e os grandes clássicos de acupuntura (por exemplo, o *Great Compendium of Acupuncture and Moxibustion*) eram, em parte, compilações dessas prescrições, coletadas por toda a China. Muitas dessas prescrições apareceram nas antigas compilações clássicas e são repetidas em fontes clássicas mais recentes. Algumas ainda são famosas, como: "Pouca transpiração: reforçar *Hegu* (IG-4), reduzir *Fuliu* (R-7); muita transpiração: primeiro reduzir *Hegu* (IG-4) e depois reforçar *Fuliu* (R-7)"[8]. Muitas outras foram esquecidas. Algumas prescrições clássicas parecem bem equilibradas, misturando pontos locais e distais das partes superior e inferior do corpo, por exemplo, "Vento na cabeça e tontura: *Fenglong* (E-40), *Hegu* (IG-4), *Jiexi* (E-41) e *Fengchi* (VB-20)"[9]. Outras parecem bastante desequilibradas, como "Vômito com plenitude no tórax: *Shencang* (R-25), *Shufu* (R-27), *Lingxu* (R-24) e *Juque* (REN-14)"[10].

Logicamente, quando um acupunturista seleciona vários pontos para tratar um paciente, ele usa uma prescrição de pontos, seja esta clássica, seja moderna, seja encontrada nos textos atuais de acupuntura para o tratamento de doenças, seja uma de sua própria escolha. Muitos fatores são levados em conta quando se faz uma prescrição assim:

- Combinar pontos das partes superior e inferior do corpo.
- Combinar pontos dos lados esquerdo e direito do corpo.
- Combinar pontos das partes anterior e posterior do corpo.
- Combinar pontos para tratar a raiz do distúrbio e pontos para tratar a manifestação.
- Combinar pontos de canais *yin* e de canais *yang*.
- Combinar pontos de um canal com pontos de seu canal relacionado interior-exteriormente.
- Combinar pontos de um canal com pontos do seu canal relacionado de acordo com a teoria dos seis canais.

Na prática clínica, ao tratar uma doença de longa data, um paciente pode relatar que uma determinada prescrição de pontos, por exemplo, que inclui pontos da parte anterior do corpo, teve aparentemente melhor efeito do que os pontos da parte posterior (ou vice--versa). Às vezes, uma alteração sutil na prescrição de pontos promove uma mudança ou melhora significativa. Não há regras rígidas nem fixas, quando se faz uma prescrição de pontos.

A intenção deste livro é suprir o acupunturista com a quantidade máxima de informações sobre os pontos para facilitar a escolha pela melhor prescrição de pontos possível, valorizando e respeitando as prescrições clássicas que atravessaram um longo período de testes.

NOTAS

[1] *Ahshi*: pontos doloridos à palpação que podem ou não ser pontos regulares de acupuntura. São agulhados de acordo com o conceito de que onde há dor, há pontos de acupuntura.

[2] *Spiritual Pivot*, Cap. 9, e *Essential Questions*, Cap. 70.

[3] *Clássico das Dificuldades*, 67ª Dificuldade.

[4] *Spiritual Pivot*, Cap. 52.

[5] *Spiritual Pivot*, Cap. 7.

[6] *Essential Questions*, Cap. 63.

[7] De acordo com Bob Flaws no artigo "Thoughts on Acupuncture, Internal Medicine and TCM in the West (Pensamentos sobre Acupuntura, Medicina Interna e MTC no Ocidente)", *The Journal of Chinese Medicine*, Número 38, Janeiro 1992.

[8] *Great Compendium of Acupuncture and Moxibustion.*

[9] *Great Compendium of Acupuncture and Moxibustion.*

[10] *Thousand Ducat Formulas.*

Localização dos Pontos e Inserção da Agulha 4

Medições usando-se cun

O corpo humano tem sido tradicionalmente medido de acordo com unidades proporcionais conhecidas como *cun*. O sistema de medição baseado em *cun* é indispensável para a localização precisa dos pontos de acupuntura. Como é um sistema de medição proporcional, é igualmente aplicável em adultos e crianças e indivíduos obesos ou magros.

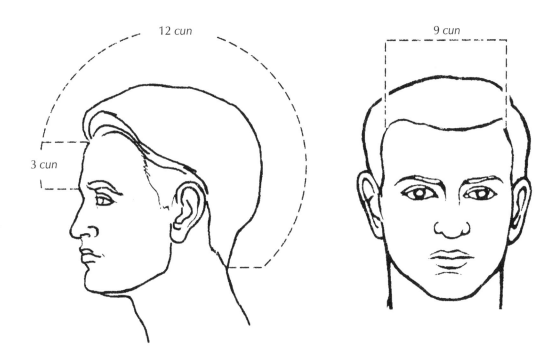

- A distância entre as linhas anterior e posterior do cabelo é de 12 *cun*.
- A distância entre a glabela e a linha anterior do cabelo é de 3 *cun*.
- A distância entre os ângulos da linha do cabelo é de 9 *cun*.

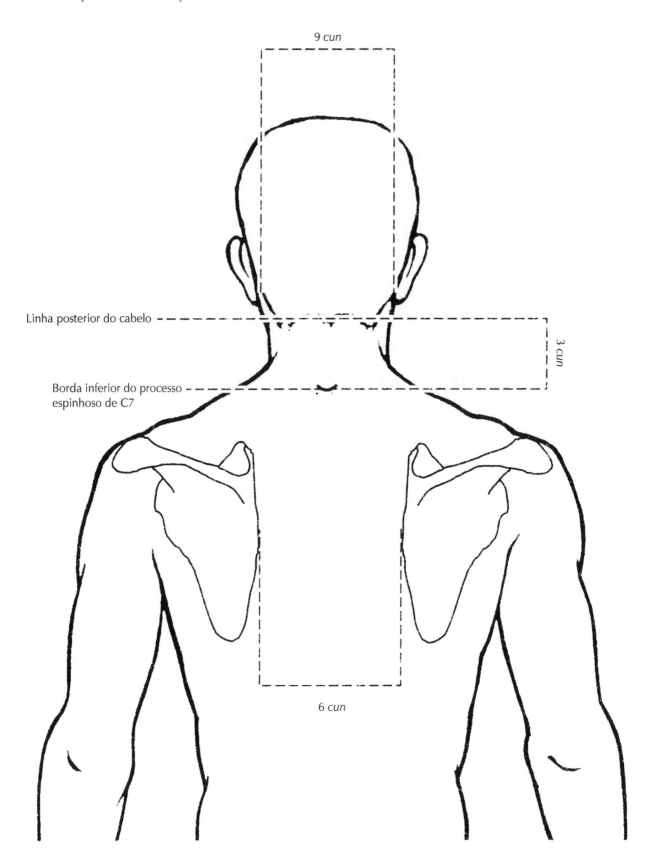

- A distância entre os processos mastoides é de 9 *cun*.
- A distância entre a linha posterior do cabelo e a borda inferior do processo espinhoso de C7 é de 3 *cun*.
- A distância entre as bordas mediais das escápulas é de 6 *cun*.

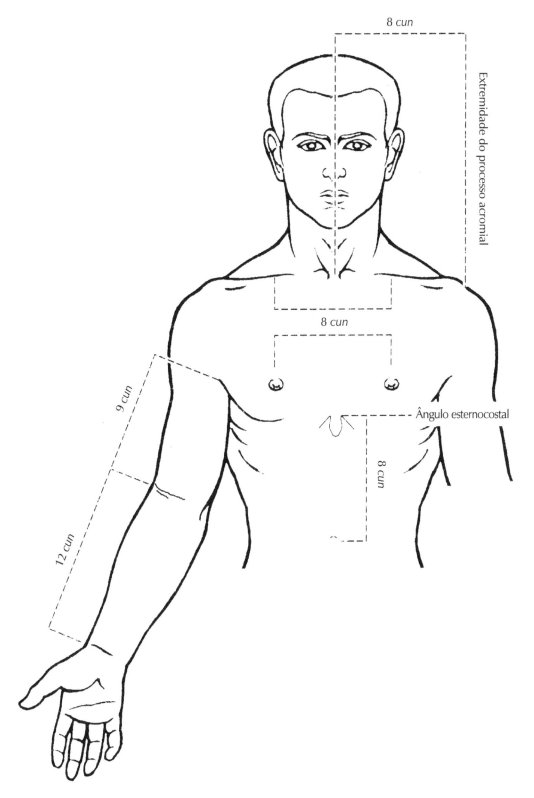

- A distância entre os mamilos é de 8 *cun*.
- A distância entre o ponto médio das clavículas é de 8 *cun*.
- A distância entre a extremidade do processo acromial e a linha média do corpo é de 8 *cun*.
- A distância entre as pregas axilares anterior e cubital é de 9 *cun*.
- A distância entre a prega cubital e a prega do pulso é de 12 *cun*.
- A distância entre o ângulo esternocostal e o umbigo é de 8 *cun*.

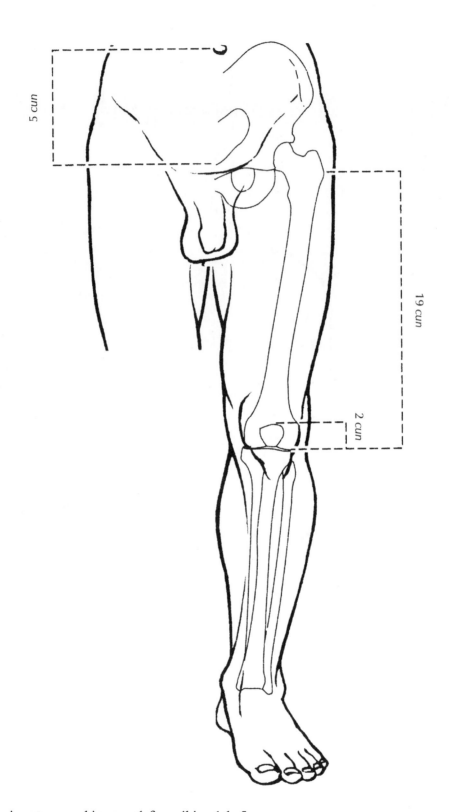

- A distância entre o umbigo e a sínfise púbica é de 5 *cun*.
- A distância entre a proeminência lateral do trocânter maior (aproximadamente no mesmo nível da borda inferior da sínfise púbica) e a prega poplítea é de 19 *cun*.
- A altura da patela é de 2 *cun*.

LOCALIZAÇÃO DOS PONTOS E INSERÇÃO DA AGULHA – **65**

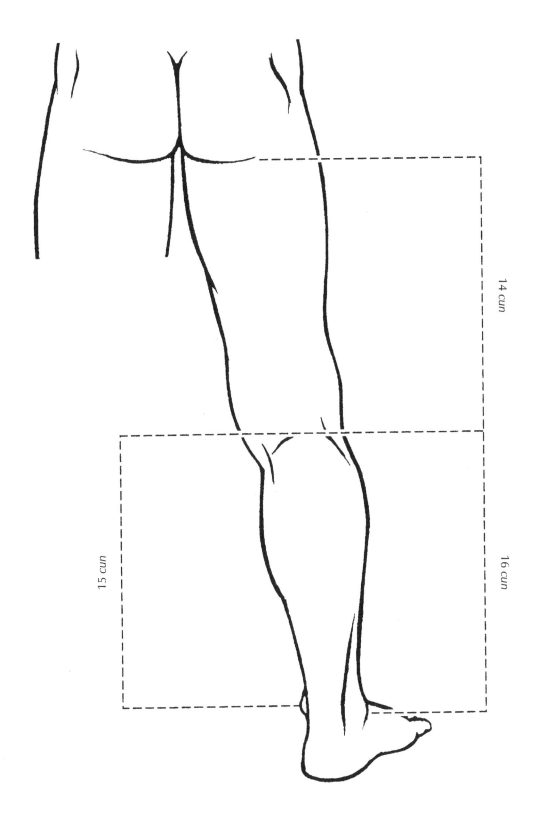

- A distância entre a prega glútea e o joelho é de 14 *cun*.
- A distância entre a prega poplítea e o maléolo lateral é de 16 *cun*.
- A distância entre a prega poplítea e o maléolo medial é de 15 *cun*.

Medições rápidas

De modo geral, a precisão é maior quando se localizam os pontos usando-se o sistema de medições citado anteriormente. Na prática, entretanto, os acupunturistas experientes costumam fazer medições com as mãos, conforme relatado a seguir. É importante lembrar que devem ser usadas as dimensões da mão do paciente e não do acupunturista.

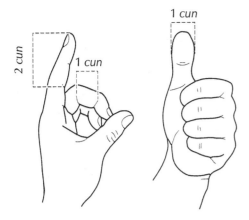

- A distância entre as extremidades da prega da articulação interfalangiana do dedo médio em seu ponto mais largo é de 1 *cun*.
- A distância entre a articulação interfalangiana proximal e a extremidade do dedo indicador é de 2 *cun*.
- A largura da articulação interfalangiana do polegar é de 1 *cun*.

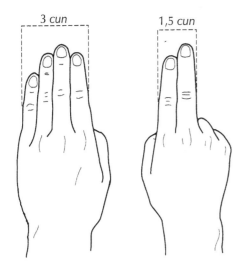

- A largura dos quatro dedos juntos, no nível da prega cutânea dorsal da articulação interfalangiana proximal do dedo médio, é de 3 *cun*.
- A largura dos dedos indicador e médio juntos, no nível da prega cutânea dorsal da articulação interfalangiana proximal do dedo médio, é de 1,5 *cun*.

Inserção da agulha

As direções de inserção da agulha citadas neste texto são:

- Perpendicular: denota um ângulo de 90° em relação à superfície da pele.
- Oblíqua: denota um ângulo de 45° em relação à superfície da pele.
- Perpendicular oblíqua: denota um ângulo de aproximadamente 70° em relação à superfície da pele.
- Transversal: denota uma inserção paralela à superfície da pele, através do tecido subcutâneo, depois de penetrada a camada dérmica.
- Transversal oblíqua: denota um ângulo de aproximadamente 20° em relação à superfície da pele.

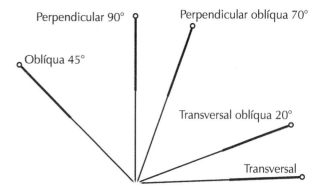

É importante notar que as direções das inserções de agulhas sempre têm relação com a superfície da pele e não com uma linha horizontal absoluta. Por exemplo, ao se agulhar um ponto como *Zulinqi* (VB-41), a agulha é inserida perpendicularmente em relação à superfície da pele, que pode estar a um ângulo de 70° em relação ao plano da superfície plantar do pé.

Profundidade da inserção de agulhas

Evitar lesão é um princípio fundamental da prática da acupuntura. A inserção excessivamente profunda ou a inserção em vasos grandes ou órgãos viscerais pode causar dano significativo ao paciente, e deve-se ter todo o cuidado para impedir que isso aconteça. Nada substitui a prática clínica sob a supervisão de um especialista durante o período de formação em acupuntura. O aumento da segurança e da confiança virá com uma formação competente. Se houver dúvida, é melhor pecar pela precaução. Todo cuidado foi observado neste texto para recomendar as profundidades das inserções e as precauções para minimizar os riscos. Ao mesmo tempo, sempre que a inserção mais profunda for segura, não hesitamos em recomendá-la, já que isso pode fazer uma diferença significativa no resultado clínico.

As precauções essenciais sempre devem ser lembradas, as quais são descritas a seguir.

Evitar pneumotórax

A inserção perpendicular ou oblíqua profunda não deve ser usada em nenhuma parte da cavidade torácica, seja no tórax, seja na área dorsal ou supraclavicular. Essa precaução evita o risco de pneumotórax. O pneumotórax deve ser considerado, se algum dos seguintes sintomas ocorrer: dor no tórax, aperto do tórax, tosse ou respiração curta. Um pneumotórax grave também resultará em taquicardia, hipotensão, transpiração excessiva ou alteração da consciência. O pneumotórax constitui uma emergência médica, devendo-se buscar a assistência de um especialista, sempre que houver suspeita do quadro. É importante notar que os efeitos clínicos do pneumotórax podem surgir mais tarde e os mesmos procedimentos devem ser adotados se o paciente relatar qualquer um dos sintomas citados dentro de algumas horas após a inserção de agulhas.

Inserção de agulhas no abdome

Embora a prática chinesa não considere problemático inserir agulhas na cavidade peritoneal, o método seguido neste texto evita a penetração na cavidade peritoneal, tendo sempre isso em mente quando se recomendam as profundidades das inserções para os pontos no abdome. Entretanto, o acupunturista deve usar o discernimento ao agulhar crianças ou pacientes magros ou obesos.

Inserção de agulhas proximalmente a órgãos importantes

Sempre que os pontos estão sobre ou próximos a órgãos importantes (isso é especificado no texto), deve-se ter precaução redobrada ao agulhar esses pontos. Tais órgãos são: pleura, pulmões, coração, fígado, baço, rins e bexiga. As figuras a seguir mostram a localização desses órgãos.

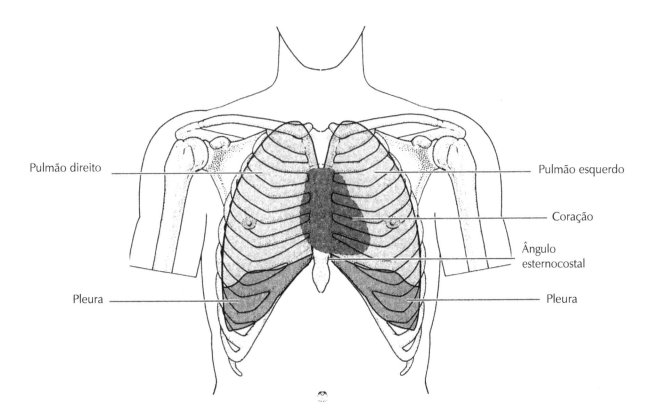

68 – LOCALIZAÇÃO DOS PONTOS E INSERÇÃO DA AGULHA

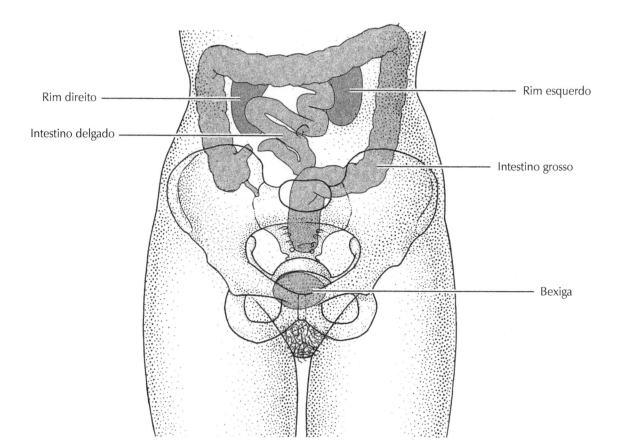

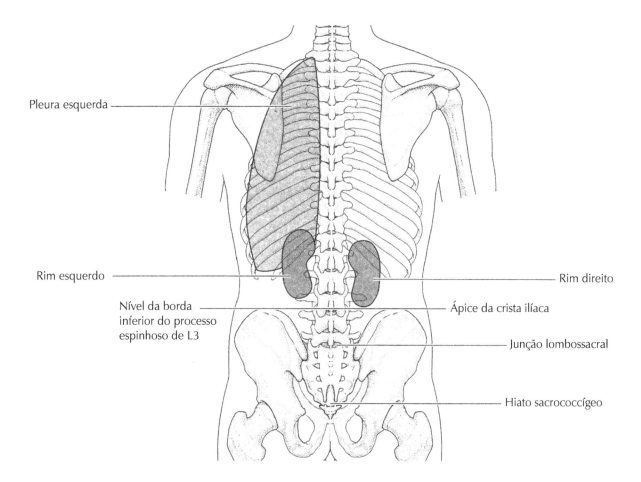

A pleura divide-se em duas camadas: (1) a pleura parietal cobre a parte interna da cavidade torácica, incluindo a superfície superior do diafragma e as superfícies laterais do mediastino (contendo o coração e os grandes vasos); (2) a pleura visceral cobre cada pulmão separadamente. A cavidade pleural é o espaço em potencial que existe entre essas duas camadas. A penetração nesse espaço, com ou sem invasão do tecido pulmonar subjacente, pode provocar pneumotórax. A cavidade pleural se estende da fossa supraclavicular no aspecto superior, vai à oitava costela na linha clavicular média, à décima costela na linha média axilar e segue até a décima segunda costela na borda lateral dos músculos eretores da espinha. Anteriormente, as duas reflexões pleurais (direita e esquerda) se estendem mais ou menos até a linha média atrás do esterno. Posteriormente, as duas reflexões pleurais seguem verticalmente ao longo dos corpos vertebrais torácicos a partir de T1, estendendo-se até T12. Essencialmente, qualquer ponto situado sobre a caixa torácica, caso seja agulhado sem prudência, tem potencial para causar pneumotórax. Para mais informações sobre quais pontos específicos podem causar pneumotórax, consultar as precauções apresentadas nas instruções sobre inserção de agulhas.

O órgão pulmão propriamente dito se estende da fossa supraclavicular, para preencher as cavidades pleurais, até o diafragma. O nível da borda inferior do pulmão varia de acordo com o estágio da respiração. Na posição de descanso, esse nível situa-se dois espaços costais acima da reflexão pleural anterior, medial e lateralmente.

A linha cardíaca se estende do segundo até o sexto espaço intercostal e, da área paraesternal direita, quase cruza para a linha mamilar esquerda. A superfície inferior do coração fica no diafragma e, se o coração estiver particularmente aumentado, é possível lesar o músculo cardíaco com a inserção profunda de agulhas em pontos de acupuntura na área epigástrica – por exemplo, *Juque* (REN-14), *Jiuwei* (REN-15), *Youmen* (R-21), *Burong* (E-19).

O fígado situa-se abaixo do diafragma, na área subcostal direita, e se estende pela linha média na área epigástrica. Se estiver aumentado, emerge abaixo da margem costal no lado direito e também se prolonga ainda mais pela área epigástrica.

O baço fica abaixo das nona, décima e décima primeira costelas, no lado esquerdo da cavidade abdominal, abaixo do aspecto posterolateral da caixa torácica. Se estiver aumentado, o baço se estende anterior e inferiormente, e sua extremidade emerge abaixo da margem costal esquerda, na parte anterior do corpo; em casos extremos, é possível que se estenda até a fossa ilíaca direita.

O rim fica na parede abdominal posterior, abaixo dos músculos paravertebrais, entre a décima segunda vértebra torácica e a terceira vértebra lombar. Por essa razão, os pontos do canal da Bexiga acima de *Qihaishu* (B-24) devem ser agulhados obliquamente em direção à coluna e não perpendicularmente.

A bexiga fica atrás da sínfise púbica e, se estiver cheia, estende-se para cima em direção à área hipogástrica, possivelmente até *Guanyuan* (REN-4). É aconselhável pedir ao paciente que esvazie a bexiga antes de se agulhar essa área.

Inserção de agulhas proximalmente aos grandes vasos sanguíneos

Sempre que os pontos de acupuntura estiverem sobre ou próximos aos grandes vasos sanguíneos haverá uma indicação neste texto. De modo geral, o risco de penetração dos vasos sanguíneos pode ser minimizado dando-se atenção à sensação induzida pela inserção da agulha. A sensação desejada da chegada do *qi* (*deqi*) é caracterizada principalmente por peso, entorpecimento ou dolorimento, e a penetração nos vasos sanguíneos tende mais a resultar em sensações agudas e dolorosas (mais válido para artérias do que para veias). Caso isso ocorra, é aconselhável retirar a agulha, checar novamente o local do ponto e reinserir a agulha em uma direção diferente, com cautela. Ao se retirar uma agulha, se houver sangramento significativo (abaixo da pele ou pela pele), então se deve aplicar pressão com um chumaço de algodão. No caso de sangramento venoso (geralmente hemorragia mais lenta e mais escura), a pressão deve ser aplicada durante 1min. No caso de hemorragia arterial (mais rápida e de cor vermelha viva), a pressão deve ser aplicada por no mínimo 3min.

Inserção de agulha proximalmente aos grandes nervos

Quando os pontos de acupuntura estiverem situados sobre ou próximos aos grandes nervos (haverá uma indicação no texto), deve-se ter uma maior precaução ao se fazer esse agulhamento. O risco de lesão dos nervos pode ser minimizado, prestando-se atenção à sensação induzida pela inserção da agulha. Sensação de choque elétrico pode ser considerada uma forma aceitável de chegada da sensação do *qi* (*deqi*), indicando realmente a estimulação direta de um nervo. Quando isso ocorre, deve-se evitar a manipulação adicional e normalmente não é necessário retirar a agulha.

Anatomia da superfície

Localização e contagem das costelas

- É melhor contar as costelas de cima para baixo, a partir da segunda costela, cuja cartilagem costal fica no mesmo nível do ângulo esternal palpável.
- Para localizar a extremidade livre da décima primeira costela, coloque a mão inteira na parte superior do abdome e, com uma pressão suave feita com o dedo, palpe em direção descendente ao longo da margem costal até que a extremidade da costela seja tocada logo acima do nível do umbigo. O contato feito com a mão inteira ajudará a reduzir a hipersensibilidade. Para localizar a extremidade livre da décima segunda costela, continue a palpar ao longo da margem inferior da caixa torácica até que a extremidade livre seja palpada na região lombar lateral.

Localização de C7

Corra o dedo em sentido descendente ao longo da linha média do pescoço. O primeiro processo espinhoso vertebral palpável é C6; se o paciente estender o pescoço, esse processo se torna impalpável. A próxima vértebra é C7, que é muito mais fácil de palpar e permanece palpável durante a extensão do pescoço. Peça ao paciente para se apoiar nos cotovelos e girar o pescoço de um lado para o outro. O examinador sentirá essa vértebra girar ligeiramente. T1, a vértebra mais proeminente na base do pescoço, não se move pela rotação do pescoço. As vértebras de T1 a aproximadamente T9 são contadas de cima para baixo a partir de C7.

Localização de L3 e L5

Coloque as mãos nas laterais da pelve e sinta o ápice das cristas ilíacas. Mantendo as pontas dos dedos indicadores imediatamente acima dos pontos mais altos das cristas ilíacas, estenda os polegares medialmente para que se encontrem na linha média diretamente no nível e entre as pontas dos dedos indicadores. As pontas dos polegares se encontrarão no nível do espaço entre os pontos altos dos processos espinhosos das vértebras L3 e L4.

Para localizar a junção lombossacral (inferior a L5), conte dois espaços intervertebrais para baixo, a partir da borda inferior de L3, ou então corra o dedo para cima pelo sacro no primeiro espaço intervertebral palpável. A junção lombossacral normalmente é sentida como uma depressão pronunciada.

Para facilitar a localização dos pontos da região lombossacral é útil colocar uma almofada abaixo da parte inferior do abdome do paciente. Isso serve para abrir os espaços intervertebrais e proporciona mais conforto ao paciente.

Note que, em alguns pacientes, a primeira vértebra sacral está "lombarizada", ou seja, separa-se do resto do sacro, ficando palpável como uma vértebra lombar adicional. Em outros casos, a quinta vértebra lombar está "sacralizada", isto é, funde-se com o resto do sacro.

As vértebras de L4 a T10 são geralmente contadas de baixo para cima a partir de L5.

Localização dos forames sacrais

Nem sempre é fácil localizar os forames sacrais. Existem, entretanto, algumas dicas úteis.

Primeiro, localize a junção lombossacral e o hiato sacrococcígeo na linha média. Divida essa linha em cinco espaços iguais usando as quatro pontas dos dedos de uma das mãos. Cada ponta do dedo deve cair em um dos quatro processos espinhosos sacrais que, às vezes, são palpáveis. Os forames ficam lateralmente aos processos, no mesmo nível e à meia distância (ou seja, 0,75 *cun*) entre a linha média e a linha dos pontos *shu* dorsais da Bexiga. Observe que a linha dos forames sacrais corre ligeiramente em direção à linha média, à medida que desce. Note também que os forames podem ser palpáveis em alguns sujeitos e que a pressão aplicada neles pode provocar a sensação *deqi* (suave formigamento, etc.).

O segundo forame sacral localiza-se aproximadamente no ponto médio de uma linha traçada entre a espinha ilíaca superior posterior e o hiato sacrococcígeo.

Linha interna dos pontos shu *dorsais da Bexiga*

Todos os pontos *shu* dorsais têm definida a distância de 1,5 *cun* da linha média. Na prática, entretanto, são localizados na linha que corre ao longo dos pontos mais altos dos músculos paraespinhais. A real distância da coluna, portanto, varia um pouco, sendo menor nas regiões superior do tórax, lombar e sacral, e maior na região torácica média.

Localização do ângulo esternocostal

Muitos dos pontos da parte superior do abdome são localizados usando-se o ângulo esternocostal (junção xifoesternal) como ponto de referência. Para encontrar o ângulo esternocostal, corra o dedo indicador para cima, ao longo da margem inferior da caixa torácica, na depressão imediatamente abaixo da parte óssea sólida do esterno. É nesse local que o processo xifoide cartilaginoso se encontra com o osso esterno. O processo xifoide pode variar substancialmente de tamanho, podendo ser visível e palpável ou invisível e impalpável. Nos indivíduos mais velhos, o processo xifoide pode se calcificar e daí é importante não confundir o nível inferior do esterno com o nível inferior dele.

Localização dos pontos dos canais do Baço e do Estômago na parte inferior do abdome

Abaixo do nível do umbigo, a borda lateral do músculo reto abdominal gradualmente se curva medialmente em direção à sínfise púbica. Na localização dos pontos dos canais do Baço e do Estômago abaixo do nível do umbigo, a linha de 4 *cun* (canal do Baço) é medida a partir da linha média até a borda lateral do músculo reto abdominal, no nível do umbigo – Daheng (BP-15) –, e a linha de 2 *cun* (canal do Estômago) é medida como metade dessa distância.

Palmar longo

Esse tendão encontra-se ausente em um ou nos dois braços em cerca de 20% das pessoas. Na ausência do tendão palmar longo, localizam-se os pontos do canal do Pericárdio no aspecto ulnar do tendão do flexor radial do carpo.

Canal do Pulmão Taiyin da Mão 5

手太陰肺經

CANAL PRIMÁRIO DO PULMÃO

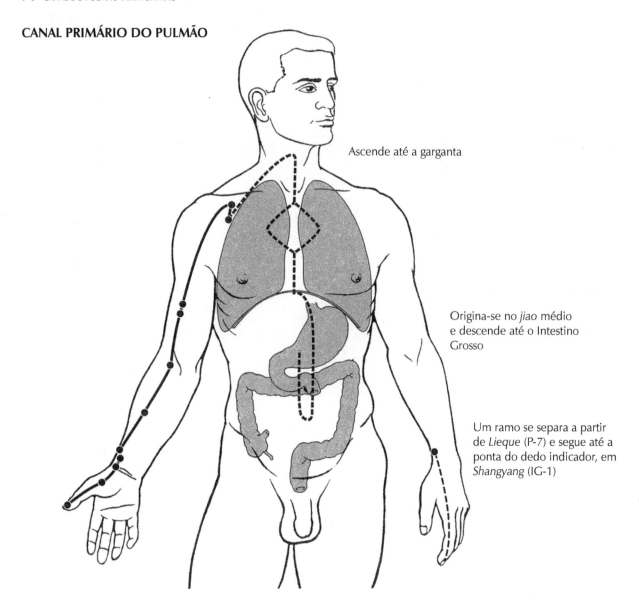

Canal primário do Pulmão

- Origina-se no *jiao* médio, na região do Estômago.
- Desce para se conectar ao Intestino Grosso.
- Volta a subir para passar no orifício cardíaco do Estômago e atravessar o diafragma.
- Penetra no Pulmão.
- Ascende para a região da garganta.
- Segue obliquamente em direção a *Zhongfu* (P-1), onde o canal emerge.
- Ascende um espaço costal até *Yunmen* (P-2), no centro da fossa do triângulo deltopeitoral.
- Desce ao longo do aspecto anterolateral da parte superior do braço, lateralmente aos canais do Coração e do Pericárdio, até a fossa cubital do cotovelo, em *Chize* (P-5).
- Passa ao longo do aspecto anterolateral do antebraço em direção ao processo estiloide do rádio.
- Segue a borda lateral da artéria radial até o pulso, em *Taiyuan* (P-9).
- Atravessa a eminência tenar para terminar no aspecto radial da unha do polegar, em *Shaoshang* (P-11).
- Um ramo se separa do canal principal em *Lieque* (P-7), no processo estiloide, e segue diretamente para o aspecto radial da ponta do dedo indicador, onde se liga ao canal do Intestino Grosso, em *Shangyang* (IG-1).

O canal primário do Pulmão conecta-se com esses zangfu: Estômago, Intestino Grosso, Pulmão.

O canal primário do Pulmão se encontra com outros canais nos seguintes pontos: nenhum.

CANAL *LUO* DE CONEXÃO DO PULMÃO

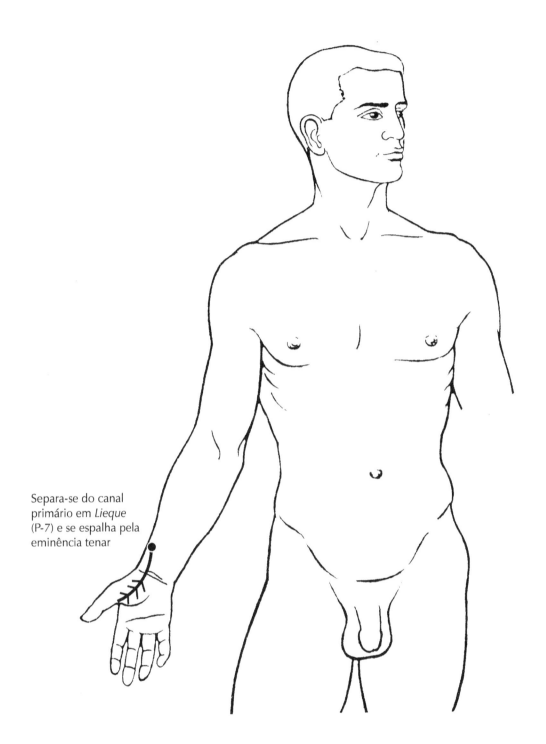

Separa-se do canal primário em *Lieque* (P-7) e se espalha pela eminência tenar

Canal luo *de conexão do Pulmão*

- Separa-se do canal primário do Pulmão em *Lieque* (P-7).
- Segue o canal do Pulmão para a palma da mão e se espalha pela eminência tenar.
- Conecta-se com o canal interior-exteriormente relacionado do Pulmão, o canal do Intestino Grosso.

CANAL DIVERGENTE DO PULMÃO

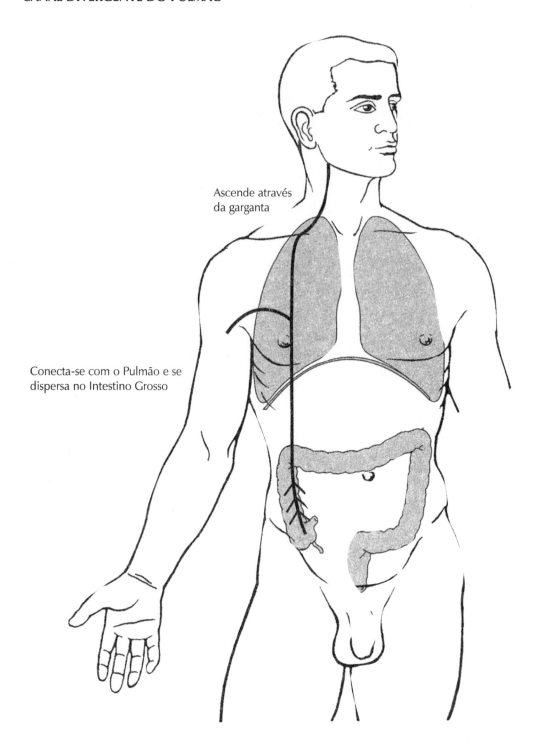

Canal divergente do Pulmão

- Bifurca-se do canal primário do Pulmão na axila e passa anteriormente ao canal do Coração no tórax.
- Conecta-se com o Pulmão e se dispersa no Intestino Grosso.
- Um ramo ascende do Pulmão, emerge na fossa supraclavicular, ascende através da garganta e converge para o canal do Intestino Grosso.

CANAL TENDINOSO DO PULMÃO

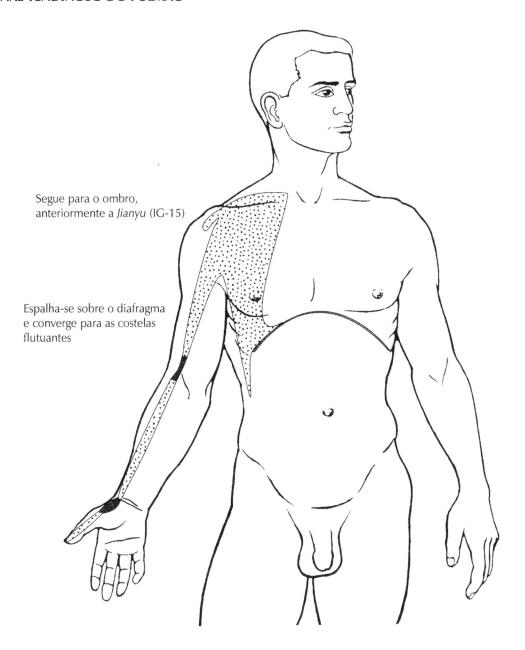

Canal tendinoso do Pulmão

- Origina-se no polegar, em *Shaoshang* (P-11), e ascende para atar-se na eminência tenar.
- Segue o pulso radial e ascende pelo aspecto flexor do antebraço para atar-se no centro do cotovelo.
- Continua ao longo do aspecto anterolateral da parte superior do braço para penetrar no tórax, abaixo da axila.
- Emerge na região de *Quepen* (E-12) e segue lateralmente para o ombro, anteriormente a *Jianyu* (IG-15).
- Retorna para a região supraclavicular *Quepen* (E-12) e descende para o tórax.
- Espalha-se sobre o diafragma e converge para a região das costelas flutuantes.

Sintomas patológicos do canal tendinoso do Pulmão

Câimbra e dor ao longo do curso do canal. Quando o quadro é grave, há acúmulo de nódulos abaixo da região costal lateral direita, tensão ao longo da região costal direita e escarro com sangue.

Discussão

O canal do Pulmão *taiyin* da mão, do ponto de vista interior-exterior, está relacionado ao canal do Intestino Grosso e, de acordo com a teoria dos seis canais, relacionado ao canal do Baço. A relação Pulmão-Intestino Grosso é mais fortalecida pelos fatos que seguem:

- O trajeto do canal primário do Pulmão interior desce para o *fu* Intestino Grosso.
- Um ramo do canal primário do Pulmão se separa de *Lieque* (P-7) para se conectar com *Shangyang* (IG-1).
- O canal *luo* de conexão do Pulmão conecta-se com o canal do Intestino Grosso.
- O canal divergente do Pulmão descende até o *fu* Intestino Grosso e se conecta com o canal do Intestino Grosso no pescoço.

Além disso, é útil notar que:

- O canal primário do Pulmão se origina no *jiao* médio, na região do Estômago.
- Os canais primário e divergente do Pulmão ascendem para a garganta.
- O canal do Pulmão não se conecta diretamente com o nariz, mas faz isso indiretamente por meio do canal do Intestino Grosso.

O Pulmão tem cinco funções principais:

- Governar o *qi* e controlar a respiração.
- Controlar a disseminação e a descensão.
- Regular as passagens da água.
- Controlar a pele e os pelos do corpo.
- Abrir-se no nariz.

É graças a essas funções, bem como pelos trajetos do canal discutidos anteriormente, que muitas das ações e indicações dos pontos do canal do Pulmão podem ser explicadas. Essas ações e indicações podem ser resumidas assim:

- Tratar rebelião do *qi* do Pulmão manifestada sob a forma de distúrbios respiratórios, como tosse, dispneia, sibilos, asma e respiração curta.
- Restaurar a função de disseminação do Pulmão quando esta se encontra enfraquecida por fatores patogênicos externos que se alojam na porção superficial do corpo.
- Tratar distúrbios nasais, incluindo hemorragia nasal e obstrução.
- Tratar distúrbios da garganta, como secura, irritação, congestão, inchaço e dor.
- Tratar edema e obstrução da micção quando causados por enfraquecimento da função do Pulmão de regular as passagens da água e controlar a disseminação e a descensão.
- Tratar vômito decorrente da rebelião do *qi* do Estômago.

Zhongfu (P-1) – palácio do meio

Ponto mu frontal do Pulmão.
Ponto de encontro dos canais do Pulmão e do Baço.

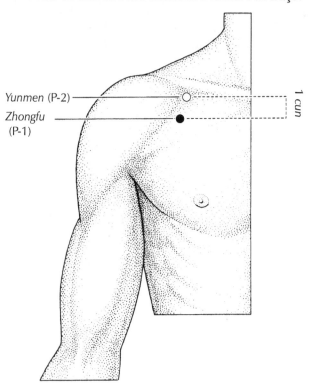

Localização

No aspecto lateral do tórax, no primeiro espaço intercostal, a 6 *cun* de distância da linha média, 1 *cun* abaixo de *Yunmen* (P-2).

Nota de localização

(1) Peça ao paciente para estender a mão para a frente enquanto você aplica uma resistência contra a mão dele para enfatizar o triângulo deltopeitoral. Primeiro, localize *Yunmen* (P-2) no centro do triân-

gulo e, em seguida, localize *Zhongfu* (P-1) no espaço intercostal, aproximadamente 1 *cun* abaixo e ligeiramente lateral a *Zhongfu* (P-1). (2) Para localizar o primeiro espaço intercostal, antes de tudo localize a cartilagem costal da segunda costela, que fica no mesmo nível do ângulo esternal; depois procure o primeiro espaço intercostal acima dela.

Inserção da agulha

Inserção transversal oblíqua de 0,5 a 1 *cun*, medialmente ao longo do espaço intercostal.

Precaução: as inserções oblíqua ou perpendicular profundas envolvem risco substancial de causar pneumotórax.

Ações

- Dissemina e descende o *qi* do Pulmão e alivia tosse e sibilos.
- Transforma fleuma, remove calor e regula as passagens da água.
- Descende o *qi* do Estômago.

Indicações

- Tosse, expectoração de fleuma turva, tosse com sangue e pus, dispneia, sibilos, asma, plenitude no tórax, dor no tórax, respiração com elevação dos ombros, opressão do tórax e dificuldade de respirar, *qi* diminuído com incapacidade de se deitar.
- Calor no tórax, aversão ao frio, calafrios e febre, transpiração.
- Obstrução dolorosa na garganta, congestão nasal, inchaço na face.
- Dificuldade de ingestão, vômito, vômito por calor na Vesícula Biliar, ânsia de vômito, distensão abdominal.
- Dor na pele, *qi* como "porquinho correndo"[1] com dor lombar, bócio, dor na parte superior do dorso e no ombro.

Comentários

Zhongfu (P-1) é o ponto *mu* frontal do Pulmão. O termo *mu* significa juntar ou coletar, e os pontos *mu* frontais são onde o *qi* dos *zangfu* se reúne e se concentra sobre a superfície anterior do corpo. Portanto, *Zhongfu* (P-1), à semelhança de todos os pontos *mu* frontais, basicamente age mais sobre o *zang* Pulmão do que sobre o canal do Pulmão.

De acordo com o *Spiritual Pivot*[2], "o Pulmão é a cobertura dos cinco *zang* e dos seis *fu*". Como *zang* mais elevado, o Pulmão recebe o *qi* puro do céu (*qing qi*) da mesma forma que as copas das árvores de uma floresta recebem a luz e o ar essenciais à vida. Por meio da inalação, o Pulmão faz o *qi* descer até os Rins e, por meio da exalação, o Pulmão dissemina o *qi* para a superfície do corpo e expulsa o *qi* residual. Sendo assim, diz-se que o Pulmão domina a respiração e descende e dissemina o *qi*.

Essas funções podem ser prejudicadas quando o *qi* do Pulmão se encontra deficiente ou quando fatores patogênicos excessivos (independentemente de serem gerados interna ou externamente) obstruem o Pulmão. O ponto forte de *Zhongfu* (P-1) é remover o excesso de todos os tipos de acometimento do Pulmão, sejam decorrentes de fatores patogênicos externos (por exemplo, vento-frio ou vento-calor) que penetram no *zang* Pulmão, sejam causados por uma desarmonia gerada internamente (por exemplo, fleuma turva ou fleuma-calor, estagnação do *qi*, etc.). Nesses casos, haverá dispneia, tosse ou sibilos e sensação de opressão no tórax. Por isso, o *Spiritual Pivot*[3] diz: "O Pulmão armazena o *qi*... no excesso, há dispneia e plenitude no tórax com face voltada para cima". Esses sintomas costumam piorar quando a pessoa se deita, porque o Pulmão tem que ter mais força para a função de descensão, e também porque isso permite que a fleuma se acumule. Por isso, o *Essential Questions*[4] diz: "O Pulmão é a cobertura dos *zang*. Quando o *qi* do Pulmão está abundante, o *mai* [pulso] é grande; quando o *mai* está grande, [o paciente] é incapaz de se deitar".

De acordo com o *Spiritual Pivot*[5], "o *qi* do Pulmão se abre no nariz; quando o Pulmão está em harmonia, o nariz distingue o odor agradável do odor fétido". *Zhongfu* (P-1), embora seja primariamente usado para regular o *zang* Pulmão, é indicado quando padrões do Pulmão do tipo excesso são acompanhados por distúrbios do canal do Pulmão, como obstrução nasal e obstrução dolorosa da garganta.

De acordo com um ditado da medicina chinesa, "o Pulmão é a fonte superior de água". O Pulmão pode ser comparado a uma tampa, por exemplo, a tampa de um bule de chá. Quando a tampa está muito apertada, o chá não consegue fluir e quando o Pulmão na parte superior do corpo está em excesso, os líquidos permanecem acima e não são excretados por baixo. *Zhongfu* (P-1) é indicado para tratar inchaço agudo na face, que ocorre quando o vento patogênico exterior obstrui as funções do Pulmão de regular as passagens da água e de descender os líquidos do corpo.

O Pulmão e o Estômago dominam a descensão, e a desarmonia de um pode afetar o outro. Se o *qi* do Pulmão se acumula acima, pode influenciar desfavoravelmente a função de descensão do Estômago, dando origem a dificuldade de ingestão, vômito, ânsia de vômito e distensão abdominal. Ao contrário, a obstrução do Estômago pode prejudicar a função de descensão do Pulmão, causando tosse, dispneia e sibilos. No *Essential Questions*[6], Qi Bo, o ministro do Imperador Amarelo, explica que a tosse pode se originar em qualquer um dos *zangfu* e diz: "Quando bebidas e alimentos frios penetram no Estômago, podem subir através do canal do Pulmão ao Pulmão, dando origem a frio no Pulmão". O nome desse ponto, "palácio do meio", refere-se à origem do canal do Pulmão, que surge no *jiao* médio (na região do Estômago) e descende até o Intestino Grosso, antes de ascender para emergir em *Zhongfu* (P-1). Desse modo, *Zhongfu* (P-1) é especialmente indicado para tratar essa desarmonia dual de Pulmão e Estômago. O interessante é que *Zhongfu* (P-1) também é utilizado no tratamento de vômito por calor na Vesícula Biliar, refletindo talvez a teoria das cinco fases, em que o metal (Pulmão) consegue controlar a madeira (Vesícula Biliar).

De acordo com o *Essential Questions*[7]: "O Pulmão domina a pele... do corpo todo". O *Spiritual Pivot*[8] declara: "quando o patógeno está no Pulmão, haverá pele dolorida, calafrios e febre, rebelião do *qi*, dispneia e transpiração". *Zhongfu* (P-1) é um dos poucos pontos de acupuntura indicados para tratar pele dolorosa, que geralmente acompanha doenças do exterior. Finalmente, o *Essential Questions*[9] inclui *Zhongfu* (P-1) entre os oito pontos para remover calor do tórax – *Quepen* (E-12), *Dazhu* (B-11), *Zhongfu* (P-1) e *Fengmen* (B-12), bilaterais.

Combinações

- Plenitude no tórax com constrição esofágica: *Zhongfu* (P-1) e *Yishe* (B-49) (*One Hundred Symptoms* [*Cem Sintomas*]).
- Dor no tórax: *Zhongfu* (P-1), *Yunmen* (P-2), *Feishu* (B-13), *Qimen* (F-14), *Yinbai* (BP-1), *Hunmen* (B-47) e *Daling* (PC-7) (*Thousand Ducat Formulas* [*Fórmulas dos Mil Ducados*]).
- Inchaço na face e no abdome: *Zhongfu* (P-1), *Jianshi* (PC-5) e *Hegu* (IG-4) (*Thousand Ducat Formulas*).
- Enurese: *Zhongfu* (P-1), *Guanmen* (E-22) e *Shenmen* (C-7) (*Thousand Ducat Formulas*).
- Plenitude abdominal, respiração curta e ofegante: moxa em *Zhongfu* (P-1), *Shanzhong* (REN-17) e *Shenque* (REN-8) (*Thousand Ducat Formulas*).
- Dificuldade de ingestão: *Zhongfu* (P-1), *Kunlun* (B-60), *Chengman* (E-20), *Yuji* (P-10) e *Zhourong* (BP-20) (*Supplementing Life* [*Vida Complementar*]).
- Constrição esofágica com dificuldade de ingestão e vômito: *Zhongfu* (P-1) e *Zhongting* (REN-16) (*Thousand Ducat Formulas*).

Yunmen (P-2) – portão da nuvem

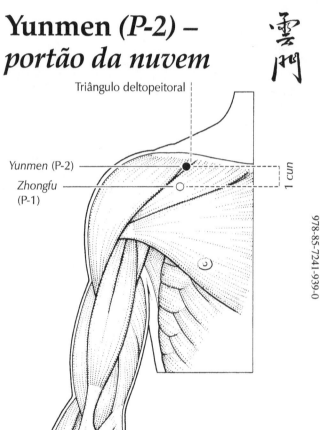

Localização

No aspecto anterolateral do tórax, abaixo da extremidade lateral da clavícula, a 6 *cun* de distância da linha média, no centro da depressão do triângulo deltopeitoral.

Nota de localização

Peça ao paciente que estenda a mão para frente enquanto você aplica resistência à mão dele para enfatizar o triângulo deltopeitoral e localizar *Yunmen* (P-2) em seu centro.

Inserção da agulha

Inserção transversal oblíqua de 0,5 a 1 *cun*.

Precaução: as inserções oblíqua ou perpendicular profundas envolvem risco substancial de causar pneumotórax.

Ações

- Remove calor do Pulmão e dissemina e descende o *qi* do Pulmão.
- Dispersa a agitação e a plenitude.

Indicações

- Tosse, sibilos, asma, dispneia com incapacidade de se deitar, respiração curta, sensação de opressão e agitação no tórax, calor no tórax, opressão e dor no tórax, ascensão do *qi* para o Coração, dor súbita em Coração e abdome.
- Dor na região costal lateral e no dorso, dor em dorso e ombros, dor no ombro com incapacidade de erguer o braço, dor na fossa supraclavicular.
- Pulso interrompido que não pode ser sentido na posição *cun*, obstrução dolorosa da garganta, bócio, lesão por frio causando calor persistente nos membros.

Comentários

De acordo com o *Essential Questions*[10], *Yunmen* (P-2) é um dos oito pontos para drenar calor das extremidades: embora, na verdade, apenas sete sejam listados, já que *Yaoshu* (DU-2) fica na linha média –, a saber: *Yunmen* (P-2), *Jianyu* (IG-15), *Weizhong* (B-40) e *Yaoshu* (DU-2). Isso se reflete na indicação desse ponto encontrada em *Great Compendium of Acupuncture and Moxibustion*: "lesão por frio dando origem a calor persistente nos membros".

Combinações

- Dor no tórax: *Yunmen* (P-2), *Zhongfu* (P-1), *Yinbai* (BP-1), *Qimen* (F-14), *Feishu* (B-13), *Hunmen* (B-47) e *Daling* (PC-7) (*Thousand Ducat Formulas*).
- Dor no ombro com incapacidade de erguer o braço: *Yunmen* (P-2) e *Bingfeng* (ID-12) (*Supplementing Life*).
- Dispneia com rebelião do *qi*, respiração com ombros erguidos, incapacidade de sentir o gosto da comida: *Yunmen* (P-2), *Qihu* (E-13), *Tianfu* (P-3) e *Shenmen* (C-7) (*Thousand Ducat Formulas*).
- Obstrução dolorosa da garganta: *Yunmen* (P-2), *Zhongfu* (P-1), *Jianyu* (IG-15), *Weizhong* (B-40), *Fuliu* (R-7) e *Fubai* (VB-10) (*Supplementing Life*).

Tianfu (P-3) – palácio do céu

Ponto janela do céu.

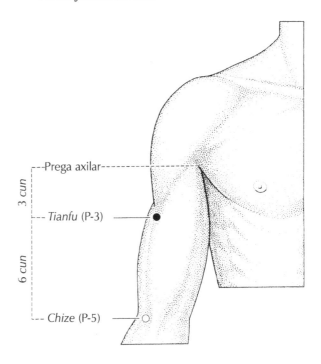

Localização

No aspecto anterolateral da parte superior do braço, 3 *cun* abaixo da prega axilar e 6 *cun* acima de *Chize* (P-5), na depressão entre a borda lateral do músculo bíceps braquial e a diáfise do úmero.

Nota de localização

Divida a distância entre a prega axilar e a prega cubital do cotovelo em terços iguais. *Tianfu* (P-3) fica na junção do terço superior com o médio.

Inserção da agulha

Inserção perpendicular de 0,5 a 1 *cun*.

Nota: de acordo com vários textos clássicos, a moxibustão é contraindicada nesse ponto. O *Sistematic Classic of Acupuncture and Moxibustion* diz que, se for usada neste ponto, a moxa causará inversão do fluxo e desordem do *qi*.

Ações

- Remove calor do Pulmão e descende o *qi* do Pulmão.
- Esfria o sangue e interrompe o sangramento.
- Acalma a alma corpórea (*po*).

Indicações

- Sibilos, dispneia, tosse, asma, sangramento nasal, escarro com sangue, tosse com sangue, salivação excessiva.
- Sonolência, insônia, tristeza, choro, desorientação e esquecimento, fala de fantasmas e cadáveres flutuando, fala melancólica e chorosa sobre fantasmas.
- Bócio, inchaço da garganta, dor do aspecto interno (anterolateral) da parte superior do braço, tontura, inchaço e distensão no corpo, malária, erupção branco-púrpura por vento (pitiríase versicolor), tontura visual, miopia.

Comentários

De acordo com o *Discourse into the Origins and Development of Medicine* (*Discurso sobre a Origem e o Desenvolvimento da Medicina*), "o Pulmão é o *zang* delicado, nem quente nem frio são apropriados... se houver muito calor, o fogo derreterá o metal e o sangue se revolverá". Já no *Spiritual Pivot*[11], *Tianfu* (P-3) estava indicado para tratar "sede súbita e intensa, rebelião interna, Fígado e Pulmão lutando entre si, sangue transbordando da boca e do nariz". A segunda citação é uma clara referência ao padrão do fogo do Fígado atacando o Pulmão. Um ramo do canal do Fígado cruza o diafragma e se espalha no Pulmão; se o fogo do Fígado ascende e chamusca o Pulmão, pode lesar os vasos sanguíneos (causando extravasamento impetuoso de sangue por boca e nariz) e os líquidos (provocando sede). Ao mesmo tempo, normalmente haverá tosse que, nesse padrão, caracteriza-se por ataques de tosse espasmódica com face vermelha, dispneia ou asma tipicamente induzida ou agravada por frustração ou raiva.

A passagem anteriormente citada do *Spiritual Pivot* lista *Tianfu* (P-3) entre os cinco pontos "janela do céu" (para discussão mais detalhada, ver p. 44).

Tianfu (P-3) compartilha com esses pontos as ações comuns de (1) tratar bócio decorrente de estagnação de *qi* e fleuma na região do pescoço; (2) descender o *qi* do Pulmão; (3) beneficiar os orifícios sensoriais, nesse caso os olhos (tontura visual e miopia). Também é interessante notar que sua capacidade de tratar bócio, bem como doenças dos olhos, é compartilhada por três pontos situados na parte superior do braço, *Tianfu* (P-3), *Binao* (IG-14) e *Naohui* (SJ-13). Não há nenhuma explicação aparente da razão pela qual esses pontos, e não os pontos mais distais, têm essa ação, sendo isso predominantemente um reflexo de observações empíricas.

De acordo com a medicina chinesa, o Pulmão abriga a alma corpórea (*po*), um dos cinco aspectos do espírito (quando esse termo é usado em seu sentido mais amplo). *Tianfu* (P-3), "palácio do céu", é indicado no tratamento de uma ampla variedade de distúrbios psicoemocionais caracterizados por tristeza, choro, desorientação e esquecimento, bem como sonolência e insônia.

Tianfu (P-3) também é utilizado para tratar "fala sobre fantasmas e cadáveres flutuantes". Esse termo provavelmente se refere à linguagem delirante observada nos estágios terminais da tuberculose pulmonar. Sun Si-miao, em seu *Thousand Ducat Formulas*, refere-se especificamente à "fala melancólica e chorosa sobre fantasmas" em relação a esse ponto, além disso, foi esse grande médico quem classificou a tuberculose pulmonar (conhecida naquela época como *feishi* – cadáver flutuante) como uma doença do Pulmão e não uma doença envolvendo possessão demoníaca. Uma explicação alternativa é que o termo se refere, na verdade, à linguagem delirante ou sem sentido atribuída à possessão demoníaca. Um livro contemporâneo sobre as crenças populares chinesas[12] explica:

"Nos casos em que a influência do fantasma (ou seja, do espírito maligno) era o resultado de um processo gradual, a vítima inicialmente ficava triste, sensível e recolhida. À medida que os poderes do fantasma sobre a mente da vítima ficavam mais fortes, ela começava a se comportar como se estivesse em um sonho, falava sobre questões fantasmagóricas ou agia como se estivesse conversando com fantasmas".

Combinações

- Rebelião do *qi* com dispneia e incapacidade de prender a respiração: *Tianfu* (P-3), *Shufu* (R-27) e *Shencang* (R-25) (*Supplementing Life*).

- Dispneia com rebelião do *qi*, respiração com ombros elevados, incapacidade de sentir o gosto da comida: *Tianfu* (P-3), *Qihu* (E-13), *Yunmen* (P-2) e *Shenmen* (C-7) (*Thousand Ducat Formulas*).
- Hemorragia nasal: *Tianfu* (P-3) e *Hegu* (IG-4) (*One Hundred Symptoms*).
- Bócio, tumor do pescoço e garganta inchada: *Tianfu* (P-3) e *Naohui* (SJ-13) (*Thousand Ducat Formulas*).
- Bócio, tumor do pescoço e garganta inchada: *Tianfu* (P-3), *Qishe* (E-11) e *Naohui* (SJ-13) (*Supplementing Life*).
- Obstrução dolorosa com dificuldade de curvar e estender a articulação do cotovelo, dor e peso do braço com dor aguda da axila: *Tianfu* (P-3), *Naohui* (SJ-13) e *Qishe* (E-11) (*Thousand Ducat Formulas*).
- Erupção branco-púrpura por vento (pitiríase versicolor): *Tianfu* (P-3) e *Xiabai* (P-4) (*Investigation into Points along the Channels* [Investigação sobre os Pontos ao longo dos Canais]).

Xiabai (P-4) – apertando o branco

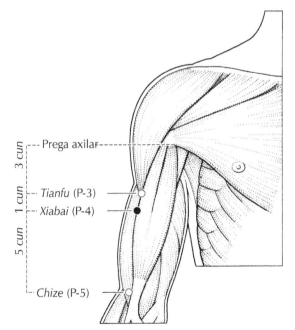

Localização

No aspecto anterolateral da parte superior do braço, 4 *cun* abaixo da prega axilar e 5 *cun* acima de *Chize* (P-5), na depressão entre a borda lateral do músculo bíceps braquial e a diáfise do úmero.

Nota de localização

Divida a distância entre a prega axilar e a prega cubital do cotovelo em terços iguais e localize *Xiabai* (P-4) a 1 *cun* abaixo da junção do terço superior com o terço médio – *Tianfu* (P-3).

Inserção da agulha

Inserção perpendicular de 0,5 a 1 *cun*.

Ações

- Descende o *qi* do Pulmão.
- Regula o *qi* e o sangue no tórax.

Indicações

- Tosse, dispneia, asma, respiração curta.
- Dor no coração, palpitações, agitação e plenitude, ânsia de vômito.
- Dor no aspecto medial do braço, erupções branco-púrpuras por vento (pitiríase versicolor).

Combinações

- Dor no coração com respiração curta: *Xiabai* (P-4), *Qimen* (F-14), *Changqiang* (DU-1), *Tiantu* (REN-22) e *Zhongchong* (PC-9) (*Thousand Ducat Formulas*).
- Erupções branco-púrpuras por vento (pitiríase versicolor): *Xiabai* (P-4) e *Tianfu* (P-3) (*Investigation into Points along the Channels*).

Chize (P-5) – pântano cubital

Ponto He mar e ponto água do canal do Pulmão.

Localização

Na prega cubital do cotovelo, na depressão situada no aspecto radial do tendão do bíceps braquial.

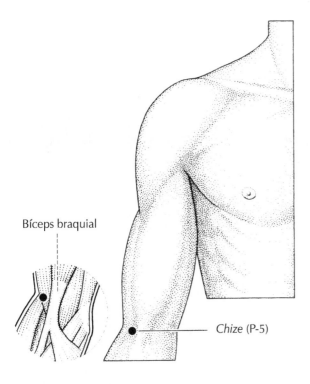

Nota de localização

(1) Localizar o ponto ligeiramente lateral ao tendão em vez de procurar o ponto imediatamente junto dele. (2) Localizar e agulhar com o cotovelo ligeiramente fletido, evitando a veia cubital.

Inserção da agulha

Inserção perpendicular de 0,5 a 1 *cun*.

Ações

- Remove calor do Pulmão e descende o *qi* em contracorrente.
- Regula as passagens da água.
- Ativa o canal.
- Relaxa os tendões e alivia a dor.

Indicações

- Tosse, tosse com fleuma, asma, sibilos, dispneia, respiração curta, agitação e plenitude do tórax.
- Febre que sobe e desce alternadamente, febre por taxação, calafrios, malária, boca e língua secas, obstrução dolorosa da garganta, tendência a espirrar.
- Escarro com sangue, tosse com sangue, sangramento nasal, vômito de sangue.
- Vômito, diarreia, distensão abdominal.
- Inchaço dos quatro membros, enurese, micção frequente.
- Dor da região costal lateral, dor no Coração, agitação do Coração, soluço com pesar, pavor infantil agudo e crônico por vento, epilepsia, espasmo clônico.
- Frio no ombro, dor na parte superior do braço e no ombro, incapacidade de erguer o braço até a cabeça, obstrução dolorosa migratória no cotovelo e na parte superior do braço, restrição do movimento do cotovelo, dor no cotovelo, dificuldade de abrir e estender a mão, os cinco tipos de dor lombar, inchaço e dor da garça azul no joelho.

Comentários

Chize (P-5) é o ponto água e *he* mar do canal do Pulmão. Sua principal ação é remover todas as formas de calor (seja por excesso, seja por deficiência) do Pulmão e descender o *qi* do Pulmão.

O calor por excesso no Pulmão pode ser decorrente de fatores internos ou externos. Os fatores internos incluem tabagismo, consumo excessivo de alimentos gordurosos, condimentados e álcool, transformação de retenção prolongada de fleuma-umidade em fleuma-calor e invasão por fogo do Fígado. Os fatores externos incluem vento-frio ou vento-calor patogênicos que penetram no *zang* Pulmão e se transformam em calor. O calor por deficiência no Pulmão pode ser decorrente de depleção e esgotamento do *yin* do Pulmão e do Rim ou de lesão do *yin* do Pulmão por ataques prolongados ou repetidos de calor excessivo. A presença de qualquer forma de calor no Pulmão perturba sua função de descensão do *qi* e provoca sintomas como rebelião do *qi* do Pulmão, por exemplo tosse, respiração curta, sibilos e asma. No caso de calor por excesso pode haver tosse de fleuma e agitação e plenitude no tórax, ao passo que nos casos de calor por deficiência pode ocorrer febre que sobe e desce alternadamente ou febre por taxação e boca e língua secas.

Embora seja igualmente aplicável nos casos de calor por excesso ou por deficiência, a combinação apropriada de *Chize* (P-5) com outros pontos determinará o diferente método necessário ao tratamento dessas duas condições. No caso de calor por excesso, caracterizado por plenitude no tórax e expectoração de fleuma amarelada, esverdeada ou castanha, ele pode ser combinado com pontos para transformar a fleuma e remover calor, como *Fenglong* (E-40) e *Zhongfu* (P-1). No caso de calor por deficiência, caracterizado por boca e língua secas e febre que sobe e desce alternadamente ou febre por taxação, ele pode ser combinado com pontos para nutrir o *yin* e umedecer o Pulmão, como *Taiyuan* (P-9), *Gaohuangshu* (B-43) e *Taixi* (R-3).

De acordo com o *Clássico das Dificuldades*[13], os pontos *he* mar são indicados para tratar "*qi* em contracorrente e diarreia", ao passo que o *Spiritual Pivot* diz: "nos distúrbios do Estômago e nos distúrbios resultantes de hábitos irregulares de alimentação e ingestão de líquidos, selecionar os pontos *he* mar"[14]. O Pulmão e o Estômago dominam a descensão, e o canal do Pulmão se origina no *jiao* médio, na região do Estômago. Além de agir na rebelião do *qi* do Pulmão, *Chize* (P-5) também trata vômito decorrente de rebelião do *qi* do Estômago, bem como diarreia e distensão abdominal.

O *Discourse Into the Origins and Development of Medicine* diz: "O Pulmão é o *zang* delicado, nem quente nem frio são apropriados... se houver muito calor, o fogo derreterá o metal e o sangue se revolverá". O Calor no Pulmão, independentemente de ser por excesso ou deficiência, pode lesar os vasos sanguíneos e dar origem a sangramento impetuoso caracterizado por tosse ou escarro com sangue ou sangramento nasal. Além de ser indicado para tratar hemorragia induzida por calor do Pulmão, graças à sua ação secundária de descender o *qi* do Estômago, *Chize* (P-5) também pode ser usado para o tratamento de vômito com sangue. O livro *Song of Points for Miscellaneous Diseases* (*Canção dos Pontos para Doenças Variadas*) declara de forma intransigente "Nos casos de vômito com sangue, a ação de *Chize* (P-5) é incomparável"[15].

A íntima relação do Pulmão com os líquidos corporais é enfatizada em dois ditados da medicina chinesa: "o Pulmão é a fonte superior de água" e "o Pulmão domina o movimento da água". Se o vento patogênico exterior obstrui a função do Pulmão de regular as passagens da água e a descensão dos líquidos corporais, pode haver retenção urinária, bem como inchaço nos quatro membros. Se o Pulmão estiver deficiente, pode haver enurese ou micção frequente. *Chize* (P-5) é indicado nesses dois padrões.

O Pulmão e o Coração dominam o *jiao* superior e compartilham uma íntima relação. O livro *Warp and Woof for Warm Febrile Disease* (*Os Fios e a Trama das Doenças Febris por Calor*) diz: "O Pulmão e o Coração estão mutuamente conectados; quando há calor no Pulmão, este penetra facilmente no Coração". Quando o calor do Pulmão é transmitido para o Coração, há agitação, e se o calor condensar o sangue, causando estase sanguínea, haverá dor no coração. Nessas duas situações, *Chize* (P-5) é indicado.

Ocupando uma posição central ao longo do canal do Pulmão, *Chize* (P-5) tem um importante efeito sobre todo o membro superior e é indicado para tratar distúrbios no canal no ombro, parte superior do braço, cotovelo e mão, que se caracterizam por dor e restrição do movimento. A dor migratória decorrente de ataque de vento-umidade patogênico é conhecida como obstrução dolorosa migratória ou obstrução dolorosa por vento; e, além de estar indicado para tratar obstrução dolorosa migratória da parte superior do braço e do cotovelo, *Chize* (P-5) aparece nas combinações clássicas para o tratamento de obstrução dolorosa por vento em todo o corpo. Muitas fontes clássicas mencionam particularmente a capacidade de *Chize* (P-5) de relaxar a contração dos tendões; por exemplo, o livro *Song of the Jade Dragon* (*Canção do Dragão de Jade*) diz: "Na contração dos tendões com dificuldade de abrir e estender a mão, o uso de *Chize* (P-5) deve sempre ser enfatizado". Seu emprego no tratamento de dor e contração do cotovelo é evidente por si só, sendo especialmente útil para tratar cotovelo de tenista, em vez de *Quchi* (IG-11), já que uma agulha inserida em *Chize* (P-5) pode ser mais facilmente direcionada para a área de sensibilidade aguda. *Chize* (P-5) também é indicado para tratar inchaço e dor no joelho (vento da garça azul no joelho), refletindo o método comumente usado de "inserção cruzada", ou seja, agulhar a articulação equivalentemente posicionada no membro superior para tratar distúrbios do membro inferior e vice-versa (ver p. 59).

O interessante é que *Chize* (P-5) também trata "os cinco tipos de dor lombar". Em certo sentido, esse ponto, localizado na flexão da articulação do cotovelo, pode ser visto como o equivalente no membro superior de B-40, que está localizado na flexão da articulação do joelho e é muito usado para tratar dor lombar.

Combinações

- Respiração curta, dor na região costal lateral e agitação do Coração: *Chize* (P-5) e *Shaoze* (ID-1) (*Thousand Ducat Formulas*).
- Respiração curta: *Chize* (P-5) e *Daling* (PC-7) (*Great Compendium*).

- Qualquer tipo de escarro com sangue: reforçar *Chize* (P-5) e reduzir *Yuji* (P-10) (*Systematic Classic*).
- Obstrução dolorosa por vento: *Chize* (P-5) e *Yangfu* (VB-38) (*Great Compendium*).
- Obstrução dolorosa por vento: *Chize* (P-5), *Tianjing* (SJ-10), *Shaohai* (C-3), *Weizhong* (B-40) e *Yangfu* (VB-38) (*Great Compendium*).
- Contração do braço com rigidez nos tendões das duas mãos resultando em incapacidade de abri-las: *Chize* (P-5), *Quchi* (IG-11), *Yangchi* (SJ-4), *Hegu* (IG-4) e *Zhongzhu* (SJ-3) (*Great Compendium*).
- Contração e frio no ombro e no dorso, com dor no aspecto interno da escápula: *Chize* (P-5), *Geshu* (B-17), *Yixi* (B-45) e *Jinmen* (B-63) (*Thousand Ducat Formulas*).
- Contração do cotovelo com dor: *Chize* (P-5) unido a IG-11 (*Ode of the Jade Dragon*).
- Dor nas regiões costal lateral e lombar decorrente de torção: *Chize* (P-5), *Renzhong* (DU-26) e *Weizhong* (B-40); em seguida agulhar *Kunlun* (B-60), *Shugu* (B-65), *Zhigou* (SJ-6) e *Yanglingquan* (VB-34) (*Great Compendium*).

Kongzui (P-6) – abertura máxima

Ponto xi *em fenda do canal do Pulmão.*

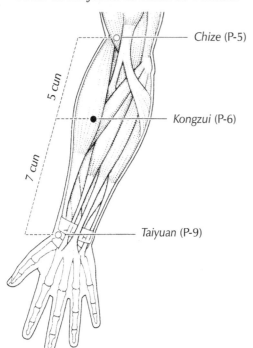

Localização

No aspecto flexor do antebraço, a 7 *cun* de distância em sentido proximal de *Taiyuan* (P-9), na linha que conecta *Taiyuan* (P-9) com *Chize* (P-5).

Nota de localização

Divida a distância entre *Taiyuan* (P-9) e *Chize* (P-5) em duas partes. *Kongzui* (P-6) é uma depressão palpável a 1 *cun* de distância em sentido proximal desse ponto médio.

Inserção da agulha

Inserção perpendicular ou oblíqua de 0,5 a 1,5 *cun*.

Ações

- Dissemina e descende o *qi* do Pulmão.
- Dissipa o calor e umedece o Pulmão.
- Dissipa o calor e interrompe o sangramento.
- Modera as condições agudas.

Indicações

- Tosse, sibilos, asma, dor no tórax, inchaço e dor na garganta, perda da voz, doença febril com ausência de transpiração.
- Tosse com expectoração de sangue, escarro com sangue, vômito com sangue, soluço.
- Dor intensa no cotovelo e na parte superior do braço, incapacidade de erguer o braço acima da cabeça, dificuldade de flexionar e estender os dedos das mãos, dor epigástrica, hemorroidas, dor de cabeça, espasmo clônico.

Comentários

Kongzui (P-6) é o ponto *xi* em fenda do canal do Pulmão. Os pontos *xi* em fenda são aqueles onde o *qi* e o sangue, que fluem com relativa superficialidade ao longo dos canais a partir dos pontos *jing* poço, juntam-se e penetram mais profundamente. Os pontos *xi* em fenda, de um modo geral, são indicados no tratamento de condições agudas e dolorosas, enquanto os pontos *xi* em fenda dos canais *yin* têm uma ação adicional no tratamento de distúrbios do sangue. *Kongzui* (P-6) é um importante ponto para tratar doenças agudas do Pulmão e distúrbios do sangue.

Kongzui (P-6) é particularmente indicado para tratar ataque de vento-calor patogênico exterior ou vento-secura que (1) se aloja na camada superficial e obstrui o funcionamento normal dos poros, dando origem à doença febril com ausência de transpiração ou (2) que penetra no *zang* e no canal do Pulmão, dando origem a tosse e sibilos agudos, inchaço, dor na garganta e perda da voz. Na prática clínica moderna, entretanto, o principal uso desse ponto é no tratamento de tosse aguda, sibilos ou asma de qualquer etiologia.

Como ponto *xi* em fenda do canal do Pulmão, *Kongzui* (P-6) também é particularmente indicado para tratar todos os tipos de hemorragia do Pulmão em decorrência de vento-secura, vento-calor, fleuma-calor, desarmonia do Fígado-Pulmão ou deficiência do *yin*.

Finalmente, *Kongzui* (P-6) é usado para tratar obstrução do *qi* ao longo do canal do Pulmão com sintomas como dor intensa no cotovelo e na parte superior do braço, dificuldade em flexionar e estender os dedos das mãos e incapacidade de erguer os braços acima da cabeça.

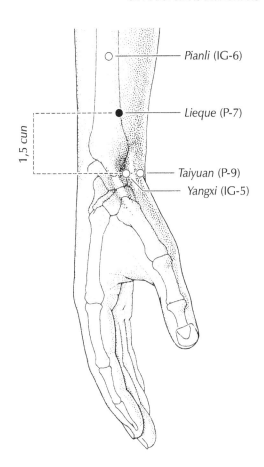

Combinações

- Doença febril com ausência de transpiração: *Kongzui* (P-6) e *Shangliao* (B-31) (*Systematic Classic*).
- Perda da voz: *Kongzui* (P-6) e *Yamen* (DU-15) (*Supplementing Life*).
- Escarro com sangue: *Kongzui* (P-6), *Quze* (PC-3) e *Feishu* (B-13) (*Classic of Supplementing Life* [Clássico da Vida Complementar]).
- Dor de cabeça: *Kongzui* (P-6), *Houxi* (ID-3), *Tianzhu* (B-10), *Taodao* (DU-13) e *Dazhu* (B-11) (*Thousand Ducat Formulas*).
- Asma aguda: *Kongzui* (P-6) e *Dingchuan* (M-DC-1).

Lieque (P-7) – sequência quebrada

Ponto luo de conexão do canal do Pulmão.
Ponto confluente do vaso da Concepção.
Ponto de comando de Gao Wu.
Ponto estrela celestial de Ma Dan-yang.

Localização

No aspecto radial do antebraço, aproximadamente 1,5 *cun* em sentido proximal de *Yangxi* (IG-5), na fenda entre os tendões do braquiorradial e do abdutor longo do polegar.

Nota de localização

Se o dedo indicador for colocado em *Yangxi* (IG-5), na tabaqueira anatômica, e movido em direção proximal sobre toda a extensão do processo estiloide do rádio, ele cairá na fenda entre os dois tendões.

Inserção da agulha

Com os dedos de uma mão, puxe a pele sobre o ponto e, com a outra mão, insira a agulha transversalmente em direção proximal ou distal, a 0,5 a 1 *cun* de profundidade, evitando a veia cefálica.

Ações

- Libera o exterior e expele o vento.
- Promove a função de descensão do Pulmão.

Indicações

- Calafrios e febre, congestão e secreção nasal, pólipos nasais, batimento das asas do nariz, obstrução dolorosa da garganta, tosse, expectoração de fleuma, sibilos, dispneia, asma, *qi* diminuído e respiração curta, calor no tórax e no dorso, calafrios e frio no tórax e nas costas, transpiração, inchaço súbito dos quatro membros, sede, inversão do fluxo dos quatro membros.
- Dor de cabeça e rigidez no pescoço e na nuca, dor de cabeça unilateral, trismo, hemiplegia, desvio da boca e do olho, dor de dente, epilepsia, epilepsia infantil por pavor, pavor infantil agudo por vento, perda da consciência, vômito de saliva espumosa (aquosa), obstrução dolorosa por vento, hipertensão.
- Retenção dos lóquios, retenção de feto morto, incapacidade de falar depois do parto, sangue na urina, micção quente e dolorosa, micção difícil, dor no pênis, dor nas genitálias, emissão seminal.
- Memória fraca, palpitações, propensão ao riso, bocejo e espreguiçamento frequentes, tensão no tórax e nas costas, plenitude da região costal lateral, abscesso da mama.
- Fraqueza ou dor no punho e na mão, dor no polegar, dor no ombro, calor nas palmas das mãos, malária.

Comentários

O nome desse ponto, "sequência quebrada", é um termo antigo para definir relâmpago. Esse nome pode ser compreendido de três maneiras: (1) a sensação elétrica que pode ser gerada quando o ponto é agulhado, (2) a capacidade de *Lieque* (P-7) de remover o peso e a opressão no tórax da mesma forma que uma tempestade com relâmpagos clareia o céu e (3) o súbito desvio do canal do Pulmão que ocorre nesse ponto. É notável que vários dos pontos *luo* de conexão – por exemplo, *Fenglong* (E-40), *Feiyang* (B-58), *Dazhong* (R-4) – se localizam em áreas onde o canal subitamente muda de direção e, no caso de *Lieque* (P-7), tal desvio quase chega ao trajeto do canal do Intestino Grosso, enfatizando a íntima afinidade desse ponto com o canal *yang* acoplado do Pulmão.

Lieque (P-7) foi incluído por Ma Dan-yang, o grande médico da dinastia Jin, entre os "onze pontos estrela do céu"[16], seu agrupamento dos pontos de acupuntura mais vitais, e foi indicado por ele para tratar dor de cabeça unilateral, obstrução dolorosa por vento e entorpecimento de todo o corpo, obstrução de fleuma na parte superior do corpo e trismo. O livro *Glorious Anthology of Acupuncture and Moxibustion* (*Gloriosa Antologia de Acupuntura e Moxibustão*), escrito por Gao Wu, da dinastia Ming, inclui *Lieque* (P-7) entre os "quatro pontos de comando" (para tratar distúrbios da cabeça e da nuca). No livro *Ode of the Obstructed River* (*Ode do Rio Obstruído*), o uso de *Lieque* (P-7) é considerado um dos "oito métodos terapêuticos". Nessa descrição da aplicação dos oito pontos confluentes dos vasos extraordinários para afetar áreas e sintomas específicos do corpo, *Lieque* (P-7) é indicado para tratar distúrbios da região da cabeça, rebelião e bloqueio de fleuma e garganta seca.

A clara ênfase dada à capacidade de *Lieque* (P-7) de tratar a região da cabeça e do pescoço em cada um desses três agrupamentos de pontos é surpreendente já que o canal do Pulmão não ascende além da garganta. O efeito de *Lieque* (P-7) sobre a região da cabeça como um todo pode, entretanto, ser explicado pelos seguintes fatores: (1) a ação de *Lieque* (P-7) de expelir e pacificar o vento cuja natureza é atacar a porção superior do corpo e (2) a íntima conexão entre *Lieque* (P-7), o ponto *luo* de conexão do canal do Pulmão, com seu canal acoplado do ponto de vista exterior-interior, o canal do Intestino Grosso, que realmente vai até a cabeça.

Lieque (P-7) é um importante ponto no tratamento de distúrbios por vento, independentemente de serem de origem externa ou interna. De acordo com o *Spiritual Pivot*[17] e com o *Essential Questions*[18], "taiyin é a abertura, jueyin é o fechamento e shaoyin é o pivô". O Pulmão (*taiyin*), que se comunica diretamente com o exterior por meio da respiração e indiretamente por meio da sua íntima relação com a pele de todo o corpo, é o *zang* mais vulnerável ao ataque de patógenos externos. Quando o vento patogênico externo, em combinação com calor, frio ou secura, ataca a porção superficial do corpo, ele tem três efeitos principais: (1) pode obstruir o *qi* defensivo e enfraquecer a função de disseminação do Pulmão, dando origem aos sinais clássicos de um padrão exterior, como calafrios e febre, dor de cabeça, dores no pescoço, ombros e costas, etc.; (2) pode prejudicar a função de descensão do Pulmão, resultando em tosse, sibilos e asma e (3) pode interferir nas funções do Pulmão de regular as passagens da água e de descensão dos líquidos para a Bexiga, causando inchaço agudo dos membros. *Lieque* (P-7) não é só o ponto *luo* de conexão do canal do Pulmão, que se comunica com o canal *yang* do Intestino Grosso, mas também é o ponto onde um ramo do canal primário do Pulmão se ramifica para se unir a *Shangyang* (IG-1) no dedo indicador. Em decorrência dessa íntima conexão com o canal *yang* acoplado (exterior) do canal do Pulmão, *Lieque* (P-7) é o ponto que mais age no exterior entre os pontos do canal do Pulmão, sendo o principal ponto no canal para libertar o exterior, promover a função dos Pulmões de dispersar e descender e de regular as passagens da água.

"O vento se caracteriza pela dispersão para cima e para fora". Esse ditado da medicina chinesa significa que o vento tende a atacar as porções superior e exterior do corpo. Além de liberar o vento do exterior, *Lieque* (P-7) é capaz de remover o vento externo e o interno da cabeça e da parte superior do corpo no tratamento de distúrbios como paralisia facial, trismo, epilepsia, dor de dente e dor de cabeça. Sua capacidade de tratar a cabeça, em particular a área facial *yangming*, novamente reflete sua íntima conexão com o canal do Intestino Grosso, um conceito enfatizado no *Guide to the Classics of Acupuncture* (*Guia para os Clássicos de Acupuntura*) que diz "os pontos *luo* de conexão estão localizados entre dois canais... se eles são agulhados, os sintomas dos canais relacionados do ponto de vista exterior-interior podem ser tratados"[19]. A ação de expulsar o vento de *Lieque* (P-7) também se reflete em seu emprego clássico no tratamento de obstrução dolorosa por vento e entorpecimento no corpo todo.

A capacidade de *Lieque* (P-7) de acalmar o vento interno é complementada por sua ação de descender a fleuma. O vento-fleuma (a combinação de vento interno e fleuma) é um padrão comum por trás de distúrbios como epilepsia, trismo, paralisia facial e hemiplegia, para os quais esse ponto é indicado. Nos distúrbios do Pulmão, a falha

do Pulmão em disseminar e descender os líquidos corporais resulta em acúmulo de fleuma no tórax e *Lieque* (P-7) também é utilizado para tratar tosse com expectoração de fleuma e vômito de saliva espumosa (aquosa).

Desde os primórdios, *Lieque* (P-7) tem sido um importante ponto no tratamento de dores de cabeça, como, por exemplo, o livro *Ode of Spiritual Brightness* (*Ode do Brilho Espiritual*) declara: "no tratamento de dor de cabeça, unilateral ou não, reduza *Lieque* (P-7)". Embora essa ação possa, em parte, ser explicada pela capacidade de *Lieque* (P-7) de expelir e pacificar o vento, bem como por sua conexão com o canal do Intestino Grosso, esse exemplo é predominantemente fruto de longas observações empíricas.

Lieque (P-7) é o ponto confluente do vaso da Concepção, que ascende ao longo da linha média anterior do corpo e que está intimamente relacionado com o útero e órgãos geniturinários. Abrindo e regulando o fluxo de *qi* no vaso da Concepção, *Lieque* (P-7) é capaz de tratar sintomas como retenção de lóquios e feto morto, dor nos órgãos genitais e distúrbios urinários. Seu efeito sobre uma ampla variedade de distúrbios urinários, como sangue na urina e micção quente, dolorosa e difícil, reflete ainda mais a importante função do Pulmão de regular as passagens da água, especialmente a descensão dos líquidos para a Bexiga.

Lieque (P-7) compartilha com os outros pontos *luo* de conexão dos canais *yin* – *Gongsun* (BP-4), *Tongli* (C-5), *Dazhong* (R-4), *Ligou* (F-5) e *Neiguan* (PC-6) – a capacidade especial de tratar distúrbios psicoemocionais e é indicado para tratar propensão ao riso, bocejo e espreguiçamento frequentes e, especialmente, memória fraca.

No que se refere aos distúrbios do canal do Pulmão, *Lieque* (P-7) trata calor nas palmas das mãos e dor no ombro, mas é particularmente importante para tratar dor da articulação do polegar e do dedo indicador. Para esse propósito, é agulhado em direção à mão e manipulado para transmitir a sensação à área acometida, ao passo que, para todos os outros propósitos, *Lieque* (P-7) é geralmente agulhado em sentido proximal em direção ao cotovelo.

Finalmente, o *Great Compendium of Acupuncture and Moxibustion* dá indicações específicas para o tratamento de excesso e deficiência dos pontos *luo* de conexão. No caso de *Lieque* (P-7), essas indicações são: calor no tórax e nas costas, transpiração, inchaço súbito dos quatro membros (excesso); calafrios e frio no tórax e nas costas, *qi* diminuído e respiração curta (deficiência).

Combinações

- Dispneia aguda: *Lieque* (P-7) e *Zusanli* (E-36) (*Song of Points*).
- Edema: *Lieque* (P-7), *Yanggu* (ID-5), *Hegu* (IG-4), *Jianshi* (PC-5), *Yanglingquan* (VB-34), *Yingu* (R-10), *Zusanli* (E-36), *Ququan* (F-8), *Jiexi* (E-41), *Xiangu* (E-43), *Fuliu* (R-7), *Gongsun* (BP-4), *Lidui* (E-45), *Chongyang* (E-42), *Yinlingquan* (BP-9), *Weishu* (B-21), *Shuifen* (REN-9) e *Shenque* (REN-8) (*Great Compendium*).
- Vento unilateral (hemiplegia): *Lieque* (P-7) e *Chongyang* (E-42) (*Great Compendium*).
- Dor de cabeça unilateral ou generalizada: *Lieque* (P-7) e *Taiyuan* (P-9) (*Ode of Xi-hong* [Ode de Xi-hong]).
- Desvio da boca: *Lieque* (P-7) e *Dicang* (E-4) (*Supplementing Life*).
- Desvio da boca e da face: *Lieque* (P-7) e *Wangu* (VB-12) (*Supplementing Life*).
- Epilepsia na infância por pavor: *Lieque* (P-7) e o ponto *luo* de conexão do *yangming* (*Systematic Classic*).
- Dor nos órgãos genitais: *Lieque* (P-7), *Yinlingquan* (BP-9) e *Shaofu* (C-8) (*Formulas for the Living* [Fórmulas para Viver]).
- Calor nas palmas das mãos: *Lieque* (P-7), *Jingqu* (P-8) e *Taiyuan* (P-9) (*Great Compendium*).
- Malária com calafrios e febre: *Lieque* (P-7), *Houxi* (ID-3), *Qiangu* (ID-2) e *Shaoze* (ID-1) (*Thousand Ducat Formulas*).
- Memória fraca: *Lieque* (P-7), *Gaohuangshu* (B-43), *Shendao* (DU-11) e *Youmen* (R-21) (*Supplementing Life*).
- Memória fraca: *Lieque* (P-7), *Xinshu* (B-15), *Shenmen* (C-7), *Zhongwan* (REN-12), *Zusanli* (E-36), *Shaohai* (C-3) e moxa em *Baihui* (DU-20) (*Outline of Medicine* [Linhas Gerais da Medicina]).
- Riso frequente: *Lieque* (P-7), *Daling* (PC-7), *Renzhong* (DU-26) e *Yangxi* (IG-5) (*Great Compendium*).
- Dor em punhalada nas duas mamas decorrente de *qi*: *Taiyuan* (P-9) e *Lieque* (P-7) (*Song of Points*).

Jingqu (P-8) – calha do canal

Ponto *jing rio* e metal do canal do Pulmão.

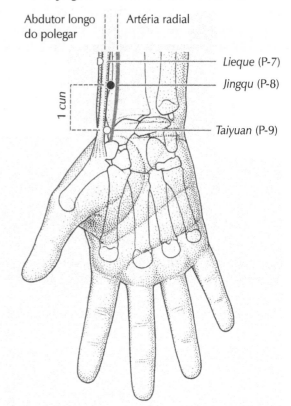

Localização

Acima do punho, 1 *cun* em sentido proximal de *Taiyuan* (P-9), na linha que liga *Taiyuan* (P-9) a *Kongzui* (P-6), na depressão situada na base do processo estiloide do rádio e no aspecto radial da artéria radial.

Nota de localização

Se o dedo indicador for colocado em *Taiyuan* (P-9) e movido em sentido proximal sobre o processo estiloide palpável do rádio, ele naturalmente chegará na depressão onde se localiza *Jingqu* (P-8).

Inserção da agulha

Inserção perpendicular ou oblíqua, em sentido proximal, de 0,3 a 0,5 *cun*, evitando a artéria radial.

Ações

- Descende o *qi* do Pulmão e alivia a tosse e os sibilos.

Indicações

- Tosse, asma, sibilos, dispneia, distensão e dor no tórax e na parte superior das costas, dor de garganta, obstrução dolorosa na garganta, doença febril com ausência de transpiração, doença febril com falta de ar, calor nas palmas das mãos.
- Dor no coração com vômito, dor no punho, malária, bocejo excessivo, dor nas plantas dos pés.

Comentários

De acordo com o *Clássico das Dificuldades*[20], os pontos *jing* rio são indicados para tratar "tosse e dispneia, calafrios e febre". *Jingqu* (P-8), o ponto *jing* rio do canal do Pulmão, é basicamente indicado para tratar tosse do tipo excesso, dispneia e sibilos com plenitude e dor no tórax e na parte superior do dorso, e para tratar doença febril com ausência de transpiração.

Uma indicação usual para *Jingqu* (P-8) encontrada no *Classic of Supplementing Life with Acupuncture and Moxibustion (Clássico da Vida Complementar com Acupuntura e Moxibustão)* é tratar dor na região de *Yongquan* (R-1). A dor na planta do pé normalmente decorre de deficiência dos Rins ou de fleuma e umidade extravasando para baixo.

Entretanto, deve-se enfatizar que, na prática clínica moderna, *Jingqu* (P-8) é raramente usado.

Combinações

- Tensão no tórax e no dorso com sensação de inchaço no tórax: *Jingqu* (P-8) e *Qiuxu* (VB-40) (*Thousand Ducat Formulas*).
- Doença febril com ausência de transpiração: *Jingqu* (P-8) e *Dadu* (BP-2) (*One Hundred Symptoms*).

Taiyuan (P-9) – supremo abismo

Ponto shu *riacho,* yuan *fonte e terra do canal do Pulmão.*
Ponto hui *de encontro dos vasos.*

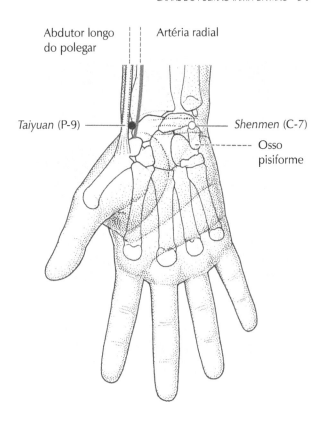

Localização

Na articulação do punho, na depressão entre a artéria radial e o tendão do abdutor longo do polegar, no mesmo nível de *Shenmen* (C-7) (a borda proximal do osso pisiforme).

Nota de localização

A localização desse ponto é normalmente dada em relação à prega do punho. Como as pregas do punho são uma característica anatômica superficial e variável, é melhor localizar o ponto em relação ao osso pisiforme próximo: primeiro localize *Shenmen* (C-7), na borda inferior (proximal) do osso pisiforme, depois encontre *Taiyuan* (P-9) no mesmo nível.

Inserção da agulha

Inserção perpendicular, de 0,3 a 0,5 *cun*, evitando a artéria radial.

Ações

- Tonifica o Pulmão e transforma fleuma.
- Promove a função de descensão do Pulmão.
- Regula e harmoniza os cem vasos.
- Ativa o canal e alivia a dor.

Indicações

- Tosse, tosse com fleuma aquosa, asma, sibilos, dispneia, respiração curta, bocejo excessivo, calor nas palmas das mãos, garganta seca, opressão e agitação no tórax com dificuldade de respirar e incapacidade de se deitar.
- Escarro com sangue, tosse com sangue, vômito com sangue, agitação com dor no coração acompanhada por pulso áspero, delírio maníaco, síndrome sem pulso.
- Rebelião do *qi* do Estômago, eructação, obstrução visual superficial, vermelhidão e dor nos olhos, calafrios, inversão por frio, dor de dente, vento na cabeça, inchaço da face.
- Fraqueza ou dor do punho, dor no ombro e nas costas, dor da fossa supraclavicular, dor no aspecto interno do braço, dor na mama.

Comentários

Taiyuan (P-9) é o ponto *shu* riacho, *yuan* fonte e terra do canal do Pulmão. O *Spiritual Pivot*, no capítulo 6, recomenda o uso dos pontos *shu* riacho no tratamento de distúrbios dos *zang*, enquanto no capítulo 1 diz: "Quando os cinco *zang* estão doentes, selecione [entre] os doze [pontos] *yuan* fonte". Além disso, o *Clássico das Dificuldades*[21] declara: "em casos de deficiência, reforçar a mãe". De acordo com a teoria das cinco fases, *Taiyuan* (P-9) é o ponto terra, portanto, a mãe do *zang* metal. Assim, *Taiyuan* (P-9) é o ponto único mais importante do canal do Pulmão para tonificar o *qi* ou o *yin* do Pulmão, os dois principais padrões de deficiência do Pulmão.

Taiyuan (P-9) é indicado para tratar deficiência do Pulmão caracterizada por tosse fraca crônica ou sibilos. No caso de deficiência do *qi* do Pulmão também pode haver respiração curta e bocejo excessivo, enquanto no caso de deficiência do *yin* pode haver calor nas palmas das mãos e expectoração de sangue. *Taiyuan* (P-9) também ajuda na transformação de fleuma que surge em decorrência de deficiência. Se o *qi* do Pulmão estiver muito fraco para mover os líquidos no Pulmão, pode haver fleuma aquosa copiosa, e se o *yin* do Pulmão estiver deficiente e o calor resultante condensar os líquidos, pode haver fleuma seca e escassa com secura da garganta. Além de tonificar a deficiência, *Taiyuan* (P-9) é capaz de promover a função de descensão do Pulmão, sendo indicado no tratamento de plenitude e opressão do tórax com incapacidade mãe de se deitar.

De acordo com o *Clássico das Dificuldades*[22], "os vasos se reúnem em *Taiyuan* (P-9)", ao passo que o *Classic of Categories* (*Clássico das Categorias*) afirma que "o fluxo dos canais [deve] seguir o *qi*, o *qi* é dominado pelo Pulmão, portanto é o encontro dos 100 vasos". Essas afirmações se referem à importante relação entre o *qi* e o sangue, expressa no ditado "o *qi* é o comandante do sangue" e também em outra declaração do *Classic of Categories*: "Os vasos são os trajetos do *qi* do sangue; a circulação dos vasos é dependente do *qi*". Em outras palavras, o sangue se move pelos vasos sanguíneos em virtude do movimento do *qi*; especialmente no tórax e na região do Coração, a circulação do sangue é dependente da reunião do *qi* (formada a partir da combinação do ar inalado pelo Pulmão e pelo *qi* dos alimentos e das bebidas). *Taiyuan* (P-9), o ponto *hui* de encontro dos vasos, é, portanto, um importante ponto para harmonizar a relação entre o *qi* de coleta (*zong qi*) e o sangue. Quando o *qi* de coleta encontra-se deficiente e falha em circular o sangue, acumula-se e estagna no tórax e no Coração, dando origem à opressão e plenitude, agitação, dor no Coração com pulso áspero e, em casos graves, a delírio maníaco. *Taiyuan* (P-9) também é indicado para tratar distúrbios gerais dos vasos sanguíneos, como vômito, escarro ou tosse com sangue e síndrome sem pulso. O canal do Pulmão tem sua origem no *jiao* médio e, como ocorre com muitos pontos do canal, *Taiyuan* (P-9) é capaz de harmonizar o Estômago, sendo indicado para tratar rebelião do *qi* do Estômago com eructação, bem como para o tratamento de sintomas de calor no canal do Estômago, por exemplo, dor de dente, obstrução visual superficial, vermelhidão e dor nos olhos e dor na mama.

Finalmente, *Taiyuan* (P-9) é usado para tratar dor que afeta várias porções do canal do Pulmão, incluindo a fossa supraclavicular, o ombro e o dorso, o aspecto interno do braço e o pulso. Deve-se notar que a referência chinesa para o aspecto "interno" do braço a respeito do canal do Pulmão pressupõe uma postura em pé com as palmas das mãos voltadas para os lados. Em termos da posição anatômica ocidental usada neste livro, o canal do Pulmão ocupa a posição anterolateral do braço.

Combinações

- Distensão do pulmão: *Taiyuan* (P-9) e *Feishu* (B-13) (*Systematic Classic*).
- Dor em pulmão e coração: *Taiyuan* (P-9) e *Yuji* (P-10) (*Systematic Classic*).

- Garganta seca: *Taiyuan* (P-9) e *Yuji* (P-10) (*Great Compendium*).
- Delírio maníaco: *Taiyuan* (P-9), *Yangxi* (IG-5), *Xialian* (IG-8) e *Kunlun* (B-60) (*Great Compendium*).
- Agitação e opressão com incapacidade de dormir: *Taiyuan* (P-9), *Gongsun* (BP-4), *Yinbai* (BP-1), *Feishu* (B-13), *Yinlingquan* (BP-9) e *Sanyinjiao* BP-6 (*Great Compendium*).
- Eructação: *Taiyuan* (P-9) e *Shenmen* (C-7) (*Great Compendium*).
- Dor em punhalada nas mamas por *qi*: *Taiyuan* (P-9) e *Lieque* (P-7) (*Song of Points*).

Yuji (P-10) – borda do peixe

Ponto ying *nascente e fogo do canal do Pulmão.*

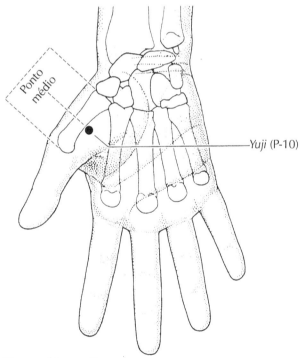

Localização

Na eminência tenar da mão, em uma depressão entre o ponto médio da diáfise do primeiro osso metacarpiano e os músculos tenares.

Nota de localização

Localizar e agulhar próximo à borda do osso metacarpiano.

Inserção da agulha

Inserção perpendicular de 0,5 a 1 *cun*.

Ações

- Beneficia a garganta.
- Dissipa o calor do Pulmão.
- Descende o *qi* em contracorrente.
- Harmoniza o Estômago e o Coração.

Indicações

- Obstrução dolorosa na garganta, dor de garganta, garganta seca, perda da voz.
- Tosse com ausência de transpiração, tosse que causa dor no hipogástrio ou no sacro, tosse acompanhada de soluço, respiração curta com obstrução dolorosa do Coração, *qi* diminuído com obstrução dolorosa do Coração, obstrução dolorosa do tórax com incapacidade de prender a respiração.
- Calor por deficiência, calor no corpo, aversão ao frio, ataque de vento e frio depois de ingestão de álcool causando calafrios e febre.
- Tosse com sangue, vômito com sangue, sangue na urina.
- Agitação do Coração, tristeza e medo, raiva e mania, tristeza e raiva com *qi* em contracorrente, obstrução dolorosa do Coração com medo e pavor.
- Saburra amarela, abscesso na mama, dor de dente, lacrimejamento, tontura visual, prurido nos órgãos genitais por umidade, impotência com distensão abdominal, dor de cabeça, malária, tétano.
- Dor abdominal com incapacidade de comer ou beber, distúrbio da perturbação súbita, constrição esofágica decorrente de deficiência no *jiao* médio, vômito, disfunção nutricional da infância.
- Calor e dor das palmas das mãos e do polegar, contração do cotovelo com distensão e plenitude do braço.

Comentários

Yuji (P-10) é o ponto *ying* nascente e ponto fogo do canal do Pulmão. De acordo com o *Clássico das Dificuldades*[23], os pontos *ying* nascente são indicados para tratar "calor no corpo", e *Yuji* (P-10) é eficaz para remover calor do canal do Pulmão e do *zang* Pulmão.

É uma característica geral dos pontos mais distais do canal que eles tratem distúrbios da extremidade superior do canal. O trajeto interno do canal do Pulmão surge na garganta e *Yuji* (P-10) é um ponto importante para o tratamento de uma ampla variedade de distúrbios da garganta caracterizados por calor e secura, independentemente de serem decorrentes de deficiência ou excesso, e é indicado para tratar dor, inchaço, congestão e secura da garganta e perda da voz.

O calor por excesso no *zang* Pulmão pode ser subdividido em predominância de calor ou predominância de fleuma. *Yuji* (P-10) é indicado no primeiro caso e os pontos como *Zhongfu* (P-1) e *Chize* (P-5) são preferíveis no segundo caso. Se o calor alojado no Pulmão obstruir a descensão do *qi* do Pulmão, causará a tosse. Se os líquidos do Pulmão se vaporizarem pelo calor, haverá transpiração, mas se o calor do Pulmão queimar e consumir os líquidos, ocorrerá tosse com ausência de transpiração. O grau da transpiração, portanto, indica a gravidade do calor. Em razão da ação de remover calor, *Yuji* (P-10) é igualmente eficaz para remover calor do Pulmão originado da deficiência do *yin*.

Yuji (P-10) é indicado para tratar distúrbios hemorrágicos que afetam os três *jiao*. O calor no Pulmão pode lesar os vasos do Pulmão, provocando tosse com sangue, passar para a origem do canal do Pulmão no Estômago e causar vômito de sangue, ou passar para o Coração e, então, o Intestino Delgado e a Bexiga podem dar origem a sangue na urina (acompanhado ou não de prurido nas genitálias por umidade ou impotência).

Yuji (P-10) é capaz de harmonizar a relação entre Pulmão e Coração por um lado e, por outro, equilibrar a relação entre Pulmão e Estômago. De acordo com o livro *Warp and Woof of Warm Febrile Disease*: "O Pulmão e o Coração estão mutuamente interligados, por isso, quando há calor no Pulmão, ele entra facilmente no Coração". Assim, se o calor do Pulmão se agitar no *jiao* superior, pode passar para o Coração, causando agitação e distúrbio mental, como raiva e mania. Ou então, se o *qi* de coleta estiver deficiente, o *qi* do Pulmão e do Coração podem tornar-se deficientes e incapazes de mover o sangue pelo Coração, havendo consequente estase de sangue no Coração. *Yuji* (P-10) é indicado para tratar *qi* diminuído, respiração curta e obstrução dolorosa do Coração.

O canal do Pulmão origina-se no *jiao* médio, na região do Estômago. *Yuji* (P-10) é capaz de (1) remover calor que passa para o canal do Estômago, causando dor de dente, lacrimejamento ou abscesso na mama; (2) neutralizar a rebelião dual do *qi* do Pulmão e do Estômago, que se manifesta sob a forma de tosse com soluço; e (3) tratar vários distúrbios do *fu* Estômago, inclusive dor abdominal com incapacidade de comer ou beber, vômito, deficiência nutricional infantil e constrição esofágica decorrente de deficiência do *jiao* médio.

Finalmente, *Yuji* (P-10) é um importante ponto local no tratamento de dor e calor da articulação do polegar.

Combinações

- Dor de garganta: *Yuji* (P-10) e *Yemen* (SJ-2) (*One Hundred Symptoms*).
- Garganta seca: *Yuji* (P-10) e *Taiyuan* (P-9) (*Great Compendium*).
- Rigidez na língua: *Yuji* (P-10), *Shaoshang* (P-11), *Yamen* (DU-15), *Erjian* (IG-2), *Zhongchong* (PC-9), *Yingu* (R-10) e *Rangu* (R-2) (*Great Compendium*).
- Dor de cabeça: *Yuji* (P-10), *Hegu* (IG-4), *Tianchi* (PC-1), *Tongziliao* (VB-1), *Sibai* (E-2), *Tianchong* (VB-9), *Sanjiaoshu* (B-22) e *Fengchi* (VB-20) (*Systematic Classic*).
- Escarro com sangue de qualquer etiologia: reduzir *Yuji* (P-10) e reforçar *Chize* (P-5) (*Systematic Classic*).
- Vômito com sangue: *Yuji* (P-10), *Quze* (PC-3) e *Shenmen* (C-7) (*Great Compendium*).
- Dor no Pulmão e no Coração: *Yuji* (P-10) e *Taiyuan* (P-9) (*Systematic Classic*).
- Obstrução dolorosa do Coração, tristeza e medo: *Yuji* (P-10), *Shenmen* (C-7) e *Dadun* (F-1) (*Great Compendium*).
- Delírio maníaco, medo e pavor: *Yuji* (P-10), *Zhizheng* (ID-7), *Hegu* (IG-4), *Shaohai* (C-3), *Quchi* (IG-11) e *Wangu* (ID-4) (*Thousand Ducat Formulas*).
- Dor no pênis: *Yuji* (P-10), *Taixi* (R-3), *Zhongji* (REN-3) e *Sanyinjiao* (BP-6) (*Great Compendium*).
- Enurese: *Yuji* (P-10), *Shenmen* (C-7), *Taichong* (F-3), *Dadun* (F-1) e *Guanyuan* (REN-4) (*Great Compendium*).
- Abscesso na mama: *Yuji* (P-10), *Xiajuxu* (E-39), *Zusanli* (E-36), *Xiaxi* (VB-43), *Weizhong* (B-40), *Zulinqi* (VB-41) e *Shaoze* (ID-1) (*Great Compendium*).
- Dificuldade de ingestão: *Yuji* (P-10), *Zhongfu* (P-1), *Kunlun* (B-60), *Chengman* (E-20) e *Zhourong* (BP-20) (*Supplementing Life*).

- Dificuldade de ingestão: *Yuji* (P-10), *Neiguan* (PC-6) e *Zusanli* (E-36) (*Great Compendium*).
- Contração do cotovelo: *Yuji* (P-10), *Chize* (P-5), *Jianyu* (IG-15), *Xiaohai* (ID-8), *Jianshi* (PC-5), *Daling* (PC-7) e *Houxi* (ID-3) (*Great Compendium*).

Shaoshang (P-11) – shang *menor*

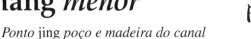

Ponto jing *poço e madeira do canal do Pulmão.*
Ponto fantasma de Sun Si-miao.

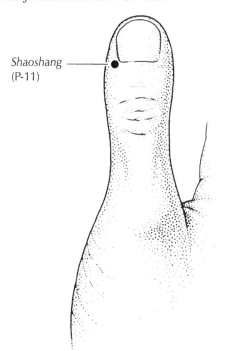

Localização

No aspecto extensor do polegar, na junção das linhas traçadas ao longo da borda radial da unha e a base da unha, a aproximadamente 0,1 *cun* de distância da unha.

Inserção da agulha

Inserção perpendicular ou oblíqua em sentido proximal de 0,1 a 0,2 *cun* ou picar para sangrar.

Ações

- Reaviva a consciência.
- Dissipa calor e beneficia a garganta.

Indicações

- Perda da consciência por acidente vascular cerebral, perda da consciência, inversão por frio, inversão por calor.
- Dor de garganta, obstrução dolorosa da garganta, mariposa na garganta (distúrbio infantil), caxumba, língua em flor de lótus, sangramento nasal, lábios secos com desejo de beber água, doença febril com calafrios.
- Agitação (do Coração) com tosse e dispneia, plenitude do Coração com transpiração, plenitude abaixo do Coração, mania, pavor na infância por vento, malária, vômito.
- Dor e contração no punho, dor no polegar, calor nas palmas das mãos, obstrução dolorosa da parte superior do braço, dor da parte anterior da orelha.

Comentários

Shaoshang (P-11)[24] é o ponto *jing* poço do canal do Pulmão e, assim como muitos dos pontos *jing* poço, é importante para tratar colapso, sendo indicado no tratamento de perda da consciência (por acidente vascular cerebral) e inversão por frio ou calor.

O trajeto interno do canal do Pulmão ascende, em seu ponto mais alto, até a garganta. Como ponto terminal do canal do Pulmão, *Shaoshang* (P-11) tem um ação particularmente forte sobre a extremidade oposta do canal e pode ser agulhado ou perfurado para sangrar nos casos de todos os distúrbios agudos da garganta e tecidos vizinhos decorrentes de calor por excesso e fogo venenoso. Além de ser indicado para tratar dor de garganta simples por ataque de vento-calor externo, *Shaoshang* (P-11) é usado para tratar caxumba e "mariposa na garganta (distúrbio infantil)", uma categoria tradicional de doença que corresponde mais ou menos à amidalite. Para provocar o sangramento de *Shaoshang* (P-11) mais facilmente, o polegar e o dedo indicador de uma das mãos são usados para agarrar e ingurgitar o polegar do paciente, enquanto se usa a outra mão para furar o ponto. De acordo com o Mestre Zhu Dan-xi[25], da dinastia Jin-Yuan, "a recuperação se segue instantaneamente ao sangramento". Tanto *Shaoshang* (P-11) como *Yuji* (P-10) têm um importante efeito sobre a garganta. Em comparação com *Yuji* (P-10), que é indicado para tratar calor por excesso e por deficiência, geralmente se usa *Shaoshang* (P-11) no

96 – CANAL DO PULMÃO *TAIYIN* DA MÃO

tratamento de condições mais extremas decorrentes apenas de excesso.

O *Clássico das Dificuldades*[26] declara que os pontos *jing* poço tratam "plenitude abaixo do Coração". A região "abaixo do Coração" refere-se especificamente ao ápice do epigástrio, mas muitos dos pontos *jing* poço na verdade tratam estagnação e plenitude por toda a região torácica. *Shaoshang* (P-11) é indicado para tratar plenitude do Coração e da região abaixo do Coração, acompanhada por transpiração. Sua capacidade de tratar estase e calor no Coração potencializa-se graças às suas indicações para o tratamento de mania e agitação do Coração. Por essa razão, foi incluído, sob o seu nome alternativo de *Guixin* (fé no fantasma), entre os "treze pontos fantasmas" de Sun Si-miao para o tratamento de mania e epilepsia.

Combinações

- Garganta inchada e dolorosa: *Shaoshang* (P-11), *Tiantu* (REN-22) e *Hegu* (IG-4) (*Great Compendium*).
- Tosse e dispneia: *Shaoshang* (P-11) e *Daling* (PC-7) (*Thousand Ducat Formulas*).
- Rigidez na língua: *Shaoshang* (P-11), *Yuji* (P-10), *Yamen* (DU-15), *Erjian* (IG-2), *Zhongchong* (PC-9), *Yingu* (R-10) e *Rangu* (R-2) (*Great Compendium*).
- Som estertoroso na garganta: *Shaoshang* (P-11), *Taichong* (F-3) e *Jingqu* (P-8) (*Thousand Ducat Formulas*).
- Sede por deficiência de sangue: *Shaoshang* (P-11) e *Quze* (PC-3) (*One Hundred Symptoms*).
- Vômito: *Shaoshang* (P-11) e *Laogong* (PC-8) (*Thousand Ducat Formulas*).
- Demência: *Shaoshang* (P-11), *Shenmen* (C-7), *Yongquan* (R-1) e *Xinshu* (B-15) (*Great Compendium*).

NOTAS

[1] *Qi* como "porquinho correndo": tradução de *running piglet qi*, síndrome da Medicina Tradicional Chinesa semelhante a um ataque de pânico em que o *qi* caótico surge no abdome e ascende

até a garganta com tal violência que a pessoa sente que vai morrer (N. da T.).

[2] *Spiritual Pivot*, Cap. 1.

[3] *Spiritual Pivot*, Cap. 8.

[4] *Essential Questions*, Cap. 46.

[5] *Spiritual Pivot*, Cap. 17.

[6] *Essential Questions*, Cap. 38.

[7] *Essential Questions*, Cap. 44.

[8] *Spiritual Pivot*, Cap. 20.

[9] *Essential Questions*, Cap. 61.

[10] *Essential Questions*, Cap. 61.

[11] *Spiritual Pivot*, Cap. 21.

[12] *Nourishment of Life*, Health Chinese Society, Linda C. Koo, The Commercial Press, Hong Kong, p. 123.

[13] *Clássico das Dificuldades*, 68ª Dificuldade.

[14] *Spiritual Pivot*, Cap. 44.

[15] Deve-se notar, entretanto, que os termos tosse com sangue e vômito com sangue eram usados alternadamente no *Essentials from the Golden Cabinet* (*Fundamentos do Gabinete de Ouro*), e alguns escritores que vieram depois também não diferenciaram claramente esses termos, falhando, assim, em distinguir a origem do sangramento.

[16] Ma Dan-yang foi o criador de *Song of the Eleven Heavenly Star Points*. Tais pontos apareceram pela primeira vez impressos no clássico do século XII d.C., *Classic of Jade Dragon*. Xu Feng incluiu esse texto em sua obra *Complete Collection of Acupuncture and Moxibustion* e acrescentou um décimo segundo ponto, *Taichong* (F-3).

[17] *Spiritual Pivot*, Cap. 5.

[18] *Essential Questions,* Cap. 6.

[19] Citado em *Chinese Acupuncture and Moxibustion*, Foreign Languages Press, Beijing.

[20] *Clássico das Dificuldades,* 68ª Dificuldade.

[21] *Clássico das Dificuldades*, 69ª Dificuldade.

[22] *Clássico das Dificuldades*, 45ª Dificuldade.

[23] *Clássico das Dificuldades*, 68ª Dificuldade.

[24] *Shang* é a nota associada à fase metal em um antigo sistema de anotação musical.

[25] *The Heart & Essence of Dan-xi's Methods of Treatment*, A Translation of Zhu Dan-xi's Dan Xi Zhi Fa Xin Yao, Blue Poppy Press, p. 304.

[26] *Clássico das Dificuldades*, 68ª Dificuldade.

Canal do Intestino Grosso Yangming da Mão

6

手陽明大腸經

98 – CANAL DO INTESTINO GROSSO *YANGMING* DA MÃO

CANAL PRIMÁRIO DO INTESTINO GROSSO

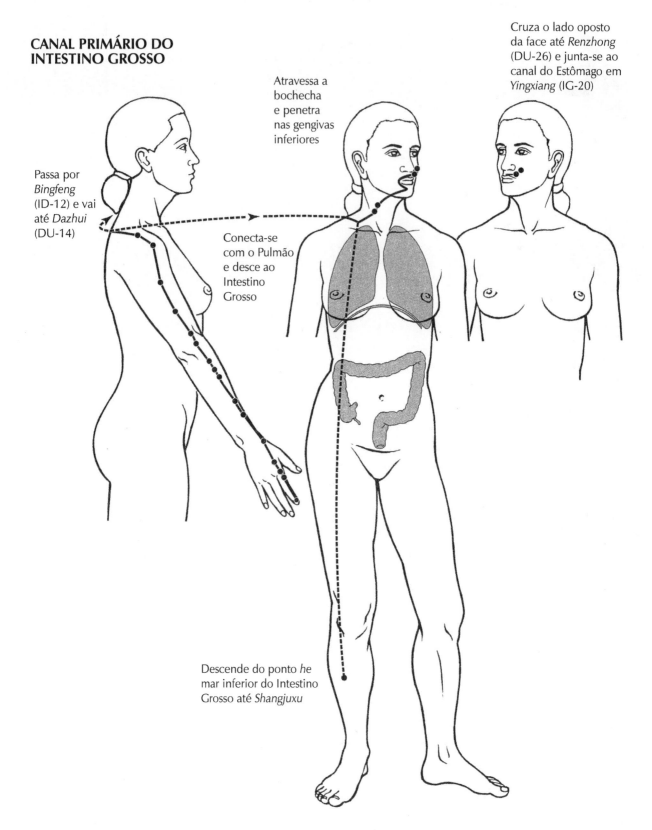

Cruza o lado oposto da face até *Renzhong* (DU-26) e junta-se ao canal do Estômago em *Yingxiang* (IG-20)

Atravessa a bochecha e penetra nas gengivas inferiores

Passa por *Bingfeng* (ID-12) e vai até *Dazhui* (DU-14)

Conecta-se com o Pulmão e desce ao Intestino Grosso

Descende do ponto *he* mar inferior do Intestino Grosso até *Shangjuxu*

Canal primário do Intestino Grosso

- Começa no aspecto radial da ponta do dedo indicador.
- Segue em sentido proximal ao longo do aspecto radial do dedo indicador e atravessa o espaço entre o primeiro e o segundo osso metacarpiano, em *Hegu* (IG-4).
- Chega na depressão entre os tendões dos extensores longo e curto do polegar (tabaqueira anatômica), onde se situa *Yangxi* (IG-5).
- Continua ao longo do aspecto lateral do antebraço até o aspecto lateral do cotovelo, em *Quchi* (IG-11).
- Sobe ao longo do aspecto lateral da parte superior do braço até a articulação do ombro, em *Jianyu* (IG-15).
- Cruza por trás do ombro até a depressão entre a espinha escapular e a extremidade lateral da clavícula, em *Jugu* (IG-16).
- Segue em direção medial, passando por *Bingfeng* (ID-12) (no centro da fossa supraescapular) até *Dazhui* (DU-14) (logo abaixo do processo espinhoso da vértebra de C7), onde se encontra com os outros cinco canais *yang* da mão e do pé.
- De *Dazhui* (DU-14), penetra na fossa supraclavicular, na região de *Quepen* (E-12), e se conecta com o Pulmão antes de descer através do diafragma para se unir com o Intestino Grosso.
- Outro ramo ascende da fossa supraclavicular, ao longo do aspecto lateral do pescoço, passa através da bochecha e penetra nas gengivas inferiores.
- Das gengivas, o canal passa através de *Dicang* (E-4), curva-se ao redor do lábio superior e cruza para o lado oposto do corpo em *Renzhong* (DU-26), no sulco na linha média do lábio superior.
- De *Renzhong* (DU-26), o canal esquerdo segue para a direita e o canal direito segue para a esquerda, para terminarem em cada lado do nariz, em *Yingxiang* (IG-20).
- Em *Yingxiang* (IG-20), o canal do Intestino Grosso se une ao canal do Estômago.
- De acordo com o *Spiritual Pivot*[1], um ramo do canal primário do Intestino Grosso desce até *Shangjuxu* (E-37).

O canal primário do Intestino Grosso conecta-se com esses zangfu: Intestino Grosso, Pulmão.

O canal primário do Intestino Grosso se encontra com outros canais nesses pontos: Dicang (E-4), *Quepen* (E-12), *Bingfeng* (ID-12), *Dazhui* (DU-14), *Renzhong* (DU-26), *Chengjiang* (REN-24). Note que embora *Xuanlu* (VB-5), *Xuanli* (VB-6) e *Yangbai* (VB-14) estejam classicamente listados como pontos de encontro com o canal do Intestino Grosso, as ilustrações do canal normalmente não mostram essas conexões.

Notas: (1) de acordo com descrições do trajeto do canal primário do Pulmão, um ramo do canal sai de *Lieque* (P-7) para *Shangyang* (IG-1). O último ponto, entretanto, não é classificado como um ponto de encontro dos canais do Intestino Grosso e do Pulmão. (2) *Chengjiang* (REN-24) é classificado como um ponto de encontro do vaso da Concepção com o canal do Intestino Grosso. No entanto, essa conexão não é convencionalmente mencionada em descrições do trajeto do canal primário do Intestino Grosso.

CANAL *LUO* DE CONEXÃO DO INTESTINO GROSSO

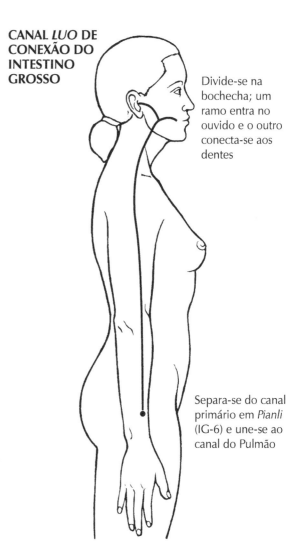

Divide-se na bochecha; um ramo entra no ouvido e o outro conecta-se aos dentes

Separa-se do canal primário em *Pianli* (IG-6) e une-se ao canal do Pulmão

Canal luo de conexão do Intestino Grosso

- Começa em *Pianli* (IG-6).
- Une-se ao seu canal interior-exteriormente relacionado do Pulmão, 3 *cun* acima do punho.
- Ascende pelo braço através de *Jianyu* (IG-15) até a mandíbula e a bochecha, onde se divide em um ramo que se conecta com os dentes e em outro que penetra no ouvido para se unir a *zong mai* (onde os canais de Intestino Grosso, Estômago, Intestino Delgado, Vesícula Biliar e *Sanjiao* se encontram e se reúnem no ouvido).

Canal divergente do Intestino Grosso

- Separa-se do canal primário do Intestino Grosso na mão.
- Sobe pelo braço até o ombro, em *Jianyu* (IG-15).
- Segue medialmente até a coluna espinhal.
- Cruza a fossa supraclavicular e desce até tórax, mama, Pulmão e Intestino Grosso.
- Um ramo sobe da fossa supraclavicular ao longo da garganta e se une com o canal primário do Intestino Grosso.

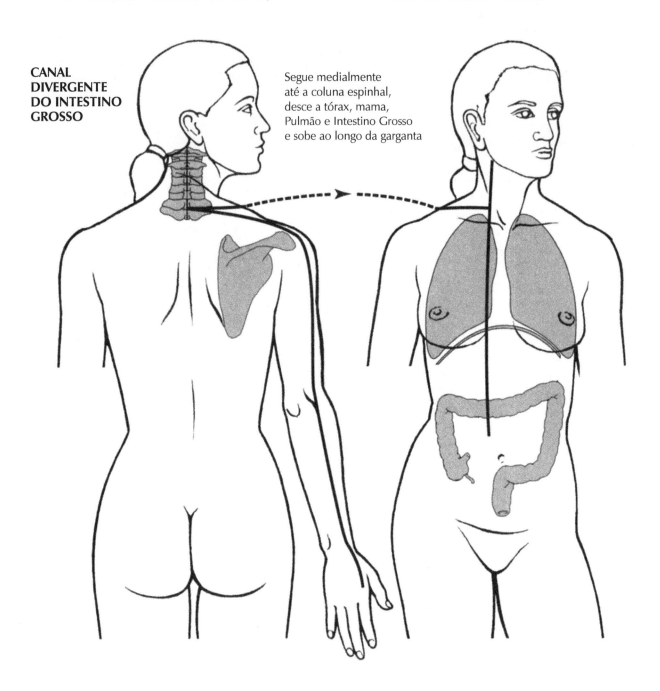

Canal tendinoso do Intestino Grosso

- Começa na ponta do dedo indicador, em *Shangyang* (IG-1), e se ata no dorso do punho.
- Sobe pelo braço e se ata no aspecto lateral do cotovelo.
- Sobe pela parte superior do braço para se atar no ombro.
- Um ramo rodeia a escápula e se insere na coluna torácica superior.
- Do ombro, o canal principal sobe até o pescoço, de onde um ramo sobe pelas bochechas para se atar na lateral do nariz, enquanto
- O canal principal sobe anteriormente pelo canal tendinoso do Intestino Delgado, cruza a têmpora, indo até o canto da fronte, e cruza o topo da cabeça para se conectar com a mandíbula no lado oposto.

Sintomas patológicos do canal tendinoso do Intestino Grosso

Câimbras e dor ao longo do curso do canal, incapacidade de erguer o braço, incapacidade de virar o pescoço para a esquerda ou para a direita.

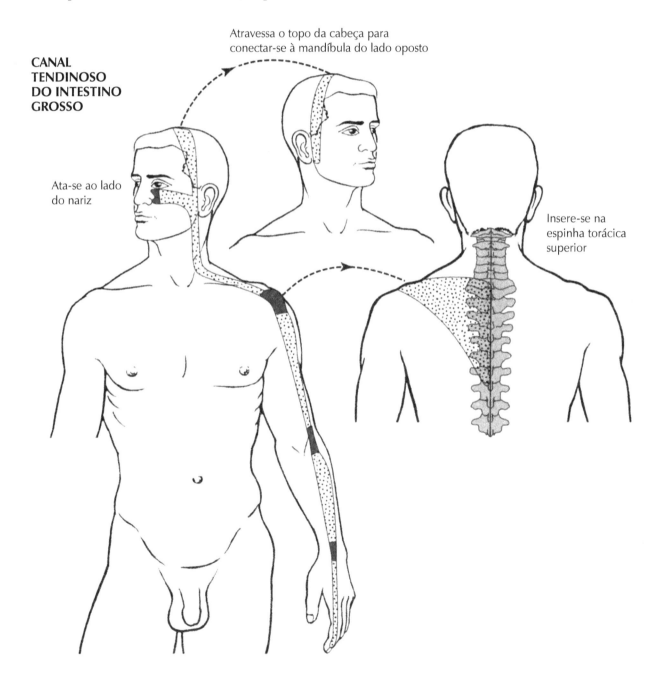

Discussão

O canal *yangming* da mão do Intestino Grosso, do ponto de vista interior-exterior, é relacionado ao canal do Pulmão *taiyin* da mão e, de acordo com a teoria dos seis canais, relacionado ao canal do Estômago *yangming* do pé. A relação Intestino Grosso-Pulmão é fortalecida ainda mais porque:

- O trajeto interno do canal do Intestino Grosso, bem como do canal divergente do Intestino Grosso, penetra no *zang* Pulmão.
- O canal *luo* de conexão do Intestino Grosso, a partir de *Pianli* (IG-6), une-se com o canal do Pulmão.

Além disso, é clinicamente valioso notar que:

- O canal primário do Intestino Grosso penetra nas gengivas dos dentes inferiores.
- O canal primário do Intestino Grosso cruza para o lado contralateral da face em *Renzhong* (DU-26).
- O canal tendinoso do Intestino Grosso sobe até o canto da fronte e cruza sobre a parte de cima da cabeça para se conectar com a mandíbula oposta.
- O canal *luo* de conexão do Intestino Grosso penetra no ouvido e também nos dentes.
- O canal divergente do Intestino Grosso desce até a mama.
- O canal tendinoso do Intestino Grosso se insere na coluna torácica superior e o canal divergente segue medialmente para a coluna espinhal.

A função do *fu* Intestino Grosso é receber o material residual enviado para baixo do Intestino Delgado, absorver seu conteúdo líquido e transformar o restante em fezes a serem excretadas. A despeito disso, embora vários pontos do canal do Intestino Grosso tenham uma ação sobre os intestinos e sobre a parte inferior do abdome (particularmente no tratamento de borborigmos e diarreia), na prática clínica, eles são consideravelmente menos usados do que os pontos dos canais do Baço e do Estômago. E também não há nenhum ponto do canal do Intestino Grosso indicado para tratar defecação difícil ou constipação. Essa escassez de indicações do Intestino Grosso não é de se surpreender, tendo em vista o fato de que, embora o canal passe pela parte superior do corpo, o *fu* fica na parte inferior do abdome.

De acordo com o *Spiritual Pivot*[2], "o canal *yangming* é abundante em *qi* e sangue". Os pontos das porções do braço e da perna do canal *yangming* são, portanto, muito usados clinicamente para regular o *qi* e o sangue nos membros e tratar distúrbio de atrofia e obstrução dolorosa, hemiplegia e dor de todos os tipos.

Na tradição chinesa, "o sábio olha para o Sul" e, portanto, a luz e o calor do sol caem na parte anterior do corpo. Os canais *yangming*, na parte anterior dos membros, recebem a intensidade total do sol, como também as porções abdominal e torácica do canal *yangming* do pé do Estômago, o único canal *yang* que passa ao longo da parte anterior do corpo. Por essa razão, o *yangming*, ou "brilho do *yang*", é considerado particularmente repleto de *yang qi*. Desse modo, os pontos do canal do Intestino Grosso figuram entre os mais importantes para dissipar o excesso de *yang* sob a forma de calor e febre, notavelmente *Hegu* (IG-4) e *Quchi* (IG-11).

Além do exposto anteriormente, as ações primárias e as indicações dos pontos do canal do Intestino Grosso podem ser resumidas da seguinte forma:

- Tratar todos os distúrbios do canal *yangming* na cabeça; essa área inclui a face e as bochechas, a têmpora, os olhos, o nariz, os lábios, as gengivas e os dentes.
- Tratar distúrbios do ouvido (canal *luo* de conexão do Intestino Grosso).
- Expelir vento, frio e calor da porção exterior do corpo.
- Dissipar vento-calor, calor interno e fogo venenoso das áreas pelas quais o canal passa, especialmente a cabeça.
- Dissipar fogo do *yangming* que perturba o Coração e o espírito.
- Ajudar o Pulmão em sua função de abrir as passagens da água.

Shangyang (IG-1) – shang yang

Ponto jing *poço e metal do canal do Intestino Grosso.*

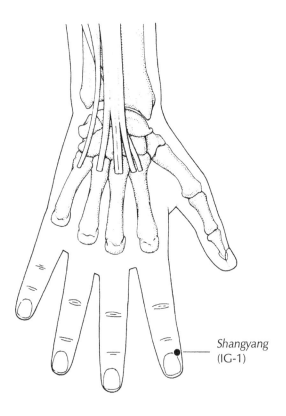

Shangyang (IG-1)

Localização

No aspecto dorsal do dedo indicador, na junção das linhas traçadas ao longo da borda radial da unha e a base da unha, a aproximadamente 0,1 *cun* de distância do canto da unha.

Inserção da agulha

Inserção perpendicular ou oblíqua em sentido proximal de 0,1 a 0,2 *cun*, ou picar para sangrar.

Ações

- Dissipa calor, reduz o inchaço e alivia dor.
- Reaviva a consciência.

Indicações

- Obstrução dolorosa na garganta, dor de dente da mandíbula inferior, dor na bochecha inferior, inchaço da região submandibular, boca seca, surdez, tinidos.
- Perda da consciência por acidente vascular cerebral, perda da consciência, plenitude do tórax por irradiação de *qi* para a região costal lateral, dispneia e tosse, doença febril com ausência de transpiração, malária por calor.
- Dor no ombro e no dorso que se irradia para a fossa supraclavicular, entorpecimento e calor nos dedos das mãos.

Comentários

O termo *shang* no nome desse ponto é a nota associada à fase metal em um antigo sistema de anotação musical, e o termo *yang* denota o canal *yang* e serve para diferenciar este ponto de *Shaoshang* (P-11) (*shang* menor). *Shangyang* (IG-1) é o ponto metal do canal metal do Intestino Grosso.

Como ponto mais distal do canal do Intestino Grosso, *Shangyang* (IG-1) tem um efeito imediato para dissipar calor, inchaço e dor no lado oposto do canal, principalmente quando decorrentes de ataque de vento-calor ou acúmulo de fogo venenoso. De acordo com *Ode to Elucidate Mysteries*, "a raiz do *yangming* da mão é *Shangyang* (IG-1) e se ata em *Futu* (IG-18) e *Pianli* (IG-6)". Essa declaração enfatiza a especial afinidade desse ponto pelo ouvido – que é alcançado pelo canal *luo* de conexão do Intestino Grosso que sai de *Pianli* (IG-6) –, reforçada em suas indicações para tratar tinidos e surdez. Além disso, o canal primário do Intestino Grosso passa pela parte inferior da bochecha e penetra no maxilar inferior, enquanto o canal divergente do Intestino Grosso ascende ao longo da garganta. *Shangyang* (IG-1), portanto, é usado no tratamento de distúrbios dessas regiões caracterizados por inchaço, calor e dor súbitos e intensos, como, por exemplo, dor de dente do maxilar inferior, obstrução dolorosa da garganta e inchaço na região submandibular. A capacidade de *Shangyang* (IG-1) de dissipar dinamicamente o calor tem uma ampla aplicação no tratamento de doenças febris, especialmente nos casos de malária.

Assim como os outros poços *jing* poço, *Shangyang* (IG-1) é usado para promover ressuscitação por colapso e é indicado para tratar perda da consciência (por acidente vascular cerebral).

Um ramo do canal do Pulmão termina em *Shangyang* (IG-1) e, por ser o ponto metal do canal metal *yang*, é indicado para tratar plenitude caracterizada por estagnação de *qi* no Pulmão, que pode (1) irradiar-se para a região costal lateral e (2) causar dispneia e tosse. A respeito dessa capacidade de dissipar a plenitude da região torácica, *Shangyang* (IG-1) é típico dos pontos *jing* poço.

Finalmente, os canais divergente e muscular do Intestino Grosso conectam-se, ambos, com a coluna; portanto, *Shangyang* (IG-1) é indicado no tratamento de dor no ombro e no dorso, que se irradia para a fossa supraclavicular.

Combinações

- Doença febril com ausência de transpiração: *Shangyang* (IG-1), *Hegu* (IG-4), *Yangxi* (IG-5), *Xiaxi* (VB-43), *Lidui* (E-45), *Laogong* (PC-8) e *Wangu* (ID-4) (*Great Compendium*).
- Malária por frio: *Shangyang* (IG-1) e *Taixi* (R-3) (*One Hundred Symptoms*).
- Malária com febre generalizada: *Shangyang* (IG-1), *Sanjian* (IG-3), *Zhongzhu* (SJ-3), *Yindu* (R-19) e *Shaohai* (C-3) (*Supplementing Life*).
- Malária crônica: *Shangyang* (IG-1), *Zhongzhu* (SJ-3) e *Qiuxu* (VB-40) (*Great Compendium*).
- Tinidos: *Shangyang* (IG-1), *Pianli* (IG-6), *Yangxi* (IG-5), *Luoque* (B-8), *Wangu* (ID-4) e *Qiangu* (ID-2) (*Supplementing Life*).
- Surdez: *Shangyang* (IG-1), *Zhongzhu* (SJ-3), *Waiguan* (SJ-5), *Erheliao* (SJ-22), *Tinghui* (VB-2), *Tinggong* (ID-19), *Hegu* (IG-4) e *Zhongchong* (PC-9) (*Precious Mirror* [*Espelho Precioso*]).
- Secura da boca e da língua com dificuldade de ingestão: *Shangyang* (IG-1), *Danshu* (B-19) e *Xiaochangshu* (B-27) (*Thousand Ducat Formulas*).
- Inchaço da fossa supraclavicular (*Quepen* [E-12]): *Shangyang* (IG-1), *Taixi* (R-3) e *Zulinqi* (VB-41) (*Great Compendium*).

Erjian (IG-2) – segundo espaço

Ponto ying *nascente e água do canal do Intestino Grosso.*

Localização

Na borda radial do dedo indicador, em uma depressão logo acima da articulação metacarpofalangiana.

Nota de localização

Encontra-se mais facilmente esse ponto se o dedo indicador estiver relaxado em posição ligeiramente fletida.

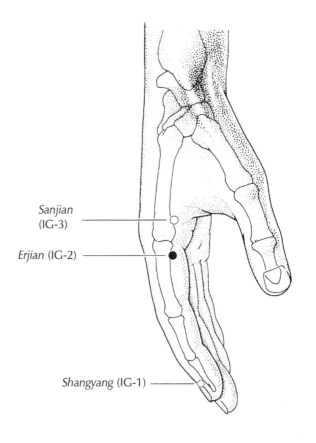

Inserção da agulha

Inserção oblíqua em sentido proximal ou distal de 0,2 a 0,3 *cun*.

Inserção perpendicular oblíqua em direção à palma da mão, de 0,5 *cun*.

Ações

- Expele vento, dissipa calor e reduz inchaço.
- Alivia dor.

Indicações

- Dor de dente, dor e inchaço na parte inferior da bochecha, eczema úmido agudo da face, desvio da boca e do olho, sangramento nasal, rinite, obstrução dolorosa na garganta, boca seca, visão turva, doenças oculares, olhos amarelados.
- Doença febril, calafrios, estagnação aguda de alimentos.
- Lesão por frio com água prendendo o tórax e a região costal lateral, propensão ao pânico, sonolência.
- Dor e rigidez no ombro e no dorso, frio e dor no ponto *Jianyu* (IG-15).

Comentários

De acordo com o *Clássico das Dificuldades*[3], os pontos *ying* nascente são indicados para tratar "calor no corpo". *Erjian* (IG-2), o ponto *ying* nascente do canal do Intestino Grosso, dissipa o calor e expele o vento das áreas mais distantes do canal, em dentes, nariz, face, garganta e olhos.

É útil observar o canal do Intestino Grosso em relação ao canal do Pulmão, ao qual é relacionado interior-exteriormente, e em relação ao canal do Estômago, ao qual é relacionado de acordo com a teoria dos seis canais (*yangming*). O canal do Intestino Grosso pode ser interpretado como o reflexo externo do Pulmão, e seus pontos distais, como *Erjian* (IG-2), são usados para expelir vento-calor da porção exterior do Pulmão, especialmente da garganta e do nariz, sendo indicado para tratar dor de garganta, rinite e sangramento nasal acompanhado por febre e calafrios. No que se refere ao Estômago, o calor acumulado no Estômago e no Intestino Grosso pode ser transmitido ao longo do canal *yangming* da mão e provocar inflamação na garganta, boca seca e dor de dente. Várias fontes clássicas enfatizaram o uso de *Erjian* (IG-2) no tratamento de dor de dente, mais do que *Hegu* (IG-4), que normalmente é mais usado, o que pode refletir a qualidade dinâmica e imediata do ponto mais distal. Embora o canal do Intestino Grosso não chegue até o olho, seu canal *yangming* acoplado, o canal do Estômago, origina-se no olho e isso explica a capacidade de *Erjian* (IG-2) para tratar doenças oculares.

As indicações para *Erjian* (IG-2) incluem propensão ao pânico e à sonolência. Também aparece em combinações para tratar dor de dente com dor lombar e, com vários pontos do canal do Rim, para o tratamento de sonolência. Essas indicações fazem alusão a uma desarmonia do Rim e pode ser que, como ponto Água do canal metal do Intestino Grosso, *Erjian* (IG-2) tenha sido considerado eficaz no tratamento de padrões de deficiência dos Rins.

Finalmente, os canais tendinoso e divergente do Intestino Grosso conectam-se, ambos, com a coluna, por isso *Erjian* (IG-2) é indicado para tratar dor e rigidez do ombro e do dorso.

Combinações

- Dor de dente e dor lombar acompanhadas de obstrução dolorosa na garganta: *Erjian* (IG-2) e *Yangxi* (IG-5) (*Ode of Xi-hong* [*Ode de Xi-hong*]).
- Dor de dente do maxilar inferior: *Erjian* (IG-2), *Shangyang* (IG-1), *Yanggu* (ID-5), *Yemen* (SJ-2) e *Sidu* (SJ-9) (*Thousand Ducat Formulas*).
- Dor de dente: *Erjian* (IG-2) e *Quanliao* (ID-18) (*Systematic Classic*).
- Rinite com hemorragia nasal: *Erjian* (IG-2), *Yingxiang* (IG-20) e *Fengfu* (FU-16) (*Great Compendium*).
- Dor no olho: *Erjian* (IG-2), *Yangxi* (IG-5), *Daling* (PC-7), *Sanjian* (IG-3), *Qiangu* (ID-2) e *Shangxing* (DU-23) (*Great Compendium*).
- Sonolência: *Erjian* (IG-2), *Shouwuli* (IG-13), *Taixi* (R-3), *Dazhong* (R-4) e *Zhaohai* (R-6) (*Supplementing Life*).
- Sonolência: *Erjian* (IG-2), *Sanjian* (IG-3), *Taixi* (R-3), *Zhaohai* (R-6), *Baihui* (DU-20), *Tianjing* (SJ-10), *Lidui* (E-45) e *Ganshu* (B-18) (*Great Compendium*).
- Pavor excessivo: *Erjian* (IG-2), *Yinxi* (C-6), *Jianshi* (PC-5) e *Lidui* (E-45) (*Supplementing Life*).

Sanjian *(IG-3)* – *terceiro espaço*

Ponto shu *riacho e madeira do canal do Intestino Grosso.*

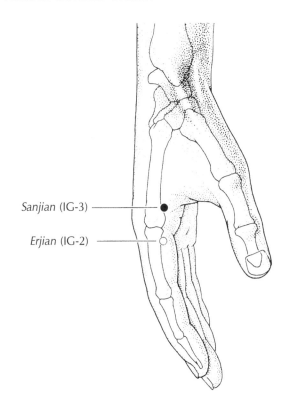

Localização

No aspecto radial do dedo indicador, na depressão substancial próxima à cabeça do segundo osso metacarpiano.

Nota de localização

Este ponto é mais facilmente localizado quando a mão está solta com o pulso relaxado.

Inserção da agulha

Inserção perpendicular de 0,5 a 2 *cun*, dirigida para *Houxi* (ID-3).

Nota: agulhar com a mão solta, com os ossos metacarpianos no mesmo plano. Isso é muito importante quando se agulha profundamente em direção ao lado oposto da mão.

Ações

- Expele vento e calor.
- Dissipa calor e beneficia a garganta e os dentes.
- Dispersa plenitude e trata diarreia.

Indicações

- Obstrução dolorosa da garganta, obstrução da garganta, dor de dente do maxilar inferior, dor decorrente de cáries, remexer da língua, dor aguda no olho, boca e lábios secos e queimados, sangramento nasal, rinite, tinidos, calafrios e febre.
- Diarreia por frio ou umidade (*dong*), borborigmos, sonolência, lesão por frio com água apertando o tórax e a região costal lateral, pânico, plenitude do tórax, malária.
- Torcicolo agudo, vermelhidão e inchaço do dorso da mão, dificuldade em flexionar e estender os dedos das mãos.

Comentários

Assim como muitos dos pontos distais do canal do Intestino Grosso, *Sanjian* (IG-3) expele vento-calor e calor do canal *yangming* das extremidades superiores do canal, sendo indicado quando há sintomas como dor e inchaço na garganta, boca e lábios secos e queimados, calafrios e febre e hemorragia

nasal. No que se refere a dor de dente e dor por cárie dentária, Zhu Dan-xi, da dinastia Jin-Yuan, recomendava a aplicação de moxibustão em *Sanjian* (IG-3), para tratar dor de dente do maxilar inferior, e em *Shousanli* (IG-10), para tratar dor de dente do maxilar superior[4]; ao passo que, na prática clínica moderna, alguns acupunturistas chineses preferem *Sanjian* (IG-3), em vez de *Hegu* (IG-4), para o tratamento de dor de dente intensa ou recalcitrante.

É uma característica dos três canais *yang* da mão (Intestino Grosso, Intestino Delgado e *Sanjiao*) que um número relativamente pequeno de seus pontos seja indicado para tratar distúrbios de seus *fu* correspondentes, como, por exemplo, pontos do canal do Intestino Delgado são notáveis pela ausência de indicações para distúrbios intestinais. Ao contrário, os pontos *he* mar inferiores, que são atribuídos a esses três canais no membro inferior – *Shangjuxu* (E-37) para o Intestino Grosso, *Xiajuxu* (E-39) para o Intestino Delgado e *Weiyang* (B-39) para o *Sanjiao* –, são muito usados clinicamente para o tratamento dos distúrbios dos *fu*. No caso do canal do Intestino Grosso, entretanto, vários pontos, incluindo *Sanjian* (IG-3) são classicamente indicados para tratar borborigmos e diarreia. Entretanto, os pontos do canal do Intestino Grosso são pouco usados para esse propósito na prática clínica e eles aparecem em relativamente poucas combinações clássicas para tratar distúrbios intestinais.

De acordo com o *Clássico das Dificuldades*[5], os pontos *shu* riacho são indicados para tratar "peso no corpo e dor nas articulações". *Sanjian* (IG-3) é um importante ponto local para tratar distúrbios dos dedos das mãos (especialmente dos dedos indicador e médio) e do dorso da mão. Geralmente, é combinado com *Houxi* (ID-3) no tratamento de rigidez, inchaço e dor dos cinco dedos das mãos e, à semelhança de *Houxi* (ID-3), cuja localização é seu espelho, também é indicado (embora seja menos usado clinicamente) para tratar torcicolo agudo.

Finalmente, assim como *Erjian* (IG-2), *Sanjian* (IG-3) é indicado para o tratamento de sintomas como sonolência e pânico.

Combinações

- Dor decorrente de cárie: *Sanjian* (IG-3), *Daying* (E-5) e *Zhengying* (VB-17) (*Preserving Life* [Preservando a Vida]).
- Erosão, calor e secura da boca: *Sanjian* (IG-3), *Laogong* (PC-8), *Shaoze* (ID-1) e *Taichong* (F-3) (*Thousand Ducat Formulas*).

- Obstrução da garganta: *Sanjian* (IG-3) e *Jianshi* (PC-5) (*Great Compendium*).
- Sonolência: *Sanjian* (IG-3) e *Erjian* (IG-2) (*Supplementing Life*).
- Sonolência sem desejo de movimentar os quatro membros: *Sanjian* (IG-3), *Sanyangluo* (SJ-8), *Tianjing* (SJ-10), *Zuwuli* (F-10) e *Lidui* (E-45) (*Thousand Ducat Formulas*).
- Borborigmos e diarreia: *Sanjian* (IG-3), *Shenque* (REN-8) e *Shuifen* (REN-9) (*Great Compendium*).
- Dor do ombro e do dorso, taxação de vento (obstrução dolorosa crônica causando exaustão do *qi* e do sangue): *Sanjian* (IG-3) e *Shenshu* (B-23) (*Ode of Xi-hong*).

Hegu (IG-4) – vale unificador

Ponto yuan *fonte do canal do Intestino Grosso.*
Ponto de comando de Gao Wu.
Ponto estrela celestial de Ma Dan-yang.

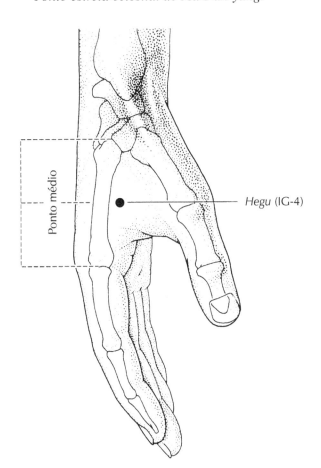

Localização

No dorso da mão, entre o primeiro e o segundo osso metacarpiano, no ponto médio do segundo osso metacarpiano e próximo à borda radial deste.

Nota de localização

Peça ao paciente para apertar o polegar contra a base do dedo indicador e localize *Hegu* (IG-4) no ponto mais alto da protuberância do músculo e aproximadamente no mesmo nível do final da prega.

Inserção da agulha

Inserção perpendicular de 0,5 a 1 *cun*.
Inserção oblíqua em sentido proximal de 1 a 1,5 *cun*.
Precaução: contraindicado na gravidez.

Ações

- Regula o *qi* defensivo e ajusta a transpiração.
- Expele vento e liberta o exterior.
- Regula face, olhos, nariz, boca e ouvidos.
- Ativa o canal e alivia a dor.
- Induz o parto.
- Restaura o *yang*.

Indicações

- Padrão de vento-frio exterior, calafrios e febre, lesão por frio com muita sede, transpiração copiosa, ausência de transpiração, doença febril com ausência de transpiração, pulso flutuante.
- Dor de cabeça, dor de cabeça unilateral, dor em toda a cabeça, hipertensão.
- Vermelhidão, inchaço e dor nos olhos, diminuição da visão, obstrução visual superficial.
- Hemorragia nasal, congestão nasal com secreção, rinite, espirros.
- Dor de dente ou dor de dente decorrente de cárie no maxilar inferior, úlceras na boca, língua em flor de lótus, língua rachada, língua rígida, lábios que não se fecham, tensão nos lábios.
- Obstrução dolorosa na garganta, mariposa na garganta (distúrbio infantil), caxumba, perda da voz.

- Inchaço na face, desvio da face e da boca, trismo, surdez, tinidos.
- Amenorreia, parto prolongado, parto atrasado, retenção de feto morto.
- Distúrbio disentérico, deficiência nutricional infantil, pânico infantil por vento, erupção por vento, malária, mania.
- Obstrução dolorosa e distúrbio de atrofia dos quatro membros, hemiplegia, dor nos tendões e nos ossos, dor no braço, contração dos dedos das mãos, dor na coluna lombar.

Comentários

Hegu (IG-4) foi incluído por Ma Dan-yang, o grande médico da dinastia Jin, entre os "onze pontos estrelas celestiais"[6], seu agrupamento dos pontos de acupuntura mais vitais, sendo indicado por ele para tratar dor de cabeça, inchaço na face, malária com calafrios e febre, cárie dentária, hemorragia nasal e trismo com incapacidade de falar. O autor da dinastia Ming, Gao Wu, em sua obra *Glorious Anthology of Acupuncture and Moxibustion* também reconheceu a suprema importância desse ponto e o incluiu entre seus "quatro pontos de comando" (para a face e a boca). Centenas de anos depois, esse provavelmente é o mais conhecido e mais usado dos pontos de acupuntura.

Hegu (IG-4) é um ponto fundamental para expelir vento-frio ou vento-calor e libertar o exterior. Pode ser útil a esse respeito observar o canal *yang* do Intestino Grosso como o reflexo exterior do canal *yin* do Pulmão, com o qual está relacionado. O Pulmão domina o exterior por sua função de controlar a pele e os pelos do corpo e de disseminar o *qi* defensivo. O ataque de vento-frio ou vento-calor patogênico externo no sistema do Pulmão, portanto, pode ser tratado por pontos do canal do Intestino Grosso, mais notavelmente pelo ponto *Hegu* (IG-4). Por isso, o *Great Compendium of Acupuncture and Moxibustion* recomenda esse ponto para tratar "lesão por frio, dor de cabeça, rigidez na coluna e ausência de transpiração". Essa é a apresentação clássica de vento-frio ocupando a porção exterior do corpo. O princípio básico da medicina chinesa para o tratamento dessa condição é libertar o exterior por meio da indução da transpiração, expelindo, assim, o patógeno junto com o suor e facilitando a circulação do *qi* defensivo. Na verdade, *Hegu* (IG-4) também pode ser usado para tratar lesão por qualquer fator patogênico externo que esteja acompanhado por transpiração (nesse caso,

suor patogênico, que não serve para expelir o fator patogênico). Essa ação dual de *Hegu* (IG-4) de induzir e interromper a transpiração é refletida no conselho dado no *Great Compendium of Acupuncture and Moxibustion* para reforçar *Hegu* (IG-4) e reduzir *Fuliu* (R-7), se não houver transpiração, e reduzir *Hegu* (IG-4) e reforçar *Fuliu* (R-7) em casos de transpiração copiosa. A explicação dessa função aparentemente contraditória é que *Hegu* (IG-4) tem capacidade de regular o *qi* defensivo e, por isso, ajusta os poros, independentemente de qual seja o padrão. Na verdade, algumas autoridades no assunto vão além, atribuindo a *Hegu* (IG-4) a capacidade de tonificar o *qi* defensivo.

A passagem do *Great Compendium of Acupuncture and Moxibustion*, citada anteriormente, inclui o sintoma de "grande sede", que é claramente atípico de padrões do exterior (nos quais a febre e a sede ainda são relativamente brandas). Isso, entretanto, reflete o uso comum de *Hegu* (IG-4), especialmente em combinação com *Quchi* (IG-11), para reduzir febre alta de qualquer etiologia.

Hegu (IG-4) é o ponto único mais importante para tratar distúrbios da face e dos órgãos dos sentidos. Isso foi enfatizado em vários clássicos, como, por exemplo, em *Classic of Jade Dragon*, que afirma que "*Hegu* (IG-4) trata todas as doenças da cabeça, face, ouvidos, olhos, nariz, bochechas, boca e dentes". Esse ponto é essencial no tratamento de qualquer distúrbio que afeta essas áreas – independentemente de ser agudo ou crônico, por calor ou frio, por deficiência ou excesso – porém é menos usado clinicamente para tratar distúrbios dos ouvidos. No que se refere às dores de cabeça, *Hegu* (IG-4) é considerado apropriado no tratamento de dor de cabeça em qualquer local decorrente de ataque de patógenos externos, particularmente de qualquer dor de cabeça frontal (canal *yangming*). Na prática clínica, entretanto, é usado ainda de forma mais ampla. Por exemplo, *Classic of Jade Dragon* recomendava *Hegu* (IG-4) para tratar vento na cabeça sem fleuma e *Fengchi* (VB-20) para tratar vento na cabeça com fleuma. A afinidade de *Hegu* (IG-4) pela fronte e pela lateral da cabeça demonstra que o trajeto interno do canal do Intestino Grosso se encontra com o canal da Vesícula Biliar em *Yangbai* (VB-14), *Xuanlu* (VB-5) e *Xuanli* (VB-6).

Considera-se que *Hegu* (IG-4) tenha uma habilidade particular para acalmar a dor, principalmente nas áreas discutidas anteriormente, sendo muito usado na analgesia por acupuntura. De acordo com a medicina chinesa, a dor por excesso surge quando a circulação prejudicada de *qi* e de sangue causa estagnação. Isso está expresso nesse ditado: "sem movimento, há dor, com movimento, não há dor". A habilidade especial de *Hegu* (IG-4) de tratar dor é explicada pela declaração que se encontra no *Spiritual Pivot*[7] de que o "canal *yangming* é abundante em *qi* e sangue". Isso enfatiza a capacidade particular dos pontos dos canais de Intestino Grosso e Estômago (*yangming*) de promover a circulação do *qi* e do sangue e, assim, dispersar a obstrução e parar a dor, por exemplo, nos tratamentos de distúrbios como obstrução dolorosa. Entretanto, a abundância de *qi* e de sangue nos canais *yangming* do braço e do pé significa que seus pontos não são importantes apenas para dispersar a estagnação, mas também para tonificar o *qi* e o sangue nos canais, fornecendo assim nutrição para os membros no caso de distúrbio de atrofia e hemiplegia. Na prática, *Hegu* (IG-4) é comumente combinado com *Jianyu* (IG-15) e *Quchi* (IG-11) no método de associação de pontos "corrente e cadeado" para tratar dor, paralisia ou atrofia do membro superior.

Os dois pontos *Hegu* (IG-4) e os dois pontos *Taichong* (F-3) são conhecidos como os quatro portões. Essa combinação surgiu pela primeira vez no livro *Ode to Elucidate Mysteries*, que diz: "para tratar frio e calor com obstrução dolorosa, abrir os quatro portões". O texto continua, indicando que os pontos *yuan* fonte dos seis canais *yang* emergem nos quatro portões. Como é um princípio fundamental para o tratamento de obstrução dolorosa selecionar ponto dos canais *yang*, isso ajuda a explicar a razão pela qual esses dois pontos são considerados tão eficazes para tratar obstrução dolorosa. Subsequentemente, o uso dos Quatro Portões foi ampliado para tratar uma variedade de distúrbios envolvendo dor e espasmo. Essa é uma combinação elegante. *Hegu* (IG-4) na extremidade superior fica no amplo vale entre o primeiro e o segundo osso metacarpiano, enquanto *Taichong* (F-3), na extremidade inferior, localiza-se no amplo vale entre o primeiro e o segundo osso metatarsiano. *Hegu* (IG-4), o ponto *yuan* fonte, pertence ao canal *yangming*, que é "abundante em *qi* e em sangue", e *Taichong* (F-3), o ponto *shu* riacho e *yuan* fonte do canal do Fígado, tem a função de disseminar o *qi*. Juntos, são capazes de ativar o *qi* e o sangue e garantir que fluam livre e regularmente pelo corpo.

Hegu (IG-4) tem forte ação de promover o parto. *Ode to Elucidate Mysteries* diz como o Príncipe da dinastia Song, em uma disputa com o doutor Xu Wen-bai para saber se uma mulher estava grávida de uma menina ou de gêmeos, ordenou que seu ventre fosse cortado para descobrir. Xu Wen-bai implorou para usar suas agulhas em vez daquilo e, ao reduzir *Zusanli* (E-36) e reforçar *Hegu* (IG-4), dois bebês emergiram. Devido à sua forte ação em induzir o parto, e até de promover a expulsão de um feto morto, *Hegu* (IG-4) é contraindicado na gravidez.

Finalmente, *Hegu* (IG-4) é citado em *Song of the Nine Needles for Returning the Yang* (*Canção das Nove Agulhas para Retornar o Yang*) para o tratamento de colapso do *yang* caracterizado por perda da consciência, aversão ao frio, contracorrente de frio nos membros, lábios arroxeados, etc.

Combinações

- Transpiração escassa: reforçar *Hegu* (IG-4), reduzir *Fuliu* (R-7). Transpiração copiosa: primeiro reduzir *Hegu* (IG-4) e depois reforçar *Fuliu* (R-7) (*Great Compendium*).
- Lesão por frio com ausência de transpiração: *Hegu* (IG-4) (reforçar), *Neiting* (E-44) (reduzir), *Fuliu* (R-7) (reduzir) e *Bailao* (M-CP-30) (*Great Compendium*).
- Lesão por frio com transpiração: *Hegu* (IG-4) (reduzir), *Neiting* (E-44) (reduzir), *Fuliu* (R-7) (reforçar) e *Bailao* (M-CP-30) (*Great Compendium*).
- Lesão por frio com excesso de calor que não diminui: reduzir *Hegu* (IG-4), *Quchi* (IG-11), *Xuanzhong* (VB-39), *Zusanli* (E-36), *Dazhui* (DU-14) e *Yongquan* (R-1) (*Great Compendium*).
- Doenças da cabeça, face, ouvidos, olhos, boca e nariz: *Hegu* (IG-4) e *Quchi* (IG-11) (*Miscellaneous Diseases* [*Doenças Variadas*]).
- Dor de cabeça: *Hegu* (IG-4), *Tianchi* (PC-1), *Tongziliao* (VB-1), *Yuji* (P-10), *Sibai* (E-2), *Tianchong* (VB-9), *Sanjiaoshu* (B-22) e *Fengchi* (VB-20) (*Systematic Classic*).
- Dor de cabeça unilateral ou generalizada: *Hegu* (IG-4), *Sizhukong* (SJ-23) e *Fengchi* (VB-20) (*Great Compendium*).
- Vento na cabeça unilateral ou generalizado: *Hegu* (IG-4), *Baihui* (DU-20), *Qianding* (DU-21), *Shenting* (DU-24), *Shangxing* (DU-23), *Sizhukong* (SJ-23), *Fengchi* (VB-20), *Zanzhu* (B-2) e *Touwei* (E-8) (*Great Compendium*).
- Vento na cabeça e tontura: *Hegu* (IG-4), *Fenglong* (E-40), *Jiexi* (E-41) e *Fengchi* (VB-20) (*Great Compendium*).

- Vento na cabeça com sensação lancinante, dor entre a sobrancelha e o olho: *Hegu* (IG-4), *Yangbai* (VB-14) e *Jiexi* (E-41) (*Classic of Jade Dragon*).
- Dor na cabeça e na nuca: *Hegu* (IG-4), *Houding* (DU-19) e *Baihui* (DU-20) (*Great Compendium*).
- Diminuição da visão: *Hegu* (IG-4), *Yanglao* (ID-6) e *Quchai* (B-4) (*Supplementing Life*).
- Obstrução interna do olho: *Hegu* (IG-4), *Tongziliao* (VB-1), *Zulinqi* (VB-41) e *Jingming* (B-1) (*Great Compendium*).
- "Quando *Jingming* (B-1) for ineficaz para tratar doenças do olho, combine-o com *Hegu* (IG-4) e *Guangming* (VB-37)" (*Ode of Xi-hong*).
- Obstrução superficial da visão: *Hegu* (IG-4), *Jingming* (B-1) e *Sibai* (E-2) (*Great Compendium*).
- Perda da voz: *Hegu* (IG-4), *Yongquan* (R-1) e *Yangjiao* (VB-35) (*Systematic Classic*).
- Garganta inchada e dolorida: *Hegu* (IG-4), *Shaoshang* (P-11) e *Tiantu* (REN-22) (*Great Compendium*).
- Pólipos nasais e congestão e secreção nasais: *Hegu* (IG-4) e *Taichong* (F-3) (*Song of Points* [*Canção dos Pontos*]).
- Olhos vermelhos e hemorragia nasal: *Hegu* (IG-4), *Toulinqi* (VB-15) e *Taichong* (F-3) (*Song of Points*).
- Sangramento do nariz: *Hegu* (IG-4) e *Tianfu* (P-3) (*One Hundred Symptoms*).
- Rinite com secreção nasal clara: *Hegu* (IG-4), *Fengmen* (B-12), *Shenting* (DU-24), *Zanzhu* (B-2), *Yingxiang* (IG-20), *Zhiyin* (B-67) e *Futonggu* (R-20) (*Thousand Ducat Formulas*).
- Surdez: *Hegu* (IG-4), *Zulinqi* (VB-41) e *Jinmen* (B-63) (*Song of Points*).
- Feridas purulentas nos ouvidos com secreção: *Hegu* (IG-4), *Yifeng* (SJ-17) e *Ermen* (SJ-21) (*Great Compendium*).
- Inchaço, dor e vermelhidão no ouvido: *Hegu* (IG-4), *Tinghui* (VB-2) e *Jiache* (E-6) (*Great Compendium*).
- Prurido e inchaço na face: *Hegu* (IG-4) e *Yingxiang* (IG-20) (*Ode of Xi-hong*).
- Inchaço na face e no abdome: *Hegu* (IG-4), *Zhongfu* (P-1) e *Jianshi* (PC-5) (*Thousand Ducat Formulas*).
- Desvio da boca e do olho: *Hegu* (IG-4), *Jiache* (E-6), *Dicang* (E-4), *Renzhong* (DU-26), *Chengjiang* (REN-24) e *Tinghui* (VB-2) (*Illustrated Supplement* [*Complemento Ilustrado*]).
- Mania súbita: *Hegu* (IG-4), *Jianshi* (PC-5) e *Houxi* (ID-3) (*Great Compendium*).
- Delírio maníaco com medo e pânico: *Hegu* (IG-4), *Yuji* (P-10), *Zhizheng* (ID-7), *Shaohai* (C-3), *Quchi* (IG-11) e *Wangu* (ID-4) (*Thousand Ducat Formulas*).
- Trismo seguido de acidente vascular cerebral: reduzir *Hegu* (IG-4), *Jiache* (E-6), *Renzhong* (DU-26), *Baihui* (DU-26) e *Chengjiang* (REN-24) (*Great Compendium*).
- Perda da consciência por acidente vascular cerebral: *Hegu* (IG-4), *Renzhong* (DU-26) e *Zhongchong* (PC-9). Se essa prescrição não for eficaz, agulhar *Yamen* (DU-15) e *Dadun* (F-1) (*Great Compendium*).
- Parto difícil: reforçar *Hegu* (IG-4), reduzir *Sanyinjiao* (BP-6) e *Taichong* (F-3) (*Great Compendium*).
- Ausência de lactação: *Hegu* (IG-4), *Shaoze* (ID-1) e *Shanzhong* (REN-17) (*Great Compendium*).
- Prolapso do reto: *Hegu* (IG-4), *Dachangshu* (B-25), *Baihui* (DU-20), *Changqiang* (DU-1), *Jianjing* (VB-21) e *Qichong* (E-30) (*Compilation* [*Compilação*]).
- Distúrbio disentérico: *Hegu* (IG-4) e *Zusanli* (E-36); se o quadro for intenso, acrescentar *Zhonglushu* (B-29) (*Song of Points*).
- "Para tratar frio e calor com obstrução dolorosa, abrir os Quatro Portões" (*Hegu* – IG-4 e *Taichong* – F-3) (*Ode to Elucidate Mysteries*).
- Dor insuportável do braço que se irradia para o ombro e para a coluna: *Hegu* (IG-4) e *Taichong* (F-3) (*Ode of Xi-hong*).
- Dismenorreia aguda: *Hegu* (IG-4) e *Diji* (BP-8).

Yangxi (IG-5) – riacho yang

Ponto jing rio e fogo do canal do Intestino Grosso.

Localização

No aspecto radial do punho, no centro da depressão formada pelos tendões dos extensores longo e curto do polegar (tabaqueira anatômica).

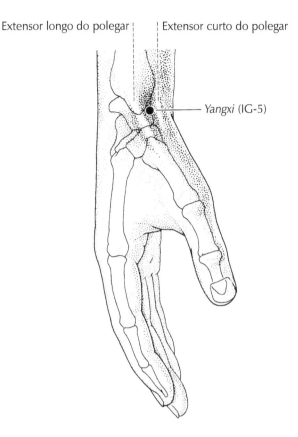

Nota de localização

(1) Peça ao paciente que estenda o polegar para acentuar a depressão da tabaqueira anatômica; (2) olhe cuidadosamente para localizar a veia cefálica que corre através da tabaqueira anatômica, evitando, assim, a perfuração dessa veia com a agulha.

Inserção da agulha

Inserção perpendicular de 0,5 a 1 *cun*.

Ações

- Dispersa calor e alivia a dor.
- Dispersa o fogo do *yangming*.
- Acalma o espírito.
- Beneficia a articulação do punho.

Indicações

- Rinite, hemorragia nasal, tinidos, surdez, dor de ouvido, vermelhidão, inchaço e dor nos olhos, obstrução visual superficial, lacrimejamento, dor de dente, dor decorrente de cárie, dor de cabeça, dor de cabeça crônica, dor de cabeça frontal, obstrução dolorosa na garganta, dor da raiz da língua.
- Depressão maníaca, doença febril com agitação do Coração, delírio maníaco, propensão ao riso, ver fantasmas, pânico.
- Tosse por frio, vômito de espuma, urticária, malária, febre com ausência de transpiração.
- Fraqueza e dor do punho, contração dos cinco dedos das mãos, calor nas palmas das mãos, dificuldade em erguer o cotovelo.

Comentários

Yangxi (IG-5) é o ponto *jing* rio e ponto fogo do canal do Intestino Grosso e, assim como os cinco pontos dos doze canais, tem forte ação de dispersão do calor. Portanto, embora sua área de atuação (nariz, ouvidos, olhos, dentes, cabeça e garganta, etc.) seja similar à de *Hegu* (IG-4), sua ação básica é dispersar o calor e o fogo nessas áreas. Quando o calor obstrui o nariz, haverá sangramento ou rinite; quando o calor ascende para os ouvidos, haverá tinidos, surdez e dor; quando o calor obscurece os olhos, haverá vermelhidão, inchaço e dor oculares, obstrução visual superficial e lacrimejamento; quando o calor no canal *yangming* inflama os dentes e as gengivas, haverá dor de dente e, quando o calor se acumula na garganta, haverá inchaço e congestão.

O Intestino Grosso e o Estômago pertencem ao *yangming*. O fogo exuberante no *yangming* pode facilmente passar para o Coração e perturbar o espírito, seja sob a forma de irritabilidade e delírio que podem ocorrer durante o curso de uma febre no estágio *yangming*, seja sob a forma de fogo prolongado do Estômago ou fleuma-fogo observados em muitos distúrbios emocionais graves. Essa importante relação é explicada pelo fato de que, embora eles não sejam ligados pelos canais primários, o canal divergente do Estômago conecta-se com o Coração, enquanto o canal primário do Estômago se encontra com o vaso Governador (e, por isso, com o cérebro) em *Shenting* (DU-24) e *Renzhong* (DU-26). *Yangxi* (IG-5), portanto, o ponto fogo do canal *yangming* da mão, é indicado para tratar doença febril com agitação do Coração, depressão maníaca, "visão de fantasmas", pânico, delírio maníaco e propensão ao riso. As duas últimas indicações também podem refletir seu *status* de ponto *jing* rio que, de acordo com o *Spiritual Pivot*[8], deve ser agulhado quando há "doenças que se manifestam na voz do paciente".

Finalmente, *Yangxi* (IG-5) é um importante ponto no tratamento de distúrbios do pulso, e, à semelhança de *Wangu* (ID-4), seu ponto correspondente no lado ulnar do punho, é indicado no tratamento de contração de todos os cinco dedos das mãos. Ao aprender os nomes dos pontos dos canais *yang* no pulso, é útil lembrar a semelhança entre seus nomes: *Yangxi* (IG-5) (riacho *yang*), *Yanggu* (ID-5) (vale *yang*) e *Yangchi* (SJ-4) (poço *yang*).

Combinações

- Dor no olho: *Yangxi* (IG-5), *Erjian* (IG-2), *Daling* (PC-7), *Sanjian* (IG-3), *Qiangu* (ID-2) e *Shangxing* (DU-23) (*Great Compendium*).
- Tinidos e surdez: *Yangxi* (IG-5), *Xiaguan* (E-7), *Guanchong* (SJ-1), *Yemen* (SJ-2) e *Yanggu* (ID-5) (*Systematic Classic*).
- Tinidos: *Yangxi* (IG-5), *Shangyang* (IG-1), *Pianli* (IG-6), *Luoque* (B-8), *Wangu* (ID-4) e *Qiangu* (ID-2) (*Supplementing Life*).
- Dor de ouvido, surdez e tinidos: *Yangxi* (IG-5), *Tianchuang* (ID-16), *Guanchong* (SJ-1), *Yemen* (SJ-2) e *Zhongzhu* (SJ-3) (*Thousand Ducat Formulas*).
- Urticária por calor extremo: *Yangxi* (IG-5) e *Jianyu* (IG-15) (*One Hundred Symptoms*).
- Dor de dente e dor lombar acompanhada por obstrução dolorosa da garganta: *Yangxi* (IG-5) e *Erjian* (IG-2) (*Ode of Xi-hong*).
- Vômito de fleuma e saliva aquosa, tontura que não cessa: *Yangxi* (IG-5), *Gongsun* (BP-4), *Fenglong* (E-40) e *Shanzhong* (REN-17) (*Complete Collection* [*Coleção Completa*]).
- Riso frequente: *Yangxi* (IG-5), *Lieque* (P-7), *Daling* (PC-7) e *Renzhong* (DU-26) (*Great Compendium*).
- Delírio maníaco, visão de fantasmas: *Yangxi* (IG-5), *Pucan* (B-61) e *Wenliu* (IG-7) (*Supplementing Life*).
- Delírio maníaco: *Yangxi* (IG-5), *Taiyuan* (P-9), *Xialian* (IG-8) e *Kunlun* (B-60) (*Great Compendium*).
- Palpitações decorrentes de pânico: *Yangxi* (IG-5) e *Danshu* (B-19) (*Divine Moxibustion* [*Moxibustão Divina*]).

Pianli (IG-6) – passagem do desvio

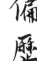

Ponto luo de conexão do canal do Intestino Grosso.

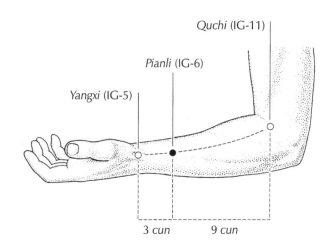

Localização

Situa-se 3 *cun* acima de *Yangxi* (IG-5), na linha que liga *Yangxi* (IG-5) com *Quchi* (IG-11).

Nota de localização

(1) Localizar com o cotovelo flexionado e com o lado radial do braço para cima; (2) divida a distância entre *Yangxi* (IG-5) e *Quchi* (IG-11) pela metade e depois reparta igualmente a distância entre esse ponto médio e *Yangxi* (IG-5).

Inserção da agulha

Inserção oblíqua transversal de 0,5 a 1 *cun*.

Ações

- Expele vento e dispersa calor.
- Abre e regula as passagens da água.

Indicações

- Tinidos, surdez, dor de dente, cárie, dentes frios, vermelhidão e dor nos olhos, diminuição da visão, visão turva, rinite, hemorragia nasal, garganta seca, obstrução dolorosa da garganta, desvio da boca, inchaço nas bochechas.
- Micção difícil, edema, ascite, obstrução do diafragma, borborigmos com edema, ataque de vento com ausência de transpiração.
- Malária, delírio maníaco.
- Dor do pulso, cotovelo e da parte superior do braço.

Comentários

Pianli (IG-6) é o ponto *luo* de conexão do canal do Intestino Grosso; a partir dele o canal *luo* de conexão se divide, por isso o nome "passagem do desvio". Desse ponto, o canal *luo* de conexão ascende para o maxilar e os ouvidos, enquanto o canal primário do Intestino Grosso atravessa o maxilar inferior, o nariz e a face, até se unir com o canal do Estômago, que se conecta ao olho. Como muitos pontos distais do canal do Intestino Grosso, *Pianli* (IG-6) é eficaz para dispersar vento e calor de todas essas áreas (ou seja, dor de dente, vermelhidão e dor nos olhos, hemorragia nasal, rinite, etc.), sendo especialmente aplicável no tratamento de distúrbios do ouvido, como tinidos e surdez decorrentes de ataque de vento e calor patogênicos externos.

O canal *luo* de conexão que sai de *Pianli* (IG-6) se junta a seu canal interior-exteriormente relacionado, o canal do Pulmão. *Guide to the Classics of Acupuncture* declara que "os pontos *luo* de conexão estão localizados entre dois canais... se forem agulhados, os sintomas dos seus canais relacionados interior-exteriormente podem ser tratados[9]". O canal *yang* do Intestino Grosso pode ser visto como o reflexo externo de seu canal *yin* relacionado, o canal do Pulmão, e seus pontos costumam ser usados para libertar a porção exterior do sistema do Pulmão. Quando o vento externo interrompe a função do Pulmão de regular as passagens da água, pode haver edema agudo, especialmente da parte superior do corpo, acompanhado por ausência de transpiração e micção difícil. *Pianli* (IG-6) é o principal ponto do canal do Intestino Grosso para abrir e regular as passagens da água e, por isso, trata sintomas como dificuldade de micção, edema, ascite e borborigmos com edema.

Finalmente, o *The Great Compendium of Acupuncture and Moxibustion* dá indicações específicas para tratar excesso e deficiência dos pontos *luo* de conexão. No caso de *Pianli* (IG-6), tais indicações são cárie e surdez (excesso); dentes frios e obstrução do diafragma (deficiência).

Combinações

- Tinidos: *Pianli* (IG-6), *Yangxi* (IG-5), *Shangyang* (IG-1), *Luoque* (B-8), *Wangu* (ID-4) e *Qiangu* (ID-2) (*Supplementing Life*).
- Surdez: *Pianli* (IG-6), *Qiangu* (ID-2) e *Houxi* (ID-3) (*Supplementing Life*).
- Surdez por deficiência do Rim: *Pianli* (IG-6), *Shenshu* (B-23) e *Tinghui* (VB-2) (*Illustrated Supplement*).
- Rinite com hemorragia nasal: *Pianli* (IG-6), *Hegu* (IG-4), *Sanjian* (IG-3), *Kunlun* (B-60) e *Zutonggu* (B-66) (*Supplementing Life*).
- Garganta seca: *Pianli* (IG-6), *Jiquan* (C-1), *Taiyan* (P-9), *Taichong* (F-3) e *Tiantu* (REN-22) (*Supplementing Life*).
- Dor e incômodo no cotovelo e no antebraço com dificuldade de estender e flexionar: *Pianli* (IG-6) e *Shousanli* (IG-10) (*Supplementing Life*).

Wenliu (IG-7) – fluxo quente

Ponto xi *em fenda do canal do Intestino Grosso.*

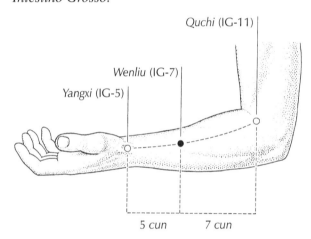

Localização

Localiza-se proximalmente a 5 *cun* de *Yangxi* (IG-5), na linha que liga *Yangxi* (IG-5) a *Quchi* (IG-11).

Nota de localização

(1) Localizar com o cotovelo flexionado e com o aspecto radial do braço para cima; (2) divida a distância entre *Yangxi* (IG-5) e *Quchi* (IG-11) em duas partes iguais e depois localize *Wenliu* (IG-7) 1 *cun* distalmente a esse ponto médio.

Inserção da agulha

Inserção transversal oblíqua de 0,5 a 1 *cun*.

Ações

- Dispersa calor e desintoxica veneno.

- Modera condições agudas.
- Regula e harmoniza os Intestinos e o Estômago.
- Dispersa o fogo do *yangming* e acalma o espírito.

Indicações

- Dor de cabeça, desvio da face e da boca, vermelhidão, inchaço e dor na face, lesões piogênicas, carbúnculos e furúnculos, dor nos dentes e na boca, remexer da língua, obstrução dolorosa na garganta com perda da voz.
- Borborigmos com dor abdominal, distensão abdominal, vômito de saliva aquosa e espuma, inchaço súbito dos quatro membros.
- Riso frequente, delírio, visão de fantasmas.
- Dor e dificuldade de erguer o ombro e o braço.

Comentários

Wenliu (IG-7) é o ponto *xi* em fenda do canal do Intestino Grosso. Os pontos *xi* em fenda ficam onde o *qi* e o sangue, que fluem com relativa superficialidade ao longo dos canais a partir dos pontos *jing* poço, juntam-se e mergulham mais profundamente. Os pontos *xi* em fenda, em geral, são indicados no tratamento de condições agudas e dor, e isso se reflete na capacidade de *Wenliu* (IG-7) de dispersar calor e desintoxicar veneno em casos de lesões piogênicas, carbúnculos e furúnculos, obstrução dolorosa da garganta e calor e inchaço da face. Lesões piogênicas são pequenas lesões purulentas e duras em forma de cravo, profundamente enraizadas. São basicamente decorrentes de dieta irregular ou vento externo e fogo tóxico que invadem a porção superficial do corpo. A condição tende a se desenvolver muito rapidamente com dor intensa localizada, vermelhidão e inchaço, amiúde acompanhados por febre.

Um dado notável dos canais *yang* da mão (Intestino Grosso, *Sanjiao* e Intestino Delgado) é que relativamente poucos de seus pontos tratam distúrbios de seus *fu* correspondentes. No que se refere ao canal do Intestino Grosso, *Wenliu* (IG-7) e seus pontos consecutivos *Xialian* (IG-8) e *Shanglian* (IG-9), entretanto, são indicados para o tratamento de distúrbios dos intestinos e do Estômago – no caso de *Wenliu* (IG-7), para tratar borborigmos acompanhados de dor abdominal, distensão abdominal e vômito de espuma ou saliva aquosa. Isso segue o princípio geral de todos os canais *yang*, mais claramente visto nos *yang* da perna, de que, à medida que os pontos se aproximam do cotovelo ou do joelho, eles começam a ter uma ação maior sobre seus *fu* correspondentes. Deve-se notar, no entanto, que na prática clínica os pontos do canal do Intestino Grosso são raramente usados para tratar distúrbios dos intestinos, e isso é confirmado pela ausência de *Wenliu* (IG-7) em combinações para esse propósito em qualquer um dos principais clássicos.

A ação de *Wenliu* (IG-7) para dispersar o fogo do *yangming* e acalmar o espírito e, assim, tratar riso frequente, delírio e "visão de fantasmas", é semelhante à ação de *Yangxi* (IG-5).

Combinações

- Obstrução dolorosa da garganta com perda da voz: *Wenliu* (IG-7) e *Quchi* (IG-11) (*Systematic Classic*).
- Língua rígida, remexer da língua: *Wenliu* (IG-7), *Huaroumen* (E-24) e *Shaohai* (C-3) (*Supplementing Life*).
- Delírio maníaco, ver fantasmas: *Wenliu* (IG-7), *Yangxi* (IG-5) e *Pucan* (B-61) (*Supplementing Life*).
- Torcicolo decorrente de ataque de frio: *Wenliu* (IG-7) e *Qimen* (F-14) (*One Hundred Symptoms*).

Xialian (IG-8) – ângulo inferior

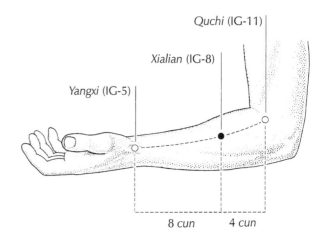

Localização

No aspecto radial do antebraço, a 4 *cun* de distância em sentido distal de *Quchi* (IG-11), na linha que liga *Quchi* (IG-11) a *Yangxi* (IG-5).

Nota de localização

(1) Localizar com o cotovelo flexionado e com o lado radial do braço para cima; (2) divida a distância entre *Yangxi* (IG-5) e *Quchi* (IG-11) em três partes iguais. *Xialian* (IG-8) fica na junção dos terços proximal e médio.

Inserção da agulha

Inserção perpendicular ou oblíqua de 0,5 a 1,5 *cun*.

Ações

- Harmoniza o Intestino Delgado.
- Expele vento e dispersa calor.
- Dispersa o fogo do *yangming* e acalma o espírito.

Indicações

- Dor abdominal, distensão da parte inferior do abdome, plenitude e dor no abdome e na região costal lateral, dor periumbilical, insuficiência do *qi* do Intestino Delgado, diarreia contendo alimentos não digeridos, sangue nas fezes, urina escura.
- Dor de cabeça, vento na cabeça, tontura, dor no olho, lábios secos com saliva escorrendo da boca, abscesso na mama, dispneia.
- Delírio maníaco, andar de modo insensato.
- Hemiplegia, obstrução dolorosa por vento-umidade, obstrução dolorosa por frio, dor no cotovelo e no braço.

Comentários

Xialian (IG-8) (ângulo inferior) e *Shanglian* (IG-9) (ângulo superior) são reflexos no membro superior dos pontos *Xiajuxu* (E-39) (grande depressão inferior) e *Shangjuxu* (E-37) (grande depressão superior), os pontos *he* mar do Intestino Delgado e do Intestino Grosso, respectivamente, no membro inferior. *Xialian* (IG-8) é, portanto, indicado para tratar distúrbios dos intestinos, particularmente do Intestino Delgado, que se manifestam com plenitude, distensão e dor no abdome, dor periumbilical, insuficiência do *qi* do Intestino Delgado, sangue nas fezes e diarreia contendo alimentos não digeridos. Na prática clínica, entretanto, os pontos do membro inferior são mais usados para tratar distúrbios intestinais.

O canal divergente do Intestino Grosso desce para a mama, assim *Xialian* (IG-8) é indicado para tratar abscesso na mama, sendo o único ponto no canal do Intestino Grosso com essa indicação.

A ação de *Xialian* (IG-8) de dispersar fogo do *yangming* e acalmar o espírito, tratando, desse modo, delírio maníaco e modo de andar insensato, é semelhante à ação de *Yangxi* (IG-5).

Combinações

- Calor no Estômago sem prazer em comer: *Xialian* (IG-8) e *Xuanzhong* (VB-39) (*Supplementing Life*).
- Diarreia decorrente de lesão por alimentos: *Xialian* (IG-8) e *Shanglian* (IG-9) (*Great Compendium*).
- Delírio maníaco: *Xialian* (IG-8), *Taiyuan* (P-9), *Yangxi* (IG-5) e *Kunlun* (B-60) (*Great Compendium*).
- Obstrução dolorosa por vento-umidade: *Xialian* (IG-8) e *Weizhong* (B-40) (*Supplementing Life*).
- Dor e frio no braço: *Xialian* (IG-8), *Quchi* (IG-11) e *Jianjing* (VB-21) (*Great Compendium*).
- Micção difícil e escura: *Xialian* (IG-8) e *Shanglian* (IG-9) (*Thousand Ducat Formulas*).

Shanglian (IG-9) – ângulo superior

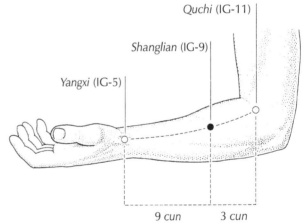

Localização

No lado radial do antebraço, a 3 *cun* de distância em sentido distal de *Quchi* (IG-11), na linha que une *Quchi* (IG-11) a *Yangxi* (IG-5).

Nota de localização

(1) Localizar com o cotovelo flexionado e com o lado radial do braço para cima; (2) divida a distância entre *Yangxi* (IG-5) e *Quchi* (IG-11) na metade e, então, divida ao meio a distância entre esse ponto médio e *Quchi* (IG-11).

Inserção da agulha

Inserção perpendicular ou oblíqua de 0,5 a 1,5 *cun*.

Ações

- Harmoniza o Intestino Grosso.
- Ativa o canal e alivia a dor.

Indicações

- Borborigmos, estagnação do *qi* do Intestino Grosso, dor abdominal, micção difícil e escura.
- Dor no tórax, dispneia, vento no cérebro, dor de cabeça.
- Dor ou entorpecimento do ombro, cotovelo e braço, entorpecimento dos membros, hemiplegia por acidente vascular cerebral, sensação de frio da medula óssea.

Comentários

Ver discussão sobre *Xialian* (IG-8), anteriormente.

Combinações

- Plenitude no abdome e na região costal lateral: *Shanglian* (IG-9), *Yanglingquan* (VB-34) e *Zulinqi* (VB-41) (*Great Compendium*).
- Dispneia com incapacidade de andar: *Shanglian* (IG-9), *Qimen* (F-14) e *Zhongwan* (REN-12) (*Great Compendium*).

Shousanli (IG-10) – três milhas do braço

Localização

No lado radial do antebraço, a 2 *cun* de distância em sentido distal de *Quchi* (IG-11), na linha que liga *Quchi* (IG-11) a *Yangxi* (IG-5).

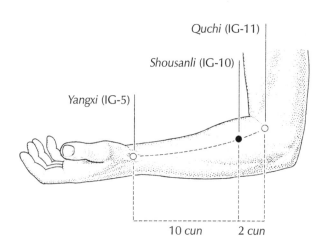

Nota de localização

(1) Localizar com o cotovelo flexionado e com o lado radial do braço para cima; (2) primeiro localizar *Shanglian* (IG-9) e depois localizar *Shousanli* (IG-10) a 1 *cun* de distância em sentido proximal dele; (3) esse ponto normalmente encontra-se doloroso à palpação.

Inserção da agulha

Inserção perpendicular ou oblíqua de 0,5 a 1,5 *cun*.

Ações

- Regula o *qi* e o sangue, ativa o canal e alivia a dor.
- Harmoniza os Intestinos e o Estômago.

Indicações

- Dor e imobilidade do braço e do ombro, acidente vascular cerebral, paralisia do braço, entorpecimento do braço, distúrbio de atrofia, hemiplegia, contração e inflexibilidade do cotovelo, dor lombar com incapacidade de se deitar.
- Dor abdominal, vômito e diarreia, sensação periódica de frio nos intestinos, distúrbio da perturbação súbita.
- Dor de dente com inchaço da bochecha, desvio da boca, perda da voz, escrofulose.

Comentários

Shousanli (IG-10) (três milhas do braço), situado logo abaixo da articulação do cotovelo, é um espelho da localização de *Zusanli* (E-36) (três milhas da perna) na perna e compartilha o mesmo nome. Embora os dois pontos tenham a ação de harmonizar o Estômago e os Intestinos, esta é uma ação secundária e relativamente menos importante de *Shousanli* (IG-10).

Os canais *yangming* são "abundantes em *qi* e sangue"[10] e, da mesma forma que *Zusanli* (E-36) é um ponto fundamental para tratar distúrbios do membro inferior, a principal aplicação clínica de *Shousanli* (IG-10) é revigorar e regular a circulação de *qi* e sangue no membro superior como um todo. É muito usado no tratamento de distúrbio de atrofia e de obstrução dolorosa, bem como de dor, imobilidade e entorpecimento do braço, em cujo caso quase sempre é combinado com pontos como *Jianyu* (IG-15) e *Hegu* (IG-4) no método de combinação de "corrente e cadeado". *Shousanli* (IG-10) é amiúde alternado com *Quchi* (IG-11) no tratamento de distúrbios crônicos e de longo período dos canais, como hemiplegia e distúrbio de atrofia, para evitar a perfuração excessiva dos mesmos pontos. *Shousanli* (IG-10) também costuma ser combinado na prática clínica com *Quchi* (IG-11) como ponto adjacente para tratar doenças do cotovelo, particularmente cotovelo de tenista.

No que se refere ao tratamento de dor de dente, Zhu Dan-xi, da dinastia Jin-Yuan, recomendava a aplicação de moxibustão em *Shousanli* (IG-10), para tratar dor de dente do maxilar superior, e em *Sanjian* (IG-3), para tratar dor de dente do maxilar inferior[11].

Combinações

- Entorpecimento obstinado dos dois antebraços: *Shousanli* (IG-10) e *Shaohai* (C-3) (*One Hundred Symptoms*).
- Dor do antebraço: *Shousanli* (IG-10), *Quchi* (IG-11) e *Houxi* (ID-3) (*Supplementing Life*).
- Incômodo e dor no cotovelo e no antebraço com dificuldade dos movimentos de extensão e flexão: *Shousanli* (IG-10) e *Pianli* (IG-6) (*Supplementing Life*).
- Contração e incapacidade de estender o braço e o cotovelo: *Shousanli* (IG-10) e *Zuqiaoyin* (VB-44) (*Supplementing Life*).
- Vento na cabeça: tontura visual e rigidez da nuca: *Shousanli* (IG-10), *Shenmai* (B-62) e *Jinmen* (B-63) (*Miscellaneous Diseases*).
- Escrofulose: *Shousanli* (IG-10), *Shaohai* (C-3), *Tianchi* (PC-1), *Zhangmen* (F-13), *Zulinqi* (VB-41), *Zhigou* (SJ-6), *Yangfu* (VB-38) e *Jianjing* (VB-21) (*Great Compendium*).

Quchi (IG-11) – lago na curva

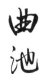

Ponto he mar e ponto terra do canal do Intestino Grosso.
Ponto fantasma de Sun Si-miao.
Ponto estrela celestial de Ma Dan-yang.

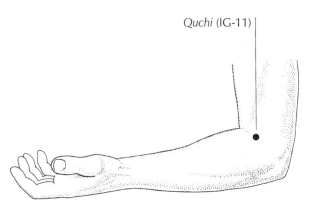

Localização

No cotovelo, a meia distância entre *Chize* (P-5) e o epicôndilo lateral do úmero, na extremidade lateral da prega cubital transversa.

Nota de localização

Esse ponto deve ser localizado com o cotovelo fletido.

Inserção da agulha

Inserção perpendicular de 1 a 1,5 *cun*, ou unido por meio da inserção da agulha em *Shaohai* (C-3).

Ações

- Dispersa calor.
- Esfria sangue, elimina vento, drena umidade e alivia prurido.
- Regula o *qi* e o sangue.
- Ativa o canal e alivia a dor.

Indicações

- Febre alta que não cede, lesão por frio com febre residual que não cede, sede com transpiração ao beber água e pele seca e quente quando não se bebe água, malária.

- Obstrução dolorosa da garganta, perda da voz, dor de dente, vermelhidão e dor nos olhos, lacrimejamento, dor na parte anterior da orelha.
- Agitação e opressão no tórax, distúrbios maníacos, memória fraca, remexer da língua, tontura, hipertensão, bócio, escrofulose.
- Erisipela (toxina do cinábrio), urticária, erupção por vento, pele seca, descamação da pele, prurido na pele, herpes-zóster, dor e prurido no corpo todo como se tivesse sido picado por insetos, lesões piogênicas no dorso.
- Distensão e dor do abdome, vômito e diarreia, distúrbio disentérico, amenorreia.
- Entorpecimento da parte superior do braço, obstrução dolorosa, obstrução dolorosa por vento, hemiplegia, espasmo clônico, contração, imobilidade e dor no cotovelo e no ombro, emaciação e fraqueza do cotovelo, vermelhidão e inchaço no braço, distúrbio de atrofia dos membros inferiores, dor e inchaço no tornozelo.

Comentários

Quchi (IG-11) foi incluído por Ma Dan-yang, o grande médico da dinastia Jin, entre os "onze pontos estrelas celestiais"[6], seu agrupamento dos pontos de acupuntura mais vitais. É um ponto poderoso e essencial no tratamento de febres e calor no corpo, doenças de pele, hipertensão e distúrbios do braço. O canal *yangming* ou "brilho do *yang*" é considerado particularmente repleto de *yang qi*, e os pontos do canal do Intestino Grosso estão entre os mais importantes para dispersar excesso de *yang* sob a forma de calor. *Quchi* (IG-11) é o principal ponto no canal e, na verdade, um dos mais importantes do corpo para dispersar calor e fogo. É útil em todos os casos de febre decorrente de excesso de calor, quando fatores patogênicos penetraram nos níveis *yangming* ou do *qi*, e quando os calafrios já não estão mais presentes. Em relação a isso, pode ser comparado a *Hegu* (IG-4), que é usado principalmente quando fatores patogênicos ainda estão no exterior sob a forma de vento-frio ou vento-calor, quando a febre é moderada e quando os calafrios ainda estão presentes. Na prática clínica, os dois pontos costumam ser usados juntos para controlar tipos diferentes de febre. À semelhança de *Hegu* (IG-4) e de outros pontos do canal do Intestino Grosso, *Quchi* (IG-11) também é usado para dispersar calor do canal *yangming* na cabeça, independentemente de estar afetando a garganta, os olhos ou os dentes,

sendo indicado para tratar inchaço e dor da garganta, vermelhidão e dor nos olhos, lacrimejamento e dor de dente. Assim como *Yangxi* (IG-5), é capaz de dispersar o fogo do *yangming* que passa para o Coração e o espírito, sendo indicado no tratamento de agitação e opressão no tórax, mania e remexer da língua. Por essa razão, sob seu nome alternativo de *Guitui* (perna do fantasma), *Quchi* (IG-11) foi incluído por Sun Si-miao entre seus "treze pontos fantasmas" para o tratamento de mania e epilepsia.

De acordo com o *Spiritual Pivot*[12]: "quando a doença está no *yang* dentro do *yang* [pele], agulhar os pontos *he* mar dos canais *yang*". Embora isso não se aplique em todos os casos, é notável que *Quchi* (IG-11) e *Weizhong* (B-40), os pontos *he* mar dos canais do Intestino Grosso e da Bexiga, respectivamente, sejam dois dos mais importantes pontos para o tratamento de doenças de pele. *Quchi* (IG-11) é classicamente indicado para tratar uma variedade de distúrbios cutâneos, como erisipela (toxina de cinábrio), urticária, erupção por vento, herpes-zóster, lesões piogênicas e pele seca, descamada e pruriginosa. Isso reflete a habilidade de *Quchi* (IG-11) de expelir vento, resolver umidade e dispersar calor, fogo e fogo tóxico, os principais componentes de distúrbios cutâneos por excesso. Na prática clínica moderna, entretanto, a acupuntura é usada como terapia principal em relativamente poucas doenças dermatológicas (dá-se prioridade à medicina herbácea), sendo considerada útil principalmente no tratamento de urticária, herpes-zóster e prurido.

De acordo com o *Clássico das Dificuldades*[13], os pontos *he* mar são eficazes no tratamento de "*qi* em contracorrente e diarreia", enquanto o *Spiritual Pivot* diz que "nos distúrbios do Estômago e nos distúrbios resultantes de ingestão irregular de alimentos e líquidos, selecionar os pontos *he* mar"[14]. Embora não tenha uma aplicação tão ampla no tratamento desses distúrbios como *Shangjuxu* (E-37), o ponto *he* mar inferior do Intestino Grosso, *Quchi* (IG-11), é indicado para tratar vômito e diarreia, bem como para dor abdominal, sendo um ponto essencial no tratamento de distúrbio disentérico, especialmente quando acompanhado por febre. Na prática clínica moderna é muito usado para tratar disenteria bacilar.

Recentemente, *Quchi* (IG-11) tem sido amplamente usado no tratamento da hipertensão, amiúde em combinação com *Zusanli* (E-36). A hipertensão, como categoria, não existia na medicina tradicional, sendo as suas manifestações incluídas nas categorias de dor de cabeça, tontura, etc. O efeito de reduzir esses pontos para diminuir a pressão sanguínea excessivamente alta é uma interpretação moderna da declaração encontrada no *Spiritual Pivot*[15] de que "os canais *yangming* são abundantes em *qi* e sangue".

Quchi (IG-11) é um ponto importante no tratamento de distúrbios de todo o membro superior. De acordo com Ma Dan-yang:

"*Quchi* (IG-11) é excelente para tratar dor no cotovelo, hemiplegia com incapacidade de fechar a mão, incapacidade de puxar um arco e flacidez dos tendões de forma que a pessoa não consegue pentear seus cabelos".

Quchi (IG-11) pode resolver a obstrução no canal que causa dor e obstrução dolorosa e, pelo fato de regular o *qi* e o sangue, fortalece e nutre em todos os casos de fraqueza do braço, como distúrbio de atrofia. É um ponto vital no tratamento de hemiplegia após acidente vascular cerebral e para tratar espasmo clônico do membro superior de qualquer etiologia, sendo, para esse propósito, (1) normalmente combinado com *Jianyu* (IG-15) e *Hegu* (IG-4) no método de associação de pontos de "corrente e cadeado" e (2) unido, por meio da agulha, a *Shaohai* (C-3). Essa última técnica reflete a importância de *Shaohai* (C-3) como um ponto para tratar distúrbios do braço, bem como a observação clínica de que embora os pontos dos canais *yang* sejam enfatizados no tratamento de distúrbio de atrofia e de hemiplegia, melhores resultados são obtidos quando alguns pontos dos canais *yin* também são incluídos na prescrição de pontos.

Por fim, vale a pena notar que, a despeito de seu *status* como ponto "mãe" do canal do Intestino Grosso, a única aplicação tonificante de *Quchi* (IG-11) é de nutrir o membro superior dessa forma. Todas as outras ações servem para reduzir fatores patogênicos excessivos de vários tipos.

Combinações

- Febre: *Quchi* (IG-11) e *Shaochong* (C-9) (*One Hundred Symptoms*).
- Lesão por frio com grande calor que cede: reduzir *Quchi* (IG-11), *Xuanzhong* (VB-39), *Zusanli* (E-36), *Dazhui* (DU-14), *Yongquan* (R-1) e *Hegu* (IG-4) (*Great Compendium*).
- Malária com calor excessivo e pouco frio: *Quchi* (IG-11), *Dazhui* (DU-14), *Houxi* (ID-3) e *Jianshi* (PC-5) (*Great Compendium*).
- Malária com frio excessivo e pouco calor: *Quchi* (IG-11), *Dazhui* (DU-14) e *Houxi* (ID-3) (*Great Compendium*).

- Doenças da cabeça, face, ouvidos, olhos, boca e nariz: *Quchi* (IG-11) e *Hegu* (IG-4) (*Miscellaneous Diseases*).
- Dor de dente com aversão ao frio: *Quchi* (IG-11), *Daying* (E-5), *Quanliao* (ID-18) e *Tinghui* (VB-2) (*Thousand Ducat Formulas*).
- Delírio maníaco, medo e pânico: *Quchi* (IG-11), *Yuji* (P-10), *Zhizheng* (ID-7), *Hegu* (IG-4), *Shaohai* (C-3) e *Wangu* (ID-4) (*Thousand Ducat Formulas*).
- Hemiplegia: *Quchi* (IG-11) e *Yanglingquan* (VB-34) (*One Hundred Symptoms*).
- Vento unilateral (hemiplegia): *Quchi* (IG-11), *Yanglingquan* (VB-34) e *Huantiao* (VB-30) (*Supplementing Life*).
- Acidente vascular cerebral com debilidade unilateral e dor incessante: *Quchi* (IG-11), *Jianyu* (IG-15), *Xuanzhong* (VB-39), *Taixi* (R-3), *Zusanli* (E-36) e *Kunlun* (B-60) (*Great Compendium*).
- Distúrbio de atrofia e entorpecimento do braço: *Quchi* (IG-11), *Waiguan* (SJ-5) e *Tianjing* (SJ-10) (*Thousand Ducat Formulas*).
- Dor do cotovelo, ocasionalmente com frio: *Quchi* (IG-11), *Guanchong* (SJ-1), *Shousanli* (IG-10), *Zhongzhu* (SJ-3), *Yanggu* (ID-5) e *Chize* (P-5) (*Thousand Ducat Formulas*).
- Dor e frio no braço: *Quchi* (IG-11), *Xialian* (IG-8) e *Jianjing* (VB-21) (*Great Compendium*).
- Dor e peso no ombro com incapacidade de erguer o braço: *Quchi* (IG-11) e *Tianliao* (SJ-15) (*Supplementing Life*).
- Incapacidade de dobrar o cotovelo e os dedos das mãos: *Quchi* (IG-11), *Shousanli* (IG-10), *Waiguan* (SJ-5) e *Zhongzhu* (SJ-3) (*Great Compendium*).
- Contração do braço com tensão dos tendões das duas mãos, resultando em incapacidade de abrir as mãos: *Quchi* (IG-11), *Chize* (P-5), *Yangchi* (SJ-4), *Hegu* (IG-4) e *Zhongzhu* (SJ-3) (*Great Compendium*).
- Contração do cotovelo com dor: *Chize* (P-5) unido a *Quchi* (IG-11) (*Ode of the Jade Dragon*).
- Dor no antebraço: *Quchi* (IG-11) e *Jianjing* (VB-21) (*Ode to Elucidate Mysteries*).
- Dor no antebraço: *Quchi* (IG-11), *Shousanli* (IG-10) e *Houxi* (ID-3) (*Supplementing Life*).
- Hipertensão: *Quchi* (IG-11), *Renying* (E-9) e *Zusanli* (E-36).

- Hipertensão: *Quchi* (IG-11), *Renying* (E-9), *Baihui* (DU-20) e *Taichong* (F-3).
- Disenteria bacilar: *Quchi* (IG-11), *Shangjuxu* (E-37) e *Tianshu* (E-25).

Zhouliao (IG-12) – fenda do cotovelo

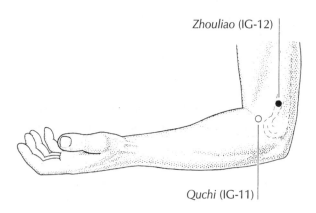

Localização

Quando o cotovelo é fletido, esse ponto se localiza na depressão situada a 1 *cun* em sentido proximal e a 1 *cun* lateral a *Quchi* (IG-11).

Nota de localização

Quando o cotovelo é flexionado, esse ponto pode ser encontrado diretamente acima do epicôndilo lateral do úmero, anteriormente à crista supracondilar lateral.

Inserção da agulha

Inserção perpendicular de 0,5 a 1 *cun*.

Ações

- Ativa o canal e alivia a dor.
- Beneficia a articulação do cotovelo.

Indicações

- Taxação de vento com sonolência, contração, entorpecimento e imobilidade da parte superior do braço, dor e rigidez no cotovelo.

Comentários

Zhouliao (IG-12) é fundamentalmente usado como ponto local para tratar distúrbios do cotovelo (por exemplo, no tratamento de cotovelo de tenista, quando a dor se irradia para cima em direção ao ombro).

Combinações

- Inchaço e vermelhidão no braço com dor no cotovelo: *Zhouliao* (IG-12), *Jianyu* (IG-15) e *Wangu* (ID-4) (*Great Compendium*).
- Dor e incapacidade de erguer o braço: *Zhouliao* (IG-12) e *Binao* (IG-14) (*Preserving Life*).

Shouwuli (IG-13) – cinco milhas do braço

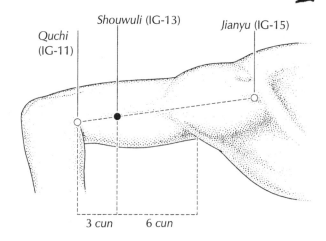

Localização

No aspecto lateral da parte superior do braço, 3 *cun* em sentido proximal de *Quchi* (IG-11), na linha que liga *Quchi* (IG-11) a *Jianyu* (IG-15).

Nota de localização

(1) Localize o ponto situado aproximadamente à largura da palma da mão acima de *Quchi* (IG-11), na depressão entre a borda lateral do bíceps braquial e o úmero; (2) localize o ponto a um terço da distância entre *Quchi* (IG-11) e a prega axilar.

Inserção da agulha

Inserção perpendicular de 1 a 1,5 *cun*.

Ações

- Ativa o canal e alivia a dor.
- Alivia a tosse.
- Regula o *qi*, drena umidade e transforma fleuma.

Indicações

- Dor, entorpecimento ou contração do cotovelo e da parte superior do braço, incapacidade de erguer o braço, dor no ombro, taxação de vento com medo e pânico.
- Tosse, dificuldade de respirar, vômito de sangue.
- Escrofulose, desejo de dormir, *qi* diminuído, incapacidade de mover os quatro membros, corpo amarelado com febre baixa intermitente, malária, visão turva, plenitude e distensão abaixo do Coração, febre e pânico.

Combinações

- Escrofulose: *Shouwuli* (IG-13) e *Binao* (IG-14) (*One Hundred Symptoms*).
- Escrofulose: 30 aplicações de moxa em *Shouwuli* (IG-13) e *Renying* (E-9) (*Thousand Ducat Formulas*).

Binao (IG-14) – braço superior

Ponto de encontro do canal do Intestino Grosso com os canais do Intestino Delgado e da Bexiga.

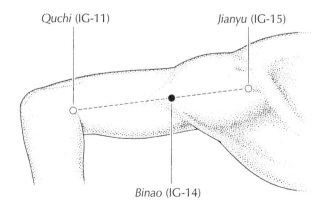

Localização

No aspecto lateral da parte superior do braço, na depressão visível e dolorida formada entre a inserção distal do músculo deltoide e o músculo braquial, a aproximadamente três quintos da distância ao longo da linha entre *Quchi* (IG-11) e *Jianyu* (IG-15).

Nota de localização

Esse ponto é mais facilmente localizado se os músculos da parte superior do braço estiverem retraídos.

Inserção da agulha

Inserção oblíqua de 1 a 1,5 *cun*.

Ações

- Ativa o canal e alivia a dor.
- Regula o *qi* e dissipa nódulos de fleuma.
- Beneficia os olhos.

Indicações

- Dor, entorpecimento e obstrução dolorosa na parte superior do braço e no ombro, atrofia e fraqueza na parte superior do braço, incapacidade de erguer o braço, contração e rigidez do pescoço.
- Escrofulose, bócio, dor torácica.
- Vermelhidão, inchaço e dor nos olhos.

Comentários

Embora não seja um ponto importante, *Binao* (IG-14) é frequentemente empregado para tratar distúrbios do canal na parte superior do braço, especialmente quando a dor se irradia para baixo a partir do ombro em direção ao cotovelo ou para cima, do cotovelo em direção ao ombro.

Como vários pontos dos canais do Intestino Grosso e *Sanjiao* localizados entre o cotovelo e o ombro, *Binao* (IG-14) também é indicado para o tratamento de escrofulose e bócio. Escrofulose e bócio, embora tenham etiologias diferentes, sempre envolvem fleuma combinada com *qi* estagnado ou calor. No caso de *Binao* (IG-14), sua capacidade de tratar esses distúrbios se origina mais do curso do canal do Intestino Grosso através do aspecto lateral do pescoço do que por alguma capacidade especial de transformar fleuma, e a ação de "regular o *qi* e transformar fleuma";

nesse contexto, portanto, se aplica somente à escrofulose e ao bócio. A explicação da razão pela qual vários pontos da parte superior do braço têm essa ação especial, enquanto os pontos *shu* mais distais não a possuem não está clara – ver também *Tianfu* (P-3), *Jianyu* (IG-15), *Shouwuli* (IG-13), *Tianjing* (SJ-10) e *Naohui* (SJ-13).

Finalmente, *Binao* (IG-14) também compartilha com vários pontos da parte superior do braço a capacidade de tratar distúrbios dos olhos, nesse caso, vermelhidão, inchaço e calor.

Combinações

- Dor e incapacidade de erguer o braço: *Binao* (IG-14) e *Zhouliao* (IG-12) (*Preserving Life*).
- Atrofia e fraqueza do braço com incapacidade de erguê-lo até a cabeça: *Binao* (IG-14) e *Jianyu* (IG-15) (*Preserving Life*).
- Escrofulose: *Binao* (IG-14) e *Shouwuli* (IG-13) (*One Hundred Symptoms*).

Jianyu (IG-15) – osso do ombro

Ponto de encontro do canal do Intestino Grosso com o vaso de Motilidade yang.

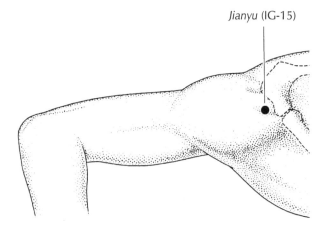

Jianyu (IG-15)

Localização

Na depressão localizada anterior e inferiormente ao acrômio, na origem do músculo deltoide.

Nota: *Jianliao* (SJ-14) se localiza na depressão situada posterior e inferiormente ao acrômio.

Nota de localização

Se o braço estiver abduzido, as duas depressões serão mais facilmente palpadas e quase sempre visíveis.

Inserção da agulha

Com o braço abduzido, inserção perpendicular em direção ao centro da axila, de 1 a 1,5 *cun*.

Inserção transversal oblíqua dirigida distalmente em direção ao cotovelo, de 1,5 a 2 *cun*.

Ações

- Dispersa vento-umidade, alivia a dor e beneficia a articulação do ombro.
- Elimina vento e regula *qi* e sangue.
- Regula *qi* e dissipa nódulos de fleuma.

Indicações

- Dor no ombro, fraqueza do ombro, vento-umidade no ombro, sensação de calor no ombro, vermelhidão e inchaço no ombro, incapacidade de erguer o braço até a cabeça, contração e entorpecimento do braço, hemiplegia, paralisia por vento, acidente vascular cerebral, distúrbio de atrofia por vento, doença por vento, calor nos quatro membros, incapacidade de virar a cabeça, obstrução dolorosa dos dedos das mãos.
- Urticária por vento-calor, lesão por frio com calor que não se dissipa.
- Escrofulose, bócio, emissão seminal decorrente de taxação, hipertensão.

Comentários

Jianyu (IG-15), um ponto de encontro do canal do Intestino Grosso com o vaso de Motilidade *yang*, também é alcançado pelos canais tendinosos do Pulmão e da Bexiga, pelo canal divergente do Intestino Grosso e pelo canal *luo* de conexão do Intestino Delgado. *Jianyu* (IG-15) é considerado o ponto preferido para tratar o ombro e, clinicamente, a maioria dos distúrbios do ombro afeta esta região.

Rigidez, dor, imobilidade ou fraqueza do ombro ou ombro congelado podem derivar de: (1) lesão por vento, frio, umidade ou calor patogênicos externos, ou seja, obstrução dolorosa; (2) estagnação de *qi* e sangue por lesão traumática, mau uso ou uso excessivo ou (3) deficiência do *qi* e do sangue por uso excessivo, idade avançada ou obstrução prolongada do canal. Em todos esses casos, *Jianyu* (IG-15) pode ser usado, e, na prática clínica, é comumente combinado com *Jianliao* (SJ-14). No que se refere à inserção da agulha, há dois métodos principais. Para tratar dor e imobilidade da articulação do ombro, o braço deve ser abduzido até onde for confortável e apoiado sobre uma almofada enrolada, enquanto a agulha é dirigida para a articulação do ombro em direção ao centro da axila. Para o tratamento de dor que se estende para baixo do braço, entretanto, *Jianyu* (IG-15) é normalmente agulhado com uma inserção transversal oblíqua em direção à articulação do cotovelo.

A articulação do ombro é o pivô do braço. Como *Jianyu* (IG-15) é o ponto mais importante que afeta o ombro, fica no canal *yangming*, que é "abundante em *qi* e sangue", atua como um ponto de encontro com o canal tendinoso do Pulmão e com o canal *luo* de conexão do Intestino Delgado; é um ponto vital para promover a circulação de *qi* e sangue na parte superior do braço como um todo e é indicado para tratar todos os tipos de distúrbio de atrofia e obstrução dolorosa e hemiplegia. Para esse propósito, é comumente combinado no método de "corrente e cadeado" com os pontos *Quchi* (IG-11) e *Hegu* (IG-4).

Jianyu (IG-15) também é indicado no tratamento de urticária decorrente de ataque de vento-calor externo. Isso destaca a ação de *Jianyu* (IG-15) em eliminar vento, que é enfatizada em uma variedade de referências clássicas de paralisia por vento, acidente vascular cerebral, distúrbio de atrofia e, de um modo mais geral, simplesmente como "doença de vento". À semelhança de *Binao* (IG-14), *Jianyu* (IG-15) também é utilizado para tratar escrofulose e bócio.

Finalmente, de acordo com o *Essential Questions*[16], *Jianyu* (IG-15) é um dos "oito pontos para drenar calor das extremidades" (contudo, na verdade, apenas sete estejam listados), a saber, os dois *Yunmen* (P-2), os dois *Jianyu* (IG-15), os dois *Weizhong* (B-40) e *Yaoshu* (DU-2).

Combinações

- Atrofia e fraqueza do braço com incapacidade de erguê-lo até a cabeça: *Jianyu* (IG-15) e *Binao* (IG-14) (*Preserving Life*).
- Vermelhidão e inchaço da parte superior do braço com dor na articulação: *Jianyu* (IG-15), *Zhouliao* (IG-12) e *Wangu* (ID-4) (*Great Compendium*).
- Sensação de calor do ombro com incapacidade de virar a cabeça: *Jianyu* (IG-15), *Jianzhen* (ID-9) e *Guanchong* (SJ-1) (*Thousand Ducat Formulas*).
- Contração do cotovelo: *Jianyu* (IG-15), *Chize* (P-5), *Xiaohai* (ID-8), *Jianshi* (PC-5), *Daling* (PC-7), *Houxi* (ID-3) e *Yuji* (P-10) (*Great Compendium*).
- Acidente vascular cerebral unilateral e dor incessante: *Jianyu* (IG-15), *Xuanzhong* (VB-39), *Taixi* (R-3), *Quchi* (IG-11), *Zusanli* (E-36) e *Kunlun* (B-60) (*Great Compendium*).
- Urticária por calor extremo: *Jianyu* (IG-15) e *Yangxi* (IG-5) (*One Hundred Symptoms*).

Jugu (IG-16) – grande osso

Ponto de encontro do canal do Intestino Grosso com o vaso de Motilidade yang.

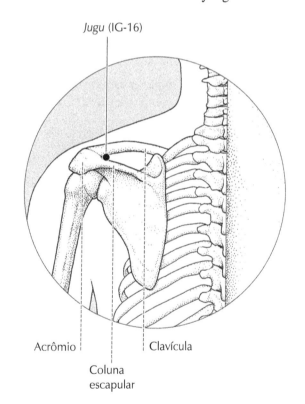

Localização

No aspecto superior do ombro, na depressão medial ao processo acromial e entre a extremidade lateral da clavícula e a coluna escapular.

Inserção da agulha

Inserção perpendicular ou oblíqua de 0,5 a 1 *cun*.
Precaução: a inserção medial profunda acarreta risco de causar pneumotórax, particularmente em pacientes magros.

Ações

- Ativa o canal, alivia a dor e beneficia a articulação do ombro.
- Regula o *qi* e o sangue e dissipa nódulos de fleuma.

Indicações

- Dor no ombro e no dorso, estase de sangue no ombro, dificuldade de mover ou erguer o braço, dor na parte superior do braço.
- Epilepsia decorrente de pânico, vômito de quantidades copiosas de sangue, estase de sangue no tórax, escrofulose, bócio.

Comentários

Jugu (IG-16) é frequentemente usado como ponto adjacente no tratamento de distúrbios do ombro e, nesses casos, deve sempre ser palpado para verificar se está dolorido. O uso de *Jugu* (IG-16) é particularmente enfatizado quando o distúrbio do ombro é crônico e recalcitrante, condição refletida pela indicação para tratar estase de sangue no ombro. Isso é explicado pelo ditado: "Doença crônica é frequentemente [decorrente de] estase". Sua ação para tratar distúrbios do sangue também se estende aos casos de estase de sangue no tórax e vômito de sangue.

À semelhança de *Shouwuli* (IG-13), *Binao* (IG-14) e *Jianyu* (IG-15), *Jugu* (IG-16) é indicado no tratamento de escrofulose.

Combinações

- Incapacidade de erguer o braço: *Jugu* (IG-16) e *Qiangu* (ID-2) (*Supplementing Life*).
- Dor no ombro e no dorso: *Jugu* (IG-16), *Tianyou* (SJ-16), *Quepen* (E-12), *Shendao* (DU-11), *Dazhu* (B-11), *Tiantu* (REN-22) e *Shuidao* (E-28) (*Thousand Ducat Formulas*).

Tianding (IG-17) – tripé do céu

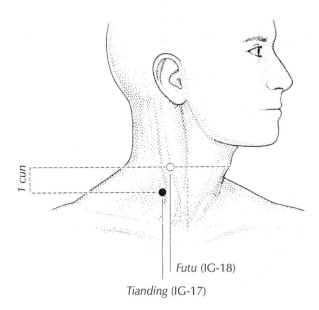

Localização

No aspecto lateral do pescoço, 1 *cun* abaixo de *Futu* (IG-18), na borda posterior do músculo esternocleidomastóideo.

Inserção da agulha

Inserção perpendicular de 0,3 a 0,5 *cun*.
Inserção oblíqua de 0,5 a 0,8 *cun*.
Precaução: a inserção mais profunda pode perfurar a artéria carótida ou a veia jugular.

Ação

- Beneficia a garganta e a voz.

Indicações

- Perda súbita da voz, obstrução dolorosa da garganta, som estertoroso na garganta, bócio, escrofulose, dificuldade de respirar, dificuldade de ingestão.

Combinação

- Fala hesitante e perda da voz: *Tianding* (IG-17) e *Jianshi* (PC-5) (*One Hundred Symptoms*).

Futu (IG-18) – apoia a proeminência 扶突

Ponto janela do céu.

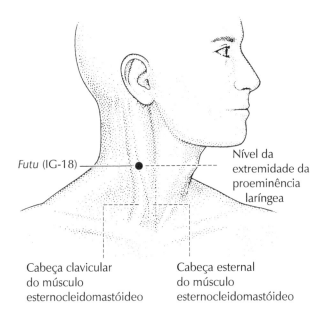

Localização

No aspecto lateral do pescoço, no mesmo nível da ponta da proeminência laríngea, entre as cabeças esternal e clavicular do músculo esternocleidomastóideo.

Nota de localização

(1) A palpação das cabeças esternal e clavicular fica mais fácil se o paciente virar a cabeça para o lado oposto ao que será agulhado, enquanto você aplica resistência ao queixo. (2) Nas mulheres, a proeminência laríngea não é tão pronunciada como nos homens. Se não der para distinguir, palpe a depressão formada pela borda inferior do osso hióideo e a borda superior da cartilagem tireóidea na linha média. A proeminência laríngea fica logo abaixo desta. (3) Esse ponto pode ser localizado a cerca de 3 *cun* (a largura da palma da mão) lateralmente à proeminência laríngea.

Inserção da agulha

Inserção perpendicular de 0,3 a 0,5 *cun*.
Inserção oblíqua de 0,5 a 0,8 *cun*.

Precaução: a inserção mais profunda pode perfurar a artéria carótida ou a veia jugular.

Ações

- Beneficia a garganta e a voz.
- Alivia a tosse e os sibilos.

Indicações

- Inchaço e dor na garganta, perda súbita da voz, som estertoroso na garganta, bócio, escrofulose, dificuldade de engolir.
- Tosse, tosse com muito escarro, sibilos, asma, hipotensão.

Comentários

No capítulo 21 do *Spiritual Pivot*, *Futu* (IG-18) é incluído em uma lista de cinco pontos chamados de "janela do céu" (literalmente, "cinco regiões da janela do céu"). Essa passagem diz: "Na perda súbita da voz com obstrução do *qi* na garganta, escolha *Futu* (IG-18) e sangue a raiz da língua". *Futu* (IG-18) compartilha certas características importantes desse agrupamento por tratar bócio e escrofulose decorrentes de estagnação de *qi* e fleuma na região central do pescoço, e perda súbita da voz, tosse e sibilos decorrentes de inversão do *qi*. Para uma discussão mais detalhada dos pontos "janela do céu", ver p. 44.

Na prática clínica, *Futu* (IG-18) é frequentemente usado como uma alternativa para (ou em combinação com) *Renying* (E-9), no tratamento de dificuldade de engolir (especialmente após acidente vascular cerebral) e distúrbios crônicos das cordas vocais.

Combinações

- Perda súbita da voz: *Futu* (IG-18), *Tianchuang* (ID-16), *Zhigou* (SJ-6), *Qubin* (VB-7) e *Lingdao* (C-4) (*Thousand Ducat Formulas*).
- Sangramento da raiz da língua: *Futu* (IG-18), *Dazhong* (R-4) e *Touqiaoyin* (VB-11) (*Thousand Ducat Formulas*).
- Tosse com rebelião do *qi*, dispneia, vômito de espuma e dentes cerrados: *Futu* (IG-18), *Tianrong* (ID-17), *Lianquan* (REN-23), *Pohu* (B-42), *Qishe* (E-11) e *Yixi* (B-45) (*Thousand Ducat Formulas*).

Kouheliao (IG-19) – fenda do grão da boca

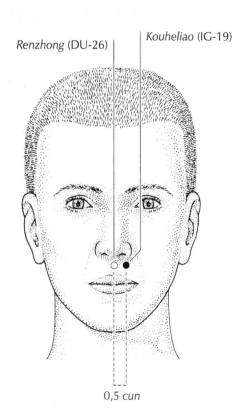

Localização

Abaixo da margem lateral da narina, a 0,5 *cun* lateralmente a *Renzhong* (DU-26).

Nota de localização

Renzhong (DU-26) localiza-se acima do lábio superior, na linha média, na junção do terço superior com os dois terços inferiores da depressão infranasal.

Inserção da agulha

Inserção oblíqua com 0,3 a 0,5 *cun*.

Nota: de acordo com alguns textos clássicos e modernos, a moxibustão é contraindicada nesse ponto.

Ações

- Elimina vento e abre as passagens nasais.

Indicações

- Congestão e secreção nasais, perda do sentido do olfato, feridas nasais, pólipos nasais, rinite com hemorragia nasal.
- Trismo, desvio da boca, perda da consciência.

Combinações

- Hemorragia nasal: *Kouheliao* (IG-19) e *Shangxing* (DU-23) (*Miscellaneous Diseases*).
- Hemorragia nasal incessante: *Kouheliao* (IG-19), *Duiduan* (DU-27) e *Laogong* (PC-8) (*Supplementing Life*).
- Congestão nasal com incapacidade de distinguir o odor perfumado do fétido: *Kouheliao* (IG-19), *Yingxiang* (IG-20), *Shangxing* (DU-23) e *Wuchu* (B-5) (*Great Compendium*).

Yingxiang (IG-20) – fragrância bem-vinda

Ponto de encontro dos canais do Intestino Grosso e do Estômago.

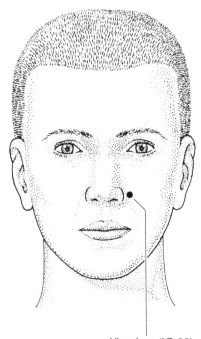

Localização

No sulco nasolabial, no mesmo nível do ponto médio da borda lateral da asa do nariz.

Inserção da agulha

Inserção transversa em sentido médio superior de 0,3 a 0,5 *cun*, ou unir a *Bitong* (M-CP-14) no ponto mais alto do sulco nasolabial.

Nota: de acordo com alguns textos clássicos e modernos, a moxibustão é contraindicada nesse ponto.

Ações

- Abre as vias nasais.
- Expele vento e dispersa calor.

Indicações

- Congestão nasal, congestão nasal e secreção, rinite, secreção nasal profusa, perda do sentido do olfato, pólipos nasais, feridas nasais, espirros, hemorragia nasal.
- Desvio da boca, inchaço e prurido na face, dor e inchaço no lábio, calor e vermelhidão dos olhos, dispneia, nematódeos no ducto biliar.

Comentários

Como seu nome "fragrância bem-vinda" implica, *Yingxiang* (IG-20) é o ponto local mais importante para tratar distúrbios do nariz. Sendo assim, é o principal ponto local para tratar as categorias das doenças chinesas de *bi yuan*, *bi qiu*, pólipos nasais e feridas nasais. *Bi yuan* (literalmente, "lado do nariz", porém traduzido neste texto como congestão e secreção nasais) corresponde mais ou menos à sinusite e abrange sintomas como secreção nasal espessa e obstrução nasal, comumente acompanhadas de dor e perda dos sentidos do olfato e do paladar. *Bi qiu* (traduzido neste texto como rinite) também inclui a rinite alérgica e abrange sintomas como espirros, secreção e prurido nasais.

O canal *yangming* governa a área facial, assim, *Yingxiang* (IG-20), um ponto de encontro dos canais do Intestino Grosso e Estômago, é capaz de expelir vento e calor da face como um todo. É particularmente indicado para tratar inchaço e prurido na face, bem como para o tratamento de dor e inchaço do lábio, calor e vermelhidão nos olhos e desvio da boca.

Nos últimos anos, esse ponto, agulhado juntamente com *Sibai* (E-2), tem sido muito usado para controlar a dor provocada por ascaridíase biliar. Esse distúrbio, endêmico na China, é transmitido por meio da ingestão de vegetais crus contaminados fertilizados por "fezes humanas". Se os vermes, que crescem na vesícula biliar, passam para o ducto biliar, há dor intensa semelhante à da colelitíase. O primeiro passo no tratamento é agulhar desde *Yingxiang* (IG-20) até *Sibai* (E-2) com manipulação vigorosa. Isso é normalmente eficaz para controlar a dor dentro de 1 a 2min. Pontos adicionais são usados para consolidar o efeito, enquanto a medicina herbácea é usada subsequentemente para eliminar os vermes.

Combinações

- Congestão nasal com incapacidade de distinguir entre odor perfumado e fétido: *Yingxiang* (IG-20), *Shangxing* (DU-23), *Wuchu* (B-5) e *Kouheliao* (IG-19) (*Great Compendium*).
- Rinite com secreção nasal clara: *Yingxiang* (IG-20), *Hegu* (IG-4), *Fengmen* (B-12), *Shenting* (DU-24), *Zanzhu* (B-2), *Zhiyin* (B-67)8 e *Futonggu* (R-20) (*Thousand Ducat Formulas*).
- Rinite com hemorragia nasal: *Yingxiang* (IG-20), *Erjian* (IG-2) e *Fengfu* (DU-16) (*Great Compendium*).
- Prurido e inchaço na face: *Yingxiang* (IG-20) e *Hegu* (IG-4) (*Ode of Xi-hong*).

NOTAS

[1] *Spiritual Pivot*, Cap. 4.

[2] *Spiritual Pivot*, Cap. 9.

[3] *Clássico das Dificuldades*, 68ª Dificuldade.

[4] *The Heart & Essence of Dan-xi's Methods of Treatment*, uma tradução de Zhu Dan-xi's Dan Xi Zhi Fa Xin Yao, Blue Poppy Press, p. 310.

[5] *Clássico das Dificuldades*, 68ª Dificuldade.

[6] Ma Dan-yang foi o criador de *Song of the Eleven Heavenly Star Points*. Tais pontos apareceram pela primeira vez impressos no clássico do século XII d.C., *Classic of Jade Dragon*. Xu Feng incluiu esse texto em sua obra *Complete Collection of Acupuncture and Moxibustion* e acrescentou um décimo segundo ponto, *Taichong* (F-3).

[7] *Spiritual Pivot*, Cap. 9.

[8] *Spiritual Pivot*, Cap. 44.

[9] Citado em *Chinese Acupuncture and Moxibustion*, Foreign Languages Press, Beijing.

[10] *Spiritual Pivot*, Cap. 9.

[11] *The Heart & Essence of Dan-xi's Methods of Treatment*, uma tradução de Zhu Dan-xi's Dan Xi Zhi Fa Xin Yao, Blue Poppy Press, p. 310.

[12] *Spiritual Pivot*, Cap. 6.

[13] *Clássico das Dificuldades*, 68ª Dificuldade.

[14] *Spiritual Pivot*, Cap. 44.

[15] *Spiritual Pivot*, Cap. 9.

[16] *Essential Questions,* Cap. 61.Canal

Canal do Estômago Yangming do Pé

7

足陽明胃経

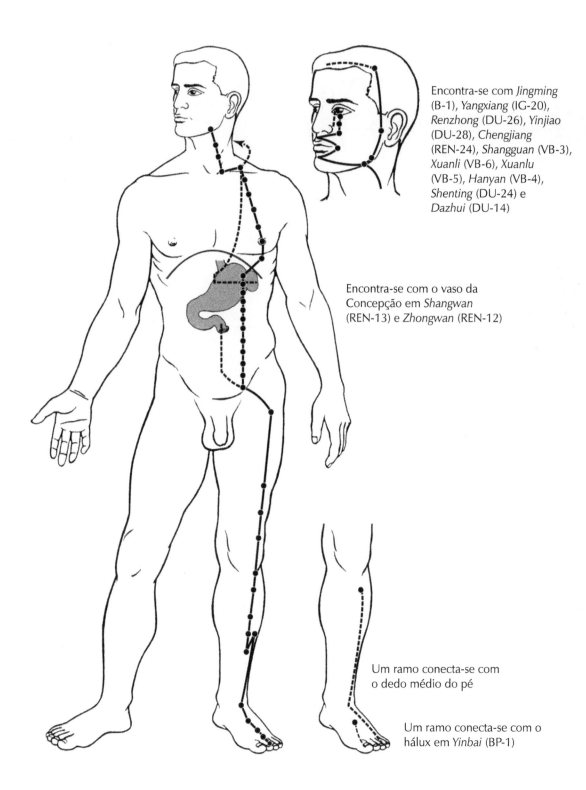

Canal primário do Estômago

- Começa no aspecto lateral do nariz, em *Yingxiang* (IG-20).
- Ascende até o canto medial do olho, onde encontra o canal da Bexiga, em *Jingming* (B-1).
- Desce lateralmente ao longo da crista infraorbitária até *Chengqi* (E-1).
- Desce para entrar na gengiva superior e se curva para encontrar *Yinjiao* (DU-28) e *Renzhong* (DU-26).

CANAL DO ESTÔMAGO YANGMING DO PÉ – **131**

- Circula ao redor dos lábios e encontra o vaso da Concepção em *Chengjiang* (REN-24) no sulco mentolabial do queixo.
- Segue lateralmente através das bochechas até *Daying* (E-5) e até *Jiache* (E-6) no ângulo da mandíbula.
- Ascende anteriormente à orelha passando através de *Xiaguan* (E-7) até *Shangguan* (VB-3).
- Ascende dentro da linha do cabelo da região temporal até *Touwei* (E-8), passando por *Xuanli* (VB-6), *Xuanlu* (VB-5) e *Hanyan* (VB-4).
- Segue a linha do cabelo para encontrar o vaso Governador em *Shenting* (DU-24).

Um ramo

- Separa-se em *Daying* (E-5) e desce ao longo da borda anterior do músculo esternocleidomastóideo na região da garganta para entrar na fossa supraclavicular em *Quepen* (E-12).
- Segue posteriormente até a parte superior do dorso, onde encontra o vaso Governador em *Dazhui* (DU-14).
- Desce pelo diafragma, unindo-se com *Shangwan* (REN-13) e *Zhongwan* (REN-12) para penetrar no Estômago e se conectar com o Baço.

Outro ramo

- Desce de *Quepen* (E-12) ao longo da linha mamilar, a 4 *cun* de distância da linha média até *Rugen* (E-18) e, depois, passa a 2 *cun* de distância da linha média e desce ao longo do umbigo até *Qichong* (E-30) na região inguinal.

Outro ramo

- Origina-se do orifício pilórico do Estômago, desce dentro do abdome e encontra a porção anterior do canal em *Qichong* (E-30).

Da região inguinal em *Qichong* (E-30), o canal:

- Segue lateralmente até *Biguan* (E-31) no aspecto anterolateral da coxa.
- Desce ao longo da margem lateral do fêmur até a patela e ao longo da margem lateral da tíbia até o dorso do pé, terminando no aspecto lateral da ponta do segundo dedo do pé, em *Lidui* (E-45).

Outro ramo

- Separa-se do canal principal em *Zusanli* (E-36), a 3 *cun* abaixo do joelho e termina no aspecto lateral do dedo médio do pé.

Outro ramo

- Separa-se no dorso do pé em *Chongyang* (E-42) e termina no aspecto medial da ponta do hálux em *Yinbai* (BP-1), onde se liga com o canal do Baço.

O canal primário do Estômago faz conexão com esses zangfu: Estômago e Baço.

O canal primário do Estômago se encontra com outros canais nos seguintes pontos: *Yingxiang* (IG-20), *Jingming* (B-1), *Shangguan* (VB-3), *Hanyan* (VB-4), *Xuanlu* (VB-5), *Xuanli* (VB-6), *Dazhui* (DU-14), *Shenting* (DU-24), *Renzhong* (DU-26), *Yinjiao* (DU-28), *Zhongwan* (REN-12), *Shangwan* (REN-13), *Chengjiang* (REN-24). Notar que *Yangbai* (VB-14) e *Jianjing* (VB-21) também são conhecidos como pontos de encontro dos canais da Vesícula Biliar e do Estômago, mas as ilustrações do canal do Estômago normalmente não mostram essas conexões. Ao contrário, embora um ramo do canal do Estômago conecte *Chongyang* (E-42) com *Yinbai* (BP-1), o último ponto não é descrito como ponto de encontro dos canais do Baço e do Estômago.

Canal luo *de conexão do Estômago*

- Origina-se no aspecto lateral da parte inferior da perna em *Fenglong* (E-40).
- Passa pelo aspecto medial da parte inferior da perna para se unir ao canal do Baço.
- Ascende pela perna e pelo tronco até a nuca e a cabeça, onde se converge com o *qi* dos outros canais *yang*.
- Em seguida segue internamente para terminar na garganta.

Canal divergente *do Estômago*

- Ramifica-se do canal primário no meio da coxa.
- Ascende e penetra o abdome.
- Segue até o Estômago e se dispersa no Baço.
- Ascende para penetrar o Coração.
- Ascende ao longo do esôfago e emerge na boca.
- Continua ao longo do nariz para se conectar com o olho e, então, une-se ao canal primário do Estômago.

132 – CANAL DO ESTÔMAGO YANGMING DO PÉ

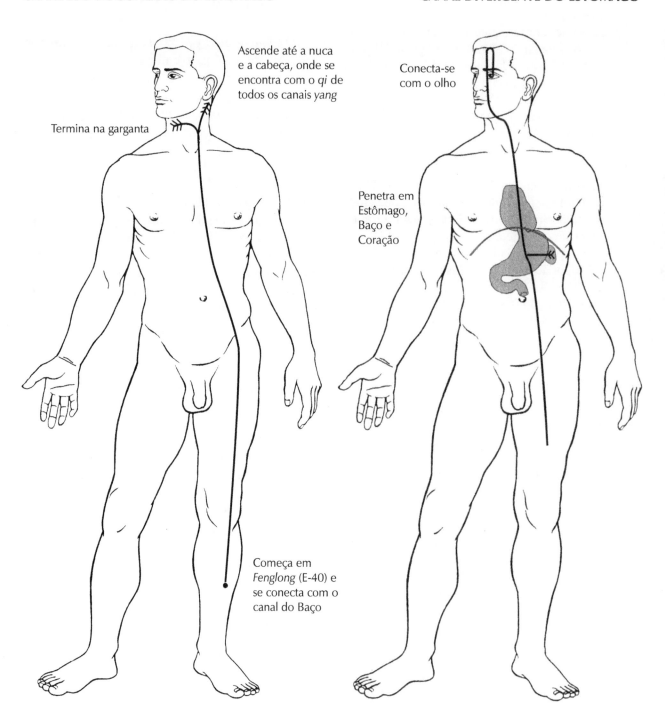

Canal tendinoso do Estômago

- Começa nos três dedos médios do pé e se prende no dorso do pé.
- Ascende ao longo do aspecto lateral da tíbia e se prende no aspecto lateral do joelho, fazendo conexão com o canal tendinoso da Vesícula Biliar.
- Ascende para prender-se à articulação do quadril.
- Passa através das costelas inferiores para a coluna.

Um ramo

- Segue ao longo da tíbia e se prende no joelho.

- Ascende pela coxa e se prende na região pélvica acima dos órgãos genitais.
- Ascende por abdome e tórax e ata-se a *Quepen* (E-12).
- Sobe pelo pescoço até o maxilar, boca e lateral do nariz e se liga abaixo do nariz.
- Une-se ao canal tendinoso da Bexiga para formar uma rede muscular ao redor do olho, conhecida como "rede inferior" (o canal tendinoso da Bexiga forma a "rede superior").

Um sub-ramo

- Separa-se na mandíbula e se prende em frente à orelha.

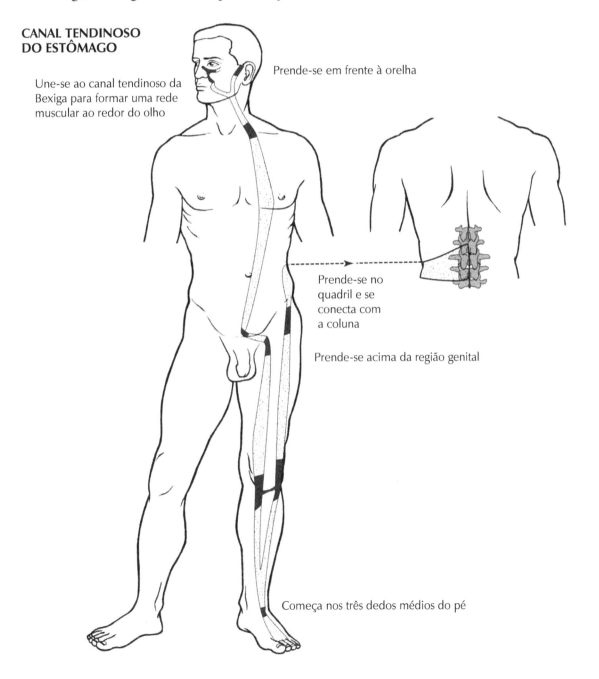

CANAL TENDINOSO DO ESTÔMAGO

Une-se ao canal tendinoso da Bexiga para formar uma rede muscular ao redor do olho

Prende-se em frente à orelha

Prende-se no quadril e se conecta com a coluna

Prende-se acima da região genital

Começa nos três dedos médios do pé

Sintomas patológicos do canal tendinoso

Torção do dedo médio do pé, câimbra na parte inferior da perna, espasmo e rigidez dos músculos do pé, espasmo da coxa, inchaço da região inguinal anterior, distúrbio *shan*, espasmo tendinoso abdominal que se estende até a região de *Quepen* (fossa supraclavicular) e das bochechas, desvio súbito da boca (se houver frio), incapacidade de fechar o olho (se houver calor), lassidão dos tendões e incapacidade de abrir os olhos. Se o tendão da bochecha estiver frio, ficará tenso e distenderá a bochecha e a boca será desviada; se houver calor, os tendões ficarão flácidos e causarão desvio da boca.

Discussão

O canal *yangming* do pé do Estômago é relacionado interior-exteriormente ao canal do Baço do *taiyin* do pé, e relacionado ao canal do Intestino Grosso do *yangming* da mão de acordo com a teoria dos seis canais. A relação Estômago-Baço é fortalecida ainda mais pelos fatos que seguem:

- O canal primário do Estômago penetra no Baço.
- O canal divergente do Estômago se dispersa no Baço.
- O canal *luo* de conexão do Estômago, a partir de *Fenglong* (E-40), une-se ao canal do Baço.

Além disso, é clinicamente valioso notar que:

- O canal primário do Estômago penetra a gengiva superior, depois se junta com o vaso Governador em *Renzhong* (DU-26), circula os lábios e se une ao vaso da Concepção em *Chengjiang* (REN-24), conectando-se, assim, com os dentes superiores e inferiores.
- O canal do Estômago passa pela frente da orelha e encontra o canal da Vesícula Biliar (que penetra o ouvido) em *Xiaguan* (E-7).
- O canal *luo* de conexão do Estômago termina na garganta, enquanto o canal primário do Estômago desce através da região da garganta.
- O canal divergente do Estômago penetra o Coração e o canal primário do Estômago sobe para encontrar o vaso Governador em *Shenting* (DU-24) e *Renzhong* (DU-26).
- O canal primário do Estômago desce através da mama e do mamilo.

- O canal primário do Estômago desce através de tórax, epigástrio e partes superior e inferior do abdome.
- Um ramo do canal primário termina no aspecto lateral do dedo médio do pé, o único canal que segue para esse dedo do pé.

As funções do *fu* Estômago são controlar a "decomposição e o amadurecimento" dos alimentos, controlar a descensão e agir como primeiro estágio na digestão dos líquidos. A desarmonia do Estômago, portanto, se manifesta como (1) distúrbios do apetite e da digestão, (2) distensão e dor no epigástrio decorrentes da incapacidade do *qi* do Estômago em descer ou (3) eructação, náusea ou vômito decorrentes da ascensão rebelde do *qi* do Estômago. Muitos pontos do canal do Estômago, tanto os pontos locais abdominais como os mais distais, são usados para tratar esses distúrbios.

De acordo com o *Spiritual Pivot*[1], "o canal *yangming* é abundante em *qi* e em sangue". Os pontos do canal do *yangming* do pé são, desse modo, muito usados clinicamente para regular o *qi* e o sangue no membro inferior e tratar distúrbio de atrofia e obstrução dolorosa, hemiplegia e dor de todos os tipos. Na tradição chinesa, o "sábio olha para o Sul" e, portanto, a luz e o calor do sol incidem na frente do corpo. Os canais *yangming* na parte anterior dos membros recebem a total intensidade do sol, como também as porções abdominal e torácica do canal *yangming* do pé do Estômago, o único canal que passa ao longo da parte anterior do corpo. Por esta razão, o *yangming*, ou "brilho do *yang*", é considerado particularmente repleto de *yang qi*. Sendo assim, os pontos do canal do Estômago estão entre os mais importantes para dispersar o excesso de *yang* sob a forma de calor febril ou calor que sobe para perturbar o Coração e o espírito.

Além do mencionado anteriormente, as ações primárias e as indicações dos pontos do canal do Estômago podem ser resumidas da forma que segue:

- Tratamento de todos os distúrbios do canal *yangming* na cabeça, incluindo olhos, face e bochechas, fronte, nariz, lábios, gengivas e dentes.
- Tratamento dos distúrbios do ouvido.
- Tratamento dos distúrbios da garganta.
- Regulação da função dos intestinos.
- Tratamento dos distúrbios dos *jiao* superior, médio e inferior, especialmente Pulmão,

Coração, tórax, epigástrio, Estômago, Baço, útero e Bexiga.
- Tonificação de *qi,* sangue, *yin* e *yang.*
- Tratamento de distúrbios agudos e crônicos das mamas.
- Tratamento dos distúrbios do espírito, especialmente depressão maníaca.

Chengqi (E-1) – recipiente das lágrimas

Ponto de encontro do canal do Estômago com o vaso de Motilidade yang e com o vaso da Concepção.

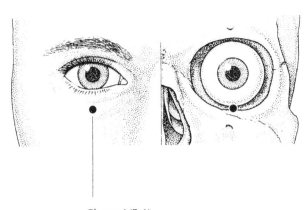

Chengqi (E-1)

Localização

Com os olhos voltados para frente, esse ponto se localiza diretamente abaixo da pupila, entre o globo ocular e a crista infraorbitária.

Inserção da agulha

Peça para o paciente fechar os olhos e olhar para cima. Use um dedo para empurrar o globo ocular para cima e insira a agulha, primeiro voltada ligeiramente para baixo e depois em sentido perpendicular, entre o globo ocular e a parede inferior da órbita, de 0,5 a 1 *cun* de profundidade.

Nota: de acordo com vários textos clássicos, a moxibustão é contraindicada nesse ponto.

Precaução: (1) a agulha deve ser inserida lentamente sem ser elevada, empurrada ou girada; (2) ao retirar a agulha, pressione imediatamente o local com firmeza, utilizando um chumaço de algodão, por cerca de 1min, para evitar hematoma; (3) esse método de inserção de agulha não deve ser realizado por acupunturistas que não receberam supervisão clínica apropriada.

Ações

- Beneficia os olhos e interrompe o lacrimejamento.
- Elimina vento e dispersa calor.

Indicações

- Vermelhidão, inchaço e dor nos olhos, lacrimejamento pela exposição ao vento, lacrimejamento por frio, lacrimejamento por calor, obstrução visual superficial, obscurecimento da visão, miopia, tontura visual, cegueira noturna, pruridos nos olhos, olhar fixo para cima, espasmo das pálpebras.
- Desvio da boca e do olho, incapacidade de falar, surdez e tinidos.

Comentários

Chengqi (E-1) é um dos dois principais pontos locais dos canais primários para o tratamento de doenças oculares – sendo o outro *Jingming* (B-1) –, e é o encontro de uma rede de canais. O canal primário do Estômago encontra o canal da Bexiga em *Jingming* (B-1) antes de descer ao longo da crista infraorbitária até *Chengqi* (E-1), o canal divergente do Estômago conecta-e com o olho, enquanto o canal tendinoso do Estômago se une com o canal tendinoso da Bexiga para formar uma rede muscular ao redor do olho.

A etiologia e a patologia dos distúrbios oculares são complexas e variadas, mas podem ser simplificadas em (1) ataque por vento-calor ou vento-frio patogênico externo, (2) desarmonia interna (basicamente ascensão do fogo do Fígado, ascensão do *yang* do Fígado ou deficiência do *yin* do Fígado e do sangue) ou (3) uma combinação de desarmonia interna com patógenos externos. *Chengqi* (E-1) não só é capaz de dispersar fatores patogênicos, por exemplo, vento, frio e calor dos olhos, como também, pelo fato de revigorar fortemente e estimular o *qi* e o sangue da área local, é igualmente aplicável no tratamento de distúrbios decorrentes de qualquer tipo de desarmonia interna, sendo, portanto, indicado para tratar toda a variedade de doenças oculares. Estas incluem as categorias tradicionais de vermelhidão, inchaço e dor, lacrimejamento, obstrução visual superficial, obscurecimento da visão, miopia, cegueira noturna, prurido nos olhos, olhar fixo para cima, tontura visual e espasmo das pálpebras. Em termos das categorias modernas das doenças, *Chengqi* (E-1) é indicado para tratar conjuntivites aguda e crônica, miopia, glaucoma, astigmatismo, daltonismo, neurite do nervo óptico, ceratite e blefaroespasmo.

Como o nome "Recipiente das Lágrimas" sugere, *Chengqi* (E-1) é especialmente importante no tratamento de lacrimejamento excessivo, o qual é classicamente dividido em tipo por frio ou por calor, ambos complicados por vento exterior. O tipo frio pode ser causado por deficiência e frio do canal do Fígado ou por esgotamento do Fígado e dos Rins, e o tipo calor pode ser causado por vento-calor no canal do Fígado ou deficiência do *yin* do Fígado com calor.

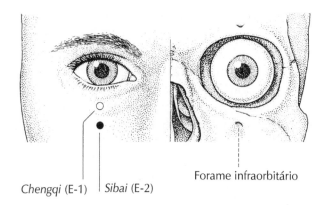

Chengqi (E-1)   Sibai (E-2)   Forame infraorbitário

Combinações

- Desvio da boca com incapacidade de falar: *Chengqi* (E-1), *Sibai* (E-2), *Juliao* (E-3), *Kouheliao* (IG-19), *Shangguan* (VB-3), *Daying* (E-5), *Quanliao* (ID-18), *Qiangjian* (DU-18), *Fengchi* (VB-20), *Yingxiang* (IG-20) e *Renzhong* (DU-26) (*Supplementing Life*).
- Miopia: *Chengqi* (E-1), *Jingming* (B-1), *Fengchi* (VB-20), *Guangming* (VB-37), *Taichong* (F-3) e *Hegu* (IG-4).
- Vermelhidão, inchaço e dor nos olhos: *Chengqi* (E-1), *Zanzhu* (B-2), *Fengchi* (VB-20), *Taiyang* (M-CP-9), *Hegu* (IG-4) e *Xingjian* (F-2).

Sibai (E-2) – quatro brancos

Localização

Com os olhos voltados para a frente, esse ponto é localizado 1 *cun* diretamente abaixo da pupila, na depressão situada no forame infraorbitário.

Nota de localização

O forame infraorbitário pode ser sentido palpando-se para baixo a partir da margem do osso orbital, a cerca de 0,3 *cun* abaixo da margem.

Inserção da agulha

Inserção perpendicular de 0,2 a 0,4 *cun*.

Inserção transversal para se unir com outros pontos como *Quanliao* (ID-18), *Yingxiang* (IG-20), etc.

Inserção oblíqua em sentido superolateral, ao longo do forame infraorbitário, com 0,3 a 0,5 *cun*.

Nota: de acordo com vários textos clássicos, a moxibustão é contraindicada nesse ponto.

Precaução: (1) a inserção profunda ao longo do forame pode lesar o globo ocular; (2) é contraindicada a manipulação da agulha, como movimentos de puxar e empurrar, em decorrência do risco de lesão no nervo infraorbitário que emerge do forame.

Ações

- Elimina vento, dispersa calor e beneficia os olhos.

Indicações

- Vermelhidão e dor nos olhos, obstrução visual superficial, obscurecimento da visão, tontura visual, prurido dos olhos, lacrimejamento excessivo, desvio da boca e do olho, espasmo das pálpebras, dor de cabeça.
- Nematódeos no ducto biliar.

Comentários

Embora não seja um ponto importante, *Sibai* (E-2) pode ser usado nessas três situações clínicas: (1) como substituto de *Chengqi* (E-1) no tratamento de doenças oculares para aqueles que ainda não dominam a técnica mais difícil de inserir agulha nesse ponto; (2) como ponto local – amiúde unido a pontos adjacentes – para tratar dor e paralisia facial e (3) no tratamento de nematódeos no ducto biliar – ver *Yingxiang* (IG-20).

Combinações

- Obstrução visual superficial: *Sibai* (E-2), *Jingming* (B-1) e *Hegu* (IG-4) (*Great Compendium*).
- Dor de cabeça e tontura visual: *Sibai* (E-2), *Yongquan* (R-1) e *Dazhu* (B-11) (*Supplementing Life*).

Juliao (E-3) – grande fenda

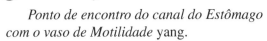

Ponto de encontro do canal do Estômago com o vaso de Motilidade yang.

Localização

Com os olhos voltados para frente, esse ponto é localizado diretamente abaixo da pupila, no mesmo nível da borda inferior da asa do nariz, no aspecto lateral do sulco nasolabial.

Inserção da agulha

Inserção perpendicular de 0,3 a 0,4 *cun*.
Inserção transversal para se unir a pontos como *Dicang* (E-4), *Quanliao* (ID-18), etc.

Ações

- Elimina vento, dissipa inchaço e alivia a dor.

Indicações

- Dor e inchaço no nariz externo e na bochecha, hemorragia nasal, dor de dente, inchaço e dor nos lábios e na bochecha, desvio da boca, aversão a vento e frio na face e nos olhos, obstrução visual superficial, lacrimejamento excessivo, espasmo clônico.
- *Qi* da perna, inchaço do joelho.

Combinação

- Dor e inchaço na bochecha: *Juliao* (E-3) e *Tianchuang* (ID-16) (*Supplementing Life*).

Dicang (E-4) – celeiro da terra

Ponto de encontro dos canais do Estômago e do Intestino Grosso com os vasos de Motilidade yang e da Concepção.

Localização

Situa-se 0,4 *cun* lateralmente ao canto da boca.

Nota de localização

Esse ponto fica na continuação do sulco nasolabial; peça ao paciente para sorrir se o sulco não for visível.

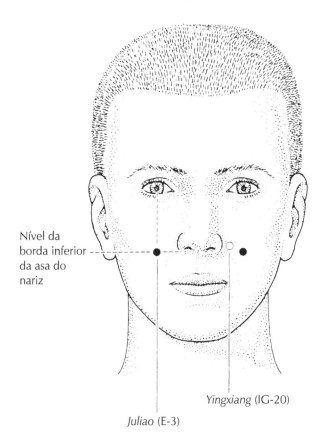

Nível da borda inferior da asa do nariz

Yingxiang (IG-20)

Juliao (E-3)

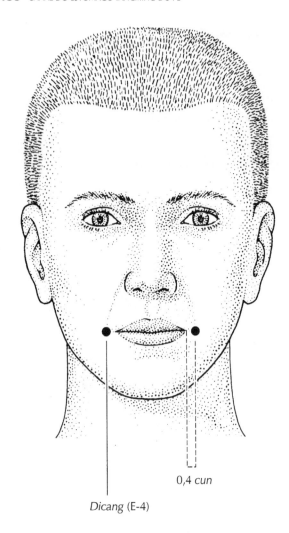

Dicang (E-4)
0,4 cun

Inserção da agulha

Inserção transversal para se unir a pontos como *Jiache* (E-6), *Yingxiang* (IG-20), *Chengqiang* (REN-24), etc.

Ações

- Elimina vento da face.
- Ativa o canal e alivia a dor.

Indicações

- Desvio da boca, dor na bochecha, neuralgia do trigêmeo, escape de saliva da boca, escape de alimentos e bebidas da boca, entorpecimento dos lábios e da face, dor de dente, contração dos músculos faciais, perda da fala.
- Movimento incessante do globo ocular, incapacidade de fechar o olho, espasmo da pálpebra, prurido do olho, visão turva de objetos distantes, cegueira noturna.
- Distúrbio de atrofia com incapacidade de andar, inchaço da perna, incapacidade de comer.

Comentários

O clássico do século XII, *Secret Writings of Bian Que*, declara: "use *Dicang* (E-4) em todos os casos em que o vento traiçoeiro penetra o ouvido, a boca e o olho, causando desvio". *Dicang* (E-4) é um importante ponto local para eliminar vento da face e costuma ser usado no tratamento de paralisia facial, seja esta decorrente de vento patogênico externo, seja decorrente sequela de acidente vascular cerebral, particularmente quando a boca é afetada com sintomas como escape de saliva e desvio da boca. *Dicang* (E-4) também é importante no tratamento de dor facial, por exemplo, daquele tipo decorrente de neuralgia do trigêmeo. A dor da face normalmente é diferenciada em: (1) invasão dos canais da face por vento e frio; (2) ascensão do fogo do Estômago e do Fígado e (3) calor causado por deficiência de *yin*. Em razão da sua localização, *Dicang* (E-4) pode ser agulhado independentemente do padrão.

Para essas duas aplicações, *Dicang* (E-4) é comumente unido a pontos como *Jiache* (E-6), *Quanliao* (ID-18), *Yingxiang* (IG-20) e *Chengjiang* (REN-24) com inserção transversal da agulha. O *Great Compendium of Acupuncture and Moxibustion* recomenda a inserção de *Dicang* (E-4) esquerdo para tratar doenças do lado direito da face e vice-versa. Esse princípio da inserção contralateral da agulha é discutido no *Spiritual Pivot*[2,] que afirma: "Inserção contralateral, ou seja, se o lado esquerdo estiver afetado, o direito é tratado, e se o direito estiver afetado, o esquerdo é agulhado". É discutido também no *Essential Questions*[3], que afirma: "Quando os males invadem os canais, se o lado esquerdo estiver em excesso, a doença ocorre no lado direito, e vice-versa... para tratar essas condições deve ser usada a inserção contralateral". Embora a prática comum enfatize a inserção da agulha no lado afetado, essas declarações reforçam o importante princípio de tratar o lado saudável, onde o *qi* é farto, nos casos crônicos e nos casos envolvendo grande deficiência.

É interessante notar o uso de *Dicang* (E-4) para tratar distúrbios da perna, refletindo o princípio declarado no *Yellow Emperor's Inner Classic*[4], que diz: "Quando a doença estiver abaixo, selecionar (pontos) de cima". Embora o uso de pontos na parte inferior do corpo para tratar doenças da parte superior seja extremamente comum, o reverso é relativamente raro. Outros exemplos são os usos de *Baihui* (DU-20) para tratar distúrbios anais, *Renzhong* (DU-26) e *Renying* (E-9) para o tratamento de dor lombar, e *Shuaigu* (VB-8) para tratar vômito.

Combinações

- Desvio da boca: *Dicang* (E-4) e *Jiache* (E-6) (*Ode of the Jade Dragon*).
- Desvio da boca: *Dicang* (E-4) e *Lieque* (P-7) (*Supplementing Life*).
- Desvio da boca e do olho: *Dicang* (E-4), *Jiache* (E-6), *Renzhong* (DU-26), *Chengjiang* (REN-24), *Tinghui* (VB-2) e *Hegu* (IG-4) (*Illustrated Supplement*).
- Atrofia e claudicação das pernas: *Dicang* (E-4) e *Taiyuan* (P-9) (*Thousand Ducat Formulas*).

Daying (E-5) – grandes boas-vindas

Localização

Diretamente à frente do ângulo da mandíbula, em uma depressão na borda anterior do músculo masseter.

Nota de localização

Peça ao paciente para cerrar a mandíbula antes de localizar o ponto.

Inserção da agulha

Inserção oblíqua de 0,3 a 0,5 *cun*.

Ou inserção transversal para se unir a pontos como *Dicang* (E-4), *Jiache* (E-6), etc.

Precaução: a manipulação vigorosa é contraindicada para evitar o risco de lesão da artéria e da veia facial.

Ações

- Elimina vento e reduz o inchaço.

Indicações

- Tetania por vento com trismo, desvio da boca, espasmo nos lábios, dor de dente do maxilar inferior, bocejo frequente, rigidez da língua com incapacidade de falar, incapacidade de fechar os olhos acompanhada de dor nos olhos.
- Inchaço na face e na parte inferior da bochecha, vento obstruindo a face e provocando inchaço, caxumba, escrofulose, dor no pescoço com calafrios e febre, aversão ao frio.

Combinações

- Dor de dente com aversão ao frio: *Daying* (E-5), *Quanliao* (ID-18), *Tinghui* (VB-2) e *Quchi* (IG-11) (*Thousand Ducat Formulas*).
- Dor decorrente de cárie: *Daying* (E-5), *Sanjian* (IG-3) e *Zhengying* (VB-17) (*Supplementing Life*).
- Dor de dente e cárie: *Daying* (E-5), *Xiaguan* (E-7), *Yifeng* (SJ-17) e *Wangu* (ID-4) (*Supplementing Life*).
- Desvio da boca com incapacidade de falar: *Daying* (E-5), *Chengqi* (E-1), *Sibai* (E-2), *Juliao* (E-3), *Kouheliao* (IG-19), *Shangguan* (VB-3), *Quanliao* (ID-18), *Qiangjian* (DU-18), *Fengchi* (VB-20), *Yingxiang* (IG-20) e *Renzhong* (DU-26) (*Supplementing Life*).

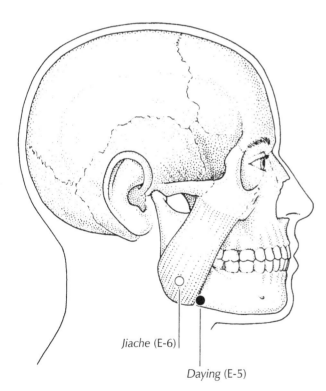

Jiache (E-6) – osso da mandíbula

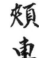

Ponto fantasma de Sun Si-miao.

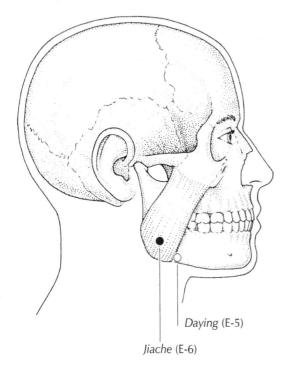

Daying (E-5)
Jiache (E-6)

Localização

Aproximadamente a 1 dedo de largura para frente e acima do ângulo da mandíbula, na proeminência do músculo masseter.

Nota de localização

Peça ao paciente para cerrar a mandíbula antes de localizar o ponto.

Inserção da agulha

Inserção perpendicular de 0,5 *cun*.

Inserção transversal para se unir a pontos como *Dicang* (E-4), *Daying* (E-5), *Xiaguan* (E-7), etc.

Inserção transversal em direção à mandíbula superior ou inferior para tratar dor de dente.

Ações

- Elimina vento e beneficia a mandíbula e os dentes.
- Ativa o canal e alivia a dor.

Indicações

- Desvio da boca e do olho, inchaço na bochecha, dor de dente, distúrbios da gengiva, trismo, tensão e dor na mandíbula, incapacidade para mastigar, incapacidade de abrir a boca após acidente vascular cerebral.
- Rigidez e dor no pescoço, caxumba, perda da voz.

Comentários

Jiache (E-6) (osso da mandíbula) é um importante ponto no tratamento de uma ampla variedade de distúrbios locais que afetam o maxilar, incluindo incapacidade de mastigar, incapacidade de abrir a boca após acidente vascular cerebral, trismo e tensão, dor ou paralisia da mandíbula. Seu raio de ação se estende para cima ao longo do canal do Estômago na face, no tratamento de desvio da boca e do olho e inchaço da bochecha, e para baixo ao longo do canal, no tratamento de caxumba e rigidez e dor no pescoço. O fator patogênico predominante em todos esses diferentes distúrbios é o vento de origem externa ou interna. *Jiache* (E-6) também é um importante ponto no tratamento de distúrbios da gengiva e dos dentes do maxilar inferior. *Jiache* (E-6) é um dos "treze pontos fantasmas", listados sob seu nome alternativo, *Guichuang* (cama do fantasma), no *Supplement to the Thousand Ducat Formulas*, escrito por Sun Si-miao. Esse agrupamento de pontos foi usado para tratar mania e epilepsia e não está claro o porquê dessa ação ser atribuída a *Jiache* (E-6), especialmente pelo fato de não haver nenhuma indicação desse tipo listada para o ponto. Uma possível explicação seria o medo de que os epilépticos pudessem morder a língua ao ranger os dentes durante um ataque, em cujo caso *Jiache* (E-6) seria incluído em uma prescrição para tratar epilepsia para relaxar o maxilar.

Combinações

- Dor e desvio da boca, aversão ao vento e ao frio, incapacidade de mastigar: *Jiache* (E-6) e *Quanliao* (ID-18) (*Thousand Ducat Formulas*).
- Desvio da boca e do olho: *Jiache* (E-6), *Dicang* (E-4), *Renzhong* (DU-26), *Chengjiang* (REN-24), *Tinghui* (VB-2) e *Hegu* (IG-4) (*Illustrated Supplement*).

- Trismo após acidente vascular cerebral: reduzir *Jiache* (E-6), *Renzhong* (DU-26), *Baihui* (DU-20), *Chengjiang* (REN-24) e *Hegu* (IG-4) (*Great Compendium*).
- Trismo: *Jiache* (E-6), *Shangguan* (VB-3) e pontos *Ashi* (*Compilation*).
- Incapacidade de mastigar: *Jiache* (E-6) e *Jiaosun* (SJ-20) (*Thousand Ducat Formulas*).
- Inchaço, dor e vermelhidão no ouvido: *Jiache* (E-6), *Tinghui* (VB-2) e *Hegu* (IG-4) (*Great Compendium*).

Xiaguan (E-7) – abaixo da articulação

Ponto de encontro dos canais do Estômago e Vesícula Biliar.

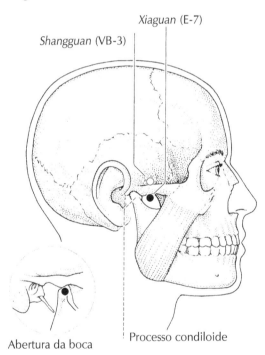

Localização

Na borda inferior do arco zigomático, na depressão anterior ao processo condiloide da mandíbula.

Nota de localização

Embora esse ponto seja agulhado com a boca fechada, é útil pedir ao paciente que abra a boca para que fique mais fácil de localizar o processo condiloide. Se o dedo cair no processo condiloide quando a boca estiver aberta, cairá em *Xiaguan* (E-7) quando a boca se fechar.

Inserção da agulha

Inserção perpendicular ligeiramente para baixo de 0,5 a 1 *cun*.

Inserção transversal para se unir com pontos como *Tinggong* (ID-19), *Jiache* (E-6), *Quanliao* (ID-18), etc. Para tratar doenças dos ouvidos, dentes, face e maxilar.

Ações

- Beneficia os ouvidos, a mandíbula e os dentes.
- Ativa o canal e alivia a dor.

Indicações

- Surdez, tinidos, dor de ouvido, prurido e secreção purulenta do ouvido.
- Trismo, deslocamento do maxilar.
- Dor de dente, dor dos dentes do maxilar inferior, inchaço e dor nas gengivas (do maxilar inferior), dor na bochecha e na face, inchaço na bochecha, bocejo, desvio da boca e do olho, tontura visual.

Comentários

Xiaguan (E-7) é um ponto importante e muito usado para o tratamento de distúrbios locais que afetam o ouvido (surdez, tinidos, dor e secreção), bochecha (dor e inchaço), dentes (dor de dente, inchaço e dor da gengiva) e o maxilar (trismo e deslocamento). Sua capacidade de tratar distúrbios do ouvido é explicada por sua localização e pelo fato de o canal da Vesícula Biliar, que penetra no ouvido, encontrar o canal do Estômago nesse ponto.

No tratamento de dor facial e neuralgia do trigêmeo, *Xiaguan* (E-7) ocasionalmente é agulhado 0,5 *cun* à frente da localização determinada no livro-texto.

Combinações

- Tinidos e surdez: *Xiaguan* (E-7), *Yangxi* (IG-5), *Guanchong* (SJ-1), *Yemen* (SJ-2) e *Yanggu* (ID-5) (*Systematic Classic*).

- Surdez: *Xiaguan* (E-7), *Huizong* (SJ-7) e *Yifeng* (SJ-17) (*Systematic Classic*).
- Dor de dente e cárie: *Xiaguan* (E-7), *Daying* (E-5), *Yifeng* (SJ-17) e *Wangu* (ID-4) (*Supplementing Life*).
- Hemiplegia com desvio da boca e do olho: *Xiaguan* (E-7) e *Shangguan* (VB-3) (*Supplementing Life*).
- Bocejo e dor dos dentes inferiores: *Xiaguan* (E-7), *Daying* (E-5) e *Yifeng* (SJ-17) (*Thousand Ducat Formulas*).
- Paralisia facial: *Xiaguan* (E-7), *Yifeng* (SJ-17), *Dicang* (E-4), *Jiache* (E-6), *Sibai* (E-2) e *Hegu* (IG-4).

Touwei (E-8) – ligação da cabeça

Ponto de encontro dos canais do Estômago e da Vesícula Biliar com o vaso de Ligação yang.

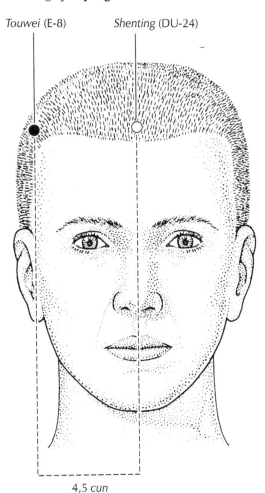

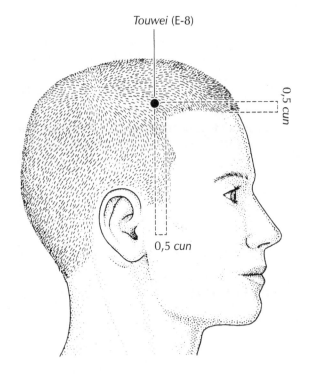

Localização

No canto da fronte, a 4,5 *cun* lateralmente a *Shenting* (DU-24) e a 0,5 *cun* dentro da linha anterior do cabelo.

Nota de localização

Existem três métodos para localizar esse ponto: (1) encontre o ponto de encontro entre uma linha horizontal traçada a 0,5 *cun* dentro da linha anterior do cabelo e uma linha vertical traçada a 0,5 *cun* posteriormente à linha do cabelo da têmpora; (2) localizar *Toulinqi* (VB-15), que fica logo acima da pupila quando o paciente olha diretamente para frente, e *Shenting* (DU-24), que fica na linha média, a 0,5 *cun* para dentro da linha anterior do cabelo. *Touwei* (E-8) fica na continuação de uma linha traçada entre esses dois pontos e duas vezes sua distância; (3) a 0,5 *cun* acima da linha superior da origem do músculo temporal, a 0,5 *cun* posteriormente a uma linha vertical traçada diretamente acima de *Taiyang* (M-CP-9).

Inserção da agulha

Inserção transversal de 0,5 a 1 *cun*.

Nota: de acordo com vários textos clássicos, a moxibustão é contraindicada nesse ponto.

Ações
- Elimina vento e alivia a dor.
- Beneficia os olhos.

Indicações
- Dor de cabeça, dor de cabeça intensa com calafrios e febre, tontura, vômito.
- Obscurecimento da visão, dor ocular aguda, lacrimejamento pela exposição ao vento, espasmo das pálpebras.
- Dispneia com agitação e opressão, hemiplegia.

Comentários

Touwei (E-8) é um ponto importante para tratar dores de cabeça. Localizado no canto da fronte, é um ponto de encontro do canal do Estômago com o canal da Vesícula Biliar e com o vaso de Ligação *yang*. Esse encontro de três canais com uma grande influência sobre a cabeça se reflete no nome do ponto, "ligação da cabeça". O canal do Estômago pertence ao *yangming*, que rege a fronte; o canal da Vesícula Biliar pertence ao *shaoyang*, que rege a região temporal, enquanto o vaso de Ligação *yang* liga todos os canais *yang* do corpo, incluindo o vaso Governador e o canal da Bexiga que rege o vértice. Embora o ponto forte de *Touwei* (E-8) seja o tratamento de dores de cabeça frontais, com direções diferentes da agulha, ele também pode ser usado para tratar dores de cabeça temporais e do vértice.

Touwei (E-8) é particularmente indicado para tratar dores de cabeça e distúrbios oculares decorrentes de vento, independentemente de ser vento patogênico externo invadindo os canais da cabeça ou vento gerado internamente. No que se refere às dores de cabeça de origem externa, embora esse ponto seja adequado tanto para tratar vento-frio quanto para tratar vento-calor, muitos clássicos enfatizam seu uso no tratamento de dores de cabeça lancinantes com dor ocular aguda, sintomas normalmente mais associados a vento-calor. O calor é um patógeno *yang* e sua natureza é subir e se expandir, obstruindo os colaterais e produzindo sensação lancinante e de distensão da cabeça. No tratamento de dor de cabeça acompanhada de dor ou espasmo dos olhos, *Touwei* (E-8) é geralmente combinado nas prescrições clássicas com *Zanzhu* (B-2). *Touwei* (E-8) também é indicado para tratar dor de cabeça intensa acompanhada por vômito, sendo especialmente adequado para tratar enxaqueca com náusea ou vômito e obscurecimento da visão ou dor ocular violenta. A capacidade de *Touwei* (E-8) de dispersar o vento na cabeça gerado internamente se reflete não só em seu uso para esse tipo de dor, como também sua utilidade no tratamento de tontura e hemiplegia.

Combinações
- Dor de cabeça com dor ocular: *Touwei* (E-8) e *Zanzhu* (B-2) (*Ode of the Jade Dragon*).
- Vento na cabeça com dor lancinante, dor ocular violenta e lacrimejamento: *Touwei* (E-8) e *Zanzhu* (B-2) (*Golden Mirror*).
- Dor entre as sobrancelhas: *Touwei* (E-8) e *Zanzhu* (B-2) (*Song of the Jade Dragon*).
- Espasmo das pálpebras: *Touwei* (E-8) e *Zanzhu* (B-2) (*Great Compendium*).
- Dor de cabeça lancinante com dor ocular violenta: *Touwei* (E-8) e *Daling* (PC-7) (*Thousand Ducat Formulas*).
- Vento unilateral ou generalizado na cabeça: *Touwei* (E-8), *Baihui* (DU-20), *Qianding* (DU-21), *Shangxing* (DU-23), *Shenting* (DU-24), *Sizhukong* (SJ-23), *Fengchi* (VB-20), *Hegu* (IG-4) e *Zanzhu* (B-2) (*Great Compendium*).
- Lacrimejamento por exposição ao vento: *Touwei* (E-8), *Jingming* (B-1), *Fengchi* (VB-20) e *Toulinqi* (VB-15) (*Great Compendium*).

Renying (E-9) – boas-vindas do homem

Ponto de encontro dos canais do Estômago e da Vesícula Biliar.
Ponto janela do céu.
Ponto mar de qi.

Localização

Situa-se a 1,5 *cun* lateralmente à proeminência laríngea, na depressão entre a borda anterior do músculo esternocleidomastóideo e a borda lateral da cartilagem tireóidea.

Nota: a artéria carótida fica logo abaixo da borda anterior do músculo esternocleidomastóideo, podendo ser sentida à palpação. Esse ponto, portanto, fica entre a artéria carótida e a borda lateral da cartilagem tireóidea.

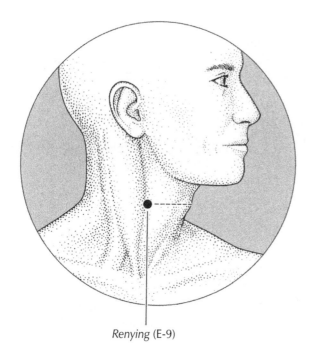

Renying (E-9)

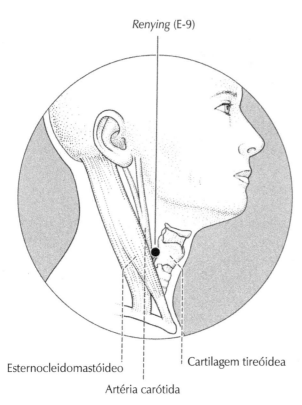

Renying (E-9)

Esternocleidomastóideo — Cartilagem tireóidea
Artéria carótida

Nota de localização

(1) Peça ao paciente que se deite e remova qualquer travesseiro. Palpe a proeminência laríngea e, então, lateralmente, a borda lateral da cartilagem tireóidea. Pode-se sentir a artéria carótida um pouco mais lateralmente. Use o dedo indicador de uma das mãos para definir e aumentar o espaço entre a borda lateral da cartilagem tireóidea e a artéria e agulhar nesse espaço com a outra mão. (2) Nas mulheres, a proeminência laríngea não é tão pronunciada como nos homens. Se estiver indistinta, palpe a depressão formada pela borda inferior do osso hioide e a borda superior da cartilagem tireóidea na linha média. A proeminência laríngea fica logo abaixo.

Inserção da agulha

Inserção perpendicular de 0,5 a 1 *cun*.

Nota: de acordo com a maioria dos textos clássicos, a moxibustão é contraindicada nesse ponto.

Precaução: deve-se tomar cuidado para evitar a punctura na artéria carótida que deve ser palpada e, então, mantida lateralmente durante a inserção da agulha, usando-se o dedo indicador e o polegar de uma das mãos, acima e abaixo do ponto. Esse método de inserção não deve ser empregado por acupunturistas que não receberam supervisão clínica apropriada.

Ações

- Regula o *qi* e o sangue e acalma a rebelião.
- Beneficia a garganta e o pescoço.
- Alivia a dor.

Indicações

- Dor de cabeça, tontura, tontura visual, face vermelha, plenitude no tórax, respiração curta, asma, distúrbio da perturbação súbita, vômito, síndrome sem pulso, hipertensão, hipotensão.
- Inchaço e dor na garganta, escrofulose, bócio, dificuldade de engolir.
- Dor lombar.

Comentários

Renying (E-9) também é conhecido pelo seu nome alternativo, *Tianwuhui* (cinco encontros do céu). É um dos cinco pontos conhecidos como pontos da "janela do céu" (literalmente "cinco regiões da janela do céu") do *Spiritual Pivot*[5], que afirma: "dor de cabeça decorrente de rebelião do *yang*, plenitude do tórax com dificuldade de respirar, selecionar *Renying* (E-9)". Localizado na região principal da região do pescoço, *Renying* (E-9) ilustra muito bem a habilidade característica desse grupo de pontos de restabelecer a harmonia no fluxo de *qi* entre o corpo e a cabeça. A rebelião do *qi*, que surge quando o *qi* nas regiões inferiores fica desordenado e caótico, pode se manifestar de várias formas. Na cabeça, dá origem a dor de cabeça, tontura e vermelhidão da face; na região do pescoço, fica estagnado, causando escrofulose e bócio; nos *jiao* médio e superior, prejudica a descensão normal do *qi* do Estômago e do Pulmão e provoca vômito, distúrbio da perturbação súbita, sibilos, asma e plenitude no tórax.

De acordo com o comentário de Zhou Zhi-cong sobre a passagem do *Spiritual Pivot* anteriormente citada, a condição conhecida como inversão do *qi* (*qi* desordenado, caótico e rebelde) é a base das manifestações clínicas de todos os pontos da janela do céu. Uma das manifestações da inversão do *qi* é a dor aguda súbita e isso reflete o importante uso moderno de *Renying* (E-9) para tratar torção lombar aguda, bem como para tratar torção e dor intensa em qualquer região do corpo. A capacidade de *Renying* (E-9) de reordenar a rebelião e a ascensão do *qi* também explica sua forte ação para reduzir a hipertensão.

De acordo com o capítulo "Discurso sobre os Mares" do *Spiritual Pivot*[6], *Renying* (E-9) – juntamente com *Shanzhong* (REN-17), *Yamen* (DU-15) e *Dazhui* (DU-14) –, é um ponto do "mar do *qi*". Essa passagem dá essas indicações para o tratamento de insuficiência e excesso do mar de *qi*: "Quando o mar de *qi* se encontra em excesso, há plenitude no tórax, respiração urgente e tez vermelha. Quando o mar de *qi* se encontra insuficiente, há energia insuficiente para a pessoa falar". As propriedades duais e sobrepostas de *Renying* (E-9) como ponto do mar de *qi* e um ponto da janela do céu enfatizam sua importância para harmonizar e redistribuir o *qi* desordenado no corpo.

Desde a época do *Yellow Emperor's Inner Classic*, a observação e a palpação do pulso em *Renying* (E-9) eram consideradas um importante método diagnóstico. O *Essential Questions*[7], ao discutir a micção obstruída, descreve um padrão de "calor no corpo como carvão, o pescoço e o tórax se encontram obstruídos como se estivessem separados, pulso agitado e abundante em *Renying* (E-9) e dispneia com *qi* em contracorrente". Em outra parte do *Essential Questions*, atribui-se um grande significado diagnóstico às forças relativas dos pulsos no punho e em *Renying* (E-9), enquanto Zhang Zhong-jing fala de três métodos de diagnóstico pelo pulso – *Renying* (E-9) na parte superior do corpo, o pulso do punho no meio do corpo e *Chongyang* (E-42) na parte inferior do corpo. Por causa das complicações inerentes a esses métodos, eles foram abandonados relativamente cedo na história da medicina chinesa em favor do pulso no punho.

Combinações

- Distúrbio da perturbação súbita, dor de cabeça, dor no tórax e roncos dispneicos: *Renying* (E-9), *Neiguan* (PC-6), *Guanchong* (SJ-1), *Sanyinjiao* (BP-6) e *Zusanli* (E-36) (*Compilation*).
- Escrofulose: 30 aplicações de moxa em *Renying* (E-9) e em *Shouwuli* (IG-13) (*Thousand Ducat Formulas*).
- Tinidos com dor lombar: primeiro agulhar *Renying* (E-9), depois agulhar *Ermen* (SJ-21) e *Zusanli* (E-36) (*Secrets of the Celestial Star*).
- Hipertensão: *Renying* (E-9), *Quchi* (IG-11) e *Zusanli* (E-36).
- Hipertensão: *Renying* (E-9), *Baihui* (DU-20), *Quchi* (IG-11) e *Taichong* (F-3).
- Torção lombar aguda ou qualquer dor aguda: *Renying* (E-9) bilateralmente ou no lado afetado.

Shuitu (E-10) – proeminência da água

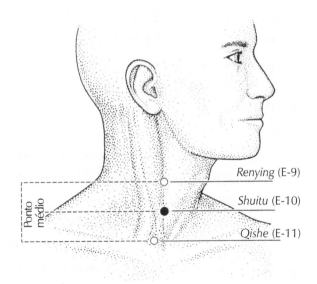

Localização

No pescoço, na borda anterior do músculo esternocleidomastóideo, a meia distância entre *Renying* (E-9) e *Qishe* (E-11).

Nota de localização

Para identificar a borda anterior do músculo, peça ao paciente para virar a cabeça ao lado oposto ao que será agulhado, enquanto você aplica resistência ao queixo.

Inserção da agulha

Inserção perpendicular oblíqua voltada medialmente para evitar a artéria carótida, de 0,5 a 1 *cun*.
Precaução: ver *Renying* (E-9).

Ações

- Beneficia a garganta e o pescoço.
- Descende o *qi* do Pulmão.

Indicações

- Inchaço e dor na garganta, bócio, escrofulose.
- Tosse, coqueluche, respiração curta, dispneia, inchaço e dor do ombro.

Combinação

- Inchaço na garganta: *Shuitu* (E-10) e *Qishe* (E-11) (*Supplementing Life*).

Qishe (E-11) – residência do qi

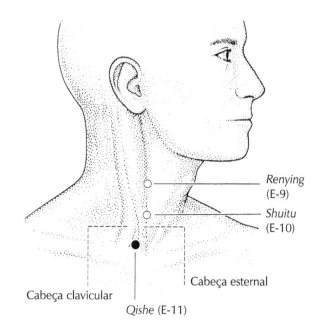

Localização

Na base do pescoço, acima da extremidade medial da clavícula, diretamente abaixo de *Renying* (E-9), na depressão entre as cabeças esternal e clavicular do músculo esternocleidomastóideo.

Nota de localização

É mais fácil palpar as cabeças esternal e clavicular se o paciente virar a cabeça para o lado oposto a ser agulhado, enquanto você aplica resistência no queixo.

Inserção da agulha

Inserção perpendicular de 0,3 a 0,5 *cun*.
Precaução: a inserção profunda pode perfurar o pulmão.

Ações

- Beneficia a garganta e o pescoço e descende o *qi*.

Indicações

- Inchaço e dor na garganta, escrofulose, bócio, rigidez no pescoço com incapacidade de virar a cabeça.
- Dispneia, dificuldade de ingestão, soluço.

Combinações

- Bócio, tumores do pescoço e garganta inflamada: *Qishe* (E-11), *Tianfu* (P-3) e *Naohui* (SJ-13) (*Supplementing Life*).
- Tosse por rebelião do *qi*: *Qishe* (E-11) e *Pohu* (B-42) (*Systematic Classic*).

- Tosse com rebelião do *qi*, dispneia, vômito de espuma e dentes cerrados: *Qishe* (E-11), *Pohu* (B-42), *Futu* (IG-18), *Tianrong* (ID-17), *Lianquan* (REN-23) e *Yixi* (B-45) (*Thousand Ducat Formulas*).

Quepen (E-12) – vale vazio

Ponto de encontro dos canais de Estômago, Intestino Grosso, Intestino Delgado, Sanjiao e Vesícula Biliar.

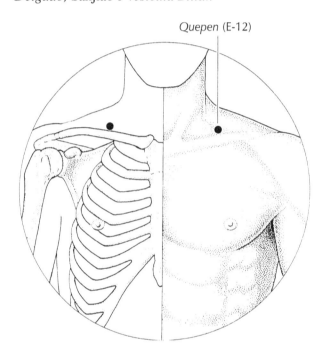

Quepen (E-12)

Localização

Na área supraclavicular, atrás da borda superior da clavícula e em seu ponto médio, a 4 *cun* de distância da linha média, na linha mamilar.

Nota de localização

Esse ponto deve ser localizado e agulhado atrás da clavícula, prestando-se muita atenção à precaução mencionada adiante.

Inserção da agulha

Inserção perpendicular de 0,3 a 0,5 *cun* ao longo da borda posterior da clavícula.

Nota: de acordo com o *Systematic Classic of Acupuncture and Moxibustion* e o *Illustrated Supplement to the Classic of Categories*, a inserção de agulha nesse ponto é contraindicada na gravidez.

Precaução: a inserção profunda ou posterior pode lesar os vasos subclávios ou perfurar o pulmão.

Ações

- Descende o *qi* do Pulmão e dispersa calor no tórax.
- Ativa o canal e alivia a dor.

Indicações

- Tosse, tosse com sangue, dispneia, plenitude no tórax, calor e plenitude no tórax, calafrios e febre com transpiração, ausência de transpiração, edema, escrofulose, obstrução dolorosa da garganta.
- Dor na fossa supraclavicular, dor no ombro que se irradia para o pescoço, entorpecimento e obstrução dolorosa do membro superior, incapacidade de erguer o braço, dor lombar com incapacidade de se virar.

Comentários

Quepen (E-12) é um ponto de encontro do canal do Estômago com todos os canais *yang* primários, com exceção do canal da Bexiga, e sua principal função é descender o *qi* em contracorrente. Isso se reflete na sua capacidade de tratar a rebelião do *qi* do Pulmão manifestada sob a forma de tosse, dispneia e plenitude no tórax, bem como na observação tradicional de ser contraindicado na gravidez. *Essential Questions*[8] inclui *Quepen* (E-12) entre os oito pontos – *Quepen* (E-12), *Dazhu* (B-11), *Zhongfu* (P-1) e *Fengmen* (B-12) bilaterais – para dispersar o calor no tórax.

Quepen (E-12) também é indicado para tratar dor na fossa supraclavicular, dor no ombro que se irradia para o pescoço e entorpecimento e dor do membro superior.

Combinações

- Tosse: *Quepen* (E-12), *Shanzhong* (REN-17) e *Juque* (REN-14) (*Thousand Ducat Formulas*).

- Tosse com escarro de sangue: *Quepen* (E-12), *Xinshu* (B-15), *Ganshu* (B-18), *Juque* (REN-14) e *Jiuwei* (REN-15) (*Supplementing Life*).
- Calor no tórax: *Quepen* (E-12) e *Qimen* (F-14) (*Thousand Ducat Formulas*).
- Dor no ombro e nas costas: *Quepen* (E-12), *Tianyou* (SJ-16), *Shendao* (DU-11), *Dazhu* (B-11), *Tiantu* (REN-22), *Shuidao* (E-28) e *Jugu* (IG-16) (*Thousand Ducat Formulas*).

Qihu *(E-13)* – porta do qi

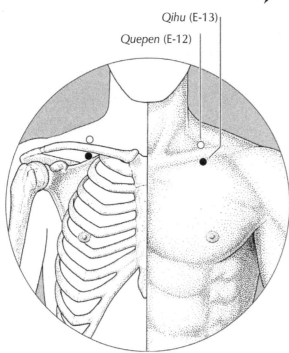

Ações

- Descende o *qi* em contracorrente e desobstrui o tórax.

Indicações

- Plenitude e distensão no tórax e na região costal lateral, dor no tórax e na parte superior do dorso, tosse, dispneia, asma, sibilos, vômito de sangue, soluços, incapacidade de sentir o gosto do alimento, rigidez do pescoço com incapacidade de virar a cabeça.

Combinações

- Dor crônica da região costal lateral: *Qihu* (E-13) e *Huagai* (REN-20) (*One Hundred Symptoms*).
- Dispneia com rebelião do *qi*, respiração com os ombros erguidos, incapacidade de sentir o gosto do alimento: *Qihu* (E-13), *Yunmen* (P-2), *Tianfu* (P-3) e *Shenmen* (C-7) (*Thousand Ducat Formulas*).

Kufang *(E-14)* – depósito

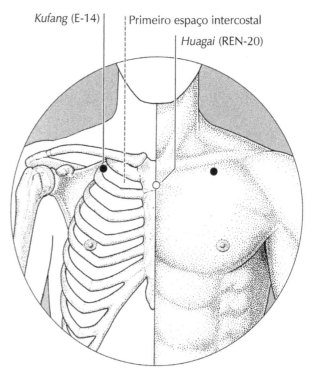

Localização

Na parte superior do tórax, diretamente abaixo de *Quepen* (E-12), na borda inferior da clavícula, a 4 *cun* de distância da linha média, na linha mamilar.

Inserção da agulha

Inserção transversal oblíqua lateral ou medialmente, de 0,5 a 0,8 *cun*, ou inserção transversal para baixo ao longo do canal.

Precaução: a inserção profunda ou perpendicular acarreta um risco substancial de perfurar o pulmão ou lesar os vasos subclávios.

Localização

No tórax, no primeiro espaço intercostal, a 4 *cun* de distância da linha média – *Huagai* (REN-20) –, na linha mamilar.

Nota de localização

(1) Primeiramente, localizar a cartilagem costal da segunda costela, que fica no nível do ângulo esternal e, depois, localizar o primeiro espaço intercostal acima desse ângulo; (2) notar que, nos homens, o mamilo fica no quarto espaço intercostal; (3) notar que o espaço intercostal faz uma curva para cima lateralmente, de forma que *Kufang* (E-14) fica acima do nível de *Huagai* (REN-20).

Inserção da agulha

Inserção transversal oblíqua lateral ou medialmente ao longo do espaço intercostal, de 0,5 a 0,8 *cun*, ou inserção transversal para cima ou para baixo ao longo do canal.

Precaução: a inserção profunda ou perpendicular acarreta risco substancial de perfuração do pulmão.

Ações

- Descende o *qi* em contracorrente e desobstrui o tórax.

Indicações

- Distensão e plenitude do tórax e da região costal lateral, tosse, tosse com pus e sangue, dispneia.

Combinações

- Tosse: *Kufang* (E-14), *Wuyi* (E-15) e *Gaohuang-shu* (B-43) (*Supplementing Life*).

Wuyi (E-15) – tela da sala

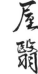

Localização

No tórax, no segundo espaço intercostal, a 4 *cun* de distância da linha média – *Zigong* (REN-19) –, na linha mamilar.

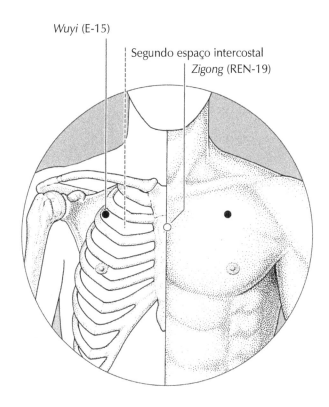

Nota de localização

(1) Primeiramente, localizar a cartilagem costal da segunda costela, que fica no mesmo nível do ângulo esternal e, depois, localizar o segundo espaço intercostal abaixo dele; (2) notar que, nos homens, o mamilo fica no quarto espaço intercostal; (3) notar que o espaço intercostal faz uma curva para cima lateralmente, de forma que *Wuyi* (E-15) fica acima do nível de *Zigong* (REN-19).

Inserção da agulha

Inserção transversal oblíqua lateral ou medialmente ao longo do espaço intercostal, de 0,5 a 0,8 *cun*, ou inserção transversal para cima ou para baixo ao longo do canal.

Precaução: a inserção profunda ou perpendicular acarreta risco substancial de perfuração do pulmão.

Ações

- Descende o *qi* rebelde e desobstrui o tórax.
- Beneficia as mamas.
- Alivia a dor e o prurido na pele.

Indicações

- Tosse, sibilos, dispneia, respiração curta, tosse com pus e sangue, distensão e dor no tórax e na região costal lateral.
- Dor na mama, abscesso na mama.
- Dor na pele que faz com que o toque das roupas seja insuportável, prurido generalizado, peso no corpo, inchaço no corpo, dor e fraqueza nos membros.

Combinação

- Prurido com muita dor: *Wuyi* (E-15) e *Zhiyin* (B-67) (*One Hundred Symptoms*).

Yingchuang (E-16) – janela da mama

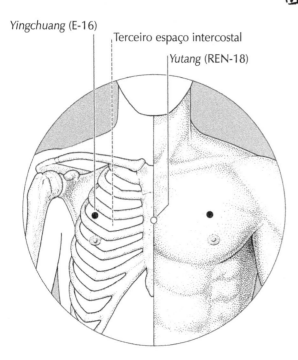

Localização

No tórax, no terceiro espaço intercostal, a 4 *cun* de distância da linha média – *Yutang* (REN-18) –, na linha mamilar.

Nota de localização

(1) Primeiro, localizar o segundo espaço intercostal – ver *Wuyi* (E-15), anteriormente – e depois encontrar o terceiro espaço intercostal abaixo; (2) notar que, nos homens, os mamilos ficam no quarto espaço intercostal.

Inserção da agulha

Inserção transversal oblíqua lateral ou medialmente ao longo do espaço intercostal, de 0,5 a 0,8 *cun*, ou inserção transversal para cima ou para baixo ao longo do canal.

Precaução: a inserção profunda ou perpendicular acarreta risco substancial de perfuração do pulmão.

Ações

- Alivia a tosse e os sibilos.
- Beneficia as mamas.

Indicações

- Tosse, plenitude no tórax com respiração curta, sono inquieto, febre e calafrios, inchaço nos lábios, borborigmos e diarreia aquosa.
- Abscesso na mama.

Combinações

- Inchaço nos lábios: *Yingchuang* (E-16) e *Taichong* (F-3) (*Supplementing Life*).
- Abscesso na mama, calafrios e febre com respiração curta, sono inquieto: *Yingchuang* (E-16) e *Shenfeng* (R-23) (*Supplementing Life*).

Ruzhong (E-17) – meio da mama

Localização

No centro do mamilo, no quarto espaço intercostal, a 4 *cun* de distância da linha média.

Inserção da agulha

A inserção de agulha e a moxibustão são contraindicadas nesse ponto. É usado simplesmente como ponto de referência.

Rugen (E-18) – raiz da mama

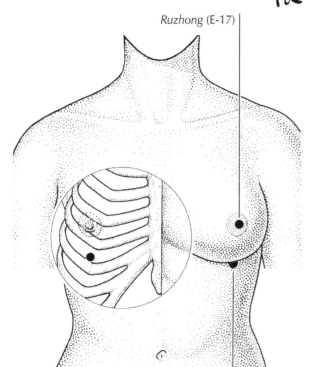

Localização

Diretamente abaixo do mamilo, no quinto espaço intercostal.

Nota de localização

(1) Primeiro, localizar o segundo espaço intercostal – ver *Wuyi* (E-15), anteriormente – e depois encontrar o quinto espaço intercostal, três espaços abaixo; (2) nos homens, os mamilos ficam no quarto espaço intercostal; (3) nas mulheres, esse ponto fica na raiz da mama, abaixo do tecido mamário propriamente dito; nas mulheres, é improvável que o mamilo fique a 4 *cun* de distância da linha média e não deve ser usado como ponto de referência.

Inserção da agulha

Inserção transversal oblíqua lateral ou medialmente ao longo do espaço intercostal, de 0,5 a 1 *cun*, ou inserção transversal para cima ou para baixo ao longo do canal.

Precaução: a inserção profunda ou perpendicular acarreta risco substancial de perfuração do pulmão.

Ações

- Beneficia as mamas e reduz o inchaço.
- Desobstrui o tórax e alivia a tosse e os sibilos.

Indicações

- Abscesso na mama, dor na mama, lactação escassa, parto difícil.
- Tosse, dispneia, opressão e dor abaixo do tórax, opressão no diafragma, constrição esofágica com dificuldade de ingestão, distúrbio da perturbação súbita com cólicas, inversão contracorrente nos quatro membros, inchaço e dor no braço.

Comentários

Rugen (E-18) é o principal ponto local para tratar distúrbios das mamas. De acordo com Zhu Dan-xi, da dinastia Jin-Yuan: "As mamas ficam onde o *yangming* passa, e os mamilos estão relacionados ao *jueyin*"[9]. A desarmonia dos canais *yangming* do Estômago ou *jueyin* do Fígado está, portanto, envolvida em todos os distúrbios das mamas. Como *Rugen* (E-18) regula o *qi* e o sangue de toda a área da mama, ele pode ser usado para tratar qualquer distúrbio da mama do tipo excesso caracterizado por dor, distensão, inchaço ou abscesso, independentemente de ser decorrente do fogo do Estômago ou de opressão ou estagnação do *qi* do Fígado (os dois principais fatores patológicos internos de excesso nas doenças das mamas).

Mães que amamentam são particularmente propensas aos distúrbios das mamas. Zhu Dan-xi continua dizendo: "Se a mãe que amamenta ingere (alimento) muito temperado e grosso ou sofre indignação ou sente rancor, o *qi* vai parar de circular e os portais ficarão bloqueados. (Pelo fato de) o leite não conseguir mais sair, o sangue do *yangming* fica quente e se transforma em pus"[10]. Além de ser indicado para tratar abscesso na mama decorrente de fatores internos, *Rugen* (E-18) também é utilizado quando exposição da mama a fatores patogênicos externos, amamentação imprópria ou, até mesmo, de acordo com Zhu Dan-xi, a respiração muito quente do recém-nascido soprando na mama, causa calor, estagnação e inchaço. No que se refere à lactação escassa, isso normalmente decorre da estagnação do *qi* do Fígado resultando na incapacidade do livre fluxo, ou da insuficiência do *qi* e do sangue, principalmente em decorrência da deficiência do Estômago e do Baço. *Rugen* (E-18) é indicado para tratar qualquer um desses padrões.

De acordo com *Great Compendium of Acupuncture and Moxibustion*, *Rugen* (E-18) é recomendado para tratar "dor no tórax, *qi* do diafragma". Isso se refere à opressão do tórax com respiração curta decorrente da estagnação do *qi* do Fígado. *Rugen* (E-18) também pode ser usado mais amplamente para tratar tosse ou asma.

Finalmente, de acordo com o *Ode of Xi-hong*, *Rugen* (E-18) pode ser usado para promover e apressar o parto, embora não seja tradicionalmente contraindicado na gravidez.

Combinações

- Tosse e sibilos com fleuma: *Rugen* (E-18) e *Shufu* (R-27) (*Ode of the Jade Dragon*).
- Abscesso na mama: *Rugen* (E-18), *Yingchuang* (E-16), *Xiajuxu* (E-39), *Taichong* (F-3) e *Fuliu* (R-7) (*Compilation*).

Burong (E-19) – não contido

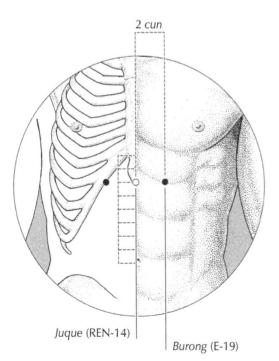

Localização

No abdome, a 2 *cun* de distância da linha média e a 6 *cun* acima do umbigo, no mesmo nível de *Juque* (REN-14).

Nota de localização

(1) A linha de 2 *cun* localiza-se no ponto médio entre a linha média e a borda lateral palpável do músculo reto abdominal; (2) em alguns pacientes com ângulo subcostal estreito, esse ponto pode cair na margem costal. As opções, então, são: (a) localizar mais medialmente, (b) inserir a agulha transversalmente sobre a margem costal e (c) selecionar um ponto diferente.

Inserção da agulha

Inserção perpendicular de 0,5 a 0,8 *cun*.

Precaução: a inserção profunda pode lesar o coração à esquerda ou o fígado à direita, se algum desses órgãos estiver aumentado.

Ações

- Harmoniza o *jiao* médio e reduz a rebelião.
- Descende o *qi* e alivia a tosse e o sibilo.

Indicações

- Distensão abdominal, dor epigástrica, vômito, vômito com sangue, falta de apetite, borborigmos por deficiência abdominal.
- Tosse; dispneia; respiração difícil com ombros erguidos; dor no tórax, nas costas, no ombro e na região intercostal; dor no Coração; boca seca.

Comentários

Por causa de sua localização, *Burong* (E-19) é, às vezes, selecionado para o tratamento de dor no hipocôndrio, náusea e vômito decorrentes de colecistite ou colelitíase. Seu nome, "não contido" ou "incapaz de ser contido", refere-se à incapacidade do Estômago em reter seu conteúdo.

Combinações

- Vômito: *Burong* (E-19), *Shangwan* (REN-13) e *Daling* (PC-7) (*Supplementing Life*).

- Dor em punhalada no Coração: *Burong* (E-19) e *Qimen* (F-14) (*Thousand Ducat Formulas*).
- Plenitude no tórax e na região costal lateral: *Burong* (E-19) e *Zhangmen* (F-13) (*One Hundred Symptoms*).
- Dor aguda por colelitíase: *Burong* (E-19) (direito), *Dannangxue* (M-MI-23), *Yanglingquan* (VB-34) (esquerdo), *Qimen* (F-14) (direito), *Zhongwan* (REN-12), *Hegu* (IG-4) e *Taichong* (F-3).

Chengman (E-20) – plenitude que sustenta

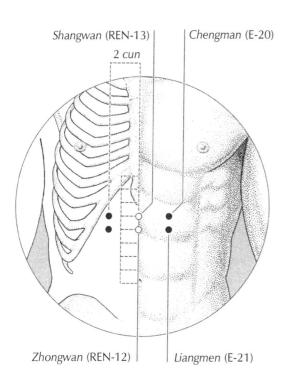

Localização

No abdome, a 2 *cun* de distância da linha média e a 5 *cun* acima do umbigo, no mesmo nível de *Shangwan* (REN-13).

Nota de localização

(1) A linha de 2 *cun* se localiza no ponto médio entre a linha média e a borda lateral palpável do músculo reto abdominal; (2) em alguns pacientes com o ângulo subcostal estreito, esse ponto pode cair na margem costal. Então, as opções são: (a) localizar mais medialmente, (b) inserir a agulha transversalmente sobre a margem costal ou (c) selecionar um ponto diferente.

Inserção da agulha

Inserção perpendicular de 0,5 a 1 *cun*.

Precaução: (1) em indivíduos magros, a inserção profunda pode fazer com que a agulha penetre na cavidade peritoneal; (2) a inserção profunda no ponto *Chengman* (E-20) direito pode perfurar um fígado aumentado.

Ações

- Harmoniza o *jiao* médio.
- Descende a rebelião do Pulmão e do Estômago.

Indicações

- Dor epigástrica, vômito, vômito com sangue, escarro com sangue, soluços, dificuldade de ingestão, falta de apetite, distensão abdominal, borborigmos, diarreia, dureza e dor da região costal lateral.
- Respiração curta, sibilos, respiração difícil com ombros erguidos.

Combinações

- Dificuldade de ingestão: *Chengman* (E-20), *Zhongfu* (P-1), *Kunlun* (B-60), *Yuji* (P-10) e *Zhourong* (BP-20) (*Supplementing Life*).
- Dureza e dor da região costal lateral: *Chengman* (E-20) e *Zhongwan* (REN-12) (*Thousand Ducat Formulas*).

Liangmen (E-21) – portão do feixe de luz

Localização

No abdome, a 2 *cun* de distância da linha média e a 4 *cun* acima do umbigo, no mesmo nível de *Zhongwan* (REN-12).

Nota de localização

(1) A linha de 2 *cun* localiza-se no ponto médio entre a linha média e a borda lateral palpável do músculo reto abdominal; (2) em alguns pacientes com o ângulo subcostal estreito, esse ponto pode cair sobre a margem costal. As opções, então, são: (a) localizar mais medialmente, (b) inserir a agulha transversalmente sobre a margem costal ou (c) selecionar um ponto diferente.

Inserção da agulha

Inserção perpendicular de 1 a 1,5 *cun*.
Precaução: (1) em indivíduos magros, a inserção profunda pode fazer com que a agulha penetre na cavidade peritoneal; (2) a inserção profunda no ponto *Liangmen* (E-21) direito pode perfurar um fígado aumentado.

Ações

- Regula o *qi* e alivia a dor.
- Harmoniza o *jiao* médio e transforma a estagnação.
- Ascende o *qi* e interrompe a diarreia.

Indicações

- Dor epigástrica, acúmulo de *qi* na região costal lateral, acúmulo de *qi* abaixo do tórax, distensão abdominal.
- Vômito, falta de apetite, borborigmos, diarreia instável, alimentos não digeridos (nas fezes).

Comentários

Liangmen (E-21) é um ponto importante para tratar distensão e dor decorrentes de estagnação do *qi*, especialmente na região lateral do abdome e na região costal lateral. É usado em preferência a (ou em combinação) *Zhongwan* (REN-12), quando há dores epigástrica e abdominal intensas, particularmente nessas regiões laterais.

Além disso, *Liangmen* (E-21) é capaz de regular o Estômago e o Baço e transformar o acúmulo de alimentos, sendo indicado para tratar vômito, falta de apetite, borborigmos, alimentos não digeridos nas fezes e diarreia, principalmente diarreia instável. Esse termo se refere à diarreia que, por causa de sua natureza crônica e persistente, provoca colapso do *qi*. O colapso do *qi*, por sua vez, causa agravação da diarreia, que se torna incessante durante a noite e durante o dia, sendo acompanhada por sintomas como respiração curta, falta de apetite, emagrecimento, etc.

O termo *liang* no nome de *Liangmen* (E-21) refere-se a um dos "cinco acúmulos" discutidos no *Classic of Difficulties*. Diz-se que essa forma de acúmulo pertence ao Coração e é caracterizada por uma massa palpável na região abaixo do Coração (epigástrio), sendo o uso de *Liangmen* (E-21) enfatizado em vários clássicos para tratar dor epigástrica e acúmulo de *qi* abaixo do tórax e na região costal lateral.

Guanmen (E-22) – portão da passagem

Localização

No abdome, a 2 *cun* de distância da linha média e a 3 *cun* acima do umbigo, no mesmo nível de *Jianli* (REN-11).

Nota de localização

A linha de 2 *cun* se localiza no ponto médio entre a linha média e a borda lateral palpável do músculo reto abdominal.

Inserção da agulha

Inserção perpendicular de 1 a 1,5 *cun*.
Precaução: em indivíduos magros, a inserção profunda pode fazer com que a agulha penetre na cavidade peritoneal.

Ações

- Regula o *qi* e alivia a dor.
- Regula os intestinos e beneficia a micção.

Indicações

- Acúmulo abdominal de *qi*, sensação do *qi* movendo-se no abdome, dor abdominal, distensão e plenitude abdominais, dor periumbilical aguda.
- Constipação, borborigmos, diarreia, distúrbio disentérico, falta de apetite, edema, enurese, malária com fleuma e calafrios por frio.

Comentários

Guanmen (E-22) está incluído em duas combinações elegantes para o tratamento de enurese. As duas combinações também incluem *Shenmen* (C-7), refletindo o princípio de que a descarga involuntária de urina, especialmente durante o sono, indica um distúrbio do espírito e também um distúrbio do sistema urinário.

Combinações

- Enurese: *Guanmen* (E-22), *Shenmen* (C-7) e *Weizhong* (B-40) (*Systematic Classic*).
- Enurese: *Guanmen* (E-22), *Zhongfu* (P-1) e *Shenmen* (C-7) (*Thousand Ducat Formulas*).

Taiyi (E-23) – unidade suprema

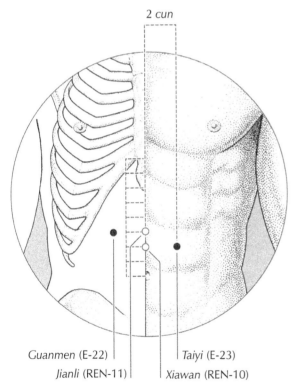

Guanmen (E-22) | Taiyi (E-23)
Jianli (REN-11) | Xiawan (REN-10)

Localização

No abdome, a 2 *cun* de distância da linha média e a 2 *cun* acima do umbigo, no mesmo nível de *Xiawan* (REN-10).

Nota de localização

A linha de 2 *cun* localiza-se no ponto médio entre a linha média e a borda lateral palpável do músculo reto abdominal.

Inserção da agulha

Inserção perpendicular de 1 a 1,5 *cun*.
Precaução: em indivíduos magros, a inserção profunda pode fazer com que a agulha penetre na cavidade peritoneal.

Ações

- Transforma fleuma e acalma o espírito.
- Harmoniza o *jiao* médio.

Indicações

- Depressão maníaca, agitação, remexer da língua, andar como louco.
- Dor epigástrica, dor abdominal, falta de apetite, diarreia, distúrbio *shan*.

Comentários

A ação desse ponto de acalmar o espírito e tratar distúrbios psicoemocionais (registrada em vários clássicos) é atribuída a três fatores: (1) sua capacidade, à semelhança de vários pontos do canal do Estômago – mais notavelmente *Fenglong* (E-40) –, de ajudar o Baço na transformação da fleuma; (2) a conexão interna entre o canal divergente do Estômago e o *zang* Coração; e (3) o encontro do canal do Estômago com o vaso Governador (e com isso, com o cérebro) em pontos como *Shenting* (DU-24) e *Renzhong* (DU-26), ambos com forte influência sobre o cérebro e o espírito.

Embora existam muitas causas para a formação de fleuma, a desarmonia do Estômago e do Baço é a mais comum. Uma vez formada, a fleuma ou fleuma-calor pode subir para anuviar os portais do Coração e perturbar o espírito, provocando sintomas como depressão maníaca, agitação e andar como louco. O canal do Coração vai até a raiz da língua. Quando a fleuma bloqueia o Coração, o paciente pode mexer a língua, quadro em que o paciente repetidamente tira a língua da boca, como se fosse a língua de uma cobra. Esse sintoma é mais observado no padrão de fleuma-calor acumulada no Baço e no Coração, embora também seja diferenciada em calor por deficiência do Rim e do Baço e pode ser vista em casos de epilepsia. É frequentemente acompanhada por uma língua vermelha distendida, ulceração na língua e sede com desejo de líquidos frios.

O nome *Taiyi* (Unidade Suprema) refere-se ao estado de unidade não diferenciada que, de acordo com a teoria taoísta, existia antes do surgimento da dualidade *yin* e *yang* e da separação do céu e da terra. Uma explicação sobre a denominação desse ponto é que *Taiyi* (E-23) fica próximo à região do abdome que realiza a separação dos conteúdos puros e impuros da digestão, mas onde esse processo ainda não ocorreu.

A ação dual de *Taiyi* (E-23) sobre os distúrbios psicoemocionais e abdominais (como dor e diarreia) faz com que seja especialmente adequado para tratar condições em que as duas situações estão presentes. Essa combinação de sintomas é muito encontrada em pacientes que se apresentam com ansiedade voltada para o tórax e para o abdome, acompanhada por palpitações, aperto no tórax, dor abdominal e diarreia.

Combinações

- Depressão maníaca com remexer da língua: *Taiyi* (E-23) e *Huaroumen* (E-24) (*Systematic Classic*).
- Loucura e distúrbio maníaco com remexer da língua: *Taiyi* (E-23), *Feiyang* (B-58) e *Huaroumen* (E-24) (*Thousand Ducat Formulas*).
- Remexer a língua: *Taiyi* (E-23) e *Zhubin* (R-9) (*Supplementing Life*).

Huaroumen *(E-24)* – *portão da carne escorregadia*

Localização

No abdome, a 2 *cun* de distância da linha média e a 1 *cun* acima do umbigo, no mesmo nível de *Shuifen* (REN-9).

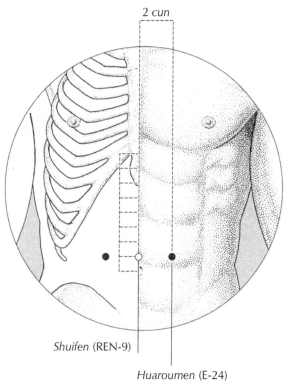

Shuifen (REN-9)

Huaroumen (E-24)

Nota de localização

A linha de 2 *cun* se localiza no ponto médio entre a linha média e a borda lateral palpável do músculo reto abdominal.

Inserção da agulha

Inserção perpendicular de 1 a 1,5 *cun*.

Precaução: em indivíduos magros, a inserção profunda pode fazer com que a agulha penetre na cavidade peritoneal.

Ações

- Transforma a fleuma e acalma o espírito.
- Harmoniza o Estômago e alivia o vômito.

Indicações

- Depressão maníaca com remexer da língua, língua rígida, língua em flor de lótus.
- Vômito, vômito com sangue, dor epigástrica.

Comentários

Ver *Taiyi* (E-23), anteriormente.

Combinação

- Língua rígida, remexer da língua: *Huaroumen* (E-24), *Shaohai* (C-3) e *Wenliu* (IG-7) (*Supplementing Life*).

Tianshu (E-25) – pivô celestial

Ponto mu frontal do Intestino Grosso.

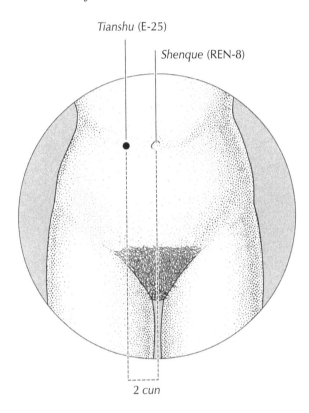

Localização

No abdome, a 2 *cun* de distância do umbigo, na sua lateral.

Nota de localização

A linha de 2 *cun* no abdome fica localizada no ponto médio entre a linha média e a borda lateral palpável do músculo reto abdominal.

Inserção da agulha

Inserção perpendicular de 1 a 1,5 *cun*.
Inserção oblíqua para baixo em direção ao útero, para tratar doenças do útero.

Precaução: em indivíduos magros, a inserção profunda pode fazer com que a agulha penetre na cavidade peritoneal.

Ações

- Regula os intestinos.
- Regula o Baço e o Estômago.
- Elimina umidade e umidade-calor.
- Regula o *qi* e o sangue e elimina a estagnação.

Indicações

- Diarreia, diarreia decorrente do Baço, diarreia persistente com fezes contendo alimentos não digeridos, distúrbio disentérico, borborigmos, *yuan* inferior (origem) deficiente e frio, constipação.
- Edema, distensão em tambor, inchaço na face, disfunção urinária dolorosa túrbida.
- Vômito, ânsia de vômito, dificuldade de ingestão, falta de apetite, distúrbio da perturbação súbita.
- Dor abdominal, distensão abdominal com respiração difícil, abscesso intestinal, inchaço generalizado com dor periumbilical cortante intensa, distúrbio *shan* umbilical com dor localizada que sobe periodicamente até o Coração, distúrbio shan, *qi* como "porquinho correndo".
- Massas abdominais (*zheng jia*) em mulheres, dor no útero, dismenorreia, menstruação irregular, infertilidade, leucorreia vermelha e branca.
- Calafrios por frio decorrente de malária, calor intenso com delírio maníaco.

Comentários

A íntima relação entre o Estômago e os Intestinos é enfatizada no *Spiritual Pivot*[11], que declara que "o Intestino Grosso e o Intestino Delgado pertencem, ambos, ao Estômago". Além disso, o Estômago é associado interior-exteriormente ao Baço, que domina o transporte e a transformação e desempenha um importante papel na regulação dos intestinos. *Tianshu* (E-25) é o ponto *mu* frontal do Intestino Grosso, localizado no canal do Estômago e, portanto, é onde o *qi* do Intestino Grosso se reúne e se concentra na superfície anterior do corpo.

Ode to Elucidate Mysteries diz que *Tianshu* (E-25), localizado de cada lado do umbigo, domina a região média[12], e seu nome, "Pivô Celestial", refere-se à sua posição central entre as partes superior e inferior do abdome, o Estômago e os intestinos. O *Essential Questions* diz: "(A área) acima do pivô celestial é regida pelo *qi* celestial; (a área) abaixo do pivô celestial é regida pelo *qi* terreno. O local onde esses *qi* se intersectam é a origem do *qi* do homem e das dez mil coisas"[13].

As duas principais ações de *Tianshu* (E-25) são (1) tratar distúrbios intestinais e (2) regular o *qi* e eliminar a estase no abdome inferior. *Tianshu* (E-25) é o ponto único mais importante para o tratamento da mais ampla variedade de distúrbios intestinais. Graças à sua capacidade de regular o Baço e transformar a umidade, seu ponto forte é o tratamento da diarreia; de fato, *Ode of the Jade Dragon* declara: "Padrão de diarreia decorrente do Baço, não procure muito, agulhe os dois pontos *Tianshu* (E-25)". A diarreia e o distúrbio disentérico podem ser agudos e decorrentes do acúmulo de umidade-frio, umidade-calor ou fogo tóxico, ou podem ser crônicos e decorrentes de deficiência do Baço e dos Rins ou de desarmonia do Fígado e do Baço. Independentemente da etiologia, *Tianshu* (E-25) deve ter um papel central na prescrição, em combinação com outros pontos adequados selecionados de acordo com a diferenciação. Na prática moderna, *Tianshu* (E-25) é muito usado no tratamento de disenteria bacilar e apendicite aguda simples em combinação com pontos como *Shangjuxu* (E-37) e *Quchi* (IG-11). Embora seja um importante ponto local no tratamento de constipação, muitas autoridades consideram o ponto mais lateral, *Daheng* (BP-15), mais eficaz.

A ação de drenar a umidade de *Tianshu* (E-25) fica ainda mais evidenciada por suas indicações para tratar edema, inchaço na face, distensão em tambor e disfunção urinária dolorosa túrbida.

Em razão de sua posição central entre as partes superior e inferior do abdome, o efeito de *Tianshu* (E-25) estende-se para cima até o Estômago. É indicado para tratar vômito, ânsia de vômito e distúrbio da perturbação súbita, quando o vômito vem acompanhado por diarreia. Vários clássicos também enfatizam a capacidade de *Tianshu* (E-25) de tonificar a deficiência, com *Investigation into Points along the Channels*, recomendando-o para tratar "*yuan* inferior (origem) deficiente e frio"; e *Ode to Elucidate Mysteries*, indicando-o para tratar "dano por deficiência".

Tianshu (E-25) também tem uma importante ação sobre a regulação do *qi* e a eliminação da estagnação no abdome inferior. É indicado no tratamento de uma ampla variedade de problemas, incluindo distensão e dor no abdome, abscesso intestinal, distúrbio *shan*, dor periumbilical intensa cortante, etc., bem como para o tratamento de distúrbios menstruais e massas abdominais e uterinas decorrentes de estase de *qi* ou de sangue.

Combinações

- Diarreia incessante: *Tianshu* (E-25), *Zhongwan* (REN-12) e *Zhongji* (REN-3) (*Great Compendium*).
- Alimentos não digeridos (nas fezes), falta de prazer em comer, dor periumbilical: *Tianshu* (E-25), *Neiting* (E-44) e *Lidui* (E-45) (*Supplementing Life*).
- Distúrbio disentérico vermelho (com sangue): *Tianshu* (E-25), *Neiting* (E-44), *Yinbai* (BP-1), *Qihai* (REN-6), *Zhaohai* (R-6) e *Neiguan* (PC-6) (*Great Compendium*).
- Vômito e distúrbio da perturbação súbita: *Tianshu* (E-25) e *Zhigou* (SJ-6) (*Supplementing Life*).
- Menstruação irregular: *Tianshu* (E-25) e *Shuiquan* (R-5) (*One Hundred Symptoms*).
- Distúrbio *shan* umbilical: *Tianshu* (E-25), *Shenque* (REN-8) e *Shimen* (REN-5) (*Supplementing Life*).
- Distúrbio *shan* hipogástrico: *Tianshu* (E-25), *Shimen* (REN-5), *Qihai* (REN-6) e *Shenque* (REN-8) (*Thousand Ducat Formulas*).
- Inchaço na face: *Tianshu* (E-25), *Fenglong* (E-40), *Chongyang* (E-42), *Xiangu* (E-43) e *Lidui* (E-45) (*Thousand Ducat Formulas*).

Wailing (E-26) – colina externa

Localização

No abdome inferior, 2 *cun* ao lado da linha média e 1 *cun* abaixo do umbigo, no mesmo nível de *Yinjiao* (REN-7).

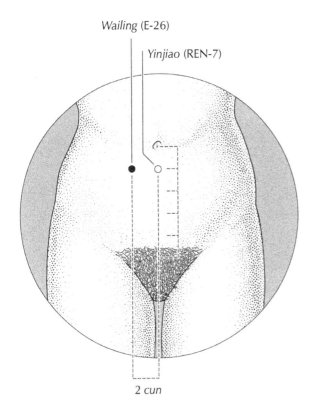

Nota de localização

A linha de 2 *cun* localiza-se no ponto médio entre a linha média e a borda lateral palpável do músculo reto abdominal ao nível do umbigo.

Inserção da agulha

Inserção perpendicular de 1 a 1,5 *cun*.

Precaução: em indivíduos magros, a inserção profunda pode fazer com que a agulha penetre na cavidade peritoneal.

Ações

- Regula o *qi* e alivia a dor.

Indicações

- Dor abdominal intensa, distensão abdominal, distúrbio *shan*.
- Dismenorreia, amenorreia.

Combinação

- Dor abdominal intensa: *Wailing* (E-26) e *Tianshu* (E-25) (*Supplementing Life*).

Daju (E-27) – o grande

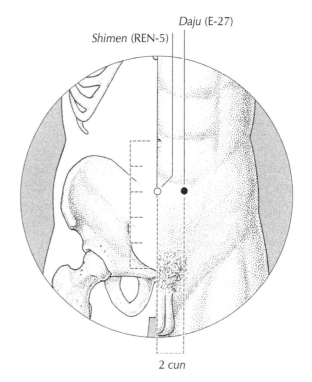

Localização

Na parte inferior do abdome, a 2 *cun* de distância da linha média e 2 *cun* abaixo do umbigo, no mesmo nível de *Shimen* (REN-5).

Nota de localização

A linha de 2 *cun* está localizada no ponto médio entre a linha média e a borda lateral palpável do músculo reto abdominal ao nível do umbigo.

Inserção da agulha

Inserção perpendicular de 1 a 1,5 *cun*.

Precaução: em indivíduos magros, a inserção profunda pode fazer com que a agulha penetre na cavidade peritoneal.

Ações

- Beneficia os Rins e firma a essência.
- Regula o *qi* e promove a micção.

Indicações

- Ejaculação precoce, emissão seminal, menstruação irregular, micção difícil, retenção de urina.
- Palpitações por pânico e insônia, propensão ao pânico, agitação com sede, perda do uso dos quatro membros, hemiplegia.
- Distensão e plenitude na parte inferior do abdome, distúrbio *shan*.

Combinações

- Distúrbio *shan* por umidade-frio: *Daju* (E-27), *Diji* (BP-8) e *Zhongdu* (F-6) (*Systematic Classic*).
- Palpitações e insônia: *Daju* (E-27), *Qihai* (REN-6) e *Sanyinjiao* (BP-6) (*Supplementing Life*).

Shuidao (E-28) – passagem da água

Localização

Na parte inferior do abdome, a 2 *cun* de distância lateralmente à linha média e a 3 *cun* abaixo do umbigo, no mesmo nível de *Guanyuan* (REN-4).

Nota de localização

A linha de 2 *cun* está localizada no ponto médio entre a linha média e a borda palpável do músculo reto abdominal ao nível do umbigo.

Inserção da agulha

Inserção perpendicular de 1 a 1,5 *cun*.

Precaução: a inserção profunda pode fazer com que a agulha penetre na cavidade peritoneal em pacientes magros ou penetre uma bexiga cheia; o paciente deve, portanto, esvaziar a bexiga antes de ser agulhado.

Ações

- Regula o *jiao* inferior e dispersa a estagnação.
- Beneficia a Bexiga e o útero.

Indicações

- Retenção de urina e fezes, edema, frio na Bexiga, distensão e plenitude na parte inferior do abdome, distúrbio *shan*.
- Dor no hipogástrio, em mulheres, que se irradia para a região genital; dismenorreia; infertilidade; frio no útero, que se irradia para baixo, para a coxa até o joelho; massas uterinas (*jia*); retenção de feto morto; retenção de placenta; dor lombar que acompanha a menstruação; calor que compromete os três *jiao*.
- Dor nas vértebras lombares, dor no ombro e nas costas.

Comentários

Embora esse ponto seja conhecido principalmente como *Shuidao* (passagem da água), o grande médico do século VII, Sun Si-miao, chamava o *Shuidao* esquerdo de *Baomen* (portão do útero) e o *Shuidao* direito de *Zihu* (porta da criança)[14], enfatizando sua ação sobre distúrbios ginecológicos. Essas duas formas de denominar tal ponto refletem suas ações duais de dispersar a estase da Bexiga e promover a micção, por um lado, e de dispersar a estase de *qi* e sangue do útero, por outro. No que se refere à primeira ação, *Shuidao* (E-28) é indicado quando fatores patogênicos excessivos obstruem a função de transformação do *qi* da Bexiga, causando retenção de urina. Quanto à segunda ação, *Shuidao* (E-28) é particularmente útil no tratamento de frio que congela o útero – ver *Guilai* (E-29) para uma discussão mais detalhada – e causa obstrução de sangue, que se manifesta com uma variedade de sintomas de estase de sangue, como dismenorreia, infertilidade, dor menstrual que se irradia para a região lombar ou para as coxas e retenção da placenta ou retenção de feto morto. É também especificamente indicado para tratar massas uterinas (*jia*), implicando massas de forma indefinida e que mudam de localização, principalmente decorrentes de estagnação de *qi*. O fator unificante entre essas duas esferas de ação é a obstrução, enfatizando-se que esse ponto é quase exclusivamente usado para o tratamento de padrões de excesso.

Shuidao (E-28) também é utilizado para tratar dor na região lombar e dor no ombro e nas costas e aparece em pelo menos duas combinações clássicas para esse propósito. Esse é um exemplo do método de selecionar pontos da parte frontal do corpo para tratar a região dorsal e também reflete o fato de que o canal tendinoso do Estômago passa através das costelas inferiores e se conecta com a coluna.

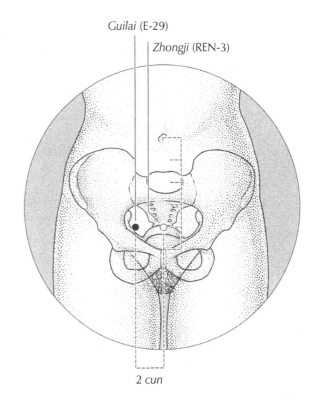

Combinações

- Rigidez na coluna: *Shuidao* (E-28) e *Jinsuo* (DU-8) (*One Hundred Symptoms*).
- Dor no ombro e nas costas: *Shuidao* (E-28), *Tianyou* (SJ-16), *Quepen* (E-12), *Shendao* (DU-11), *Dazhu* (B-11), *Tiantu* (REN-22) e *Jugu* (IG-16) (*Thousand Ducat Formulas*).

Guilai (E-29) – retorno

Localização

Na parte inferior do abdome, a 2 *cun* de distância de cada lado da linha média e a 4 *cun* abaixo do umbigo, no mesmo nível de *Zhongji* (REN-3).

Nota de localização

A linha de 2 *cun* está localizada no ponto médio entre a linha média e a borda lateral palpável do músculo reto abdominal ao nível do umbigo.

Inserção da agulha

Inserção perpendicular de 1 a 1,5 *cun*.

Precaução: a inserção profunda pode fazer com que a agulha penetre na cavidade peritoneal em pacientes magros ou em bexiga cheia; por isso, deve-se pedir ao paciente que esvazie a bexiga antes da inserção das agulhas.

Ações

- Aquece o *jiao* inferior.
- Regula a menstruação e beneficia a região genital.

Indicações

- Amenorreia, menstruação irregular, massas uterinas (*ji*), prolapso uterino, inchaço, dor e frio na vagina, infertilidade, leucorreia.
- Retração dos testículos, dor no pênis, impotência, emissão seminal, micção noturna, os sete tipos de distúrbio *shan*, *qi* como "porquinho correndo", dor hipogástrica.

Comentários

Normalmente, compreende-se que o nome desse ponto, *Guilai* (Retorno), refere-se à sua capacidade de voltar ao normal a condição do útero e dos órgãos genitais.

De acordo com o *Essential Questions*[15], "*qi* e sangue desejam calor e não toleram o frio; quando (há) frio, eles se coagulam; quando (há) calor, eles se dispersam e fluem". O *Spiritual Pivot*[16] declara: "Os (vasos) sanguíneos, o (*qi*) nutritivo e defensivo do homem circulam sem cessar, da mesma forma que as estrelas fazem na região superior e os rios na região inferior. Quando um patógeno frio se hospeda nos canais, o sangue coagula; quando o sangue coagula, os canais não se movem".

A ação prioritária de *Guilai* (E-29) é aquecer o *jiao* inferior, mais particularmente o útero (nas mulheres) e a região genital (nos homens e nas mulheres). O frio pode ser decorrente de excesso ou deficiência. No que se refere ao frio por excesso, o útero (juntamente com Estômago, Baço e intestinos) pertence àquele grupo de *zangfu* ou *fu* extras que podem sofrer penetração direta de frio patogênico externo (ou seja, sem sintomas e sinais iniciais de um padrão exterior, como calafrios e febre, dores no corpo, etc.). O acometimento do útero por frio pode ser decorrente de vestimenta inadequada ou por sentar-se no chão frio ou pelo consumo excessivo de bebidas e alimentos frios, especialmente durante a menstruação ou após o parto. O frio patogênico causa estagnação do *qi* e coagulação do sangue no útero e interrompe a função do vaso da Concepção e do vaso de Penetração, dando origem a distúrbios como amenorreia, menstruação irregular, massas uterinas, etc. *Guilai* (E-29) é um dos principais pontos para aquecer o útero e remover o frio patogênico.

No que se refere ao frio por deficiência, *Guilai* (E-29) também é um ponto importante para tratar distúrbios decorrentes do declínio do *yang* do Rim que gera frio, dando origem a menstruação irregular, amenorreia, infertilidade, etc. A capacidade de *Guilai* (E-29) de tratar esses distúrbios deriva de sua ação de aquecer e beneficiar o útero e não tanto da ação de tonificar diretamente o *yang* do Rim. *Guilai* (E-29) também é indicado para tratar *qi* como "porquinho correndo", que pode surgir quando a deficiência do *yang* do Rim causa acúmulo de frio no *jiao* inferior – ver *Qichong* (E-30).

A amenorreia pode ser decorrente de padrões de excesso ou deficiência (estagnação de *qi* e estase de sangue, frio patogênico, estagnação de fleuma, deficiência de sangue, deficiência do Rim ou calor patogênico que consome o sangue *yin*). Graças à sua ação de "retornar" a menstruação, *Guilai* (E-29) é muito usado no tratamento de amenorreia decorrente de qualquer um desses padrões.

A região genital, tanto de homens quanto de mulheres, é igualmente suscetível ao ataque de frio patogênico, dando origem a uma variedade de sintomas caracterizados por dor e retração dos testículos, do pênis ou da vagina. Além de ser capaz de aquecer e dispersar o frio nesta região, *Guilai* (E-29) pode firmar e aquecer o *jiao* inferior e é usado no tratamento de distúrbios como impotência, emissão seminal, leucorreia e micção noturna decorrentes do declínio do fogo do *ming men*.

Embora as manifestações clínicas sejam um pouco diferentes em cada uma das situações mencionadas anteriormente, a maioria é caracterizada por aversão ao frio e preferência e melhora pelo calor. Como *Guilai* (E-29) é muito indicado para tratar padrões de frio, é particularmente adequado para tratamento combinado de inserção de agulhas e moxibustão.

Combinações

- Testículo mole e inchado sem dor: *Guilai* (E-29), *Dadun* (F-1) e *Sanyinjiao* (BP-6) (*Great Compendium*).
- Testículo retrátil: *Guilai* (E-29) e *Wushu* (VB-27) (*Supplementing Life*).

Qichong (E-30) – qi *precipitado*

Ponto de encontro do canal do Estômago com o vaso de Penetração.
Ponto do mar de água e grão.

Localização

Na parte inferior do abdome, a 2 *cun* lateralmente à linha média, no mesmo nível da borda superior da sínfise púbica – *Qugu* (REN-2).

Nota de localização

A linha de 2 *cun* está localizada no ponto médio entre a linha média e a borda lateral palpável do músculo reto abdominal ao nível do umbigo.

Inserção da agulha

Inserção perpendicular de 1 a 1,5 *cun*.

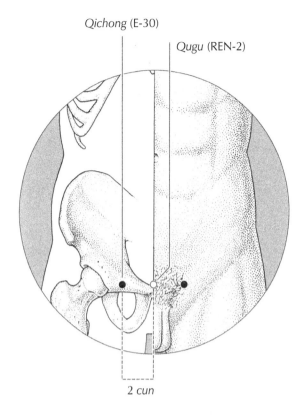

Qichong (E-30)
Qugu (REN-2)
2 cun

Precaução: em pacientes magros, (1) a inserção profunda para cima pode fazer com que a agulha penetre na cavidade peritoneal ou uma bexiga cheia, portanto o paciente deve esvaziar a bexiga antes de ser agulhado; (2) a inserção profunda para baixo, nos homens, pode fazer com que a agulha penetre no cordão espermático.

Ações

- Regula o *qi* no *jiao* inferior.
- Regula o vaso de Penetração.
- Domina o *qi* como "porquinho correndo".

Indicações

- Dor hipogástrica, plenitude e distensão súbitas no abdome, plenitude no abdome com incapacidade de se deitar, dor em torção no abdome, calor no abdome, calor no corpo com dor abdominal, dureza abaixo do umbigo, retenção de urina e fezes, calor no Intestino Grosso, prolapso do reto, lesão por frio provocando calor no Estômago, disfunção urinária dolorosa por calor, edema em pedra.
- Menstruação irregular, amenorreia súbita, sangramento uterino anormal, infertilidade, distúrbios relacionados ao parto, retenção de placenta, lactação difícil.
- Inchaço e dor na região externa da vagina, inchaço e dor no pênis, dor nos testículos, retração e dor dos dois testículos, distúrbio *shan*, impotência, dor na região lombar com dificuldade de se virar, plenitude na região costal lateral.
- *Qi* como "porquinho correndo", *qi* precipitado para cima para atacar o Coração, feto (*qi* do feto) ascende para atacar o Coração.

Comentários

O nome desse ponto, *Qichong*, pode ser traduzido como "*qi* precipitado" ou "*qi* torrencial". O caractere *chong* é o mesmo do caractere do vaso de Penetração (*chong mai*). Esse nome reflete a capacidade de *Qichong* (E-30) de regular a circulação de *qi* na parte inferior do abdome e seu *status* como ponto em que o vaso de Penetração emerge no abdome. *Qichong* (E-30) tem ampla ação para tratar muitos distúrbios que afetam essa área. Regulando o *qi*, *Qichong* (E-30) pode ser usado para dispersar a estagnação, dor, o frio e o calor na região genital, nos intestinos, na Bexiga e no abdome como um todo, e é indicado para tratar distúrbios como dor, plenitude e distensão no abdome inferior, calor abdominal, dor em torção no abdome, calor no Intestino Grosso, retenção de urina e fezes, disfunção urinária dolorosa por calor, edema em pedra, etc.

O vaso de Penetração emerge no períneo e encontra o canal *yangming* do Estômago em *Qichong* (E-30). O vaso de Penetração influencia o abdome inferior como um todo, incluindo os órgãos genitais e, especialmente, ajuda a regular a função do útero e a menstruação. *Qichong* (E-30), portanto, é indicado para tratar distúrbios genitais como inchaço e dor no pênis e na vagina, dor e retração dos testículos, impotência, etc., e para o tratamento de distúrbios ginecológicos e obstétricos, como menstruação irregular, amenorreia súbita, sangramento uterino anormal, infertilidade, retenção de placenta e lactação difícil.

De acordo com o *Classic of Difficulties*, quando o vaso de Penetração é acometido, haverá ascensão do *qi* e distúrbio abdominal agudo. *Qichong* (E-30), localizado no abdome inferior e o ponto onde o Vaso de Penetração emerge, é o ponto único mais importante no tratamento de *qi* como "porquinho correndo". De acordo com o *Essentials from the Golden Cabinet*,

"O distúrbio de 'porquinho correndo' surge do abdome inferior; sobe até a garganta com tal ferocidade que o paciente sente que está prestes a morrer. Ataca e desaparece. É desencadeado por medo e pânico". O *qi* como "porquinho correndo" surge basicamente quando o *qi* do Fígado estagnado se transforma em calor ou quando a deficiência do *yang* do Rim causa acúmulo de frio no *jiao* inferior. Em ambos os casos, o *qi* é violentamente descartado e ascende ao longo do vaso de Penetração, provocando muita agitação e ansiedade. *Qichong* (E-30) também costuma ser usado para tratar *qi* fetal que se precipita para o Coração. Essa condição, descrita por Zhu Dan-xi, manifesta-se com distensão, plenitude e dor do abdome e do Coração, em mulheres grávidas.

No capítulo "discurso sobre os mares" do *Spiritual Pivot*[17], *Qichong* (E-30) é citado como o ponto superior do "mar de água e grão" – *Zusanli* (E-36) é o ponto inferior. De acordo com essa passagem, quando o mar de água e grão está em excesso, há plenitude abdominal, e quando está deficiente, há fome com incapacidade de comer. Finalmente, o *Essential Questions*[18] inclui *Qichong* (E-30) entre os oito pontos para dispersar calor do Estômago – *Qichong* (E-30), *Zusanli* (E-36), *Shangjuxu* (E-37) e *Xiajuxu* (E-39), bilaterais.

Combinações

- Insônia: *Qichong* (E-30) e *Zhangmen* (F-13) (*Supplementing Life*).
- Prolapso do reto: *Qichong* (E-30), *Dachangshu* (B-25), *Baihui* (DU-20), *Changqiang* (DU-1), *Jianjing* (VB-21) e *Hegu* (IG-4) (*Compilation*).
- Edema em pedra no abdome superior: moxa em *Qichong* (E-30), *Rangu* (R-2), *Siman* (R-14) e *Zhangmen* (F-13) (*Thousand Ducat Formulas*).

Biguan (E-31) – portão da coxa

Localização

Na parte superior da coxa, em uma depressão logo ao lado do músculo sartório, na junção de uma linha vertical traçada a partir da espinha ilíaca superior anterior com uma linha horizontal traçada ao nível da borda inferior da sínfise púbica.

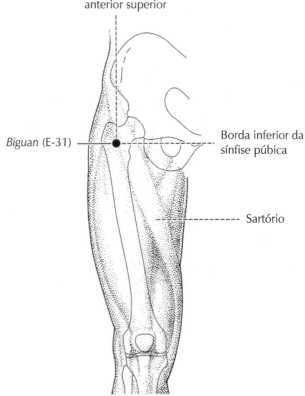

Nota de localização

O nível horizontal também pode ser tomado aproximadamente como o ponto mais proeminente do trocanter maior.

Inserção da agulha

Inserção perpendicular ou oblíqua de 1 a 2 *cun*.

Ações

- Ativa o canal e alivia a dor.
- Dispersa vento-umidade.

Indicações

- Distúrbio de atrofia e obstrução dolorosa do membro inferior, hemiplegia, entorpecimento das pernas, *qi* da perna por frio-umidade, dor na articulação do quadril, dor da coxa, neuralgia ciática, contração dos músculos da coxa, obstrução dolorosa dos joelhos por frio, incapacidade de estender e dobrar o joelho, dor lombar, icterícia.

Comentários

Biguan (E-31) (portão da coxa) localiza-se próximo à região principal do quadril, o "portão" do membro inferior. De acordo com o *Spiritual Pivot*[19]: "O canal *yangming* é abundante em *qi* e sangue", e os pontos dos dois canais *yangming* do braço e da perna são muito usados clinicamente para promover a circulação de *qi* e sangue nas extremidades, tornando-os ideais para tratar entorpecimento, paralisia, rigidez e dor nos quatro membros.

Biguan (E-31) é um importante ponto para regular a circulação de *qi* e sangue na perna como um todo, e no canal do Estômago em particular. A esse respeito, pode ser visto como o ponto equivalente no membro inferior a *Jianyu* (IG-15) no membro superior. Suas principais aplicações são no tratamento de distúrbio de atrofia, hemiplegia e obstrução dolorosa da perna toda, ou no tratamento de dor no quadril irradiando-se para baixo, para o canal do Estômago. Nesses casos, é geralmente combinado, por meio do método "corrente e cadeado", com *Zusanli* (E-36) e *Jiexi* (E-41). Vários clássicos também recomendam especificamente *Biguan* (E-31) para tratar obstrução dolorosa nos joelhos por frio e no tratamento de dor lombar.

Combinações

- Entorpecimento do joelho: *Biguan* (E-31), *Dubi* (E-35) e *Yanglingquan* (VB-34) (*Supplementing Life*).
- Fraqueza e paralisia das pernas: *Biguan* (E-31), *Zusanli* (E-36), *Yanglingquan* (VB-34), *Xuanzhong* (VB-39) e *Jiexi* (E-41).

Futu (E-32) – coelho de tocaia

Localização

Na coxa, em uma linha traçada entre a borda lateral da patela e a espinha ilíaca superior anterior, em uma depressão situada 6 *cun* acima da borda superior da patela.

Nota de localização

Divida a distância entre a proeminência do trocanter maior e a borda superior da patela em três partes; esse ponto se localiza logo acima da junção dos terços inferior e médio.

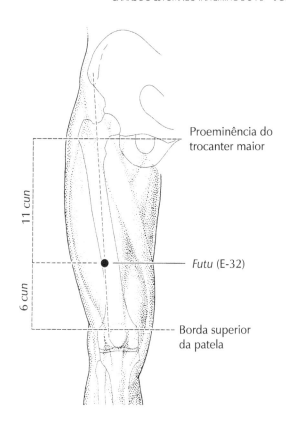

Inserção da agulha

Inserção perpendicular ou oblíqua de 1 a 2 *cun*.

Ações

- Ativa o canal e alivia a dor.
- Dispersa vento-umidade.

Indicações

- Obstrução dolorosa e distúrbio de atrofia do membro inferior, *qi* da perna, dor, entorpecimento e contração dos músculos da coxa, frio e dor no joelho, fraqueza do joelho, dor lombar, contração do braço.
- Distúrbio *shan*, distensão abdominal com *qi* diminuído, doenças das oito regiões das mulheres, mania, fala de fantasma, urticária, cabeça pesada.

Comentários

Embora usado principalmente para tratar distúrbios do canal do membro inferior, o *Sagelike Prescriptions from the Taiping Era* recomenda *Futu* (E-32) para o tratamento de doenças das oito regiões das mulheres.

São elas: (1) órgãos genitais externos, (2) mamas, (3) distúrbios da gravidez, (4) distúrbios pós-parto, (5) hemorragia uterina, (6) leucorreia, (7) menstruação e (8) massas abdominais.

Combinação

- *Qi* da perna por vento: primeiro aplicar moxa em *Fengshi* (VB-31), depois aplicar moxa em *Futu* (E-32) (*Thousand Ducat Formulas*).

Yinshi *(E-33)* – mercado yin

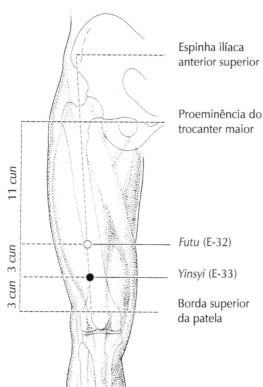

Localização

Na coxa, em uma linha traçada entre a borda lateral da patela e a espinha ilíaca superior anterior, em uma depressão situada 3 *cun* acima da borda superior da patela.

Nota de localização

(1) Localizar *Yinshi* (E-33) usando a distância da largura de uma das mãos acima da borda superior da patela. (2) Localizar *Yinshi* (E-33) no ponto médio entre *Futu* (E-32) e a borda superior da patela.

Inserção da agulha

Inserção perpendicular ou oblíqua de 1 a 1,5 *cun*.

Ações

- Ativa o canal e alivia a dor.
- Dispersa vento-umidade.

Indicações

- Sensação de água fria na região lombar e nas pernas, dificuldade de alongar e dobrar a perna, distúrbio de atrofia e obstrução dolorosa da perna, *qi* da perna, fraqueza da perna e do joelho, dor na coxa e no joelho.
- Distúrbio de emagrecimento e sede, distúrbio *shan* por frio, distensão e dor do abdome, edema com abdome aumentado.

Combinações

- Falta de força nas pernas: *Yinshi* (E-33) e *Fengshi* (VB-31) (*Ode of the Jade Dragon*).
- Dor nas pernas e na região lombar: *Yinshi* (E-33), *Huantiao* (VB-30), *Fengshi* (VB-31), *Weizhong* (B-40), *Kunlun* (B-60), *Chengshan* (B-57) e *Shenmai* (B-62) (*Great Compendium*).
- Vermelhidão, inchaço e dor nos joelhos: *Yinshi* (E-33), *Xiguan* (F-7), *Weizhong* (B-40) e *Zusanli* (E-36) (*Great Compendium*).
- Distúrbios do joelho e da região acima do joelho: moxa em *Yinshi* (E-33) e *Huantiao* (VB-30) (*Great Compendium*).
- Distúrbio *shan* abdominal por frio: *Yinshi* (E-33), *Ganshu* (B-18) e *Taixi* (R-3) (*Great Compendium*).

Liangqiu *(E-34)* – cume da colina

Ponto xi em fenda do canal do Estômago.

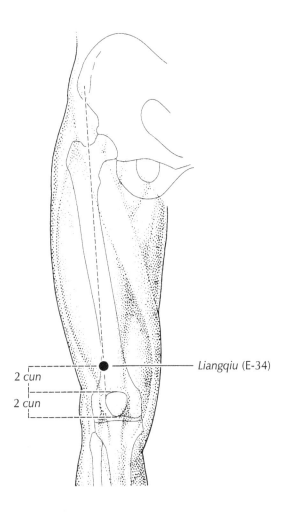

Localização

Na coxa, em uma linha traçada entre a borda lateral da patela e a espinha ilíaca superior anterior, em uma depressão situada 2 *cun* acima da borda superior da patela.

Nota de localização

Como esse ponto está situado 2 *cun* acima da borda superior da patela e como se considera que a altura da patela seja de 2 *cun*, pode-se usar a largura da patela para localizá-lo.

Inserção da agulha

Inserção perpendicular ou oblíqua de 1 a 1,5 *cun*.

Ações

- Ativa o canal e alivia a dor.
- Harmoniza o Estômago e alivia a dor.
- Modera condições agudas.

Indicações

- Inchaço e dor no joelho, dificuldade de flexionar e estender o joelho, dor no joelho e na perna, vento no joelho da garça azul, dificuldade de andar, obstrução dolorosa da tíbia, obstrução dolorosa por frio com entorpecimento, frio nas pernas e pés, dor lombar.
- Dor epigástrica, regurgitação ácida, abscesso na mama, dor e inchaço na mama, "grande susto".

Comentários

Liangqiu (E-34) é o ponto *xi* em fenda do canal do Estômago, sendo o único dos pontos *xi* em fenda dos doze canais primários que se localiza acima do joelho ou do cotovelo. É um importante ponto adjacente no tratamento de distúrbios do joelho – quase sempre combinado com pontos como *Xiyan* (MN-LE-16), *Xuehai* (BP-10), *Yinlingquan* (BP-9) e *Yanglingquan* (VB-34) – e para tratar obstrução dolorosa, frio e dor na perna.

Os pontos *xi* em fenda são onde o *qi* e o sangue, que fluem com relativa superficialidade ao longo dos canais a partir dos pontos *jing* poço, juntam-se e penetram mais profundamente. Os pontos *xi* em fenda, de modo geral, são indicados no tratamento de condições agudas e dor. O canal *yangming* do Estômago passa pela mama e através do mamilo, sendo *Liangqiu* (E-34) classicamente indicado para tratar distúrbios agudos da mama, como inchaço, dor e abscesso. Na prática clínica, também é usado no tratamento de dor epigástrica aguda, embora isso pareça um emprego mais moderno do que tradicional desse ponto.

Combinações

- Abscesso da mama: *Liangqiu* (E-34) e *Diwuhui* (VB-42) (*Supplementing Life*).
- Tendões contraídos com dificuldade de flexionar e estender o joelho e incapacidade de andar: *Liangqiu* (E-34), *Ququan* (F-8) e *Xiyangguan* (VB-33) (*Thousand Ducat Formulas*).
- Dor epigástrica aguda: *Liangqiu* (E-34) e *Liangmen* (E-21).
- Rigidez, dolorimento e dor no joelho: *Liangqiu* (E-34), *Xuehai* (BP-10), *Xiyan* (MN-LE-16), *Yanglingquan* (VB-34) e *Yinlingquan* (BP-9).

Dubi (E-35) – nariz de bezerro

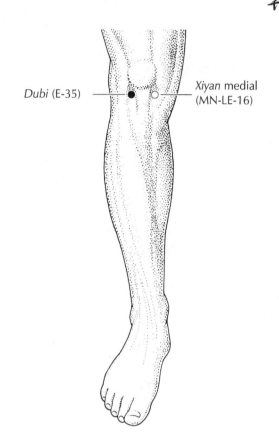

Localização

No joelho, na depressão formada quando o joelho é fletido, imediatamente abaixo da patela e lateralmente ao ligamento patelar.

Nota de localização

Esse ponto também é conhecido como *Xiyan* lateral, formando um par com *Xiyan* medial (MN-LE-16) (ver Pontos Extras), que fica imediatamente abaixo da patela e medialmente ao ligamento patelar.

Inserção da agulha

Com o joelho fletido e apoiado em uma almofada redonda, (1) inserção perpendicular em direção a *Weizhong* (E-40), de 1 a 2 *cun*; (2) inserção oblíqua medialmente e para cima, atrás da patela, de 1 a 2 *cun*; (3) atrás do ligamento patelar para se unir com o *Xiyan* medial (MN-LE-16).

Ações

- Dispersa vento-umidade e reduz o inchaço.
- Ativa o canal e alivia a dor.

Indicações

- Inchaço e dor na articulação do joelho, dificuldade de flexionar e estender o joelho, fraqueza da articulação do joelho, entorpecimento do joelho, entorpecimento do membro inferior, distúrbio de atrofia do membro inferior, *qi* da perna.

Comentários

Dubi (E-35), localizado na visível depressão lateral abaixo da patela, é um ponto essencial no tratamento de distúrbios do joelho, independentemente de serem decorrentes de deficiência ou excesso, calor ou frio. Na prática clínica, costuma ser combinado com o ponto extra medial *Xiyan* (situado na visível depressão medial abaixo da patela), sendo, portanto, muito conhecido como *Xiyan* lateral.

Combinações

- Distúrbios do joelho e abaixo do joelho: aplicar moxa em *Dubi* (E-35), *Xiguan* (F-7), *Zusanli* (E-36) e *Yanglingquan* (VB-34) (*Supplementing Life*).
- Entorpecimento do joelho: *Dubi* (E-35), *Biguan* (E-31) e *Yanglingquan* (VB-34) (*Supplementing Life*).

Zusanli (E-36) – três milhas da perna

Ponto he mar e ponto Terra do canal do Estômago.
Ponto de comando de Gao Wu.
Ponto estrela celestial de Ma Dan-yang.
Ponto mar de água e grão.

Localização

Abaixo do joelho, 3 *cun* abaixo de *Dubi* (E-35), a um dedo de largura de distância da crista anterior da tíbia.

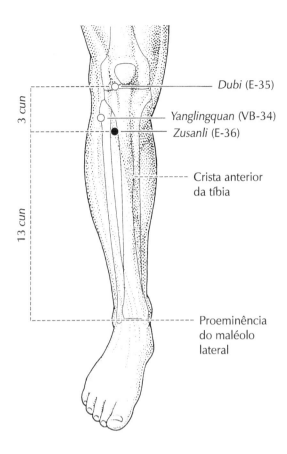

Nota de localização

(1) Primeiro localizar *Yanglingquan* (VB-34). *Zusanli* (E-36) fica a 1 *cun* abaixo de *Yanglingquan* (VB-34) e a um dedo de largura de distância da crista anterior da tíbia. (2) Localizar o ponto usando a largura de uma das mãos abaixo de *Dubi* (E-35).

Inserção da agulha

Inserção perpendicular com 1 a 1,5 *cun*.

Ações

- Harmoniza o Estômago.
- Fortifica o Baço e resolve a umidade.
- Auxilia o *qi* correto e estimula o *qi* original.
- Tonifica o *qi* e nutre o sangue e o *yin*.
- Dispersa o fogo e acalma o espírito.
- Ativa o canal e alivia a dor.
- Reaviva o *yang* e restaura a consciência.

Indicações

- Dor epigástrica, náusea, vômito, vômito amargo, vômito de pus e sangue, soluços, eructação, distensão e dor no abdome, plenitude e distensão no Coração e no abdome, calor no *jiao* médio com propensão à fome, fome sem desejo de comer, falta de apetite, dificuldade de ingestão.
- Borborigmos, flatulência, diarreia e distúrbio disentérico, alimentos não digeridos (nas fezes), frio no *jiao* médio com borborigmos, frio nos intestinos, diarreia crônica, distúrbio da perturbação súbita, *qi* da perna, edema, peso nos quatro membros, dor e inchaço na parte inferior do abdome com incapacidade de urinar, icterícia.
- As cinco taxações e as sete lesões, insuficiência do *qi* original, insuficiência do *yin qi*, insuficiência do *zang qi*, insuficiência do *qi* do Estômago, dispneia por deficiência, respiração curta e tosse, dispneia com incapacidade de se manter em pé por muito tempo.
- Tontura, tontura por perda de sangue depois do parto, diminuição da visão, tinidos, palpitações, hipertensão.
- Depressão maníaca, canto maníaco, delírio, fala de modo ofensivo, raiva e pânico, tendência à tristeza, riso escandaloso, agitação com calor no corpo.
- Obstrução dolorosa na garganta com incapacidade de falar, calafrios e febre, doença febril com ausência de transpiração, doença febril com cabeça pesada e dor na fronte, dor de cabeça, nariz frio, dor no cérebro, dor na região costal lateral, estase de sangue no interior, estase de sangue no tórax, dor súbita no Coração, plenitude do tórax e da região costal lateral, *qi* se precipitando para o tórax.
- Trismo, espasmo clônico, perda da consciência.
- Abscesso na mama, inchaço na mama, dor no joelho e na canela, dor na coxa e na canela, acidente vascular cerebral, hemiplegia, dor muscular, obstrução dolorosa crônica, dor lombar com incapacidade de virar o corpo, distúrbio *shan*.

Comentários

Zusanli (E-36) (três milhas da perna) é o ponto *he* mar e ponto terra do canal terra do Estômago. Foi incluído por Ma Dan-yang, o grande médico da dinastia Jin, entre os "onze pontos estrelas celestiais"[20], seu agrupamento dos pontos de acupuntura mais vitais, e foi indicado por ele para tratar frio no Estômago, borborigmos e diarreia, inchaço na perna, dor no joelho, emagrecimento decorrente de agressão por frio e todas as doenças parasitárias. O *Glorious Anthology of Acupuncture and Moxibustion* escrito pelo autor Gao Wu, da dinastia Ming, inclui *Zusanli* (E-36) entre os "quatro pontos de comando" (para tratar distúrbios do abdome). Qin Cheng-zu, da dinastia Song, declarou que, usando-se o ponto *Zusanli* (E-36), "todas as doenças podem ser tratadas".

O termo *li* no nome *Zusanli* pode ser interpretado de várias formas, por exemplo, uma medida de distância (uma milha chinesa) ou como um homônimo para "retificar". A primeira interpretação reflete a ideia de que a estimulação de *Zusanli* (E-36) capacitaria uma pessoa a andar mais 3 *li*, mesmo estando exausto, como também a ideia de que o ponto se localiza a 3 *cun* abaixo do joelho. A segunda interpretação reflete o conceito de que *Zusanli* (E-36) pode retificar os três *zangfu* vitais (Estômago, Baço e Rins) ou os três *jiao* (superior, médio e inferior).

O *Clássico das Dificuldades*[21] recomendava o uso dos pontos *he* mar para tratar "*qi* em contracorrente e diarreia", enquanto o *Spiritual Pivot*[22] não só recomendava seu uso para tratar doenças dos *fu* internos, como também declarava que "nos distúrbios do Estômago e naqueles resultantes de hábitos irregulares de alimentação e ingestão de líquidos, selecionar os pontos *he* mar". *Zusanli* (E-36) pode ser usado no tratamento de qualquer distúrbio do *fu* Estômago, independentemente de ser decorrente de frio ou calor, deficiência ou excesso, estagnação e retenção de alimentos, líquidos ou sangue, etc. Sob condições normais, o Estômago tem a função de receber alimentos e bebidas, "decompô-los e amadurecê-los" e levar os produtos da digestão para baixo. Quando essas funções estão enfraquecidas, o que pode ser decorrente de qualquer um dos padrões mencionados anteriormente, podem surgir principalmente duas desarmonias: (1) o *qi* do Estômago pode falhar em descer, causando estagnação do *qi* e dos alimentos e acarretando plenitude, distensão e dor epigástrica ou abdominal, falta de apetite, etc., ou (2) o *qi* do Estômago pode subir em contracorrente causando náusea, vômito, eructação, soluços e dificuldade de ingestão. No caso de calor no Estômago, pode haver fome excessiva; no caso de deficiência do *yin* do Estômago, pode haver fome sem desejo de comer. No tratamento de qualquer um desses possíveis distúrbios do Estômago, *Zusanli* (E-36) é indicado.

Zusanli (E-36), o ponto terra do canal do Estômago, também tem um profundo efeito para regular seu *zang* terra acoplado, o Baço, sendo capaz de fortalecer a função do Baço de transformar e transportar a essência do alimento e dos líquidos. Como tal, é um ponto importante para o tratamento de diarreia ou distúrbio disentérico, borborigmos, edema, incapacidade de urinar e peso nos membros. Sua importante ação sobre todos os distúrbios dos intestinos, que são dominados pelo Baço, é descrita no *Spiritual Pivot*[23], que aconselha o uso de *Zusanli* (E-36) "quando os intestinos não funcionam corretamente; se a função estiver em excesso, reduza-o, se estiver deficiente, reforce-o". Deve-se enfatizar que a capacidade de *Zusanli* (E-36) de transformar a umidade se origina da sua ação primária de tonificar o Baço. Isso diferencia *Zusanli* (E-36) de um ponto como *Yinlingquan* (BP-9), no qual a principal ação é transformar a umidade.

O Estômago e o Baço no *jiao* médio são a raiz do *qi* pós-celestial e a fonte principal para a produção de *qi* e sangue e a suplementação contínua da essência pré-celestial. Esse papel vital é enfatizado em incontáveis declarações encontradas em antigos clássicos, como, por exemplo, "O Estômago é a raiz dos *zangfu*"[24], "Os cinco *zang* e os seis *fu* recebem, todos, *qi* do Estômago"[25], "O Estômago é o mar de *qi* e sangue"[26], bem como em provérbios tradicionais como "O *qi* do Estômago é a raiz do homem". O provérbio "Com *qi* do Estômago, há vida, sem *qi* do Estômago, há morte" enfatiza a importância vital de se avaliar o estado do *qi* do Estômago (manifestado pelo apetite e pela digestão do paciente) para um prognóstico. Dizem que, mesmo no caso de uma doença grave, um *qi* do Estômago forte é um sinal prognóstico encorajador, enquanto, no caso de uma doença menos grave, o esgotamento do *qi* do Estômago é um sinal prognóstico ruim. Esse princípio é reforçado no *Essential Questions*[27], que diz: "Água e grão são a raiz da vida humana; sem água e grão, uma pessoa morrerá, assim como se morre quando o *qi* do Estômago está ausente do pulso". No capítulo "Discurso sobre os Mares", do *Spiritual Pivot*[28], *Zusanli* (E-36) é citado como o ponto inferior do "mar de água e grão" – *Qichong* (E-30) é o ponto superior. De acordo com essa passagem, quando o mar de água e grão se encontra em excesso, há plenitude abdominal, e quando se encontra deficiente, há fome com incapacidade de comer.

Zusanli (E-36) é o ponto único mais importante no corpo para estimular a ação do Estômago e do Baço em gerar *qi* e sangue. O *qi* pós-celestial deriva da interação do *qi* do grão (extraído dos alimentos e das bebidas pelo Baço e pelo Estômago) com o *qi* límpido do ar (transformado pelo Pulmão), com a ajuda do *qi* original. *Zusanli* (E-36), sozinho, é um importante ponto para tonificar o *qi* do corpo todo ou, em combinação com *Taiyuan* (P-9) (o ponto terra do canal metal do Pulmão), serve para tonificar o *qi* do Pulmão de acordo com o princípio de "cultivar a terra para gerar metal". É indicado para tratar insuficiência do *qi* original, dispneia por deficiência, dispneia com incapacidade de se manter em pé por muito tempo, tosse e respiração curta. Graças à sua ação de tonificar o *qi, Zusanli* (E-36) também é capaz de nutrir o sangue e é indicado para tratar palpitações, diminuição da visão, tontura e tontura pós-parto por perda de sangue.

Zusanli (E-36) também é famoso por sua capacidade de firmar o *qi* correto. Isso se expressa na recomendação feita por Sun Si-miao de aplicar moxibustão regular em *Zusanli* (E-36) para preservar e manter a saúde e no antigo provérbio (citado, por exemplo, pelo médico do século XIII, Wang Zhizhong): "Se você deseja ficar seguro, nunca permita que *Sanli* (E-36) fique seco", referindo-se ao uso profilático de moxibustão. Esse provérbio implica que se deve manter uma ferida supurativa constante em *Zusanli* (E-36) por meio da aplicação repetida de moxibustão, provocando queimadura. O *Great Compendium of Acupuncture and Moxibustion* também enfatiza o profundo efeito tonificante desse ponto na declaração "aplicar moxa com frequência em *Zusanli* (E-36) e em *Qihai* (REN-6) em jovens cujo *qi* esteja fraco", enquanto Ma Dan-yang defende a inserção de agulha e a moxibustão de modo regular em *Zusanli* (E-36) para tratar indivíduos que passaram dos 30 anos de idade. Às vezes, sugere-se que *Zusanli* (E-36) não deve ser agulhado em caso de ataque de patógenos externos, já que seu efeito de reforçar o *qi* correto também pode reforçar o patógeno. A esse respeito, entretanto, é interessante notar que *Zusanli* (E-36) é classicamente indicado para tratar calafrios e febre, doença febril com ausência de transpiração e doença febril com cabeça pesada e dor na fronte.

Dizem que o grande médico da dinastia Han, Hua Tuo, valorizava o uso de *Zusanli* (E-36) para tratar as cinco taxações e as sete agressões. As cinco taxações, conforme discussão no *Spiritual Pivot*[29], são: (1) uso excessivo dos olhos, o que agride o sangue; (2) ficar excessivamente deitado, o que agride o *qi*; (3) ficar excessivamente sentado, o que agride a carne; (4) ficar excessivamente em pé, o que agride os ossos e (5) andar excessivamente, o que agride os tendões. Nos textos mais recentes, o conceito das cinco taxações também foi usado para se referir à taxação de cada um dos cinco *zang*[30]. Embora também se refira a uma ampla variedade de distúrbios genitais masculinos (ver glossário), as sete agressões, nesse contexto, são: (1) comer demais, o que agride o Baço; (2) ter muita raiva, o que agride o Fígado; (3) erguer cargas pesadas ou sentar-se por muito tempo em solo úmido, o que agride os Rins; (4) frio patogênico que agride o Pulmão; (5) preocupação e ansiedade que agridem o Coração; (6) vento, chuva, frio e calor do verão que agridem o corpo; e (7) medo excessivo que agride as emoções.

Zusanli (E-36) também é indicado classicamente para tratar insuficiência do *qi* original e do *yin*. O *qi* original se origina nos Rins, mas é dependente do *qi* pós-celestial do Estômago e do Baço. *Treatise on the Spleen and Stomach*, de Li Dong-yuan, diz: "A suficiência do *qi* original depende do *qi* do Baço e do Estômago estar livre de agressão; só assim o *qi* original pode ser suplementado e nutrido". No que se refere à deficiência do *yin*, de acordo com o *Secrets of a Frontier Official*: "Quando uma pessoa passa dos 30 anos, caso não seja aplicada moxa em *Zusanli* (E-36), o *qi* subirá e alcançará os olhos". Essa declaração enfatiza que *Zusanli* (E-36) também é capaz de suplementar o declínio inevitável do *yin* do Rim que ocorre com o avanço da idade e, assim, prevenir a ascensão patológica do *yang* para a cabeça e para os olhos.

O canal divergente do Estômago conecta-se com o Coração, enquanto o canal primário do Estômago encontra o vaso Governador (e, portanto, o cérebro) em *Shenting* (DU-24) e *Renzhong* (DU-26). Se o fogo do *yangming* chameja fora de controle, pode ser transmitido ao longo desses canais até o Coração e o cérebro e agitar o espírito. O fogo no Coração pode ser complicado por fleuma, que normalmente deriva de umidade prolongada ou da condensação dos líquidos corporais pelo fogo. *Zusanli* (E-36) é capaz de dispersar o fogo do *yangming* e, por causa de sua influência sobre o Baço, de resolver a umidade e transformar a fleuma. Isso o torna eficaz para tratar uma ampla variedade de distúrbios mentais, especialmente aqueles caracterizados por comportamento maníaco, por exemplo, depressão maníaca, canto maníaco, delírio, discurso ofensivo, raiva e pânico e riso escandaloso. Um nome alternativo para *Zusanli* (E-36), fornecido no *Illustrated Supplement to the Classic of Categories*, é Guixie (mal do fantasma), enfatizando sua capacidade de tratar distúrbios mentais. Além disso, como o sangue é a base material para o Coração alojar o espírito, a propriedade de *Zusanli* (E-36) de fortalecer o sangue também o torna eficaz para tratar distúrbios emocionais que surgem da deficiência do sangue do Coração. Além disso, graças ao trajeto do canal do Estômago na parte superior do corpo, *Zusanli* (E-36), à semelhança de *Fenglong* (E-40), é indicado para o tratamento de dor no Coração e no tórax, especialmente quando decorrente de estase de sangue.

Zusanli (E-36) é um ponto importante para tratar distúrbios do canal do Estômago, incluindo inchaço, dor e abscesso na mama, bem como para tratar dor na coxa e na canela. O fato do canal *yangming* ser abundante em *qi* e sangue, juntamente com a qualidade inerente nutritiva desse ponto, faz com que *Zusanli* (E-36) seja um ponto vital no tratamento de distúrbios do membro inferior como um todo, principalmente distúrbio de atrofia e hemiplegia. Isso é enfatizado no *Essential Questions*, que declara: "Quando há doença no Baço, ele falha em transportar os líquidos corporais para o Estômago. Os quatro membros não recebem a nutrição de água e grão e, portanto, ficam fracos. Não ocorre o livre fluxo através dos trajetos dos vasos e não há *qi* para fortalecer os tendões, ossos e músculos, que, desse modo, não conseguem funcionar"[31]. *Zusanli* (E-36) não é menos importante para o tratamento de obstrução dolorosa decorrente de frio e umidade, especialmente de natureza crônica. O *Spiritual Pivot*[32] diz "para tratar obstrução dolorosa por umidade que não é expelida, para tratar frio crônico que não cessa, escolher *Zusanli* (E-36)". No tratamento de distúrbio de atrofia e obstrução dolorosa, *Zusanli* (E-36) é frequentemente combinado no método "corrente e cadeado" com outros pontos do canal *yangming* do Estômago, como *Biguan* (E-31) e *Jiexi* (E-41).

Zusanli (E-36) é indicado, em *Song of the Nine Needles for Returning the Yang,* para o tratamento de colapso do *yang* caracterizado por perda da consciência, aversão ao frio, frio em contracorrente nos membros, lábios arroxeados, etc. O *Essential Questions*[33] inclui *Zusanli* (E-36) entre os oito pontos para dispersar calor do Estômago – *Qichong* (E-30), *Zusanli* (E-36), *Shangjuxu* (E-37) e *Xiajuxu* (E-39), bilaterais.

Concluindo, a esfera de ações e indicações desse ponto singular é tamanha que não parece exagero declarar, como o fez Qin Cheng-zu quase 1.000 anos atrás, que, por meio de *Zusanli* (E-36), "todas as doenças podem ser tratadas".

Combinações

- Lesão interna por acúmulo de alimento no Estômago: *Zusanli* (E-36) e *Xuanji* (REN-21) (*Miscellaneous Diseases*).
- Acúmulo no Estômago: *Zusanli* (E-36) e *Xuanji* (REN-21) (*Ode of Xi-hong*).
- Obstrução de alimentos no Estômago: *Zusanli* (E-36) e *Xuanji* (REN-21) (*Heavenly Star Points*).
- Estagnação de alimentos na região média do abdome, dor penetrante que não cessa: *Zusanli* (E-36), *Gongsun* (BP-4), *Jiexi* (E-41) e *Zhongwan* (REN-12) (*Complete Collection*).
- Dificuldade de ingestão: *Zusanli* (E-36), *Yuji* (P-10) e *Neiguan* (PC-6) (*Great Compendium*).
- Plenitude abdominal: *Zusanli* (E-36) e *Yixi* (B-45) (*Supplementing Life*).
- Dor abdominal: *Zusanli* (E-36), *Neiguan* (PC-6) e *Zhongwan* (REN-12) (*Great Compendium*).
- Distúrbio da perturbação súbita: *Zusanli* (E-36) e *Yingu* (R-10) (*One Hundred Symptoms*).
- Distúrbio da perturbação súbita, dor de cabeça, dor no tórax e roncos dispneicos: *Zusanli* (E-36), *Renying* (E-9), *Neiguan* (PC-6), *Guanchong* (SJ-1) e *Sanyinjiao* (BP-6) (*Compilação*).
- Alimentos não digeridos (nas fezes), vômito imediato após ingestão: primeiro, agulhar *Xiawan* (REN-10) e, depois, reduzir *Zusanli* (E-36) (*Thousand Ducat Formulas*).
- Alimentos não digeridos (nas fezes): *Zusanli* (E-36), *Dachangshu* (B-25), *Sanyinjiao* (BP-6), *Xiawan* (REN-10), *Sanjiaoshu* (B-22), *Xuanshu* (DU-5) e *Liangmen* (E-21) (*Supplementing Life*).
- Todos os tipos de diarreia e distúrbios abdominais: *Zusanli* (E-36) e *Neiting* (E-44) (*Miscellaneous Diseases*).
- Distúrbio disentérico: *Zusanli* (E-36) e *Hegu* (IG-4); se o quadro for grave, acrescentar *Zhonglushu* (B-29) (*Song of Points*).
- Sangue nas fezes: *Zusanli* (E-36), *Zhongwan* (REN-12) e *Qihai* (REN-6) (*Glorious Anthology*).
- Constipação por deficiência: reduzir *Zusanli* (E-36) e reforçar *Zhigou* (SJ-6) (*Song of Points*).
- Micção difícil ou retenção de urina: *Zusanli* (E-36) e *Shaofu* (C-8) (*Thousand Ducat Formulas*).

- Icterícia com fraqueza dos quatro membros: *Zusanli* (E-36) e *Zhongwan* (REN-12) (*Classic of the Jade Dragon*).
- Dispneia aguda: *Zusanli* (E-36) e *Lieque* (P-7) (*Song of Points*).
- Deficiência do sangue do Fígado com visão turva: reduzir *Zusanli* (E-36) e reforçar *Ganshu* (B-18) (*Song of the Jade Dragon*).
- Tontura pós-parto: *Zusanli* (E-36), *Zhigou* (SJ-6) e *Sanyinjiao* (BP-6) (*Great Compendium*).
- Para apressar o parto: *Zusanli* (E-36) e *Zhiyin* (B-67) (*Miscellaneous Diseases*).
- Hemorragia: aplicar moxa em *Zusanli* (E-36) e agulhar *Yinbai* (BP-1) (*Glorious Anthology*).
- Abscesso na mama: *Zusanli* (E-36), *Yuji* (P-10), *Xiajuxu* (E-39), *Xiaxi* (VB-43), *Weizhong* (B-40), *Zulinqi* (VB-41) e *Shaoze* (ID-1) (*Great Compendium*).
- Debilidade das pernas: *Zusanli* (E-36), *Weizhong* (B-40) e *Chengshan* (B-57) (*Great Compendium*).
- Distúrbio de atrofia: aplicar moxa em *Zusanli* (E-36) e *Feishu* (B-13), agulhar *Zhongdu* (VB-32) e *Huantiao* (VB-30) (*Glorious Anthology*).
- *Qi* da perna por frio-umidade: *Zusanli* (E-36) e *Sanyinjiao* (BP-6) (*Song of the Jade Dragon*).
- *Qi* da perna: *Zusanli* (E-36), *Xuanzhong* (VB-39) e *Sanyinjiao* (BP-6) (*Ode of the Jade Dragon*).
- Dor e dolorimento do *qi* da perna: primeiro agulhar *Jianjing* (VB-21) e depois agulhar *Zusanli* (E-36) e *Yanglingquan* (VB-34) (*Celestial Star*).
- Vermelhidão, inchaço e dor nos joelhos: *Zusanli* (E-36), *Yinshi* (E-33), *Xiguan* (F-7) e *Weizhong* (B-40) (*Great Compendium*).
- Incapacidade de andar: *Zusanli* (E-36), *Taichong* (F-3) e *Zhongfeng* (F-4) (*Ode of the Jade Dragon*).
- Distúrbios do joelho e abaixo do joelho: aplicar moxa em *Zusanli* (E-36), *Dubi* (E-35), *Xiguan* (F-7) e *Yanglingquan* (VB-34) (*Supplementing Life*).
- Acidente vascular cerebral com enfraquecimento unilateral e dor incessante: *Zusanli* (E-36), *Jianyu* (IG-15), *Xuanzhong* (VB-39), *Taixi* (R-3), *Quchi* (IG-11) e *Kunlun* (B-60) (*Great Compendium*).
- Mania: *Zusanli* (E-36), *Jianshi* (PC-5), *Baihui* (DU-20), *Fuliu* (R-7) e *Yingu* (R-10) (*Illustrated Supplement*).
- Lesão por frio com calor excessivo que não diminui: reduzir *Zusanli* (E-36), *Hegu* (IG-4), *Quchi* (IG-11), *Xuanzhong* (VB-39), *Dazhui* (DU-14) e *Yongquan* (R-1) (*Great Compendium*).

Shangjuxu (E-37) – grande vazio superior

Ponto he mar inferior do Intestino Grosso.
Ponto mar de sangue.

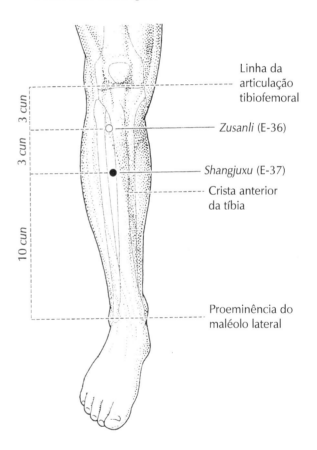

Localização

Na parte inferior da perna, 3 *cun* abaixo de *Zusanli* (E-36), a largura de um dedo da crista anterior da tíbia.

Nota de localização

Localizar o ponto usando a largura de uma das mãos abaixo de *Zusanli* (E-36).

Inserção da agulha

Inserção perpendicular ou oblíqua de 1 a 1,5 *cun*.

Ações

- Regula os intestinos e transforma a estagnação.
- Dispersa umidade-calor e alivia diarreia e distúrbio disentérico.
- Regula o Baço e o Estômago.
- Ativa o canal e alivia a dor.

Indicações

- Borborigmos, diarreia, diarreia contendo alimentos não digeridos, diarreia decorrente de ataque de frio no inverno, distúrbio disentérico, calor no Intestino Grosso, frio no Intestino Grosso, deficiência do *qi* do Intestino Grosso, abscesso intestinal, dor cortante nos intestinos, constipação, dor abdominal, distensão abdominal, dor periumbilical com incapacidade de se manter em pé por muito tempo, urina escura.
- Calor no Estômago, deficiência e fraqueza do Baço e do Estômago, insuficiência do *zang qi,* tuberculose, respiração curta, dispneia com dificuldade de andar, *qi* precipitando-se para o tórax, plenitude no tórax e na região costal lateral, inchaço na face.
- Mania, aversão ao som das pessoas falando.
- Hemiplegia, *qi* da perna, entorpecimento e obstrução dolorosa do membro inferior, frio e dor na medula óssea, fraqueza da perna, contração e dor na parte anterior da canela, inchaço no joelho.

Comentários

O *Yellow Emperor's Inner Classic* declara que "O Intestino Grosso e o Intestino Delgado estão sob a influência do Estômago"[34] e classificava *Shangjuxu* (E-37) como ponto *he* mar inferior do Intestino Grosso. Os três canais *yang* do braço (Intestino Grosso, Intestino Delgado e *Sanjiao*) são únicos no fato de que, embora passem pelo *jiao* superior, seus respectivos *fu* pertencem ao *jiao* inferior. Portanto, ainda que o *Spiritual Pivot* declare que os "pontos *He* mar inferiores tratam distúrbios dos *fu* internos", os pontos *he* mar desses três canais – *Quchi* (IG-11), *Xiaohai* (ID-8) e *Tianjing* (SJ-10), respectivamente – têm uma ação relativamente pequena sobre seus *fu*

relacionados. O Intestino Grosso, o Intestino Delgado e o *Sanjiao*, entretanto, têm, cada um, seu ponto *he* mar inferior – *Shangjuxu* (E-37), *Xiajuxu* (E-39) e *Weiyang* (B-39) – que predominantemente tratam distúrbios de seus respectivos *fu*.

Shangjuxu (E-37) é um ponto importante no tratamento de uma ampla variedade de distúrbios intestinais. É especialmente eficaz no tratamento de diarreia e distúrbio disentérico, independentemente desses quadros serem decorrentes de deficiência, frio, umidade ou umidade-calor e, nos últimos anos, tem sido muito usado no tratamento de disenteria bacilar. *Shangjuxu* (E-37) também é usado no tratamento de estagnação e obstrução dos intestinos, que causam distensão e dor no abdome, constipação e abscesso intestinal. Essa capacidade abrangente de *Shangjuxu* (E-37) de regular os intestinos foi comentada nos clássicos mais antigos. Por exemplo, o *Systematic Classic of Acupuncture and Moxibustion* recomenda *Shangjuxu* (E-37) para tratar "calor no Intestino Grosso, diarreia contendo alimentos não digeridos e borborigmos", enquanto o clássico do século X, *Sagelike Prescriptions from the Taiping Era,* recomenda esse ponto para tratar insuficiência do *qi* do Intestino Grosso.

Alguns clássicos atribuem ações tonificantes do *qi* a esse ponto, como, por exemplo, "deficiência e fraqueza do Baço e do Estômago, insuficiência do *zang qi,* respiração curta, etc.". Essas declarações podem ser explicadas pelo efeito benéfico que a estabilização dos intestinos, em casos de fezes soltas e diarreia, tem sobre a função de transporte e de transformação do Baço. Também é digno de nota o fato de que os pontos de acupuntura situados imediatamente abaixo ou acima de pontos muito poderosos amiúde compartilham algumas de suas funções e indicações. É como se a influência de *Zusanli* (E-36) fosse tão forte que pudesse ressoar em *Shangjuxu* (E-37).

De acordo com o *Spiritual Pivot*[35], *Shangjuxu* (E-37) é um ponto do "mar de sangue". Essa passagem diz: "O vaso de Penetração é o mar dos doze canais (ou seja, o mar de sangue). Na parte superior, é transmitido para *Dazhu* (B-11) e, na parte inferior, emerge em *Shangjuxu* (E-37) e em *Xiajuxu* (E-39)... Quando o mar de sangue está em excesso, há sensação como se o corpo fosse grande; a pessoa fica inquieta, mas não sabe qual doença existe; quando o mar de sangue é insuficiente, a pessoa tem a sensação de que o corpo está pequeno; sente-se reduzida, mas não sabe qual doença poderia ser". Apesar dessa passagem, é bom notar que essas indicações não são encontradas em textos que surgiram depois.

Em comum com muitos pontos do canal do Estômago, *Shangjuxu* (E-37) é especialmente eficaz para tratar distúrbios do membro inferior como um todo. Essa ação é explicada pelo ditado: "Os canais *yangming* são abundantes em *qi* e sangue". A capacidade de *Shangjuxu* (E-37) de promover o fluxo livre de *qi* e de sangue por toda a perna faz com ele seja eficaz no tratamento de hemiplegia, *qi* da perna, fraqueza da perna, inchaço no joelho e todos os tipos de distúrbio de atrofia e obstrução dolorosa, independentemente de serem decorrentes de padrões de excesso ou deficiência.

Por fim, o *Essential Questions*[36] inclui *Shangjuxu* (E-37) entre os oito pontos para dispersar calor do Estômago – *Qichong* (E-30), *Zusanli* (E-36), *Shangjuxu* (E-37) e *Xiajuxu* (E-39) bilaterais.

Combinações

- Micção amarela e difícil: *Shangjuxu* (E-37) e *Xiajuxu* (E-39) (*Systematic Classic*).
- Disenteria bacilar: *Shangjuxu* (E-37), *Tianshu* (E-25) e *Quchi* (IG-11).

Tiaokou (E-38) – abertura das linhas

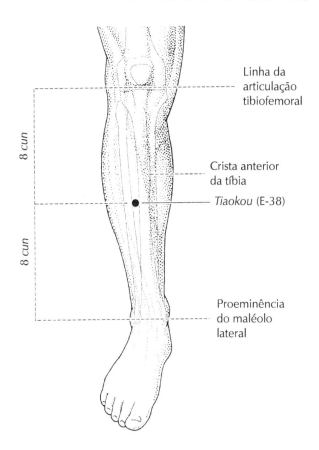

Localização

Na parte inferior da perna, no ponto médio entre a linha da articulação tibiofemoral (no mesmo nível da dobra poplítea) e a proeminência do maléolo lateral, a um dedo de largura lateralmente à crista anterior da tíbia.

Inserção da agulha

Inserção perpendicular ou oblíqua de 1 a 1,5 *cun*.

Ações

- Expele vento-umidade e alivia a dor.
- Beneficia o ombro.

Indicações

- Distúrbio de atrofia e obstrução dolorosa do membro inferior, obstrução dolorosa por umidade, entorpecimento, frio, inchaço e dor na canela, incapacidade de se manter em pé por muito tempo, inchaço da coxa e do joelho, calor nas solas dos pés.
- Dor e rigidez do ombro, dor abdominal.

Comentários

Tiaokou (E-38) é usado como ponto local no tratamento de uma variedade de distúrbios da perna ou, mais comumente, como um importante ponto empírico no tratamento de distúrbios do ombro. Para esse último uso, *Tiaokou* (E-38) é normalmente agulhado do lado afetado, com o paciente sentado. Depois de se obter o *qi*, pede-se ao paciente que mova o ombro ao redor da área de dor enquanto a agulha é manipulada em *Tiaokou* (E-38). Na maior parte dos casos, a dor é aliviada e a mobilidade, aumentada imediatamente. Esse procedimento é normalmente seguido pela inserção de agulhas em pontos locais e distais. Embora a capacidade desse ponto de tratar distúrbios do ombro com grande eficácia seja parcialmente explicada pela íntima ligação entre os canais do Estômago e do Intestino Grosso, isso é antes de tudo um exemplo do uso empírico dos pontos de acupuntura.

Combinações

- Calor na sola do pé com incapacidade de se manter em pé por muito tempo: *Tiaokou* (E-38), *Zusanli* (E-36), *Chengshan* (B-57) e *Chengjin* (B-56) (*Thousand Ducat Formulas*).
- Flacidez das pernas com dificuldade de andar: primeiro agulhar *Xuanzhong* (VB-39) e, depois, agulhar *Tiaokou* (E-38) e *Chongyang* (E-42) (*Secrets of the Heavenly Star*).
- Dor no ombro: *Tiaokou* (E-38) e pontos locais.

Xiajuxu (E-39) – grande vazio inferior

Ponto he mar inferior do Intestino Delgado.
Ponto mar de sangue.

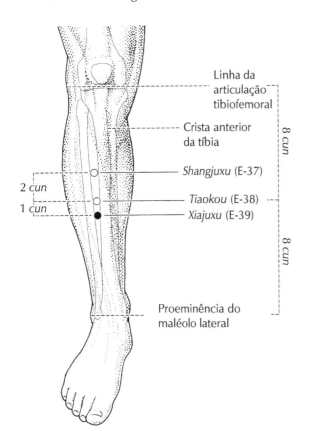

Localização

Na parte inferior da perna, 3 *cun* abaixo de *Shangjuxu* (E-37), a um dedo de largura lateralmente à crista anterior da tíbia.

Nota de localização

Divida a distância entre a linha da articulação tibiofemoral (no mesmo nível da dobra poplítea) e a proeminência do maléolo lateral em duas partes iguais. O ponto médio é *Tiaokou* (E-38); *Xiajuxu* (E-39) está localizado 1 *cun* abaixo de *Tiaokou* (E-38).

Inserção da agulha

Inserção perpendicular ou oblíqua de 1 a 1,5 *cun*.

Ações

- Move o *qi* do Intestino Delgado e transforma a estagnação.
- Regula e harmoniza os intestinos e dispersa umidade-calor.
- Ativa o canal e alivia a dor.

Indicações

- Dor na região inferior do abdome, dor lombar que se irradia para os testículos.
- Diarreia, diarreia contendo alimentos não digeridos, distúrbio disentérico, pus e sangue nas fezes, insuficiência do *qi* do Intestino Delgado, urina escura.
- Abscesso na mama, delírio maníaco, terror súbito, saliva escorrendo da boca, lábios secos, obstrução dolorosa da garganta, ausência de transpiração, falta de prazer de comer, palidez.
- Obstrução dolorosa e distúrbio de atrofia do membro inferior, hemiplegia da perna, distúrbio de atrofia do pé, dor no calcanhar, extrema sensação de frio e calor no ombro, sensação de calor na área entre os dedos anelar e mínimo, sensação de queimação em frente às orelhas.

Comentários

O *Yellow Emperor's Inner Classic* declara: "O Intestino Grosso e o Intestino Delgado estão sob a influência do Estômago"[37] e classifica *Xiajuxu* (E-39) como o ponto *he* mar inferior do Intestino Delgado.

Os três canais *yang* do braço (Intestino Grosso, Intestino Delgado e *Sanjiao*) são únicos no fato de que, embora seus canais passem pelo *jiao* superior, seus respectivos *fu* pertencem ao *jiao* inferior. Portanto, ainda que o *Spiritual Pivot* declare que os "Pontos *he* mar tratam de distúrbios dos *fu* internos", os pontos *he* mar desses três canais – *Quchi* (IG-11), *Xiaohai* (ID-8) e *Tianjing* (SJ-10), respectivamente – têm efeito relativamente pequeno sobre seus *fu* relacionados. Intestino Grosso, Intestino Delgado e *Sanjiao*, entretanto, possuem, cada um, seu ponto *he* mar inferior – *Shangjuxu* (E-37), *Xiajuxu* (E-39) e *Weiyang* (B-39) – que tratam predominantemente distúrbios de seus respectivos *fu*.

Xiajuxu (E-39) pode ser usado para tratar dois principais padrões do Intestino Delgado, a saber, dor decorrente de *qi* do Intestino Delgado e deficiência e frio do Intestino Delgado. A primeira condição é caracterizada por dor intensa da região inferior do abdome que se irradia para a cintura, para a região lombar e para os testículos. A segunda condição é caracterizada por dor (surda) na região inferior do abdome (que melhora com calor e pressão) e diarreia crônica ou distúrbio disentérico, etc. *Xiajuxu* (E-39) também pode tratar diarreia e distúrbio disentérico decorrentes de umidade-calor, que dão origem a fezes contendo pus e sangue.

Essential Questions[38] inclui *Xiajuxu* (E-39) entre os oito pontos para dispersar calor do Estômago, enfatizando que, além de ser ponto *he* mar do Intestino Delgado, ele fica no canal do Estômago e é indicado para tratar calor no canal que causa distúrbios como abscesso na mama, lábios secos e obstrução dolorosa da garganta. Mais raramente, também se atribui a *Xiajuxu* (E-39) a capacidade de regular o canal do Intestino Delgado, tendo indicações como tratamentos de sensação extrema de frio e calor no ombro, sensação de calor na área entre os dedos anelar e médio, e sensação de queimação em frente às orelhas.

Para uma discussão de *Xiajuxu* (E-39) como ponto do "mar de sangue", consultar *Shangjuxu* (E-37).

Finalmente, *Xiajuxu* (E-39) pertence ao canal *yangming* que é abundante em *qi* e sangue, sendo similar a pontos como *Zusanli* (E-36) e *Shangjuxu* (E-37) em sua capacidade de tratar distúrbios do membro inferior. É indicado para o tratamento de obstrução dolorosa e distúrbio de atrofia do membro inferior e do pé, hemiplegia e dor no calcanhar.

Combinações

- Diarreia e distúrbio disentérico com pus e sangue: *Xiajuxu* (E-39), *Youmen* (R-21) e *Taibai* (BP-3) (*Supplementing Life*).
- Delírio maníaco: *Xiajuxu* (E-39) e *Qiuxu* (VB-40) (*Thousand Ducat Formulas*).
- Plenitude no tórax e na região costal lateral que se irradia para o abdome: *Xiajuxu* (E-39), *Qiuxu* (VB-40), *Xiaxi* (VB-43) e *Shenshu* (B-23) (*Great Compendium*).
- Abscesso na mama: *Xiajuxu* (E-39), *Zusanli* (E-36), *Xiaxi* (VB-43), *Yuji* (P-10), *Weizhong* (B-40), *Zulinqi* (VB-41) e *Shaoze* (ID-1) (*Great Compendium*).

Fenglong (E-40) – saliência abundante

Ponto luo de conexão do canal do Estômago.

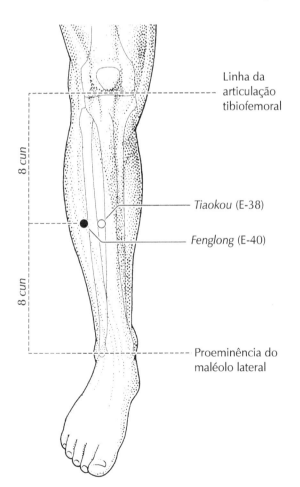

Localização

Na parte inferior da perna, no ponto médio entre a linha da articulação tibiofemoral (no mesmo nível da dobra poplítea) e o maléolo lateral, a dois dedos de distância lateralmente à crista anterior da tíbia – ou seja, a um dedo de distância de *Tiaokou* (E-38).

Inserção da agulha

Inserção perpendicular ou oblíqua de 1 a 1,5 *cun*.

Ações

- Transforma fleuma e umidade.
- Beneficia o tórax.
- Dispersa fleuma do Pulmão e alivia a tosse e os sibilos.
- Dispersa fleuma do Coração e acalma o espírito.
- Ativa o canal e alivia a dor.

Indicações

- Fleuma copiosa, plenitude, opressão e dor no tórax, dor penetrante no tórax, dor cortante no abdome, inchaço na face, tontura, dor de cabeça, dor de cabeça por vento-fleuma, *qi* como caroço de ameixa (*globus hystericus*), inchaço e dor na garganta, obstrução dolorosa na garganta com súbita perda da voz.
- Umidade no corpo, moleza e peso no corpo.
- Tosse e respiração curta, tosse com fleuma copiosa, sibilos, dispneia, asma.
- Depressão maníaca, riso insano, grande alegria, desejo de subir em lugares altos e cantar, tirar as roupas e correr, inquietação, ver fantasmas, indolência, epilepsia, hipertensão.
- Constipação, dificuldade de eliminação de urina e fezes.
- Distúrbio de atrofia e obstrução dolorosa do membro inferior, dor no joelho e na perna, dificuldade de flexionar e estender o joelho, falta de controle das pernas, atrofia das partes inferiores das pernas.

Comentários

Fenglong (E-40) é o ponto único mais importante para transformar fleuma no corpo, seja qual for sua origem. A fleuma pode ser formada quando (1) a estagnação do *qi* do Fígado prejudica a circulação de líquidos que, então, cristalizam-se sob a forma de fleuma; (2) o calor por excesso ou deficiência condensa os líquidos corporais (a fleuma é conhecida como a "parte substancial do fogo" e o fogo, como a "parte não substancial da fleuma") ou (3) um ou todos os três *zang* responsáveis pela transformação e transporte dos líquidos se encontram deficientes (o Pulmão no *jiao* superior, o Baço no *jiao* médio e os Rins no *jiao* inferior). De todos esses, a desarmonia da função de transporte e transformação do Baço é clinicamente a mais importante e, por isso, o *Essential Questions*[39] diz: "O Baço é a origem da fleuma" e "Quando água, grão e líquidos corporais não fluem, eles se acumulam e formam fleuma líquida (*tanyin*)". Sendo assim, quando a função de transporte e transformação do Baço se encontra deficiente, os líquidos corporais se juntam e, com o tempo, transformam-se em fleuma que, então, pode passar para outros *zangfu* e regiões do corpo. Além disso, é um princípio de tratamento geral regular o Baço no tratamento de fleuma de qualquer etiologia, a fim de ajudar na sua transformação. *Fenglong* (E-40) é o ponto no qual o canal *luo* de conexão do Estômago se conecta com seu canal associado do Baço. *Guide to the Classics of Acupuncture* declara: "Os pontos *luo* de conexão estão localizados entre dois canais... se forem agulhados, sintomas de seus canais relacionados interior-exteriormente podem ser tratados"[40]. Tradicionalmente, *Fenglong* (E-40) tem sido usado para tratar qualquer acúmulo de fleuma, especialmente quando afeta Pulmão, Coração, garganta e cabeça.

De acordo com um ditado da medicina chinesa: "O Baço é a origem da fleuma e o Pulmão é o recipiente da fleuma". Quando a fleuma obstrui a descensão do *qi* do Pulmão ou quando o *qi* deficiente do Pulmão se torna incapaz de descender os líquidos, pode haver tosse, sibilos e asma caracterizados por expectoração copiosa de fleuma. Quando o frio predomina, a fleuma será clara ou branca; quando o calor predomina, a fleuma será amarela, verde ou marrom. Seja decorrente de frio ou calor, *Fenglong* (E-40) é um ponto essencial para transformar fleuma no Pulmão.

O canal primário e o canal tendinoso do Estômago passam através do tórax e *Fenglong* (E-40) há muito tempo tem sido considerado um ponto notável no tratamento de dor no tórax. Se a fleuma obstrui o livre movimento do *qi* e do sangue no tórax, pode haver plenitude, opressão e dor penetrante. Sua afinidade pelo tórax é tal, entretanto, que *Fenglong* (E-40) pode ser usado no tratamento de qualquer tipo de dor nessa região, incluindo entorse e lesão dos músculos torácicos.

O padrão de fleuma ou fleuma-fogo obscurecendo ou desordenando o Coração e o espírito ocorre principalmente quando uma depressão emocional grave causa estagnação do *qi*. O *qi* estagnado não consegue mais distribuir os líquidos corporais, que se cristalizam e formam fleuma. Então, a fleuma obstrui os portais do Coração, atrapalhando o espírito. A estagnação pronunciada ou prolongada do *qi* e da fleuma pode se transformar em fogo resultando em fleuma-fogo, que pode ser mais complicada pelo consumo excessivo de alimentos gordurosos e picantes e álcool. Quando o aspecto fogo da fleuma-fogo é intenso, o paciente sofre de *kuang*, ou distúrbio maníaco, com sintomas como riso insano e comportamento selvagem e intenso. Quando o aspecto fleuma é predominante, com relativamente menos fogo, o paciente sofre de *dian*, caracterizado por confusão mental, letargia e estupor. A capacidade de *Fenglong* (E-40) de transformar fleuma, combinada com o fato de que o canal divergente do Estômago conecta-se com o Coração, e o canal primário do Estômago se junta ao vaso Governador (e, portanto, com o cérebro), em *Shenting* (DU-24) e *Renzhong* (DU-26), faz com que esse ponto seja particularmente adequado para tratar esses distúrbios.

O canal *luo* de conexão do Estômago a partir de *Fenglong* (E-40) se junta com todos os canais *yang* na região da cabeça. Se a fleuma-umidade obstrui o *jiao* superior e a cabeça, pode dificultar a ascensão do *yang* puro para a cabeça e para os orifícios sensoriais, causando tontura e dor de cabeça caracterizadas por sensação de peso e turvação. Os casos em que o vento interno ascende, carregando a fleuma com ele, são conhecidos como vento-fleuma e podem provocar sintomas como epilepsia e tontura intensa. O canal *luo* de conexão do Estômago termina na garganta e se o *qi* estagnado prejudica a capacidade do Pulmão e do Estômago de descender os líquidos, forma-se fleuma e ela se combina com o *qi* estagnado que obstrui a garganta, acarretando origem ao *qi* em caroço de ameixa (*globus hystericus*), uma sensação de bloqueio na garganta que piora ou melhora de acordo com as flutuações no estado emocional e que está normalmente associada à estagnação de *qi* e fleuma.

A fleuma pode ser causa de uma grande variedade de distúrbios que afetam qualquer região do corpo. Isso é observado nos ditados da medicina chinesa: "Não há nenhum lugar em que a fleuma não consiga chegar", "As cem doenças pertencem, todas, à fleu-

ma", "Doenças estranhas amiúde envolvem fleuma" e "Doença crônica quase sempre envolve fleuma". Independentemente das manifestações, se a fleuma for um componente da patologia, *Fenglong* (E-40) é indicado no seu tratamento.

Assim como muitos pontos do canal *yangming* do pé do Estômago, que é abundante em *qi* e sangue, *Fenglong* (E-40) é utilizado para tratar distúrbios do canal, por exemplo, distúrbio de atrofia e obstrução dolorosa da parte inferior da perna. Graças à sua habilidade de transformar fleuma, *Fenglong* (E-40) é especialmente indicado no tratamento de hemiplegia decorrente de vento-fleuma nos canais.

Para finalizar, o *Great Compendium of Acupuncture and Moxibustion* dá indicações específicas para tratar excesso e deficiência dos pontos *luo* de conexão. No caso de *Fenglong* (E-40), essas indicações incluem depressão maníaca (excesso), falta de controle das pernas e atrofia das partes inferiores das pernas (deficiência).

Combinações

- Toda doença com fleuma, vento na cabeça, dispneia e tosse, todos os tipos de fleuma-líquido (*tanyin*): *Fenglong* (E-40) e *Zhongwan* (REN-12) (*Outline of Medicine*).
- Tosse com fleuma: *Fenglong* (E-40) e *Feishu* (B-13) (*Ode of the Jade Dragon*).
- Vômito de fleuma e saliva aquosa, tontura incessante: *Fenglong* (E-40), *Yangxi* (IG-5), *Gongsun* (BP-4) e *Shanzhong* (REN-17) (*Complete Collection*).
- Dor penetrante no tórax: *Fenglong* (E-40) e *Qiuxu* (VB-40) (*Thousand Ducat Formulas*).
- Dor de cabeça que é difícil de suportar: *Fenglong* (E-40) e *Qiangjian* (DU-18) (*One Hundred Symptoms*).
- Vento na cabeça e tontura: *Fenglong* (E-40), *Hegu* (IG-4), *Jiexi* (E-41) e *Fengchi* (VB-20) (*Great Compendium*).
- Inchaço na face: *Fenglong* (E-40), *Tianshu* (E-25), *Lidui* (E-45), *Xiangu* (E-43) e *Chongyang* (E-42) (*Thousand Ducat Formulas*).
- Distúrbio maníaco com comportamento irrefletido, desejo de subir em lugares altos e cantar, tirar as roupas e correr: *Fenglong* (E-40) e *Chongyang* (E-42) (*Thousand Ducat Formulas*).
- Perda da voz: *Fenglong* (E-40), *Tiantu* (REN-22), *Rangu* (R-2), *Yingu* (R-10), *Fuliu* (R-7) e *Lingdao* (C-4) (*Illustrated Supplement*).

Jiexi (E-41) – divisor de águas

Ponto jing *rio e ponto fogo do canal do Estômago.*

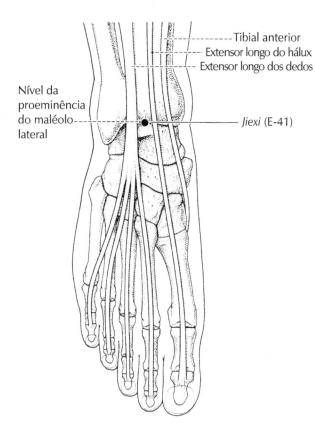

Localização

No tornozelo, no mesmo nível da proeminência do maléolo lateral, em uma depressão entre os tendões do extensor longo do hálux e do extensor longo dos dedos do pé.

Nota de localização

Peça ao paciente que estenda o hálux sob resistência, para definir os tendões do extensor longo do hálux e localizar *Jiexi* (E-41) ao lado desse tendão e no mesmo nível da proeminência do maléolo lateral. Se houver dúvida, peça ao paciente que estenda os outros dedos contra uma resistência para definir o tendão do extensor longo dos dedos; *Jiexi* (E-41) está localizado entre os dois tendões.

Inserção da agulha

Inserção perpendicular de 0,5 *cun*.

Inserção oblíqua abaixo dos tendões para se unir a *Shangqiu* (BP-5), medialmente, ou a *Qiuxu* (VB-40), lateralmente.

Precaução: os vasos tibiais anteriores e o nervo tibial anterior se situam abaixo desse ponto.

Ações

- Dispersa calor do canal do Estômago e do *fu* Estômago.
- Acalma o espírito.
- Ativa o canal e alivia a dor.

Indicações

- Inchaço na face e na cabeça, dor de cabeça frontal, dor na sobrancelha, vento na cabeça, vermelhidão na face e nos olhos, tontura visual, tontura, dor na boca, morder a língua.
- Distensão abdominal, distensão abdominal depois de comer, eructação com distensão e plenitude no abdome, fome com incapacidade de comer, constipação.
- Doença febril com ausência de transpiração, distúrbios maláricos, distúrbio da perturbação súbita com cólicas.
- Epilepsia, espasmo clônico, mania, agitação, tristeza e choro, palpitações por pânico, calor no Estômago com delírio, ver fantasmas, hipertensão.
- Inchaço e dor na articulação do tornozelo, pé caído, distúrbio de atrofia da perna, peso no joelho e na coxa, neuralgia ciática, obstrução dolorosa do tendão, obstrução dolorosa por umidade, lesão no hálux.

Comentários

Um importante princípio dos cinco pontos *shu* é o de que, quanto mais distais estão (ou seja, próximos dos dedos das mãos ou dos pés), mais forte seu efeito sobre o tratamento de seus canais correspondentes como um todo e sobre a extremidade oposta do canal em particular, ao passo que, quanto mais proximais estão (próximos ao joelho e ao cotovelo), mais pronunciada sua ação sobre o *fu* interno e a porção do canal situada no tronco e no corpo. Em termos do canal do Estômago, *Jiexi* (E-41), o ponto *jing* rio e o ponto fogo, que está entre os dois extremos, têm efeito igualmente importante para dispersar calor do canal e do *fu*.

O efeito de *Jiexi* (E-41) de dispersar calor do canal do Estômago, especialmente da parte superior, reflete-se em sua capacidade de tratar dor, inchaço e inflamação da porção *yangming* da cabeça, que se manifesta sob a forma de dor de cabeça frontal, vermelhidão na face e nos olhos, dor na boca, etc. Embora o inchaço da face normalmente seja diferenciado como deficiência do *yang* do Baço ou deficiência do *qi* do Pulmão complicada com invasão de vento externo, *Jiexi* (E-41) é indicado, nesse caso, graças à sua ação de desobstruir o canal *yangming* que governa a face.

Quando o calor se acumula no *fu* Estômago, pode (1) prejudicar a função de descensão do Estômago, provocando distensão abdominal e eructação; (2) causar fome excessiva em decorrência da hiperatividade do *yang* ou (3) secar os líquidos no Estômago e nos intestinos, causando fome com incapacidade de comer e constipação. *Jiexi* (E-41) é indicado para tratar esses três padrões.

O fogo do Estômago pode subir ao longo do canal divergente do Estômago, chegando ao Coração, e subir ao longo do canal primário do Estômago, que se conecta com o vaso Governador (e, portanto, com o cérebro), em *Shenting* (DU-24) e *Renzhong* (DU-26). O distúrbio do espírito e do Coração resultante pode dar origem a vários distúrbios emocionais, especialmente do tipo maníaco e a palpitações associadas a alterações emocionais como pânico. *Jiexi* (E-41) possui uma capacidade dual de dispersar o calor do Estômago e acalmar e sedar o espírito.

Por fim, *Jiexi* (E-41) é um ponto importante e muito usado em casos de distúrbios da parte inferior da perna. Constuma ser combinado com *Biguan* (E-31) e *Zusanli* (E-36) no método "corrente e cadeado" para o tratamento de distúrbio de atrofia e hemiplegia. Também pode ser usado como ponto distal para tratar distúrbios da articulação do joelho, sendo importante no tratamento de distúrbios locais do pé e do tornozelo. Para esse propósito, a agulha pode ser direcionada lateralmente em direção a *Qiuxu* (VB-40) para tratar distúrbios das porções média e lateral do tornozelo e direcionada para *Shangqiu* (BP-5) no tratamento de distúrbios das porções média e medial do tornozelo. A inserção transfixada para chegar até *Shangqiu* (BP-5) também é aplicada para tratar desarmonia dual do Estômago e Baço.

Combinações

- Vento na cabeça com sensação lancinante, dor entre a sobrancelha e o olho: *Jiexi* (E-41), *Hegu* (IG-4) e *Yangbai* (VB-14) (*Classic of the Jade Dragon*).
- Vento na cabeça, vermelhidão na face e nos olhos: *Jiexi* (E-41) e *Tongli* (C-5) (*Great Compendium*).
- Vento na cabeça e tontura: *Jiexi* (E-41), *Hegu* (IG-4), *Fenglong* (E-40) e *Fengchi* (VB-20) (*Great Compendium*).
- Estagnação de alimentos na porção média do abdome, dor penetrante que não cessa: *Jiexi* (E-41), *Zusanli* (E-36), *Gongsun* (BP-4) e *Zhongwan* (REN-12) (*Complete Collection*).
- Distúrbio da perturbação súbita: *Jiexi* (E-41), *Juque* (REN-14), *Guanchong* (SJ-1), *Zhigou* (SJ-6) e *Gongsun* (BP-4) (*Systematic Classic*).
- Distúrbio da perturbação súbita: *Jiexi* (E-41), *Yinlingquan* (BP-9), *Chengshan* (B-57) e *Taibai* (BP-3) (*Great Compendium*).
- Palpitações e batimentos do Coração por pânico: *Jiexi* (E-41) e *Yangjiao* (VB-35) (*One Hundred Symptoms*).
- Loucura: *Jiexi* (E-41) e *Shenmai* (B-62) (*Thousand Ducat Formulas*).
- Choro com pesar: *Jiexi* (E-41), *Xinshu* (B-15), *Shenmen* (C-7) e *Daling* (PC-7) (*Supplementing Life*).
- Tosse por rebelião do *qi*: *Jiexi* (E-41), *Tianchi* (PC-1), *Tiantu* (REN-22), *Shanzhong* (REN-17) e *Jianzhongshu* (ID-15) (*Supplementing Life*).

Chongyang (E-42) – 冲阳 precipitação do yang

Ponto yuan *fonte do canal do Estômago.*

Localização

No dorso do pé, na depressão formada pela junção dos segundo e terceiro ossos metatarsianos e os ossos cuneiformes (segundo e terceiro), a 1,5 *cun* de distância de *Jiexi* (E-41), na linha traçada entre *Jiexi* (E-41) e *Xiangu* (E-43), no ponto em que a pulsação da artéria dorsal do pé pode ser palpada.

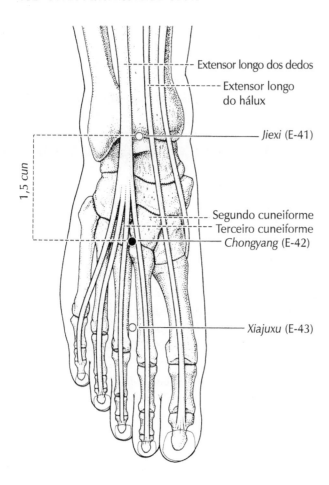

Nota de localização

(1) Passar o dedo em sentido proximal de *Xiangu* (E-43) para *Jiexi* (E-41); o ponto fica em uma depressão situada aproximadamente no ponto médio entre esses dois pontos; (2) esse ponto pode ficar em qualquer um dos lados do sulco medial do extensor longo dos dedos, que vai até o segundo dedo do pé.

Inserção da agulha

Inserção oblíqua ou perpendicular de 0,3 a 0,5 *cun*.

Precaução: deve-se tomar cuidado para não perfurar a artéria dorsal do pé que fica abaixo desse ponto.

Ações

- Dispersa calor do canal do Estômago.
- Harmoniza o *fu* Estômago.
- Acalma o espírito.
- Ativa o canal e alivia a dor.

Indicações

- Desvio da boca e do olho, inchaço e dor na face, inchaço na face, dor de dente, cárie, calor e dor na parte interna da boca.
- Distensão abdominal sem prazer de comer, dor epigástrica, vômito.
- Febre com ausência de transpiração, calafrios e febre com distúrbios maláricos.
- Depressão maníaca, desejo de subir em lugares altos e cantar, tirar as roupas e correr ao redor.
- Inchaço e dor no dorso do pé, distúrbio de atrofia do pé.

Comentários

Em termos de suas ações e indicações, *Chongyang* (E-42), ponto *yuan* fonte do canal do Estômago, é semelhante a *Jiexi* (E-41), embora menos usado na prática clínica atual.

Chongyang (E-42) está localizado sobre a pulsação da artéria dorsal do pé e o *Essential Questions* sugere que o joelho seja erguido para permitir que a artéria pulse mais claramente e, assim, ajude a localizar tal ponto. Essa sugestão reforça a observação tradicional de que, se o ponto *Zusanli* (E-36) estiver obstruído, o batimento da artéria estará diminuído; de fato, se o ponto *Zusanli* (E-36) for firmemente pressionado, a pulsação desaparece completamente.

Combinações

- Inchaço na face: *Chongyang* (E-42), *Tianshu* (E-25), *Fenglong* (E-40), *Lidui* (E-45) e *Xiangu* (E-43) (*Thousand Ducat Formulas*).
- Cárie: *Chongyang* (E-42) e *Qubin* (VB-7) (*Thousand Ducat Formulas*).
- Mania, desejo de subir em lugares altos e cantar, tirar as roupas e correr ao redor: *Chongyang* (E-42), *Shenmen* (C-7) e *Houxi* (ID-3) (*Great Compendium*).
- Distúrbio maníaco com comportamento irrefletido, desejo de subir em lugares altos e cantar, tirar as roupas e correr ao redor: *Chongyang* (E-42) e *Fenglong* (E-40) (*Thousand Ducat Formulas*).
- Flacidez nas pernas: *Chongyang* (E-42), *Yanglingquan* (VB-34), *Taichong* (F-3) e *Qiuxu* (VB-40) (*Great Compendium*).
- Vento unilateral (hemiplegia): *Chongyang* (E-42) e *Lieque* (P-7) (*Great Compendium*).

Xiangu (E-43) – vale afundado

Ponto shu *riacho* e ponto Madeira do canal do Estômago.

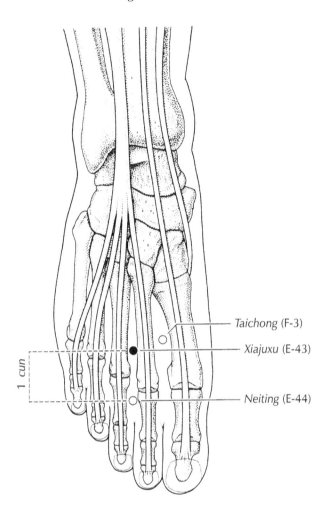

Localização

No dorso do pé, entre o segundo e o terceiro osso metatarsiano, em uma depressão situada a 1 *cun* de distância de *Neiting* (E-44) em sentido proximal.

Inserção da agulha

Inserção perpendicular ou oblíqua de 0,5 a 1 *cun*.

Ações

- Regula o Baço e dispersa edema.
- Regula e harmoniza o Estômago e os Intestinos.

Indicações

- Edema, edema e inchaço na face, dor e inchaço nos olhos.
- Dor abdominal, distensão e plenitude abdominais, borborigmos, plenitude no tórax e na região costal lateral, eructação.
- Febre com ausência de transpiração, calafrios por frio com distúrbios maláricos.
- Inchaço e dor no dorso do pé, dificuldade de flexionar e estender os dedos do pé.

Comentários

Vários clássicos indicam *Xiangu* (E-43) para o tratamento de edema, especialmente na face e na região do olho. O nome "vale afundado" invoca a imagem de um lugar onde a água se acumula e se junta, o que parece refletir esse emprego. Sua aplicação em edema pode ser explicada pelo curso do canal *yangming* que governa a face e pela íntima relação entre o Estômago e o Baço, que desempenha um importante papel no transporte e na transformação dos líquidos. A ação de *Xiangu* (E-43) de regular o Baço também se reflete pelo seu uso no tratamento de borborigmos e distensão abdominal.

Xiangu (E-43) é tradicionalmente indicado para tratar distúrbios como inchaço e dor no dorso do pé e dificuldade de flexionar e estender os dedos dos pés. Nos últimos anos, entretanto, *Xiangu* (E-43) tem sido usado em combinação com *Hegu* (IG-4) no tratamento de obstrução dolorosa febril em qualquer região do corpo. A obstrução dolorosa febril é a obstrução dolorosa que se manifesta com vermelhidão, inchaço, calor e dor nas articulações, aversão ao calor na área afetada e sinais sistêmicos como febre, constipação, sede, etc.

Combinações

- Inchaço súbito na face: *Xiangu* (E-43), *Shangxing* (DU-23), *Xinhui* (DU-22), *Qianding* (DU-21) e *Gongsun* (BP-4) (*Supplementing Life*).
- Inchaço na face: *Xiangu* (E-43), *Tianshu* (E-25), *Fenglong* (E-40), *Lidui* (E-45) e *Chongyang* (E-42) (*Thousand Ducat Formulas*).
- Edema: *Xiangu* (E-43), *Lieque* (P-7), *Yanggu* (ID-5), *Hegu* (IG-4), *Jianshi* (PC-5), *Yanglingquan* (VB-34), *Yingu* (R-10), *Zusanli* (E-36), *Ququan* (F-8), *Jiexi* (E-41), *Fuliu* (R-7), *Gongsun* (BP-4), *Lidui* (E-45), *Chongyang* (E-42),

Yinlingquan (BP-9), *Weishu* (B-21), *Shuifen* (REN-9) e *Shenque* (REN-8) (*Great Compendium*).
- Eructação pós-parto: *Xiangu* (E-43) e *Qimen* (F-14) (*Supplementing Life*).
- Borborigmos: *Xiangu* (E-43) e *Xiawan* (REN-10) (*One Hundred Symptoms*).
- Dor por abscesso intestinal: *Xiangu* (E-43), *Taibai* (BP-3) e *Dachangshu* (B-25) (*Great Compendium*).

Neiting (E-44) – pátio interno

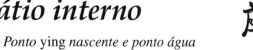

Ponto ying *nascente e ponto água do canal do Estômago.*
Ponto estrela celestial de Ma Dan-yang.

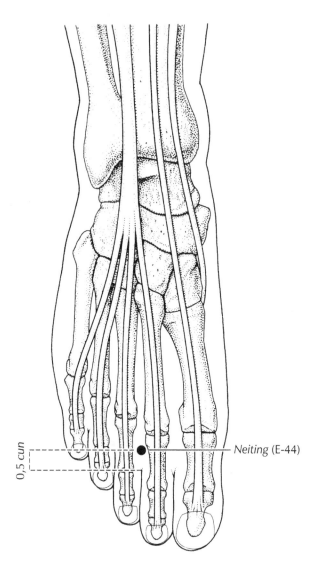

Localização

No dorso do pé, entre o segundo e o terceiro dedo do pé, 0,5 *cun* acima da margem da membrana.

Inserção da agulha

Inserção perpendicular de 0,5 *cun*.
Inserção oblíqua em direção proximal de 0,5 a 1 *cun*.

Ações

- Dispersa calor do canal do Estômago e alivia a dor.
- Harmoniza os intestinos e dispersa umidade-calor.
- Acalma o espírito.

Indicações

- Dor de dente, dor nos dentes inferiores, dor nos dentes superiores, dor no olho, dor na face, desvio da boca e do olho, hemorragia nasal, obstrução dolorosa da garganta, tinidos, sede.
- Dor abdominal, distensão na parte inferior do abdome, borborigmos, diarreia, distúrbio disentérico, sangue nas fezes, constipação.
- Doença febril com ausência de transpiração, distúrbios maláricos sem prazer em comer, calafrios por frio, aversão ao frio, frio por contracorrente nos pés e nas mãos, inversão por calor, urticária, dor na pele do tórax, sangue na urina.
- Aversão ao som das pessoas falando, desejo por silêncio, bocejo frequente.
- Dor e inchaço no dorso do pé.

Comentários

Neiting (E-44), ponto *ying* nascente e água do canal do Estômago, foi incluído por Ma Dan-yang, o grande médico da dinastia Jin, entre seus "onze pontos estrelas celestiais"[20], seu agrupamento dos pontos de acupuntura mais vitais do corpo humano.

De acordo com o *Clássico das Dificuldades*[41], os pontos *ying* nascente são indicados para tratar "calor no corpo". Como ponto distal, a ação principal de *Neiting* (E-44) é dispersar calor e fogo do canal do Estômago, especialmente da sua porção superior.

É um ponto essencial no tratamento de muitos distúrbios por calor em cabeça e face, como dor de dente, dor na face ou no olho, hemorragia nasal, obstrução dolorosa na garganta, etc. É geralmente combinado para esse propósito com *Hegu* (IG-4). No tratamento de dor de dente, algumas fontes recomendam o uso de *Neiting* (E-44) para o maxilar inferior e *Hegu* (IG-4) para o maxilar superior, enquanto outros consideram *Neiting* (E-44) igualmente apto para tratar ambos os maxilares. Isso tem origem no trajeto do canal primário do Estômago que desce da região do olho e entra na gengiva superior, junta-se ao vaso Governador em *Renzhong* (DU-26) e depois circula os lábios e desce para encontrar o vaso da Concepção em *Chengjiang* (REN-24). A dor na face quase invariavelmente envolve um distúrbio do canal do Estômago e *Neiting* (E-44) é um ponto essencial no tratamento de distúrbios como neuralgia do trigêmeo, quase sempre combinado com pontos locais como *Dicang* (E-4), *Jiache* (E-6) e *Xiaguan* (E-7). O canal do Estômago também faz várias conexões com a garganta e o nariz. O canal primário desce ao longo da garganta, o canal *luo* de conexão termina na garganta, o canal primário se origina em *Yingxiang* (IG-20) e sobe até a raiz do nariz e o canal divergente passa ao longo do nariz. Tanto a obstrução dolorosa da garganta quanto a hemorragia nasal podem ser decorrentes de acúmulo de calor no canal *yangming*, causando, no segundo caso, movimento impetuoso do sangue.

A segunda importante ação de *Neiting* (E-44) é harmonizar os intestinos e dispersar umidade e calor, sendo indicado no tratamento de distúrbios como diarreia, distúrbio disentérico, sangue nas fezes, constipação e dor abdominal.

Uma condição especial para a qual se indica *Neiting* (E-44) é o sintoma de frio por contracorrente em mãos e pés, no qual apenas as mãos e os pés estão frios, mas o corpo está quente. Isso pode ocorrer no padrão conhecido como "calor verdadeiro, frio falso", em que o calor preso no interior impede o *yang qi* de circular nos membros. A despeito do frio aparente, os outros sintomas, bem como o pulso e a língua, são indicativos de calor e de coerção. Essa condição deve ser diferenciada do "colapso por frio" (inversão por frio) em que o membro todo ou as áreas distais aos cotovelos e os joelhos estão frios.

Finalmente, à semelhança de muitos pontos do canal do Estômago, *Neiting* (E-44) age acalmando o espírito. É muito adequado no tratamento de distúrbios depressivos, sendo indicado para tratar aversão ao som de pessoas falando e desejo de silêncio.

Combinações

- Dor no globo ocular: *Neiting* (E-44) e *Shangxing* (DU-23) (*Great Compendium*).
- Dor de garganta: *Neiting* (E-44), *Zhongzhu* (SJ-3) e *Zhigou* (SJ-6) (*Thousand Ducat Formulas*).
- Lesão por frio com ausência de transpiração: *Neiting* (E-44) (com método de redução), *Hegu* (IG-4) (com método de reforço), *Fuliu* (R-7) (redução) e *Bailao* (M-CP-30) (*Great Compendium*).
- Lesão por frio com transpiração: *Neiting* (E-44) (redução), *Hegu* (IG-4) (redução), *Fuliu* (R-7) (reforço) e *Bailao* (M-CP-30) (*Great Compendium*).
- Perda da consciência por insolação: *Neiting* (E-44), *Renzhong* (DU-26), *Hegu* (IG-4), *Baihui* (DU-20), *Zhongji* (REN-3) e *Qihai* (REN-6) (*Great Compendium*).
- Distúrbio disentérico vermelho (com sangue): *Neiting* (E-44), *Tianshu* (E-25), *Yinbai* (BP-1), *Qihai* (REN-6), *Zhaohai* (R-6) e *Neiguan* (PC-6) (*Great Compendium*).
- Todos os tipos de diarreia e distúrbios abdominais: *Neiting* (E-44) e *Zusanli* (E-36) (*Miscellaneous Diseases*).
- Alimentos não digeridos (nas fezes), ausência de prazer de comer, dor periumbilical: *Neiting* (E-44), *Lidui* (E-45) e *Tianshu* (E-25) (*Supplementing Life*).
- Malária crônica sem prazer de comer: *Neiting* (E-44), *Gongsun* (BP-4) e *Lidui* (E-45) (*Great Compendium*).
- Edema dos quatro membros: *Neiting* (E-44), *Sanyinjiao* (BP-6), *Zhongdu* (F-6), *Hegu* (IG-4), *Quchi* (IG-11), *Zhongzhu* (SJ-3), *Yemen* (SJ-2), *Xingjian* (F-2) e *Yinlingquan* (BP-9) (*Great Compendium*).
- Plenitude e distensão no Coração e no abdome: *Neiting* (E-44) e *Xuanzhong* (VB-39) (*Great Compendium*).

Lidui (E-45) – troca exata

Ponto jing poço e ponto metal do canal do Estômago.

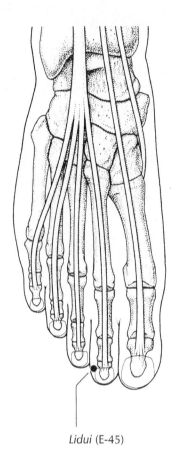

Lidui (E-45)

Localização

No aspecto dorsal do segundo dedo do pé, na junção das linhas que vão ao longo da borda lateral da unha e a base da unha, a aproximadamente 0,1 *cun* de distância do canto da unha.

Inserção da agulha

Inserção perpendicular ou oblíqua em sentido proximal, de 0,1 a 0,2 *cun*, ou picar para sangrar.

Ações

- Dispersa calor do canal do Estômago.
- Dispersa calor, acalma o espírito e restaura a consciência.

Indicações

- Inchaço na face, calor na cabeça, hemorragia nasal, secreção nasal amarela, rinite com hemorragia nasal, dor de dente, trismo, obstrução dolorosa da garganta, lábios rachados, desvio da boca.
- Plenitude e distensão no tórax e no abdome, fome excessiva, falta de apetite, contracorrente por inversão, malária, doença febril, doença febril com ausência de transpiração, urina amarela, icterícia.
- Perda da consciência.
- Sonhos excessivos, facilidade de se assustar acompanhada de desejo de dormir, insônia, tontura, depressão maníaca, desejo de subir em lugares altos e cantar, tirar as roupas e correr ao redor.
- Sensação de frio na canela, frio dos membros inferiores e dos pés, inchaço e dor do joelho.

Comentários

As duas principais ações de *Lidui* (E-45) são dispersar calor do canal do Estômago (e, até certo grau, do *fu* Estômago) e dispersar calor e acalmar o espírito. Além disso, assim como todos os pontos *jing* poço, *Lidui* (E-45) pode ser usado para restaurar a consciência.

De acordo com o *Spiritual Pivot*[42]: "Quando a doença se encontra acima, selecionar (pontos) da parte de baixo". Essa declaração enfatiza a forte ação que os pontos mais distais do canal têm no tratamento de distúrbios da extremidade oposta do canal. *Lidui* (E-45) é especialmente indicado quando o calor no canal *yangming* sobe até face, nariz, dentes e lábios, dando origem a sintomas como inchaço na face, dor de dente, lábios rachados, hemorragia nasal, secreção nasal amarela, etc. Também é indicado para tratar calor no *fu* Estômago que acarreta fome excessiva.

A ação de *Lidui* (E-45) de dispersar o calor e acalmar o espírito é compartilhada por muitos dos pontos do canal do Estômago. Isso é explicado pelo trajeto do canal divergente do Estômago que chega ao Coração e do trajeto do canal primário do Estômago que se junta ao vaso Governador em *Shenting* (DU-24) e *Renzhong* (DU-26). *Lidui* (E-45) também compartilha com os pontos *jing* poço, de modo geral, uma capacidade especial de acalmar o espírito, principalmente em situações agudas. É indicado no tratamento de distúrbios maníacos caracterizados nos textos clássicos pelas indicações: "desejo de subir em lugares altos e cantar, tirar as roupas e correr ao redor", sendo especialmente usado para tratar insônia com sonhos excessivos decorrentes de fogo ou fleuma-calor. Sua ação na insônia é compartilhada por vários dos pontos *jing* poço dos pés – *Yinbai* (BP-1), *Yongquan* (R-1) e *Zuqiaoyin* (VB-44), refletindo a percepção de que, para induzir o sono, o *qi*, o *yang* ou o fogo em ascensão patológica devem ser baixados. Em casos graves intratáveis de insônia, a moxibustão pode ser aplicada em *Lidui* (E-45). Essa técnica de "baixar o fogo" baseia-se no princípio de que "o pequeno fogo atrai o grande fogo". Em comum com muitos pontos de acupuntura, *Lidui* (E-45) tem uma ação homeostática, podendo também ser usado para tratar distúrbios depressivos caracterizados por recolhimento e desejo excessivo de dormir, o que enfatiza sua capacidade de acalmar e regular o espírito em várias situações.

Combinações

- Inchaço na face: *Lidui* (E-45), *Chongyang* (E-42), *Fenglong* (E-40), *Tianshu* (E-25) e *Xiangu* (E-43) (*Thousand Ducat Formulas*).
- Pesadelos: *Lidui* (E-45) e *Yinbai* (BP-1) (*One Hundred Symptoms*).
- Sonolência: *Lidui* (E-45) e *Dadun* (F-1) (*Supplementing Life*).
- Sonolência sem desejo de mover os quatro membros: *Lidui* (E-45), *Sanjian* (IG-3), *Sanyangluo* (SJ-8), *Tianjing* (SJ-10) e *Zuwuli* (F-10) (*Thousand Ducat Formulas*).
- Sonolência: *Lidui* (E-45), *Taixi* (R-3), *Zhaohai* (R-6), *Baihui* (DU-20), *Tianjing* (SJ-10), *Erjian* (IG-2), *Sanjian* (IG-3) e *Ganshu* (B-18) (*Great Compendium*).
- Pânico excessivo: *Lidui* (E-45), *Erjian* (IG-2), *Yinxi* (C-6) e *Jianshi* (PC-5) (*Supplementing Life*).
- Fraqueza das pernas: Aplicar moxa em *Lidui* (E-45), *Taichong* (F-3) e *Fengshi* (VB-31) (*Outline of Medicine*).

NOTAS

[1] *Spiritual Pivot*, Cap. 9.
[2] *Spiritual Pivot*, Cap. 7.
[3] *Essential Questions*, Cap. 63.
[4] *Spiritual Pivot*, Cap. 9, e *Essential Questions*, Cap. 70.
[5] *Spiritual Pivot*, Cap. 21.
[6] *Spiritual Pivot*, Cap. 33.
[7] *Essential Questions*, Cap. 47.
[8] *Essential Questions*, Cap. 61.
[9] *The Heart & Essence of Dan-xi's Methods of Treatment*, uma tradução de Zhu Dan-xi´s Dan Xi Zhi Fa Xin Yao, Blue Poppy Press, p. 315.
[10] Ibid.
[11] *Spiritual Pivot*, Cap. 2.
[12] O livro *Ode to Elucidate Mysteries* diz que *Dabao* (BP-21) domina a região superior, *Tianshu* (E-25), a região média e *Diji* (BP-8), a região inferior.
[13] Citado em *Grasping the Wind*, de Andrew Ellis, Nigel Wiseman e Ken Boss, Paradigme Publications, 1989, p. 79.
[14] Muitos textos clássicos atribuem esses dois nomes ao ponto *Qixue* (R-13). *Supplement to the Thousand Ducat Formulas*, entretanto, deixa claro que o ponto é *Shuidao* (E-28), referindo-se ao ponto localizado a 2 *cun* de distância de cada lado de *Guanyuan* (REN-4).
[15] *Essential Questions*, Cap. 62.
[16] *Essential Questions*, Cap. 61.
[17] *Spiritual Pivot*, Cap. 33.
[18] *Essential Questions*, Cap. 61.
[19] *Spiritual Pivot*, Cap. 78.
[20] Ma Dan-yang foi o criador do *Song of the Eleven Heavenly Star Points*. Eles apareceram pela primeira vez no livro *Classic of the Jade Dragon*, escrito no século XII d. C. Xu Feng incluiu esse texto em sua obra *Complete Collection of Acupuncture and Moxibustion* e acrescentou um décimo segundo ponto, *Taichong* (F-3).
[21] *Clássico das Dificuldades*, 68ª Dificuldade.
[22] *Spiritual Pivot*, Caps. 4 e 44, respectivamente.
[23] *Spiritual Pivot*, Cap. 19.
[24] *Classic of Categories*.
[25] *Spiritual Pivot*, Cap. 56.
[26] *Spiritual Pivot*, Cap. 60.
[27] *Essential Questions*, Cap. 18.
[28] *Spiritual Pivot*, Cap. 33.
[29] *Spiritual Pivot*, Cap. 78.
[30] (1) Taxação do Coração: envolve principalmente lesão ao sangue do Coração; (2) taxação do Baço: alimentação ou preocupação excessivas agridem o *qi* do Baço; (3) taxação do Pulmão: depleção do *qi* ou do *yin* do Pulmão; (4) taxação do Rim: agressão ao *qi* do Rim por excesso de sexo; (5) taxação do Fígado: lesão ao *qi* do Fígado por excitação mental com sinais como visão turva, dor no tórax e no hipocôndrio, músculos e tendões flácidos e dificuldade de se movimentar.
[31] *Essential Questions*, Cap. 29.
[32] *Spiritual Pivot*, Cap. 19.
[33] *Essential Questions*, Cap. 61.
[34] *Spiritual Pivot*, Cap. 2.
[35] *Essential Questions*, Cap. 61.
[36] *Essential Questions*, Cap. 61.
[37] *Spiritual Pivot*, Cap. 2.
[38] *Essential Questions*, Cap. 61.
[39] *Essential Questions*, Cap. 74.
[40] Citado em *Chinese Acupuncture and Moxibustion*, Foreign Language Press, Beijing.
[41] *Clássico das Dificuldades*, 68ª Dificuldade.
[42] *Spiritual Pivot*, Cap. 9.

Canal do Baço
Taiyin do Pé

8

足太陰脾經

190 – CANAL DO BAÇO TAIYIN DO PÉ

CANAL PRIMÁRIO DO BAÇO

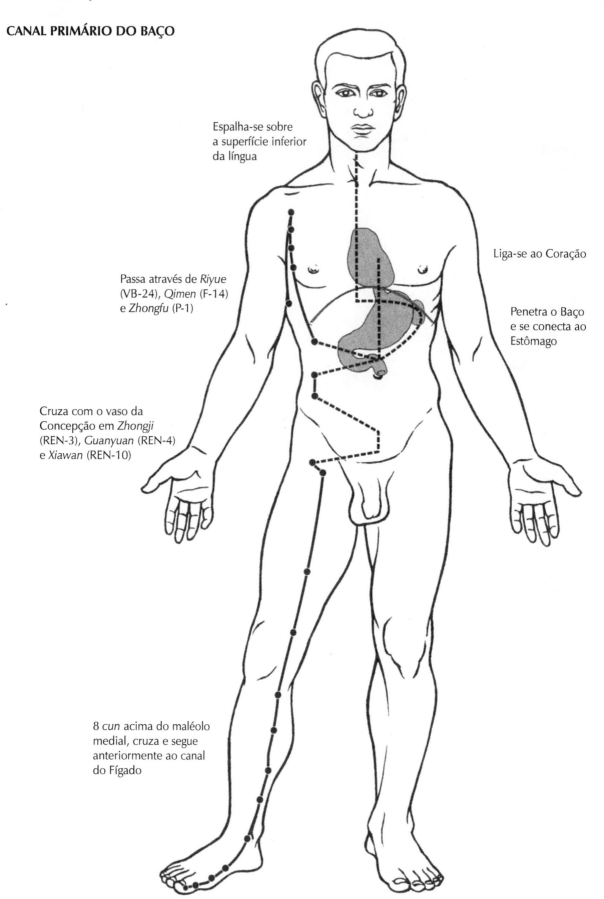

Espalha-se sobre a superfície inferior da língua

Liga-se ao Coração

Passa através de *Riyue* (VB-24), *Qimen* (F-14) e *Zhongfu* (P-1)

Penetra o Baço e se conecta ao Estômago

Cruza com o vaso da Concepção em *Zhongji* (REN-3), *Guanyuan* (REN-4) e *Xiawan* (REN-10)

8 *cun* acima do maléolo medial, cruza e segue anteriormente ao canal do Fígado

978-85-7241-939-0

Canal primário do Baço

- Começa no aspecto medial da ponta do dedo grande do pé em *Yinbai* (BP-1).
- Segue ao longo do aspecto medial do pé, seguindo a borda onde a pele muda de cor.
- Ascende em frente ao maléolo medial em *Shangqiu* (BP-5).
- Segue a borda posterior da tíbia pelo aspecto medial da perna até um ponto situado a 8 *cun* de distância acima do maléolo medial onde cruza o canal do Fígado (e, em seguida, segue anteriormente a ele).
- Ascende ao longo do aspecto medial do joelho e o aspecto anteromedial da coxa até a parte inferior do abdome, onde cruza o vaso da Concepção em *Zhongji* (REN-3), *Guanyuan* (REN-4) e *Xiawan* (REN-10), antes de penetrar no Baço e se conectar ao Estômago.
- Emerge na região do Estômago e ascende inicialmente a 4 *cun* de distância da linha média e depois a 6 *cun* de distância da linha média, passando por *Riyue* (VB-24), *Qimen* (F-14) e *Zhongfu* (P-1), e descende até terminar no sétimo espaço intercostal na linha média axilar em *Dabao* (BP-21).

Um ramo

- Ascende através do diafragma, passa ao longo do esôfago e se espalha pela superfície inferior da língua.

Outro ramo

- Ascende do Estômago, passa através do diafragma e flui para se ligar ao Coração.

O canal primário do Baço conecta-se com esses zangfu: Baço, Estômago, Coração.

O canal primário do Baço encontra outros canais nesses pontos: *Zhongfu* (P-1), *Riyue* (VB-24), *Qimen* (F-14), *Zhongji* (REN-3), *Guanyuan* (REN-4), *Xiawan* (REN-10).

Nota: *Shanzhong* (REN-17) é classificado como ponto de encontro do canal primário do Baço com o vaso da Concepção, mas as descrições do trajeto do canal do Baço não costumam mencionar esse ponto.

Canal luo de conexão do Baço

- Origina-se em *Gongsun* (BP-4).
- Conecta-se ao canal do Estômago.
- Penetra o abdome e se conecta com os Intestinos e com o Estômago.

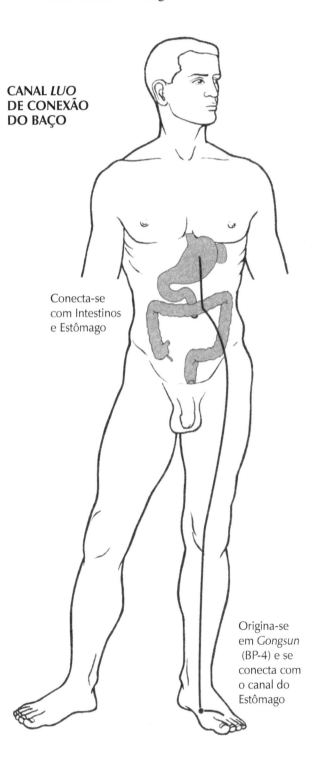

CANAL LUO DE CONEXÃO DO BAÇO

Conecta-se com Intestinos e Estômago

Origina-se em *Gongsun* (BP-4) e se conecta com o canal do Estômago

Canal divergente do Baço

- Ramifica-se do canal primário no meio da parte anterior da coxa.
- Segue o canal divergente do Estômago até a garganta, onde penetra a língua.

Grande canal **luo** de conexão do Baço

- Separa-se do canal primário em *Dabao* (BP-21) no aspecto lateral do tórax.
- Espalha-se através do tórax e da região costal lateral, recolhendo o sangue dos canais *luo* de conexão do corpo todo.

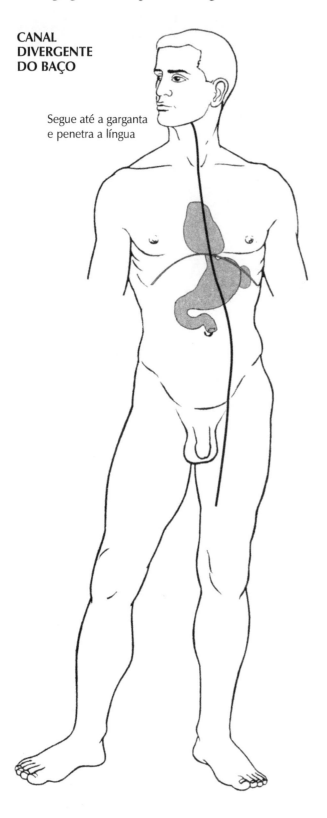

CANAL DIVERGENTE DO BAÇO

Segue até a garganta e penetra a língua

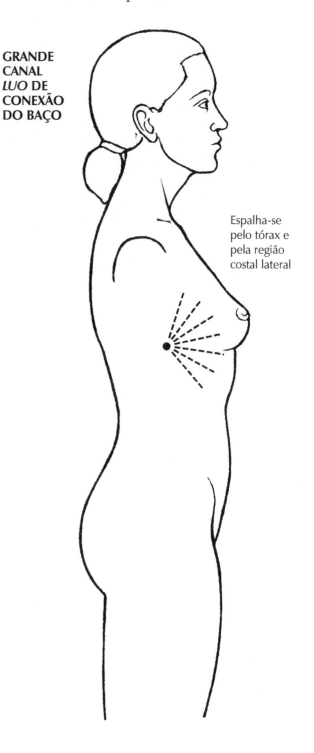

GRANDE CANAL *LUO* DE CONEXÃO DO BAÇO

Espalha-se pelo tórax e pela região costal lateral

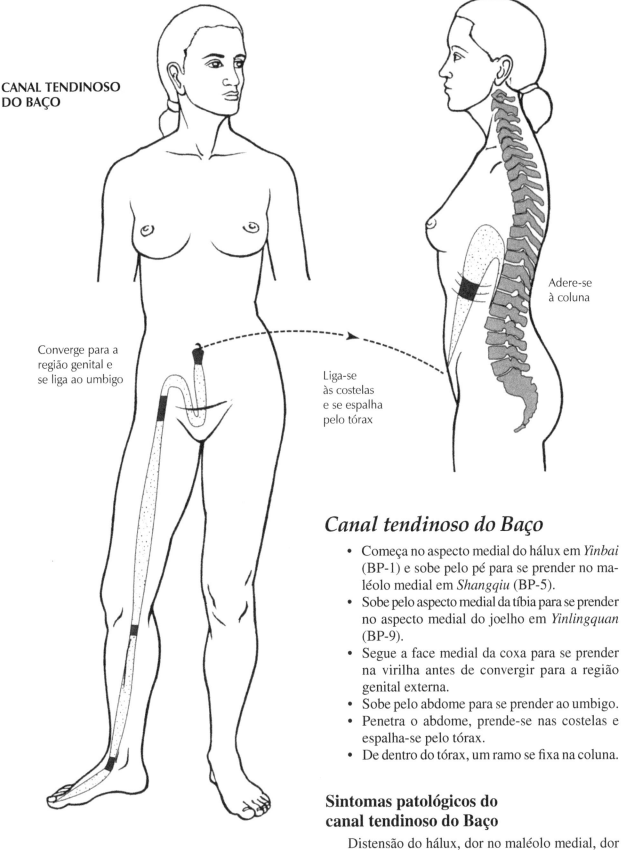

Canal tendinoso do Baço

- Começa no aspecto medial do hálux em *Yinbai* (BP-1) e sobe pelo pé para se prender no maléolo medial em *Shangqiu* (BP-5).
- Sobe pelo aspecto medial da tíbia para se prender no aspecto medial do joelho em *Yinlingquan* (BP-9).
- Segue a face medial da coxa para se prender na virilha antes de convergir para a região genital externa.
- Sobe pelo abdome para se prender ao umbigo.
- Penetra o abdome, prende-se nas costelas e espalha-se pelo tórax.
- De dentro do tórax, um ramo se fixa na coluna.

Sintomas patológicos do canal tendinoso do Baço

Distensão do hálux, dor no maléolo medial, dor e câimbra (ao longo do trajeto do canal), dor no aspecto medial do joelho, dor na região medial da coxa que chega até a região inguinal, dor espasmódica dos órgãos genitais que pode chegar até o umbigo e a região costal lateral ou provocar dor no tórax e dentro da coluna.

Discussão

O canal do Baço *taiyin* do pé está relacionado interior-exteriormente ao canal do Estômago e, de acordo com a teoria dos seis canais, ao canal do Pulmão *taiyin* da mão. A relação Baço-Estômago é ainda mais fortalecida pelos fatos que seguem:

- O trajeto interno do canal primário do Baço conecta-se com o *fu* Estômago.
- O canal *luo* de conexão do Baço conecta-se com o canal do Estômago e com o *fu* Estômago.
- O canal divergente do Baço conecta-se com o canal divergente do Estômago.

Além disso, é importante notar que:

- O canal primário do Baço liga-se ao vaso da Concepção abaixo do umbigo em *Zhongji* (REN-3) e em *Guanyuan* (REN-4) e acima do umbigo em *Xiawan* (REN-10).
- O canal primário do Baço atravessa o hipocôndrio – cruzando os canais da Vesícula Biliar e Fígado em *Riyue* (VB-24) e *Qimen* (F-14).
- O canal primário do Baço ascende ao longo do tórax para cruzar o canal do Pulmão em *Zhongfu* (P-1), enquanto o canal tendinoso se espalha pelo tórax.
- O canal primário do Baço atravessa a região costal lateral nos pontos *Shidou* (BP-17), *Tianxi* (BP-18), *Xiongxiang* (BP-19), *Zhourong* (BP-20) e *Dabao* (BP-21).
- O canal primário do Baço e o canal divergente do Baço conectam-se com a língua.
- O canal primário do Baço conecta-se com o *zang* Coração.
- O canal *luo* de conexão do Baço conecta-se com os intestinos.
- O canal tendinoso do Baço converge para a região genital externa.

O Baço tem cinco funções principais:

- Domina o transporte e a transformação dos produtos líquidos e sólidos da digestão depois destes terem sido "decompostos e maturados" pelo Estômago. Portanto, apresenta um importante papel no processo digestivo, na produção de *qi* e sangue, na função dos intestinos e na eliminação adequada dos líquidos.
- Controla o sangue, domina o primeiro estágio da sua formação e o mantém em seu local apropriado, impedindo hemorragia.
- Domina os músculos e os quatro membros, fornecendo vigor e massa.
- Abre-se na boca e domina o sentido do paladar.
- Controla a ascensão do *qi* para anular o afundamento e o prolapso.

Graças a essas funções, bem como dos trajetos dos canais discutidos anteriormente, que muitas das ações e indicações dos pontos do canal do Baço podem ser explicadas. Estas podem ser resumidas dessa forma:

- Tratamento da falha da função de transporte e transformação, causando borborigmos, fezes soltas, alimentos não digeridos nas fezes, falta de apetite, etc.
- Tratamento de distúrbios dos intestinos, como distúrbio disentérico, diarreia e constipação.
- Tratamento de retenção de umidade e consequente estagnação do *qi*, o que provoca distensão e dor abdominais, edema, peso no corpo, dolorimento nos músculos e articulações, inchaço nos quatro membros, dificuldade de micção, leucorreia, sonolência, letargia, etc.
- Tonificação do *qi* e do sangue.
- Resolução de estase de sangue, especialmente no útero, e resfriamento do sangue.
- Reforço da função do Baço de manter o sangue em seu local apropriado.
- Ascensão do *qi* e tratamento de prolapso.
- Tratamento de dispneia, plenitude e distensão do tórax e da região costal lateral, suspiro, etc.
- Tranquilização e regulação do espírito.
- Tratamento de distúrbios dos órgãos genitais.

Yinbai (BP-1) – branco oculto

Ponto jing *poço e ponto madeira do canal do Baço.*
Ponto fantasma de Sun Si-miao.

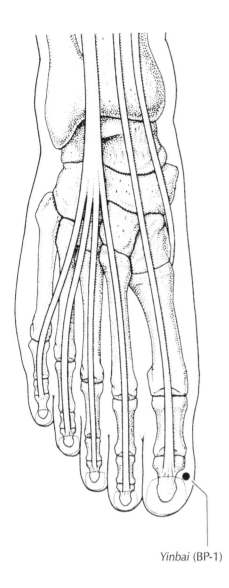

Yinbai (BP-1)

Localização

No aspecto dorsal do dedo grande do pé, na junção das linhas traçadas ao longo da borda medial da unha e da base da unha, a aproximadamente 0,1 *cun* de distância do canto da unha.

Inserção da agulha

Inserção perpendicular ou oblíqua em sentido proximal, de 0,1 a 0,2 *cun*, ou picar para sangrar.

Ações

- Interrompe o sangramento.
- Regula o Baço.
- Desata o tórax.
- Acalma o Coração e o espírito e restaura a consciência.

Indicações

- Hemorragia uterina, menorragia, sangue na urina, sangue nas fezes, vômito de sangue, hemorragia nasal, doença febril com hemorragia nasal.
- Distensão abdominal, inchaço súbito nos quatro membros, diarreia súbita, vômito, ausência de desejo de comer ou beber, dificuldade de ingestão.
- Agitação, calor no tórax, plenitude no tórax, dispneia, suspiro, propensão à tristeza, depressão maníaca, sonhar excessivo, insônia, agitação crônica de vento na infância, perda da consciência.
- Febre com ausência de transpiração, pés frios, sensação de frio na parte inferior da perna.

Comentários

De acordo com o *Supplement to the Thousand Ducat Formulas*: "O Baço une o sangue; quando o Baço está deficiente, torna-se incapaz de unir o sangue". Enquanto *Treatise on Disorders of Blood* afirma: "Quando o *yang* do Baço está deficiente, torna-se incapaz de unir o sangue". *Yinbai* (BP-1), o ponto *jing* poço do canal do Baço, é um dos pontos mais importantes para fortalecer a função do Baço de manter o sangue em seu local apropriado. Quando essa função está prejudicada, há hemorragia, normalmente de natureza crônica, que ocorre em qualquer parte do corpo, sendo mais comum no *jiao* inferior, seja sob a forma de hemorragia uterina, seja sob a forma de sangue na urina ou nas fezes. Nesses casos, a moxibustão (com bastão de moxa ou cones diretos) em *Yinbai* (BP-1) costuma ser empregada, sendo particularmente útil instruir o paciente quanto ao uso diário de moxibustão em casa. A ação de *Yinbai* (BP-1) em cessar a hemorragia, entretanto, não se restringe a casos de deficiência do Baço, mas pode também ser aplicada quando o calor penetra no nível do sangue, dando origem a sangramento impetuoso. Isso pode se manifestar na parte inferior ou superior do corpo (por exemplo, hemorragia nasal ou vômito com sangue). Nesses casos, a inserção de agulha no ponto ou a picada para provocar sangria é o método usual empregado, embora alguns médicos prefiram usar moxibustão, a despeito da presença do calor.

O *Essential Questions*[1] afirma: "Umidade, inchaço e plenitude pertencem, todos, ao Baço". *Yinbai* (BP-1) é capaz de regular o Baço no tratamento de distúrbios como distensão abdominal, inchaço nos membros, diarreia, etc.; mas como ponto *jing* poço, e, portanto, ponto mais dinâmico do canal do Baço, é indicado principalmente quando esses distúrbios são agudos e têm início súbito.

De acordo com o *Clássico das Dificuldades*[2], os pontos *jing* poço são indicados para tratar "plenitude abaixo do Coração". Embora a região "abaixo do Coração" se refira especificamente à região superior do epigástrio, à semelhança de muitos pontos *jing* poço, *Yinbai* (BP-1) trata plenitude na região do tórax como um todo. O canal primário do Baço ascende através do tórax e das regiões costais laterais, fazendo conexão com pontos como *Riyue* (VB-24), *Qimen* (F-14) e *Zhongfu* (P-1), e termina em *Dabao* (BP-21), de onde o grande canal *luo* de conexão do Baço, assim como o canal tendinoso do Baço, espalha-se por tórax, costelas e região costal lateral. *Yinbai* (BP-1), como ponto inicial do canal, é especialmente eficaz no tratamento da extremidade oposta do canal, sendo indicado para tratar uma variedade de distúrbios como calor no tórax, plenitude no tórax, dispneia e suspiros.

O canal do Baço se liga ao Coração, reforçando a íntima relação fisiológica entre os dois *zang*. *Yinbai* (BP-1), como muitos pontos *jing* poço, é indicado para tratar distúrbios do Coração e do espírito, nesse caso, agitação do Coração, depressão maníaca e propensão à tristeza. Como *Lidui* (E-45), é especialmente usado para tratar insônia com sonhar inquieto ou excessivo e pesadelos; na prática clínica, esses dois pontos podem ser combinados para esse tipo de tratamento. Sua ação sobre o espírito é tão forte que foi incluído por Sun Si-miao sob seu nome alternativo de *Guilei* (fortaleza do fantasma) entre os "treze pontos fantasmas", para o tratamento de depressão maníaca e epilepsia.

Finalmente, *Yinbai* (BP-1) compartilha com a maioria dos outros pontos *jing* poço a ação de reavivar e restaurar os sentidos e é indicado para tratar perda da consciência.

Combinações

- Hemorragia: agulhar *Yinbai* (BP-1) e aplicar moxa em *Zusanli* (E-36) (*Glorious Anthology*).
- Distúrbio disentérico vermelho (com sangue): *Yinbai* (BP-1), *Tianshu* (E-25), *Neiting* (E-44), *Qihai* (REN-6), *Zhaohai* (R-6) e *Neiguan* (PC-6) (*Great Compendium*).
- Vômito de sangue e sangramento externo espontâneo: *Yinbai* (BP-1), *Pishu* (B-20), *Ganshu* (B-18) e *Shangwan* (REN-13) (*Great Compendium*).
- Sangramento nasal intenso e incessante: *Yinbai* (BP-1) e *Weizhong* (B-40) (*Supplementing Life*).
- Calor na cabeça e rinite com hemorragia nasal: *Yinbai* (BP-1), *Chengshan* (B-57), *Feiyang* (B-58), *Kunlun* (B-60) e *Jinggu* (B-64) (*Thousand Ducat Formulas*).
- Dor no tórax: *Yinbai* (BP-1), *Zhongfu* (P-1), *Yunmen* (P-2), *Qimen* (F-14), *Feishu* (B-13), *Hunmen* (B-47) e *Daling* (PC-7) (*Supplementing Life*).
- Agitação e opressão com incapacidade de dormir: *Yinbai* (BP-1), *Taiyuan* (P-9), *Gongsun* (BP-4), *Feishu* (B-13), *Yinlingquan* (BP-9) e *Sanyinjiao* (BP-6) (*Great Compendium*).
- Epilepsia: *Yinbai* (BP-1), *Shenmen* (C-7), *Neiguan* (PC-6), *Houxi* (ID-3) e *Xinshu* (B-15) (*Complete Collection*).
- Pesadelos: *Yinbai* (BP-1) e *Lidui* (E-45) (*One Hundred Symptoms*).
- Perda da consciência: *Yinbai* (BP-1) e *Dadun* (F-1) (*Systematic Classic*).

Dadu (BP-2) – grande metrópole

Ponto ying *nascente e ponto fogo do canal do Baço.*

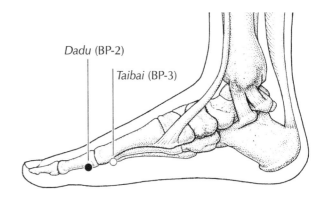

Localização

No aspecto medial do hálux, na depressão distal e inferior à primeira articulação metatarsofalangiana.

Nota de localização

Situa-se na depressão palpada quando se desliza a ponta do dedo distalmente sobre a bola do pé.

Inserção da agulha

Inserção oblíqua para baixo de 0,3 a 0,5 *cun*.

Ações

- Regula o Baço.
- Resolve umidade e umidade-calor.
- Harmoniza *jiao* médio e dispersa calor.

Indicações

- Inchaço súbito nos quatro membros, peso no corpo com dor nos ossos, inchaço nos membros, opressão no tórax.
- Distensão abdominal, dor epigástrica, vômito, diarreia, constipação, agitação quando se está faminto e vertigem quando se está satisfeito, distúrbio da perturbação súbita.
- Agitação, insônia, dor no Coração, doença febril com ausência de transpiração, doença febril que não cessa, lesão por frio que causa contra-corrente em mãos e pés por frio, tontura visual.
- Dor lombar com incapacidade de girar o corpo, distúrbios do hálux, sensação de calor nas plantas dos pés.

Comentários

Dadu (BP-2) é o ponto *ying* nascente e ponto fogo do canal do Baço e tema de declarações um tanto quanto contraditórias em diferentes clássicos. O *Clássico das Dificuldades*[3] afirma que os pontos *ying* nascente são indicados para tratar "calor no corpo" e, de fato, os pontos *ying* nascente dos doze canais são normalmente os principais pontos para dispersar calor por excesso ou deficiência de seus respectivos *zangfu* ou canais. O *Illustrated Classic of Acupuncture Points on the Bronze Man* diz: "quando o Baço está deficiente, reforçar *Dadu* (BP-2)", refletindo o *status* de *Dadu* (BP-2) como ponto "mãe" do canal do Baço (fogo é a mãe da terra), de acordo com o princípio de tonificar a mãe para nutrir o filho. O *Classic of the Jade Dragon* simplesmente declara que *Dadu* (BP-2) pode tratar desarmonia do Baço e do Estômago.

O Baço domina a função do sistema digestivo como um todo, incluindo o Estômago e os Intestinos. Sua função de transporte e transformação exige muito do *qi* do Baço e, em casos de desarmonia, o Baço tende à deficiência, razão pela qual a maioria dos pontos do canal do Baço distais ao joelho tem algum efeito de tonificação do Baço. Essa deficiência pode ser a base de padrões de umidade ou umidade-calor do Baço, ou como a deficiência do transporte e da transformação promove a geração desses patógenos dentro do corpo ou quando o Baço está deficiente, o corpo fica especialmente vulnerável ao ataque de umidade e umidade-calor externas. Essa imagem de deficiência do Baço combinada com umidade ou umidade-calor é capaz de conciliar as diferentes declarações feitas nos clássicos sobre *Dadu* (BP-2). Deve-se enfatizar, no entanto, que entre os pontos mais distais do canal do Baço, a ação tonificante de *Dadu* (BP-2) é relativamente pequena, sendo sua ação principal a de reduzir padrões de excesso.

Dadu (BP-2) é indicado para tratar excesso de umidade ou umidade-calor que se manifesta como inchaço súbito nos quatro membros, peso no corpo com dor nos ossos, inchaço nos membros e opressão no tórax. Essas indicações implicam ataque por umidade ou umidade-calor externas, amiúde como consequência de uma deficiência de base do Baço. *Dadu* (BP-2) também é utilizado no tratamento de padrões de calor no Estômago e nos intestinos, como distensão abdominal, dor epigástrica, vômito, diarreia ou constipação e distúrbio da perturbação súbita. A indicação "agitação quando faminto e tontura quando satisfeito" reflete um padrão de fleuma-calor no Estômago. A ação de dispersar o calor de *Dadu* (BP-2) se estende ao tratamento de doenças febris, sendo tal ponto especialmente indicado quando as febres são acompanhadas de ausência de transpiração.

Para finalizar, *Dadu* (BP-2) pode ser usado como ponto local para tratar distúrbios do hálux, em combinação com pontos como *Taibai* (BP-3) e *Xingjian* (F-2).

Combinações

- Vômito: *Dadu* (BP-2) e *Chengguang* (B-6) (*Supplementing Life*).
- Doença febril com ausência de transpiração: *Dadu* (BP-2) e *Jingqu* (P-8) (*One Hundred Symptoms*).
- Dor no Coração e no epigástrio: *Dadu* (BP-2) e *Taibai* (BP-3) (*Spiritual Pivot*).
- Estagnação do *qi*, dor lombar com incapacidade de se manter em pé: *Dadu* (BP-2) e *Henggu* (R-11) (*Ode of Xi-hong*).

Taibai (BP-3) – branco supremo

太白

Ponto shu *riacho, ponto* yuan *fonte e ponto terra do canal do Baço.*

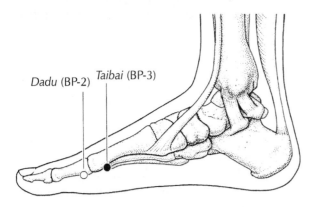

Localização

No aspecto medial do pé, na depressão proximal e inferior à cabeça do primeiro osso metatarsiano.

Nota de localização

Situa-se na depressão palpada quando se desliza a ponta do dedo em sentido proximal sobre o lado da bola do pé.

Inserção da agulha

Inserção perpendicular de 0,5 a 1 *cun*.

Ações

- Tonifica o Baço e resolve a umidade e a umidade-calor.
- Harmoniza o Baço e o Estômago.
- Regula o *qi*.

Indicações

- Deficiência do Baço e do Estômago, peso no corpo com dor nos ossos, sensação de opressão nos quatro membros, *qi* da perna, borborigmos, borborigmos com dor penetrante, diarreia, alimentos não digeridos (nas fezes), diarreia com pus e sangue, distúrbio disentérico, constipação, hemorroidas.
- Dor abdominal cortante, dor abdominal, distensão abdominal, distensão no epigástrio, dor no epigástrio, dor no epigástrio e no Coração, distensão no tórax e na região costal lateral, vômito, fome sem prazer em comer, distúrbio da perturbação súbita com contra-corrente em mãos e pés por frio.
- Doença febril com plenitude e opressão e incapacidade de se deitar, doença febril que começa com peso na cabeça, dor na fronte, calor no corpo com agitação e plenitude.
- Dor no joelho e na coxa, dores articulares, dor lombar, distúrbio de atrofia.

Comentários

Taibai (BP-3) é o ponto *shu* riacho, ponto *yuan* fonte e ponto terra do canal terra do Baço e tem a poderosa ação de fortalecer e regular o *qi* do Baço e do Estômago. O capítulo 6 do *Spiritual Pivot* recomenda o uso dos pontos *shu* riacho no tratamento dos distúrbios dos *zang*, enquanto no capítulo 1 afirma: "Quando os cinco *zang* estão doentes, selecionar [entre] os doze [pontos] *yuan* fonte". O *Classic of the Jade Dragon* afirma claramente que *Taibai* (BP-3) é indicado para tratar "deficiência e fragilidade do Baço e do Estômago". Como a deficiência desses *zangfu* causa facilmente excesso de umidade e consequente obstrução do *qi*, *Taibai* é um importante ponto para tratar a deficiência primária e o excesso subsequente que amiúde é gerado.

O *Essential Questions*[4] afirma: "Umidade, excesso e plenitude pertencem, todos, ao Baço" e "quando o Baço está acometido, gera-se umidade". O Estômago e o Baço, juntos, dominam a transformação das partes sólidas e líquidas dos alimentos e bebidas e o transporte através do corpo do *qi* e dos líquidos corporais transformados por eles. Quando o Estômago e o Baço estão deficientes, essas funções de transporte e transformação são prejudicadas, o que acarreta acúmulo de umidade. *Taibai* (BP-3) é indicado para tratar uma variedade de sintomas que refletem essa combinação de deficiência e excesso, como borborigmos e diarreia, alimentos não digeridos nas fezes, peso no corpo, sensação de opressão nos quatro membros, etc. Embora a deficiência do Baço geralmente cause a diarreia e as fezes soltas, *Taibai* (BP-3) está incluído em várias combinações clássicas para tratar constipação e dificuldade de defecação. Esse tipo de constipação pode surgir quando há *qi* insuficiente para mover e ativar os intestinos.

Umidade ou umidade-calor de origem externa que penetra com facilidade quando há uma deficiência de base do Baço ou umidade interna, pode agredir o corpo de três formas principais, sendo *Taibai* (BP-3) indicado para o tratamento de todas elas. Primeira, podem combinar-se com vento-frio ou vento-calor, dando origem a sintomas como doença febril com plenitude e opressão e incapacidade de se deitar, e doença febril que começa com peso na cabeça. Segundo, podem atacar diretamente o Baço e o Estômago, causando sintomas como distúrbio disentérico, diarreia contendo pus e sangue, vômito e calor no corpo com agitação e plenitude. Terceiro, sob a forma de vento-umidade, podem penetrar no canal e causar obstrução dolorosa que se manifesta como peso no corpo com dor nos ossos, dores articulares, dor no joelho e na coxa ou dor lombar. O uso de *Taibai* (BP-3) nesse último padrão reflete a declaração do *Clássico das Dificuldades*[5] de que os pontos *shu* riacho são indicados para tratar "peso no corpo e dor nas articulações". Além de tratar esses padrões de umidade externa, *Taibai* (BP-3) também pode ser usado para o tratamento de *qi* da perna decorrente de umidade-calor fluindo para baixo e de distúrbio de atrofia por umidade ou deficiência do Baço. Esse padrão é discutido no *Essential Questions*, que afirma: "Quando expostos à umidade por um período, os músculos e a carne serão invadidos; isso causará insensibilidade e atrofia da carne"[6] e "Quando há doença no Baço, ele falha em transportar os líquidos corporais para o Estômago. Os quatro membros não recebem a nutrição de água e grão e, portanto, ficam fracos. Acaba o livre fluxo pelos trajetos dos vasos e acaba o *qi* para produzir os tendões, ossos e músculos que, assim, não conseguem funcionar"[7].

Deve-se notar que *Taibai* (BP-3) também é fortemente indicado para tratar vários sintomas caracterizados por distensão e dores abdominais, epigástrio, tórax, Coração e região costal lateral. Esses sintomas decorrem de estagnação do *qi*, que pode surgir pela deficiência do *qi*, em outras palavras, quando há *qi* insuficiente para manter a circulação fluindo livremente ou quando o acúmulo de umidade túrbida obstrui o movimento livre do *qi*. No primeiro caso, o pulso e a língua refletirão apenas deficiência e o princípio de tratamento é

reforçar *Taibai* (BP-3), de acordo com a teoria de "tratar pela oposição", nesse caso, "tratar a plenitude preenchendo". No segundo caso, o pulso e a língua mostram sinais de excesso e o princípio de tratamento é reduzir *Taibai* (BP-3).

Por fim, *Taibai* (BP-3) costuma ser usado para tratar distúrbios das articulações do hálux e da cabeça do primeiro osso metatarsiano.

Combinações

- Alimentos não digeridos (nas fezes): *Taibai* (BP-3) e *Fuai* (BP-16) (*Supplementing Life*).
- Borborigmos: *Taibai* (BP-3), *Gongsun* (BP-4), *Dachangshu* (B-25) e *Sanjiaoshu* (B-22) (*Supplementing Life*).
- Distúrbio da perturbação súbita: *Taibai* (BP-3), *Yinlingquan* (BP-9), *Chengshan* (B-57) e *Jiexi* (E-41) (*Great Compendium*).
- Diarreia e distúrbio disentérico com pus e sangue: *Taibai* (BP-3), Xiajuxu (E-39) e *Youmen* (R-21) (*Supplementing Life*).
- Sangue nas fezes: *Taibai* (BP-3), *Chengshan* (B-57), *Fuliu* (R-7) e *Taichong* (F-3) (*Great Compendium*).
- Constipação: *Taibai* (BP-3), *Zhaohai* (R-6) e *Zhangmen* (F-13) (*Great Compendium*).
- Constipação: *Taibai* (BP-3), *Zhaohai* (R-6), *Zhangmen* (F-13) e *Zhigou* (SJ-6) (*Great Compendium*).
- Dificuldade de defecação: *Taibai* (BP-3) e *Zhongzhu* (R-15) (*Systematic Classic*).
- Dor decorrente de abscesso intestinal: *Taibai* (BP-3), *Xiangu* (E-43) e *Dachangshu* (B-25) (*Great Compendium*).
- Distensão abdominal, alimentos não digeridos (nas fezes) e distensão em tambor com plenitude intensa: *Taibai* (BP-3) e *Gongsun* (BP-4) (*Thousand Ducat Formulas*).
- Distensão abdominal que causa dor nas costas: *Taibai* (BP-3) e *Taichong* (F-3) (*Great Compendium*).
- Distensão em tambor: *Taibai* (BP-3), *Fuliu* (R-7), *Gongsun* (BP-4), *Zhongfeng* (F-4) e *Shuifen* (REN-9) (*Bronze Man*).
- Dor lombar com incapacidade de curvar-se e estender-se: *Taibai* (BP-3), *Weiyang* (B-39), *Yinmen* (B-37), *Yinlingquan* (BP-9) e *Xingjian* (F-2) (*Thousand Ducat Formulas*).

Gongsun (BP-4) – avô neto

Ponto luo de conexão do canal do Baço.
Ponto confluente do vaso de Penetração.

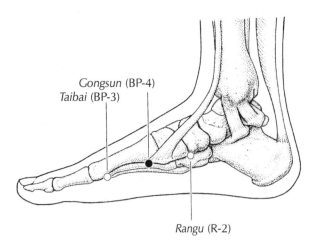

Localização

No aspecto medial do pé, na depressão distal e inferior à base do primeiro osso metatarsiano.

Nota de localização

Inicialmente, localizar *Taibai* (BP-3) e, em seguida, deslizar o dedo em sentido proximal ao longo do eixo do primeiro osso metatarsiano até alcançar a depressão na base do osso (a aproximadamente 1 *cun*).

Inserção da agulha

Inserção perpendicular de 0,5 a 1 *cun*.

Ações

- Fortifica o Baço e harmoniza o *jiao* médio.
- Regula o *qi* e resolve a umidade.
- Acalma o espírito.
- Beneficia o Coração e o tórax.
- Regula o vaso de Penetração.

Indicações

- Dor epigástrica, vômito, frio no Estômago, ausência de prazer de comer, constrição esofágica, distensão e dor abdominal, distensão e dor na região umbilical, dor cortante nos intestinos, distensão em tambor, borborigmos, diarreia, alimentos não digeridos (nas fezes), distúrbio disentérico, sangue nas fezes, tenesmo, distúrbio da perturbação súbita.
- Depressão maníaca, delírio maníaco, insônia e inquietação, epilepsia, dor no Coração, deficiência da Vesícula Biliar, suspiros excessivos.
- Menstruação irregular, distúrbios ginecológicos, retenção de placenta e lóquios.
- Inchaço na cabeça e na face, edema, *qi* da perna, icterícia, malária, malária por frio.
- Dor no calcanhar, calor nas plantas dos pés.

Comentários

Gongsun (BP-4) é o ponto *luo* de conexão do canal do Baço e o ponto confluente do vaso de Penetração. Suas principais ações são harmonizar o *jiao* médio, fortificar o Baço, regular o *qi* estagnado e transformar a umidade. Uma explicação para o nome "avô neto" se refere a seu *status* de ponto *luo* de conexão, sendo o canal do Baço o avô e o canal do Estômago o neto. Outra explicação é que se refira ao Imperador Amarelo, cujo nome de família era Gongsun e que reinou na fase terra, enfatizando a ação significativa desse ponto sobre o Baço e o Estômago. O Estômago e o Baço (que, juntos, compreendem o *jiao* médio) estão intimamente relacionados e suas funções e naturezas se complementam entre si. A "decomposição e maturação" dos alimentos e líquidos no Estômago, primeiro estágio do processo digestivo, são governadas em última instância pelo Baço. O Baço ascende enquanto o Estômago desce; o Baço abomina a umidade enquanto o Estômago abomina a secura. *Gongsun* (BP-4) conecta-se com o canal do Estômago (por meio do canal *luo* de conexão) e com o Estômago e os intestinos propriamente ditos (pelo canal primário e pelo canal *luo* de conexão). É idealmente adequado, portanto, para harmonizar a relação entre esse *zang* e esse *fu* ligados, sendo, por um lado, indicado para tratar vômito, frio no Estômago, ausência de prazer de comer e constrição esofágica e, por outro, para tratar borborigmos, diarreia, distúrbio disentérico, tenesmo, etc. Também é usado no tratamento de distúrbio da perturbação súbita – o início súbito e agudo de diarreia, vômito e desconforto ou dor abdominal, simultaneamente. Essa doença está associada a ingestão de alimentos impuros ou ataque de frio, calor de verão, umidade ou *qi* epidêmico.

O canal do Baço cruza com o vaso da Concepção no abdome abaixo e acima do umbigo – *Zhongji* (REN-3), *Guanyuan* (REN-4) e *Xiawan* (REN-10) –, enquanto o vaso de Penetração passa por todos os pontos do canal do Rim das partes inferior e superior do abdome. Na prática clínica, *Gongsun* (BP-4) é um importante ponto para tratar distensão abdominal das partes inferior e superior ou dor decorrente de estagnação de *qi*, estase de sangue ou obstrução por umidade. De acordo com a discussão dos "oito métodos terapêuticos", em *Ode of the Obstructed River*, *Gongsun* (BP-4) é particularmente indicado para tratar dor abdominal abaixo do umbigo. Outras fontes enfatizam sua eficácia no tratamento de dores epigástrica e periumbilical. Embora todas as fontes concordem com sua capacidade de tratar dor abdominal, a variação de opiniões sobre a esfera precisa de sua ação reflete seu efeito sobre o Estômago na parte superior do abdome e sobre os intestinos (por meio do Baço) na parte inferior do abdome, bem como os trajetos dos canais que influencia.

Em comum com os outros pontos *luo* de conexão dos canais *yin* – *Lieque* (P-7), *Tongli* (C-5), *Dazhong* (R-4), *Neiguan* (PC-6) e *Ligou* (F-5) –, *Gongsun* (BP-4) tem um pronunciado efeito sobre distúrbios emocionais. O canal do Baço conecta-se com o Coração e, quando fleuma e umidade se acumulam e se transformam em fleuma-calor, ela pode ser carregada para cima e obstruir o Coração e agitar o espírito, dando origem à depressão maníaca, delírio maníaco, insônia, inquietação e epilepsia. Ou então, se o *qi* do Baço estiver deficiente, a fonte de sangue fica fraca e falta nutrição ao Coração e ao espírito, resultando em insônia e inquietação. Notavelmente para um ponto do canal do Baço, *Gongsun* (BP-4) também é indicado para tratar deficiência da Vesícula Biliar e muitos suspiros. Para uma discussão mais abrangente desse padrão, ver *Danshu* (B-19).

O vaso de Penetração se dispersa no tórax e o canal do Baço conecta-se com o Coração, com o tórax e com a região costal lateral. *Complete Collection of Acupuncture and Moxibustion* recomenda *Gongsun* (BP-4) para tratar os "nove tipos de dor no Coração", bem como para tratar dor moderada no tórax. *Neiguan* (PC-6), o ponto confluente do vaso de Ligação *yin*, é geralmente combinado com *Gongsun* (BP-4), o ponto confluente do vaso de Penetração, para reforçar a capacidade desse último de tratar dor no Coração e no tórax, bem como para acalmar o espírito e regular o *qi* no *jiao* médio e, com isso, tratar dor, distensão e náusea.

O vaso de Penetração (conhecido como mar de sangue) origina-se na parte inferior do abdome e tem um efeito específico sobre o útero. *Classic of the Jade Dragon* afirma que *Gongsun* (BP-4) pode ser usado no tratamento de "todos os distúrbios ginecológicos". A despeito dessa recomendação, entretanto, é notável que outras indicações ginecológicas em textos clássicos e modernos sejam relativamente poucas.

Um trajeto do vaso de Penetração ascende até a face, sendo *Gongsun* (BP-4) indicado (e incluído em várias combinações clássicas) para tratar edema, especialmente inchaço na face.

Finalmente, *Great Compendium of Acupuncture and Moxibustion* dá indicações específicas para tratar excesso e deficiência dos pontos *luo* de conexão. No caso de *Gongsun* (BP-4), essas indicações são dor cortante dos intestinos (excesso), distensão em tambor (deficiência).

Combinações

- Dor abdominal: *Gongsun* (BP-4) e *Neiguan* (PC-6) (*Ode of Xi-hong*).
- Estagnação de alimentos na parte média do abdome, dor penetrante que não cessa: *Gongsun* (BP-4), *Jiexi* (E-41), *Zhongwan* (REN-12) e *Zusanli* (E-36) (*Complete Collection*).
- Borborigmos: *Gongsun* (BP-4), *Taibai* (BP-3), *Dachangshu* (B-25) e *Sanjiaoshu* (B-22) (*Supplementing Life*).
- Vômito de fleuma e saliva aquosa, tontura incessante: *Gongsun* (BP-4), *Fenglong* (E-40), *Yangxi* (IG-5) e *Shanzhong* (REN-17) (*Complete Collection*).
- Distúrbio da perturbação súbita: *Gongsun* (BP-4), *Juque* (REN-14), *Guanchong* (SJ-1), *Zhigou* (SJ-6) e *Jiexi* (E-41) (*Systematic Classic*).
- Malária crônica sem prazer de comer: *Gongsun* (BP-4), *Neiting* (E-44) e *Lidui* (E-45) (*Great Compendium*).
- Dor na região costal lateral: *Gongsun* (BP-4), *Zhigou* (SJ-6), *Yanglingquan* (VB-34) e *Zhangmen* (F-13) (*Complete Collection*).
- Inchaço na face e na cabeça: *Gongsun* (BP-4) e *Yanglingquan* (VB-34) (*Supplementing Life*).

Shangqiu (BP-5) – monte Shang

Ponto jing *rio e ponto metal do canal do Baço.*

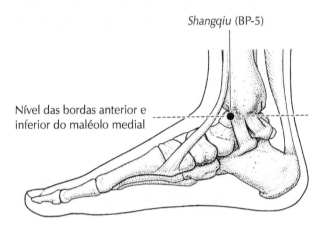

Localização

No aspecto medial do tornozelo, na depressão localizada na junção das linhas retas traçadas ao longo das bordas anterior e inferior do maléolo medial.

Inserção da agulha

Inserção perpendicular de 0,2 a 0,3 *cun*.
Inserção transversal abaixo dos tendões em direção, ou para se unir, a *Jiexi* (E-41).

Ações

- Fortifica o Baço e resolve a umidade.
- Beneficia os tendões e os ossos.
- Acalma o espírito.

Indicações

- Deficiência do Baço, indolência, sonolência, letargia com desejo de deitar-se, distensão abdominal, borborigmos, diarreia aquosa, alimentos não digeridos (nas fezes), constipação, dor por frio no epigástrio, ingestão excessiva de alimentos, calafrios e febre com vômito, tosse e diarreia infantil sem vontade de comer, inchaço na face, icterícia, face amarelada.
- Rigidez e dor na raiz da língua, fala deficiente, tosse, infertilidade, hemorroidas, distúrbio *shan*.
- Depressão maníaca, agitação com sede, excesso de pensamentos, propensão ao riso, pesadelos, Coração com melancolia, corpo frio com suspiros excessivos, agitação crônica infantil de vento, epilepsia infantil por susto.
- Dor e contração dos tendões, trismo, dor no tornozelo, dor na parte interna da coxa, obstrução dolorosa óssea, corpo pesado com articulações doloridas, hemiplegia.

Comentários

O termo *shang* no nome desse ponto refere-se à nota associada ao metal na teoria das correspondências das cinco fases, sendo *Shangqiu* (BP-5) o ponto metal e *jing* rio do canal do Baço. De acordo com a teoria das cinco fases, portanto, é o ponto filho do canal terra do Baço, adequado para reduzir condições de excesso. *Illustrated Classic of Acupuncture Points on the Bronze Man* diz: "quando há excesso no Baço, reduzir *Shangqiu* (BP-5)".

O Baço, dominando as funções *yang* incessantes de transporte e transformação, facilmente se torna deficiente de *qi* e *yang*, por isso a maioria de seus padrões de desarmonia envolve deficiência. Há dois significados, entretanto, para o padrão de excesso do Baço em relação às ações de *Shangqiu* (BP-5). Primeiro, se umidade ou umidade-calor patogênicas externas atacam o corpo, elas podem interromper a função do *jiao* médio, dando origem a início agudo de sintomas como calafrios e febre com vômito, dor abdominal, diarreia, tosse e diarreia infantil com perda do apetite, peso no corpo e letargia. Segundo, a deficiência do *qi* e do *yang* do Baço pode gerar excesso de *yin* sob a forma de acúmulo de umidade interna, causando, assim, letargia crônica, indolência, sonolência, inchaço na face, diarreia e dificuldade de digestão. Nos dois casos, haverá saburra espessa e gordurosa e pulso deslizante, indicando um padrão de excesso. À semelhança de muitos pontos do canal do Baço, como, por exemplo, *Taibai* (BP-3), *Shangqiu* (BP-5) é capaz de tratar aspectos de deficiência e excesso decorrentes da desarmonia do Baço.

De acordo com o *Spiritual Pivot*[8]: "Quando a doença está no *yin* dentro do *yang* (tendões e ossos), agulhar os pontos *jing* rio dos canais *yin*". *Shangqiu* (BP-5), o ponto *jing* rio do canal do Baço, é importante no tratamento de distúrbios dos tendões, músculos e ossos, decorrentes de invasão e retenção de umidade patogênica. A obstrução dolorosa por umidade, também conhecida como obstrução dolorosa fixa, caracteriza-se por rigidez, inchaço e peso nas articulações e tendência de piora durante clima úmido. Como a deficiência do Baço pode predispor ou resultar de obstrução dolorosa por umidade, pontos do canal do Baço como *Shangqiu* (BP-5), que tonificam o Baço e resolvem umidade, costumam ser empregados no tratamento de obstrução dolorosa por umidade em qualquer parte do corpo, em combinação com pontos locais. *Shangqiu* (BP-5) também é mencionado em vários clássicos para o tratamento de obstrução dolorosa óssea, o desenvolvimento de obstrução dolorosa em que ocorre deformidade das articulações. *Shangqiu* (BP-5), logicamente, é muito eficaz no tratamento de distúrbios da articulação do tornozelo e de seus tecidos moles vizinhos, independentemente de serem decorrentes de obstrução dolorosa ou lesão traumática. Nesses distúrbios, a agulha pode ser aplicada de modo a chegar em *Jiexi* (E-41), no aspecto anterior da articulação do tornozelo.

De acordo com o *Spiritual Pivot*[9]: "Quando a doença se manifesta na voz, os pontos *jing* rio devem ser selecionados". Tanto o canal primário do Baço quanto o canal divergente do Baço ascendem até a língua e *Shangqiu* (BP-5) é indicado para tratar rigidez e dor na raiz da língua, bem como para tratar fala deficiente.

O canal do Baço se liga ao Coração e como vários outros pontos do canal, *Shangqiu* (BP-5) tem muitas indicações para tratar distúrbio do espírito, por exemplo, depressão maníaca, agitação, melancolia, propensão ao riso, pesadelos, etc. Isso pode ser explicado pela capacidade de *Shangqiu* (BP-5) de tonificar o Baço e dispersar a umidade. Se o *qi* do Baço está deficiente, a fonte de sangue se torna fraca e o Coração e o espírito não são nutridos adequadamente. Ou então, quando ocorre acúmulo de umidade que se transforma em fleuma, esta pode ser carregada para cima e obstruir o Coração e anuviar o espírito, ao passo que, se a fleuma se transformar em fleuma-calor, haverá agitação do espírito. O *Spiritual Pivot*[10] diz: "O Baço armazena o *qi* nutritivo; o *qi* nutritivo é a residência do pensamento". E o *Systematic Classic of Acupuncture and Moxibustion* afirma: "O pensamento tem suas origens no Baço, mas toma forma no Coração". *Shangqiu* (BP-5) é um dos poucos pontos indicados para tratar excesso de pensamentos, a atividade mental que resulta da desarmonia do Baço e provoca a lesão do Baço.

Combinações

- Vômito: *Shangqiu* (BP-5), *Youmen* (R-21) e *Zutonggu* (B-66) (*Thousand Ducat Formulas*).
- Constipação por deficiência do Baço: *Shangqiu* (BP-5) e *Sanyinjiao* (BP-6) (*Great Compendium*).
- Infertilidade: *Shangqiu* (BP-5) e *Zhongji* (REN-3) (*Great Compendium*).
- Infertilidade: *Shangqiu* (BP-5), *Ciliao* (B-32) e *Yongquan* (R-1) (*Supplementing Life*).
- Dor no hipogástrio que se irradia para os órgãos genitais: *Shangqiu* (BP-5) e *Shimen* (REN-5) (*Thousand Ducat Formulas*).
- Contração das pernas: *Shangqiu* (BP-5), *Chengjin* (B-56), *Chengshan* (B-57) e *Jinggu* (B-64) (*Thousand Ducat Formulas*).
- Suspiros com propensão à tristeza: *Shangqiu* (BP-5) e *Riyue* (VB-24) (*Supplementing Life*).
- Distúrbio de emagrecimento e sede: *Shangqiu* (BP-5), *Chengjiang* (REN-24), *Jinjin* (M-CP-20), *Yuye* (M-CP-20), *Renzhong* (DU-26), *Lianquan* (REN-23), *Quchi* (IG-11), *Laogong* (PC-8), *Taichong* (F-3), *Xingjian* (F-2), *Ranggu* (R-2) e *Yinbai* (BP-1) (*Great Compendium*).

Sanyinjiao (BP-6) – intersecção dos três yin

Ponto de encontro dos canais de Baço, Fígado e Rim.

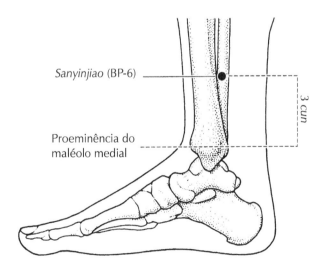

Localização

No aspecto medial da parte inferior da perna, 3 *cun* acima da proeminência do maléolo medial, em uma depressão próxima à crista medial da tíbia.

Nota de localização

Esse ponto é localizado mais facilmente medindo-se a distância da largura de uma das mãos acima da proeminência do maléolo medial.

Inserção da agulha

Inserção perpendicular ou oblíqua de 1 a 1,5 *cun*. **Precaução:** contraindicado na gravidez.

Ações

- Tonifica o Baço e o Estômago.
- Elimina umidade.
- Harmoniza o Fígado e tonifica os Rins.
- Regula a menstruação e induz o parto.
- Harmoniza o *jiao* inferior.
- Regula a micção e beneficia os órgãos genitais.
- Acalma o espírito.
- Revigora o sangue.
- Ativa o canal e alivia a dor.

Indicações

- Deficiência do Baço e do Estômago, deficiência do Baço com corpo pesado, corpo pesado com peso nos quatro membros, edema, borborigmos, diarreia, alimentos não digeridos (nas fezes), distensão abdominal, abdome frio, dor insuportável abaixo do umbigo, dor no Baço, plenitude e distensão no Coração e no abdome, ausência de desejo de comer e beber, vômito de líquidos após a ingestão, distúrbio da perturbação súbita.
- Menstruação irregular, hemorragia uterina, hemorragia uterina com tontura, menorragia, amenorreia, dismenorreia, massas abdominais (*zheng jia*) em mulheres, leucorreia, prolapso uterino.
- Infertilidade, síndrome do feto inquieto, apresentação transversa, parto atrasado, parto prolongado ou difícil, retenção de lóquios, retenção de feto morto, tontura pós-parto.

- Emissão seminal, emissão seminal com sonhos, hiperatividade sexual em homens, impotência, dor nos órgãos genitais, dor no pênis, testículos contraídos, distúrbio *shan*, dor decorrente de distúrbio *shan*.
- Dificuldade de micção, enurese, os cinco tipos de disfunção urinária dolorosa, urina turva, turvação branca.
- Palpitações, insônia, deficiência da Vesícula Biliar, distúrbio infantil do susto.
- Tontura, visão turva, tinidos, bocejos, hipertensão.
- Dor na perna, joelho da garça-azul, obstrução dolorosa por umidade, distúrbio de atrofia e obstrução dolorosa dos membros inferiores, hemiplegia, calor nas plantas dos pés, dor na canela, eczema, urticária, frio em contracorrente no pé e na mão.

Comentários

Sanyinjiao (BP-6) (intersecção dos três *yin*) é o ponto de encontro dos três canais *yin* da perna (Baço, Fígado e Rim) e um dos pontos de acupuntura mais importantes e mais empregados. Suas ações e indicações são extraordinariamente amplas, sendo um ponto fundamental no tratamento de muitos distúrbios digestivos, ginecológicos, sexuais, urinários e emocionais.

Localizado no canal do Baço, sua ação mais forte é harmonizar todas as funções do Baço. O Baço domina o transporte e a transformação e, por isso, é o principal *zang* responsável pela formação de *qi* e sangue. Quando o *qi* ou o *yang* do Baço se encontra deficiente pode haver: (1) enfraquecimento da função de transporte e transformação (alimentos não digeridos nas fezes, diarreia, distensão e plenitude abdominais, borborigmos, etc.); (2) formação inadequada de sangue (palpitações, visão turva, amenorreia, tontura pós-parto, tontura associada à hemorragia uterina, etc.); (3) incapacidade do Baço de conter o sangue (hemorragia uterina, menorragia) e (4) afundamento do *qi* central (prolapso uterino). Além disso, a deficiência do *qi* do Baço e o transporte e a transformação incompletos podem causar formação de excesso de umidade. De acordo com o *Essential Questions*[11]: "O mais baixo é o primeiro a sofrer pela umidade". A umidade, seja por umidade-calor, seja por umidade-frio, pode provocar peso no corpo e nos membros e edema, ou pode fluir para o *jiao* inferior, dando origem a sintomas como diarreia ou leucorreia. *Sanyinjiao* (BP-6), excepcionalmente equilibrado em sua ação, é único entre os pontos do canal do Baço capaz de tratar essas diferentes manifestações de desarmonia do Baço.

Ainda que exerça sua ação principal sobre o Baço, *Sanyinjiao* (BP-6) também é um importante ponto para tratar distúrbio do Fígado e dos Rins. É capaz de acalmar e harmonizar o Fígado porque dispersa o *qi* do Fígado e nutre o sangue do Fígado, ao mesmo tempo em que beneficia o *qi* do Rim. Essa ação tripla de harmonizar o Baço, o Fígado e os Rins expressa o ponto forte de *Sanyinjiao* (BP-6) de tratar todos os distúrbios do *jiao* inferior.

Os três canais *yin* da perna dominam menstruação, concepção, gravidez, leucorreia e região genital externa. *Sanyinjiao* (BP-6) é o ponto único distal mais importante no tratamento de qualquer distúrbio ginecológico, obstétrico ou do pós-parto, independentemente de ser caracterizado por deficiência de *qi*, sangue, *yin*, *yang* ou essência do Rim, incapacidade do *qi* do Baço em conter o sangue, ou estagnação de *qi*, sangue, umidade, umidade-calor ou fleuma. Sua esfera de ação é tão ampla e suas indicações tão universais, que *Sanyinjiao* (BP-6) aparece nas combinações clássicas para o tratamento de qualquer distúrbio do sistema reprodutivo, praticamente. *Sanyinjiao* (BP-6) também é um ponto essencial para induzir o trabalho de parto, ajudar na apresentação transversa e aliviar a dor do parto. A despeito de sua indicação para tratar síndrome do feto inquieto, entretanto, sua capacidade de acelerar o trabalho de parto de feto vivo ou morto, e de expulsar os lóquios, demonstra que *Sanyinjiao* (BP-6) é, de modo geral, contraindicado na gravidez.

De acordo com o *Essential Questions*[12]: "A região genital é o local de encontro dos tendões". O canal tendinoso do Baço se liga à área genital e *Sanyinjiao* (BP-6) é um ponto essencial no tratamento de distúrbios sexuais e genitais masculinos e femininos, incluindo dor e contração, emissão seminal, impotência e desejo sexual excessivo em homens. Embora a impotência esteja geralmente relacionada à deficiência do fogo do Rim, dois clássicos ajudam a explicar sua relação com o Baço. *Complete Works of Jing-yue* diz: "O *Ming men* [o fogo do portão da vida armazenado nos Rins] é o mar da essência e do sangue, o Baço é o mar de água e grão; os dois juntos formam fundação dos cinco *zang* e dos seis *fu*". Enquanto o *Essential Questions*[13] explica que: "Os Rins dominam a água; eles recebem a essência dos cinco *zang* e dos seis *fu* e a armazenam; desse modo, somente quando

os cinco *zang* estão florescendo é possível a ejaculação".

A desarmonia de Fígado, Baço ou Rins é responsável pela maioria dos distúrbios urinários, sendo esses os principais padrões: acúmulo de umidade-calor ou umidade-frio, deficiência do Rim, deficiência do *qi*, estagnação do *qi* do Fígado ou fogo do Fígado. Graças à sua capacidade de tratar todas essas patologias, *Sanyinjiao* (BP-6) é um ponto essencial no tratamento de distúrbios urinários, incluindo dificuldade de micção, retenção de urina, enurese, disfunção urinária dolorosa e urina turva.

As ações de *Sanyinjiao* (BP-6) não estão, entretanto, confinadas ao *jiao* médio e ao *jiao* inferior. Sua inclusão em muitas prescrições para o tratamento de qualquer tipo de insônia – normalmente em combinação com *Shenmen* (C-7) – ilustra suas ações extremamente abrangentes. A insônia normalmente é diferenciada em cinco padrões principais: (1) deficiência do Coração e do Baço (deficiência de *qi* e de sangue), (2) desarmonia do Coração e dos Rins (deficiência de *yin*), (3) desarmonia do Coração e do Fígado (deficiência do sangue e do *yin* do Fígado ou fogo do Fígado), (4) deficiência do Coração e da Vesícula Biliar (deficiência de *qi*), (5) desarmonia do Coração e do Estômago (acúmulo de alimentos ou retenção de fleuma-calor). Como *Sanyinjiao* (BP-6) é capaz de fortificar o Baço, tonificar o *qi* e o sangue, nutrir o *yin* do Fígado e do Rim, dispersar o *qi* do Fígado e harmonizar a digestão, ele pode ser usado no tratamento de qualquer um desses padrões.

A importância especial de tratar o Baço em casos de desarmonia do Coração e dos Rins é enfatizada em vários clássicos. *Standards of Patterns and Treatments* diz: "Para tonificar os Rins, é melhor tonificar o Baço; use o Baço para se conectar com o Coração na parte de cima e com os Rins na parte de baixo..." e "A essência dos cinco *zang* é toda transportada do Baço; então, quando o Baço está florescendo, o Coração e os Rins estão em comunicação". *Helpful Questions in Medical Cases* diz: "Se quiser estabelecer comunicação entre o Coração e os Rins, é necessário que use o Baço terra como intermediário".

Juntamente com *Geshu* (B-17), *Xuehai* (BP-10) e *Diji* (BP-8), *Sanyinjiao* (BP-6) é considerado um dos pontos de acupuntura mais importantes para harmonizar e esfriar o sangue e promover e revigorar sua circulação. Essa ação encontra sua aplicação mais relevante no tratamento de distúrbios ginecológicos,

206 – CANAL DO BAÇO *TAIYIN* DO PÉ

mas também se presta para o tratamento de outros distúrbios, nos quais a desarmonia do sangue é um fator considerável, por exemplo, doenças de pele como eczema e urticária.

Por fim, *Sanyinjiao* (BP-6) é citado no *Song of the Nine Needles for Returning the Yang*, para o tratamento de colapso do *yang*, caracterizado por perda da consciência, aversão ao frio, contracorrente de frio nos membros, lábios arroxeados, etc.

Combinações

- Diarreia contendo alimentos não digeridos: reforçar *Sanyinjiao* (BP-6) e *Yinlingquan* (BP-9) (*Spiritual Pivot*).
- Diarreia com fezes finas: *Sanyinjiao* (BP-6), *Shenque* (REN-8) e *Taichong* (F-3) (*Great Compendium*).
- Alimentos não digeridos (nas fezes): *Sanyinjiao* (BP-6) e *Zhongwan* (REN-12) (*Supplementing Life*).
- Alimentos não digeridos (nas fezes): *Sanyinjiao* (BP-6), *Liangmen* (E-21), *Zusanli* (E-36), *Dachangshu* (B-25), *Xiawan* (REN-10), *Sanjiaoshu* (B-22) e *Xuanshu* (DU-5) (*Supplementing Life*).
- Distúrbio da perturbação súbita, dor de cabeça, dor no tórax e roncos dispneicos: *Sanyinjiao* (BP-6), *Renying* (E-9), *Neiguan* (PC-6), *Guanchong* (SJ-1) e *Zusanli* (E-36) (*Compilation*).
- Constipação por deficiência do Baço: *Sanyinjiao* (BP-6) e *Shangqiu* (BP-5) (*Great Compendium*).
- Menstruação irregular: *Sanyinjiao* (BP-6), *Daimai* (VB-26), *Qihai* (REN-6), *Zhongji* (REN-3) e *Shenshu* (B-23) (*Great Compendium*).
- Menstruação inibida: *Sanyinjiao* (BP-6), *Zulinqi* (VB-41) e *Zhongji* (REN-3) (*Great Compendium*).
- Hemorragia uterina profusa e incessante: *Sanyinjiao* (BP-6), *Jiaoxin* (R-8), *Yingu* (R-10) e *Taichong* (F-3) (*Supplementing Life*).
- Hemorragia uterina profusa e incessante: *Sanyinjiao* (BP-6) e *Taichong* (F-3) (*Great Compendium*).
- Mulheres que tiveram muitos filhos: *Sanyinjiao* (BP-6) e *Shimen* (REN-5) (*Great Compendium*).
- Parto difícil: reduzir *Sanyinjiao* (BP-6) e *Taichong* (F-3), reforçar *Hegu* (IG-4) (*Great Compendium*).
- Retenção de placenta: reduzir *Sanyinjiao* (BP-6) e *Zhongji* (REN-3) (*Great Compendium*).
- Retenção de placenta: *Sanyinjiao* (BP-6), *Jianjing* (VB-21) e *Zhongji* (REN-3) (*Meeting the Source*).
- Tontura pós-parto: *Sanyinjiao* (BP-6), *Zusanli* (E-36) e *Zhigou* (SJ-6) (*Great Compendium*).
- Dor por coágulos de sangue no pós-parto: *Sanyinjiao* (BP-6) e *Qihai* (REN-6) (*Great Compendium*).
- Inchaço súbito, vermelhidão e dor na vagina: *Sanyinjiao* (BP-6), *Huiyin* (REN-1) e *Zhongji* (REN-3) (*Great Compendium*).
- Leucorreia vermelha e branca: *Sanyinjiao* (BP-6), *Baihuanshu* (B-30), *Daimai* (VB-26), *Guanyuan* (REN-4), *Qihai* (REN-6) e *Jianshi* (PC-5) (*Great Compendium*).
- Dor no pênis: *Sanyinjiao* (BP-6), *Yuji* (P-10), *Taixi* (R-3) e *Zhongji* (REN-3) (*Great Compendium*).
- Testículos inchados e caídos sem dor: *Sanyinjiao* (BP-6), *Guilai* (E-29) e *Dadun* (F-1) (*Great Compendium*).
- Turvação branca e emissão seminal crônica: *Sanyinjiao* (BP-6) e *Qihai* (REN-6) (*One Hundred Symptoms*).
- Dor na região inferior do abdome causada pelos sete tipos de distúrbio *shan*: *Sanyinjiao* (BP-6), *Zhaohai* (R-6) e *Ququan* (F-8) (*Ode of Xi-hong*).
- Micção obstruída: *Sanyinjiao* (BP-6), *Yinlingquan* (BP-9) e *Qihai* (REN-6), seguidos por *Yingu* (R-10) e *Daling* (PC-7) (*Great Compendium*).
- Incapacidade de urinar: *Sanyinjiao* (BP-6), *Shimen* (REN-5), *Guanyuan* (REN-4), *Zhongji* (REN-3) e *Qugu* (REN-2) (*Supplementing Life*).
- Edema dos quatro membros: *Sanyinjiao* (BP-6), *Zhongdu* (F-6), *Hegu* (IG-4), *Quchi* (IG-11), *Zhongzhu* (SJ-3), *Yemen* (SJ-2), *Xingjian* (F-2), *Neiting* (E-44) e *Yinlingquan* (BP-9) (*Great Compendium*).
- *Qi* como "porquinho correndo" (em mulheres): *Sanyinjiao* (BP-6), *Qimen* (F-14), *Guanyuan* (REN-4), *Zhongji* (REN-3), *Shimen* (REN-5) e *Xuehai* (BP-10) (*Supplementing Life*).
- *Qi* como "porquinho correndo": *Sanyinjiao* (BP-6), *Zhangmen* (F-13) e *Shimen* (REN-5) (*Thousand Ducat Formulas*).
- Palpitações e insônia: *Sanyinjiao* (BP-6), *Daju* (E-27) e *Qihai* (REN-6) (*Supplementing Life*).
- Insônia: *Sanyinjiao* (BP-6), *Yinlingquan* (BP-9), *Yinbai* (BP-1), *Gongsun* (BP-4), *Feishu* (B-13) e *Taiyuan* (P-9) (*Great Compendium*).

- *Qi* da perna por frio-umidade: *Sanyinjiao* (BP-6) e *Zusanli* (E-36) (*Song of the Jade Dragon*).
- Dor no quadril: *Sanyinjiao* (BP-6), *Huantiao* (VB-30), *Shugu* (B-65), *Jiaoxin* (R-8) e *Yingu* (R-10) (*Thousand Ducat Formulas*).
- Dor no quadril com dificuldade de andar e dor na pele do aspecto lateral da perna: *Sanyinjiao* (BP-6) e *Zulinqi* (VB-41) (*Thousand Ducat Formulas*).
- *Qi* da perna: *Sanyinjiao* (BP-6), *Zusanli* (E-36) e *Xuanzhong* (VB-39) (*Ode of the Jade Dragon*).
- Insônia decorrente de deficiência do Coração e do Baço: *Sanyinjiao* (BP-6), *Shenmen* (C-7), *Zusanli* (E-36) e *Yintang* (M-CP-3).
- Insônia decorrente de desarmonia do Coração e dos Rins: *Sanyinjiao* (BP-6), *Shenmen* (C-7), *Taixi* (R-3) e *Zhaohai* (R-6).
- Insônia decorrente de fogo do Fígado: *Sanyinjiao* (BP-6), *Shenmen* (C-7), *Anmian* (M-CP-34), *Ganshu* (B-18) e *Danshu* (B-19).

Lougu (BP-7) – vale gotejante

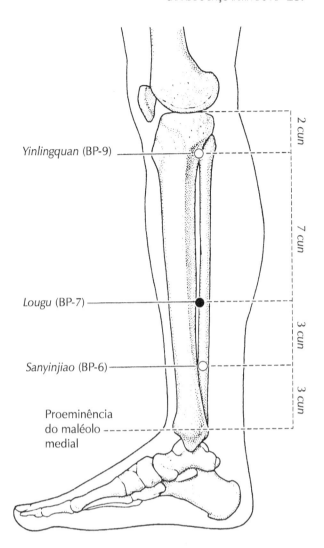

Localização

No aspecto medial da parte inferior da perna, 3 *cun* acima de *Sanyinjiao* (BP-6), em uma depressão bem ao lado da crista medial da tíbia.

Nota de localização

Esse ponto pode ser localizado mais facilmente medindo-se a distância da largura de uma das mãos acima de *Sanyinjiao* (BP-6).

Inserção da agulha

Inserção perpendicular ou oblíqua de 1 a 1,5 *cun*.
Nota: de acordo com vários textos clássicos, a moxibustão é contraindicada nesse ponto.

Ações

- Fortifica o Baço e resolve a umidade.
- Promove a micção e dispersa o inchaço.

Indicações

- Plenitude abdominal, borborigmos, diarreia, eructação dolorosa, atrofia dos músculos e da carne em razão de ingestão normal de alimentos e líquidos.
- Edema, micção difícil, inchaço no tornozelo.
- Tristeza com *qi* em contracorrente, emissão seminal.
- Paralisia das pernas, *qi* da perna, contracorrente em pernas e joelhos por inversão, obstrução dolorosa dos joelhos.

Comentários

Embora não seja um ponto muito usado clinicamente, *Lougu* (BP-7) é indicado para tratar "atrofia dos músculos e da carne a despeito da ingestão normal de alimentos e líquidos". Essa condição é citada por Li Dong-yuan no *Treatise on the Spleen and Stomach* que diz: "Existem também casos de emagrecimento mesmo quando a pessoa come bem. [Isto se deve a] fogo oculto no Estômago no nível do *qi*, o que resulta em grande ingestão de alimentos; a deficiência do Baço causa atrofia da carne"[14].

Combinações

- Abdome frio: *Lougu* (BP-7) e *Huiyang* (B-35) (*Supplementing Life*).
- Dificuldade de micção e emissão seminal: *Lougu* (BP-7), *Zhongji* (REN-3), *Ligou* (F-5), *Chengfu* (B-36) e *Zhiyin* (B-67) (*Supplementing Life*).

Diji (BP-8) – pivô da terra

Ponto xi em fenda do canal do Baço.

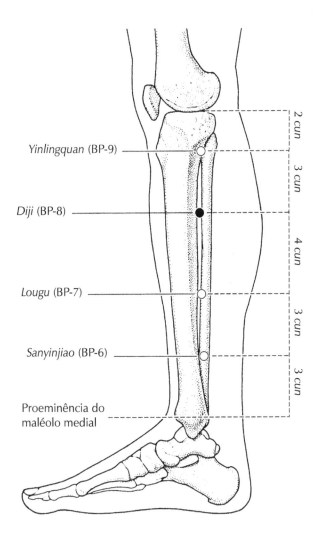

Localização

No aspecto medial da parte inferior da perna, 3 *cun* abaixo de *Yinlingquan* (BP-9), em uma depressão logo ao lado da crista medial da tíbia.

Nota de localização

(1) Esse ponto é mais facilmente localizado medindo-se com a largura de uma das mãos abaixo de *Yinlingquan* (BP-9); (2) ou então, pode ser localizado na junção do terço superior e dos dois terços inferiores de uma linha traçada entre a dobra poplítea e a proeminência do maléolo medial.

Inserção da agulha

Inserção perpendicular ou oblíqua de 1 a 1,5 *cun*.

Ações

- Regula a menstruação e revigora o sangue.
- Harmoniza o Baço e resolve umidade.
- Modera condições agudas.

Indicações

- Menstruação irregular, dismenorreia, massas (*zheng jia*) abdominais em mulheres.
- Distensão abdominal e na região costal lateral, dor abdominal, falta de apetite, diarreia com fezes finas, distúrbio disentérico, dificuldade de micção, edema, leucorreia, emissão seminal, dor lombar, insuficiência de essência.

Comentários

Diji (BP-8) é o ponto *xi* em fenda do canal do Baço. Os pontos *xi* em fenda são aqueles em que o *qi* e o sangue, que fluem com relativa superficialidade ao longo dos canais a partir dos pontos *jing* poço, acumulam-se e penetram mais profundamente. Os pontos *xi* em fenda, de modo geral, são indicados no tratamento de condições agudas e dolorosas, enquanto os pontos *xi* em fenda dos canais *yin* têm a ação adicional de tratar distúrbios do sangue.

O Baço controla o sangue e seu canal penetra na parte inferior do abdome, unindo-se ao vaso da Concepção em *Zhongji* (REN-3) e *Guanyuan*

(REN-4). *Diji* (BP-8) tem a ação específica e importante de resolver estase de sangue no útero e na parte inferior do abdome, sendo indicado no tratamento de dismenorreia, menstruação irregular e massas abdominais em mulheres, decorrentes de estase de sangue ou de estagnação de *qi*. Uma indicação específica para esse ponto, mencionada no *Illustrated Classic of Acupuncture Points on the Bronze Man*, é a sensação de calor fluindo e se espalhando para baixo em direção à parte interna da coxa até o joelho, quando se aplica, em mulheres, pressão sobre as massas abdominais. Como ponto *xi* em fenda, *Diji* (BP-8) é especialmente adequado para tratar condições agudas, sendo quase sempre combinado com *Hegu* (IG-4) no tratamento de dismenorreia aguda, com método forte de redução nos dois pontos e amiúde com a adição de eletroacupuntura.

Diji (BP-8) tem ação secundária de harmonizar o Baço e resolver umidade, sendo indicado no tratamento de distensão abdominal, falta de apetite, micção difícil, edema e leucorreia, principalmente quando esses sintomas acompanham distúrbios da menstruação.

A afinidade de *Diji* (BP-8) no tratamento de distúrbios da parte inferior do abdome é enfatizada em vários clássicos. *Investigation into Points along the Channels*, escrito por Yan Zhen-shi, da dinastia Ming, vai além quando afirma: "Não há nenhum distúrbio da região inferior que não possa ser tratado com *Diji* (BP-8)", enquanto, de acordo com *Ode to Elucidate Mysteries*, *Diji* (BP-8) domina a região inferior – *Dabao* (BP-21) domina a região superior e *Tianshu* (E-25), a região média. No sistema de correspondência do antigo pensamento chinês, a região superior é o céu, a região média é o homem e a região inferior é a terra, motivo pelo qual esse ponto é denominado "pivô da terra".

Combinações

- Menstruação irregular: *Diji* (BP-8) e *Xuehai* (BP-10) (*One Hundred Symptoms*).
- Distúrbio *shan* por frio-umidade: *Diji* (BP-8), *Daju* (E-27) e *Zhongdu* (F-6) (*Systematic Classic*).
- Falta de prazer de comer: *Diji* (BP-8), *Yinlingquan* (BP-9), *Shuifen* (REN-9), *Youmen* (R-21) e *Xiaochangshu* (B-27) (*Supplementing Life*).
- Dismenorreia aguda: *Diji* (BP-8) e *Hegu* (IG-4).

Yinlingquan *(BP-9)* – *nascente* yin *da colina* 陰陵泉

Ponto he *mar e ponto água do canal do Baço.*

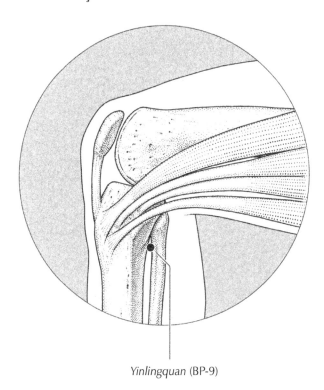

Yinlingquan (BP-9)

Localização

No aspecto medial da parte inferior da perna, em uma depressão no ângulo formado pelo côndilo medial da tíbia e a borda posterior da tíbia.

Nota de localização

(1) Deslizar o dedo no sulco posterior à borda medial da tíbia até que caia em uma depressão abaixo do côndilo tibial; (2) esse ponto fica no mesmo nível de *Yanglingquan* (VB-34).

Inserção da agulha

Inserção perpendicular de 1 a 1,5 *cun*.

Ações

- Regula o Baço e resolve umidade.

- Abre e move as passagens da água.
- Beneficia o *jiao* inferior.

Indicações

- Distensão abdominal, frio e dor abdominal, dor na parte inferior do abdome, dor cortante no meio dos intestinos, falta de desejo de comer, icterícia, distúrbio da perturbação súbita, diarreia, diarreia súbita com alimentos não digeridos nas fezes, distúrbio disentérico.
- Edema, inchaço nos membros inferiores, retenção de urina, micção difícil, enurese, disfunção urinária dolorosa do *qi*.
- Emissão seminal, leucorreia, dor nos órgãos genitais, distúrbio *shan*.
- Plenitude abaixo do Coração, plenitude da região costal lateral, dispneia com incapacidade de se deitar, calor no tórax, calafrios e febre persistentes.
- Dor lombar, dor e inchaço no joelho, obstrução dolorosa na perna.

Comentários

Essential Questions declara: "Quando o Baço está acometido, gera-se umidade"[15], "Umidade, inchaço e plenitude pertencem, todos, ao Baço"[16], e "A parte de baixo é a primeira a sofrer pela umidade"[17]. *Yinlingquan* (BP-9), o ponto *he* mar e ponto água do canal do Baço, é essencial no tratamento de distúrbios decorrentes de umidade e retenção de líquidos, especialmente no *jiao* inferior.

Ode of the Essentials of Understanding declara: "*Yinlingquan* (BP-9) abre e move as passagens da água". O Baço domina o transporte e a transformação dos alimentos e bebidas e, juntamente com o Pulmão e os Rins, é um dos três *zang* responsáveis pela distribuição correta de líquidos corporais. Quando a função do Baço se encontra deficiente (independentemente de isso ocorrer por deficiência de *qi* ou de *yang*, obstrução por umidade externa ou umidade-calor, ou invasão transversa pelo *qi* do Fígado), sua incapacidade de transformar os líquidos causa acúmulo de umidade, o que provoca uma ampla variedade de sintomas pelo corpo todo. A umidade pode se combinar com calor patogênico preexistente ou pode simplesmente se transformar, com o tempo, em calor, de acordo com a lei da "transformação similar" exposta por Liu Wan-su.

Essa "lei" descreve como um hóspede tende a se transformar conforme a natureza do hospedeiro e se aplica igualmente à diplomacia política, à invasão militar e à medicina. Como o hospedeiro humano é vivo e, portanto, *yang* e quente, qualquer hóspede, como umidade, com o tempo, adquire esse calor. *Yinlingquan* (BP-9) é o ponto mais importante no canal do Baço para transformar e drenar excesso de umidade e umidade-calor; quando comparado com pontos como *Shangqiu* (BP-5) e, sobretudo, *Taibai* (BP-3), tem ação relativamente pequena para tonificar padrões de deficiência do Baço.

Os pontos *he* mar dos três canais *yin* da perna, todos pontos água, compartilham a propriedade comum de drenar umidade e umidade-calor do *jiao* inferior. *Ququan* (F-8) concentra-se basicamente na região genital (dominada pelo canal do Fígado) e *Yingu* (R-10), no sistema urinário (dominado pelo canal do Rim). Em razão da íntima relação entre a umidade e o Baço, entretanto, *Yinlingquan* (BP-9) é capaz de tratar todos os distúrbios do *jiao* inferior decorrentes de acúmulo de umidade e umidade-calor. É indicado no tratamento quando esses patógenos afligem os intestinos (diarreia e distúrbio disentérico), o sistema urinário (dificuldade de micção, retenção de urina, disfunção urinária dolorosa) e a região genital (leucorreia e dor nos órgãos genitais), sejam estes decorrentes de patógenos externos, sejam gerados internamente.

Apesar da tendência da umidade de afundar para o *jiao* inferior, ela também pode afetar outras regiões do corpo. No *jiao* médio, *Yinlingquan* (BP-9) é capaz de tratar umidade que obstrui o livre fluxo de bile ou do *qi* e originar icterícia, distensão abdominal, plenitude abaixo do Coração (ou seja, no epigástrio) e falta de apetite. *Investigation into Points along the Channels* diz: "Não existe nenhum tipo de dor nas regiões média e inferior que não possa ser tratada com *Yinlingquan* (BP-9)". O canal primário do Baço e o canal tendinoso do Baço e o grande canal *luo* de conexão do Baço, a partir de *Dabao* (BP-21), passam, todos, pelo tórax e pela região costal lateral. A ação de *Yinlingquan* (BP-9) no *jiao* superior, embora clinicamente menos importante, inclui o tratamento de calor no tórax, plenitude na região costal lateral e dispneia com incapacidade de se deitar em decorrência de transbordamento dos líquidos para o Pulmão. *Yinlingquan* (BP-9) pode tratar edema em qualquer parte do corpo, por isso é um ponto importante e amplamente usado para esse propósito.

Finalmente, *Yinlingquan* (BP-9) é um importante ponto para tratar distúrbios do joelho, particularmente aqueles acompanhados de inchaço. De fato, graças à sua abrangente capacidade de resolver umidade, alguns acupunturistas acabam por usá-lo para tratar obstrução dolorosa por umidade em qualquer parte do corpo.

Combinações

- Edema ao redor da região umbilical: *Yinlingquan* (BP-9) e *Shuifen* (REN-9) (*One Hundred Symptoms*).
- Edema nos quatro membros: *Yinlingquan* (BP-9), *Sanyinjiao* (BP-6), *Zhongdu* (F-6), *Hegu* (IG-4), *Quchi* (IG-11), *Zhongzhu* (SJ-3), *Yemen* (SJ-2), *Xingjian* (F-2) e *Neiting* (E-44) (*Great Compendium*).
- Enurese: *Yinlingquan* (BP-9) e *Yanglingquan* (VB-34) (*Thousand Ducat Formulas*).
- Micção obstruída: *Yinlingquan* (BP-9), *Qihai* (REN-6) e *Sanyinjiao* (BP-6), seguidos por *Yingu* (R-10) e *Daling* (PC-7) (*Great Compendium*).
- Diarreia contendo alimentos não digeridos: reforçar *Yinlingquan* (BP-9) e *Sanyinjiao* (BP-6) (*Spiritual Pivot*).
- Diarreia por frio ou umidade (*dong*) com alimentos não digeridos: *Yinlingquan* (BP-9), *Rangu* (R-2) e *Jingmen* (VB-25) (*Thousand Ducat Formulas*).
- Calor no tórax com diarreia súbita: *Yinlingquan* (BP-9) e *Yinbai* (BP-1) (*Thousand Ducat Formulas*).
- Distúrbio da perturbação súbita: *Yinlingquan* (BP-9), *Chengshan* (B-57), *Jiexi* (E-41) e *Taibai* (BP-3) (*Great Compendium*).
- Falta de prazer de comer: *Yinlingquan* (BP-9), *Diji* (BP-8), *Shuifen* (REN-9), *Youmen* (R-21) e *Xiaochangshu* (B-27) (*Supplementing Life*).
- Dor no Intestino Delgado que se irradia para o umbigo: *Yinlingquan* (BP-9) e *Yongquan* (R-1) (*Heavenly Star Points*).
- Inchaço no joelho que é difícil de suportar: *Yinlingquan* (BP-9) e *Yanglingquan* (VB-34) (*Ode of the Jade Dragon*).
- Paralisia da extremidade inferior: *Yinlingquan* (BP-9), *Huantiao* (VB-30), *Yangfu* (VB-38), *Taixi* (R-3) e *Zhiyin* (B-67) (*Great Compendium*).

Xuehai (BP-10) – mar de sangue

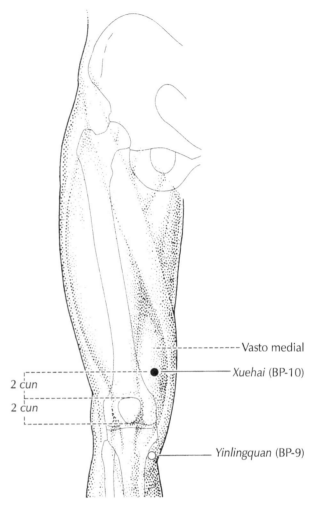

Localização

Está 2 *cun* acima da borda superior da patela, na depressão amolecida situada na protuberância do músculo vasto medial, diretamente acima de *Yinlingquan* (BP-9).

Nota de localização

(1) Colocar a região hipotenar da mão direita sobre a borda inferior da patela esquerda do paciente com os dedos e o polegar completamente estendidos, deixando o polegar em um ângulo de 45° em relação ao dedo indicador. Esse ponto é encontrado abaixo da ponta do polegar, diretamente acima de *Yinlingquan* (BP-9). (2) Localizar o ponto usando uma

altura da patela do paciente (2 *cun*) acima da borda superior da patela, na depressão amolecida diretamente acima de *Yinlingquan* (BP-9).

Inserção da agulha

Inserção perpendicular ou oblíqua de 1 a 1,5 *cun*.

Ações

- Revigora o sangue e dispersa estase.
- Esfria o sangue.
- Harmoniza a menstruação.
- Beneficia a pele.

Indicações

- Menstruação irregular, dismenorreia, amenorreia, hemorragia uterina, hemorragia uterina contendo coágulos, hemorragia uterina súbita, deficiência de *qi* e de sangue pós-parto.
- Urticária, eczema, erisipelas (toxina de cinábrio), herpes-zóster, úlceras dolorosas por calor, ulceração e prurido no escroto, dor e prurido nos órgãos genitais.
- Leucorreia, os cinco tipos de disfunção urinária dolorosa, disfunção urinária dolorosa do *qi*, disfunção urinária dolorosa de sangue, dor no aspecto interno da coxa.

Comentários

O nome de *Xuehai* (BP-10) (mar de sangue) reflete sua principal função, que é tratar vários distúrbios no nível do sangue. De modo geral, reconhecem-se as duas principais ações desse ponto como: (1) revigorar o sangue e dispersar estase e (2) esfriar o sangue. Essas ações encontram expressão em sua capacidade de tratar uma ampla variedade de distúrbios ginecológicos e dermatológicos decorrentes de estase de sangue ou de calor no sangue.

No que se refere à ginecologia, a menstruação normal depende de vários fatores, incluindo a circulação livre do sangue. A falha na circulação de sangue e a estase resultante podem decorrer de uma variedade de causas que incluem estagnação ou deficiência do *qi*, lesão traumática, hemorragia, invasão de frio ou de calor, doença crônica ou fatores emocionais, podendo causar diferentes distúrbios da menstruação. Entre esses distúrbios estão dismenorreia e hemorra-

gia uterina caracterizadas por dor fixa intensa e a exoneração de sangue escuro e coagulado, e amenorreia acompanhada por distensão e dor, língua arroxeada e pulso áspero. Ao contrário, se houver penetração de calor no nível do sangue, normalmente decorrente de calor gerado no interior do Fígado ou do Coração, ou por consumo excessivo de alimentos quentes, então poderão surgir duas condições principais: (1) o movimento do sangue pode se tornar impetuoso e ultrapassar seus limites, provocando hemorragia uterina profusa ou, menos comumente, (2) o calor pode desidratar o sangue e, assim, causar amenorreia. Nos dois casos, haverá sinais de calor, como língua vermelha e seca e pulso rápido. De fato, as propriedades de *Xuehai* (BP-10) de esfriar o sangue e revigorá-lo acompanham sua capacidade de tratar hemorragia uterina. O calor no sangue é o padrão mais comum da hemorragia uterina, porém, além de esfriar o sangue, o tratamento deve enfatizar a dispersão da estase, já que qualquer hemorragia patológica pode causar acúmulo e estagnação do sangue extravasado. Isso é expresso no ditado da medicina chinesa: "onde há hemorragia, há estase". A íntima inter-relação entre calor no sangue e estase de sangue também é corroborada pelo fato de que o calor pode condensar o sangue e secá-lo, dando origem à estase, conforme citado no *Treatise on Epidemic Warm Febrile Disease*[18]: "Como o fogo latente estagnado evapora o líquido do sangue, o sangue ferve lentamente e forma estase".

Algumas autoridades também atribuem propriedades nutritivas do sangue a *Xuehai* (BP-10) e o incorporam em prescrições para o tratamento de deficiência de sangue. Em vista da superioridade de *Xuehai* (BP-10) em revigorar o sangue, esta ação reflete o ditado da medicina chinesa: "se a estase de sangue não é transformada, não há como gerar sangue novo". Isso se refere às situações em que a estase de sangue se acumulou fora dos canais, provocando diretamente deficiência de sangue porque não há sangue suficiente para nutrir o corpo. Esse padrão complexo de hemorragia com consequentes estase e deficiência de sangue é muito observado depois do parto e após hemorragia uterina profusa.

No que se refere à dermatologia, a desarmonia de sangue costuma desempenhar um papel central. Os principais padrões dermatológicos tratados por *Xuehai* (BP-10) são: calor no nível do sangue caracterizado por lesões vermelhas e estase de sangue caracterizada por lesões arroxeadas. *Xuehai* (BP-10) também pode ser usado para tratar deficiência e estase concomitantes de sangue observadas, por exemplo, em casos de eczema com espessamento da pele (liquenificação) ou em quadros de neuralgia pós-herpética. *Xuehai* (BP-10) também pode ser usado para tratar as manifestações de vento em doenças cutâneas, sendo a mais importante o prurido intolerável. Isso ilustra o ditado da medicina chinesa: "para tratar vento, primeiro tratar o sangue; assim que o sangue se mover, o vento se dispersará".

Ainda que a ação de *Xuehai* (BP-10) de revigorar e esfriar o sangue seja classicamente confinada às duas principais áreas – ginecologia e dermatologia –, de fato, há poucos pontos de acupuntura capazes de tratar o sangue diretamente. Por essa razão, sua aplicação pode ser estendida a qualquer distúrbio no corpo com essa patologia. Desse modo, *Song of the Primary Points of the Fourteen Channels* diz: "*Xuehai* (BP-10) pode tratar todas as doenças do sangue".

Combinações

- Menstruação irregular: *Xuehai* (BP-10) e *Diji* (BP-8) (*One Hundred Symptoms*).
- Amenorreia: *Xuehai* (BP-10) e *Daimai* (VB-26) (*Supplementing Life*).
- Os cinco tipos de disfunção urinária dolorosa: *Xuehai* (BP-10) e *Qihai* (REN-6) (*One Hundred Symptoms*).
- Os cinco tipos de disfunção urinária dolorosa: *Xuehai* (BP-10) e *Dadun* (F-1) (*Song of Points*).
- *Qi* como "porquinho correndo" (em mulheres): *Xuehai* (BP-10), *Sanyinjiao* (BP-6), *Qimen* (F-14), *Guanyuan* (REN-4), *Zhongji* (REN-3) e *Shimen* (REN-5) (*Supplementing Life*).
- Urticária: *Xuehai* (BP-10), *Fengmen* (B-12), *Quchi* (IG-11) e *Weizhong* (B-40).

Jimen (BP-11) – portão de filtragem

Localização

No aspecto medial da parte superior da perna, 6 *cun* acima de *Xuehai* (BP-10), em uma linha que liga *Xuehai* (BP-10) com *Chongmen* (BP-12).

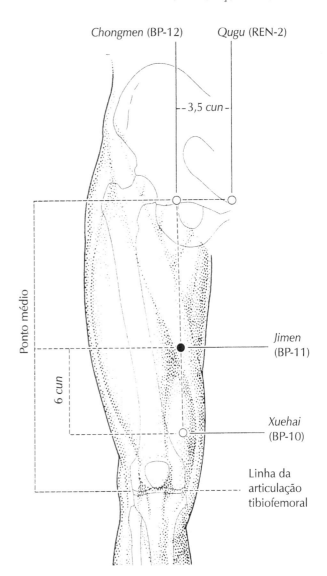

Nota de localização

(1) Localizar usando a largura de duas mãos acima de *Xuehai* (BP-10); (2) localizar no ponto médio entre a linha da articulação tibiofemoral e *Chongmen* (BP-12).

Inserção da agulha

Inserção perpendicular ou oblíqua de 0,5 a 1 *cun*.
Precaução: a inserção profunda pode perfurar a artéria femoral.

Ações

- Regula a micção.
- Drena umidade e dispersa calor.

Indicações

- Disfunção urinária dolorosa, retenção de urina, micção obstruída, enurese.
- Eczema no escroto, prurido por umidade nos órgãos genitais externos, dor e inchaço na região inguinal, dor na região inferior do abdome.

Combinações

- Enurese: *Jimen* (BP-11), *Tongli* (C-5), *Dadun* (F-1), *Pangguangshu* (B-28), *Taichong* (F-3), *Weizhong* (B-40) e *Shenmen* (C-7) (*Supplementing Life*).

Chongmen (BP-12) – portão de precipitação

Ponto de encontro dos canais do Baço e do Fígado com o vaso de Ligação yin.

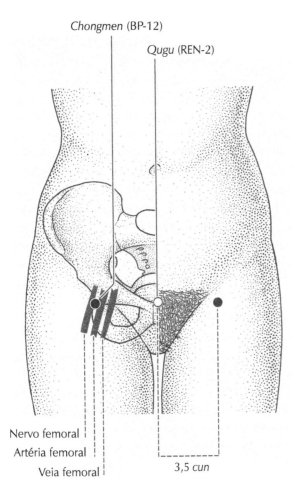

Localização

Situa-se 3,5 *cun* ao lado de *Qugu* (REN-2), no aspecto lateral da artéria femoral.

Nota de localização

Palpar para localizar a pulsação da artéria femoral, a uma distância da largura de uma das mãos lateralmente à linha média, no nível da borda superior da sínfise púbica. Localizar *Chongmen* (BP-12) na depressão imediatamente no lado dessa pulsação.

Inserção da agulha

Inserção perpendicular de 0,5 a 1 *cun*.

Precaução: a inserção profunda na direção medial pode perfurar a artéria femoral e, na direção lateral, o nervo femoral.

Ações

- Revigora o sangue, regula o *qi* e alivia a dor.
- Drena umidade, dispersa calor e regula a micção.

Indicações

- Dor abdominal, frio abdominal com plenitude, massas (*ji ju*) abdominais, distúrbio *shan*, dor por hemorroidas, *qi* fetal que se precipita para o Coração e causa dificuldade de respiração, lactação difícil.
- Dificuldade de micção, retenção de urina, disfunção urinária dolorosa, leucorreia, distúrbio da perturbação súbita, calor no corpo, distúrbio de atrofia e obstrução dolorosa do membro inferior.

Comentários

Chongmen (BP-12) é um ponto coalescente do vaso de Ligação *yin*. O *Clássico das Dificuldades* diz: "Quando o vaso de Ligação *yin* estiver acometido, haverá dor no Coração"[19]. *Chongmen* (BP-12) (portão de precipitação), à semelhança de *Qichong* (E-30) (*qi* precipitado), é indicado para tratar *qi* fetal que se precipita para o Coração. Essa condição, descrita por Zhu Dan-xi, manifesta-se como distensão, plenitude e dor abdominais e no Coração em mulheres grávidas, sendo comum ocorrer nos estágios finais da gravidez.

Combinações

- Plenitude abdominal e massas (*ji ju*) abdominais: *Chongmen* (BP-12) e *Fushe* (BP-13) (*Supplementing Life*).
- Os cinco tipos de disfunção urinária com incapacidade de urinar: *Chongmen* (BP-12) e *Dadun* (F-1) (*Supplementing Life*).
- Leucorreia pós-parto e hemorragia uterina: *Chongmen* (BP-12) e *Qichong* (E-30) (*One Hundred Symptoms*).

Fushe (BP-13) – moradia do fu

Ponto de encontro dos canais do Baço e do Fígado com o vaso de Ligação yin.

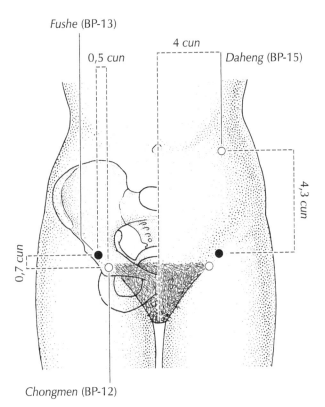

Localização

Na parte inferior do abdome, 0,7 *cun* acima e 0,5 *cun* ao lado de *Chongmen* (BP-12), 4 *cun* de distância da linha média. Também se define a localização desse ponto como estando 4,3 *cun* abaixo de *Daheng* (BP-15).

Nota de localização

A linha de 4 *cun* é determinada pela borda lateral palpável do músculo reto abdominal no nível do umbigo.

Inserção da agulha

Inserção perpendicular de 1 a 1,5 *cun*.
Precaução: em pacientes magros, a inserção profunda pode fazer a agulha penetrar a cavidade peritoneal.

Ações

- Regula o *qi* e alivia a dor.

Indicações

- Plenitude e dor abdominais, massas (*ji ju*) abdominais dolorosas, distúrbio *shan*, constipação, dor na região costal lateral, distúrbio da perturbação súbita, dor na coxa.

Combinações

- Plenitude abdominal e massas (*ji ju*) abdominais: *Fushe* (BP-13) e *Chongmen* (BP-12) (*Supplementing Life*).

Fujie (BP-14) – nó do abdome

Localização

Na parte inferior do abdome, 1,3 *cun* abaixo de *Daheng* (BP-15), a 4 *cun* de distância da linha média.

Nota de localização

A linha de 4 *cun* é determinada pela borda lateral palpável do músculo reto abdominal no nível do umbigo.

Inserção da agulha

Inserção perpendicular de 1 a 1,5 *cun*.

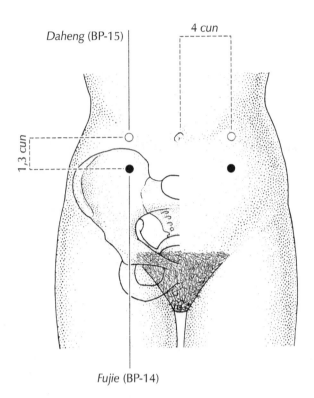

Fujie (BP-14)

Precaução: em pacientes magros, a inserção profunda pode fazer a agulha penetrar a cavidade abdominal.

Ações

- Aquece e beneficia o *jiao* inferior.
- Regula o *qi* e descende a rebelião.

Indicações

- Dor periumbilical, diarreia e distúrbio disentérico, diarreia decorrente de frio no abdome, distensão abdominal e constipação, distúrbio *shan* doloroso.
- *Qi* se precipita para cima até o Coração, dor no Coração, tosse.

Comentários

O nome de *Fujie* (BP-14) (nó do abdome) refere-se à sua capacidade de resolver estagnação de *qi* na região abdominal, especialmente na área do umbigo. Também é capaz de regular a rebelião de *qi* que ascende para atacar o Coração ou prejudica a função descendente do Pulmão, provocando tosse. O interessante é que dor no Coração é uma indicação de distúrbio no vaso de Ligação *yin* e, embora *Chongmen* (BP-12), *Fushe* (BP-13), *Daheng* (BP-15) e *Fuai* (BP-16) sejam pontos coalescentes desse vaso extraordinário, *Fujie* (BP-14) não o é.

Fujie (BP-14) também desempenha a função de aquecer o *jiao* inferior e dispersar o frio, particularmente na região intestinal, sendo indicado para tratar diarreia por frio e distúrbio disentérico.

Combinação

- Coração impetuoso: *Fujie* (BP-14) e *Xingjian* (F-2) (*Supplementing Life*).

Daheng (BP-15) – grande horizontal

Ponto de encontro do canal do Baço com o vaso de Ligação yin.

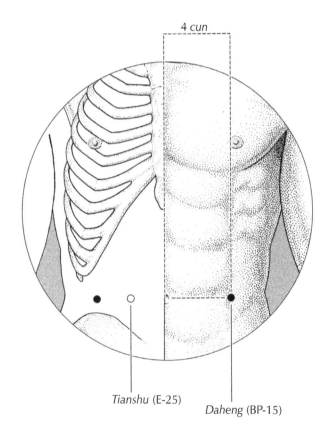

Localização

No abdome, na depressão situada na borda lateral do músculo reto abdominal, no nível do umbigo.

Nota de localização

Esse ponto é normalmente definido como localizado a 4 *cun* de distância da linha média; no abdome, a linha de 4 *cun* situa-se na borda lateral do músculo reto abdominal.

Inserção da agulha

Inserção perpendicular de 0,5 a 1 *cun*.

Precaução: (1) em pacientes magros, a inserção profunda pode fazer com que a agulha penetre a cavidade peritoneal; (2) a inserção profunda nesse ponto pode fazer com que a agulha perfure um baço ou fígado substancialmente aumentado.

Ações

- Move o *qi* e regula os intestinos.

Indicações

- Dor na região inferior do abdome, frio e dor na região inferior do abdome, diarreia por frio ou umidade (*dong*), distúrbio disentérico, constipação, sensação de calor no hipogástrio com suspiros.
- Propensão à tristeza, suspiros, incapacidade de levantar e mover os quatro membros, transpiração copiosa.

Comentários

Daheng (BP-15) é um importante ponto para regular o *qi* do Intestino Grosso. É indicado para o tratamento de diarreia, especialmente do tipo decorrente de frio ou umidade, e, graças à sua capacidade de mover o *qi* do Intestino Grosso, também é usado para tratar constipação de diferentes etiologias. Tanto *Daheng* (BP-15) quanto *Tianshu* (E-25), seu ponto vizinho, são eficazes no tratamento de uma variedade de distúrbios dos intestinos. Clinicamente, entretanto, *Tianshu* (E-25) é mais usado para o tratamento de fezes soltas, diarreia e distúrbio disentérico, enquanto *Daheng* (BP-15) é mais usado para tratar constipação.

Daheng (BP-15) também é indicado e está incluído nas combinações clássicas para tratar tristeza, choro e suspiros. Embora não haja nenhuma razão teórica especial que explique essa ação de *Daheng* (BP-15), é interessante compará-lo com seus pontos vizinhos *Taiyi* (E-23) e *Huaroumen* (E-24), que também têm várias indicações psicoemocionais.

Combinações

- Dorso arqueado com choro pesaroso: *Daheng* (BP-15) e *Tianchong* (VB-9) (*One Hundred Symptoms*).
- Constipação: *Daheng* (BP-15), *Dachangshu* (B-25) e *Zhigou* (SJ-6).

Fuai (BP-16) – pesar do abdome

Ponto de encontro do canal do Baço com o vaso de Ligação yin.

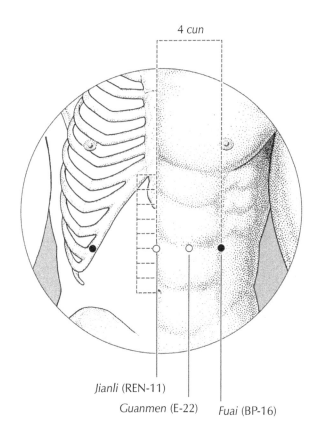

Jianli (REN-11)
Guanmen (E-22)   *Fuai* (BP-16)

Localização

No abdome, na depressão situada na borda lateral do músculo reto abdominal, 3 *cun* acima de *Daheng* (BP-15).

Nota: em alguns pacientes com ângulo subcostal estreito, esse ponto pode situar-se na margem costal; as opções, então, são: (1) localizar o ponto mais medialmente, (2) agulhar em sentido transversal na margem costal ou (3) selecionar um ponto diferente.

Nota de localização

Esse ponto é normalmente definido como localizado 4 *cun* ao lado da linha média; no abdome, a linha de 4 *cun* se localiza na borda lateral do músculo reto abdominal.

Inserção da agulha

Inserção perpendicular de 0,5 a 1 *cun*.

Precaução: em pacientes magros, a inserção profunda pode fazer com que a agulha penetre a cavidade peritoneal; (2) a inserção profunda nesse ponto pode fazer a agulha perfurar um baço aumentado.

Ação

- Regula os Intestinos.

Indicações

- Dor periumbilical, frio no abdome, alimentos não digeridos (nas fezes), distúrbio disentérico, fezes contendo pus e sangue, constipação.

Combinação

- Alimentos não digeridos (nas fezes): *Fuai* (BP-16) e *Taibai* (BP-3) (*Supplementing Life*).

Shidou (BP-17) – cavidade do alimento

Localização

No aspecto lateral do tórax, no quinto espaço intercostal, a 6 *cun* de distância da linha média.

Nota de localização

(1) É mais fácil contar os espaços intercostais de cima para baixo, a partir do segundo espaço intercostal que fica imediatamente abaixo do ângulo esternal. Nos homens, o mamilo quase invariavelmente fica no quarto espaço intercostal. (2) A linha de 6 *cun* se localiza lateralmente à linha mamilar.

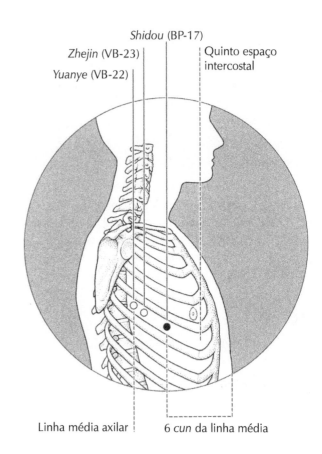

Inserção da agulha

Inserção transversal oblíqua ao longo do espaço intercostal, de 0,5 a 1 *cun*.

Precaução: a inserção perpendicular, especialmente em pacientes magros, acarreta risco substancial de causar pneumotórax.

Ações

- Dissipa acúmulo de alimentos e líquidos e promove a digestão.

Indicações

- Plenitude torácica e na região costal lateral, dor incessante na região costal lateral, distensão abdominal, inchaço por água no abdome, dor esofágica, dor no diafragma, eructação, vômito imediato após a ingestão, alimentos não digeridos (nas fezes), borborigmos.
- Tosse, inchaço nas mamas, malária crônica do Baço, icterícia.

Comentários

Shidou (BP-17) também é conhecido pelo nome alternativo de *Mingguan* (portão da vida). De acordo com *Book of Bian Que's Secrets*, *Shidou* (BP-17) "faz conexão com o *qi* real do Baço e cura os 36 tipos de doenças do Baço. Em casos de doença grave, quando a vida está por um fio, a moxibustão nesse ponto com 200 a 300 cones de moxa assegura a sobrevivência do paciente. Usar esse ponto para tratar qualquer doença grave do Baço"[20]. A despeito dessa citação inspiradora, existem poucas referências a esse tipo de aplicação ou combinações que incluam o ponto em outros textos clássicos, sendo *Shidou* (BP-17) indicado principalmente para tratar dor na região costal lateral, distensão e dor no abdome e no diafragma com eructação, vômito e alimentos não digeridos nas fezes, todas essas indicações claras de estagnação de alimentos.

Tianxi (BP-18) – riacho celestial

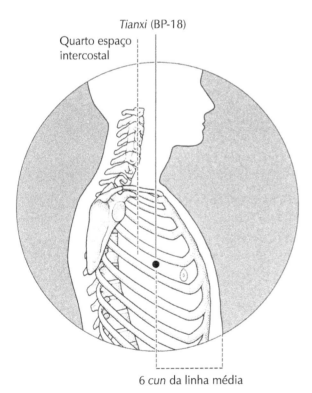

Localização

No aspecto lateral do tórax, no quarto espaço intercostal, a 6 *cun* de distância da linha média.

Nota de localização

(1) É mais fácil contar os espaços intercostais de cima para baixo, a partir do segundo espaço intercostal que fica imediatamente abaixo do ângulo esternal. Nos homens, o mamilo quase invariavelmente fica no quarto espaço intercostal; (2) a linha de 6 *cun* se localiza lateralmente à linha mamilar.

Inserção da agulha

Inserção transversal oblíqua ao longo do espaço intercostal, de 0,5 a 1 *cun*.

Precaução: a inserção perpendicular, especialmente em pacientes magros, acarreta risco substancial de provocar pneumotórax.

Ações

- Regula e descende o *qi*.
- Beneficia as mamas e promove a lactação.

Indicações

- Plenitude e dor no tórax e na região costal lateral, respiração curta, tosse, estertores e fleuma na garganta, *qi* como "porquinho correndo", soluço.
- Abscesso na mama, incapacidade da mama de fazer o leite fluir, lactação insuficiente.

Combinação

- Abscesso, ulceração e inchaço na mama: *Tianxi* (BP-18) e *Xiaxi* (VB-43) (*Thousand Ducat Formulas*).

Xiongxiang (BP-19) – vila do tórax

Localização

No aspecto lateral do tórax, no terceiro espaço intercostal, a 6 *cun* de distância da linha média.

Nota de localização

(1) É mais fácil contar os espaços intercostais de cima para baixo, a partir do segundo espaço intercostal que fica imediatamente abaixo do ângulo esternal.

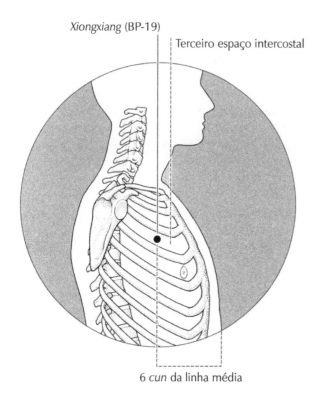

Xiongxiang (BP-19)
Terceiro espaço intercostal
6 cun da linha média

Nos homens, o mamilo quase invariavelmente fica no quarto espaço intercostal; (2) a linha de 6 cun se localiza a 2 cun de distância da linha mamilar.

Inserção da agulha

Inserção transversal oblíqua ao longo do espaço intercostal, de 0,5 a 1 cun.

Precaução: a inserção perpendicular, especialmente em pacientes magros, acarreta risco substancial de provocar pneumotórax.

Ações

- Regula e descende o *qi* e desata o tórax.

Indicações

- Plenitude no tórax e na região costal lateral, que se estende para as costas, incapacidade de virar o corpo estando deitado, tosse, respiração curta.

Combinação

- Dor no tórax irradiada para as costas: *Xiongxiang* (BP-19), *Neiguan* (PC-6) e *Xinshu* (B-15).

Zhourong (BP-20) – glória envolvente

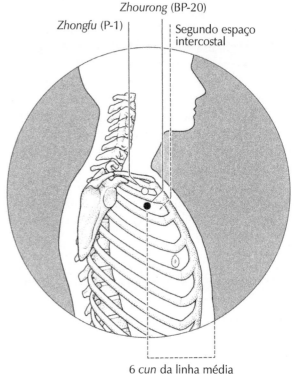

Zhongfu (P-1)
Zhourong (BP-20)
Segundo espaço intercostal
6 cun da linha média

Localização

No aspecto lateral do tórax, no segundo espaço intercostal, a 6 cun de distância da linha média.

Nota de localização

(1) Primeiro localizar a cartilagem costal da segunda costela, que fica no mesmo nível do ângulo esternal. Depois localizar o segundo espaço intercostal abaixo dela. (2) A linha de 6 cun se situa a 2 cun de distância da linha mamilar. (3) Esse ponto fica a um espaço intercostal diretamente abaixo de *Zhongfu* (P-1).

Inserção da agulha

Inserção transversal oblíqua ao longo do espaço intercostal, de 0,5 a 1 cun.

Precaução: a inserção perpendicular, especialmente em pacientes magros, acarreta risco substancial de provocar pneumotórax.

Ações

- Regula e descende o *qi* e desata o tórax.

Indicações

- Distensão e plenitude no tórax e na região costal lateral, tosse, tosse com fleuma copiosa ou pus, respiração curta, ingestão difícil, desejo de beber líquidos.

Combinações

- Dificuldade de ingestão com desejo de beber líquidos: *Zhourong* (BP-20) e *Dachangshu* (B-25) (*Thousand Ducat Formulas*).
- Dificuldade de ingestão: *Zhourong* (BP-20), *Zhongfu* (P-1), *Kunlun* (B-60), *Chengman* (E-20) e *Yuji* (P-10) (*Supplementing Life*).

Dabao (BP-21) – grande embalagem

Grande ponto luo *de conexão do Baço.*

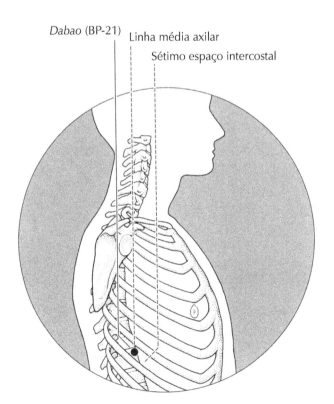

Localização

Na linha média axilar, no sétimo espaço intercostal.

Nota: algumas fontes indicam a localização desse ponto no sexto espaço intercostal.

Nota de localização

(1) É mais fácil contar os espaços intercostais de cima para baixo, a partir do segundo espaço intercostal, que fica imediatamente abaixo do ângulo esternal. Nos homens, o mamilo quase invariavelmente fica no quarto espaço intercostal. (2) A linha média axilar é traçada verticalmente a partir do ápice da axila – *Jiquan* (C-1).

Inserção da agulha

Inserção transversal oblíqua ao longo do espaço intercostal, de 0,5 a 1 *cun*.

Precaução: a inserção perpendicular, especialmente em pacientes magros, envolve risco substancial de provocar pneumotórax.

Ações

- Regula *qi* e sangue e firma tendões e articulações.
- Desata o tórax e beneficia a região costal lateral.

Indicações

- Dor no corpo todo, fraqueza nos quatro membros, flacidez dos membros, flacidez das cem articulações.
- Tosse, dispneia, dor no tórax, dor no tórax e na região costal lateral em decorrência da respiração, distensão e plenitude na região costal lateral.

Comentários

O nome *Dabao* (BP-21) é formado de dois caracteres: *Da*, que significa grande, e *Bao*, que significa "embrulhar, embalar". De acordo com o *Spiritual Pivot*[21]: "O grande *luo* do Baço é conhecido como *Dabao*; ele emerge 3 *cun* abaixo da axila e se espalha pelo tórax e pela região costal lateral. Quando está em excesso, há dor no corpo todo. Quando está deficiente, as cem articulações se tornam flácidas. Esse canal abraça o sangue de todos os [canais de conexão] *luo*". Uma possível explicação dessa passagem extraída do *Spiritual Pivot* é que uma das funções dos canais *luo* de conexão, de modo geral, é ajudar na distribuição de *qi* e, mais especialmente, de sangue, a todos os tecidos do corpo por meio da rede de canais *luo* de conexão diminutos. Como o Baço controla o sangue, seu grande canal *luo* de conexão domina essa função de distribuição do sangue por todo o corpo. Quando o sangue estagna, "há dor no corpo todo"; quando o sangue está deficiente e incapaz de nutrir os tecidos, "as cem articulações ficam flácidas".

Dabao (BP-21) também é mencionado em *Ode to Elucidate Mysteries*, que diz que ele domina a região superior – *Tianshu* (E-25) domina a região média e *Diji* (BP-8) domina a região inferior. A despeito dessas duas referências clássicas, *Dabao* (BP-21) não aparece em qualquer combinação tradicional de nenhum dos principais textos clássicos.

Combinações

- Dor no corpo todo e fraqueza nos quatro membros: *Dabao* (BP-21), *Yanglingquan* (VB-34), *Quchi* (IG-11) e *Tianzhu* (B-10).
- Dor no tórax e na região costal lateral: *Dabao* (BP-21), *Sanyangluo* (SJ-8), *Ximen* (PC-4), *Yangfu* (VB-38) e *Zulinqi* (VB-41).

NOTAS

[1] *Essential Questions*, Cap. 74.

[2] *Clássico das Dificuldades*, 68ª Dificuldade.

[3] *Clássico das Dificuldades*, 68ª Dificuldade.

[4] *Essential Questions*, Cap. 74.

[5] *Clássico das Dificuldades*, 68ª Dificuldade.

[6] *Essential Questions*, Cap. 44.

[7] *Essential Questions*, Cap. 29.

[8] *Spiritual Pivot*, Cap. 6.

[9] *Spiritual Pivot*, Cap. 44.

[10] *Spiritual Pivot*, Cap. 8.

[11] *Essential Questions*, Cap. 29.

[12] *Essential Questions*, Cap. 45.

[13] *Essential Questions*, Cap. 1.

[14] *Treatise on the Spleen and Stomach* (*Pi Wei Lun*) traduzido por Yang Shou-zhong e Li Jian-yong, Blue Poppy Press, 1993.

[15] *Essential Questions*, Cap. 74.

[16] *Essential Questions*, Cap. 23.

[17] *Essential Questions*, Cap. 29.

[18] *Treatise on Epidemic Warm Febrile Disease*, de Wu You-ke (1642).

[19] *Clássico das Dificuldades*, 29ª Dificuldade.

[20] Citado em *Acupuncture Cases from China, A Digest of Difficult and Complicated Case Histories*, de Zhang Deng-bu, Churchill Livingstone, 1994, p. 48.

[21] *Spiritual Pivot*, Cap. 10.

Canal do Coração Shaoyin da Mão 9

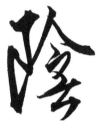
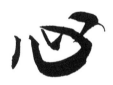

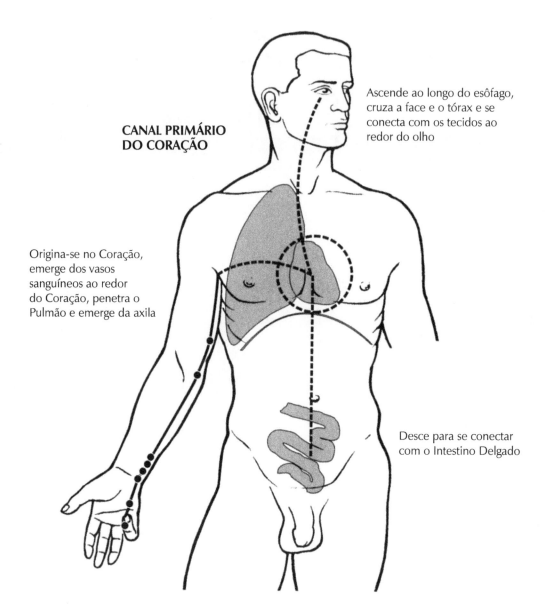

Canal primário do Coração

- Origina-se no Coração.
- Emerge do sistema de vasos sanguíneos que circundam o Coração e desce através do diafragma para se conectar com o Intestino Delgado.
- Um ramo se separa do Coração, ascende ao longo do esôfago e depois cruza a face e as bochechas para se conectar com os tecidos ao redor do olho.
- Outro ramo segue diretamente do Coração para o Pulmão e desce para emergir da axila, em *Jiquan* (C-1).
- Este último ramo segue ao longo do aspecto medial da parte superior do braço (medialmente em relação aos canais do Pulmão e do Pericárdio) até o cotovelo, em *Shaohai* (C-3).
- Desce ao longo do aspecto anteromedial da parte inferior do braço até o osso pisiforme do punho em *Shenmen* (C-7).
- Segue através da palma da mão e ao longo do aspecto radial do dedo mínimo da mão para terminar no canto radial da unha em *Shaochong* (C-9).

O canal primário do Coração conecta-se com esses zangfu: Coração, Pulmão e Intestino Delgado.

O canal primário do Coração cruza com outros canais nesses pontos: nenhum.

CANAL DO CORAÇÃO *SHAOYIN* DA MÃO

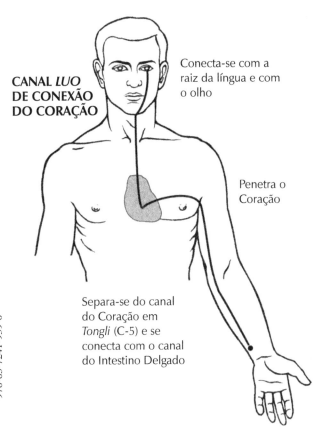

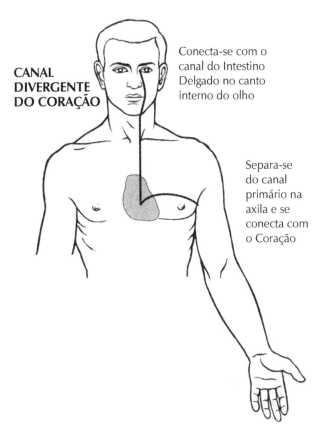

Canal luo de conexão do Coração

- Separa-se do canal do Coração em *Tongli* (C-5) e se conecta com o canal do Intestino Delgado.
- Segue o canal do Coração até o *zang* Coração e depois continua até a raiz da língua e o olho.

Canal divergente do Coração

- Separa-se do canal primário na fossa axilar.
- Entra no tórax e se conecta com o Coração.
- Ascende ao longo da garganta e emerge na face, conectando-se com o canal do Intestino Delgado no canto interno do olho.

Canal tendinoso do Coração

- Origina-se no aspecto radial do dedo mínimo da mão e se prende ao osso pisiforme, no pulso.
- Ascende para se prender primeiramente ao aspecto medial do cotovelo e depois à axila.
- Entra na axila, cruza com o canal tendinoso do Pulmão e segue medialmente através da região da mama até o centro do tórax.
- Desce através do diafragma para terminar no umbigo.

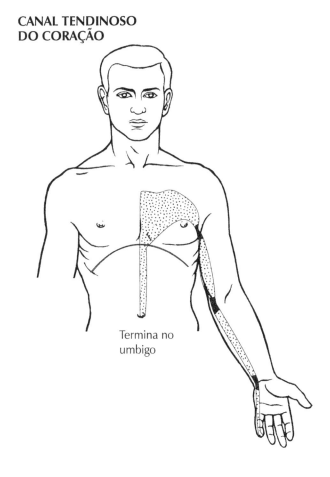

Sintomas patológicos do canal tendinoso do Coração

Tensão interna, acúmulo abaixo do Coração, dor, câimbras e distensão ao longo do curso do canal.

Discussão

O canal do Coração *shaoyin* da mão é relacionado interior-exteriormente ao canal do Intestino Delgado e, de acordo com a teoria dos seis canais, acoplado ao canal do Rim *shaoyin* do pé. A relação Coração-Intestino Delgado é fortalecida ainda mais pelos fatos que seguem:

- O canal primário do Coração se conecta com o *fu* Intestino Delgado.
- O canal divergente do Coração se conecta com o canal do Intestino Delgado no canto interno do olho.
- O canal *luo* de conexão do Coração encontra o canal primário do Intestino Delgado.

Além disso, é importante notar que:

- Um ramo do canal primário do Coração ascende ao longo do esôfago.
- Um ramo do canal primário do Coração conecta-se com os tecidos ao redor do olho, o canal divergente do Coração ascende até o canto interno do olho e o canal *luo* de conexão do Coração ascende até o olho.
- O canal divergente do Coração emerge na face.
- O canal *luo* de conexão do Coração ascende até a raiz da língua.

O Coração tem cinco funções principais:

- Governar o sangue e os vasos sanguíneos.
- Alojar o espírito.
- Abrir-se na língua.
- Regular a transpiração.
- Manifestar-se na tez.

Graças a essas funções, e pelo trajeto do canal mencionado anteriormente, muitas das ações e indicações dos pontos do canal do Coração podem ser explicadas. Essas funções e indicações podem ser resumidas dessa forma:

- Tratamento de dor no tórax e no Coração e distúrbios do ritmo do Coração. De acordo com o *Essential Questions*, "todo sangue pertence ao Coração"[1] e "o Coração domina os vasos sanguíneos do corpo"[2]. O *qi* do Coração e do Pulmão (com o qual o canal do Coração se conecta) domina o *qi* fundamental (*zong qi*) e, com isso, a circulação do sangue através do tórax, bem como o batimento rítmico do coração. Todos os pontos do canal do Coração – com exceção de *Qingling* (C-2) –, portanto, tratam dor no Coração e no tórax ou tratam palpitações e outros distúrbios do ritmo cardíaco. A dor aguda do Coração e do tórax pode se irradiar ao longo do canal do Coração no braço esquerdo, descer até o abdome (canal primário do Coração e canal tendinoso do Coração) ou subir até a garganta (canal primário do Coração e canal divergente do Coração). Na prática clínica corrente, os pontos do canal do Pericárdio são os preferidos para tratar dor no tórax e no Coração, enquanto os distúrbios do ritmo do Coração são tratados pela seleção de pontos dos dois canais.
- Regular e acalmar o espírito. De acordo com o *Spiritual Pivot*[3]: "O Coração controla os vasos; os vasos são a residência do espírito". Enquanto o *Essential Questions*[4] diz: "O Coração abriga o espírito". Os pontos do canal do Coração, especialmente *Tongli* (C-5) e *Shenmen* (C-7), estão entre os pontos de acupuntura mais importantes para harmonizar e acalmar o espírito, independentemente de o espírito ter perdido a harmonia em decorrência de deficiência e consequente falta de nutrição, agitação por calor e fogo ou por estar obscurecido por fleuma.
- Tratamento de distúrbios da língua e da fala, incluindo perda da voz, rigidez da língua e língua dolorida e inchada.
- Tratamento de distúrbios da garganta, como dor, inchaço e congestão.
- Tratamento de distúrbios dos olhos. Além das conexões do canal do Coração com os olhos, isso pode ser explicado pelo fato de que o Coração pertence ao fogo soberano e os pontos do canal do Coração podem ser usados para dispersar calor de qualquer parte do corpo; no caso dos olhos, calor manifestando-se como vermelhidão, inchaço e dor.
- Tratamento de vários distúrbios da face e da tez; sendo assim, Ma Dan-yang, por exemplo, diz isso sobre *Shenmen* (C-7): "quando em

excesso, a cabeça, as bochechas e a face ficam vermelhas, quando deficiente, há... uma face inexpressiva".

Jiquan (C-1) – nascente suprema

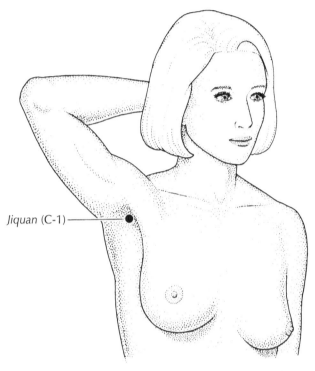

Localização

Na depressão situada no centro da axila.

Nota de localização

Esse ponto é localizado com o braço abduzido. Deslizar o dedo pela parede lateral do tórax entre os dois grupos musculares (grande dorsal, posteriormente, e peitoral maior, anteriormente) até cair na depressão no ponto mais alto do oco axilar.

Inserção da agulha

Inserção perpendicular – na direção de *Jianjing* (VB-21) – de 0,5 a 1 *cun*, evitando a artéria axilar.

Precaução: a inserção medial em direção ao tórax pode fazer com que a agulha perfure o pulmão.

Ações

- Desata o tórax.
- Ativa o canal e beneficia o braço.

Indicações

- Obstrução dolorosa do Coração, dor no Coração com ânsia de vômito, dor no tórax, respiração curta, distensão e plenitude na região costal lateral, tristeza e ansiedade, palpitações, agitação com sede e garganta seca.
- Incapacidade de erguer o ombro, dor na axila, escrofulose, entorpecimento e obstrução dolorosa no membro superior, contracorrente por inversão do cotovelo e do braço, frio e dor no cotovelo e no braço, perda do uso dos quatro membros, olhos amarelados.

Comentários

Jiquan (C-1) é o primeiro ponto do canal do Coração, onde o *qi* emerge do Coração e de seus vasos sanguíneos circunvizinhos. Localizado no centro da axila, é o ponto de comunicação entre o Coração e o tórax, por um lado, e o braço, por outro lado, e tem ação sobre essas duas regiões.

No tórax e na região costal lateral, promove o movimento do *qi* e alivia a dor, sendo indicado para tratar distensão e plenitude na região costal lateral, dor no tórax e respiração curta. No Coração propriamente dito, trata dor que se manifesta como obstrução dolorosa do Coração e dor no Coração com ânsia de vômito.

Quando o *yang* do Coração declina, com concomitante estase de sangue, o *qi* e o sangue se tornam incapazes de manter a circulação através dos canais e dos vasos do braço, dando origem a entorpecimento, ao passo que, se a função de aquecer do *yang* estiver deficiente, haverá frio e dor. *Jiquan* (C-1) é capaz de tratar esses distúrbios porque promove a circulação do *qi* e do sangue através do braço.

A região axilar pode ser interpretada como uma passagem para a circulação de *qi* e sangue através do braço, implícita no nome "nascente suprema". Na prática de *qigong* e na meditação, manter a axila ligeiramente aberta é vital para a manutenção do livre fluxo do *qi* e do sangue através do membro superior. Por essa razão dizem que se deve ficar em pé ou sentado com espaço suficiente na axila "para segurar um ovo". Como resultado, mesmo em períodos longos de repouso, o braço e as mãos ficarão aquecidos.

Combinações

- Dor no Coração com ânsia de vômito, agitação e plenitude: *Jiquan* (C-1) e *Ximen* (PC-4) (*Supplementing Life*).
- Garganta seca: *Jiquan* (C-1), *Taiyuan* (P-9), *Pianli* (IG-6), *Taichong* (F-3) e *Tiantu* (REN-22) (*Supplementing Life*).
- Perda do uso dos quatro membros: *Jiquan* (C-1), *Riyue* (VB-24) e *Pishu* (B-20) (*Supplementing Life*).

Qingling (C-2) – espírito verde

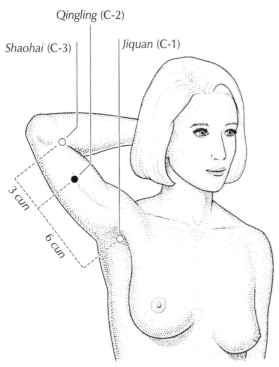

Localização

Situa-se 3 *cun* acima da extremidade medial da prega cubital transversa, na linha que liga *Jiquan* (C-1) a *Shaohai* (C-3).

Nota de localização

(1) Localizar com o cotovelo fletido; (2) esse ponto localiza-se no sulco medial ao músculo bíceps braquial, a distância da largura de uma das mãos acima de *Shaohai* (C-3).

Inserção da agulha

Inserção oblíqua em sentido distal ou proximal de 0,5 a 1 *cun*, evitando a artéria braquial.

Nota: muitos clássicos antigos só discutem a moxibustão nesse ponto, implicando que a inserção de agulhas era contraindicada nesse ponto, talvez em razão do perigo de se lesar a artéria braquial, sendo que o *Introduction to Medicine* contraindica a inserção de agulhas nesse ponto.

Ações

- Ativa o canal e alivia a dor.

Indicações

- Incapacidade de erguer o ombro e o braço, inchaço, dor e vermelhidão no ombro, dor na axila, dor de cabeça com calafrios por frio, olhos amarelados, dor na região costal lateral, escrofulose.

Combinações

- Dor no ombro e na parte superior do braço: *Qingling* (C-2), *Jianyu* (IG-15) e *Quchi* (IG-11).

Shaohai (C-3) – mar menor

Ponto he mar e ponto água do canal do Coração.

Localização

No ponto médio entre *Quze* (PC-3) e o epicôndilo medial do úmero, na extremidade medial da prega cubital transversa, quando o cotovelo está totalmente fletido.

Inserção da agulha

Inserção oblíqua em sentido distal ou proximal, ou em direção a *Quchi* (IG-11), de 0,5 a 1,5 *cun*.

Nota: de acordo com várias fontes clássicas, a moxibustão é contraindicada nesse ponto.

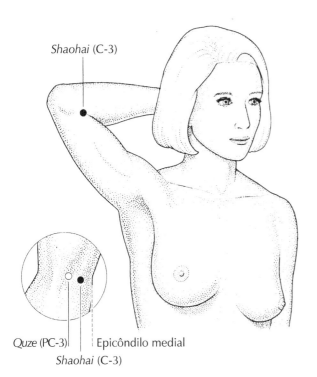

Ações

- Acalma o espírito, transforma fleuma e dispersa calor.
- Ativa o canal e beneficia o braço.

Indicações

- Dor no Coração, plenitude no tórax, dor na axila e na região costal lateral, mania e riso, epilepsia, remexer da língua, memória fraca, vômito de saliva espumosa (aquosa), escrofulose.
- Olhos vermelhos, dor de cabeça e tontura por vento, tontura visual, dor de dente acompanhada por calafrios e febre, erosão e inchaço nas gengivas.
- Tremor da mão e do braço, entorpecimento do membro superior, incapacidade de erguer os quatro membros, inchaço e dor na articulação do cotovelo, flacidez do cotovelo, incapacidade de virar o pescoço, obstrução dolorosa por vento.

Comentários

Shaohai (C-3) é o ponto *he* mar e ponto água do canal *shaoyin* (*yin* menor) do Coração, por isso seu nome é *Shaohai* (mar menor). Possui três principais esferas de ação. Primeiro, é capaz de acalmar o espírito, transformar fleuma e dispersar calor, sendo indicado no tratamento de distúrbios como mania e riso, epilepsia, remexer da língua (no qual a língua é repetidamente tirada da boca, como a língua de uma cobra) e memória fraca, bem como outras manifestações de fleuma, por exemplo, vômito de saliva espumosa e escrofulose. Clinicamente, entretanto, é menos usado para esse propósito do que pontos como *Jianshi* (PC-5), *Fenglong* (E-40) e *Tianjing* (SJ-10).

Segundo, como ponto água do canal fogo do Coração, *Shaohai* (C-3) é capaz de drenar calor da cabeça que se manifesta como vermelhidão nos olhos, erosão e inchaço nas gengivas e dor de dente acompanhada de calafrios e febre.

A terceira e principal aplicação clínica de *Shaohai* (C-3), entretanto, é no tratamento de vários distúrbios do canal do Coração no membro superior. É um importante ponto para tratar entorpecimento e tremor do braço e da mão, além de distúrbios do cotovelo. De acordo com o *Classic of the Jade Dragon*, é indicado para tratar "plenitude no tórax com agitação do Coração acompanhada por entorpecimento e dificuldade de erguer o ombro e o braço". No tratamento de distúrbio de atrofia e hemiplegia após acidente vascular cerebral, pontos do canal *yangming*, que é "abundante em *qi* e sangue", já foram enfatizados. A prática clínica demonstrou, entretanto, que melhores resultados são obtidos quando alguns pontos dos canais *yin* também são selecionados. Em decorrência da importante ação que *Shaohai* (C-3) exerce nos distúrbios do braço todo, o ponto, com frequência, é estimulado por meio da inserção de agulha a partir de *Quchi* (IG-11) no tratamento desses casos.

Combinações

- Vômito de espuma: *Shaohai* (C-3), *Duiduan* (DU-27) e *Benshen* (VB-13) (*Supplementing Life*).
- Vômito de saliva espumosa (aquosa): *Shaohai* (C-3) e *Zhubin* (R-9) (*Supplementing Life*).
- Escrofulose: *Shaohai* (C-3), *Tianchi* (PC-1), *Zhangmen* (F-13), *Zulinqi* (VB-41), *Zhigou* (SJ-6), *Yangfu* (VB-38), *Jianjing* (VB-21) e *Shousanli* (IG-10) (*Great Compendium*).
- Escrofulose: *Shaohai* (C-3) e *Tianjing* (SJ-10) (*Song More Precious than Jade*).
- Medo maníaco e delirante e pânico: *Shaohai* (C-3), *Zhizheng* (ID-7), *Yuji* (P-10), *Hegu* (IG-4), *Quchi* (IG-11) e *Wangu* (ID-4) (*Thousand Ducat Formulas*).

- Língua rígida, remexer da língua: *Shaohai* (C-3), *Huaroumen* (E-24) e *Wenliu* (IG-7) (*Supplementing Life*).
- Entorpecimento incessante nos dois antebraços: *Shaohai* (C-3) e *Shousanli* (IG-10) (*One Hundred Symptoms*).

Lingdao (C-4) – caminho do espírito

Ponto jing rio e ponto metal do canal do Coração.

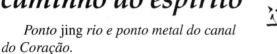
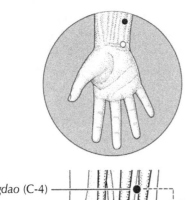
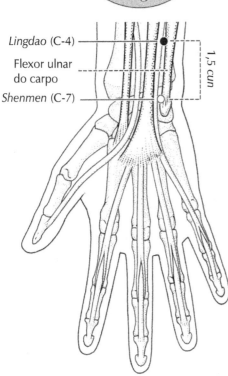

Localização

No aspecto radial do tendão do flexor ulnar do carpo, 1,5 *cun* acima, em sentido proximal, de *Shenmen* (C-7).

Inserção da agulha

Inserção perpendicular de 0,3 a 0,5 *cun*, ou inserção oblíqua em sentido proximal ou distal de 0,5 a 1 *cun*.

Ações

- Acalma o espírito e beneficia a voz.
- Relaxa músculos e tendões.

Indicações

- Dor no Coração, tristeza e medo, distúrbio do *zang* inquieto, perda súbita da voz.
- Ânsia de vômito, abscesso na garganta, vermelhidão e inchaço nos olhos.
- Medula e ossos frios, espasmo clônico, contração do cotovelo e do braço, prurido na mão, inchaço e dor nos dedos das mãos.

Comentários

Lingdao (C-4), como seu nome "caminho do espírito" implica, tem a capacidade de acalmar o espírito e é indicado para tratar distúrbio do *zang* inquieto, bem como tristeza e medo. Diz-se que o distúrbio do *zang* inquieto surge em decorrência de excesso de pensamento, excesso de preocupações e ansiedade, que agridem o Coração, o Baço e o Fígado. Caracteriza-se por uma ampla variedade de sintomas que incluem respostas emocionais imprevisíveis, melancolia, comportamento perturbado, inquietação, insônia, perda da voz e, até, mania. Em termos da medicina moderna, corresponde à neurose histérica. A capacidade de *Lingdao* (C-4) de tratar a perda súbita da voz (ver as combinações adiante) reflete seu *status* de ponto *jing* rio, já que o *Spiritual Pivot*[5] declara que os pontos *jing* rio devem ser agulhados para tratar mudanças que se manifestam na voz do paciente.

De acordo com o *Spiritual Pivot*[6], "quando a doença está no *yin* dentro do *yang* (tendões e ossos), agulhar o ponto *jing* rio do *yin*". *Lingdao* (C-4), o ponto *jing* rio do canal do Coração, é indicado para o tratamento de contração do cotovelo e do braço e sensação de frio congelante dentro da medula e dos ossos.

Combinações

- Perda súbita da voz com trismo: *Lingdao* (C-4), *Tiantu* (REN-22) e *Tianchuang* (ID-16) (*Supplementing Life*).

- Perda súbita da voz: *Lingdao* (C-4), *Zhigou* (SJ-6), *Tianchuang* (ID-16), *Futu* (IG-18) e *Qubin* (VB-7) (*Thousand Ducat Formulas*).
- Perda da voz: *Lingdao* (C-4), *Tiantu* (REN-22), *Yingu* (R-10), *Fuliu* (R-7), *Fenglong* (E-40) e *Rangu* (R-2) (*Illustrated Supplement*).

Tongli (C-5) – penetrando no interior

Ponto luo de conexão do canal do Coração e ponto estrela celestial de Ma Dan-yang.

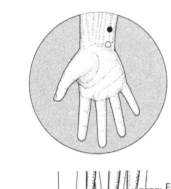

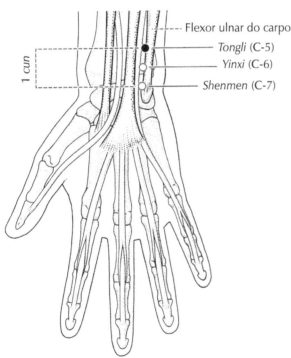

Localização

No aspecto radial do tendão do flexor ulnar do carpo, a 1 *cun* de distância em sentido proximal de *Shenmen* (C-7).

Inserção da agulha

Inserção perpendicular, de 0,3 a 0,5 *cun*, ou inserção oblíqua em sentido proximal ou distal, de 0,5 a 1 *cun*.

Ações

- Acalma o espírito.
- Regula o ritmo do Coração.
- Beneficia a língua.
- Ativa o canal e alivia a dor.

Indicações

- Bocejos frequentes e gemidos com tristeza, distúrbio do *zang* inquieto, irritação e raiva, tristeza e pânico, distúrbio depressivo, dor e agitação no Coração, irritação frequente com sensação de queimação no coração, plenitude e distensão no tórax e no diafragma que se irradiam para a região costal lateral.
- Palpitações, palpitações decorrentes de pânico, golpes do Coração, distúrbios do ritmo do Coração, *qi* diminuído.
- Perda súbita da voz, incapacidade de falar, gagueira, rigidez da língua, dor no olho, obstrução dolorosa na garganta, face avermelhada com ausência de transpiração, vento na cabeça, dor de cabeça e tontura, tontura visual, vômito amargo.
- Menorragia, hemorragia uterina profusa, enurese.
- Dor e peso no punho e no cotovelo, contração dos dedos das mãos, dor no cotovelo e na parte superior do braço, paralisia dos quatro membros.

Comentários

Tongli (C-5) foi incluído, por Ma Dan-yang, o grande médico da dinastia Jin, entre os "onze pontos estrelas celestiais"[7], seu agrupamento dos pontos de acupuntura mais vitais, sendo indicado por ele para tratar "incapacidade de falar sobre o desejo de falar, irritação e raiva, golpes do Coração; quando em excesso, há peso nos quatro membros e cabeça, bochechas e face ficam vermelhas; quando deficiente, há incapacidade de comer, perda súbita da voz e face inexpressiva".

Tongli (C-5) é o ponto *luo* de conexão do canal do Coração, de onde o canal *luo* de conexão penetra

232 – CANAL DO CORAÇÃO *SHAOYIN* DA MÃO

profundamente o *zang* Coração, fortalecendo a relação *zang*-canal, por isso seu nome é "penetrando no interior". Tem duas principais ações sobre o Coração: (1) acalmar o espírito e (2) regular o *qi* do Coração.

O *Spiritual Pivot*[8] é o texto mais antigo que registra o princípio fundamental de que "o Coração é a residência do espírito". A função de abrigar o espírito na medicina chinesa abrange a atividade mental, a consciência, a memória, o pensamento e o sono. Ao mesmo tempo, também se refere à totalidade de vida emocional e espiritual da pessoa. De acordo com o *Ode of the Jade Dragon*, "*Tongli* (C-5) trata um Coração propenso ao susto". *Tongli* (C-5) compartilha com a maioria dos outros pontos *luo* de conexão dos canais *yin* – *Lieque* (P-7), *Gongsun* (BP-4), *Dazhong* (R-4), *Ligou* (F-5) e *Neiguan* (PC-6) – a capacidade especial de tratar distúrbios psicoemocionais, mas como ponto *luo* de conexão do *zang* Coração é especialmente adequado para este propósito e para isso sua ação é muito abrangente. Sua ação de acalmar o espírito, entretanto, concentra-se nos casos de distúrbios emocionais e não nos quadros de distúrbios do sono ou da memória, para os quais *Shenmen* (C-7) é mais eficaz. De acordo com Fei Bo-xing[9]: "As sete emoções agridem os cinco órgãos *yin* seletivamente, mas todas elas afetam o Coração". *Tongli* (C-5) é classicamente indicado para tratar diferentes manifestações emocionais, não apenas susto e agitação, que são tradicionalmente associadas a desarmonia do Coração, mas também é usado no tratamento de medo, irritação, raiva, tristeza e depressão, emoções tidas normalmente como decorrentes da agressão ou capazes de agredir outros *zangfu*. O grande médico Hua Tuo fez o seguinte comentário sobre a relação entre o Coração e o medo: "o excesso de pensamento dá origem à apreensão e a apreensão agride o Coração; um Coração lesado dá origem à perda do espírito e a perda do espírito dá origem a pânico e medo"[10].

Em relação à regulação do *qi* do Coração, *Tongli* (C-5) desempenha um importante papel no tratamento de palpitações, palpitações por susto, golpes no Coração e distúrbios do ritmo cardíaco. Na medicina chinesa, as palpitações são divididas em (1) palpitações simples, que são um termo geral; (2) palpitações por susto, que denotam palpitações desencadeadas ou acompanhadas por sentimentos de pânico e (3) golpes no Coração (o tipo mais grave), o que denota palpitações que podem ser sentidas na altura do coração propriamente dito ou na altura no umbigo (o ponto terminal do canal tendinoso do Coração). As palpitações podem acompanhar qualquer padrão do *zang* Coração, mas como um distúrbio do batimento rítmico do coração, elas sempre envolvem o *qi* do Coração.

Os trajetos dos canais primário e secundário do Coração esclarecem várias outras indicações clássicas desse ponto. De acordo com um ditado da medicina chinesa, "a língua é a manifestação do Coração", e o canal *luo* de conexão do Coração, depois de penetrar o *zang* Coração, sobe até a raiz da língua. Por essa razão, *Tongli* (C-5) é o ponto principal para tratar perda da voz e rigidez da língua que afeta a fala, normalmente resultante de distúrbios mentais ou de sequelas de acidente vascular cerebral. Também é utilizado para o tratamento de gagueira. O canal do Coração conecta-se com os tecidos ao redor do olho, enquanto o canal *luo* de conexão, a partir de *Tongli* (C-5), se estende para o canal do Intestino Delgado, seu canal relacionado interior-exteriormente, e sobe até o olho. *Tongli* (C-5) é indicado para (e incluído em várias combinações clássicas para) tratar vento na cabeça, dor de cabeça e tontura, sintomas que podem ser acompanhados de vermelhidão e dor nos olhos. Esses sintomas refletem desarmonia dos dois canais relacionados.

O canal do Intestino Delgado é associado ao canal da Bexiga (*taiyang*), de acordo com a teoria dos seis canais. Essa ligação Coração-Intestino Delgado-Bexiga tem sido tradicionalmente usada para explicar a relação entre desarmonia do Coração e distúrbios urinários, pois o calor pode se transmitir do Coração para o Intestino Delgado e daí para a Bexiga, possuindo, no caso de *Tongli* (C-5), capacidade de tratar enurese decorrente do acúmulo de calor na Bexiga. O Coração governa o sangue, enquanto, de acordo com o *Essential Questions*[11], "o *bao mai* [canal uterino] pertence ao Coração e está conectado com o útero". Se, em decorrência de fatores emocionais, o calor se acumular no Coração e penetrar o sangue, pode haver hemorragia uterina ou menorragia decorrentes de movimento impetuoso do sangue. *Tongli* (C-5) é o único ponto no canal do Coração que possui essas indicações ginecológicas.

Finalmente, o *Great Compendium of Acupuncture and Moxibustion* dá indicações específicas para tratar excesso e deficiência dos pontos *luo* de conexão. No caso de *Tongli* (C-5), essas indicações são: plenitude e distensão no tórax e no diafragma, que se irradiam para a região costal lateral (excesso), e incapacidade de falar (deficiência).

Combinações

- Fala cansada e sonolência: *Tongli* (C-5) e *Dazhong* (R-4) (*One Hundred Symptoms*).
- Perda súbita da fala: *Tongli* (C-5) e *Yifeng* (SJ-17) (*Supplementing Life*).
- Vento na cabeça, vermelhidão na face e nos olhos: *Tongli* (C-5) e *Jiexi* (E-41) (*Great Compendium*).
- Dor na cabeça e nos olhos: *Tongli* (C-5), *Baihui* (DU-20) e *Houding* (DU-19) (*Supplementing Life*).
- Dor de cabeça e tontura: *Tongli* (C-5), *Feiyang* (B-58), *Kunlun* (B-60), *Ququan* (F-8), *Qiangu* (ID-2) e *Shaoze* (ID-1) (*Thousand Ducat Formulas*).
- Enurese: *Tongli* (C-5), *Jimen* (BP-11), *Dadun* (F-1), *Pangguangshu* (B-28), *Taichong* (F-3), *Weizhong* (B-40) e *Shenmen* (C-7) (*Supplementing Life*).
- Ritmo irregular do Coração: *Tongli* (C-5), *Neiguan* (PC-6), *Jueyinshu* (B-14) e *Xinshu* (B-15).

Yinxi (C-6) – fenda yin

Ponto xi em fenda do canal do Coração.

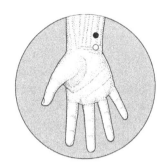
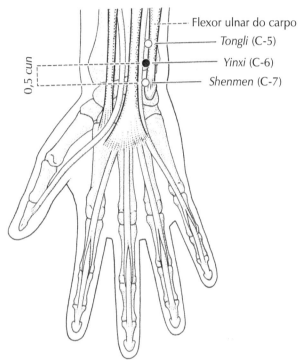

Localização

No aspecto radial do tendão do flexor ulnar do carpo, a 0,5 *cun* de distância em sentido proximal de *Shenmen* (C-7).

Inserção da agulha

Inserção perpendicular de 0,3 a 0,5 *cun*, ou inserção oblíqua em sentido proximal ou distal de 0,5 a 1 *cun*.

Ações

- Regula o sangue do Coração.
- Acalma o espírito.
- Modera condições agudas.
- Dispersa o fogo por deficiência e alivia a transpiração noturna.

Indicações

- Dor no coração, dor penetrante insuportável no coração, plenitude no tórax, palpitações, palpitações por susto, pânico, contracorrente por inversão do *qi* em decorrência de susto, epilepsia, perda da voz, distúrbio da perturbação súbita com dor cardíaca.
- Hemorragia nasal, vômito de sangue, *qi* em contracorrente.
- Transpiração noturna, distúrbio do osso fumegante.

Comentários

Yinxi (C-6) é o ponto *xi* em fenda do canal do Coração. Os pontos *xi* em fenda são aqueles nos quais o *qi* e o sangue, que fluem com relativa superficialidade ao longo dos canais a partir dos pontos *jing* poço, concentram-se e penetram mais profundamente. Os pontos *xi* em fenda, de modo geral, são indicados no tratamento de condições agudas e dor, enquanto os pontos *xi* em fenda dos canais *yin* têm a ação adicional de tratar distúrbios do sangue. *Yinxi* (C-6) é usado para tratar dor no Coração decorrente de estase de sangue e distúrbios hemorrágicos decorrentes de excesso de calor agitando o sangue. Entretanto, no que se refere a essas duas ações, *Ximen* (PC-4), o ponto *xi* em fenda do canal do Pericárdio, é clinicamente mais importante. A dor aguda intensa decorrente de estase de sangue que ameaça a sobrevivência do *zang* Coração é, portanto, tratada principalmente pelo uso de pontos do canal do Pericárdio, o "protetor" do Coração. Isso se reflete na declaração extraída do *Spiritual Pivot*[12]: "O Coração é o grande mestre dos cinco *zang* e dos seis *fu* e a residência da essência-espírito... Se o Coração for afetado, o espírito partirá; se o espírito partir, a pessoa morrerá... portanto, o *qi* patogênico que ataca o Coração será desviado para residir no Pericárdio".

O ponto forte de *Yinxi* (C-6) está em sua capacidade de tratar os líquidos *yin* do Coração. De acordo com o *Ode to Elucidate Mysteries*: "Reduzir *Yinxi* (C-6) cessa a transpiração noturna e trata o distúrbio do osso fumegante nas crianças". Isso serve de base para a principal aplicação de *Yinxi* (C-6) na prática clínica. De acordo com *Essential Readings from the Medical Tradition*: "Aquilo que é armazenado pelo Coração internamente é sangue, externamente é emitido como suor; o suor é o líquido do Coração". Graças a essa íntima relação entre o sangue do Coração e a transpiração, e à capacidade dos pontos *xi* em fenda de harmonizar o sangue, *Yinxi* (C-6) é um ponto essencial no tratamento de transpiração noturna decorrente de deficiência de *yin* ou do sangue do Coração. A noite é o momento do máximo *yin* e, durante o sono (quando o corpo está coberto e o *qi* defensivo mais *yang* não é mais necessário para proteger a superfície), o *qi* defensivo penetra profundamente o *yin* para ser nutrido. Se o *yin* estiver deficiente, ele não conseguirá atrair e manter o *qi* defensivo lá dentro e o calor por deficiência flutuará para o exterior e forçará os líquidos para fora sob a forma de suor. Ou então, quando o sangue do Coração está deficiente, o equilíbrio do *qi* e do sangue fica perturbado e o *qi* flutua para a superfície, causando transpiração noturna caracterizada por sensações de calor menos intensas do que o padrão de deficiência de *yin*. O controle da transpiração noturna sempre é uma prioridade no tratamento, pois o suor emitido nesse distúrbio (conhecido em chinês como "suor ladrão") contém nutrientes *yin* e sua perda agrava ainda mais a deficiência. Deve-se notar que a transpiração noturna, embora geralmente decorrente dos dois padrões descritos anteriormente, também pode ocorrer como resultado de outros padrões de desarmonia, em especial umidade-calor, deficiência do Baço com retenção de umidade, distúrbios de patógeno meio-interior/meio-exterior e desarmonia do *qi* nutritivo e do *qi* defensivo. Em decorrência de sua importante ação de interromper a transpiração noturna, *Yinxi* (C-6) pode ser usado no tratamento de qualquer um desses padrões em combinação com pontos apropriados.

O distúrbio do osso fumegante é um tipo de febre causada por deficiência de *yin*. Caracteriza-se por sensação de calor dentro dos ossos que se irradia para fora, até a pele, e é acompanhada por febre à tarde, sono inquieto e transpiração noturna. É uma forma profunda de deficiência de *yin* com calor intenso e costuma ocorrer em casos de doenças graves. *Yinxi* (C-6) é um dos principais pontos usados para tratar esse padrão.

Para finalizar, como ponto *xi* em fenda do canal do Coração, *Yinxi* (C-6) é capaz de tranquilizar e acalmar o Coração em situações agudas, sendo indicado para tratar pânico agudo (com ou sem palpitações). Também é especificamente utilizado no tratamento de "contracorrente por inversão do *qi* em decorrência de susto". Isso se refere à perda da consciência (padrão de inversão), que surge quando a raiva intensa deprime o *qi* ou quando o susto e o medo fazem com que o *qi* desça de forma rápida e violenta.

Combinações

- Transpiração noturna profusa: *Yinxi* (C-6) e *Houxi* (ID-3) (*One Hundred Symptoms*).
- Pânico excessivo: *Yinxi* (C-6), *Jianshi* (PC-5), *Erjian* (IG-2) e *Lidui* (E-45) (*Supplementing Life*).
- Dor no coração com plenitude e agitação e língua rígida: *Yinxi* (C-6) e *Zhongchong* (PC-9) (*Supplementing Life*).
- Dor no coração: *Yinxi* (C-6) e *Xingjian* (F-2) (*Supplementing Life*).

Shenmen (C-7) – portão do espírito

神門

Ponto shu riacho, ponto yuan fonte e terra do canal do Coração.

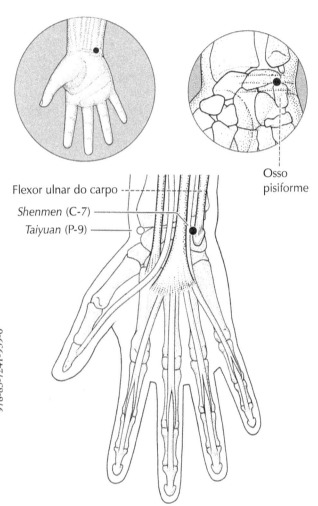

Localização

Na articulação do punho, no aspecto radial do flexor ulnar do carpo, na depressão situada na borda proximal do osso pisiforme.

Nota de localização

(1) A localização desse ponto é normalmente fornecida em relação à prega do punho. Como a prega do punho é uma característica anatômica superficial e variável, é melhor localizá-lo em relação ao osso pisiforme situado abaixo. (2) Quando for necessário agulhar um paciente, que se encontra de barriga para cima com o braço em direção à cabeça, esse ponto pode ser localizado e agulhado no aspecto ulnar do flexor ulnar do carpo, proximalmente à inserção do tendão; a agulha deve, então, ser inserida para baixo do tendão, em direção ao seu aspecto radial.

Inserção da agulha

Inserção perpendicular, de 0,3 a 0,5 *cun*, ou inserção oblíqua em sentido proximal, medial ou distal, de 0,5 a 0,8 *cun*.

Precaução: a artéria ulnar e o nervo ulnar são adjacentes a esse ponto.

Ações

- Acalma o espírito.
- Regula e tonifica o Coração.

Indicações

- Insônia, fala com frequência durante o sono, memória fraca, depressão maníaca, epilepsia, demência, desejo de rir, riso insano, insultar as pessoas, tristeza, medo e pânico, desorientação, distúrbio do *zang* inquieto, agitação no Coração, malária acompanhada por agitação no coração, perda da voz.
- Dor no coração, palpitações, palpitações por susto, golpes do coração.
- Obstrução dolorosa na garganta, garganta seca sem desejo de beber, vômito com sangue, escarro com sangue, olhos amarelados, dor na região costal lateral, face avermelhada, calor nas palmas das mãos, dispneia com calor no corpo, respiração curta, calafrios por frio, enurese.

Comentários

Shenmen (C-7) é o ponto *shu* riacho e ponto *yuan* fonte do canal do Coração. O *Spiritual Pivot*, no Capítulo 6, recomenda o uso dos pontos *shu* riacho no tratamento de distúrbios dos *zang*, enquanto seu Capítulo 1 diz: "Quando os cinco *zang* estão doentes, selecionar [a partir dos] doze [pontos] *yuan* fonte". *Shenmen* (C-7) é um ponto essencial para tratar (1) todos os distúrbios do espírito e (2) todos os distúrbios de deficiência do *zang* Coração.

Shenmen (C-7) (portão do espírito) é o ponto de acupuntura mais importante para acalmar e regular o espírito. De acordo com o *Spiritual Pivot*[13]: "o Coração é a residência do espírito". O distúrbio do espírito pode ser amplamente dividido em duas categorias principais: padrões de deficiência (especialmente do sangue ou do *yin* do Coração) e padrões de excesso (fogo, fleuma ou fleuma-fogo do Coração). Quando o sangue ou o *yin* do Coração estão deficientes, eles não conseguem mais nutrir o Coração e fornecer a base material para o Coração armazenar e ancorar o espírito. Em consequência disso, o espírito perde sua harmonia e se torna inquieto e agitado, provocando sintomas como ansiedade e medo, memória fraca, distúrbio do *zang* inquieto, insônia e sono perturbado. Se o *qi* do Coração estiver deficiente (sobretudo quando acompanhado por deficiência do *qi* da Vesícula Biliar), a pessoa se torna facilmente assustada e apreensiva. De acordo com o *Spiritual Pivot*[14]: "Quando o *qi* do Coração se encontra deficiente, há tristeza; quando há excesso, há riso incessante". Se o Coração perde o contato com sua emoção associada, a alegria, a pessoa passa a ter propensão a riso incessante e inapropriado. Quando o fogo do Coração se enfurece sem controle, ele agita e excita o espírito, provocando sintomas como insônia grave e hiperatividade mental. Quando fleuma ou fleuma-fogo obstruem os portais do Coração, o espírito fica perturbado em vários graus, que vão desde as manifestações mais brandas, como insônia, fala durante o sono, desorientação, agitação e inquietação, até os sintomas mais graves de demência, mania, riso insano, comportamento abusivo e epilepsia. Qualquer que seja o padrão, *Shenmen* (C-7) pode ser usado para ajudar a restaurar e harmonizar o espírito.

O Coração é único quando se trata de suscetibilidade aos quatro principais tipos de deficiência (*qi*, sangue, *yin* e *yang*). *Shenmen* (C-7), o ponto *shu* riacho e *yuan* fonte do canal do Coração, pode ser usado para tratar qualquer uma dessas situações, especialmente em casos de deficiência de sangue e *yin*. Na prática, a ação tonificante de *Shenmen* (C-7) é acentuada e concentrada por intermédio de suas combinações com outros pontos adequados.

Palpitações são um sintoma comum do distúrbio do Coração. Embora seja fundamentalmente um distúrbio do *qi* do Coração (o aspecto ativo e de movimento do *zang* Coração), as palpitações podem acompanhar praticamente qualquer padrão do Coração, seja de deficiência, seja de excesso. Por meio de sua ação de regular e tonificar o *qi* do Coração, *Shenmen* (C-7) é indicado para tratar todos os tipos de palpitações, incluindo palpitações por susto e golpes no Coração – ver *Tongli* (C-5).

O canal do Coração ascende até a garganta e *Shenmen* (C-7) é capaz de dispersar calor do canal que dá origem a inchaço, congestão, secura e dor na garganta.

Por fim, o canal do Coração é relacionado interior-exteriormente ao canal do Intestino Delgado, que é acoplado com o canal da Bexiga (*taiyang*), de acordo com a teoria dos seis canais. Essa ligação tem sido usada tradicionalmente para explicar a relação entre desarmonia do Coração e distúrbios urinários e, no caso de *Shenmen* (C-7), sua capacidade (enfatizada por sua inclusão em muitas combinações clássicas) de tratar enurese decorrente do acúmulo de calor na Bexiga.

Combinações

- Medo e pânico com dor no Coração: *Shenmen* (C-7), *Shaochong* (C-9), *Yanglingquan* (VB-34) e *Neiguan* (PC-6) (*Compilation*).
- Palpitações por susto com *qi* diminuído: *Shenmen* (C-7), *Ligou* (F-5) e *Juque* (REN-14) (*Supplementing Life*).
- Obstrução dolorosa do Coração, tristeza e medo: *Shenmen* (C-7), *Dadun* (F-1) e *Yuji* (P-10) (*Great Compendium*).
- Choro com pesar: *Shenmen* (C-7), *Xinshu* (B-15), *Jiexi* (E-41) e *Daling* (PC-7) (*Supplementing Life*).
- Demência: *Shenmen* (C-7), *Shaoshang* (P-11), *Yongquan* (R-1) e *Xinshu* (B-15) (*Great Compendium*).
- Riso maníaco: *Shenmen* (C-7) e *Yanggu* (ID-5) (*Thousand Ducat Formulas*).
- Mania, desejos de subir em lugares altos e cantar, tirar as roupas e correr: *Shenmen* (C-7), *Chongyang* (E-42) e *Houxi* (ID-3) (*Great Compendium*).
- Mania, correr de um lugar para outro: *Shenmen* (C-7) e *Shangwan* (REN-13) (*One Hundred Symptoms*).
- Epilepsia: *Shenmen* (C-7), *Neiguan* (PC-6), *Houxi* (ID-3), *Xinshu* (B-15) e *Yinbai* (BP-1) (*Complete Collection*).
- Os cinco tipos de epilepsia: *Shenmen* (C-7), *Jiuwei* (REN-15) e *Houxi* (ID-3) (*Song More Precious than Jade*).
- Dor no Coração: *Shenmen* (C-7), *Jueyinshu* (B-14) e *Zulinqi* (VB-41) (*Supplementing Life*).
- Vômito com sangue: *Shenmen* (C-7), *Quze* (PC-3) e *Yuji* (P-10) (*Great Compendium*).

- Enurese: *Shenmen* (C-7), *Guanmen* (E-22) e *Zhongfu* (P-1) (*Thousand Ducat Formulas*).
- Enurese: *Shenmen* (C-7), *Yuji* (P-10), *Taichong* (F-3), *Dadun* (F-1) e *Guanyuan* (REN-4) (*Great Compendium*).
- Enurese: *Shenmen* (C-7), *Guanmen* (E-22) e *Weizhong* (B-40) (*Systematic Classic*).
- Enurese: *Shenmen* (C-7), *Pangguangshu* (B-28), *Tongli* (C-5), *Dadun* (F-1), *Jimen* (BP-11), *Taichong* (F-3) e *Weizhong* (B-40) (*Supplementing Life*).

Shaofu (C-8) – palácio menor

Ponto ying *nascente e ponto fogo do canal do Coração.*

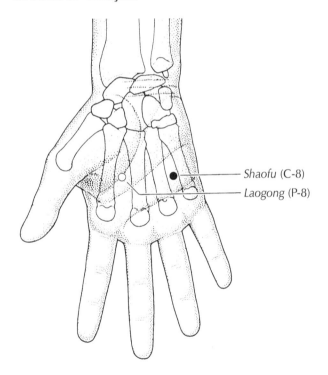

Localização

Na palma da mão, na depressão entre o quarto e o quinto ossos metacarpianos, onde a ponta do dedo mínimo repousa quando a mão está fechada.

Nota de localização

Esse ponto geralmente se situa entre as duas dobras palmares transversas.

Inserção da agulha

Inserção perpendicular de 0,5 *cun*.

Ações

- Dispersa calor do Coração e do Intestino Delgado.
- Acalma o espírito.
- Regula o *qi* do Coração.
- Ativa o canal e alivia a dor.

Indicações

- Palpitações, palpitações por susto, tristeza e preocupação com *qi* diminuído, medo, medo das pessoas, suspiros excessivos, *qi* como caroço de ameixa (*globus hystericus*), dor no tórax, agitação e plenitude, epilepsia.
- Prurido nos órgãos genitais, dificuldade de micção, enurese, prolapso uterino.
- Malária crônica, calafrios por frio, dor na garganta, rigidez da língua.
- Contração do dedo mínimo da mão, calor nas palmas das mãos, dor no braço, contração do cotovelo e da axila.

Comentários

Shaofu (C-8) é o ponto *ying* nascente e ponto fogo do canal do Coração (*yin* menor), por isso recebe o nome "Palácio Menor". De acordo com o *Clássico das Dificuldades*[15], os pontos *ying* nascente são indicados para tratar "calor no corpo", enquanto o ditado da medicina chinesa afirma: "Quando o Coração é desobstruído [de calor], a urina fluirá". *Shaofu* (C-8) é um ponto importante para dispersar fogo do Coração que é transmitido ao canal *taiyang* da mão do Intestino Delgado (seu canal acoplado interior-exteriormente) e daí para o canal *taiyang* do pé da Bexiga (acoplado com o Intestino Delgado de acordo com a teoria dos seis canais), dando origem a uma variedade de sintomas urogenitais que incluem dificuldade de micção, enurese e prurido ou dor dos órgãos genitais. Os sinais característicos concomitantes desse tipo de distúrbio urogenital são insônia, distúrbio emocional, sede e úlceras na boca e na língua. Embora possua algum efeito de dispersar o fogo do Coração que afeta o *jiao* superior dessa forma, *Shaofu* (C-8) é tradicionalmente menos indicado para esse propósito do que pontos como *Daling* (PC-7) e *Laogong* (PC-8), sendo sua principal função a de dispersar calor do *jiao* inferior.

A segunda principal ação de *Shaofu* (C-8) é regular o *qi* do Coração em casos de estagnação e deficiência. A estagnação de *qi* no Coração e na região do tórax, principalmente transmitida do Fígado e decorrente de fatores emocionais, pode se apresentar como dor e opressão do tórax acompanhadas por suspiros excessivos, medo e até *qi* como caroço de ameixa (*globus hystericus*), indicações essas classicamente registradas para esse ponto. Do mesmo modo, *Shaofu* (C-8) é indicado para tratar uma variedade de distúrbios emocionais causados por deficiência do *qi* do Coração. Esse tipo de deficiência, que amiúde segue-se a choque emocional grave ou susto, pode dar origem a palpitações, tristeza e preocupação (deficiência do *qi* do Coração e do Pulmão) ou medo excessivo (deficiência do *qi* do Coração e da Vesícula Biliar), bem como causar suspiros excessivos que, embora mais comumente decorrentes de estagnação de *qi*, também podem resultar de deficiência de *qi*.

Shaofu (C-8) é indicado para o tratamento de uma variedade de distúrbios do canal do Coração, incluindo dor na garganta, língua rígida, contratura do cotovelo e da axila e, principalmente, calor nas palmas das mãos e contratura e dor do dedo mínimo da mão.

Finalmente, de acordo com o *Essential Questions*[11]: "O bao mai [canal uterino] pertence ao Coração e está conectado ao útero". *Shaofu* (C-8) é indicado para (e aparece em combinações clássicas para) tratar prolapso uterino.

Combinações

- Dificuldade de micção ou retenção de urina: *Shaofu* (C-8) e *Zusanli* (E-36) (*Thousand Ducat Formulas*).
- Prolapso uterino: *Shaofu* (C-8), *Taichong* (F-3), *Zhaohai* (R-6) e *Ququan* (F-8) (*Great Compendium*).
- *Qi* [estagnação] na garganta como se fosse [obstruído por] um pólipo: *Shaofu* (C-8) e *Ligou* (F-5) (*Thousand Ducat Formulas*).
- *Qi* diminuído: *Shaofu* (C-8), *Pangguangshu* (B-28), *Shaochong* (C-9), *Bulang* (R-22), *Xingjian* (F-2) e *Dazhong* (R-5) (*Supplementing Life*).

Shaochong (C-9) – precipitação menor

Ponto jing *poço e ponto madeira do canal do Coração.*

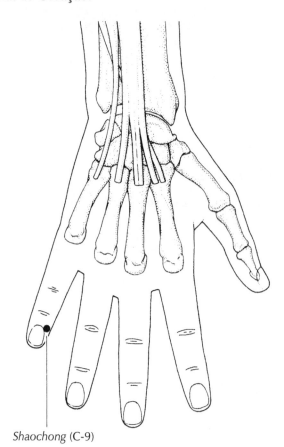

Shaochong (C-9)

Localização

No aspecto dorsal do dedo mínimo da mão, na junção das linhas traçadas ao longo da borda radial da unha e a base da unha, a aproximadamente 0,1 *cun* de distância do canto da unha.

Inserção da agulha

Inserção perpendicular ou oblíqua em sentido proximal de 0,1 a 0,2 *cun*, ou picar para sangrar.

Ações

- Restaura a consciência.
- Dispersa calor e beneficia a língua, os olhos e a garganta.
- Regula o *qi* do Coração e acalma o espírito.

Indicações

- Dor no coração, dor no tórax e na região costal lateral, palpitações, golpes no coração, perda da consciência por acidente vascular cerebral, depressão maníaca, epilepsia, epilepsia por susto, suspiros excessivos, pânico e tristeza com *qi* diminuído, doença febril com agitação e inquietação.
- Dor na raiz da língua, língua inchada, remexer da língua, obstrução dolorosa da garganta, garganta seca, calor na boca, dor nos olhos, olhos avermelhados, olhos amarelados, icterícia, malária, calor no corpo como fogo.
- Contração da mão, dor no braço, incapacidade de estender o cotovelo, dor na palma da mão que se irradia para o cotovelo, axila e tórax.

Comentários

Shaochong (C-9) é o ponto *jing* poço e, portanto, o ponto terminal e mais dinâmico do canal *shaoyin* (*yin* menor) do Coração, daí o nome "precipitação menor". Compartilha três características principais com os pontos *jing* poço dos doze canais. Primeira, é capaz de restaurar a consciência em casos de colapso, como, por exemplo, por acidente vascular cerebral. Segunda, tem forte ação de dispersar calor da extremidade oposta do canal. O canal primário do Coração sobe ao longo do esôfago e se conecta com os tecidos circunvizinhos aos olhos, o canal divergente do Coração sobe ao longo da garganta, e o canal *luo* de conexão do Coração sobe até a raiz da língua e o olho. *Shaochong* (C-9) é eficaz para dispersar calor das extremidades mais distantes de todos esses ramos do canal do Coração na língua (inchaço e dor), garganta (obstrução dolorosa e secura), boca (calor) e olhos (vermelhidão e dor), bem como dispersa calor febril que perturba o espírito e causa agitação e inquietação. Terceira, o *Clássico das Dificuldades* afirma que os pontos *jing* poço tratam "plenitude abaixo do Coração"[16]. A região "abaixo do Coração" refere-se especificamente ao ápice do epigástrio, porém muitos dos pontos *jing* poço, na verdade, tratam estagnação e plenitude em toda a região torácica, sendo *Shaochong* (C-9) indicado para o tratamento de dor no coração, tórax e região costal lateral.

Embora seu emprego clínico moderno enfatize o tratamento desses distúrbios, os textos clássicos dão o mesmo valor à sua capacidade de tratar deficiência do *qi* do Coração. Portanto, *Song of the Jade Dragon* afirma: "E sobre doenças de frio na Vesícula Biliar e deficiência do Coração? *Shaochong* (C-9) bilaterais são os mais eficazes". *Song of the Primary Points of the Fourteen Channels* similarmente prescreve esse ponto para tratar deficiência do *qi* do Coração e da Vesícula Biliar. Como *Shaochong* (C-9) é o ponto madeira do canal fogo do Coração, isso reflete o princípio de tratar a mãe para nutrir o filho.

Combinações

- Calor na boca: *Shaochong* (C-9) e *Dazhong* (R-4) (*Supplementing Life*).
- Febre: *Shaochong* (C-9) e *Quchi* (IG-11) (*One Hundred Symptoms*).
- Pânico e terror com dor no Coração: *Shaochong* (C-9), *Shenmen* (C-7), *Yanglingquan* (VB-34) e *Neiguan* (PC-6) (*Compilação*).

NOTAS

[1] *Essential Questions*, Cap. 10.

[2] *Essential Questions*, Cap. 44.

[3] *Spiritual Pivot*, Cap. 8.

[4] *Essential Questions*, Cap. 62.

[5] *Spiritual Pivot*, Cap. 44.

[6] *Spiritual Pivot*, Cap. 6.

[7] Ma Dan-yang foi o criador do *Song of the Eleven Heavenly Star Points*. Eles surgiram impressos pela primeira vez no livro *Classic of the Jade Dragon*, do século XII. Xu Feng incluiu esse texto em seu trabalho *Complete Collection of Acupuncture and Moxibustion* e acrescentou um décimo segundo ponto, *Taichong* (F-3).

[8] *Spiritual Pivot*, Cap. 71.

[9] Fei Bo Xiong (1800-1879) em Fei Bo Xiong et al. 1985 *Medical Collection From Four Families from Meng He* (Meng He Si Jia Yi Ji), Jiangsu Science Publishing House, p. 40. Citado em Maciocia, G. *The Practice of Chinese Medicine*, Churchill Livingstone, p. 211.

[10] *Master Hua's Classic of Central Viscera* atribuído a Hua Tuo, tradução de Zong Zang Jing por Yang Shou-zhong, Blue Poppy Press, 1993.

[11] *Essential Questions*, Cap. 33.

[12] *Spiritual Pivot*, Cap. 71.

[13] *Spiritual Pivot*, Cap. 71.

[14] *Spiritual Pivot*, Cap. 8.

[15] *Clássico das Dificuldades*, 68ª Dificuldade.

[16] *Clássico das Dificuldades*, 68ª Dificuldade.

10

Canal do Intestino Delgado Taiyang da Mão

手太陽小腸經

242 – CANAL DO INTESTINO DELGADO *TAIYANG* DA MÃO

CANAL PRIMÁRIO DO INTESTINO DELGADO

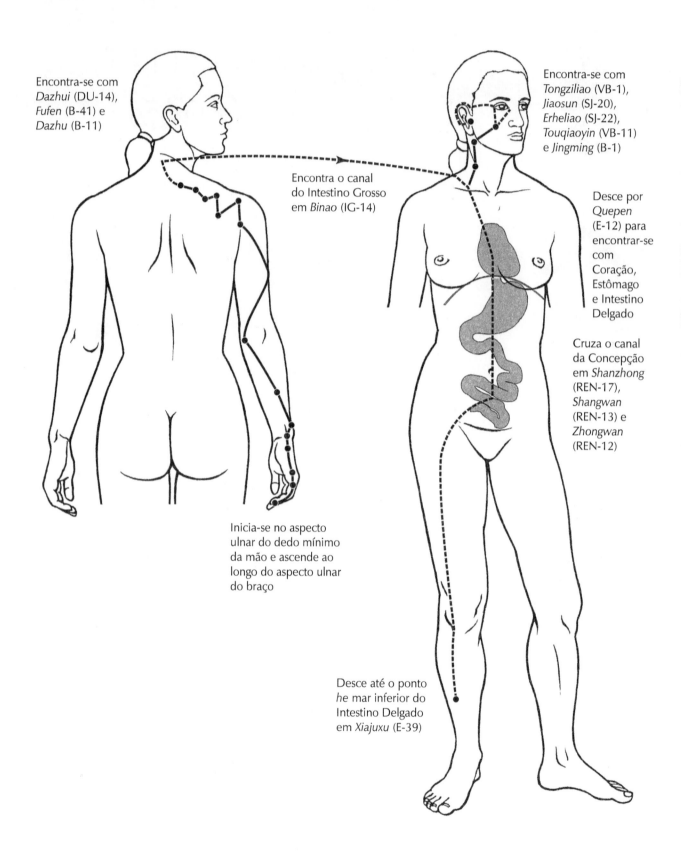

Encontra-se com *Dazhui* (DU-14), *Fufen* (B-41) e *Dazhu* (B-11)

Encontra o canal do Intestino Grosso em *Binao* (IG-14)

Encontra-se com *Tongziliao* (VB-1), *Jiaosun* (SJ-20), *Erheliao* (SJ-22), *Touqiaoyin* (VB-11) e *Jingming* (B-1)

Desce por *Quepen* (E-12) para encontrar-se com Coração, Estômago e Intestino Delgado

Cruza o canal da Concepção em *Shanzhong* (REN-17), *Shangwan* (REN-13) e *Zhongwan* (REN-12)

Inicia-se no aspecto ulnar do dedo mínimo da mão e ascende ao longo do aspecto ulnar do braço

Desce até o ponto *he* mar inferior do Intestino Delgado em *Xiajuxu* (E-39)

Canal primário do Intestino Delgado

- Origina-se no aspecto ulnar da ponta do dedo mínimo da mão em *Shaoze* (ID-1).
- Ascende ao longo do aspecto ulnar da mão até alcançar o punho, onde emerge no processo estiloide da ulna em *Yanglao* (ID-6).
- Segue a ulna até o aspecto medial do cotovelo, onde passa entre o olécrano da ulna e o epicôndilo medial do úmero em *Xiaohai* (ID-8).
- Segue ao longo do aspecto posterior da parte superior do braço – cruzando o canal do Intestino Grosso em *Binao* (IG-14) – até o aspecto posterior da articulação do ombro em *Naoshu* (ID-10).
- Faz um ziguezague que vai da fossa inferior até a fossa superior da escápula através de *Tianzong* (ID-11) e *Bingfeng* (ID-12) e depois até o aspecto medial da espinha escapular em *Quyuan* (ID-13).
- Passa através de *Jianwaishu* (ID-14) e *Jianzhongshu* (ID-15) até *Dazhui* (DU-14), na borda inferior do processo espinhoso de C7, cruzando o canal da Bexiga em *Fufen* (B-41) e *Dazhu* (B-11).
- Desce para a fossa supraclavicular em *Quepen* (E-12) e se conecta com o Coração.
- Desce ao longo do esôfago, cruza o vaso da Concepção em *Shanzhong* (REN-17) e atravessa diafragma indo até o Estômago.
- Cruza o vaso da Concepção em *Shangwan* (REN-13) e em *Zhongwan* (REN-12) e penetra no Intestino Delgado.

Um ramo

- Ascende da fossa supraclavicular para cruzar o pescoço e a bochecha até o canto externo do olho, onde encontra o canal da Vesícula Biliar em *Tongziliao* (VB-1), depois segue posteriormente em direção ao ouvido, onde cruza o canal da Vesícula Biliar em *Touqiaoyin* (VB-11) e o canal *Sanjiao* em *Jiaosun* (SJ-20) e *Erheliao* (SJ-22) e penetra o ouvido em *Tinggong* (ID-19).

Outro ramo

- Separa-se do ramo anterior na bochecha e sobe para a região infraorbitária – *Quanliao* (ID-18) – e, depois, segue ao longo do aspecto lateral do nariz até o canto interno do olho, onde encontra o canal da Bexiga em *Jingming* (B-1).

- De acordo com o *Spiritual Pivot*[1], outro ramo desce até *Xiajuxu* (E-39), o ponto *he* mar inferior do Intestino Delgado.

O canal primário do Intestino Delgado conecta-se com esses zangfu: Coração, Estômago e Intestino Delgado.

O canal primário do Intestino Delgado cruza com outros canais nesses pontos: *Binao* (IG-14), *Dazhui* (DU-14), *Fufen* (B-41), *Dazhu* (B-11), *Quepen* (E-12), *Shanzhong* (REN-17), *Shangwan* (REN-13), *Zhongwan* (REN-12), *Tongziliao* (VB-1), *Touqiaoyin* (VB-11), *Jiaosun* (SJ-20), *Erheliao* (SJ-22), *Jingming* (B-1).

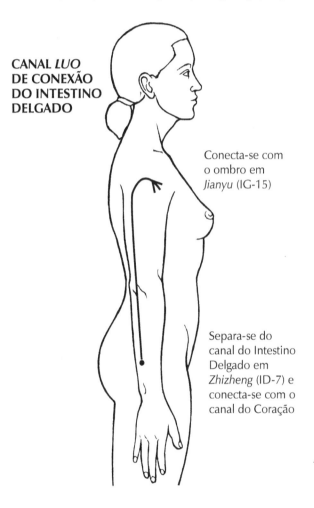

CANAL *LUO* DE CONEXÃO DO INTESTINO DELGADO

Conecta-se com o ombro em *Jianyu* (IG-15)

Separa-se do canal do Intestino Delgado em *Zhizheng* (ID-7) e conecta-se com o canal do Coração

Canal luo de conexão do Intestino Delgado

- Separa-se do canal do Intestino Delgado em *Zhizheng* (ID-17) e se conecta com o canal do Coração.
- Sobe ao longo do braço e se conecta com o ombro em *Jianyu* (IG-15).

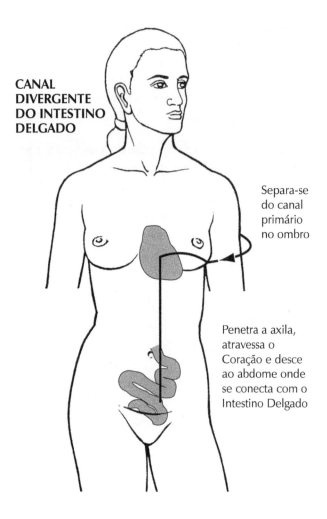
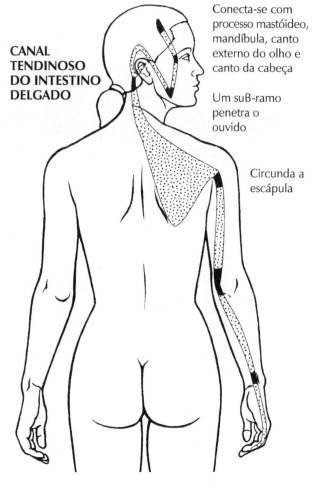

Canal divergente do Intestino Delgado

- Separa-se do canal primário no ombro.
- Entra na axila, cruza o Coração e desce até o abdome onde se conecta com o Intestino Delgado.

Canal tendinoso do Intestino Delgado

- Origina-se no dorso do dedo mínimo da mão.
- Prende-se ao pulso.
- Sobe pelo aspecto ulnar do antebraço até o cotovelo, onde se prende no côndilo medial do úmero.
- Sobe pelo braço para se prender à axila.
- Segue por trás da axila e circunda a escápula.
- Sobe pelo pescoço, anteriormente ao canal tendinoso da Bexiga, para se prender ao processo mastóideo.
- Sobe até a parte posterior da orelha, onde um sub-ramo penetra o ouvido.
- Continua a subir por trás do ouvido até a região acima deste, onde, então, desce para se prender à mandíbula.
- Sobe através dos dentes para se prender no canto externo do olho.
- Sobe para se prender no canto da cabeça, próximo a *Touwei* (E-8).

Sintomas patológicos do canal tendinoso do Intestino Delgado

Distensão do dedo mínimo da mão, dor ao longo do aspecto medial do cotovelo e da parte superior do braço, dor abaixo da axila e no aspecto posterior da axila, dor na escápula que chega até o pescoço, tinidos, dor de ouvido que pode alcançar a região submandibular, necessidade de fechar os olhos por um longo período até ser capaz de enxergar claramente, tensão dos tendões do pescoço que causa atrofia do tendão e inchaço no pescoço.

Discussão

Atribui-se o canal do Intestino Grosso *taiyang* da mão ao fogo; esse canal é associado interior-exteriormente com o canal do Coração e acoplado com o canal da Bexiga *taiyang* do pé, de acordo com a teoria dos seis canais. No que se refere aos trajetos do canal do Intestino Delgado, as observações que seguem são dignas de nota:

- Os canais primário e divergente conectam-se com o Coração.
- Os canais primário e tendinoso seguem até o aspecto posterior do ombro, enquanto o canal *luo* de conexão conecta-se com *Jianyu* (IG-15).
- Os canais divergente e tendinoso conectam-se com a axila.
- O canal primário conecta-se com a escápula e o canal tendinoso circunda a escápula.
- Os canais primário e tendinoso conectam-se com pescoço, bochecha, canto externo do olho e orelha.
- O canal primário também conecta-se com o canto interno do olho.
- O canal tendinoso conecta-se com o processo mastóideo, dentes e canto da fronte.

Graças ao *status* do Intestino Delgado como canal fogo, à sua ligação com os canais do Coração e da Bexiga e aos trajetos dos seus canais primário e secundário é que muitas ações e indicações dos pontos do canal do Intestino Delgado podem ser explicadas. Essas ações e indicações podem ser resumidas como se segue:

- Dispersar calor dos trajetos do canal e reduzir a febre, especialmente febre malárica – pontos *Shaoze* (ID-1) a *Wangu* (ID-4).
- Ajudar em transformar fleuma e dispersar calor do *zang* Coração, especialmente no tratamento de distúrbio maníaco – *Houxi* (ID-3), *Yanggu* (ID-5), *Zhizheng* (ID-7) e *Xiaohai* (ID-8).
- Esfriar calor e fogo e aliviar a dor ao longo do curso do canal em braço, axila, ombro, escápula, pescoço (incluindo caxumba) e garganta, maxilar, boca, dentes, língua, nariz, bochecha, olhos e ouvidos. Os pontos do canal do Intestino Delgado são particularmente indicados para tratar inchaço (sobretudo em pescoço, garganta e bochecha).
- Tratamento de distúrbios da mama – *Shaoze* (ID-1), *Qiangu* (ID-2) e *Tianzong* (ID-11) – e da região costal lateral – *Shaoze* (ID-1), *Wangu* (ID-4), *Yanggu* (ID-5) e *Tianzong* (ID-11). O encontro do canal primário do Intestino Delgado com o centro do tórax em *Shanzhong* (REN-17) pode explicar, em parte, a ação desses pontos sobre a mama, mas não há nenhuma razão óbvia para que os pontos do canal do Intestino Delgado influenciem a região costal lateral.
- Notar que, apesar da função principal do *fu* Intestino Delgado ser a de receber, transformar e separar os líquidos, as únicas indicações relacionadas com essa função são micção hesitante de urina escura – *Qiangu* (ID-2) e *Houxi* (ID-3). E o mais notável: a despeito do fato do canal conectar-se com o diafragma e o Estômago, passar através de *Zhongwan* (REN-12) e *Shangwan* (REN-13) e descer até o Intestino Delgado, nenhum ponto do canal do Intestino Delgado é indicado para tratar distúrbios do sistema digestivo.

Shaoze (ID-1) – pântano menor

Ponto jing *poço e ponto metal do canal do Intestino Delgado.*

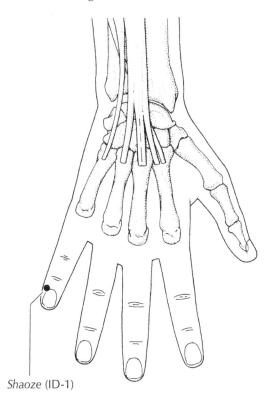

Shaoze (ID-1)

Localização

No aspecto dorsal do dedo mínimo da mão, na junção das linhas traçadas ao longo da borda ulnar da unha e a base da unha, a aproximadamente 0,1 *cun* de distância do canto da unha.

Inserção da agulha

Inserção perpendicular ou oblíqua em sentido proximal, de 0,1 a 0,2 *cun*, ou picar para sangrar.

Ações

- Dispersa calor e beneficia os orifícios sensoriais.
- Restaura a consciência.
- Promove a lactação e beneficia as mamas.

Indicações

- Perda da consciência em decorrência de acidente vascular cerebral, sensação de frio abaixo do Coração, agitação com dor no Coração, opressão e dor no tórax, dor na região costal lateral, distúrbio maníaco, espasmo clônico.
- Calafrios por frio, calafrios e febre com ausência de transpiração, doença febril, malária, tosse.
- Dor de cabeça, tontura, obstrução visual superficial, olhos avermelhados, hemorragia nasal, surdez, tinidos, obstrução dolorosa na garganta, língua enrolada, língua rígida, calor na boca, erosão da boca, úlceras na boca, baba.
- Inchaço na mama, abscesso na mama, ausência de lactação.
- Torcicolo, dor na parte posterolateral do ombro e na parte superior do braço, dor no cotovelo, tremor e entorpecimento do braço, distúrbios do dedo mínimo da mão.

Comentários

Shaoze (ID-1) é o ponto *jing* poço do canal do Intestino Delgado. Em comum com todos os pontos *jing* poço dos canais *yang*, tem um forte poder de remover calor da extremidade oposta do canal na cabeça. Ramos do canal do Intestino Delgado ascendem até o ouvido, cantos interno e externo do olho e ao longo do nariz, enquanto seu canal acoplado do Coração se abre na língua. *Shaoze* (ID-1), portanto, tem um forte efeito ao dispersar calor ou *yang* pato-

logicamente ascendente de olhos, ouvidos, nariz e língua, bem como de boca e garganta, sendo indicado para tratar distúrbios de excesso, por exemplo, olhos avermelhados, tinidos e surdez, erosão e ulceração na língua, obstrução dolorosa na garganta, úlceras na boca, baba e hemorragia nasal.

De acordo com o *Clássico das Dificuldades*[2], os pontos *jing* poço são indicados para tratar plenitude abaixo do Coração. Embora a região "abaixo do Coração" refira-se especificamente à parte superior do epigástrio, como muitos pontos *jing* poço, *Shaoze* (ID-1) trata plenitude na região do tórax como um todo e é indicado para o tratamento de opressão e dor no tórax e no Coração, sensação de frio abaixo do Coração e dor na região costal lateral.

Na prática clínica, entretanto, *Shaoze* (ID-1) é usado principalmente para tratar inchaço e abscesso nas mamas e distúrbios da lactação. A ausência de lactação é basicamente diferenciada em dois tipos: insuficiência de *qi* e sangue resultando na produção inadequada de leite ou estagnação do *qi* do Fígado causando obstrução e coagulação do leite nas mamas. O canal primário do Intestino Delgado desce até o centro do tórax em *Shanzhong* (REN-17) e esses dois pontos costumam ser combinados para tratar insuficiência ou ausência total de lactação. Abscessos na mama normalmente decorrem de fogo no Fígado ou Estômago ou da transformação de patógenos externos em calor. Em combinação com pontos adequados, *Shaoze* (ID-1) pode ser usado em qualquer um desses dois padrões.

Finalmente, em comum com os outros pontos *jing* poço, *Shaoze* (ID-1) é usado para restaurar a consciência e é indicado para tratar perda da consciência decorrente de acidente vascular cerebral.

Combinações

- Ausência de lactação: *Shaoze* (ID-1), *Shanzhong* (REN-17) e *Hegu* (IG-4) (*Great Compendium*).
- Ausência de lactação: reforçar *Shaoze* (ID-1) e aplicar moxa em *Shanzhong* (REN-17) (*Great Compendium*).
- Inchaço nas mamas: *Shaoze* (ID-1) e *Taiyang* (M-CP-9) (*Ode of the Jade Dragon*).
- Inchaço das mamas (em mulheres): *Shaoze* (ID-1) e *Zulinqi* (VB-41) (*Divine Moxibustion*).
- Inchaço nas mamas (em mulheres): *Shaoze* (ID-1) e *Tongziliao* (VB-1) (*Illustrated Supplement*).

- Abscesso na mama: *Shaoze* (ID-1), *Xiajuxu* (E-39), *Zusanli* (E-36), *Xiaxi* (VB-43), *Yuji* (P-10), *Weizhong* (B-40) e *Zulinqi* (VB-41) (*Great Compendium*).
- Erosão, calor e secura da boca: *Shaoze* (ID-1), *Laogong* (PC-8), *Sanjian* (IG-3) e *Taichong* (F-3) (*Thousand Ducat Formulas*).
- Obstrução dolorosa na garganta, língua enrolada e boca seca: *Shaoze* (ID-1), *Guanchong* (SJ-1) e *Zuqiaoyin* (VB-44) (*Thousand Ducat Formulas*).

Qiangu (ID-2) – vale dianteiro

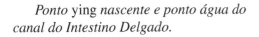

Ponto ying nascente e ponto água do canal do Intestino Delgado.

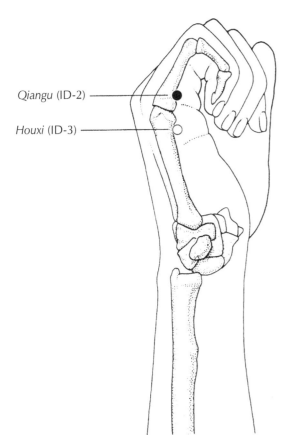

Localização

Na borda ulnar do dedo mínimo da mão, em uma depressão logo abaixo, em sentido distal da articulação metacarpofalangiana.

Inserção da agulha

Inserção oblíqua em sentido distal, de 0,2 a 0,3 *cun*.

Inserção perpendicular oblíqua voltada para a palma da mão, de 0,5 *cun*.

Ações

- Dispersa vento-calor e reduz inchaço.
- Beneficia olhos, ouvidos e garganta.
- Ativa o canal e alivia a dor.

Indicações

- Caxumba, inchaço e dor no pescoço, inchaço na bochecha que se irradia para o ouvido, obstrução dolorosa na garganta, dor da garganta que impede o ato de engolir.
- Obstrução visual superficial, dor no olho com lacrimejamento, dor ocular aguda, olhos avermelhados, nariz congestionado, hemorragia nasal, tinidos.
- Tosse com plenitude no tórax, tosse com expectoração de sangue, doença febril com ausência de transpiração, malária, sede, dificuldade de micção com eliminação de urina escura, epilepsia, ausência de lactação após o parto.
- Rigidez e dor no pescoço e nas costas, dor na escápula, dor e incapacidade de erguer o braço, dor no punho, calor nas palmas das mãos, calor e dor no dedo mínimo da mão, prurido e entorpecimento dos dedos das mãos.

Comentários

De acordo com o *Clássico das Dificuldades*[2], os pontos *ying* nascente são indicados para trata "calor no corpo", e, como ponto *ying* nascente e ponto água do canal fogo do Intestino Delgado, *Qiangu* (ID-2) tem uma ação especialmente forte para dominar o fogo. *Qiangu* (ID-2) pertence ao canal *taiyang*, o mais externo dos seis canais, sendo capaz de remover calor (especialmente vento-calor exterior) da porção superficial do corpo, em particular dos olhos, nariz e ouvidos. É indicado para o tratamento de dor aguda no olho, vermelhidão nos olhos, nariz congestionado, hemorragia nasal e tinidos. Também é capaz de remover calor exterior do Pulmão e da garganta (tosse, obstrução dolorosa da garganta, febre e sede) e tratar malária.

Quando o patógeno calor é virulento, pode dar origem a calor tóxico caracterizado por inflamação, dor e inchaço. *Qiangu* (ID-2) é indicado para tratar caxumba, inchaço na bochecha que se irradia para o ouvido e inchaço e dor no pescoço e na garganta.

Por fim, *Qiangu* (ID-2) é usado para tratar rigidez e dor ao longo do canal do Intestino Delgado desde a mão até o pescoço, bem como para tratar entorpecimento e calor em dedos e palmas das mãos.

Combinações

- Inchaço na garganta com incapacidade de engolir: *Qiangu* (ID-2), *Zhaohai* (R-6) e *Zhongfeng* (F-4) (*Thousand Ducat Formulas*).
- Garganta cansada, inchaço no pescoço com incapacidade de virar a cabeça, inchaço na bochecha que se irradia para o ouvido: *Qiangu* (ID-2), *Wangu* (VB-12) e *Tianyou* (SJ-16) (*Thousand Ducat Formulas*).
- Surdez: *Qiangu* (ID-2), *Houxi* (ID-3) e *Pianli* (IG-6) (*Supplementing Life*).
- Tinidos: *Qiangu* (ID-2), *Pianli* (IG-6), *Yangxi* (IG-5), *Shangyang* (IG-1), *Luoque* (B-8) e *Wangu* (ID-4) (*Supplementing Life*).
- Dor no olho: *Qiangu* (ID-2), *Yangxi* (IG-5), *Erjian* (IG-2), *Daling* (PC-7), *Sanjian* (IG-3) e *Shangxing* (DU-23) (*Great Compendium*).
- Obstrução visual superficial: *Qiangu* (ID-2) e *Jinggu* (B-64) (*Thousand Ducat Formulas*).
- Malária com calafrios e febre: *Qiangu* (ID-2), *Lieque* (P-7), *Houxi* (ID-3) e *Shaoze* (ID-1) (*Thousand Ducat Formulas*).

Houxi (ID-3) – riacho posterior

Ponto shu *riacho e ponto madeira do canal do Intestino Delgado.*
Ponto confluente do Vaso Governador.

Localização

Na borda ulnar da mão, na depressão substancial acima (em sentido proximal) da cabeça do quinto osso metacarpiano.

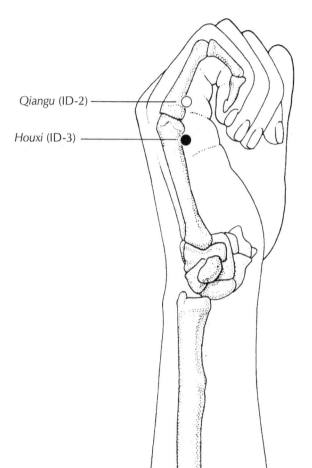

Nota de localização

Esse ponto é localizado mais facilmente quando a mão está meio fechada, mas de modo relaxado.

Inserção da agulha

Inserção perpendicular de 0,5 a 2 *cun*, voltada para *Sanjian* (IG-3).

Nota: agulhar com o paciente mantendo a mão meio fechada de forma relaxada, ou seja, com os ossos metacarpianos mantidos no mesmo plano; isso é muito importante quando se insere a agulha profundamente em direção ao lado oposto da mão.

Ações

- Beneficia o occipúcio, o pescoço e as costas.
- Ativa o canal e alivia a dor.
- Dispersa vento e calor e trata malária.
- Acalma o espírito e trata epilepsia.
- Remove o calor e beneficia os orifícios sensoriais.
- Regula o vaso Governador.

Indicações

- Rigidez e dor no pescoço; dificuldade de virar o pescoço; dor de cabeça unilateral; dor de cabeça bilateral; dor nas costas e no ombro; dor em ombro, cotovelo e braço; contração do cotovelo; contração e dor dos dedos das mãos; dor na região lombar e nos joelhos; hemiplegia.
- Malária, transpiração noturna, calafrios por frio, calafrios e febre, doença febril com ausência de transpiração, plenitude no tórax, icterícia, micção hesitante com urina escura.
- Epilepsia, depressão maníaca, distúrbios do vaso Governador.
- Surdez, tinidos, obstrução visual superficial, vermelhidão e dor nos olhos, inchaço nos olhos com lacrimejamento, hemorragia nasal, dor de dente, inchaço na garganta e na bochecha, vermelhidão, inchaço e dor nas duas bochechas, perda da voz após acidente vascular cerebral.

Comentários

Houxi (ID-3) é o ponto *shu* riacho do canal do Intestino Delgado, que está associado interior-exteriormente com o canal do Coração, e ponto confluente do vaso Governador. A maior parte de suas ações e indicações pode ser explicada por sua relação com esses três canais. Na prática clínica, nota-se que *Houxi* (ID-3) tem quatro principais esferas de ação.

A primeira refere-se ao fato de que ele é um importante ponto para tratar dor, rigidez e contração ao longo do curso de seus canais relacionados. O canal *taiyang* (Intestino Delgado e Bexiga) cruza occipúcio, pescoço, escápula e regiões paravertebrais, enquanto o vaso Governador sobe ao longo da coluna vertebral desde o cóccix até a cabeça. De acordo com o *Clássico das Dificuldades*[3], os pontos *shu* riacho são indicados para tratar "peso no corpo e dor nas articulações". *Houxi* (ID-3) é um ponto distal essencial no tratamento de dor de cabeça occipital (embora também seja usado para o tratamento de dor de cabeça unilateral ou bilateral) e rigidez e dor no pescoço, independentemente de ser aguda ou crônica e decorrente de fatores patogênicos externos ou de desarmonia interna. Tem uma influência significativa sobre a coluna como um todo, sendo um ponto distal importante e muito usado para tratar dor na parte superior da coluna e da escápula, bem como no tratamento de mau jeito lombar agudo na linha média ou na região lombar lateral. *Houxi* (ID-3) também é importante para tratar distúrbios das articulações dos dedos das mãos, especialmente os dedos mínimo e anelar, podendo ser agulhado profundamente em direção a *Sanjian* (IG-3), quando os quatro dedos estão afetados. *Houxi* (ID-3) é igualmente importante no tratamento de dor e contração do braço, cotovelo e ombro.

A segunda principal ação de *Houxi* (ID-3) é dispersar doenças febris. Isso pode ser explicado pelo fato de que o canal do Intestino Delgado *taiyang* da mão pertence ao fogo; *taiyang* é o mais exterior dos seis canais e o Vaso Governador governa todos os canais *yang* e daí a porção exterior do corpo como um todo. *Houxi* (ID-3) é particularmente indicado no tratamento de malária e quando o ataque de vento-frio ou vento-calor patogênico externo dá origem a calafrios e febre acompanhados por dor intensa no pescoço ou na coluna. Outro reflexo de sua ação de remover calor é no tratamento de transpiração noturna, sobretudo em combinação com *Yinxi* (C-6).

Em *Ode of the Obstructed River*, o uso de *Houxi* (ID-3) é citado como um dos "oito métodos terapêuticos". Nessa descrição da aplicação dos oito pontos confluentes dos vasos extraordinários para afetar áreas e sintomas específicos do corpo, *Houxi* (ID-3) é indicado para tratar doenças do vaso Governador e depressão maníaca. A terceira ação de *Houxi* (ID-3), portanto, é acalmar o espírito e tratar depressão maníaca e epilepsia. No primeiro caso, a condição é decorrente de fleuma e fleuma-calor que perturba e agita o espírito e, no segundo caso, a condição é decorrente de distúrbio do espírito e do cérebro por fleuma e vento patogênicos. De acordo com Sun Si-miao, o famoso médico do século VII, "a cabeça é o supremo líder, o lugar onde o espírito do homem se concentra"[4], ao passo que no século XVI, Li Shi-zen afirmou: "O cérebro é a residência do espírito original". Como o canal do Intestino Delgado está relacionado interior-exteriormente com o Coração, que aloja o espírito, sendo *Houxi* (ID-3) o ponto confluente do vaso Governador que penetra no cérebro, há muito tempo esse ponto é considerado importante no tratamento de epilepsia. *Song More Precious than Jade*, por exemplo, recomenda-o para tratar os cinco tipos de epilepsia.

Sua quarta esfera de ação, em comum com os pontos *Shaoze* (ID-1) e *Qiangu* (ID-2), refere-se ao fato de *Houxi* (ID-3) ser capaz de remover calor interno e externo do canal do Intestino Delgado na cabeça (especialmente nos ouvidos e olhos) e de beneficiar os orifícios sensoriais. Por isso é indicado para tratar distúrbios como tinidos e surdez, obstrução visual superficial, vermelhidão, dor e inchaço nos olhos com lacrimejamento, hemorragia nasal e dor e inchaço nas bochechas.

Combinações

- Rigidez no pescoço com incapacidade de virar a cabeça: *Houxi* (ID-3) e *Tianyou* (SJ-16) (*Supplementing Life*).
- Dor de cabeça: *Houxi* (ID-3), *Tianzhu* (B-10), *Taodao* (DU-13), *Dazhu* (B-11) e *Kongzui* (P-6) (*Thousand Ducat Formulas*).
- Dor na cabeça e nos olhos: *Houxi* (ID-3) e *Waiguan* (SJ-5) (*Divine Moxibustion*).
- Dor no antebraço: *Houxi* (ID-3), *Shousanli* (IG-10) e *Quchi* (IG-11) (*Supplementing Life*).
- Contração do cotovelo: *Houxi* (ID-3), *Chize* (P-5), *Jianyu* (IG-15), *Xiaohai* (ID-8), *Jianshi* (PC-5), *Daling* (PC-7) e *Yuji* (P-10) (*Great Compendium*).
- Dor no ombro e nas costas: *Houxi* (ID-3), *Wangu* (ID-4), *Fengmen* (B-12), *Jianjing* (VB-21), *Zhongzhu* (SJ-3), *Zhigou* (SJ-6) e *Weizhong* (B-40) (*Great Compendium*).
- Malária com excesso calor e pouco frio: *Houxi* (ID-3), *Dazhui* (DU-14), *Jianshi* (PC-5) e *Quchi* (IG-11) (*Great Compendium*).
- Malária com excesso de frio e pouco calor: *Houxi* (ID-3), *Dazhui* (DU-14) e *Quchi* (IG-11) (*Great Compendium*).
- Transpiração noturna profusa: *Houxi* (ID-3) e *Yinxi* (C-6) (*One Hundred Symptoms*).
- Os cinco tipos de epilepsia: *Houxi* (ID-3), *Jiuwei* (REN-15) e *Shenmen* (C-7) (*Song More Precious than Jade*).
- Epilepsia: *Houxi* (ID-3), *Neiguan* (PC-6), *Shenmen* (C-7), *Xinshu* (B-15) e *Yinbai* (BP-1) (*Complete Collection*).
- Convulsões epilépticas, andar insano, incapacidade de dormir, agitação no Coração: *Houxi* (ID-3), *Zanshu* (B-2), *Xiaohai* (ID-8) e *Qiangjian* (DU-18) (*Thousand Ducat Formulas*).
- Mania, desejo de subir em lugares altos e cantar, tirar as roupas e correr de um lado para outro: *Houxi* (ID-3), *Shenmen* (C-7) e *Chongyang* (E-42) (*Great Compendium*).
- Mania súbita: *Houxi* (ID-3), *Jianshi* (PC-5) e *Hegu* (IG-4) (*Great Compendium*).
- Surdez: *Houxi* (ID-3), *Qiangu* (ID-2) e *Pianli* (IG-6) (*Supplementing Life*).
- Hemorragia nasal com respiração sufocada: *Houxi* (ID-3), *Chengling* (VB-18), *Fengchi* (VB-20), *Fengmen* (B-12) e *Yixi* (B-45) (*Thousand Ducat Formulas*).
- Icterícia: *Houxi* (ID-3) e *Laogong* (PC-8) (*One Hundred Symptoms*).

Wangu (ID-4) – osso do punho

Ponto yuan *fonte do canal do Intestino Delgado*.

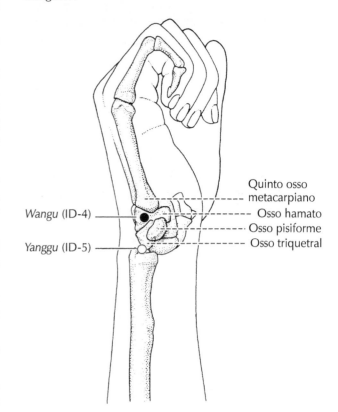

Localização

Na borda ulnar da mão, na depressão entre a base do quinto osso metacarpiano e o osso triquetral.

Inserção da agulha

Inserção perpendicular, de 0,3 a 0,5 *cun*.

Ações

- Ativa o canal e alivia a dor.
- Remove o calor e reduz o inchaço.
- Dispersa umidade-calor e trata icterícia.

Indicações

- Contração dos cinco dedos das mãos com dificuldade de flexionar e estender, fraqueza e dor do punho, contração do braço e do

cotovelo com dificuldade dos movimentos de flexão e extensão, rigidez e inchaço no pescoço, dor de cabeça, dor no ombro, frio e dor no ombro e nas costas, dor da região costal lateral com incapacidade de tomar fôlego, dor lombar que se irradia para a perna, hemiplegia, espasmo clônico.
- Dor e inchaço no pescoço que se irradia para o ouvido, inchaço em pescoço, regiões submandibular e maxilar, obstrução dolorosa na garganta, tinidos, obstrução visual superficial, lacrimejamento, perda do sentido do paladar.
- Icterícia, icterícia por deficiência do Baço, doença febril com ausência de transpiração, calafrios e febre, malária, distúrbio de emagrecimento e sede, agitação e plenitude.

Comentários

Wangu (ID-4) é o ponto *yuan* fonte do canal do Intestino Delgado. Sua principal aplicação clínica é no tratamento de contração, rigidez e dor ao longo de todo o comprimento do canal, incluindo mão, cotovelo, braço, ombro, pescoço e dorso. É um dos principais pontos – juntamente com *Yangxi* (IG-5), *Zhongzhu* (SJ-3) e *Zhizheng* (ID-7) – para tratar distúrbios de todos os cindo dedos das mãos, especialmente quando caracterizados por contração e dor.

Wangu (ID-4) tem um efeito específico no tratamento de inchaço na extremidade oposta do canal, especialmente em pescoço, bochecha e região submandibular. Como todos os pontos desse canal citados anteriormente, também é indicado no tratamento de tinidos, refletindo os trajetos dos canais primário *Song More Precious than Jade* e tendinoso do Intestino Delgado, que penetram o ouvido. Esse é um exemplo do uso de pontos de acupuntura para tratar distúrbios do canal e não de uma desarmonia subjacente do *zangfu*, podendo *Wangu* (ID-4), então, ser usado em casos de tinidos de qualquer etiologia. *Wangu* (ID-4) é especificamente indicado em combinação (ver adiante) para tratar dor e inchaço na região submandibular que se irradia para o ouvido e causa tinidos.

Por fim, vem se notando que *Wangu* (ID-4) é empiricamente eficaz no tratamento de diferentes tipos de icterícia, independentemente de ser decorrente de umidade-calor ou umidade-frio, bem como para tratar dor na região costal lateral com incapacidade de tomar fôlego. Essa ação não pode ser explicada facilmente, nem pela referência ao trajeto do canal, nem pelas funções do Intestino Delgado.

Combinações

- Contração dos cinco dedos das mãos com incapacidade dos movimentos de flexão e extensão: *Wangu* (ID-4) e *Zhongzhu* (SJ-3) (*Thousand Ducat Formulas*).
- Dor no ombro e no braço: *Wangu* (ID-4) e *Tianzong* (ID-11) (*Supplementing Life*).
- Dor na região submandibular que causa tinidos e dificuldade de audição: *Wangu* (ID-4), *Yanggu* (ID-5), *Jianzhen* (ID-9), *Xiaxi* (VB-43) e *Zuqiaoyin* (VB-44) (*Thousand Ducat Formulas*).
- Dor de dente e cárie: *Wangu* (ID-4), *Xiaguan* (E-7), *Daying* (E-5) e *Yifeng* (SJ-17) (*Supplementing Life*).
- Dor na região costal lateral com incapacidade de tomar fôlego: *Wangu* (ID-4) e *Yanggu* (ID-5) (*Thousand Ducat Formulas*).
- Icterícia por deficiência do Baço: *Wangu* (ID-4) e *Zhongwan* (REN-12) (*Ode of the Jade Dragon*).

Yanggu (ID-5) – vale yang

Ponto jing rio e ponto fogo do canal do Intestino Delgado.

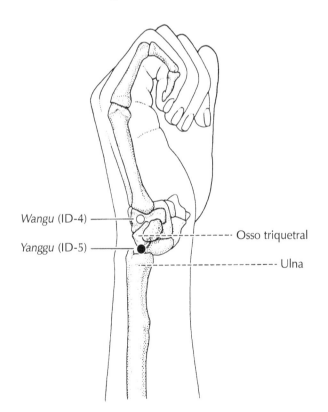

Localização

Na borda ulnar do punho, na depressão entre a cabeça da ulna e o osso triquetral.

Nota de localização

A maior parte das fontes localiza esse ponto entre o processo estiloide da ulna e o osso triquetral, porém, na prática, o processo estiloide da ulna pode não ser palpável e, onde é palpável, quase sempre está ligeiramente atrás de *Yanggu* (ID-5).

Inserção da agulha

Inserção perpendicular, de 0,3 a 0,5 *cun*.

Ações

- Remove calor e reduz inchaço.
- Acalma o espírito.

Indicações

- Inchaço no pescoço e na região submandibular, trismo, rigidez da língua em bebês impedindo a amamentação, remexer da língua, dor de dente nos maxilares superior e inferior, tinidos e surdez, tontura visual, vermelhidão, inchaço e dor nos olhos.
- Mania, andar insano, espasmo clônico, dor no tórax ou na região costal lateral com dificuldade de respirar, doença febril com ausência de transpiração, calafrios e febre.
- Dor no pulso e na mão, dor no braço, dor no ombro com incapacidade de se vestir, hemorroidas doloridas.

Comentários

Yanggu (ID-5) é o ponto fogo e o ponto *jing* rio do canal do Intestino Delgado. Ao contrário dos pontos mais distais do canal, ele tem uma ação relativamente menor sobre o canal como um todo. Em outras palavras, é menos usado para tratar distúrbios de mão, braço ou ombro, mas se concentra mais em olhos, ouvidos e maxilar. Como ponto fogo, é capaz de dispersar calor e inchaço e diminuir a contração dessas regiões. É especificamente indicado para tratar inchaço no pescoço e, na região submandibular, trismo, contração da língua em bebês, remexer da língua

(em que a língua é repetidamente estirada para fora da boca como a língua de uma cobra) e dor de dente. Embora as fontes mais clássicas recomendem esse ponto para dor de dente do maxilar superior, Sun Simiao, o famoso médico do século VII, incorporava-o em prescrições para tratar dor de dente do maxilar superior ou do inferior.

Como ponto fogo do canal do Intestino Delgado (relacionado interior-exteriormente com o canal do Coração), *Yanggu* (ID-5) é capaz de dispersar fogo do Coração e acalmar o espírito, sendo indicado para tratar mania e "andar como insano".

Yanggu (ID-5) é indicado (e aparece em combinação com pontos distais do canal da Bexiga) para o tratamento de hemorroidas.

Por fim, ao aprender os nomes dos pontos dos canais *yang* situados no pulso, é útil lembrar a similaridade entre seus nomes: *Yangxi* (IG-5) (Riacho *Yang*), *Yanggu* (ID-5) (Vale *Yang*) e *Yangchi* (SJ-4) (Lago *Yang*).

Combinações

- Dor de dente do maxilar superior: *Yanggu* (ID-5) e *Zhengying* (VB-17) (*Thousand Ducat Formulas*).
- Dor de dente do maxilar inferior: *Yanggu* (ID-5), *Yemen* (SJ-2), *Shangyang* (IG-1), *Erjian* (IG-2) e *Sidu* (SJ-9) (*Thousand Ducat Formulas*).
- Inchaço na região submandibular com trismo: *Yanggu* (ID-5) e *Xiaxi* (VB-43) (*One Hundred Symptoms*).
- Tinidos e surdez: *Yanggu* (ID-5), *Xiaguan* (E-7), *Guanchong* (SJ-1), *Yemen* (SJ-2) e *Yangxi* (IG-5) (*Systematic Classic*).
- Tontura e dor no olho: *Yanggu* (ID-5) e *Feiyang* (B-58) (*Supplementing Life*).
- Riso maníaco: *Yanggu* (ID-5) e *Shenmen* (C-7) (*Thousand Ducat Formulas*).
- Insanidade com vômito: *Yanggu* (ID-5), *Zhubin* (R-9), *Houding* (DU-19), *Qiangjian* (DU-18), *Naohu* (DU-17), *Luoque* (B-8) e *Yuzhen* (B-9) (*Thousand Ducat Formulas*).
- Andar insano: *Yanggu* (ID-5) e *Fengfu* (DU-16) (*Great Compendium*).
- Dor no cotovelo, ocasionalmente com frio: *Yanggu* (ID-5), *Quchi* (IG-11), *Guanchong* (SJ-1), *Shousanli* (IG-10), *Zhongzhu* (SJ-3) e *Chize* (P-5) (*Thousand Ducat Formulas*).

- Incapacidade de erguer o ombro e se vestir: *Yanggu* (ID-5) e *Qinglengyuan* (SJ-11) (*Thousand Ducat Formulas*).
- Hemorroidas, inchaço na axila: *Yanggu* (ID-5), *Chengjin* (B-56), *Chengfu* (B-36) e *Weizhong* (B-40) (*Thousand Ducat Formulas*).

Yanglao (ID-6) – apoio do idoso

Ponto xi em fenda do canal do Intestino Delgado.

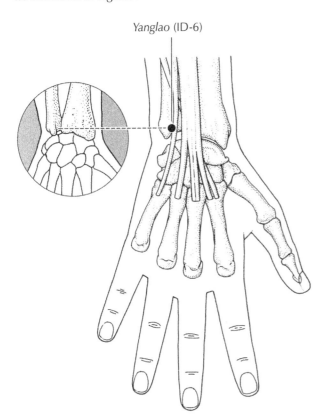

Localização

Quando a palma da mão é colocada no tórax, esse ponto se localiza no aspecto dorsal da cabeça da ulna, em uma fenda situada no mesmo nível e no aspecto radial do ponto mais alto do processo estiloide da ulna.

Nota de localização

Esse ponto pode ser localizado da seguinte maneira: peça ao paciente para se deitar com o braço estendido lateralmente, com a palma da mão voltada para baixo. Se o médico colocar um dedo sobre o ponto mais alto do estiloide ulnar e pedir ao paciente que coloque a palma da mão sobre o tórax, o ponto é encontrado na fenda onde o dedo do médico estava.

Inserção da agulha

Inserção oblíqua ou transversal oblíqua em sentido distal ou proximal, de 0,5 a 1 *cun*.

Ações

- Ativa o canal e alivia a dor.
- Beneficia o ombro e o braço.
- Modera condições agudas.
- Beneficia os olhos.

Indicações

- Dor no ombro, dor no ombro como se estivesse quebrado, dor na parte superior do braço como se estivesse deslocado, rigidez e dor no ombro e nas costas, entorpecimento do ombro e do braço, vermelhidão e inchaço no aspecto exterior do cotovelo, peso e dor na região lombar, dificuldade para se sentar e levantar, contração dos tendões e obstrução dolorosa do pé com incapacidade dos movimentos de extensão e flexão.
- Obscurecimento da visão, visão turva, dor no olho.

Comentários

Yanglao (ID-6) é o ponto *xi* em fenda do canal do Intestino Delgado. Os pontos *xi* em fenda são onde o *qi* e o sangue, que fluem com relativa superficialidade ao longo dos canais a partir dos pontos *jing* poço, juntam-se e penetram mais profundamente. Os pontos *xi* em fenda, de modo geral, são indicados no tratamento de condições agudas e dor. *Yanglao* (ID-6) é particularmente usado para tratar dor em ombro, escápula e braço, que é tão intensa que parece que eles estão quebrados ou deslocados. Essa ação se estende para seu canal acoplado do *taiyang* do pé (Bexiga) e, por isso, *Yanglao* (ID-6) também é usado como ponto distal para tratar mau jeito agudo da região lombar e para tratar contração dos tendões e obstrução dolorosa do pé.

Os canais primário e tendinoso do Intestino Delgado conectam-se com o canto externo do olho, e o canal primário também conecta-se com o canto interno do olho. *Yanglao* (ID-6) é famoso por seu emprego nos distúrbios oculares decorrentes de deficiência caracterizados por obscurecimento e diminuição da visão, e a maioria das autoridades explica o nome deste ponto, "apoio do idoso", sob a luz dessa ação.

Combinações

- Dor no ombro, como se estivesse quebrado: *Yanglao* (ID-6) e *Tianzhu* (B-10) (*Thousand Ducat Formulas*).
- Dor na região lombar e no joelho: *Yanglao* (ID-6), *Huantiao* (VB-30), *Yanglingquan* (VB-34), *Kunlun* (B-60) e *Shenmai* (B-62) (*Illustrated Supplement*).
- Embaçamento da visão: *Yanglao* (ID-6) e *Tianzhu* (B-10) (*One Hundred Symptoms*).
- Obscurecimento da visão: *Yanglao* (ID-6), *Hegu* (IG-4) e *Quchai* (B-4) (*Supplementing Life*).

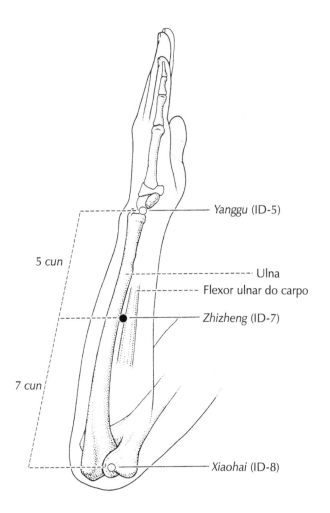

Zhizheng (ID-7) – ramo do correto

Ponto luo de conexão do canal do Intestino Delgado.

Localização

Em uma linha que vai de *Yanggu* (ID-5) a *Xiaohai* (ID-8), 5 *cun* acima de *Yanggu* (ID-5), no sulco entre a borda anterior da ulna e o ventre do músculo do flexor ulnar do carpo.

Nota de localização

Esse ponto deve ser localizado e agulhado com o paciente deitado de costas, mantendo o braço na posição supina ou apoiado no tórax.

Inserção da agulha

Inserção perpendicular de 0,5 a 1 *cun*.

Ações

- Remove calor e liberta o exterior.
- Acalma o espírito.
- Ativa o canal e alivia a dor.
- Beneficia as articulações dos dedos das mãos.

Indicações

- Doença febril, calafrios e febre por frio, febre com dor no pescoço e na região lombar e desejo de beber água.
- Depressão maníaca, febre e terror, tristeza e ansiedade, distúrbio do *zang* inquieto.
- Dor de cabeça, tontura, tontura visual, visão turva, obstrução visual superficial.
- Fraqueza dos quatro membros, as cinco taxações, rigidez do pescoço, contração do cotovelo, relaxamento das articulações e incapacidade de mover o cotovelo, dor intensa de todos os dedos das mãos, incapacidade de segurar algo firme com as mãos, incapacidade de fechar a mão, verrugas.

Comentários

Zhizheng (ID-7) possui três ações principais. Primeira, como o Intestino Delgado pertence ao canal *taiyang* (o mais exterior dos seis canais e, portanto, o primeiro a ser afetado pelos fatores patogênicos externos), Zhizheng (ID-7), assim como muitos pontos do canal do Intestino Delgado, é capaz de libertar o exterior. É basicamente usado em casos de calor patogênico exterior que causa doença febril, sendo especialmente indicado quando o início é caracterizado por dor no pescoço e na região lombar.

Segunda, Zhizheng (ID-7) é o ponto *luo* de conexão do canal do Intestino Delgado, de onde o canal *luo* de conexão do Intestino Delgado se dispersa para se unir ao canal do Coração. Isso se reflete no nome do ponto, "ramo do correto", o "correto" sendo o canal do Coração. *Guide to the Classics of Acupuncture* afirma que "os pontos *luo* de conexão estão localizados entre dois canais... se forem agulhados, os sintomas dos canais relacionados interior-exteriormente podem ser tratados"[5]. Zhizheng (ID-7) tem um efeito acentuado em regular e acalmar o espírito e é indicado para tratar depressão maníaca, medo e pânico, assim como tristeza e ansiedade. *Methods of Acupuncture and Moxibustion from the Golden Mirror of Medicine* recomenda mais especificamente Zhizheng (ID-7) para tratar depressão e impedimento das sete emoções.

Terceira, Zhizheng (ID-7) é capaz de regular o canal do Intestino Delgado na região da cabeça (dor de cabeça e tontura), olhos (visão turva, obstrução visual superficial, tontura visual), cotovelo (contração do cotovelo) e, especialmente, os dedos das mãos (dor intensa de todos os dedos das mãos, incapacidade de segurar algo firme com as mãos, incapacidade de fechar a mão). O princípio de selecionar pontos distais para tratar distúrbios dos membros, tronco e cabeça é fundamental para a prática da acupuntura, e como os doze canais primários fluem, todos, das mãos para os pés, ou dos pés para as mãos, há uma profusão de pontos distais para escolher. No tratamento de distúrbios das mãos e dos pés, entretanto, não há, por definição, nenhum ponto distal, existindo relativamente poucos pontos proximais que afetam essas áreas. Desse modo, Zhizheng (ID-7) é notável por sua ação sobre os dedos das mãos e sobre a mão.

Para finalizar, o *Great Compendium of Acupuncture and Moxibustion* dá indicações específicas para excesso e deficiência dos pontos *luo* de conexão. No caso de Zhizheng (ID-7), há relaxamento das articulações e incapacidade de movimentar o cotovelo (excesso); verrugas (deficiência).

Combinações

- Delírio maníaco, medo e pavor: Zhizheng (ID-7), *Yuji* (P-10), *Hegu* (IG-4), *Shaohai* (C-3), *Quchi* (IG-11) e *Wangu* (ID-4) (*Thousand Ducat Formulas*).
- Tontura visual e dor de cabeça: Zhizheng (ID-7) e *Sanjiaoshu* (B-22) (*Supplementing Life*).
- Tontura visual: Zhizheng (ID-7) e *Feiyang* (B-58) (*One Hundred Symptoms*).

Xiaohai (ID-8) – mar pequeno

Ponto he *mar e ponto terra do canal do Intestino Delgado.*

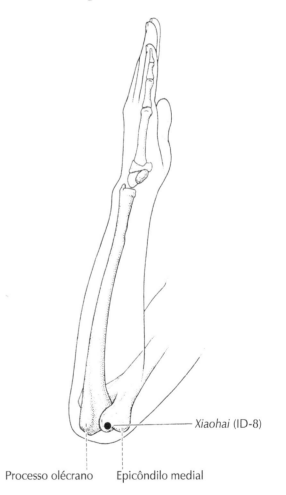

Xiaohai (ID-8)
Processo olécrano   Epicôndilo medial

Localização

Na depressão entre a ponta do processo olécrano da ulna e a ponta do epicôndilo medial do úmero.

Inserção da agulha

Inserção oblíqua em sentido distal ou proximal, de 0,5 a 1 *cun*.
Inserção perpendicular, de 0,3 a 0,5 *cun*.
Precaução: o nervo ulnar fica abaixo desse ponto.

Ações

- Remove calor e dissipa inchaço.
- Acalma o espírito.
- Ativa o canal e alivia a dor.

Indicações

- Escrofulose, inchaço e dor na garganta, inchaço nas bochechas, inchaço nas gengivas, inchaço e dor no cotovelo e na axila, dor de dente, cárie, tontura por vento, dor de cabeça, surdez, olhos amarelados, malária.
- Epilepsia, remexe a língua, espasmo clônico, andar insano, agitação no Coração.
- Dor no pescoço, dor no pescoço que se irradia para o cotovelo, dor na escápula, dor no aspecto posterolateral do ombro, dor na parte superior do braço e no cotovelo, incapacidade de erguer os quatro membros, dor lombar que se irradia para o hipogástrio, dor na parte inferior do abdome.

Comentários

Xiaohai (ID-8) é o ponto *he* mar e ponto terra do canal do Intestino Delgado. A despeito dessas importantes características, é um ponto que quase não é usado, haja vista a sua inclusão em pouquíssimas combinações clássicas. É indicado para tratar muitos tipos diferentes de inchaço envolvendo as gengivas, garganta, bochechas, cotovelo e axila, bem como escrofulose do pescoço ou da axila. Clinicamente, entretanto, é basicamente usado para tratar dor da escápula e do aspecto posterolateral do ombro, braço e cotovelo. À semelhança de *Zhizheng* (ID-7), *Xiaohai* (ID-8) também é capaz de regular seu *zang* Coração acoplado e é indicado no tratamento de distúrbios como epilepsia, ato de remexer a língua (em que a língua é repetidamente estirada para fora da boca como a língua de uma cobra), andar como insano e agitação do Coração.

Finalmente, vale a pena notar que, a despeito de ser o ponto *he* mar do Intestino Delgado, *Xiaohai* (ID-8) não tem nenhuma ação importante sobre seu respectivo *fu*. Isso reflete a contradição essencial de que embora os *fu* Intestino Delgado e Intestino Grosso estejam localizados no *jiao* inferior, seus canais passam ao longo do membro superior. Como consequência, os pontos desses canais têm ação relativamente pequena sobre os *fu*, e os distúrbios do Intestino Delgado são mais bem tratados por pontos como *Xiajuxu* (E-39) ou *Xiaochangshu* (B-27), os pontos *he* mar inferior e *shu* dorsal do Intestino Delgado, respectivamente.

Combinações

- Contração do cotovelo: *Xiaohai* (ID-8), *Chize* (P-5), *Jianyu* (IG-15), *Jianshi* (PC-5), *Daling* (PC-7), *Houxi* (ID-3) e *Yuji* (P-10) (*Great Compendium*).
- Dor nas gengivas: *Xiaohai* (ID-8) e *Jiaosun* (SJ-20) (*Great Compendium*).
- Convulsões epilépticas, andar como insano, incapacidade de dormir, agitação no Coração: *Xiaohai* (ID-8), *Houxi* (ID-3), *Zanzhu* (B-2) e *Qiangjian* (DU-18) (*Thousand Ducat Formulas*).

Jianzhen (ID-9) – ombro verdadeiro

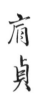

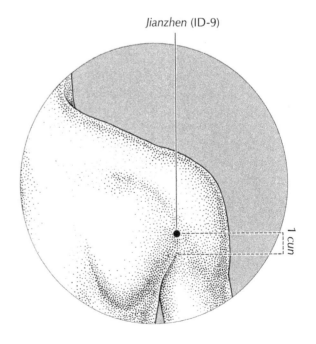

Jianzhen (ID-9)

Localização

No aspecto posterior do ombro, 1 *cun* acima da prega axilar posterior quando o braço se encontra na posição aduzida.

Nota de localização

Este ponto fica na depressão logo abaixo da borda posterior do deltoide.

Inserção da agulha

Inserção perpendicular, de 1 a 1,5 *cun*.

Ações

- Expele vento e beneficia ombro.
- Ativa o canal e alivia a dor.

Indicações

- Dor no ombro e na parte superior do braço, incapacidade de erguer o braço, dor na escápula, sensação de calor e dor na fossa supraclavicular, obstrução dolorosa por vento, entorpecimento com incapacidade de erguer a mão e o pé.
- Calafrios e febre decorrentes de agressão por frio, tinidos e surdez.

Combinações

- Sensação de calor do ombro com incapacidade de virar a cabeça: *Jianzhen* (ID-9), *Guanchong* (SJ-1) e *Jianyu* (IG-15) (*Thousand Ducat Formulas*).
- Tinidos e surdez: *Jianzhen* (ID-9) e *Wangu* (ID-4) (*Systematic Classic*).

Naoshu (ID-10) – shu *da parte superior do braço*

Ponto de encontro dos canais do Intestino Delgado e Bexiga com os vasos de Ligação yang *e de Motilidade* yang.

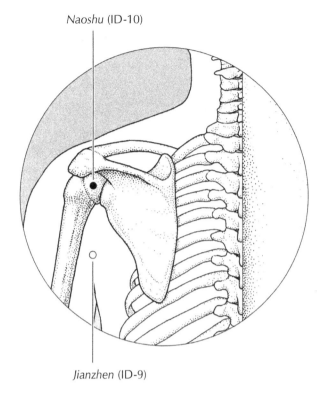

Naoshu (ID-10)

Jianzhen (ID-9)

Localização

No aspecto posterior do ombro, na depressão abaixo da espinha escapular, diretamente acima da prega axilar posterior quando o braço está abduzido.

Nota de localização

Deslizar um dedo diretamente para cima a partir de *Jianzhen* (ID-9) até cair na depressão logo abaixo da espinha escapular.

Inserção da agulha

Inserção perpendicular, de 1 a 1,5 *cun*.

Ações

- Beneficia o ombro.
- Ativa o canal e alivia a dor.

Indicações

- Dor e inchaço no ombro que se irradia para a escápula, fraqueza e dor no braço e no ombro, incapacidade de erguer o braço.
- Calafrios e febre, escrofulose.

Comentários

Naoshu (ID-10) é um ponto comumente usado para tratar dor e rigidez do ombro, especialmente seu aspecto posterior, e permite uma penetração profunda na articulação. Sua influência sobre o ombro é aumentada pelo fato de que *Naoshu* (ID-10) também é um ponto de encontro dos vasos de Motilidade *yang* e de Ligação *yang*, que cruzam as porções posterior (vaso de Ligação *yang*) e superior e anterior (vaso de Motilidade *yang*) do ombro. Na prática clínica, *Naoshu* (ID-10) é amiúde usado em combinação com pontos como *Jianyu* (IG-15) e *Jianliao* (SJ-14).

Combinações

- Dor aguda na parte posterior do ombro: *Naoshu* (ID-10) e *Yanglao* (ID-6).
- Imobilidade e dor da articulação do ombro: primeiro agulhar *Tiaokou* (E-38) e depois *Naoshu* (ID-10), *Jianliao* (SJ-14), *Jianyu* (IG-15), *Jugu* (IG-16), *Quchi* (IG-11) e *Yanglao* (ID-6).

Tianzong (ID-11) – encontro celestial

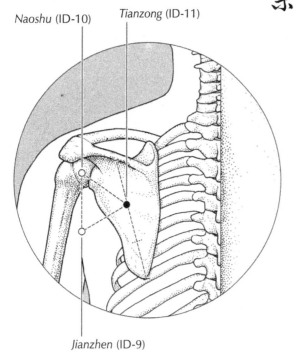

Localização

Na escápula, em uma depressão amolecida situada a um terço de distância do ponto médio entre a borda inferior da espinha escapular e o ângulo inferior da escápula.

Nota de localização

Na prática, pode ser difícil palpar o ângulo inferior da escápula. Um método alternativo de localização é traçar um triângulo equilátero com *Jianzhen* (ID-9) e *Naoshu* (ID-10), verificando primeiramente se o ombro do paciente se encontra relaxado.

Inserção da agulha

Inserção perpendicular ou oblíqua, de 0,5 a 1,5 *cun*.

Ações

- Ativa o canal e alivia a dor.
- Move o *qi* e desbloqueia o tórax e a região costal lateral.
- Beneficia as mamas.

Indicações

- Peso e dor no ombro, dor na escápula, dor e incapacidade de elevar o cotovelo e o braço, dor no cotovelo, inchaço na bochecha e na região submandibular.
- Plenitude no tórax e na região costal lateral, tosse, dor e inchaço na mama, abscesso na mama, lactação insuficiente.

Comentários

As indicações de *Tianzong* (ID-11) refletem sua localização e sua capacidade de mover o *qi* e desbloquear o tórax. É um ponto importante para tratar dor da região escapular, independentemente de ser decorrente de entorse, obstrução dolorosa, uso excessivo, má postura, estagnação do *qi* do Fígado ou dor referida proveniente de doença da Vesícula Biliar, casos em que o ponto normalmente se encontra extremamente dolorido à palpação. Por estar atrás da mama, também é usado em combinação com pontos como *Shaoze* (ID-1) e *Shanzhong* (REN-17), para tratar uma ampla variedade de distúrbios da mama, incluindo dor, nódulos e lactação insuficiente.

Combinações

- Dor no ombro e no braço: *Tianzong* (ID-11) e *Wangu* (ID-4) (*Supplementing Life*).
- Dor no braço: *Tianzong* (ID-11), *Jianliao* (SJ-14) e *Yanggu* (ID-5) (*Supplementing Life*).

Bingfeng (ID-12) – agarrando o vento

Ponto de encontro dos canais de Intestino Delgado, Intestino Grosso, Sanjiao e Vesícula Biliar.

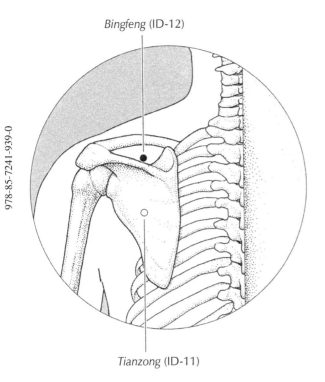

Localização

No centro da fossa supraescapular, diretamente acima de *Tianzong* (ID-11), em uma depressão formada quando o braço é erguido.

Inserção da agulha

Inserção oblíqua em sentido medial voltada para a coluna, de 0,5 a 1 *cun*.

Precaução: a inserção perpendicular profunda, especialmente em pacientes magros, acarreta risco substancial de provocar pneumotórax.

Ações

- Expele vento e beneficia o ombro e a escápula.

Indicações

- Dor no ombro e na escápula com incapacidade de erguer o braço, torcicolo com incapacidade de virar a cabeça, dor e entorpecimento na parte superior do braço, tosse com fleuma resistente.

Comentários

Bingfeng (ID-12) é um ponto de encontro do canal do Intestino Delgado com os canais do Intestino Grosso, *Sanjiao* e Vesícula Biliar, que cruzam a região escapular e a região do ombro e o pescoço. Como seu nome "agarrando o vento" (e por implicação controlando o vento) implica, *Bingfeng* (ID-12) é um ponto local útil para revigorar esses canais e expelir vento patogênico que se alojou nos músculos do ombro e da escápula. Embora a maioria das fontes clássicas e contemporâneas recomendem esse ponto apenas para tratar distúrbios locais, o clássico da dinastia Ming, *Investigation into Points along The Channels*, sugere uma ação mais ampla de expelir vento e recomenda o uso de *Bingfeng* (ID-12): "quando os interstícios e os poros não se fecham adequadamente, o vento patogênico penetra facilmente [resultando em] tosse com fleuma resistente".

Combinações

- Dor no ombro com incapacidade de erguer o braço: *Bingfeng* (ID-12) e *Yunmen* (P-2) (*Supplementing Life*).
- Dor no ombro com incapacidade de erguer o braço: *Bingfeng* (ID-12) e *Tianrong* (ID-17) (*Systematic Classic*).

Quyuan (ID-13) – parede tortuosa

Localização

Na depressão dolorida acima da extremidade medial da espinha escapular, no ponto médio entre *Naoshu* (ID-10) e o processo espinhoso de T2.

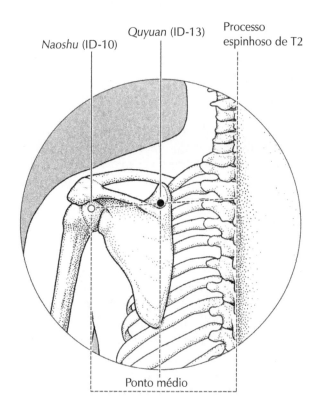

Comentários

Great Compendium of Acupuncture and Moxibustion enfatiza o uso de *Quyuan* (ID-13) no tratamento de obstrução dolorosa do ombro que tenha persistido e se transformado em calor com contração, dor e sensação opressiva. Essa transformação do vento, umidade ou frio em calor é uma manifestação da lei de "transformação similar" explicada por Liu Wan-su – ver *Yinlingquan* (BP-9).

Combinação

- Dor no ombro e na escápula: *Quyuan* (ID-13), *Tianzong* (ID-11) e *Jianzhen* (ID-9).

Jianwaishu *(ID-14)* – shu *externo do ombro*

Nota de localização

Deslizar a ponta de um dedo medialmente ao longo da borda superior da espinha escapular até cair em uma depressão dolorida logo ao lado da borda medial da escápula.

Inserção da agulha

Inserção perpendicular, de 0,3 a 0,5 *cun*.
Inserção oblíqua lateral, de 0,5 a 1 *cun*.
Precaução: esse ponto se localiza próximo à borda medial da escápula. A inserção muito medial ou a inserção oblíqua medial profunda pode fazer com que a agulha perfure os pulmões.

Ação

- Beneficia o ombro e a escápula.

Indicações

- Obstrução dolorosa generalizada, obstrução dolorosa do ombro e da escápula, obstrução dolorosa por calor do ombro com contração, dor e sensação opressiva do ombro.

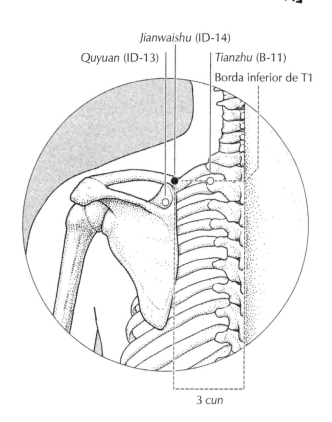

Localização

Situa-se 3 *cun* ao lado da borda inferior do processo espinhoso de T1 – *Taodao* (DU-13).

Nota de localização

Quando o ombro se encontra relaxado, a linha de 3 *cun* corresponde à borda medial da escápula.

Inserção da agulha

Inserção oblíqua medial, de 0,5 a 1 *cun*.

Precaução: a inserção perpendicular, especialmente em pacientes magros, acarreta risco substancial de provocar pneumotórax.

Ações

- Ativa o canal e alivia a dor.
- Expele vento e frio e beneficia o ombro e a escápula.

Indicações

- Dor no ombro e na escápula com sensação de frio que se estende até o cotovelo, calafrios e febre acompanhados por rigidez do pescoço e incapacidade de virar a cabeça, obstrução dolorosa generalizada.

Combinação

- Dor no ombro e nas costas: *Jianwaishu* (ID-14), *Kunlun* (B-60) e *Dazhui* (DU-14).

Jianzhongzhu (ID-15) – shu da parte média do ombro

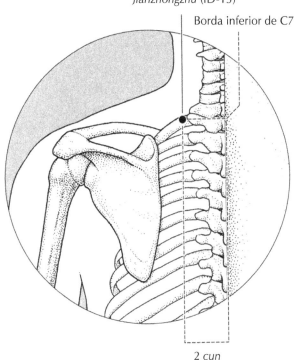

Localização

Situa-se 2 *cun* ao lado da borda inferior do processo espinhoso de C7 – *Dazhui* (DU-14).

Nota de localização

(1) Esse ponto pode ser encontrado a dois terços de distância entre a linha média e a borda medial da escápula, quando o ombro se encontra em posição relaxada; (2) para localizar C7, ver p. 70.

Inserção da agulha

Inserção oblíqua medial em direção à coluna, de 0,5 a 1 *cun*.

Precaução: a inserção profunda para baixo, especialmente em pacientes magros, acarreta risco substancial de provocar pneumotórax.

Ações

- Descende o *qi* do Pulmão.
- Ativa o canal e alivia a dor.

Indicações

- Tosse, escarro com sangue, calafrios e febre, turvamento da visão, dor no ombro e na escápula.

Combinação

- Tosse por rebelião do *qi*: *Jianzhongshu* (ID-15), *Tianchi* (PC-1), *Tiantu* (REN-22), *Shanzhong* (REN-17) e *Jiexi* (E-41) (*Supplementing Life*).

Tianchuang (ID-16) – 天窗
janela celestial

Ponto janela do céu.

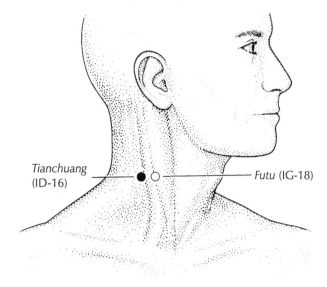

Localização

Na borda posterior do músculo esternocleidomastóideo, no mesmo nível da proeminência laríngea.

Nota de localização

(1) A palpação da borda posterior do músculo esternocleidomastóideo é mais fácil se o paciente virar a cabeça do lado oposto do lado que será agulhado, enquanto você aplica uma resistência no queixo. (2) Nas mulheres, a proeminência laríngea não é tão pronunciada como nos homens. Se estiver indistinta, palpe a depressão formada pela borda inferior do osso hioide e a borda superior da cartilagem tireóidea, na linha média. A proeminência laríngea fica logo abaixo.

Inserção da agulha

Inserção perpendicular, de 0,5 a 0,8 *cun*.

Ações

- Beneficia os ouvidos, a garganta e a voz.
- Regula o *qi* e acalma o espírito.
- Ativa o canal, alivia a dor e remove calor.

Indicações

- Surdez, tinidos, dor de ouvido.
- Perda súbita da voz, perda súbita da voz após acidente vascular cerebral, rouquidão decorrente de frio na garganta, trismo, dentes cerrados em decorrência de acidente vascular cerebral, dor de cabeça.
- Dor na garganta, bócio, inchaço e dor na bochecha, sensação de calor na pele da face, urticária.
- Fala maníaca sobre fantasmas, depressão maníaca.
- Dor no ombro que se irradia para o pescoço, dor no ombro que causa rigidez do pescoço com incapacidade de virar a cabeça, dor no pescoço.

Comentários

Tianchuang (ID-16) é um dos dez pontos listados no capítulo 2 do *Spiritual Pivot* que vieram a ser conhecidos como pontos janela do céu. Como um grupo, esses dez pontos têm a ação de regular o *qi* em rebelião e caótico (inversão). *Tianchuang* (ID-16) ilustra muitas das ações características desses pontos em sua capacidade de (1) tratar bócio e distúrbios da garganta; (2) tratar dor de cabeça e calor e inchaço em face e bochecha; (3) tratar distúrbios dos órgãos dos sentidos – neste caso os ouvidos; (4) tratar início súbito de distúrbios – nesse caso, perda da voz. Além disso, à semelhança de dois outros pontos deste grupo – *Tianzhu* (B-10) e *Tianfu* (P-3), *Tianchuang* (ID-16) –, trata distúrbios caracterizados nos textos clássicos com visões ou comunicação com fantasmas e, portanto, atribuídos a alguma forma de possessão demoníaca. Em termos da medicina moderna, essas indicações se referem a várias formas de distúrbio mental grave, inclusive esquizofrenia. Para uma discussão mais completa dos pontos janela do céu, ver p. 44.

Sun Si-miao, o famoso médico do século VII, enfatizava particularmente o uso de moxibustão (50 cones) nesse ponto para tratar perda da fala e hemiplegia.

Combinações

- Dor de ouvido, surdez e tinidos: *Tianchuang* (ID-16), *Yangxi* (IG-5), *Guanchong* (SJ-1), *Yemen* (SJ-2) e *Zhongzhu* (SJ-3) (*Thousand Ducat Formulas*).

- Surdez e tinidos: *Tianchuang* (ID-16) e *Waiguan* (SJ-5) (*Supplementing Life*).
- Dor de garganta: *Tianchuang* (ID-16), *Fengfu* (DU-16) e *Laogong* (PC-8) (*Thousand Ducat Formulas*).
- Bócio: *Tianchuang* (ID-16) e *Naohui* (SJ-13) (*Systematic Classic*).
- Perda súbita da voz: *Tianchuang* (ID-16), *Zhigou* (SJ-6), *Futu* (IG-18), *Qubin* (VB-7) e *Lingdao* (C-4) (*Thousand Ducat Formulas*).
- Perda súbita da voz com trismo: *Tianchuang* (ID-16), *Lingdao* (C-4) e *Tiantu* (REN-22) (*Supplementing Life*).
- Trismo: *Tianchuang* (ID-16) e *Yifeng* (SJ-17) (*Supplementing Life*).
- Sensação de calor na pele da face: *Tianchuang* (ID-16) e *Tiantu* (REN-22) (*Supplementing Life*).

Tianrong (ID-17) – aparência celestial 天容

Ponto janela do céu.

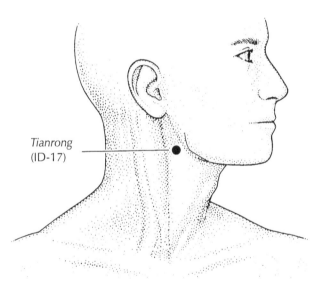

Tianrong (ID-17)

Localização

Na depressão entre o ângulo da mandíbula e a borda anterior do músculo esternocleidomastóideo.

Nota de localização

(1) A palpação da borda anterior do músculo esternocleidomastóideo é mais fácil se o paciente virar a cabeça para o lado oposto ao que será agulhado, enquanto se aplica uma resistência no queixo. (2) Se o processo transverso de C2 for palpável, localizar e agulhar esse ponto anteriormente a ele.

Inserção da agulha

Direcionar a agulha para a raiz da língua, anteriormente aos vasos carotídeos, de 0,5 a 1 *cun*.

Ações

- Beneficia o pescoço e a garganta e dispersa o inchaço.
- Descende o *qi* em rebelião.
- Beneficia os ouvidos.

Indicações

- Obstrução dolorosa na garganta, obstrução na garganta, bócio, escrofulose no pescoço, inchaço e dor no pescoço com incapacidade de falar, dentes cerrados, inchaço na bochecha, calafrios e febre.
- Plenitude do tórax com dificuldade de respirar, sibilos, asma, tosse, dor no tórax, vômito espumoso.
- Tinidos e surdez.
- Dor no ombro com incapacidade de erguer o braço.

Comentários

No *Spiritual Pivot*, *Tianrong* (ID-17) era classificado como um ponto do canal da Vesícula Biliar, enquanto *Systematic Classic of Acupuncture and Moxibustion* o citava como pertencente ao canal *Sanjiao*. Foi só no clássico do século X, *Secrets of a Frontier Official*, que *Tianrong* (ID-17) foi finalmente atribuído ao canal do Intestino Delgado.

O ponto *Tianrong* (ID-17) é discutido no capítulo "Métodos de inserção de agulha e *qi* correto e patogênico" no *Spiritual Pivot*[6]. De acordo com Qi Bo, o conselheiro do Imperador Amarelo, este ponto deve ser agulhado para "grande rebelião do *yang qi* que sobe para preencher o tórax causando congestão do tórax, agitação e elevação dos ombros... dispneia e sibilos com incapacidade de se sentar ou deitar. Numa doença assim, há aversão à poeira e à fumaça [já que esses agentes causam] dificuldade de respirar como se a garganta estivesse bloqueada", uma clara referência a um ataque agudo de asma. Ele compara a velocidade com a qual a inserção de agulha neste ponto faz efeito ao ato de "remover a poeira".

Tianrong (ID-17) é um dos dez pontos listados no Capítulo 2 do *Spiritual Pivot* que vieram a ser conhecidos como pontos janela do céu. O capítulo exemplifica claramente o caráter e a ação desses pontos, no que se refere à sua capacidade de regular o *qi* em rebelião e caótico (inversão). *Tianrong* (ID-17) compartilha com esses pontos a capacidade de (1) tratar escrofulose e bócio decorrentes de estagnação de *qi* e fleuma na região central do pescoço, bem como distúrbios da garganta, (2) descender o *qi* em rebelião, nesse caso do Pulmão e do Estômago, que se manifesta como plenitude no tórax com dificuldade de respirar, tosse, asma, sibilos e vômito, e (3) tratar distúrbios dos órgãos dos sentidos, nesse caso os ouvidos (tinidos e surdez). Para uma discussão mais detalhada dos pontos janela do céu, ver p. 44.

Combinações

- Tosse com rebelião do *qi*, dispneia, vômito de espuma e dentes cerrados: *Tianrong* (ID-17), *Futu* (IG-18), *Lianquan* (REN-23), *Pohu* (B-42), *Qishe* (E-11) e *Yixi* (B-45) (*Thousand Ducat Formulas*).
- Sensação de opressão no tórax com incapacidade de tomar fôlego: *Tianrong* (ID-17), *Tinggong* (ID-19), *Tinghui* (VB-2) e *Zhongzhu* (SJ-3) (*Thousand Ducat Formulas*).
- Surdez e tinido: *Tianrong* (ID-17), *Tinggong* (ID-19), *Tinghui* (VB-2) e *Zhongzhu* (SJ-3) (*Thousand Ducat Formulas*).
- Dor no ombro com incapacidade de erguer o braço: *Tianrong* (ID-17) e *Bingfeng* (ID-12) (*Systematic Classic*).

Quanliao (ID-18) – fenda da maçã do rosto

Ponto de encontro dos canais do Intestino Delgado e Sanjiao.

Localização

Diretamente abaixo do canto externo do olho, na depressão situada na borda inferior do osso zigomático.

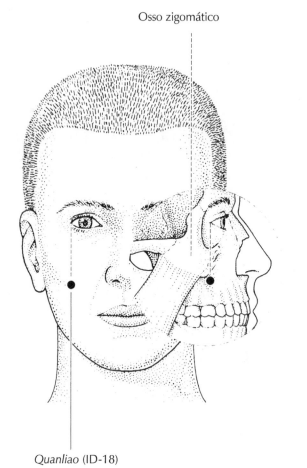

Quanliao (ID-18)

Inserção da agulha

Inserção transversal unida a pontos como *Dicang* (E-4), *Xiaguan* (E-7), *Yingxiang* (IG-20), *Jiache* (E-6), etc.

Inserção perpendicular, de 0,5 a 0,7 *cun*.

Nota: de acordo com *Illustrated Supplement to the Classic of Categories* e vários textos modernos, a moxibustão é contraindicada nesse ponto.

Ações

- Elimina vento e alivia a dor.
- Remove calor e reduz o inchaço.

Indicações

- Desvio da boca e do olho, espasmos incessantes das pálpebras, dor na face, inchaço na bochecha com dor de dente, incapacidade de mastigar, abscesso no lábio, face avermelhada, olhos amarelados.

Comentários

A localização de *Quanliao* (ID-18) faz dele um ponto importante e comumente usado no tratamento de distúrbios faciais decorrentes de vento interno ou externo, sendo ele indicado para tratar paralisia facial, neuralgia do trigêmeo, espasmo das pálpebras e dor de dente do maxilar superior. No tratamento das duas primeiras condições, é amiúde unido a pontos como *Yingxiang* (IG-20), *Dicang* (E-4) e *Jiache* (E-6) por meio da inserção transversal.

Combinações

- Dor de dente: *Quanliao* (ID-18) e *Erjian* (IG-2) (*Systematic Classic*).
- Dor de dente com aversão ao frio: *Quanliao* (ID-18), *Daying* (E-5), *Tinghui* (VB-2) e *Quchi* (IG-11) (*Thousand Ducat Formulas*).
- Dor e desvio da boca, aversão ao vento e ao frio, incapacidade de mastigar: *Quanliao* (ID-18) e *Jiache* (E-6) (*Thousand Ducat Formulas*).
- Olhos vermelhos e amarelados: *Quanliao* (ID-18) e *Neiguan* (PC-6) (*Thousand Ducat Formulas*).

Tinggong (ID-19) – palácio da audição

Ponto de encontro dos canais de Intestino Delgado, Sanjiao e Vesícula Biliar.

Localização

Com a boca aberta, este ponto se localiza na depressão entre o meio do trago e o processo condiloide da mandíbula.

Nota de localização

Para localizar o ponto, pedir ao paciente que abra a boca de forma que o processo condiloide da mandíbula deslize para frente e revele a depressão.

Inserção da agulha

Inserção perpendicular, de 0,5 a 1 *cun*.

Agulhar com a boca aberta; depois da inserção da agulha, o paciente pode fechar a boca.

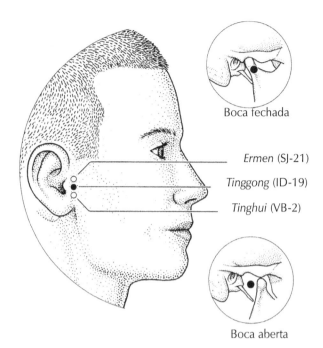

Boca fechada

Ermen (SJ-21)
Tinggong (ID-19)
Tinghui (VB-2)

Boca aberta

Ações

- Beneficia os ouvidos.
- Acalma o espírito.

Indicações

- Surdez, tinidos, secreção purulenta no ouvido.
- Mania, epilepsia, perda da voz, plenitude no Coração e no abdome, dor de dente.

Comentários

Há três pontos na frente do trago da orelha, *Ermen* (SJ-21) acima, *Tinggong* (ID-19) no meio e *Tinghui* (VB-2) embaixo. Todos são frequentemente empregados para o tratamento de uma ampla variedade de distúrbios do ouvido, incluindo tinidos, surdez, dor, prurido e secreção. Devido à grande proximidade desses pontos e às indicações similares para cada um, é difícil distinguir entre eles clinicamente. Entretanto, vale notar que *Tinggong* (ID-19) tem uma ação secundária de acalmar o espírito, enquanto *Tinghui* (VB-2) é o mais eficaz para tratar distúrbio doloroso da área ao redor, incluindo o maxilar e os dentes. Se for necessário agulhar pontos ao redor da orelha regularmente, então esses três pontos devem ser alternados.

Na prática corrente, em que os pontos são numerados, é fácil lembrar as localizações relativas de *Ermen* (SJ-21) (portão do ouvido), *Tinggong*

(ID-19) (palácio da audição) e *Tinghui* (VB-2) (encontro da audição), sendo o maior número o ponto que fica mais em cima. Na China, onde não há tradição de enumerar os pontos, uma forma de lembrar a ordem da localização desses três pontos era pela imagem de entrar pelo "portão" do "palácio" para fazer um "encontro".

Combinações

- Surdez decorrente de obstrução do *qi*: *Tinggong* (ID-19), *Tinghui* (VB-2) e *Yifeng* (SJ-17); depois agulhar *Zusanli* (E-36) e *Hegu* (IG-4) (*Great Compendium*).
- Surdez e tinidos: *Tinggong* (ID-19), *Tianrong* (ID-17), *Tinghui* (VB-2) e *Zhongzhu* (SJ-3) (*Thousand Ducat Formulas*).

- Surdez: *Tinggong* (ID-19), *Zhongzhu* (SJ-3), *Waiguan* (SJ-5), *Erheliao* (SJ-22), *Shangyang* (IG-1), *Tinghui* (VB-2), *Hegu* (IG-4) e *Zhongchong* (PC-9) (*Precious Mirror*).
- Audição deficiente e surdez: *Tinggong* (ID-19), *Ermen* (SJ-21), *Fengchi* (VB-20), *Xiaxi* (VB-43) e *Tinghui* (VB-2) (*Great Compendium*).
- Tristeza abaixo do Coração: *Tinggong* (ID-19) e *Pishu* (B-20) (*One Hundred Symptoms*).

NOTAS

[1] *Spiritual Pivot*, Cap. 4.
[2] *Clássico das Dificuldades*, 68ª Dificuldade.
[3] *Clássico das Dificuldades*, 68ª Dificuldade.
[4] *Thousand Ducat Formulas*.
[5] Citado em *Chinese Acupuncture and Moxibustion*, Foreign Languages Press, Beijing.
[6] *Spiritual Pivot*, Cap. 75.

足太陽膀胱経

Canal da Bexiga
Taiyang do Pé

11

CANAL PRIMÁRIO DA BEXIGA

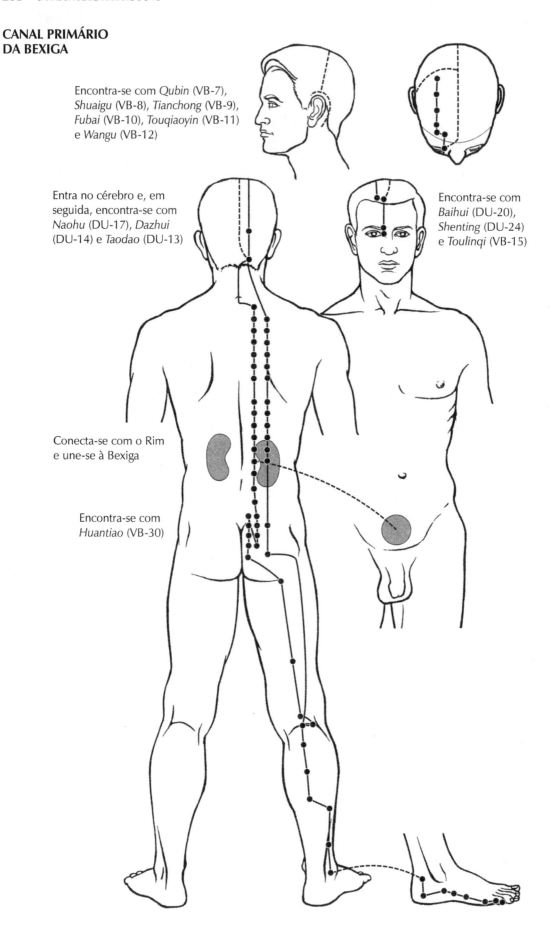

Encontra-se com *Qubin* (VB-7), *Shuaigu* (VB-8), *Tianchong* (VB-9), *Fubai* (VB-10), *Touqiaoyin* (VB-11) e *Wangu* (VB-12)

Entra no cérebro e, em seguida, encontra-se com *Naohu* (DU-17), *Dazhui* (DU-14) e *Taodao* (DU-13)

Encontra-se com *Baihui* (DU-20), *Shenting* (DU-24) e *Toulinqi* (VB-15)

Conecta-se com o Rim e une-se à Bexiga

Encontra-se com *Huantiao* (VB-30)

Canal primário da Bexiga

- Começa no canto interno do olho em *Jingming* (B-1) e sobe ao longo da fronte até o vértice para se cruzar com *Toulinqi* (VB-15), *Shenting* (DU-24) e *Baihui* (DU-20).
- Do vértice, um ramo desce até as têmporas, na região acima da orelha, cruzando o canal da Vesícula Biliar nos pontos *Qubin* (VB-7), *Shuaigu* (VB-8), *Tianchong* (VB-9), *Fubai* (VB-10), *Touqiaoyin* (VB-11) e *Wangu* (VB-12).
- Do vértice, outro ramo penetra no cérebro, encontra o vaso Governador em *Naohu* (DU-17) e depois emerge para descer até a nuca, onde o canal se divide em dois ramos.

Primeiro ramo (medial)

- Desce ao longo do aspecto posterior do pescoço, cruzando *Dazhui* (DU-14) e *Taodao* (DU-13), para em seguida descer ao longo da coluna, a 1,5 *cun* de distância da linha média, até a região lombar.
- Penetra profundamente no interior através dos músculos paravertebrais para se conectar com os Rins e se ligar à Bexiga.
- Um sub-ramo se separa na região lombar, desce ao longo do sacro, cruza a nádega e desce até a fossa poplítea do joelho em *Weizhong* (B-40).

Segundo ramo (lateral)

- Separa-se na nuca e desce até a borda medial da escápula, e depois fica paralelo à coluna, a 3 *cun* de distância da linha média, até a região glútea.
- Atravessa a nádega, para cruzar em *Huantiao* (VB-30), e depois desce ao longo do aspecto posterolateral da coxa, para se encontrar com o ramo anterior do canal, na fossa poplítea, em *Weizhong* (B-40).
- Desce pelo músculo gastrocnêmio, emerge atrás do maléolo lateral em *Kunlun* (B-60) e depois segue ao longo do quinto osso metatársico, para terminar em *Zhiyin* (B-67), no aspecto lateral da ponta do quinto dedo do pé, onde encontra o canal do Rim.

O canal primário da Bexiga conecta-se com os seguintes zangfu*:* Rins, Bexiga.

O canal primário da Bexiga cruza com outros canais nos seguintes pontos: Baihui (DU-20), *Shenting* (DU-24), *Toulinqi* (VB-15), *Qubin* (VB-7), *Shuaigu* (VB-8), *Tianchong* (VB-9), *Fubai* (VB-10), *Touqiaoyin* (VB-11), *Wangu* (VB-12), *Naohu* (DU-17), *Dazhui* (DU-14), *Taodao* (DU-13) e *Huantiao* (VB-30).

Nota: embora não mencionados no trajeto clássico descrito anteriormente, tradicionalmente se considera que os seguintes pontos também sejam pontos de encontro com o canal da Bexiga: *Binao* (IG-14), *Naoshu* (ID-10) e *Zhejin* (VB-23).

Canal luo de conexão da Bexiga

- Separa-se do canal primário em *Feiyang* (B-58) e se conecta com o canal do Rim.

Canal divergente da Bexiga

- Separa-se do canal primário na fossa poplítea e sobe até um ponto situado 5 *cun* abaixo do sacro, depois circunda o ânus, conectando-se com a Bexiga e se dispersa nos Rins.
- Sobe ao longo da coluna e se dispersa na região cardíaca, emergindo, a seguir, no pescoço, para se unir novamente ao canal primário da Bexiga.

Canal tendinoso da Bexiga

- Origina-se no dedo mínimo do pé e sobe próximo ao maléolo lateral, ascendendo a seguir para se unir ao (aspecto lateral do) joelho.
- Outro ramo separa-se abaixo do maléolo lateral e se liga ao calcanhar, ascendendo, a seguir, ao longo do tendão de aquiles até o aspecto lateral da fossa poplítea.
- Outro ramo se separa deste ramo na panturrilha (na convergência das duas cabeças do músculo gastrocnêmio) e sobe até o aspecto medial da fossa poplítea.
- Os dois ramos se unem na região glútea e sobem para se ligar à nádega.
- O canal, então, sobe lateralmente, ao longo da coluna até a nuca, onde um ramo penetra para se ligar à raiz da língua.
- O ramo ascendente principal continua subindo para se ligar ao osso occipital, e sobe sobre a parte superior da cabeça para se ligar à ponte do nariz e se unir à maçã do rosto.
- Outro ramo se separa nas costas e sobe até o aspecto medial da prega axilar posterior, ligando-se, a seguir, em *Jianyu* (IG-15).

- Outro ramo cruza abaixo da axila e sobe pelo tórax para emergir na fossa supraclavicular, ascendendo, a seguir, para se ligar em *Wangu* (VB-12) atrás da orelha, e, finalmente, outro ramo, depois de emergir da fossa supraclavicular, sobe até a maçã do rosto, ao longo do nariz.

Sintomas patológicos do canal tendinoso da Bexiga

Entorse do dedo mínimo do pé, dor e inchaço do calcanhar, espasmo da região poplítea, opistótono, espasmo e tensão da nuca, incapacidade de erguer o ombro, entorse da axila, dor e entorse da fossa supraclavicular.

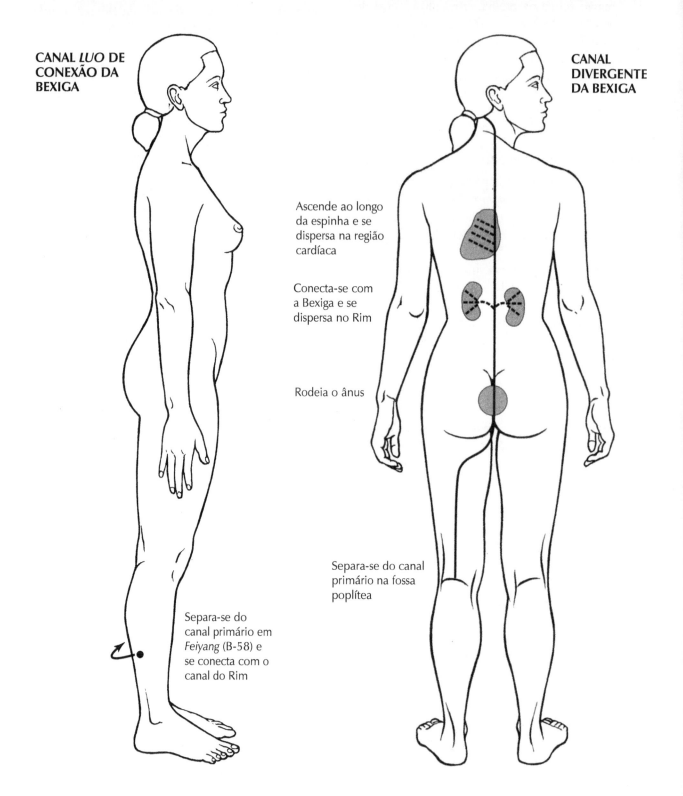

CANAL *LUO* DE CONEXÃO DA BEXIGA

CANAL DIVERGENTE DA BEXIGA

Ascende ao longo da espinha e se dispersa na região cardíaca

Conecta-se com a Bexiga e se dispersa no Rim

Rodeia o ânus

Separa-se do canal primário na fossa poplítea

Separa-se do canal primário em *Feiyang* (B-58) e se conecta com o canal do Rim

CANAL TENDINOSO DA BEXIGA

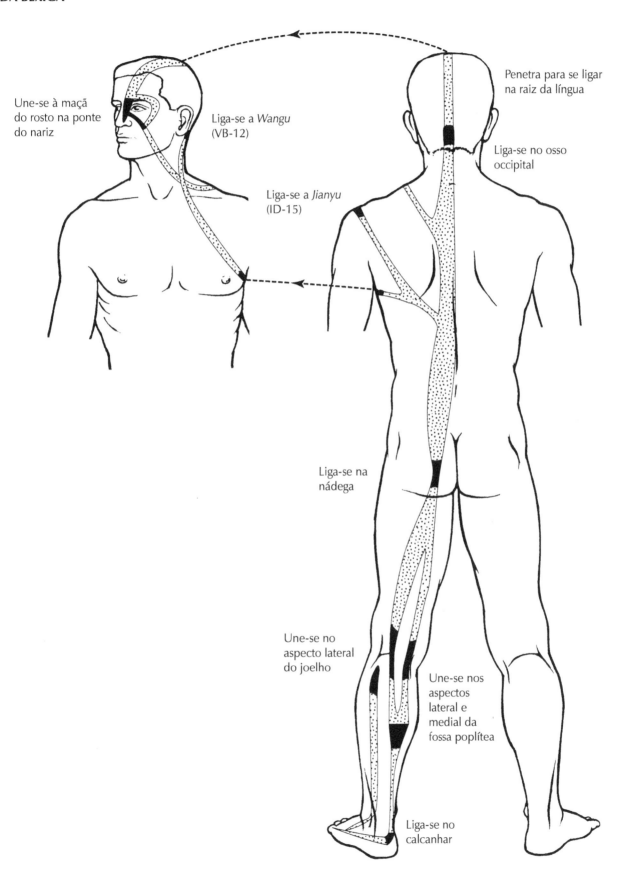

Discussão

O canal da Bexiga *taiyang* do pé está associado do ponto de vista interior-exterior com o canal do Rim, e acoplado com o canal do Intestino Delgado *taiyang* da mão, de acordo com a teoria dos seis canais. A relação Bexiga-Rim é fortalecida ainda mais pelos seguintes fatos:

- O canal primário da Bexiga penetra no *zang* Rim.
- O canal primário da Bexiga cruza o canal do Rim em *Zhiyin* (B-67).
- O canal divergente da Bexiga dispersa-se nos Rins.
- O canal *luo* de conexão da Bexiga conecta-se com o canal do Rim.

Também é importante notar que:

- O canal primário da Bexiga começa no canto interno do olho.
- O canal primário da bexiga cruza com o vaso Governador nos pontos *Taodao* (DU-13), *Dazhui* (DU-14), *Naohu* (DU-17) e *Baihui* (DU-20), de onde penetra no cérebro.
- O canal primário da Bexiga desce paralelamente à coluna em duas linhas, uma situada a 1,5 *cun* de cada lado da linha média e a outra a 3 *cun* de cada lado da linha média; a linha interna inclui os pontos *shu* dorsais dos doze *zangfu*, bem como os pontos *hui* de encontro para o sangue e os ossos.
- O canal divergente da Bexiga circunda o ânus.
- O canal divergente da Bexiga penetra no Coração.
- O canal tendinoso da Bexiga passa abaixo da axila.

A função da Bexiga é armazenar os líquidos e por meio da ação de transformação de seu *qi* converter os resíduos em urina para excreção. À semelhança dos canais do Intestino Delgado, Intestino Grosso e *Sanjiao*, entretanto, há pouca relação clínica direta entre o canal da Bexiga e a função do *fu* Bexiga. É verdade que vários pontos do canal da Bexiga são importantes no tratamento de doenças urinárias, mas isso é basicamente devido ao fato de que eles são (1) pontos *shu* dorsais de *Sanjiao*, Rins ou Bexiga (*Sanjiaoshu* – B-22, *Shenshu* – B-23 e *Pangguangshu* – B-28, respectivamente); (2) pontos locais situados sobre a região da Bexiga (por exemplo, *Ciliao* – B-32), ou (3) pontos distais com uma relação especial para a transformação dos líquidos, como, por exemplo, *Weiyang* (B-39), o ponto *he* mar inferior do *Sanjiao*.

Devido ao comprimento do canal e às diferentes regiões do corpo que atravessa, os pontos do canal da Bexiga têm uma ampla variedade de ações e indicações:

- O canal da Bexiga *taiyang* do pé, com sessenta e sete pontos, é o canal mais longo do corpo. Ele sobe pela cabeça (*yang*) e depois desce por toda a região posterior do corpo, e, portanto, mais *yang*. O canal *taiyang* é o mais superficial dos seis canais e é, portanto, o primeiro a ser atacado por vento externo. O vento é um patógeno *yang*, e tanto o vento externo quanto o vento interno têm a tendência de subir até a cabeça e o cérebro. Muitos dos pontos do canal da Bexiga, portanto, são importantes na prática clínica para eliminar o vento interno e o vento externo do corpo.
- O canal da Bexiga penetra no cérebro, enquanto o canal divergente da Bexiga conecta-se com o Coração. Desde a época do *Essential Questions*, a medicina chinesa reconheceu que as desarmonias de cérebro e Coração, independentemente de ocorrerem isoladamente ou de forma conjunta, podem dar origem a distúrbios psicoemocionais (para uma discussão mais detalhada, ver a discussão introdutória do vaso Governador). Os pontos do canal da Bexiga situados sobre a cabeça, desde *Zanzhu* (B-2) até *Tianzhu* (B-10), e sobre o pé, desde *Kunlun* (B-60) até *Zutonggu* (B-66), tratam, todos, distúrbios como mania e epilepsia. Além disso, alguns pontos *shu* dorsais, como *Feishu* (B-13), *Xinshu* (B-15) e *Ganshu* (B-18), tratam vários distúrbios do espírito, neste caso, por causa de sua ação sobre os *zangs* Pulmão, Coração e Fígado, e também por seu efeito sobre o canal da Bexiga propriamente dito.
- Os pontos *Jingming* – B-1 (no canto interno do olho) até *Tianzhu* – B-10 (na nuca) expulsam vento externo da área local, pacificam o vento interno e tratam distúrbios dos olhos, do nariz, da cabeça e da face.
- Os pontos da porção medial interna do canal da Bexiga nas costas têm uma enorme variedade de ações e indicações. Começando com *Dazhu* (B-11), o ponto *hui* de encontro do osso, até *Pangguangshu* (B-28), o ponto *shu* dorsal

da Bexiga, esses pontos têm um profundo efeito sobre os *zangfu* e os vários tecidos, substâncias e órgãos dos sentidos do corpo. A despeito de sua ação expressa sobre *zangfu* específicos, entretanto, algumas generalizações podem ser feitas. Os pontos *Dazhu* (B-11) a *Feishu* (B-13) são capazes de expelir patógenos externos e regular o Pulmão. Os pontos *Jueyinshu* (B-14) e *Xinshu* (B-15) tratam o Coração e o espírito. Os pontos de *Geshu* (B-17) a *Sanjiaoshu* (B-22) tratam distúrbios do *jiao* médio (Estômago, Baço, Fígado e Vesícula Biliar). Os pontos *Shenshu* (B-23) a *Huiyang* (B-35) e *Baohuang* (B-53) a *Heyang* (B-55) tratam distúrbios dos Rins, da região lombar e do *jiao* inferior (intestinos, Bexiga, útero, órgãos genitais e ânus).

- Os pontos do canal externo lateral da Bexiga nas costas, de *Fufen* – B-41 (no mesmo nível de *Fengmen* – B-12) até *Zhishi* – B-52 (no mesmo nível de *Shenshu* – B-23) têm indicações similares de seus pontos correspondentes do canal interno da Bexiga, embora sejam, de um modo geral, menos extensivos em suas ações e indicações. Exceções são *Pohu* – B-42 e *Gaohuangshu* – B-43, que têm um profundo efeito para tonificar a deficiência. Também sabe-se bem que cinco desses pontos (*Pohu* – B-42, *Shentang* – B-44, *Hunmen* – B-47, *Yishe* – B-49 e *Zhishi* – B-52) são denominados conforme os cinco aspectos espirituais. A despeito da forte implicação de que esses pontos possam ser usados para tratar distúrbios desses cinco aspectos do estado psicoemocional de uma pessoa, entretanto, há poucas evidências nos textos clássicos de que eles tenham sido usados para esse propósito.
- Pontos na porção posterior da coxa, de *Chengfu* (B-36) a *Kunlun* (B-60), tratam distúrbios de região lombar, ânus e perna.
- *Feiyang* (B-58), localizado na panturrilha, é o primeiro ponto distal do canal da Bexiga a ter um efeito sobre distúrbios da cabeça, e esta ação se torna mais pronunciada à medida que o canal segue distalmente em direção a *Zhiyin* (B-67), o ponto terminal do canal. A natureza de extremo *yang* do canal *taiyang* (supremo *yang*) da Bexiga, associada à sua penetração da cabeça e do cérebro, faz com que esses pontos sejam eficazes no tratamento de patógenos *yang* agressivos, independentemente de serem na forma de vento externo ou calor, que agridem a porção superior do corpo, ou na forma de vento interno, fogo interno e ascensão do *yang*, que atacam a cabeça e o cérebro. Esses pontos, entretanto, são indicados em várias condições de excesso que afetam a cabeça, o cérebro e os órgãos dos sentidos.
- Mantendo as características gerais dos canais, especialmente dos canais *yang*, quanto mais distais os pontos, mais forte seu efeito sobre o canal como um todo, em vez de simplesmente afetar a área local. Isso pode ser observado nas indicações dos pontos *Kunlun* (B-60) a *Jinggu* (B-64), que tratam distúrbios do canal da Bexiga na cabeça, na parte superior e inferior das costas, na parte superior e inferior da perna e no pé.

Jingming (B-1) – olhos brilhantes

Ponto de encontro dos canais de Bexiga, Intestino Delgado, Estômago, Vesícula Biliar e Sanjiao com o vaso Governador, vaso de Motilidade yin *e de Motilidade* yang.

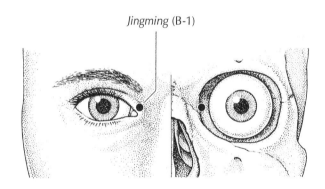

Jingming (B-1)

Localização

- 0,1 *cun* acima e medialmente ao canto interno do olho, próximo à borda medial da órbita.

Inserção da agulha

Inserção perpendicular com 0,2 a 0,3 *cun*.

Precaução: o seguinte método de inserção de agulha não dever ser feito por aqueles que não tiveram supervisão clínica apropriada: peça para o paciente fechar os olhos e afastar os olhos o máximo possível do local que está sendo agulhado, ou seja, quando a agulha estiver sendo inserida em *Jingming* (B-1) do lado esquerdo, o paciente deve olhar para a esquerda e vice-versa. Com o dedo indicador de uma mão, empurre suavemente o globo ocular para a lateral e segure-o firmemente. Insira a agulha lenta e perpendicularmente com a outra mão, sem erguer, empurrar ou girar a uma profundidade de 0,5 a 1 *cun*. Ao retirar a agulha, imediatamente pressione firmemente com um chumaço de algodão por cerca de um minuto para evitar hematoma.

Nota: de acordo com vários textos clássicos e modernos, a moxibustão é contraindicada neste ponto.

Ações

- Beneficia os olhos.
- Expulsa vento e dispersa calor.

Indicações

- Vermelhidão, inchaço e dor nos olhos, lacrimejamento pela exposição ao vento, vermelhidão e prurido do canto interno do olho, visão turva, diminuição da visão, cegueira noturna, fotofobia, daltonismo, tontura visual, miopia, obstrução visual superficial, aversão ao frio com dor de cabeça.

Comentários

Jingming – B-1 (olhos brilhantes) é o ponto de encontro de todos os canais *yang* (com exceção do Intestino Grosso) com o vaso Governador, vaso de Motilidade *yang* e vaso de Motilidade *yin*. Embora a patologia das doenças oculares seja complexa e variada, elas podem ser resumidas como sendo decorrentes de (1) fatores patogênicos externos (principalmente vento e calor), ou (2) padrões de deficiência ou excesso de desarmonia interna. O *yang* governa o exterior, e por causa de sua localização e do fato de que a maioria dos canais *yang* se encontra neste ponto, *Jingming* (B-1) é o ponto local primário para o tratamento de praticamente qualquer doença ocular de origem externa. Era tradicionalmente indicado para vermelhidão, inchaço, dor, lacrimejamento, prurido e visão turva. Da mesma forma, *Jingming* (B-1) é um ponto local essencial para o tratamento de doenças oculares decorrentes de desarmonia interna, independentemente da patologia, e era tradicionalmente indicado para cegueira noturna, fotofobia, visão turva, tontura visual, etc., e, nos tempos modernos, para glaucoma, atrofia do nervo óptico, pterígio, astigmatismo, neurite óptica, hemorragia da retina e catarata precoce.

Combinações

- Cegueira noturna pelo *qi* do Fígado: *Jingming* (B-1) e *Xingjian* (F-2) (*One Hundred Symptoms*).
- Vermelhidão, inchaço e dor intolerável nos dois olhos com fotofobia: agulhar *Jingming* (B-1) e *Yuwei* (M-CP-7) e fazer sangria em *Taiyang* (M-CP-9) (*Song of the Jade Dragon*).
- Quando *Jingming* (B-1) é ineficaz para tratar doenças oculares, combiná-lo com *Hegu* (IG-4) e *Guangming* – VB-37 (*Ode of Xi-hong*).
- Lacrimejamento pela exposição ao vento: *Jingming* (B-1), *Touwei* (E-8), *Fengchi* (VB-20) e *Toulinqi* (VB-15) (*Great Compendium*).
- Obstrução visual superficial: *Jingming* (B-1), *Hegu* (IG-4) e *Sibai* (E-2) (*Great Compendium*).
- Obstrução ocular interna: *Jingming* (B-1), *Tongziliao* (VB-1), *Hegu* (IG-4) e *Zulinqi* (VB-41) (*Great Compendium*).

Zanzhu (B-2) – bambu recolhido

Localização

- Acima do canto interno do olho, em uma depressão sobre a sobrancelha, próximo à sua extremidade medial.

Nota de localização

- Palpar lateralmente ao longo da sobrancelha a partir de sua extremidade medial e sentir a depressão diretamente acima de *Jingming* (B-1). Este ponto normalmente é dolorido à palpação.

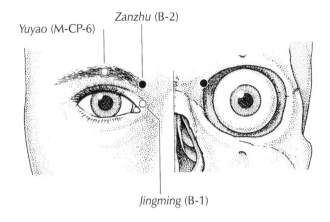

Inserção da agulha

Inserção transversal oblíqua para baixo em direção a *Jingming* (B-1), para doenças oculares.

Inserção transversa para o lado para se unir a *Yuyao* (M-CP-6), para dor supraorbitária.

Picar para provocar sangria para distúrbios de calor.

Nota: de acordo com vários textos clássicos, a moxibustão está contraindicada neste ponto.

Ações

- Elimina vento e dispersa calor.
- Beneficia os olhos.
- Dispersa calor e alivia a dor.

Indicações

- Dor na região da sobrancelha, dor de cabeça frontal, vento na cabeça, tontura por vento, sangramento nasal, rinite, espirros, dor na face, face vermelha com dor na bochecha.
- Visão turva, diminuição da visão, tontura visual, lacrimejamento pela exposição ao vento, cegueira noturna, vermelhidão, inchaço e dor no olho, prurido dos olhos, epilepsia infantil com olhos fixos para cima, espasmo das pálpebras, sensação de explosão no olho.
- Dor por hemorroida, comportamento maníaco, perda da consciência, dor e rigidez do pescoço.

Comentários

Zanzhu (B-2) é um importante ponto local frequentemente usado para o tratamento de distúrbios do olho e da região vizinha. Ele pode ser substituído por *Jingming* (B-1) em vários distúrbios oculares (principalmente aqueles decorrentes de ataque de fatores patogênicos externos), especialmente por acupunturistas que não têm experiência clínica suficiente para agulhar pontos próximos ao globo ocular. Para este propósito, a agulha pode chegar até *Jingming* (B-1), ou no caso de padrões de calor, o ponto pode ser submetido à sangria. Seu efeito sobre vermelhidão e prurido dos olhos, combinado com sua capacidade de tratar rinite e sibilos torna-o particularmente adequado no tratamento de febre do feno. A esfera de ação de *Zanzhu* (B-2), entretanto, não está confinada ao tratamento de distúrbios oculares e é frequentemente usado como ponto local para dor de cabeça frontal, dor na região da sobrancelha, dor dos seios da face e paralisia facial, e mais amplamente (ver combinações a seguir) para vento na cabeça unilateral ou generalizado e dor de cabeça após intoxicação alcoólica. O canal divergente da Bexiga circunda o ânus, e *Zanzhu* (B-2) está indicado para dor de hemorroidas, uma ilustração do princípio de usar pontos acima para tratar doenças de baixo.

Combinações

- Dor de cabeça por vento: *Zanzhu* (B-2), *Chengguang* (B-6), *Shenshu* (B-23), *Qimai* (SJ-18), *Sizhukong* (SJ-23) e *Erheliao* (SJ-22) (*Thousand Ducat Formulas*).
- Dor de cabeça com dor no olho: *Zanzhu* (B-2) e *Touwei* (E-8) (*Ode of the Jade Dragon*).
- Vento na cabeça unilateral ou generalizado: *Zanzhu* (B-2), *Baihui* (DU-20), *Qianding* (DU-21), *Shenting* (DU-24), *Shangxing* (DU-23), *Sizhukong* (SJ-23), *Fengchi* (VB-20), *Hegu* (IG-4) e *Touwei* (E-8) (*Great Compendium*).
- Vento na cabeça após intoxicação: *Zanzhu* (B-2), *Yintang* (M-CP-3) e *Zusanli* (E-36) (*Great Compendium*).
- Dor entre as sobrancelhas: *Zanzhu* (B-2) e *Touwei* (E-8) (*Song of the Jade Dragon*).
- Espasmo das pálpebras: *Zanzhu* (B-2) e *Touwei* (E-8) (*Great Compendium*).
- Rinite com secreção nasal clara: *Zanzhu* (B-2), *Fengmen* (B-12), *Shenting* (DU-24), *Hegu* (IG-4), *Yingxiang* (IG-20), *Zhiyin* (B-67) e *Futonggu* (R-20) (*Thousand Ducat Formulas*).

Meichong (B-3) – torrencial das sobrancelhas

Localização
- Diretamente acima de *Zanzhu* (B-2), 0,5 *cun* dentro da linha anterior do cabelo, no mesmo nível de *Shenting* (DU-24).

Nota de localização
- A distância entre as linhas anterior e posterior do cabelo é medida como sendo 12 *cun*. Se a linha anterior do cabelo é indistinta, a distância é medida como 15 *cun* entre a glabela (ponto *Yintang* [M-CP-3]) e a linha posterior do cabelo; a localização da linha anterior do cabelo seria, então, definida como um quinto desta distância. Se a linha posterior do cabelo é indistinta, ela pode ser medida como tendo 1 *cun* abaixo de *Fengfu* (DU-16), que fica imediatamente abaixo da protuberância occipital externa.

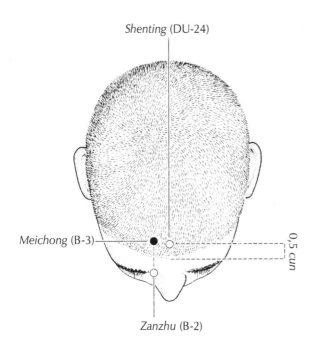

Inserção da agulha
Inserção transversal com 0,5 a 1 *cun*.

Nota: de acordo com o *Great Compendium of Acupuncture and Moxibustion*, a moxibustão está contraindicada neste ponto.

Ações
- Expele vento, dispersa calor e alivia a dor.
- Beneficia os olhos e o nariz.

Indicações
- Dor de cabeça, dor de cabeça no vértice, tontura, diminuição da visão, congestão nasal, úlceras nasais, dispneia, epilepsia, agitação e plenitude no Coração.

Combinação
- Dor de cabeça com congestão nasal: *Meichong* (B-3), *Shangxing* (DU-23), *Yingxiang* (IG-20) e *Hegu* (IG-4).

Quchai (B-4) – curva tortuosa

Localização
- 0,5 *cun* dentro da linha anterior do cabelo, 1,5 *cun* ao lado de *Shenting* (DU-24) e um terço da distância entre *Shenting* (DU-24) e *Touwei* (E-8).

Nota de localização
- Para localizar a linha anterior do cabelo, se esta estiver indistinta, ver nota da localização para *Meichong* (B-3).

Inserção da agulha
Inserção transversal com 0,5 a 1 *cun*.

Ações
- Expulsa o vento, dispersa calor e alivia a dor.
- Beneficia os olhos e o nariz.

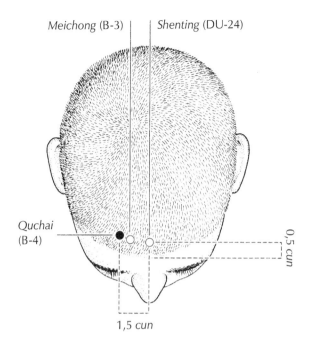
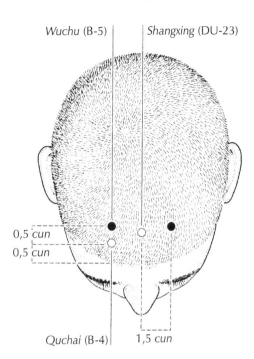

Indicações

- Dor de cabeça, dor de cabeça no vértice, inchaço do vértice da cabeça, visão turva, dor ocular, obscurecimento da visão, congestão nasal, úlceras nasais, sangramento nasal, rinite.
- Agitação e plenitude no Coração, dispneia, ausência de transpiração, agitação e calor no corpo.

Combinações

- Obscurecimento da visão: *Quchai* (B-4), *Yanglao* (ID-6) e *Hegu* (IG-4) (*Supplementing Life*).
- Agitação e plenitude do Coração com ausência da transpiração: *Quchai* (B-4) e *Xinshu* (B-15) (*Supplementing Life*).
- Secreção nasal fétida: *Quchai* (B-4) e *Shangxing* (DU-23) (*Great Compendium*).

Wuchu (B-5) – quinto lugar

Localização

- 0,5 *cun* diretamente acima de *Quchai* (B-4), 1 *cun* dentro da linha anterior do cabelo e 1,5 *cun* ao lado de *Shangxing* (DU-23).

Nota de localização

- Para localizar a linha anterior do cabelo se esta estiver indistinta, ver nota da localização de *Meichong* (B-3).
- Note que a distância da linha anterior do cabelo na linha média até *Baihui* (DU-20) é de 5 *cun*.

Inserção da agulha

Inserção transversal com 0,5 a 1 *cun*.

Nota: de acordo com vários textos clássicos e modernos, a moxibustão está contraindicada neste ponto.

Ações

- Elimina vento, descende o *yang* e dispersa calor.
- Dispersa calor e desobstrui o nariz.

Indicações

- Rigidez da coluna, opistótono, olhos fixos para cima, epilepsia, loucura, tetania, espasmo clônico, tontura, tontura visual, obscurecimento da visão.
- Dor de cabeça, dor na cabeça e no olho, peso da cabeça, congestão nasal.

Combinações

- Opistótono, espasmo clônico, epilepsia e dor de cabeça: *Wuchu* (B-5), *Shenzhu* (DU-12), *Weizhong* (B-40), *Weiyang* (B-39) e *Kunlun* (B-60) (*Thousand Ducat Formulas*).
- Espirros constantes: *Wuchu* (B-5) e *Fengmen* (B-12) (*Thousand Ducat Formulas*).
- Congestão nasal com incapacidade de distinguir cheiro agradável de cheiro ruim: *Wuchu* (B-5), *Yingxiang* (IG-20), *Shangxing* (DU-23) e *Kouheliao* (IG-19) (*Great Compendium*).

Chengguang (B-6) – recebendo a luz

Localização

- 1,5 *cun* atrás de *Wuchu* (B-5), 2,5 *cun* dentro da linha anterior do cabelo e 1,5 *cun* ao lado da linha média.

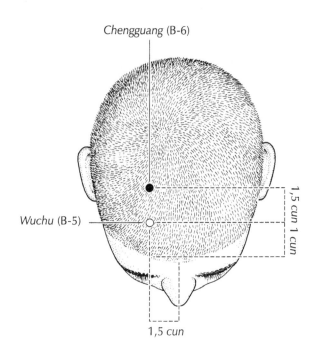

Nota de localização

- Para localizar a linha anterior do cabelo, se esta estiver indistinta, ver nota da localização para *Meichong* (B-3).
- Note que a distância da linha anterior do cabelo na linha média até *Baihui* (DU-20) é de 5 *cun*.

Inserção da agulha

Inserção transversal com 0,5 a 1 *cun*.

Nota: de acordo com vários textos clássicos e modernos, a moxibustão está contraindicada neste ponto.

Ações

- Elimina vento e dispersa calor.
- Dispersa calor e beneficia os olhos e o nariz.

Indicações

- Dor de cabeça no vértice, tontura por vento, obstrução visual superficial, visão turva, miopia, secreção nasal clara e copiosa, congestão nasal, incapacidade de distinguir cheiro agradável de cheiro ruim, desvio da boca.
- Vômito, agitação do Coração com vômito, doença febril com ausência de transpiração.

Combinações

- Dor de cabeça por vento: *Chengguang* (B-6), *Zanzhu* (B-2), *Shenshu* (B-23), *Qimai* (SJ-18), *Sizhukong* (SJ-23) e *Erheliao* (SJ-22) (*Thousand Ducat Formulas*).
- Obstrução do nariz com incapacidade de distinguir cheiro agradável de cheiro ruim: *Chengguang* (B-6), *Shangxing* (DU-23), *Baihui* (DU-20) e *Xinhui* (DU-22) (*Supplementing Life*).
- Vômito: *Chengguang* (B-6) e *Dadu* (BP-2) (*Supplementing Life*).
- Agitação do Coração: *Chengguang* (B-6), *Baihui* (DU-20) e *Qiangjian* (DU-18) (*Supplementing Life*).

Tongtian (B-7) – conexão celestial

Localização

- 1,5 *cun* atrás de *Chengguang* (B-6) e 4 *cun* dentro da linha anterior do cabelo, 1,5 *cun* ao lado da linha média.

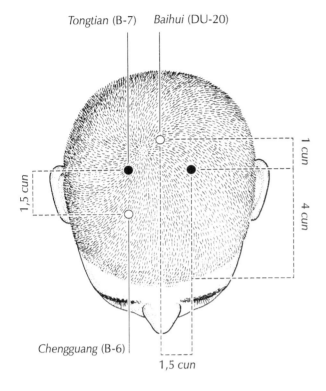

Nota de localização

- A distância entre a glabela (*Yintang* [M-CP-3]) e a borda inferior da protuberância occipital (*Fengfu* – DU-16) é de 14 *cun*. *Tongtian* (B-7) localiza-se a 1,5 *cun* ao lado do ponto médio desta linha.
- *Tongtian* (B-7) também pode ser localizado 1 *cun* à frente e 1,5 *cun* ao lado de *Baihui* (DU-20).

Inserção da agulha

Inserção transversal com 0,5 *cun* a 1 *cun*.
Nota: de acordo com vários textos modernos, a moxibustão está contraindicada neste ponto.

Ações

- Beneficia e regula o nariz.
- Desobstrui a cabeça.

Indicações

- Congestão e secreção nasal, secreção nasal profusa, rinite, perda do sentido do olfato, sangramento nasal, úlceras nasais.
- Dor de cabeça no vértice, peso na cabeça, desvio da boca, face inchada, bócio, torcicolo, dispneia, colapso ao ficar em pé subitamente, perda da consciência.

Comentários

O *Essential Questions*[1] diz: "O *qi* celestial conecta-se com o Pulmão", enquanto o *Spiritual Pivot*[2] diz: "O *qi* do Pulmão conecta-se com o nariz". Em outras palavras, o *qi* celestial do ar penetra no Pulmão através de sua passagem do nariz, que desempenha uma parte em absorver o *qi*. Por esta razão, a respiração na prática do *qigong*, a inalação através do nariz é sempre enfatizada, enquanto a exalação pode ser através do nariz ou da boca. O nome *Tongtian* (conexão celestial) refere-se à capacidade deste ponto em manter o nariz livre e desobstruído e, assim, ajudar na circulação do *qi* celestial através do nariz e do Pulmão.

Tongtian (B-7) é um dos pontos mais importantes na cabeça para tratar todos os distúrbios do nariz (incluindo rinite, perda do sentido do olfato, sangramento nasal e úlceras nasais), e, nesses casos, encontra-se normalmente doloroso à palpação. De acordo com o *Methods of Acupuncture and Moxibustion from the Golden Mirror of Medicine*, escrito por Wu Qian, este ponto deve ser combinado com *Shangxing* (DU-23), para congestão, secreção nasal e pólipos nasais. Este texto também especifica que a moxa deve ser aplicada no *Tongtian* (B-7), do lado direito para a narina esquerda, e em *Tongtian* (B-7), do lado esquerdo para a narina direita.

Tongtian (B-7) também está indicado para fleuma obstruindo a porção superior do corpo, que se manifesta como secreção nasal profusa, peso na cabeça, face inchada, bócio e dispneia.

Finalmente, *Tongtian* (B-7) é um importante ponto local no tratamento de dor de cabeça no vértice decorrente de qualquer etiologia.

Combinações

- Congestão nasal: *Tongtian* (B-7) e *Toulinqi* (VB-15) (*Supplementing Life*).
- Secreção e obstrução nasal: *Tongtian* (B-7) e *Shangxing* (DU-23) (*Primary Points of the Fourteen Channels*).
- Desvio da boca com secreção nasal clara e profusa: *Tongtian* (B-7) e *Chengguang* (B-6) (*Supplementing Life*).

- Peso na cabeça: *Tongtian* (B-7), *Yamen* (DU-15) e *Fuyang* (B-59) (*Supplementing Life*).
- Dor e peso na cabeça: *Tongtian* (B-7), *Naokong* (VB-19) e *Naohu* (DU-17) (*Thousand Ducat Formulas*).
- Colapso ao se levantar subitamente: *Tongtian* (B-7) e *Luoque* (B-8) (*Thousand Ducat Formulas*).

Luoque (B-8) – conexão declinada

Localização

- 1,5 *cun* atrás de *Tongtian* (B-7) e 5,5 *cun* dentro da linha anterior do cabelo, 1,5 *cun* ao lado da linha média.

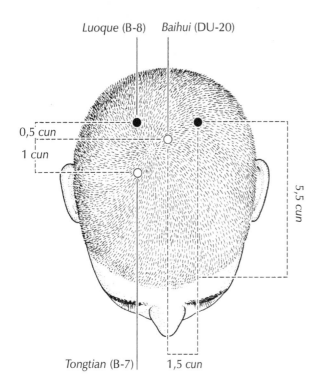

Nota de localização

- Fica mais fácil localizar *Luoque* (B-8) medindo 1,5 *cun* ao lado e 0,5 *cun* atrás de *Baihui* (DU-20).
- Para localizar a linha anterior do cabelo, se estiver indistinta, ver nota da localização para *Meichong* (B-3).
- Note que a distância da linha anterior do cabelo na linha média até *Baihui* (DU-20) é de 5 *cun*.

Inserção da agulha

Inserção transversal com 0,5 a 1 *cun*.

Ações

- Beneficia os órgãos dos sentidos.
- Pacifica o vento, transforma fleuma e acalma o espírito.

Indicações

- Tontura, tinidos, congestão nasal, desvio da boca, visão turva.
- Depressão maníaca, anda como louco, epilepsia, desorientação, bócio, vômito, distensão abdominal, colapso.

Combinações

- Loucura com vômito: *Luoque* (B-8), *Zhubin* (R-9), *Yanggu* (ID-5), *Houding* (DU-19), *Qiangjian* (DU-18), *Naohu* (DU-17) e *Yuzhen* (B-9) (*Thousand Ducat Formulas*).
- Colapso ao se levantar subitamente: *Luoque* (B-8) e *Tongtian* (B-7) (*Thousand Ducat Formulas*).
- Tinidos: *Luoque* (B-8), *Tinggong* (ID-19), *Tinghui* (VB-2), *Ermen* (SJ-21), *Baihui* (DU-20), *Yangxi* (IG-5), *Qiangu* (ID-2), *Houxi* (ID-3), *Wangu* (ID-4), *Zhongzhu* (SJ-3), *Yemen* (SJ-2), *Shangyang* (IG-1) e *Shenshu* (B-23) (*Great Compendium*).

Yuzhen (B-9) – travesseiro de Jade

Localização

- 1,3 *cun* ao lado de *Naohu* (DU-17) (que fica localizado na depressão acima da protuberância occipital externa, 1,5 *cun* acima de *Fengfu* – DU-16).

Inserção da agulha

Inserção transversal com 0,5 a 1 *cun*.

Ações

- Expele o vento e o frio e alivia a dor.
- Beneficia o nariz e os olhos.

Indicações

- Dor de cabeça occipital, dor por vento na cabeça difícil de suportar, tontura, dor no pescoço com incapacidade de virar a cabeça, dor na cabeça e no pescoço com aversão ao vento e ausência de transpiração, peso na cabeça e no pescoço, sensação de frio na metade da cabeça, cabeça fria com transpiração copiosa, face vermelha, dor na bochecha.
- Dor ocular, dor no olho como se este estivesse arrebentando, miopia, congestão nasal, perda do sentido do olfato.
- Calafrios e febre, dor no osso com calafrios e febre, vômito, loucura, andar como louco, epilepsia, colapso ao se levantar subitamente.

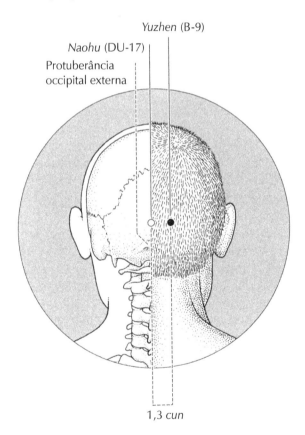

Comentários

O nome *Yuzhen* (travesseiro de Jade) refere-se ao ponto *Yuzhen* (B-9) e também à região geral ao redor da protuberância occipital. Neste segundo contexto, *Yuzhen* é conhecido como os três portões (*sanguan*), através dos quais pode ser difícil circular o *qi* na prática de *qigong* de "pequeno circuito celestial"; é a prática de circular o *qi* através dos vasos Governador e da Concepção em um circuito contínuo usando a mente e a respiração. Os três portões são *Yuzhenguan*, *Jiajiguan* (na região de *Mingmen* – DU-4) e *Weiluguan* (na região de *Changqiang* – DU-1).

Yuzhen (B-9) propriamente dito está indicado para o tratamento de (1) dor de cabeça occipital e vento intenso na cabeça, rigidez e dor no pescoço e na região do pescoço; (2) distúrbios do nariz e dos olhos (dor ocular, miopia, congestão nasal e perda do sentido do olfato); e (3) loucura, andar como louco, epilepsia e colapso súbito ao ficar em pé.

Combinações

- Dor na nuca: *Yuzhen* (B-9) e *Wangu* (VB-12) (*Supplementing Life*).
- Tontura por vento: *Yuzhen* (B-9), *Houding* (DU-19) e *Hanyan* (VB-4) (*Supplementing Life*).
- Vento na cabeça: *Yuzhen* (B-9) e *Xinhui* (DU-22) (*One Hundred Symptoms*).
- Congestão nasal: *Yuzhen* (B-9), *Baihui* (DU-20), *Toulinqi* (VB-15), *Shangxing* (DU-23) e *Danyang* (extra)[3] (*Supplementing Life*).

Tianzhu (B-10) – pilar celestial

Ponto janela do céu.

Localização

- No aspecto lateral do músculo trapézio, 1,3 *cun* ao lado de *Yamen* (DU-15).

Nota de localização

- Primeiro localizar *Fengfu* (DU-16), diretamente acima da protuberância occipital, em uma depressão entre o trapézio nos dois lados. Depois localizar *Yamen* (DU-15), que fica 0,5 *cun* abaixo de *Fengfu* (DU-16), na depressão dentro da linha do cabelo. Agora, localizar *Tianzhu* (B-10), 1,3 *cun* ao lado de *Yamen* (DU-15).

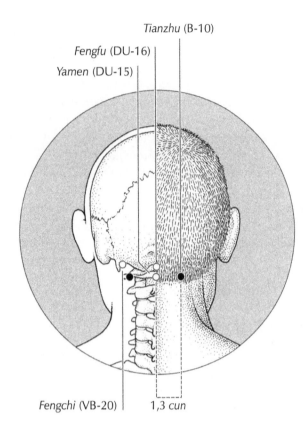

Inserção da agulha

Inserção perpendicular com 0,5 a 0,8 *cun*.

Ações

- Regula o *qi* e pacifica o vento.
- Beneficia a cabeça e os orifícios sensoriais.
- Acalma o espírito.
- Ativa o canal e alivia a dor.

Indicações

- Tontura, incapacidade das pernas em suportar o corpo, contrações musculares súbitas, dor no corpo.
- Dor e peso na cabeça, dor de cabeça, vento na cabeça, rigidez do pescoço com incapacidade de virar a cabeça, dor no ombro e nas costas, dor no olho como se este fosse arrebentar, vermelhidão nos olhos, visão turva, lacrimejamento, inchaço da garganta com dificuldade para falar, congestão nasal, perda do sentido do olfato, doença febril com ausência de transpiração.
- Mania, fala incessante, visão de fantasmas, epilepsia, epilepsia na infância, olhos fixos para cima.

Comentários

Tianzhu (B-10) é um dos cinco pontos citados no capítulo 21 do *Spiritual Pivot* como pontos da "Janela do Céu" (ver p. 44 para uma discussão mais detalhada), e nesta passagem, está escrito: "Contração súbita, epilepsia e tontura, em que as pernas são incapazes de suportar o corpo, selecionar *Tianzhu* (B-10)". O Capítulo 24 do *Spiritual Pivot* diz: "dor de cabeça por inversão com dor no pescoço seguida por dor lombar, selecionar *Tianzhu* (B-10)".

Em comum com outros pontos janela do céu, *Tianzhu* (B-10) está indicado quando o *qi* em contracorrente (caótico e rebelde) sobe até a cabeça. Isso pode dar origem à tontura, dor de cabeça, peso na cabeça, torcicolo e epilepsia, bem como congestão, dor e inchaço da garganta, dos olhos e do nariz, enquanto ao mesmo tempo na parte inferior, as pernas ficam incapazes de suportar o corpo em decorrência da distribuição desequilibrada de *qi*.

O uso de *Tianzhu* (B-10) para distúrbios como incapacidade das pernas em suportar o corpo, dor no corpo e dor de cabeça acompanhada de dor lombar é um reflexo do princípio de selecionar pontos acima para tratar distúrbios de baixo.

À semelhança de *Tianfu* (P-3) e *Tianchuang* (ID-16) (também pontos janela do céu), *Tianzhu* (B-10) está ainda indicado para distúrbios mentais caracterizados por mania e fala incessante, bem como para distúrbios caracterizados nos textos clássicos como vendo ou "se comunicando com fantasmas" e, portanto, atribuídos a alguma forma de possessão demoníaca. Em termos da medicina moderna, essas indicações se referem a várias formas de distúrbio mental grave incluindo esquizofrenia.

Finalmente, há alguma semelhança entre as indicações de *Tianzhu* (B-10) e *Fengchi* (VB-20), ambos os pontos localizados próximos um do outro. *Fengchi* (VB-20), entretanto, é muito usado clinicamente para expelir vento patogênico externo e para pacificar vento interno, enquanto o uso clínico de *Tianzhu* (B-10) está basicamente restrito a pacificar vento interno.

Combinações

- Dor de cabeça: *Tianzhu* (B-10), *Taodao* (DU-13), *Dazhu* (B-11), *Kongzui* (P-6) e *Houxi* (ID-3) (*Thousand Ducat Formulas*).
- Vento na cabeça: *Tianzhu* (B-10), *Naokong* (VB-19) e *Baihui* (DU-20) (*Supplementing Life*).

- Tontura: *Tianzhu* (B-10), *Shangxing* (DU-23) e *Fengchi* (VB-20) (*Glorious Anthology*).
- Tontura visual, obscurecimento da visão com dor no olho como se este fosse arrebentar: *Tianzhu* (B-10), *Taodao* (DU-13) e *Kunlun* (B-60) (*Supplementing Life*).
- Turvação da visão: *Tianzhu* (B-10) e *Yanglao* (ID-6) (*One Hundred Symptoms*).
- Torcicolo com grande aversão ao vento: *Tianzhu* (B-10) e *Shugu* (B-65) (*One Hundred Symptoms*).
- Incapacidade das pernas em suportar o corpo: *Tianzhu* (B-10) e *Xingjian* (F-2) (*Thousand Ducat Formulas*).
- Epilepsia por susto em crianças: *Tianzhu* (B-10), *Benshen* (VB-13), *Qianding* (DU-21) e *Xinhui* (DU-22) (*Thousand Ducat Formulas*).
- Dor no ombro como se estes estivessem quebrados: *Tianzhu* (B-10) e *Yanglao* (ID-6) (*Thousand Ducat Formulas*).

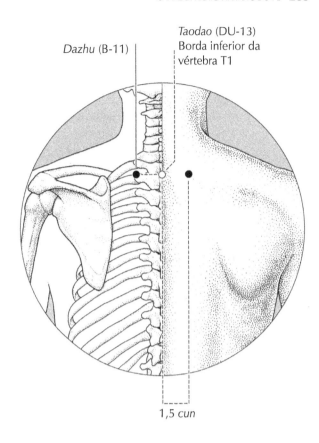

Dazhu *(B-11)* – grande barca

Ponto de encontro dos canais de Bexiga, Intestino Delgado, Sanjiao e Vesícula Biliar com o vaso Governador.

Ponto hui *de encontro dos ossos.*
Ponto do mar de sangue.

Localização
- 1,5 *cun* ao lado da borda inferior do processo espinhoso da primeira vértebra torácica (T1).

Nota de localização
- Localizar o ponto mais alto visível dos músculos paraespinhais.

Inserção da agulha
Inserção oblíqua em direção à coluna com 0,5 a 1 *cun*, ou inserção transversal oblíqua com 1 a 1,5 *cun*.
Precaução: a inserção perpendicular acarreta risco substancial de causar pneumotórax.

Ações
- Beneficia os ossos e as articulações.
- Expele fatores patogênicos e firma o exterior.
- Regula o *qi* do Pulmão e alivia a tosse.

Indicações
- Doenças ósseas, rigidez da nuca, rigidez da coluna, dor e dolorimento das costas e da escápula, dor lombar, tetania, espasmo clônico, contração dos tendões associada à loucura, rigidez e dor do joelho.
- Febre, tremor por frio, lesão por frio com ausência de transpiração, lesão por vento que não se dispersa, falha de fechamento dos interstícios, suscetibilidade a vento-frio, malária, dor de cabeça, vento na cabeça, dor de cabeça aguda, inversão do *qi* com cabeça pesada, tontura, visão turva, colapso, incapacidade de ficar em pé por muito tempo.
- Tosse, plenitude do tórax, dispneia, tosse decorrente de taxação, depressão no tórax, calor no tórax, obstrução dolorosa da garganta, dor abdominal, urgência abdominal com agitação e plenitude.

Comentários

Dazhu (B-11) é o ponto *hui* de encontro dos ossos e está indicado para várias doenças ósseas e rigidez e dor do pescoço, da coluna e da região lombar. Na prática clínica moderna, é usado quando a obstrução dolorosa decorrente de vento, frio, umidade ou calor patogênicos penetra profundamente nos ossos e nas articulações, causando deformidade (conhecida como obstrução dolorosa óssea). *Dazhu* (B-11) também está indicado para contração dos tendões e o *Spiritual Pivot*[4] recomenda este ponto especialmente para tratar contração dos tendões que possa acompanhar a insanidade.

O clássico da dinastia Ming, *Investigation into Points along the Channels*, diz que *Dazhu* (B-11) está indicado "para lesão por vento que não se dispersa, com dor de cabeça aguda, dolorimento e dor nas costas e na escápula, interstícios que não se fecham, suscetibilidade ao vento-frio". O canal *taiyang* é o mais externo dos seis canais e, portanto, geralmente o primeiro a ser invadido por vento-frio patogênico externo. É por esta razão que o padrão de vento-frio externo amiúde dá origem à dor de cabeça e dor no pescoço, a qual pode se estender pelas costas (canal *taiyang*). Ao mesmo tempo, o vento-frio patogênico externo que ataca primeiro a porção superficial do corpo penetra facilmente no Pulmão, já que o Pulmão controla a pele e os pelos do corpo. *Dazhu* (B-11) é um ponto do canal *taiyang* e um ponto de encontro do canal *taiyang* da Bexiga com o canal *taiyang* do Intestino Delgado. Além disso, está localizado na parte superior do dorso, próximo ao pescoço e ao Pulmão. Portanto, ele tem uma forte ação sobre a porção externa do corpo (demonstrada por sua habilidade em expelir vento-frio, que se manifesta como rigidez e dor em pescoço e escápula, febre, tremor por frio e ausência de transpiração), bem como sobre o Pulmão (demonstrado por sua habilidade em aliviar tosse, dispneia e plenitude do tórax). A este respeito, é muito semelhante a *Fengmen* (B-12), especialmente em sua habilidade de expelir vento-frio patogênico excessivo e a firmar o exterior em casos de deficiência (por exemplo, interstícios e poros que não se fecham, suscetibilidade ao vento-frio).

De acordo com o *Spiritual Pivot*[5], *Dazhu* (B-11) é um ponto do "mar de sangue". Esta passagem diz: "O vaso de Penetração é o mar dos doze canais [ou seja, o mar de sangue]. No alto é conduzido para *Dazhu* (B-11) e, no baixo, emerge em *Shangjuxu* (E-37) e em *Xiajuxu* (E-39)... Quando o mar de sangue está em excesso, há uma sensação como se o corpo fosse grande; a pessoa se sente inquieta, mas não sabe qual doença há; quando o mar de sangue está insuficiente, a pessoa tem a sensação que o corpo é pequeno; a pessoa se sente reduzida, mas não sabe qual doença há". A despeito desta passagem, vale a pena notar que essas indicações não são encontradas em textos mais recentes. Alguns comentaristas, entretanto, interpretam várias indicações de *Dazhu* (B-11) como estando relacionado a distúrbio do vaso de Penetração, especialmente os sinais de rebelião do *qi* no tórax (tosse, plenitude do tórax, dispneia) e na cabeça (tontura). Finalmente, o *Essential Questions*[6] inclui *Dazhu* (B-11) entre os oito pontos (*Quepen* – E-12, *Dazhu* – B-11, *Zhongfu* – P-1 e *Fengmen* – B-12 bilaterais) para dispersar calor do tórax.

Combinações

- Frio e dor na medula óssea: *Dazhu* (B-11), *Xuanzhong* (VB-39), *Fuliu* (R-7), *Shenmai* (B-62), *Lidui* (E-45) e *Shenshu* (B-23) (*Compilação*).
- Todas as doenças de inversão, de vento, de obstrução dolorosa e de atrofia: *Dazhu* (B-11) e *Ququan* (F-8) (*Song to Keep up your Sleeve*).
- Dor de cabeça e tontura visual: *Dazhu* (B-11), *Sibai* (E-2) e *Yongquan* (R-1) (*Supplementing Life*).
- Depressão no tórax: *Dazhu* (B-11) e *Xinshu* (B-15) (*Thousand Ducat Formulas*).

Fengmen (B-12) – portão do vento

Ponto de encontro do canal da Bexiga com o vaso Governador.

Localização

- 1,5 *cun* do lado da borda inferior do processo espinhoso da segunda vértebra torácica (T2).

Nota de localização

- Localizar o ponto mais elevado visível dos músculos paraespinhais.

Inserção da agulha

Inserção oblíqua em direção à coluna, 0,5 a 1 *cun*, ou inversão transversal oblíqua com 1 a 1,5 *cun*.

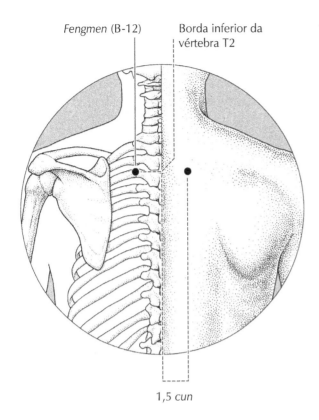

Fengmen (B-12)
Borda inferior da vértebra T2
1,5 *cun*

Precaução: a inserção perpendicular ou oblíqua longe da coluna acarreta risco substancial de causar pneumotórax.

Ações

- Expele vento e liberta o exterior.
- Fortalece o *qi* defensivo e firma o exterior.
- Dissemina e descende o *qi* do Pulmão.
- Beneficia o nariz.

Indicações

- Ataque de vento com febre, tremor por frio, aversão ao frio e ao vento, dor de cabeça, lesão por frio com rigidez da cabeça e do pescoço, flacidez dos interstícios com tosse frequente e secreção nasal aquosa clara, flacidez dos interstícios com suscetibilidade a apanhar vento-frio, desejo de manter os olhos fechados, tontura por vento, tontura visual.
- Tosse, tosse com dor no tórax e nas costas, tosse com sangue, dispneia, calor no tórax, tosse por taxação de vento, vômito com esgotamento por vento, vômito.
- Secreção nasal copiosa, congestão nasal, rinite, espirros, sangramento nasal.
- Dor lombar, torcicolo, urticária, carbúnculos das costas, dor no ombro, sono inquieto.

Comentários

Como seu nome sugere, *Fengmen* (B-12), "portão do vento", é um importante ponto para expelir vento e libertar os fatores patogênicos da poção exterior do corpo. Esta ação pode ser explicada por três principais fatores: (1) *Fengmen* (B-12) pertence ao canal *taiyang*, o mais externo dos seis canais, e, portanto, geralmente o primeiro a ser atacado por fatores patogênicos externos. (2) *Fengmen* (B-12) está localizado na parte superior do dorso, sobre a porção superior do Pulmão, que é conhecido como "*zang* delicado", por causa de sua predisposição em ser facilmente agredido por patógenos externos. (3) *Fengmen* (B-12) é um ponto de encontro do canal da Bexiga com o vaso Governador, que domina todos os canais *yang* do corpo e, por isso, tem uma íntima relação com a porção externa (*yang*) do corpo.

Quando o vento patogênico externo ataca através da pele, o nariz ou a boca, ele pode (1) obstruir o *qi* defensivo e prejudicar sua função aquecedora, dando origem a calafrios, aversão ao vento e ao frio e dor de cabeça, enquanto a febre que acompanha os calafrios é um sinal de luta entre o *qi* defensivo e o patógeno; (2) prejudicar a função de disseminação e descensão do Pulmão, resultando em secreção nasal copiosa e tosse; (3) obstruir o canal *taiyang* dando origem a rigidez e dor da cabeça e do pescoço. *Fengmen* (B-12) pode ser tratado com agulha ou ventosa para libertar o exterior em todos os casos de ataque por vento-frio, vento-calor ou vento-secura, que obstrui a porção superficial do corpo e dá origem à patologia exterior de excesso. No caso de vento-frio, a moxibustão pode ser usada. *Fengmen* (B-12) também está indicado para padrões de deficiência do exterior, na qual o ataque por vento dá origem à desarmonia do *qi* nutritivo e do *qi* defensivo, caracterizada por febre e calafrios que não melhoram com transpiração, aversão ao vento e pulso fraco e flutuante.

A capacidade de *Fengmen* (B-12) em firmar o exterior e fortalecer o *qi* defensivo, ajudando, portanto, o corpo a resistir ao ataque de fatores patogênicos externos, é discutida em vários clássicos. O *Song of the Jade Dragon* recomenda este ponto para "flacidez dos interstícios com tosse frequente e secreção nasal aquosa e clara", enquanto o *Methods of Acupuncture and Moxibustion from the Golden Mirror of Medicine* recomenda-o para "flacidez dos interstícios com suscetibilidade a apanhar vento-frio". Em outras palavras, além de libertar o exterior e expelir vento, *Fengmen* (B-12) pode ser tratado com aplicação de agulha ou moxibustão para tonificar o *qi* defensivo em pacientes com suscetibilidade a apanhar resfriados frequentes.

O nariz é o portão do Pulmão. De acordo com o *Spiritual Pivot*[7]: "O *qi* do Pulmão se abre no nariz; quando o Pulmão está em harmonia, o nariz é capaz de distinguir o odor agradável do odor ruim". O *Methods of Acupuncture and Moxibustion from the Golden Mirror of Medicine* recomenda *Fengmen* (B-12) para "sangramento nasal e todos os tipos de distúrbios nasais". A obstrução e a secreção nasais normalmente resultam da deficiência do *qi* defensivo e da deficiência do Pulmão, com concomitante retenção de patógenos no nariz e no Pulmão, que faz com que a pessoa fique propensa a apresentar congestão e secreção nasais com frequência, sensibilidade à poeira e ao pólen, espirros, etc. A habilidade de *Fengmen* (B-12) em firmar o *qi* defensivo torna-o especialmente adequado no tratamento de casos de rinite alérgica perene ou sazonal.

É útil comparar os pontos *Fengmen* (B-12) e *Feishu* (B-13), cada um refletindo diferentes aspectos da função do Pulmão. Embora *Fengmen* (B-12) esteja indicado para tosse dolorosa e tosse com sangramento, isto é, principalmente dentro do contexto de doença externa e sua afinidade em libertar o exterior e firmar o *qi* defensivo, enfatizando sua íntima conexão com o aspecto mais superficial e *yang* do Pulmão; é significativo, entretanto, que a despeito de sua habilidade em fortalecer o *qi* defensivo que é distribuído pelo Pulmão, ele não seja usado para tonificar outros aspectos de deficiência do Pulmão. Para isso, a ação mais profunda (*yin*) de *Feishu* (B-13) é preferida.

De acordo com o *Illustrated Classic of Acupuncture Points on the Bronze Man*: "Se *Fengmen* (B-12) for repetidamente agulhado, ele dispersará o *yang qi* quente e as costas ficarão sempre livres de úlceras e carbúnculos". Finalmente, o *Essential Questions*[8] inclui *Fengmen* (B-12) entre os oito pontos (*Quepen* – E-12, *Dazhu* – B-11, *Zhongfu* – P-1 e *Fengmen* – B-12 bilaterais) para dispersar calor do tórax.

Combinações

- Rinite com secreção nasal clara: *Fengmen* (B-12), *Shenting* (DU-24), *Zanzhu* (B-2), *Yingxiang* (IG-20), *Hegu* (IG-4), *Zhiyin* (B-67) e *Futonggu* (R-20) (*Thousand Ducat Formulas*).
- Espirros frequentes: *Fengmen* (B-12) e *Wuchu* (B-5) (*Thousand Ducat Formulas*).
- Sangramento nasal com respiração sufocada: *Fengmen* (B-12), *Chengling* (VB-18), *Fengchi* (VB-20), *Yixi* (B-45) e *Houxi* (ID-3) (*Thousand Ducat Formulas*).
- Dor no ombro e nas costas: *Fengmen* (B-12), *Jianjing* (VB-21), *Zhongzhu* (SJ-3), *Zhigou* (SJ-6), *Houxi* (ID-3), *Wangu* (ID-4) e *Weizhong* (B-40) (*Great Compendium*).
- Lesão por frio com febre que vai e vem: *Fengmen* (B-12), *Hegu* (IG-4), *Xingjian* (F-2) e *Xuanzhong* (VB-39) (*Outline of Medicine*).

Feishu (B-13) – shu do Pulmão

Ponto shu dorsal do Pulmão.

Localização

- 1,5 *cun* ao lado da borda inferior do processo espinhoso da terceira vértebra torácica (T3).

Nota de localização

- Localizar o ponto mais alto visível dos músculos paraespinhais.

Inserção da agulha

Inserção oblíqua em direção à coluna, 0,5 a 1 *cun*, ou inserção transversal oblíqua com 1 a 1,5 *cun*.

Precaução: a inserção perpendicular ou oblíqua em direção oposta à coluna acarreta risco substancial de causar pneumotórax.

Ações

- Tonifica o *qi* do Pulmão e nutre o *yin* do Pulmão.
- Descende e dissemina o *qi* do Pulmão.
- Dispersa calor do Pulmão.
- Liberta o exterior.

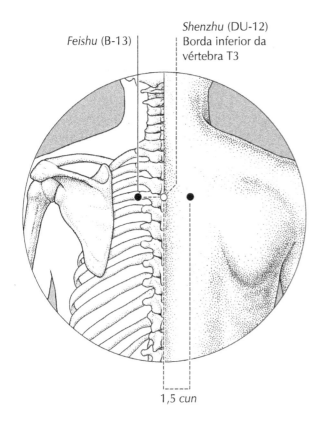

Feishu (B-13)

Shenzhu (DU-12)
Borda inferior da vértebra T3

1,5 *cun*

Indicações

- Tosse, dispneia, asma, plenitude do tórax, respiração curta sem desejo de falar, tosse persistente em crianças, Pulmão frio, sensação de calor no tórax, dor no tórax, dificuldade de respirar ao se deitar, tosse de fleuma, abscesso no Pulmão, ataque de vento no Pulmão, pulso rápido, febre, transpiração noturna com calafrios e febre e aversão ao frio, tremor de frio, ausência de transpiração, obstrução dolorosa da garganta.
- Atrofia do Pulmão, consumpção, consumpção com distúrbio do osso fumegante, febre com taxação por deficiência, febre que se eleva e cai alternadamente, transpiração noturna, escarro de sangue, distúrbio do emagrecimento e sede, secura da boca e da língua, agitação por deficiência.
- Mania, calor no corpo, andar como louco com desejo de cometer suicídio, epilepsia.
- Plenitude sem prazer em comer, vômito, vômito de líquido depois de comer, vômito de espuma, bócio, icterícia, dor na carne e prurido da pele, urticária.
- Dor na parte superior das costas e do ombro, coluna curva, corcunda em crianças, dor e rigidez da região lombar.

Comentários

Feishu (B-13) é o ponto *shu* dorsal do Pulmão, onde o *qi* do Pulmão emana do interior para a superfície do corpo e, em comum com todos os pontos *shu* dorsais, especialmente os dos *zang yin*, ele tem uma forte ação em regular e tonificar seu *zangfu* correspondente no nível mais profundo. *Feishu* (B-13) é o ponto de acupuntura principal para tratar todos os distúrbios do *zang* Pulmão.

Feishu (B-13) é um ponto essencial para tonificar o *qi* do Pulmão e nutrir o *yin* do Pulmão. A deficiência do *qi* do Pulmão pode se originar de deficiência constitucional, doença prévia do Pulmão, doença crônica, tristeza e mágoa extremas, excesso de trabalho sentado em uma escrivaninha (especialmente com as costas arqueadas), excesso de exercício físico ou falta de exercício. É caracterizado por sintomas como tosse fraca, dispneia e asma que pioram pelo esforço e respiração curta sem desejo de falar. De acordo com um ditado da medicina chinesa: "O Pulmão é o portão da voz". Quando há insuficiência do *qi* do Pulmão, portanto, há falta de vigor na voz, o ato de falar cansa rapidamente a pessoa e há falta de disposição para falar. De acordo com o *Essential Questions*[9]: "Todo *qi* está subordinado ao Pulmão". Como o Pulmão domina o *qi* do corpo todo, também pode haver sinais de deficiência geral do *qi*, como lassidão, palidez facial e pulso fraco. Nesses casos, *Feishu* (B-13) é amiúde combinado com pontos como *Taiyuan* (P-9), *Shanzhong* (REN-17), *Zusanli* (E-36) e *Pishu* (B-20). Nos casos de deficiência crônica do *qi* do Pulmão que dá origem a asma ou tosse que piora no inverno, a moxibustão intensiva é amiúde aplicada em *Feishu* (B-13) nos meses de verão.

A deficiência do *yin* do Pulmão pode se originar por deficiência prolongada do *qi* do Pulmão, trabalho excessivo, doença febril que consome o *yin* ou deficiência do *yin* do Rim que falha em nutrir e apoiar o *yin* do Pulmão. Caracteriza-se por tosse ou asma com catarro seco, filamentoso ou tinto de sangue, transpiração noturna e secura da boca, da garganta e da língua. Nos casos mais graves, pode haver febre que sobe e cai alternadamente, distúrbio do osso fumegante, agitação por deficiência e escarro de sangue. Nesses casos, *Feishu* (B-13) é amiúde combinado com pontos como *Gaohuangshu* (B-43), *Taiyuan* (P-9), *Guanyuan* (REN-4) e *Shenshu* (B-23).

Feishu (B-13) também é classicamente indicado para atrofia do Pulmão e consumpção, termos que denotam condições de esgotamento grave e depleção.

Na atrofia do Pulmão, diz-se que os Pulmões encolhem e murcham, da mesma forma que se observa que os membros encolhem e murcham no distúrbio de atrofia, enquanto a consumpção corresponde amplamente à tuberculose pulmonar.

Entretanto, a ação de *Feishu* (B-13) não se restringe a tonificar e nutrir o Pulmão, ele é um ponto igualmente importante em todos os padrões de excesso do Pulmão. Por meio de suas ações de regular o *qi* do Pulmão e dispersar o calor, pode ser usado para padrões como: (1) excesso de calor afetando o Pulmão; (2) retenção de fleuma-umidade ou fleuma-calor, e (3) calor tóxico obstruindo o Pulmão. Por isso, está indicado para plenitude do tórax, dor no tórax, abscesso do Pulmão, tosse de fleuma e dificuldade de respirar ao se deitar. Nesses casos, além de outros pontos apropriados, *Feishu* (B-13) é amiúde combinado com *Zhongfu* (P-1), um exemplo do princípio de combinar os pontos *shu* dorsais e *mu* frontais.

Feishu (B-13) também é um importante ponto para o tratamento de fatores patogênicos que se alojam no nível defensivo (ou *taiyang*). Combinado com pontos como *Fengmen* (B-12), *Lieque* (P-7) e *Hegu* (IG-4), ele pode ser usado para libertar e expelir fatores patogênicos que obstruem o exterior e dão origem a calafrios e febre com tosse, e para harmonizar o *qi* nutritivo e o *qi* defensivo em casos de transpiração noturna com calafrios e febre e aversão ao frio.

De acordo com o *Warp and Woof of Warm Febrile Diseases*: "O Pulmão e o Coração estão mutuamente conectados, e, portanto, quando há calor no Pulmão, este penetra mais facilmente no Coração". Por causa de sua habilidade em dispersar calor do tipo excesso ou deficiência do Pulmão, e por conta de seu profundo efeito sobre o *qi* fundamental e sobre o *jiao* superior, de um modo geral, a ação de *Feishu* (B-13) estende-se ao Coração e vários clássicos mencionam seu uso para distúrbios do espírito, como mania, andar como louco e mesmo desejo de cometer suicídio.

O Pulmão e o Estômago têm uma relação particularmente próxima. Os dois têm uma ação fortemente descendente, e o canal do Pulmão origina-se no *jiao* médio, na região do Estômago. A falha do *qi* do Estômago em descender em decorrência de deficiência ou de estagnação de alimentos pode, portanto, prejudicar a função descendente do Pulmão, levando a tosse e dispneia, enquanto a falha do *qi* do Pulmão em descender pode agredir a função descendente do Estômago e provocar rebelião do *qi* do Estômago. *Feishu* (B-13) está, portanto, indicado para plenitude sem prazer de comer, vômito, vômito de espuma e vômito de líquido após comer, e especialmente para vômito acompanhado de tosse.

Outro importante uso de *Feishu* (B-13) é para distúrbios do Pulmão que dão origem a dor na parte superior das costas. Em casos de crianças com deficiência grave do *qi* do Pulmão, pode haver até arqueamento e deformidade das costas (corcunda). Esta condição é citada no *Essential Questions*[10], que diz: "As costas são a residência do tórax e quando as costas estão curvadas e os ombros caídos, a residência está prestes a ruir".

Finalmente, de acordo com o *Illustrated Appendices to The Classic of Categories*, *Feishu* (B-13) é um dos cinco pontos (*Feishu* – B-13, *Xinshu* – B-15, *Ganshu* – B-18, *Pishu* – B-20 e *Shenshu* – B-23) que "drenam calor dos cinco *zang*".

Combinações

- Tosse com fleuma: *Feishu* (B-13) e *Fenglong* (E-40) (*Ode of the Jade Dragon*).
- Tosse que atinge a voz (voz rouca): *Feishu* (B-13) e *Tiantu* (REN-22) (*One Hundred Symptoms*).
- Distensão do Pulmão: *Feishu* (B-13) e *Taiyuan* (P-9) (*Systematic Classic*).
- Dor no tórax: *Feishu* (B-13), *Yunmen* (P-2), *Zhongfu* (P-1), *Yinbai* (BP-1), *Qimen* (F-14), *Hunmen* (B-47) e *Daling* (PC-7) (*Thousand Ducat Formulas*).
- Escarro de sangue: *Feishu* (B-13), *Kongzui* (P-6) e *Quze* (PC-3) (*Supplementing Life*).
- Febre sazonal: *Feishu* (B-13) e *Taodao* (DU-13) (*Glorious Anthology*).
- Anda como louco com desejo de cometer suicídio: *Feishu* (B-13) e *Fengfu* (DU-16) (*Thousand Ducat Formulas*).
- Rigidez da região lombar e das costas com incapacidade de se curvar para o lado: *Feishu* (B-13) e *Yaoshu* (DU-2) (*Great Compendium*).

Jueyinshu *(B-14)* – shu *do* jueyin

Ponto shu *dorsal do Pericárdio.*

Localização

- 1,5 *cun* ao lado da borda inferior do processo espinhoso da quarta vértebra torácica (T4).

Nota de localização

- Localizar no ponto mais alto visível dos músculos paraespinhais.

Inserção da agulha

Inserção oblíqua em direção à coluna com 0,5 a 1 *cun*, ou inserção transversal oblíqua com 1 a 1,5 *cun*.

Precaução: a inserção perpendicular ou oblíqua em direção oposta à coluna acarreta risco substancial de causar pneumotórax.

Ações

- Dispersa o *qi* do Fígado e desobstrui o tórax.
- Regula o Coração.
- Regula e descende o *qi*.

Indicações

- Dor no coração, opressão no tórax, dor no tórax e no diafragma decorrente do acúmulo de *qi*, palpitações, agitação e inquietação, agitação e opressão, distúrbio do *zang* inquieto.
- Tosse, respiração curta, vômito por rebelião do *qi*, dor de dente.

Comentários

Jueyinshu (B-14) é uma exceção entre os pontos *shu* dorsais no fato de que todos os outros são nomeados de acordo com seu respectivo *zang* ou *fu*. O fato de *Jueyinshu* (B-14) ser denominado de acordo com o canal *jueyin* (Pericárdio e Fígado) enfatiza sua capacidade de desobstruir o tórax porque revigora a circulação do *qi*. Quando o *qi* do Fígado estagna, normalmente como resultado de fatores emocionais, é comum o *qi* do *jiao* superior ficar contido, dando origem a sintomas como dor e opressão no Coração, no tórax e no diafragma, inquietação, agitação e opressão.

Como ponto *shu* dorsal do Pericárdio, *Jueyinshu* (B-14) não é exclusivamente reservado para distúrbios do tórax e do Coração decorrentes de estagnação do *qi*; mas, em combinação com *Xinshu* (B-15), é amplamente usado para regular o Coração em muitos tipos de disfunção.

A função descendente do Estômago e do Pulmão é ajudada pelo movimento livre e desimpedido do *qi* do Fígado. Quando o *qi* do Fígado estagna e prejudica esta descensão, pode haver tosse e vômito.

Combinação

- Dor no coração: *Jueyinshu* (B-14), *Shenmen* (C-7) e *Zulinqi* (VB-41) (*Supplementing Life*).

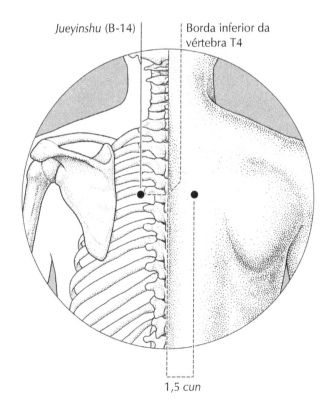

Jueyinshu (B-14) | Borda inferior da vértebra T4
1,5 cun

Xinshu (B-15) – shu *do Coração*

Ponto shu *dorsal do Coração.*

Localização

- 1,5 *cun*, ao lado da borda inferior do processo espinhoso da quinta vértebra torácica (T5).

Nota de localização

- Localizar no ponto mais alto dos músculos paraespinhais.

Inserção da agulha

Inserção oblíqua em direção à coluna, 0,5 a 1 *cun*, ou inserção transversal oblíqua com 1 a 1,5 *cun*.

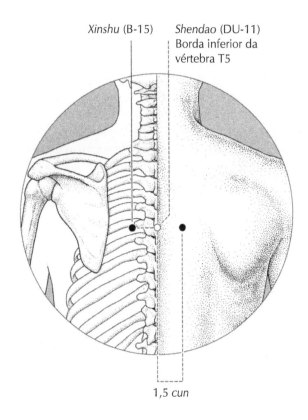

Xinshu (B-15)
Shendao (DU-11)
Borda inferior da vértebra T5

1,5 cun

Precaução: a inserção perpendicular ou oblíqua em direção oposta à coluna acarreta risco substancial de causar pneumotórax.

Ações

- Tonifica e nutre o Coração.
- Regula o *qi* do Coração.
- Acalma o espírito.
- Desata o tórax e resolve a estase de sangue.
- Dispersa o fogo do Coração.

Indicações

- Dor no coração, opressão no tórax com inquietação, dor no tórax estendendo-se para as costas, sensação de preocupação e opressão no tórax com incapacidade de pegar fôlego, palpitações, palpitações por susto, pulso irregular, deficiência do *qi* do Coração em crianças.
- Memória fraca, ansiedade; choro com mágoa, assustado e cauteloso com deficiência do Coração; insônia; sonhos excessivos; desorientação; desenvolvimento tardio da fala; depressão maníaca; epilepsia; demência; andar como louco; emissão seminal.
- Tosse, tosse com sangue, vômito, vômito de sangue, distensão abdominal, ingestão difícil, transpiração noturna, vermelhidão dos lábios acompanhada por transpiração.
- Falta de força na raiz da língua, lacrimejamento, dor ocular, acidente vascular cerebral, hemiplegia, icterícia, sangramento nasal, turvação branca.

Comentários

Xinshu (B-15) é o ponto *shu* dorsal do Coração, de onde o *qi* do Coração emana a partir do interior para a superfície do corpo, e em comum com todos os pontos *shu* dorsais (especialmente aqueles dos *zang yin*), *Xinshu* (B-15) tem uma forte ação para regular e tonificar seu *zangfu* correspondente no nível mais profundo. É usado igualmente para tonificar a deficiência (o Coração é único entre os *zangfu* no fato de que ele comumente sofre de todos os quatro principais tipos de deficiência: sangue, *yin*, *qi* e *yang*), e para resolver fatores patogênicos excessivos como estase de sangue, fogo no Coração e obstrução por fleuma.

De acordo com o *Essential Questions*: "O Coração é o monarca do qual o espírito emana"[11] e "O Coração armazena o espírito"[12]. Como a armazenagem é uma função *yin*, basicamente o sangue e o *yin* do Coração têm a função de nutrir o Coração e propiciar a base material para o Coração abrigar o espírito. A deficiência do sangue e do *yin* do Coração pode se originar de causas físicas, como perda de sangue, doença crônica e excesso de trabalho ou de causas emocionais. Fei Bo-xiong[13] disse: "As sete emoções agridem os cinco órgãos *yin* seletivamente, mas todas elas afetam o Coração". De acordo com o *Essential Questions*[14]: "O Coração armazena o espírito... quando o espírito é insuficiente, há tristeza". Quando o sangue do Coração ou o *yin* do Coração se encontram deficientes, o espírito mal nutrido e desarraigado perde sua harmonia e se torna inquieto e agitado, resultando em sintomas como ansiedade, memória fraca, medo, insônia, sonhos excessivos e choro com mágoa. De acordo com o *Essential Readings from the Medical Tradition*: "Aquilo que é armazenado pelo Coração internamente é sangue, externamente é emitido como suor; o suor é o líquido do Coração". *Xinshu* (B-15) também está indicado para transpiração noturna decorrente de deficiência de sangue do Coração ou do *yin* do Coração, e é, portanto, adequado para tratar o padrão comumente encontrado de sonhos excessivos ou caminhar com ansiedade, acompanhados de transpiração.

O Coração controla o pulso, e quando o *qi* do Coração está deficiente e é incapaz de regular o sangue, pode haver palpitações ou pulso irregular, especialmente se o sangue do Coração também se encontra deficiente. No segundo caso, as palpitações provavelmente serão acompanhadas por ansiedade, ao contrário das palpitações causadas puramente pela deficiência de *qi*, que normalmente não estão relacionadas com alterações emocionais. Na verdade, as palpitações podem acompanhar qualquer padrão de desarmonia do Coração, independentemente de ser de excesso ou de deficiência, e em todos esses casos, *Xinshu* (B-15) pode ser selecionado.

As referências sobre a relação entre o Coração, o sangue e seus vasos abundam nos clássicos. O *Essential Questions* diz: "Todo sangue pertence ao Coração"[15], "O Coração domina os vasos sanguíneos de todo o corpo"[16] e "O Coração armazena o *qi* dos vasos sanguíneos"[17]. O *Classic of Categories* afirma: "Os vasos são os trajetos do *qi* do sangue, o movimento dos vasos é dependente do *qi*". Enquanto o *Spiritual Pivot*[18] afirma: "Quando o *qi* do canal *shaoyin* da mão está esgotado, os vasos não ficam abertos, e, portanto, o sangue não flui; quando o sangue não flui, a circulação com o tempo para... e o sangue morre". As declarações acima enfatizam a íntima relação entre a circulação de sangue e o *qi* e o *yang* do Coração. Clinicamente, esta relação é mais claramente manifestada na região do tórax. Quando o *yang* do Coração está deficiente e incapaz de circular o sangue no tórax e no Coração, pode haver estase de sangue do Coração como consequência, dando origem a dor e opressão. Na prática clínica, este padrão é amiúde complicado por deficiência de *qi*, sangue ou *yin*, ou estagnação de *qi* ou de fleuma. Qualquer que seja o padrão, *Xinshu* (B-15) é um ponto essencial.

A ação de *Xinshu* (B-15) para tratar estase de sangue reflete sua habilidade de tratar padrões de deficiência e de excesso do Coração com igual efeito. De acordo com vários clássicos, é um importante ponto para dispersar calor do tipo excesso ou deficiência do Coração. O efeito de dispersar calor de *Xinshu* (B-15) se estende para o tratamento de sangramento, e quando o fogo do Coração agride os vasos sanguíneos do Pulmão ou do Estômago, pode haver tosse ou vômito de sangue. Uma diferente explicação desses sintomas é oferecida pelo *Investigation into Points along the Channels*, que diz que *Xinshu* (B-15) está indicado para "sangue do Coração incapaz de penetrar no Fígado; no alto, há movimento selvagem, no baixo, há sangue nas fezes".

A ação de dispersar calor de *Xinshu* (B-15) encontra sua mais importante expressão no tratamento de distúrbios psicoemocionais do tipo excesso. Quan-do o fogo do Coração fica fora de controle, ele agita e excita o espírito, provocando sintomas como insônia e sonhos excessivos. Quando o Fogo do Coração se combina com fleuma e obstrui os portais do Coração, haverá distúrbios graves do espírito, como epilepsia, demência, andar como louco e depressão maníaca.

A ação de dispersar calor de *Xinshu* (B-15) se estende para além do Coração propriamente dito, e o *Illustrated Supplement to the Classic of Categories* declara que *Xinshu* (B-15) é um dos cinco pontos (*Feishu* – B-13, *Xinshu* – B-15, *Ganshu* – B-18, *Pishu* – B-20 e *Shenshu* – B-23) que "drenam calor dos cinco *zang*".

A emissão seminal pode se apresentar em vários diferentes padrões e é diferenciada de um modo geral em emissão seminal acompanhada por sonhos e emissão seminal sem sonhos. A emissão seminal com sonhos pode ser decorrente de fogo do Coração, deficiência do Coração e do Baço, deficiência do Coração e do Rim, fogo ministerial ou umidade-calor. Mesmo nos casos em que o Coração não esteja diretamente envolvido, entretanto, se a emissão seminal estiver acompanhada por sonhos eróticos, *Xinshu* (B-15) está indicado.

Finalmente, em comum com a maioria dos pontos *shu* dorsais *yin*, *Xinshu* (B-15) é capaz de tratar os tecidos e os órgãos dos sentidos associados a seu *zang* correspondente. A língua é a "florescência" do Coração e *Xinshu* (B-15) está indicado para desenvolvimento lento da fala em crianças e falta de força na raiz da língua. *Xinshu* (B-15) também está indicado para lacrimejamento e dor ocular. Essas indicações, entretanto, refletem distúrbio do canal do Coração e não do *zang* Coração.

Combinações

- Choro com mágoa: *Xinshu* (B-15), *Shenmen* (C-7), *Jiexi* (E-41) e *Daling* (PC-7) (*Supplementing Life*).
- Tristeza, ansiedade e desorientação: *Xinshu* (B-15), *Tianjing* (SJ-10) e *Shendao* (DU-11) (*Supplementing Life*).
- Desorientação do Coração: *Xinshu* (B-15), *Tianjing* (SJ-10) e *Juque* (REN-14) (*Great Compendium*).
- Demência: *Xinshu* (B-15), *Shenmen* (C-7), *Shaoshang* (P-11) e *Yongquan* (R-1) (*Great Compendium*).
- Epilepsia: *Xinshu* (B-15), *Neiguan* (PC-6), *Houxi* (ID-3), *Shenmen* (C-7) e *Yinbai* (BP-1) (*Complete Collection*).

- Agitação do Coração: *Xinshu* (B-15) e *Juque* (REN-14) (*Supplementing Life*).
- Tosse e escarro de sangue: *Xinshu* (B-15), *Ganshu* (B-18), *Quepen* (E-12), *Juque* (REN-14) e *Jiuwei* (REN-15) (*Supplementing Life*).
- Fraqueza dos Rins e da região lombar acompanhada por emissão seminal: *Xinshu* (B-15) e *Shenshu* (B-23) (*Ode of the Jade Dragon*).
- Depressão no tórax: *Xinshu* (B-15) e *Dazhu* (B-11) (*Thousand Ducat Formulas*).

Dushu *(B-16)* – shu *do governador*

Localização
- 1,5 *cun* do lado da borda inferior do processo espinhoso da sexta vértebra torácica (T6).

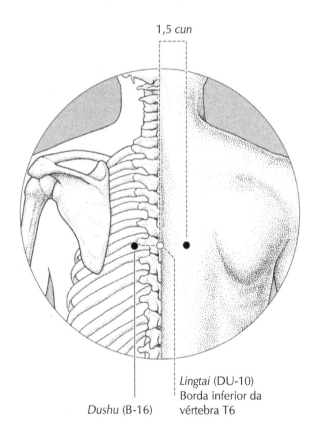

1,5 *cun*

Dushu (B-16)

Lingtai (DU-10)
Borda inferior da vértebra T6

Nota de localização
- Localizar no ponto mais alto visível dos músculos paraespinhais.

Inserção da agulha
Inserção oblíqua em direção à coluna com 0,5 a 1 *cun*, ou inserção transversal oblíqua com 1 a 1,5 *cun*.

Precaução: a inserção perpendicular ou oblíqua em direção oposta à coluna acarreta risco substancial de causar pneumotórax.

Ação
- Regula o *qi* em tórax e abdome.

Indicações
- Dor no coração, dor epigástrica, distensão abdominal, borborigmos, calafrios e febre, abscesso na mama, prurido, psoríase, alopecia.

Comentários
Embora convencionalmente categorizado como o ponto *shu* dorsal do vaso Governador, é interessante notar que *Dushu* (B-16) não foi discutido absolutamente em textos como o *Systematic Classic of Acupuncture and Moxibustion*, o *Illustrated Classic of Acupuncture Points on the Bronze Man* ou o *Elucidation of the Fourteen Channels*. Essa subestimação de *Dushu* (B-16) reflete-se em outros clássicos pela ausência de qualquer indicação clara de distúrbios do vaso Governador e pela escassez geral de indicações e combinações clássicas para este ponto como um todo. Seu uso moderno é no tratamento de vários distúrbios cutâneos, incluindo psoríase, alopecia e prurido generalizado.

Combinação
- Psoríase: *Dushu* (B-16), *Geshu* (B-17), *Quchi* (IG-11) e *Xuehai* (BP-10).

Geshu *(B-17)* – shu *do diafragma*

Ponto hui *de encontro do sangue.*

Localização
- 1,5 *cun* do lado da borda inferior do processo espinhoso da sétima vértebra torácica (T7).

Nota de localização

- Localizar no ponto mais alto visível dos músculos paraespinhais.

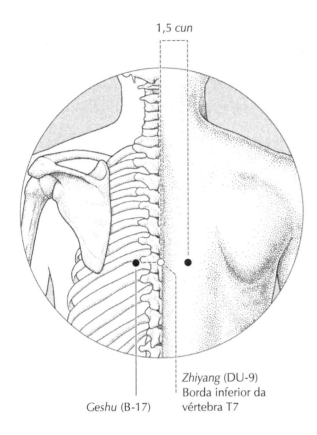

Geshu (B-17)
Zhiyang (DU-9)
Borda inferior da vértebra T7

Inserção da agulha

Inserção oblíqua em direção à coluna com 0,5 a 1 *cun* ou inserção transversal oblíqua com 1 a 1,5 *cun*.

Precaução: a inserção perpendicular ou oblíqua em direção oposta à coluna acarreta risco substancial de causar pneumotórax.

Ações

- Revigora o sangue e dispersa a estase.
- Esfria o calor no sangue e cessa a hemorragia.
- Nutre e harmoniza o sangue.
- Harmoniza o diafragma e descende o *qi* rebelde.

Indicações

- Opressão no tórax, dor no coração, dor aguda no coração, depressão maníaca, tosse e dispneia, obstrução dolorosa da garganta.
- Dor epigástrica, plenitude do abdome e da região costal lateral, vômito, vômito de alimentos ingeridos um dia antes, soluço, constrição esofágica, ingestão difícil, refluxo no Estômago, incapacidade de comer, dor no coração ao comer, icterícia.
- Tosse com sangue, vômito de sangue, escarro de sangue, sangramento nasal, sangue nas fezes, todas as doenças hematológicas, urticária.
- Tontura, febre que sobe e desce alternadamente, transpiração noturna, distúrbio do osso fumegante, transpiração espontânea, febre com ausência de transpiração, aversão ao frio.
- Obstrução dolorosa do corpo todo; dor no corpo todo; dor na pele, na carne e nos ossos; espreguiçar-se e bocejar com frequência; peso no corpo; inchaço; distensão e dor do corpo todo; fraqueza dos quatro membros; letargia sem desejo de se movimentar; sonolência; dor nas costas; rigidez da coluna.

Comentários

Geshu (B-17) é o ponto *hui* de encontro do sangue, e, como seu nome "*shu* do diafragma" implica, é um tipo de ponto *shu* dorsal honorário do diafragma, embora não esteja registrado assim de modo geral. Essas duas propriedades informam suas principais ações.

Geshu (B-17) tem sido considerado há muito tempo um ponto vital no tratamento da mais ampla variedade de distúrbios hematológicos, e de fato muitos clássicos simplesmente afirmam que este ponto pode ser usado para "todas as doenças do sangue". Embora variados em complexidade na apresentação, os distúrbios do sangue podem ser classificados, de um modo geral, como sendo de três tipos principais: estase de sangue, calor no sangue e deficiência de sangue.

A falha da circulação do sangue com consequente estase de sangue pode ser decorrente de estagnação ou deficiência do *qi*, lesão traumática, hemorragia, penetração de frio, deficiência do sangue, calor, doença crônica ou fatores emocionais. A variedade de sintomas que a estase de sangue pode provocar é extensa, mas, destes sintomas, o principal é a dor. A dor do tipo excesso pode ser decorrente da estagnação de *qi* ou de estase de sangue, como se reflete no famoso adágio: "sem movimento há dor, com movimento não há dor". A dor decorrente da estagnação de *qi* caracteriza-se pela tendência a mover e flutuar, enquanto a dor decorrente de estase de sangue

CANAL DA BEXIGA TAIYANG DO PÉ

é fixa e aguda. De acordo com Wang Qing-ren, o autor da dinastia Qing de *Correcting Errors in Medicine*, "sempre que há dor no abdome que não se movimenta, é estase de sangue". Tang Rong-chuan, no *Treatise on Disorders of Blood*, disse: "... Quando a estase de sangue está entre os *jingluo* e os *zangfu*, o corpo todo fica com dor... quando está no *jiao* superior... há dor aguda obstinada do braço, no tórax e no diafragma... quando está no *jiao* médio, há dor no abdome e na região costal lateral". Como fica óbvio pelas suas indicações, *Geshu* (B-17) é aplicável em todos esses casos. Deve-se notar, entretanto, que em decorrência de sua localização e sua especial ação sobre o diafragma, que separa o *jiao* superior do *jiao* médio, sua principal esfera de ação é sobre essas duas áreas e é menos usado para estase de sangue no *jiao* inferior. *Geshu* (B-17) também é um ponto importante para tratar vários tipos de febre decorrente de estase de sangue. O *Treatise on Disorders of Blood* afirma que "quando a estase de sangue está no nível dos poros, o *qi* nutritivo e o *qi* defensivo não estão harmonizados, há febre acompanhada por calafrios... quando está metade no interior e metade no exterior... há calafrios e febre alternadamente... quando está no nível dos músculos e da carne, há febre alta... quando está nos *jingluo* e nos *zangfu*... há necessariamente febre de consumpção do osso fumegante". Finalmente, de acordo com Wang Qin-ren, no *Correcting Errors in Medicine*, "No padrão de depressão maníaca, em que há choro e riso contínuos, xingamento e canto... então o *qi* e o sangue vão se coagular no cérebro, o *qi* dos *zangfu* fica desconectado, [o paciente] fica como se estivesse num sonho". Esta citação enfatiza a relação da estase de sangue com distúrbios psicoemocionais graves. Embora Wang Qing-ren atribua o local da doença ao cérebro, conforme discutido em outra parte (ver discussão introdutória precedendo os pontos do vaso Governador), há uma sobreposição entre o Coração e o cérebro nas várias tradições da medicina chinesa. Independentemente da localização do distúrbio, entretanto, a patologia é similar. A estase de sangue pode perturbar diretamente o espírito, ou então a estase de sangue pode obstruir os vasos sanguíneos e se transformar em calor. O calor agita o espírito enquanto a estase de sangue impede que o sangue fresco chegue ao Coração e ao cérebro. A combinação de calor e deficiência de sangue do Coração leva à má nutrição e à inquietação do espírito. *Geshu* (B-17) é um importante ponto para muitos tipos de distúrbios hemorrágicos, principalmente decorrentes de calor no sangue ou estase de sangue,

incluindo tosse com sangue, vômito de sangue, escarro de sangue, sangramento nasal e sangue nas fezes. A penetração de calor no nível do sangue pode ser decorrente de várias causas, incluindo calor constitucional, calor patogênico externo, consumo excessivo de alimentos ou bebidas muito quentes ou calor do tipo excesso ou deficiência gerado pela desarmonia dos *zangfu*. Quando o calor agita o sangue, faz com que este se mova impetuosamente e extravase dos vasos dando origem à hemorragia que normalmente é aguda e profusa. *Geshu* (B-17) é capaz de esfriar o sangue e interromper a hemorragia, basicamente do *jiao* superior e do *jiao* médio (Pulmão e Estômago). Outra importante causa de hemorragia é a estase de sangue. Quando o sangue fica estagnado e não se move, ele se acumula e pode ser forçado a sair dos vasos, dando origem à hemorragia caracterizada por sua natureza intermitente, roxo-escura e presença de coágulos. Ao mesmo tempo, a hemorragia decorrente de qualquer etiologia é em si uma importante causa de estase de sangue, já que o sangue que é forçado a sair dos vasos facilmente se acumula e estagna. Isto se reflete no ditado: "onde há hemorragia, há estase". A íntima relação mútua de calor no sangue, estase de sangue e hemorragia é também ilustrada pelo fato de que o calor no sangue pode condensar e secar o sangue, dando origem à estase, conforme registrado no *Treatise on Epidemic Warm Febrile Disease*[19]: "Pelo fato do fogo estagnado latente evaporar os líquidos do sangue, o sangue ferve e forma estase".

A habilidade de *Geshu* (B-17) em nutrir o sangue (e o *yin*) é claramente ofuscada nas indicações clássicas pela sua habilidade de resolver estase de sangue e calor. Existem três áreas, entretanto, que refletem suas propriedades nutritivas e tonificantes. A primeira é sua capacidade de tratar distúrbios como transpiração noturna e distúrbio do osso fumegante decorrentes de deficiência grave do sangue e do *yin*. A segunda é a combinação de *Geshu* (B-17) com *Danshu* (B-19) conhecida como as "quatro flores". As quatro flores foram mencionadas pela primeira vez no *Secrets of a Frontier Official*, escrito por Wang Tao, em 752 d.C., que não especificou os pontos, mas descreveu um método de localização bastante complexo. Ele aconselhava amarrar um pedaço de barbante ao redor do pescoço com um nó feito na altura de *Jiuwei* (REN-15). Quando o barbante caía pelas costas, o nó então assentava-se na coluna vertebral, no ponto de cruzamento de duas linhas diagonais, e o final de cada uma levava a um dos quatro pontos.

O *Classic of Supplementing Life with Acupuncture and Moxibustion*, escrito no século XIII, definiu pela primeira vez as quatro flores com os nomes de *Geshu* (B-17) e *Danshu* (B-19) e disse que eles dominavam o sangue, sendo indicados (para o tratamento com moxibustão) para distúrbio de consumpção por taxação. A terceira aplicação da propriedade de nutrir o sangue de *Geshu* (B-17) é a sua especial habilidade em tratar deficiência de sangue aliada à estase de sangue. Sabe-se há muito tempo que, após uma hemorragia, a consequente estase de sangue impede a formação de novo sangue. Isso se reflete no ditado: "se a estase de sangue não é transformada, o novo sangue não pode ser gerado", e a afirmação feita por Tang Rong-chuan no *Treatise on Disorders of Blood*: "Nas condições de vômito de sangue, sangramento nasal e sangue nas fezes, o sangue sai dos canais; qualquer sangue que tenha saído dos canais fica separado e não fica mais conectado com o sangue que nutre o corpo todo... este sangue fica incapaz de ser aumentado com bom sangue e, portanto, a transformação do novo sangue é atrasada". Portanto, pelo fato de se acumular fora dos canais, a estase de sangue pode levar diretamente à deficiência de sangue, já que não há mais sangue suficiente disponível para nutrir o corpo.

A ação de *Geshu* (B-17) sobre obstrução dolorosa (comumente citada como vento-umidade na medicina chinesa), que afeta o corpo todo, reflete sua ação de regular o sangue. A obstrução dolorosa prolongada pode dar origem à estase ou à deficiência de sangue, enquanto a deficiência de sangue pode deixar a pessoa suscetível à invasão de vento-umidade. A importância de tratar o sangue nesses casos se reflete no ditado: "para tratar o vento, primeiro tratar o sangue; assim que o sangue se movimentar, o vento será disperso".

Como seu nome "*shu* do diafragma" implica, *Geshu* (B-17) tem uma importante ação sobre o diafragma, que fica entre o *jiao* superior e o *jiao* médio. Pelo fato de harmonizar o diafragma, *Geshu* (B-17) é capaz de fazer o *qi* rebelde descer tanto do Pulmão no *jiao* superior (tosse e dispneia) quando do Estômago no *jiao* médio (vômito, refluxo do Estômago, soluço e ingestão difícil). *Geshu* (B-17) é especificamente indicado para constrição esofágica caracterizada por dificuldade de engolir e, nos estágios finais, por vômito ao entardecer do que foi ingerido pela manhã e vômito pela manhã do que foi ingerido na noite anterior.

Finalmente, devido à sua ação sobre o diafragma e o Estômago, e por extensão sobre o Baço, *Geshu* (B-17) está indicado para vários tipos de retenção de líquido, que dão origem a sintomas como peso, inchaço, distensão e dor do corpo, fraqueza dos quatro membros, sonolência e fleuma fria do diafragma e do Estômago.

Combinações

- As cem síndromes de taxação por deficiência: aplicar moxa nas quatro flores (*Geshu* – B-17 e *Danshu* – B-19), *Gaohuangshu* – B-43 e *Huanmen* (M-DC-6) (*Compilation*).
- Vômito: *Geshu* (B-17) com moxibustão em *Zhangmen* (F-13) e *Zhongwan* (REN-12) (*Thousand Ducat Formulas*).
- Fleuma fria no diafragma e no Estômago: *Geshu* (B-17) e *Shuaigu* (VB-8) (*Supplementing Life*).
- Contração e frio do ombro e das costas com dor no aspecto interno da escápula: *Geshu* (B-17), *Yixi* (B-45), *Jinmen* (B-63) e *Chize* (P-5) (*Thousand Ducat Formulas*).
- Obstrução dolorosa da garganta: *Geshu* (B-17) e *Jingqu* (P-8) (*Supplementing Life*).
- Dor óssea: *Geshu* (B-17), *Zigong* (REN-19) e *Yutang* (REN-18) (*Supplementing Life*).

Ganshu *(B-18)* – shu *do Fígado*

Ponto shu *dorsal do Fígado.*

Localização

- 1,5 *cun* do lado da borda inferior do processo espinhoso da nona vértebra torácica (T9).

Nota de localização

- Localizar no ponto visível mais elevado dos músculos paraespinhais.

Inserção da agulha

Inserção oblíqua em direção à coluna, 0,5 a 1 *cun*, ou transversal oblíqua com 1 a 1,5 *cun*.

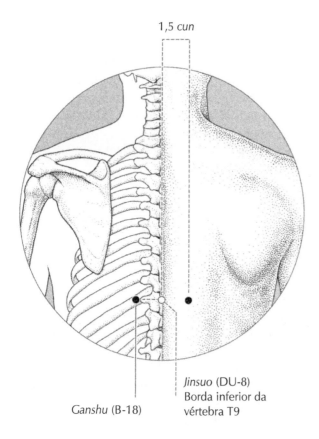

Ganshu (B-18)

Jinsuo (DU-8)
Borda inferior da vértebra T9

1,5 cun

Precaução: a inserção perpendicular ou oblíqua em direção oposta à coluna acarreta risco substancial de causar pneumotórax.

Ações

- Dispersa o *qi* do Fígado.
- Regula e nutre o sangue do Fígado.
- Pacifica o vento.
- Esfria o fogo e dispersa umidade-calor.
- Beneficia os olhos e os tendões.

Indicações

- Distensão e dor da região costal lateral, dor epigástrica, massas abdominais (*ji ju*), distensão focal, plenitude e dor hipogástrica, dor na parte inferior do abdome, cólicas abdominais, distúrbio *shan*.
- Plenitude do tórax, tosse com dor no tórax, tosse com plenitude da região costal lateral e incapacidade de tomar fôlego, respiração curta, icterícia, boca seca.
- Muita raiva, depressão maníaca, epilepsia.
- Tosse com sangue, escarro de sangue, vômito com sangue, sangramento nasal.
- Visão turva, vermelhidão dos olhos, cegueira noturna, lacrimejamento excessivo, vermelhidão, dor e prurido no canto interno do olho, obstrução visual superficial, olhos fixos para cima, tontura, tontura visual, dor no nariz, dor na região supraorbitária.
- Rigidez do pescoço e da coluna, dor na coluna, dor lombar, dor no pescoço e nos ombros, trismo, opistótono, câimbras, dor nos tendões, tetania.

Comentários

Ganshu (B-18) é o ponto *shu* dorsal do Fígado, onde o *qi* do Fígado emana do interior para a superfície do corpo, e como todos os pontos *shu* dorsais (especialmente aqueles dos *zang yin*), *Ganshu* (B-18) tem uma forte ação para regular e tonificar seu *zangfu* correspondente no nível mais profundo. As principais funções do Fígado são manter o livre fluxo do *qi*, armazenar o sangue, dominar os tendões e abrir-se nos olhos. Pelo fato de dispersar o *qi* do Fígado, nutrir e esfriar o sangue do Fígado, dispersar umidade-calor e pacificar o vento, *Ganshu* (B-18) é capaz de regular todos esses aspectos da função do Fígado.

De acordo com o Mestre Dan-xi da dinastia Jin-Yuan, "o Fígado governa a dispersão". Isto se refere à função do Fígado em garantir o fluxo livre e desimpedido do *qi* por todo o corpo e ajudar o movimento normal do *qi* de todos os *zangfu*, como, por exemplo, a descensão do *qi* do Pulmão e do Estômago e a ascensão do *qi* do Baço. A estagnação do *qi* do Fígado é considerada o padrão patológico preeminente do Fígado já que frequentemente é o ponto de partida dos padrões do Fígado (como, por exemplo, a transformação do *qi* do Fígado em fogo) e comumente acompanha qualquer outro padrão de desarmonia do Fígado. A habilidade de *Ganshu* (B-18) em promover o livre fluxo do *qi* do Fígado se reflete de várias formas. O *qi* estagnado nos *jiao* superior, médio ou inferior pode dar origem a distensão e dor no tórax, na região costal lateral, no epigástrio e no hipogástrio, bem como a distúrbio *shan*. De acordo com o *Spiritual Pivot*[20]: "com a raiva, o *qi* se rebela em direção ascendente e se acumula no tórax". Se o *qi* do Fígado ou o fogo do Fígado invadir o Pulmão, haverá tosse com dor no tórax, tosse com expectoração de sangue, tosse com plenitude na região costal lateral e incapacidade de tomar fôlego ou respiração curta. De acordo com o *Correcting Errors in Medicine*, escrito por Wang Qing-ren, da época da dinastia Qing: "o *qi* é sem forma e, portanto, incapaz de se congelar em massas; o desenvolvimento de massas requer forma de sangue". Se a estagnação de *qi* levar à estase de sangue, portanto, haverá massas abdominais. Se a estagnação do *qi* do Fígado inibe a função da Vesícula Biliar de secretar bile, haverá umidade-calor do Fígado e da Vesícula Biliar e consequente icterícia. De acordo com o *Spiritual Pivot*[21]: "O Fígado armazena o sangue, o sangue é a residência da alma etérea (*hun*); quando o *qi* do Fígado está deficiente, há medo, e quando está em excesso, há raiva". Se a estagnação do *qi* é pronunciada, e especialmente se se transformar em fogo, haverá manifestações emocionais, como raiva, depressão maníaca e até epilepsia.

A pressão crescente da estagnação prolongada do *qi* pode facilmente se transformar em fogo. De acordo com o *Essential Questions*[22]: "A raiva faz com que o *qi* ascenda; se for muito intensa, há vômito de sangue". Como o Fígado armazena o sangue, o calor do fogo do Fígado ou do *yang* do Fígado pode facilmente se transmitir para o sangue e, devido à tendência do *qi* do Fígado em subir excessivamente, causar movimento impetuoso do sangue para cima, provocando sintomas como vômito com sangue, sangramento nasal e escarro e tosse com sangue.

Quando o sangue do Fígado ou o *yin* do Fígado são insuficientes, eles ficam incapazes de nutrir e umedecer essas regiões do corpo dominadas pelo Fígado e irrigadas pelo sangue do Fígado, principalmente os olhos e os tendões. É uma propriedade especial dos pontos *shu* dorsais, dos *zang* que eles nutrem e regulam, seus órgãos dos sentidos correspondentes. De acordo com o *Spiritual Pivot*[23]: "o *qi* do Fígado se abre nos olhos; quando o Fígado está em harmonia, os olhos conseguem distinguir as cinco cores". Enquanto o *Essential Questions*[24] afirma: "O Fígado recebe o sangue, de forma que há visão". A insuficiência do sangue do Fígado ou do *yin* do Fígado pode levar a distúrbios como visão turva, cegueira noturna, lacrimejamento e vertigem. Se o calor proveniente do fogo do Fígado ou do *yang* do Fígado subir para atrapalhar os olhos, haverá vermelhidão, prurido e dor. Se o fogo do Fígado levar à agitação do vento, haverá olhar fixo para cima. O *Investigation into Points along the Channels*, portanto, afirma que *Ganshu* (B-18) está indicado para "todas as doenças dos olhos que pertençam ao Fígado". De acordo com o *Essential Questions*: "O Fígado domina os tendões do corpo todo"[25], e "Quando uma pessoa dorme, o sangue retorna para o Fígado"[26]. Se o sangue do Fígado ou o *yin* do Fígado

falhar em nutrir os tendões e, com isso, manter sua agilidade e flexibilidade, pode haver rigidez crônica e contração, câimbras ou dor nos tendões. Esses sintomas podem ser especialmente pronunciados quando o corpo está exausto e o sangue é menos eficaz para nutrir ou durante ou após o sono ou a inatividade, quando o sangue retorna para o Fígado e está menos disponível para circular pelo corpo. Este tipo de rigidez, contração, câimbra ou dor será ainda mais pronunciado quando houver estagnação concomitante do *qi* do Fígado, ou quando a deficiência do *yin* ou do sangue levar à agitação do vento do Fígado.

De acordo com ditados da medicina chinesa: "O Fígado governa a ascensão" e "A raiva faz com que o *qi* do Fígado suba até o pescoço e os ombros". A estagnação do *qi* do Fígado ou a ascensão do *yang* do Fígado, portanto, facilmente levam à rigidez e dor do pescoço e dos ombros. Se o fogo do Fígado ou uma febre alta consumirem o *yin* do Fígado e gerarem vento, pode haver sintomas espasmódicos agudos, como opistótono, trismo, rigidez do pescoço e da coluna e tetania. *Ganshu* (B-18) está indicado para todos esses sintomas.

Finalmente, o *Illustrated Supplement to the Classic of Categories* declara que *Ganshu* (B-18) é um dos cinco pontos (*Feishu* – B-13, *Xinshu* – B-15, *Ganshu* – B-18, *Pishu* – B-20 e *Shenshu* – B-23) que "drenam calor dos cinco *zang*".

Combinações

- Plenitude do hipogástrio: *Ganshu* (B-18) e *Baohuang* (B-53) (*Thousand Ducat Formulas*).
- Dor aguda das duas regiões costais laterais: *Ganshu* (B-18), *Pishu* (B-20) e *Zhishi* (B-52) (*Thousand Ducat Formulas*).
- Tosse e escarro de sangue: *Ganshu* (B-18), *Quepen* (E-12), *Xinshu* (B-15), *Juque* (REN-14) e *Jiuwei* (REN-15) (*Supplementing Life*).
- Vômito com sangue e hemorragia externa espontânea: *Ganshu* (B-18), *Yinbai* (BP-1), *Pishu* (B-20) e *Shangwan* (REN-13) (*Great Compendium*).
- Deficiência do sangue do Fígado com visão nublada: reforçar *Ganshu* (B-18) e reduzir *Zusanli* (E-36) (*Song of the Jade Dragon*).
- Obstrução visual superficial: *Ganshu* (B-18) e *Toulinqi* (VB-15) (*Great Compendium*).
- Sonolência: *Ganshu* (B-18), *Taixi* (R-3), *Zhaohai* (R-6), *Baihui* (DU-20), *Tianjing* (SJ-10), *Erjian* (IG-2), *Sanjian* (IG-3) e *Lidui* (E-45) (*Great Compendium*).

- Distúrbio *shan* abdominal por frio: *Ganshu* (B-18), *Yinshi* (E-33) e *Taixi* (R-3) (*Great Compendium*).

Danshu (B-19) – shu *da Vesícula Biliar*

Ponto shu dorsal da Vesícula Biliar.

Localização

- 1,5 *cun* do lado da borda inferior do processo espinhoso da décima vértebra torácica (T10).

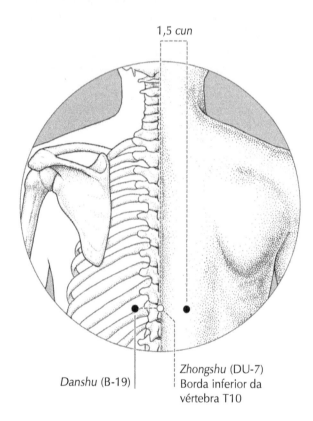

Nota de localização

- Localizar no ponto visível mais elevado dos músculos paraespinhais.

Inserção da agulha

Inserção oblíqua em direção à coluna com 0,5 a 1 *cun*, ou inserção transversal oblíqua com 1 a 1,5 *cun*.

Precaução: a inserção perpendicular ou oblíqua em direção oposta à coluna acarreta risco substancial de causar pneumotórax.

Ações

- Dispersa umidade-calor do Fígado e da Vesícula Biliar.
- Remove fatores patogênicos do *shaoyang*.
- Tonifica e regula o *qi* da Vesícula Biliar.
- Tonifica a deficiência.

Indicações

- Icterícia, olhos amarelados, gosto amargo na boca com língua seca, distensão e dor do tórax e da região costal lateral com incapacidade de virar de lado, vômito, ingestão difícil, vômito seco.
- Palpitações por susto com sono inquieto, insônia.
- Febre de taxação do osso fumegante, febre que sobe e desce alternadamente por taxação por deficiência, secura e dor da garganta, tremor de frio com ausência de transpiração, inchaço da axila, dor de cabeça.

Comentários

Danshu (B-19) é o ponto *shu* dorsal do *fu* Vesícula Biliar, onde o *qi* da Vesícula Biliar emana do interior para a superfície do corpo. É um importante ponto para dispersar umidade-calor da Vesícula Biliar e do Fígado que dá origem a sintomas clássicos como icterícia com olhos amarelados, vômito, distensão da região costal lateral e gosto amargo na boca. A umidade-calor na Vesícula Biliar e no Fígado pode surgir das seguintes formas: (1) a estagnação do *qi* do Fígado gera calor e invade o Baço, suprimindo sua função de transporte e transformação e levando à formação de umidade, (2) a deficiência do Baço leva à falha da sua função de transporte e transformação com formação subsequente de umidade que estagna e fermenta com o tempo e se transforma em umidade-calor ou se combina com o calor estagnado do Fígado preexistente; (3) invasão de umidade-calor externa; (4) consumo de alimentos contaminados ou consumo excessivo de alimentos gordurosos, calóricos ou condimentados e álcool. Em todos os casos, a umidade-calor prejudica a função da Vesícula Biliar de secretar bile, e independentemente da etiologia, *Danshu* (B-19) está indicado.

De acordo com o *Spiritual Pivot*[27] e com o *Essential Questions*[28]: "*Taiyang* é a abertura, *yangming* é o fechamento e *shaoyang* é o eixo". No *Treatise on Injury by Cold*, escrito por Zhang Zhong-jing, o padrão *shaoyang* denota o estágio em que o patógeno está, "meio no exterior e meio no interior". Em outras palavras, o fator patogênico reside entre os níveis *taiyang* (exterior) e *yangming* (interior) e, neste sentido, *shaoyang* é o eixo ou dobradiça entre o exterior e o interior, quando o fator patogênico atrapalha a função da Vesícula Biliar, dá origem à estagnação do *qi*, mau funcionamento da função descendente do Estômago e ascensão do calor da Vesícula Biliar. As manifestações clínicas do padrão *shaoyang* incluem febre e calafrios alternadamente, garganta seca, visão turva, gosto amargo na boca, plenitude e distensão do tórax e da região costal lateral e vômito e náusea. Todos esses sintomas, com exceção do primeiro, são indicações clássicas para *Danshu* (B-19).

De acordo com a teoria das cinco fases, a madeira é a mãe do fogo, e os distúrbios da madeira, Fígado ou Vesícula Biliar podem coexistir ou ser transmitidos para o Coração, que pertence ao fogo. No caso da Vesícula Biliar, há dois padrões principais de desarmonia que podem dar origem a distúrbio do Coração e do espírito: (1) deficiência do *qi* da Vesícula Biliar e (2) umidade na Vesícula Biliar combinada com fleuma-calor do Estômago.

De acordo com o *Essential Questions*[29], a "Vesícula Biliar é o oficial superior do qual o julgamento emana". Se houver susto súbito, ruído incomum ou abrupto ou choque, ou medo e pavor contínuos, independentemente de ocorrerem nos anos de formação da infância ou na idade adulta, o *qi* da Vesícula Biliar ficará lesado, dando origem a palpitações, sono inquieto ou insônia, incapacidade de dormir sozinho, inquietação mental, suscetibilidade à timidez e ao medo, e indecisão. O *qi* da Vesícula Biliar só pode ser agredido, entretanto, quando o *qi* do Coração também se encontra fraco. Isso foi enfatizado no *Achieving Longevity by Guarding the Source*, o clássico do século XVII, escrito por Gong Ting-xin, que declara: "A suscetibilidade ao medo... timidez em que o paciente tem medo de ser agredido, tudo isso resulta da deficiência do *qi* do Coração e da Vesícula Biliar". O *Essential Readings from the Medical Tradition* explica: "Quando o *qi* do Coração e da Vesícula Biliar é forte, o medo súbito e o perigo não causarão doença. Entretanto, se o *qi* for deficiente, essas condições serão prejudiciais".

No caso de umidade-calor na Vesícula Biliar combinada com fleuma-calor no Estômago, pode haver insônia, palpitações e ansiedade acompanhadas por gosto amargo na boca, vômito e distensão e dor no tórax e na região costal lateral. No tratamento desses dois padrões, *Danshu* (B-19) constitui uma parte importante da prescrição de pontos.

Finalmente, os dois pontos *Geshu* (B-17) e *Danshu* (B-19) são conhecidos como as "quatro flores", indicados para febre de taxação do osso fumegante, taxação por deficiência, febre que sobe e desce alternadamente, etc. para uma discussão da história e aplicação desses pontos, ver *Geshu* (B-17).

Combinações

- Olhos amarelados: *Danshu* (B-19) e *Yanggang* (B-48) (*One Hundred Symptoms*).
- Olhos amarelados: *Danshu* (B-19), *Naohu* (DU-17), *Yishe* (B-49) e *Yanggang* (B-48) (*Supplementing Life*).
- Dor na região costal lateral: *Danshu* (B-19) e *Zhangmen* (F-13) (*Thousand Ducat Formulas*).
- Ingestão difícil: *Danshu* (B-19), *Zigong* (REN-19) e *Zhongting* (REN-16) (*Thousand Ducat Formulas*).
- Boca seca e lingual seca com ingestão difícil: *Danshu* (B-19), *Shangyang* (IG-1) e *Xiaochangshu* (B-27) (*Thousand Ducat Formulas*).
- As cem síndromes de taxação de deficiência: aplicar moxa nas quatro flores (*Geshu* – B-17 e *Danshu* – B-19), *Gaohuangshu* – B-43 e *Huanmen* – M-DC-6) (*Compilation*).
- Palpitações por susto: *Danshu* (B-19) e *Yangxi* (IG-5) (*Divine Moxibustion*).
- "Quando a pessoa está indecisa com frequência, a Vesícula Biliar se encontra deficiente. O *qi* vai subir, dando origem a gosto amargo na boca. Para tratar esta condição, use o ponto *mu* frontal e o ponto *shu* dorsal da Vesícula Biliar" (ou seja, *Riyue* – VB-24 e *Danshu* – B-19) (*Essential Questions*).

Pishu (B-20) – shu *do Baço*

Ponto shu *dorsal do Baço.*

Localização

- 1,5 *cun* ao lado da borda inferior do processo espinhoso da décima primeira vértebra torácica (T11).

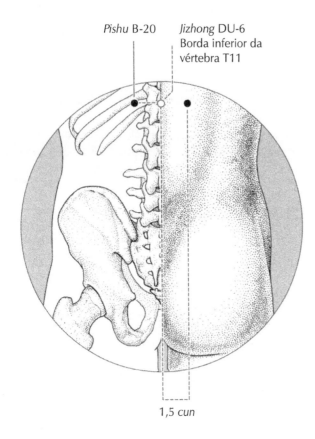

Pishu B-20
Jizhong DU-6
Borda inferior da vértebra T11

1,5 cun

Nota de localização

- Localizar no ponto visível mais elevado dos músculos paraespinhais.

Inserção da agulha

Inserção oblíqua em direção à coluna com 0,5 a 1 *cun*, ou inserção transversal oblíqua com 1 a 1,5 *cun*.

Precaução: a inserção perpendicular ou oblíqua em direção oposta à coluna pode acarretar risco substancial de causar pneumotórax.

Ações

- Tonifica o *qi* e o *yang* do Baço.
- Resolve umidade.
- Ascende o *qi* do Baço e contém o sangue.
- Regula e harmoniza o *qi* do *jiao* médio.

Indicações

- Distensão e dor do abdome, distensão focal, massas abdominais (*ji ju*), falta de apetite, permanece magro a despeito de comer muito, *qi* do Baço frio, alimentos não digeridos (nas fezes), diarreia, distúrbio disentérico, vento crônico por susto na infância, disfunção nutricional na infância, distensão em tambor, icterícia por taxação de deficiência, corpo amarelado com plenitude abdominal e vômito, dor na região costal lateral.
- Sangue nas fezes, sangue na urina, vômito com sangue, menorragia, hemorragia crônica, prolapso uterino.
- Edema, sonolência, lassidão e peso no corpo sem desejo de se movimentar, nenhum desejo de movimentar os quatro membros.
- Doenças maláricas com calafrios e febre, dor lombar, dor nos ombros e nas costas, bocejo, tosse, dor na pele, urina branca turva, espasmo clônico.

Comentários

Pishu (B-20) é o ponto *shu* dorsal do *zang* Baço, onde o *qi* do Baço emana do interior para a superfície do corpo, e como todos os pontos *shu* dorsais (especialmente os dos *zang*), tem uma forte ação para regular e tonificar seu *zangfu* correspondente no nível mais profundo.

De acordo com o *Complete Works of Jing-yue*, "O *ming men* é o mar da essência [e] do sangue, o Baço é o mar da água e do grão, juntos eles são a raiz dos cinco *zang* e dos seis *fu*". A principal função do Baço é dominar o transporte e a transformação dos produtos dos alimentos e das bebidas. Esta atividade vital, a base do *qi* pós-natal do corpo, requer atividade contínua do *yang* e calor e do ponto de vista patológico; portanto, o Baço sofre principalmente da deficiência do *qi* e do *yang*. Esta tendência é a base de todos os padrões de desarmonia do *zang* Baço.

A deficiência do *qi* do Baço pode resultar de deficiência constitucional, dieta irregular, excesso de pensamentos ou de trabalho, insuficiência ou excesso de exercícios físicos ou doença prolongada. A deficiência do *qi* do Baço e o mau funcionamento da função de transporte e transformação darão origem a sintomas como lassidão, falta de apetite, diarreia com alimentos não digeridos nas fezes e má nutrição na infância, e *Pishu* (B-20) é um ponto essencial no tratamento desses distúrbios.

Pishu (B-20) está especificamente indicado para os sintomas de permanecer magro a despeito de comer demais. O *Treatise on the Spleen and Stomach*, escrito por Li Dong-yuan[30], oferece uma interessante discussão sobre as várias relações possíveis entre o apetite e a obesidade ou a magreza, dizendo: (1) que se o Baço e o Estômago estiverem ambos com padrão de excesso, a ingestão de alimentos é grande e a pessoa se torna facilmente obesa; (2) se os dois estiverem deficientes, há incapacidade de comer e a pessoa é magra ou, então, a pessoa engorda facilmente (mesmo estando fraca), a despeito da baixa ingestão de alimentos, sendo esta segunda condição decorrente do acúmulo de fleuma-umidade; (3) "também há casos de magreza a despeito da grande quantidade de alimentos ingeridos. [Neste caso,] o fogo oculto na fase *qi* do Estômago resulta em grande ingestão de alimentos, enquanto o vazio do Baço leva à atrofia da carne. Isso é conhecido como languidez do alimento. Shu-he disse: 'A ingestão de grande quantidade de alimentos não é incompatível com músculos fracos'". A condição aparentemente contraditória de deficiência do Baço com um apetite aumentado é amiúde encontrada na prática clínica e a argumentação de Li Dong-yuan do fogo oculto do Estômago com deficiência do *qi* do Baço explica isso muito bem.

O importante papel que a umidade desempenha na patologia do Baço foi discutido em muitos clássicos. De acordo com o *Essential Questions*: "O Baço tem aversão à umidade"[31], "Umidade, inchaço e plenitude pertencem, todos, ao Baço"[32] e "Quando o Baço está acometido, a umidade é gerada"[33]. Enquanto o *Case Histories from the Guide to Clinical Patterns*, escrito por Ye Tian-shi, da dinastia Qing, afirma: "O Baço gosta de secura e o Estômago gosta de umidade". A origem da umidade pode ser interna ou externa. A deficiência interna do *qi* do Baço e o mau funcionamento do transporte e da transformação pode dar origem à separação incompleta do límpido e do turvo com subsequente formação de umidade interna. Esta umidade pode ser levada a todas as partes do corpo, pois a função do Baço é de distribuir o *qi*, mas especialmente para as partes mais baixas, já que "a natureza da umidade é pesada e turva". Ou então, se a umidade ou a umidade-calor externa atacar o corpo, especialmente em casos de deficiência do Baço de base, a função do Baço pode rapidamente ficar comprometida. A umidade dá origem a sintomas como peso no corpo, lassidão, sonolência, diarreia, distúrbio disentérico, icterícia *yin* e edema. *Pishu* (B-20) é um ponto essencial para tonificar o *qi* do Baço e para resolver umidade, independentemente de ser de origem interna ou externa.

Dois outros padrões que podem se desenvolver a partir da deficiência do *qi* do Baço são: (1) falha do Baço em reunir o sangue e (2) afundamento do *qi* do Baço. De acordo com o *Treatise on Disorders of Blood*: "Quando o *yang* do Baço está deficiente, ele fica incapaz de reunir o sangue", enquanto o *Supplement to the Thousand Ducat Formulas* afirma: "O Baço reúne o sangue, quando o Baço está deficiente, ele fica incapaz de unir o sangue". Parte da função do Baço de controlar o sangue é manter o sangue nos vasos. A fraqueza desta função leva a hemorragia em qualquer parte do corpo, dando origem a indicações como, por exemplo, sangue na urina ou nas fezes, menorragia, vômito com sangue e, na verdade, qualquer tipo de hemorragia crônica. Quando a função do Baço de ascender o *qi* está deficiente, pode haver afundamento ou prolapso do útero. *Pishu* (B-20), através de sua ação de tonificar e, com isso, de ascender o *qi* do Baço, é capaz de tratar essas duas condições.

Outro sintoma importante da desarmonia do Baço é a estagnação no *jiao* médio, que se manifesta como plenitude, distensão e dor do abdome, ou dor na região costal lateral. Há três causas principais desta desarmonia: (1) deficiência do *qi* do Baço que leva à má circulação do *qi*, e o princípio de tratamento aqui é tonificar e circular o *qi*, (2) formação e retenção de umidade no *jiao* médio, que pode obstruir a circulação do *qi*, e o princípio de tratamento neste caso é resolver a umidade e fazer o *qi* circular, (3) desarmonia do Fígado-Baço decorrente de excesso do Fígado que invade o Baço, ou a deficiência do Baço que falha em conter o *qi* normal agressivo do Fígado. O *qi* agressivo do Fígado prejudica a função de transporte e transformação do Baço, levando à estagnação. O princípio de tratamento, neste caso, é harmonizar o Fígado e o Baço. Em todos esses padrões, *Pishu* (B-20) é um ponto essencial.

Uma forma particular de estagnação abdominal para a qual *Pishu* (B-20) está indicado é conhecida como distensão focal. Esta condição é caracterizada basicamente por uma sensação de bloqueio intenso e distensão, ou pelo surgimento de inchaço como uma tigela virada para cima. É um dos "cinco acúmulos" e pertence ao Baço.

Como *Pishu* (B-20) tonifica o Baço e regula o *jiao* médio, este ponto também pode ser usado para tratar a desarmonia dual comumente encontrada em Estômago e Baço com distensão do epigástrio e do abdome, náusea, vômito e diarreia.

Finalmente, o *Illustrated Supplement to the Classic of Categories* declara que *Pishu* (B-20) é um dos cinco pontos: *Feishu* (B-13), *Xinshu* (B-15), *Ganshu* (B-18), *Pishu* (B-20) e *Shenshu* (B-23), que "drenam calor dos cinco *zang*".

Combinações

- Deficiência do Baço com alimentos não digeridos (nas fezes): *Pishu* (B-20) e *Pangguangshu* (B-28) (*One Hundred Symptoms*).
- Come muito, mas permanece magro: *Pishu* (B-20) e *Weishu* (B-21) (*Great Compendium*).
- Dor abdominal sem prazer de comer: *Pishu* (B-20) e *Weishu* (B-21) (*Supplementing Life*).
- Tristeza abaixo do Coração: *Pishu* (B-20) e *Tinggong* (ID-19) (*One Hundred Symptoms*).
- Vômito com sangue e hemorragia externa espontânea: *Pishu* (B-20), *Yinbai* (BP-1), *Ganshu* (B-18) e *Shangwan* (REN-13) (*Great Compendium*).
- Perda do uso dos quatro membros: *Pishu* (B-20), *Jiquan* (C-1) e *Riyue* (VB-24) (*Supplementing Life*).
- Dor aguda das duas regiões costais laterais: *Pishu* (B-20), *Ganshu* (B-18) e *Zhishi* (B-52) (*Thousand Ducat Formulas*).

Weishu (B-21) – shu do Estômago

Ponto shu dorsal do Estômago.

Localização

- 1,5 *cun* do lado da borda inferior do processo espinhoso da décima segunda vértebra torácica (T12).

Nota de localização

- Localizar no ponto visível mais elevado dos músculos paraespinhais.

Inserção da agulha

Inserção oblíqua em direção à coluna com 0,5 a 1 *cun*, ou inserção transversal oblíqua com 1 a 1,5 *cun*.

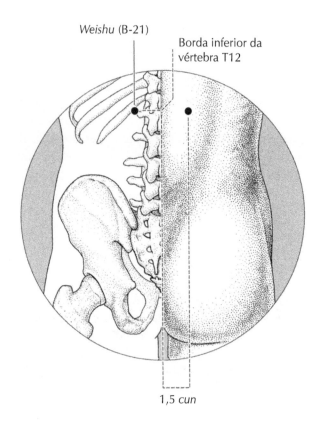

Precaução: a inserção perpendicular ou oblíqua em direção oposta à coluna acarreta risco substancial de causar pneumotórax.

Ações

- Regula o Estômago e descende a rebelião.
- Harmoniza o *jiao* médio.

Indicações

- Dor epigástrica, Estômago frio e débil, distensão e frio do Estômago, distensão e plenitude do abdome e do epigástrio, plenitude da região costal lateral, edema e distensão em tambor.
- Corpo magro a despeito de comer muito, fome mas sem conseguir comer, falta de apetite, ingestão difícil, vômito, vômito de líquido claro, vômito de manhã do que foi comido na noite anterior, refluxo do Estômago, distúrbio da perturbação súbita, tendões contraídos, má nutrição da infância, regurgitação de leite em crianças.
- Borborigmos, diarreia, alimentos não digeridos (nas fezes).
- Dor no tórax, contração e dor nas costas, icterícia, malária, massas abdominais (*ji*) de longa data, obscurecimento da visão, prolapso do reto.

Comentários

Weishu (B-21) é o ponto *shu* dorsal do *fu* Estômago, onde o *qi* do Estômago emana do interior para a superfície do corpo, e é um ponto poderoso para tratar todas as doenças do Estômago, bem como para regular o *jiao* médio como um todo. De acordo com o *Spiritual Pivot*[34]: "O Estômago é o mar de água e grão". Sua função é receber os alimentos e os líquidos ingeridos, "decompô-los e amadurecê-los" e levá-los em movimento descendente até o Intestino Delgado. A maioria das patologias do Estômago, portanto, envolve a falha de sua função de descensão. Isto pode ser decorrente de deficiência do *qi* do Estômago ou do *yin* do Estômago, frio excessivo, calor excessivo ou umidade excessiva, de origem interna ou externa, estase de sangue no Estômago, estagnação de alimentos ou invasão do Estômago pelo *qi* do Fígado ou da Vesícula Biliar. A falha da função descendente do Estômago leva à estagnação do *qi* e, por consequência, à distensão, plenitude e dor do epigástrio e do abdome, enquanto a rebelião para cima do *qi* do Estômago leva a refluxo do Estômago, náusea e vômito. Independentemente do padrão, seja de deficiência, excesso, frio ou calor, *Weishu* (B-21) é um ponto essencial para restabelecer a harmonia do Estômago.

É interessante comparar as ações e indicações de *Weishu* (B-21), o ponto *shu* dorsal do Estômago, com *Zusanli* (E-36), o ponto *he* mar do canal do Estômago. Os dois têm uma ação igualmente forte para regular distúrbios do *fu* Estômago, mas *Weishu* (B-21) não compartilha nenhuma das habilidades de *Zusanli* (E-36) para tonificar e nutrir o *qi* e o sangue do corpo como um todo.

O Estômago e o Baço estão relacionados do ponto de vista interior-exterior, e a descensão do *qi* do Estômago e a ascensão do *qi* do Baço, juntas, dominam todo o processo de digestão. Em virtude desta íntima relação, *Weishu* (B-21) é capaz de regular a desarmonia do Estômago e do Baço, dando origem a ascensão anormal do *qi* do Estômago (vômito), descensão anormal do *qi* do Baço (diarreia) e falha da função do Baço de transportar e transformar (borborigmos e edema).

Um apetite saudável é sinal de um funcionamento harmonioso do Baço e do Estômago, e *Weishu* (B-21) está indicado em vários distúrbios que afetam o apetite. Falta de apetite pode ser decorrente da deficiência do Estômago e do Baço, que não têm força para "decompor e amadurecer" e transportar e transformar o que é ingerido, ou de várias formas de excesso que levam à estagnação dos alimentos no Estômago e, por isso, à falta de desejo e incapacidade de ingerir mais alimentos. A fome com incapacidade de comer é decorrente da insuficiência do *yin* do Estômago com consequente calor por deficiência, com o calor estimulando o desejo de comer e com a deficiência do *yin* e a secura resultante causando incapacidade de digerir o que é ingerido. O comer em excesso sem ganhar peso é um sinal de calor no Estômago, com ou sem deficiência do Baço (ver comentários sobre *Pishu* – B-20). *Weishu* (B-21) está indicado em todos esses casos.

Combinações

- Dor abdominal sem prazer em comer: *Weishu* (B-21) e *Pishu* (B-20) (*Formulas for the Living*).
- Come muito, mas permanece magro: *Weishu* (B-21) e *Pishu* (B-20) (*Great Compendium*).
- Vômito ou frio no Estômago com distensão, come muito, mas permanece magro: *Weishu* (B-21) e *Shenshu* (B-23) (*Thousand Ducat Formulas*).
- Frio no Estômago com dificuldade de digerir os alimentos: *Weishu* (B-21) e *Hunmen* (B-47) (*One Hundred Symptoms*).

Sanjiaoshu (B-22) – shu do Sanjiao

Ponto shu dorsal do Sanjiao.

Localização

- 1,5 *cun* do lado da borda inferior do processo espinhoso da primeira vértebra lombar (L1).

Nota de localização

- Localizar no ponto visível mais elevado dos músculos paraespinhais.

Inserção da agulha

Inserção oblíqua ou perpendicular oblíqua em direção à coluna, com 1 a 1,5 *cun*.

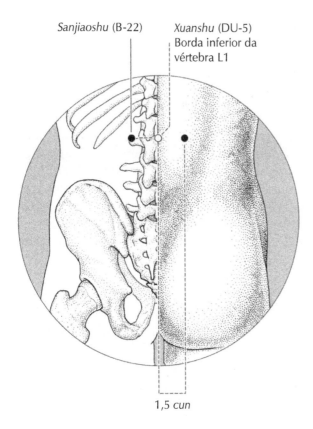

Sanjiaoshu (B-22)
Xuanshu (DU-5) Borda inferior da vértebra L1

1,5 cun

Precaução: a inserção perpendicular profunda acarreta o risco de lesar o rim.

Ações

- Move e regula o *Sanjiao*.
- Regula o Baço e o Estômago e resolve umidade.
- Regula as passagens da água e promove a micção.
- Resolve massas.

Indicações

- Borborigmos, diarreia, alimentos não digeridos (nas fezes), distúrbio disentérico, constrição esofágica, vômito, ingestão difícil.
- Distensão abdominal com emagrecimento, massas (*zheng ju*) abdominais e emagrecimento em mulheres, massas (*ji ju*) nos *zangfu*, massas (*ji ju*) grandes e duras no hipogástrio.
- Edema, micção difícil, turvação branca, sangue na urina, taxação por deficiência.
- Dor de cabeça, tontura visual, calafrios alternando-se com febre, calor no corpo, gosto amargo na boca e lábios rachados, icterícia.
- Rigidez e dor na coluna lombar, inflexibilidade e rigidez do ombro e das costas.

Comentários

Sanjiaoshu (B-22) é o ponto *shu* dorsal do *Sanjiao*, onde o *qi* do *Sanjiao* emana do interior para a superfície do corpo. O *Sanjiao* integra e harmoniza o *jiao* superior, médio e inferior e domina o livre fluxo do *qi* e dos líquidos através dessas três áreas. Localizado entre *Weishu* (B-21) acima e *Shenshu* (B-23) abaixo, *Sanjiaoshu* (B-22), entretanto, tem apenas a ação de regular o *qi* do *jiao* médio e do *jiao* inferior. Ele integra as atividades do Estômago e do Baço no *jiao* médio e dos Rins, da Bexiga e dos intestinos no *jiao* inferior, e, portanto, a transformação, o transporte e a excreção dos alimentos e dos líquidos.

O *Classic of Difficulties*[35] declara que "o *Sanjiao* é o trajeto da água e do grão", o *Essential Questions*[36] afirma: "o *Sanjiao* é o oficial encarregado de drenar e controla as passagens da água" e o *Introduction to Medicine* afirma: "O *jiao* médio domina a transformação dos sabores da água e do grão... portanto, se diz que o *jiao* médio é como espuma. O *jiao* inferior domina o movimento e a drenagem da urina e das fezes e, no momento correto, em excretá-las... portanto, se diz que o *jiao* inferior é como um escoadouro".

Nos casos em que há perda da harmonia entre o Estômago e o Baço no *jiao* médio e nos intestinos no *jiao* inferior, há sintomas como distensão abdominal, borborigmos, diarreia ou distúrbio disentérico, alimentos não digeridos (nas fezes), ingestão difícil, constrição esofágica e vômito. Em casos graves, nos quais há obstrução e acúmulo, pode haver massas abdominais ou nódulos no hipogástrio. *Sanjiaoshu* (B-22) é especialmente eficaz para ativar e harmonizar o *qi* do *jiao* médio e do *jiao* inferior, para resolver umidade e para dispersar estase, e é um dos pontos mais importantes e classicamente indicados para massas abdominais.

Nos casos em que há perda da harmonia entre o Baço no *jiao* médio e os Rins e a Bexiga no *jiao* inferior, pode haver edema com micção difícil, sangue na urina e turvação branca decorrente de deficiência e exaustão. *Sanjiaoshu* (B-22) é capaz de tratar esses distúrbios porque tem capacidade de mover os líquidos e ativar a função de transformação do *qi* da Bexiga.

Finalmente, o canal *Sanjiao* pertence ao *shaoyang*, e embora não seja um ponto do canal *Sanjiao*, *Sanjiaoshu* (B-22) está indicado para o tratamento de alternância de febre com calafrios, calor no corpo, gosto amargo na boca, dor de cabeça e tontura visual, sendo todos eles manifestações do padrão *shaoyang*.

Combinações

- Borborigmos, distensão abdominal e diarreia aquosa: *Sanjiaoshu* (B-22), *Xiaochangshu* (B-27), *Xialiao* (B-34), *Yishe* (B-49) e *Zhangmen* (F-13) (*Thousand Ducat Formulas*).
- Borborigmos: *Sanjiaoshu* (B-22), *Dachangshu* (B-25), *Taibai* (BP-3) e *Gongsun* (BP-4) (*Supplementing Life*).
- Alimentos não digeridos (nas fezes): *Sanjiaoshu* (B-22), *Zusanli* (E-36), *Dachangshu* (B-25), *Sanyinjiao* (BP-6), *Xiawan* (REN-10), *Xuanshu* (DU-5) e *Liangmen* (E-21) (*Supplementing Life*).
- Massas (*ji ju*) no hipogástrio, que são duras e grandes como uma placa, com distensão epigástrica e alimentos não digeridos (nas fezes): *Sanjiaoshu* (B-22) e *Zhongwan* (REN-12) (*Thousand Ducat Formulas*).

Shenshu (B-23) – shu *do Rim*

Ponto shu *dorsal dos Rins.*

Localização

- 1,5 *cun* do lado da borda inferior do processo espinhoso da segunda vértebra lombar (L2).

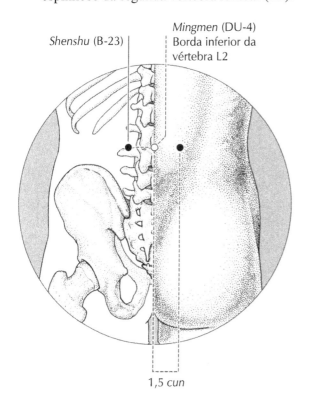

Nota de localização

- Localizar no ponto visível mais elevado dos músculos paraespinhais.

Inserção da agulha

Inserção oblíqua ou perpendicular oblíqua em direção à coluna com 1 a 1,5 *cun*.

Precaução: a inserção perpendicular profunda acarreta risco de lesar o rim.

Ações

- Tonifica os Rins e fortifica o *yang*.
- Beneficia a essência.
- Nutre o *yin* do Rim.
- Firma o *qi* do Rim.
- Regula as passagens da água e beneficia a micção.
- Beneficia e aquece o útero.
- Beneficia os ouvidos e os olhos.
- Fortalece a região lombar.

Indicações

- Edema, edema por taxação de deficiência, micção difícil, urina turva, turvação branca com exaustão por deficiência, enurese, micção frequente, micção em gotejamento, distúrbio do emagrecimento e sede com micção frequente, sangue na urina.
- Emissão seminal, emissão seminal com sonhos, urina contendo sêmen, impotência, ejaculação prematura, dor nos órgãos genitais, dor hipogástrica aguda.
- Menstruação irregular, acúmulo de frio em mulheres dando origem à taxação, frio crônico do útero, emaciação em mulheres decorrente de relação sexual durante a menstruação, leucorreia, leucorreia vermelha e branca.
- Diarreia por frio ou umidade (*dong*), borborigmos, alimentos não digeridos nas fezes, come muito, mas permanece magro, dor na região costal lateral, frio e distensão no Estômago, vômito por frio.
- Dispneia crônica e tosse, asma, *qi* diminuído.
- Surdez por deficiência do Rim, tinidos, tontura visual, cegueira noturna, visão turva.
- As cinco taxações e as sete agressões, taxação dos cinco *zang*, frio crônico do *zang* água (Rim), emaciação por taxação de deficiência.

Comentários

Shenshu (B-23) é o ponto *shu* dorsal do *zang* Rim, onde o *qi* dos Rins emana do interior para a superfície do corpo, e como todos os outros pontos *shu* dorsais (especialmente os dos *zang*) têm uma forte ação para regular e tonificar seu *zangfu* correspondente no nível mais profundo. *Shenshu* (B-23) é um dos principais pontos de acupuntura para fortalecer os Rins, fortificar o *yang*, nutrir o *yin* e beneficiar a essência.

De acordo com o *Spiritual Pivot*[37]: "Os Rins armazenam a essência" e "a essência é a fonte da vida". O *Essential Questions*[38] afirma: "A essência é a raiz do corpo humano". Enquanto um ditado da medicina chinesa enfatiza: "O Rim é a raiz do pré-celestial". Como nem a essência e nem o *qi* pré-celestial nunca podem estar em excesso, os Rins só podem sofrer de padrões de deficiência. A deficiência do Rim pode ser de origem congênita ou pode se desenvolver durante o curso da vida da pessoa como resultado de doença crônica, desperdício, atividade sexual excessiva, excesso de trabalho, velhice, medo prolongado ou desarmonia prolongada de outro *zangfu*, que, com o tempo, é transmitida para os Rins. A deficiência dos Rins é subdividida nos seguintes padrões: (1) falta de firmeza do *qi* do Rim; (2) falha dos Rins em segurar o *qi*; (3) deficiência da essência do Rim, (4) deficiência do *yang* do Rim; (5) deficiência do *yin* do Rim. *Shenshu* (B-23) é um ponto essencial no tratamento desses padrões.

Os Rins dominam os dois *yin* (uretra e ânus) e controlam a abertura e o fechamento da Bexiga e de sua função de transformação do *qi*. A deficiência do *qi* do Rim (falta de firmeza do *qi* do Rim), portanto, pode prejudicar a capacidade dos Rins em manter e comprimir a urina, resultando em sintomas como escapamento na forma de micção frequente, micção em gotejamento, enurese, turvação branca decorrente de deficiência e exaustão, etc.

De acordo com o *Master Hua's Classic of the Central Viscera*, escrito pelo grande médico da dinastia Han, Hua Tuo, os Rins "têm o propósito de prender a essência nos homens"[39]. A deficiência do *qi* do Rim, portanto, pode dar origem a escapamento da essência que se manifesta como emissão seminal, emissão seminal com sonhos, urina contendo sêmen e ejaculação prematura. Este tipo de escapamento pode ser visto dentro do contexto da deficiência de *qi* isoladamente (em outras palavras, sem sintomas concomitantes de frio ou calor), ou como parte da deficiência do *yang* do Rim ou do *yin* do Rim, mais comumente o primeiro caso, já que o *qi* pertence à categoria geral do *yang*. Independentemente do padrão, *Shenshu* (B-23) é um ponto importante para firmar a ação de manter e comprimir dos Rins.

Os Rins controlam o movimento da água através do corpo, e embora o Baço e o Pulmão também tenham um importante papel na circulação dos líquidos, seu *yang qi* é, no final das contas, dependente do *yang qi* dos Rins. Isso se reflete na declaração de que "os Rins dominam o *yang* do corpo todo e governam a água". Quando o *yang* do Rim falha em mover os líquidos do corpo, pode haver edema com dificuldade de urinar. O *Supplement to the Thousand Ducat Formulas* diz: "*Shenshu* (B-23) trata as cem doenças edematosas" (ou seja, qualquer tipo de edema).

O útero depende da essência do Rim para seu crescimento, maturação e nutrição, o vaso de Penetração e o vaso da Concepção são nutridos pelos Rins e têm sua raiz nos Rins, e o *Essential Questions* afirma: "o vaso do útero se conecta com os Rins"[40]. *Shenshu* (B-23) está indicado para uma variedade de distúrbios do útero, incluindo menstruação irregular decorrente da deficiência do Rim, frio crônico do útero que dá origem à taxação, "emagrecimento em mulheres decorrente de relação sexual durante a menstruação" e leucorreia.

A íntima relação entre o *yang* do Rim e o *ming men* (portão da vida) tem sido enfatizada em vários clássicos. De acordo com o *Classic of Difficulties*[41]: "À esquerda está o Rim, à direita está o *ming men*". Enquanto Li Dong-yuan escreveu: "o *ming men* reside entre os Rins" e "o *ming men* é a raiz do *qi* original e a residência da água e do fogo; sem ele, o *yin qi* dos cinco *zang* fica incapaz de crescer, o *yang qi* dos cinco *zang* fica incapaz de se desenvolver". O *yang* do Rim, portanto, corresponde ao fogo do *ming men* e é a fonte do fogo do corpo todo. A falha do *yang* do Rim em aquecer o corpo leva a sintomas como frio crônico do útero, da região lombar, das pernas e dos ossos. O declínio do *yang* do Rim e o desgaste do fogo do *ming men* pode levar à fraqueza da função sexual e, com isso, à impotência. O *yang* do Rim também é a fonte do *yang* do Baço, quando o *yang* do Rim está incapaz de aquecer a terra do Baço e do Estômago, pode haver diarreia crônica decorrente de frio ou umidade, diarreia contendo alimentos não digeridos, frio e distensão do Estômago e vômito por frio. A diarreia associada a este padrão ocorre caracteristicamente nas primeiras horas da manhã e é conhecida como diarreia das cinco horas (do cantar do galo). O *Complete Works of Jing-yue* afirma: "A abertura e o fechamento das duas excreções são dominados pelos Rins. Quando o *yang qi* dos Rins é insuficiente, então, o *ming men* fica em declínio e o frio *yin* fica abundante; dessa forma, depois da quinta hora, quando o *yang qi* dos Rins está em declínio e o *yin qi* está alcançando seu zênite, haverá diarreia incessante".

De acordo com o *Complete Works of Jing-yue*: "O Pulmão é o mestre do *qi*, os Rins são a raiz do *qi*. O Pulmão domina a exalação do *qi*, enquanto os Rins dominam a recepção do *qi*. Apenas quando o *yin* e o *yang* estão se comunicando mutuamente, a respiração fica harmoniosa". Esta citação enfatiza o papel essencial dos Rins na respiração normal. O Pulmão é o *zang* mais alto com a função de descender o *qi* e controlar a exalação, enquanto os Rins são o *zang* mais baixo com a função de captar o *qi* e controlar a inalação. Se o *qi* do Rim estiver deficiente e incapaz de captar e manter o *qi* do Pulmão, pode haver dispneia, asma ou tosse. Este padrão é caracterizado por sua natureza crônica e normalmente é visto com outros sinais concomitantes de deficiência do Rim. À semelhança do que ocorre com a falta de firmeza do *qi* do Rim, este padrão pode ser visto sem sintomas de frio ou de calor, ou dentro do contexto de deficiência do *yang* do Rim ou do *yin* do Rim.

De acordo com o *Essential Readings from the Medical Tradition*: "O fogo e a água do corpo humano são *yin* e *yang*... sem *yang*, o *yin* não consegue se produzir; sem *yin*, o *yang* não consegue se transformar". Enquanto no *Complete Works of Jing-yue* está escrito que "o *yin* e o *yang* têm a mesma origem... o fogo é o controlador da água, a água é a fonte do fogo...". Essas citações enfatizam a inseparável relação do *yin* e do *yang* dos Rins e ajudam a explicar a razão pela qual todos os pontos de acupuntura que tratam os Rins invariavelmente beneficiam o *yin* e o *yang* do Rim. Embora as indicações para *Shenshu* (B-23) enfatizem a deficiência do *qi* ou do *yang* do Rim, ele também age nutrindo o *yin* do Rim.

À semelhança do *yang* do Rim, o *yin* do Rim é a raiz do *yin* do corpo todo. A deficiência do *yin* do Rim pode levar à má nutrição do corpo e à ascensão do fogo por deficiência, dando origem a sintomas como emaciação, distúrbio do emagrecimento e da sede e vermelhidão, assim como calor da face e do corpo.

É uma característica dos pontos *shu* dorsais *yin* o fato de nutrirem e regularem seus órgãos dos sentidos correspondentes. De acordo com o *Spiritual Pivot*[42]: "Os Rins se abrem nos ouvidos; se os Rins estiverem em harmonia, os ouvidos podem ouvir os cinco sons". Como os Rins armazenam a essência, produzem a medula que enche o cérebro e dominam o *yin*, *Shenshu* (B-23) está indicado não apenas para distúrbios auditivos como tinidos e surdez, mas também para visão turva, cegueira noturna e tontura visual, todas decorrentes de deficiência da medula, da essência ou do *yin*.

Como o *yin* e o *yang* do Rim são a raiz dos líquidos *yin* e do *yang qi* do corpo, isto explica a ação de *Shenshu* (B-23) nas doenças de deficiência crônica. Ele está indicado para as cinco taxações e as sete agressões, taxação dos cinco *zang* e acúmulo prolongado de frio que leva à taxação. As cinco taxações discutidas no *Spiritual Pivot* são: (1) uso excessivo dos olhos, o que lesa o sangue; (2) ficar deitado em excesso, o que agride o *qi*; (3) ficar sentado em excesso, o que agride a carne; (4) ficar em pé em excesso, o que agride os ossos; e (5) andar excessivamente, o que agride os tendões. Em textos posteriores, o conceito das cinco taxações também foi usado para se referir à taxação de cada um dos cinco *zang*. Embora também se refira a uma ampla variedade de distúrbios genitais masculinos (ver Glossário), as sete agressões neste contexto são: (1) comer em excesso, o que agride o Baço; (2) raiva intensa, o que agride o Fígado; (3) levantar objetos muito pesados ou sentar-se por muito tempo em solo úmido, o que agride os Rins; (4) frio patogênico que agride o Pulmão; (5) preocupação e ansiedade, o que agride o Coração; (6) Vento, chuva, frio e calor do verão que agridem o corpo; e (7) medo excessivo, o que agride as emoções.

De acordo com o *Essential Questions*: "Os Rins armazenam o *qi* da medula óssea"[43], "Os Rins residem na região lombar"[44], "Os Rins geram medula óssea"[45] e "...quando há ataque interno e o calor se aloja nos Rins, então os ossos se enfraquecem e a medula ficará deficiente, portanto as pernas não vão ser capazes de sustentar o corpo e haverá desenvolvimento de distúrbio de atrofia óssea"[46]. Qualquer padrão de deficiência do Rim pode dar origem à dor lombar crônica e fraqueza ou a dolorimento dos joelhos, enquanto nos casos de deficiência do *yin* do Rim pode haver sensações de calor nos ossos e nos caso de deficiência do *yang* do Rim, sensações de frio nos ossos. Localizado na região lombar e tendo uma ação direta sobre o *zang* Rim, Shenshu (B-23) é um ponto essencial no tratamento de qualquer tipo de dor lombar que tenha sua raiz na deficiência do Rim, bem como no tratamento de distúrbio de atrofia por deficiência do Rim e hemiplegia.

Finalmente, o *Illustrated Supplement to the Classic of Categories* afirma que Shenshu (B-23) é um dos cinco pontos – Feishu (B-13), Xinshu (B-15), Ganshu (B-18), Pishu (B-20) e Shenshu (B-23) – que "drenam calor dos cinco *zang*".

Combinações

- Frio nas extremidades inferiores: Shenshu (B-23), Jinggu (B-64) e Rangu (R-2) (*Supplementing Life*).
- Frio e dor na medula óssea: Shenshu (B-23), Dazhu (B-11), Xuanzhong (VB-39), Fuliu (R-7), Lidui (E-45) e Shenmai (B-62) (*Compilation*).
- Fraqueza dos Rins e da região lombar acompanhada por emissão seminal: Shenshu (B-23) e Xinshu (B-15) (*Ode of the Jade Dragon*).
- Dor lombar: Shenshu (B-23), Qihaishu (B-24) e Zhonglushu (B-29) (*Supplementing Life*).
- Dor lombar decorrente de deficiência do Rim: Shenshu (B-23), Weizhong (B-40), Taixi (R-3) e Baihuanshu (B-30) (*Great Compendium*).
- Dor lombar nos idosos: Shenshu (B-23) e Mingmen (DU-4) (*Compilation*).
- Incontinência urinária e fecal nos idosos: aplicar moxa em Shenshu (B-23) e Mingmen (DU-4) (*Ode of the Jade Dragon*).
- Diarreia por invasão de frio ou umidade (*dong*) contendo alimentos não digeridos: Shenshu (B-23) e Zhangmen (F-13) (*Thousand Ducat Formulas*).
- Diarreia por frio ou umidade (*dong*) com alimentos não digeridos: Shenshu (B-23) e Dachangshu (B-25) (*Supplementing Life*).
- Vômito ou frio no Estômago com distensão, come muito e permanece magro: Shenshu (B-23) e Weishu (B-21) (*Thousand Ducat Formulas*).
- Edema de deficiência por taxação: aplicar moxa em Taichong (F-3) cem vezes, também aplicar moxa em Shenshu (B-23) (*Thousand Ducat Formulas*).

- Emissão seminal, turvação branca: Shenshu (B-23), Guanyuan (REN-4) e Sanyinjiao (BP-6) (*Great Compendium*).
- Impotência: Shenshu (B-23), Rangu (R-2), Mingmen (DU-4) e Qihai (REN-6) (*Illustrated Supplement*).
- Dor dos órgãos genitais: Shenshu (B-23), Zhishi (B-52), Jinggu (B-64) e Taichong (F-3) (*Supplementing Life*).
- Menstruação irregular: Shenshu (B-23), Daimai (VB-26), Qihai (REN-6), Zhongji (REN-3) e Sanyinjiao (BP-6) (*Great Compendium*).
- Hemorragia uterina incessante: Shenshu (B-23), Zigong (M-TA-18), Zhongji (REN-3) e Shimen (REN-5) (*Great Compendium*).
- Surdez decorrente de deficiência do Rim: Shenshu (B-23) e Tinghui (VB-2) (*Song of the Jade Dragon*).
- Surdez decorrente de deficiência do Rim: Shenshu (B-23), Pianli (IG-6) e Tinghui (VB-2) (*Illustrated Supplement*).
- Tinidos por deficiência: Shenshu (B-23), Zusanli (E-36) e Hegu (IG-4) (*Great Compendium*).
- Tinidos: Shenshu (B-23), Tinggong (ID-19), Tinghui (VB-2), Ermen (SJ-21), Baihui (DU-20), Luoque (B-8), Yangxi (IG-5), Qiangu (ID-2), Houxi (ID-3), Wangu (ID-4), Zhongzhu (SJ-3) e Shangyang (IG-1) (*Great Compendium*).
- Plenitude do tórax e da região costal lateral que se irradia para o abdome: Shenshu (B-23), Xiajuxu (E-39), Qiuxu (VB-40) e Xiaxi (VB-43) (*Great Compendium*).
- Tórax e diafragma obstruídos por estase de sangue: Shenshu (B-23) e Juliao (E-3) (*One Hundred Symptoms*).

Qihaishu (B-24) – mar do shu do qi

Localização

- 1,5 *cun* do lado da borda inferior do processo espinhoso da terceira vértebra lombar (L3).

Nota de localização

- Localizar no ponto visível mais elevado dos músculos paraespinhais.

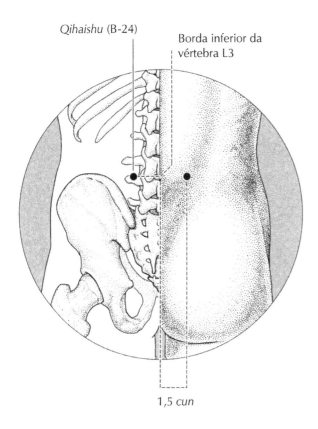

Inserção da agulha

Inserção perpendicular com 1 a 1,5 *cun*.

Ações

- Fortalece a região lombar e as pernas.
- Regula o *jiao* inferior.

Indicações

- Dor e rigidez da região lombar, obstrução dolorosa e dor do membro inferior, distúrbio de atrofia.
- Dismenorreia, menstruação irregular, leucorreia.
- Hemorroidas, hemorroidas que sangram, diarreia, diarreia sanguinolenta, dor abdominal.

Comentários

A despeito do nome evocativo "mar do *shu* do *qi*", *Qihaishu* (B-24) não tem nenhuma propriedade de tonificar ou regular o *qi*, e na prática clínica é mais usado (especialmente quando se encontra dolorido) no tratamento de dor lombar.

Combinação

- Dor lombar: *Qihaishu* (B-24), *Shenshu* (B-23) e *Zhonglushu* (B-29) (*Supplementing Life*).

Dachangshu (B-25) – *shu do Intestino Grosso*

Ponto shu *dorsal do Intestino Grosso.*

Localização

- 1,5 *cun* do lado da borda inferior do processo espinhoso da quarta vértebra lombar (L4).

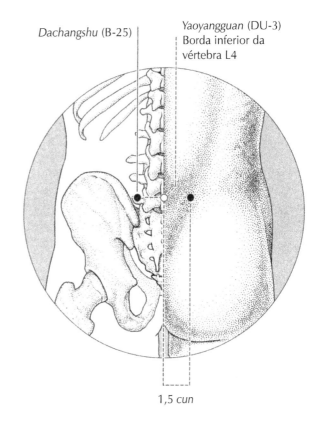

Nota de localização

- Localizar no ponto visível mais elevado dos músculos paraespinhais.

Inserção da agulha

Inserção perpendicular com 1 a 1,5 *cun*.

Ações

- Regula os intestinos.
- Transforma a estagnação e alivia a dor.
- Fortalece a região lombar e as pernas.

Indicações

- Borborigmos, diarreia por frio ou umidade (*dong*), alimentos não digeridos (nas fezes), distúrbio disentérico, sangue nas fezes, abscesso intestinal, dificuldade de urinar e evacuar, constipação, prolapso do reto.
- Distensão e dor do abdome, dor hipogástrica, distensão e plenitude do hipogástrio, dor espasmódica da parte inferior do abdome, dor aguda na região umbilical, incapacidade de comer e beber, permanece magro mesmo comendo muito.
- Dor lombar, rigidez da coluna lombar, dor e obstrução dolorosa dos membros inferiores, distúrbio de atrofia, dismenorreia.

Comentários

Dachangshu (B-25) é o ponto *shu* dorsal do Intestino Grosso, onde o *qi* do Intestino Grosso emana do interior para a superfície do corpo. É um ponto importante para regular a função do *fu* Intestino Grosso, e sua aplicação é bastante abrangente.

Quando o Baço está deficiente ou sofrendo pela umidade, pode haver fezes soltas, diarreia, alimentos não digeridos nas fezes, sangue nas fezes, borborigmos e incapacidade de ganhar peso mesmo comento muito. Em combinação com pontos que tonificam o Baço e o Estômago, *Dachangshu* (B-25) é um ponto importante para firmar e tonificar os intestinos. Quando há estagnação (de *qi*, sangue, umidade-calor, calor tóxico, etc.) na região intestinal, haverá distensão, dor, dor aguda, plenitude, constipação, abscesso intestinal, etc. Em combinação com outros pontos adequados, *Dachangshu* (B-25) é capaz de regular o *qi* e dissipar a estagnação. Quando o *qi* central está deficiente, ou quando a umidade-calor afunda, pode haver prolapso do reto. *Dachangshu* (B-25) é um ponto adjacente valioso usado no tratamento deste distúrbio em combinação com pontos como *Baihui* (DU-20) e *Chengqiang* (DU-1), bem como pontos que tratam a desarmonia de base.

Finalmente, *Dachangshu* (B-25) é um importante ponto local no tratamento de dor lombar, e como muitos pontos da região lombar inferior, também está indicado para obstrução dolorosa e distúrbio de atrofia dos membros inferiores.

Combinações

- Diarreia por frio ou umidade (*dong*) com alimentos não digeridos: *Dachangshu* (B-25) e *Shenshu* (B-23) (*Supplementing Life*).
- Alimentos não digeridos (nas fezes): *Dachangshu* (B-25), *Liangmen* (E-21), *Zusanli* (E-36), *Sanyinjiao* (BP-6), *Xiawan* (REN-10), *Sanjiaoshu* (B-22) e *Xuanshu* (DU-5) (*Supplementing Life*).
- Incontinência fecal: *Dachangshu* (B-25) e *Guanyuan* (REN-4) (*Great Compendium*).
- Borborigmos: *Dachangshu* (B-25), *Taibai* (BP-3), *Gongsun* (BP-4) e *Sanjiaoshu* (B-22) (*Supplementing Life*).
- Prolapso do reto: *Dachangshu* (B-25), *Baihui* (DU-20), *Changqiang* (DU-1), *Jianjing* (VB-21), *Hegu* (IG-4) e *Qichong* (E-30) (*Compilation*).
- Prolapso do reto em crianças: *Dachangshu* (B-25), *Baihui* (DU-20) e *Changqiang* (DU-1) (*Great Compendium*).
- Dor por abscesso intestinal: *Dachangshu* (B-25), *Xiangu* (E-43) e *Taibai* (BP-3) (*Great Compendium*).
- Ingestão difícil com desejo de beber líquidos: *Dachangshu* (B-25) e *Zhourong* (BP-20) (*Thousand Ducat Formulas*).

Guanyuanshu (B-26) – portão do shu original

Localização

- 1,5 *cun* do lado da borda inferior do processo espinhoso da quinta vértebra lombar (L5).

Nota de localização

- Localizar no ponto visível mais elevado dos músculos paraespinhais.

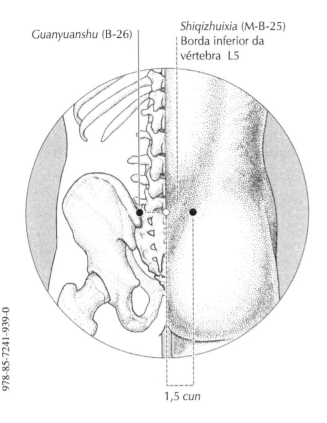

Guanyuanshu (B-26)
Shiqizhuixia (M-B-25)
Borda inferior da vértebra L5
1,5 cun

Inserção da agulha

Inserção perpendicular com 1 a 1,5 *cun*.

Ações

- Fortalece a região lombar.
- Regula o *jiao* inferior.

Indicações

- Dor lombar, dor lombar por taxação de vento.
- Distensão abdominal, distensão por deficiência, massas (*jia ju*) abdominais em mulheres, diarreia, constipação.
- Enurese, micção frequente, micção difícil, distúrbio do emagrecimento e sede.

Comentários

Guanyuanshu (B-26), por causa de sua proximidade com a quinta vértebra lombar, é muito usado no tratamento de dor lombar. Vários clássicos da medicina chinesa especificaram o uso deste ponto no tratamento de dor lombar por "taxação de vento", ou seja, dor lombar em decorrência do ataque e agressão por fatores patogênicos externos que se alojam nas costas e com o tempo levam à deficiência. Este é um desenvolvimento comum de dor nas costas decorrente de obstrução dolorosa e reflete o fato de que não apenas a deficiência do Rim pode levar à fraqueza das costas e, portanto, à invasão de patógenos externos, mas também que a retenção prolongada de fatores patogênicos, especialmente quando os ossos são agredidos, pode enfraquecer os Rins. Portanto, o *Standards of Patterns and Treatment*[47] declarou: "[Em dor nas costas] vento, umidade, frio, calor, entorse, estase de sangue, estagnação de *qi*, acúmulo são, todos, a manifestação; a raiz é sempre a deficiência do Rim". Enquanto o *Essential Questions*[48] afirmou: "Na obstrução dolorosa óssea crônica em que o fator patogênico ataca repetidamente, ele alcançará e se alojará nos Rins". A ação de *Guanyuanshu* (B-26) para dor lombar, entretanto, é tão valiosa que, na prática clínica, este ponto pode ser usado para qualquer padrão, não só para deficiência, e é um dos pontos que devem ser palpados e agulhados se estiverem doloridos em todos os casos de dor nas costas.

A ação tonificante de *Guanyuanshu* (B-26) está implícita em seu nome, "portão do *shu* original". Também está indicado para distúrbios de deficiência como distúrbio do emagrecimento e sede, distensão por deficiência, diarreia e vários distúrbios urinários, todos caracterizados por deficiência dos Rins.

Combinação

- Dor lombar por taxação de vento: *Guanyuanshu* (B-26) e *Pangguangshu* (B-28) (*Supplementing Life*).

Xiaochangshu (B-27) – shu do Intestino Delgado

Ponto shu *dorsal do Intestino Delgado.*

Localização

- 1,5 *cun* do lado da linha média, no nível do primeiro forame sacral posterior.

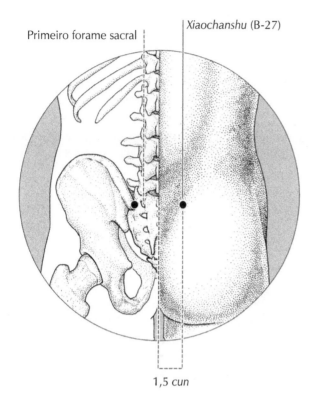

Primeiro forame sacral | Xiaochanshu (B-27)

1,5 cun

Nota de localização

- À medida que a linha interna do canal da Bexiga nas costas desce em direção ao sacro, ela chega mais perto da linha média; a medida de 1,5 *cun* nesta área, portanto, será relativamente menor.
- Para orientação na localização do forame sacral, ver página 71.

Inserção da agulha

Inserção perpendicular com 0,5 a 1 *cun*.

Ações

- Separa o puro do turvo.
- Regula os intestinos e a Bexiga.
- Drena a umidade turva e dispersa umidade-calor.
- Regula o *qi* do Intestino Delgado.

Indicações

- Diarreia, distúrbio disentérico, sangue e muco nas fezes, hemorroidas, dor de hemorroidas, constipação.
- Urina amarela escura, enurese, retenção de urina, dificuldade de micção e de defecação, sangue na urina, leucorreia, emissão seminal.
- Dor na região inferior do abdome, distúrbio *shan* doloroso, dor no testículo que se irradia para a região lombar.
- Distúrbio do emagrecimento e sede, boca seca difícil de suportar, agitação do Coração com respiração curta, pés inchados.

Comentários

Xiaochangshu (B-27) é o ponto *shu* dorsal do *fu* Intestino Delgado, onde o *qi* do Intestino Delgado emana do interior para a superfície do corpo. De acordo com o *Introduction to Medicine*, escrito por Li Ting, da dinastia Ming: "O Intestino Delgado separa o puro do turvo; a água penetra na abertura superior da Bexiga e os resíduos entram na abertura superior do Intestino Grosso". Esta citação enfatiza o papel do Intestino Delgado como intermediário entre o Estômago, que "decompõe e amadurece" os alimentos sólidos e líquidos, e o Intestino Grosso e a Bexiga, que eliminam os resíduos sólidos e líquidos, respectivamente. É o Intestino Delgado que controla este processo de separar o puro do turvo. Embora *Xiaochangshu* (B-27) seja o ponto *shu* dorsal do *fu* Intestino Delgado, portanto, sua ação clínica se estende para o Intestino Grosso e para a Bexiga.

Nos distúrbios intestinais, ele basicamente drena a umidade turva e remove umidade-calor e pode ser usado no tratamento de diarreia, distúrbio disentérico e sangue e muco nas fezes decorrentes desta etiologia. *Xiaochangshu* (B-27) também pode ser usado para constipação, e para hemorroidas e dor concomitante.

Nos distúrbios da Bexiga, ele também drena umidade e umidade-calor e remove calor transmitido do Coração (acoplado ao Intestino Delgado do ponto de vista interior-exterior), sendo indicado no tratamento de urina amarelo-escura, enurese, retenção de urina, sangue na urina e agitação do Coração. Seguindo o princípio de que a umidade e a umidade-calor podem ser drenadas do corpo através da urina, *Xiaochangshu* (B-27) também está indicado para umidade-calor que afeta outras porções do *jiao* inferior com sintomas como leucorreia e emissão seminal. Se a umidade-calor afundar para os membros inferiores, pode haver inchaço dos pés.

Finalmente, *Xiaochangshu* (B-27) pode ser usado no tratamento do padrão de dor do *qi* do Intestino

Delgado. Esta forma de distúrbio *shan* doloroso que pode surgir em decorrência de alimentação inadequada, estagnação do *qi* do Fígado ou exposição ao frio, leva à obstrução da circulação do *qi* no Intestino Delgado. Seus sintomas característicos são dor na região inferior do abdome ou dor nos testículos que pode se irradiar para a região lombar.

Combinações

- Micção e defecação difíceis, urina em gotejamento e retenção de urina: *Xiaochangshu* (B-27) e *Changqiang* (DU-1) (*Thousand Ducat Formulas*).
- Urina escura: *Xiaochangshu* (B-27), *Pangguangshu* (B-28), *Wangu* (ID-4), *Baihuanshu* (B-30) e *Yanggang* (B-48) (*Supplementing Life*).
- Urina escura: *Xiaochangshu* (B-27), *Yanggang* (B-48), *Wangu* (VB-12) e *Baihuanshu* (B-30) (*Thousand Ducat Formulas*).
- Borborigmos, distensão abdominal e diarreia aquosa: *Xiaochangshu* B-27, *Sanjiaoshu* (B-22), *Xialiao* (B-34), *Yishe* (B-49) e *Zhangmen* (F-13) (*Thousand Ducat Formulas*).
- Distúrbio *shan* com dor lombar: *Xiaochangshu* B-27, *Zhonglushu* (B-29) e *Baihuanshu* (B-30) (*Thousand Ducat Formulas*).

Pangguangshu (B-28) – shu da Bexiga

Ponto shu *dorsal da Bexiga.*

Localização

- 1,5 *cun* do lado da linha média, no nível do segundo forame posterior.

Nota de localização

- Conforme a linha interna do canal da Bexiga nas costas desce em direção ao sacro, ela fica mais próxima da linha média; a medida de 1,5 *cun* nesta área, portanto, será relativamente mais curta.
- Para localizar o forame sacral, ver página 71.

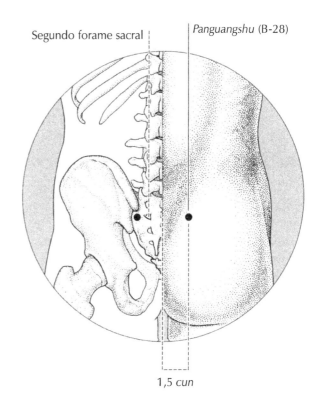

Inserção da agulha

Inserção perpendicular com 0,5 a 1 *cun*.

Ações

- Regula a Bexiga.
- Remove umidade-calor do *jiao* inferior.
- Dispersa a estagnação e resolve massas.
- Beneficia a região lombar e as pernas.

Indicações

- Micção difícil, urina escura com fluxo preso, retenção de urina, enurese, disfunção urinária dolorosa turva.
- Emissão seminal, inchaço e dor dos órgãos genitais, ulceração genital, prurido por umidade, inchaço e dor na vagina, inchaço do pênis por deficiência.
- Diarreia, diarreia com dor abdominal, defecação difícil, constipação, plenitude abdominal, massas abdominais (*jia ju*) em mulheres, massas abdominais (*ji ju*) duras, distúrbio do emagrecimento e sede, *qi* diminuído.
- Rigidez e dor do sacro e do cóccix, rigidez e dor da coluna lombar que se irradia para o hipogástrio, dificuldade de se curvar para frente, rigidez e dor lombar por taxação de vento,

rigidez e dor da coluna inferior e das nádegas, incapacidade de se sentar por muito tempo, fraqueza da perna e do joelho, frio e contração da parte inferior da perna, entorpecimento da perna, distúrbio de atrofia e peso da perna, neuralgia ciática.

Comentários

Pangguangshu (B-28) é o ponto *shu* dorsal do *fu* Bexiga, onde o *qi* da Bexiga emana do interior para a superfície do corpo. Sua principal ação é drenar excesso de umidade-calor da Bexiga e do sistema genital. A umidade-calor da Bexiga pode ser decorrente de: (1) invasão de fatores patogênicos externos (umidade-calor ou frio-umidade que se transforma em calor), especialmente como resultado de vestimenta inadequada ou de se sentar em solo úmido; (2) consumo excessivo de alimentos que geram umidade-calor (condimentados, oleosos, doces, álcool, etc.); (3) fogo do Coração que desce através do Intestino Delgado para a Bexiga; (4) umidade-calor do Fígado que transborda para baixo até a Bexiga; ou (5) atividade sexual em excesso ou higiene inadequada. A umidade-calor da Bexiga se manifesta tipicamente como micção dolorosa, difícil, hesitante e frequente com fluxo escuro e escasso. Como ponto *shu* dorsal da Bexiga, a *Pangguangshu* (B-28) tem uma ação direta sobre o *fu* Bexiga e não só é um ponto vital para drenar umidade-calor da Bexiga, como também é usado de modo geral para qualquer tipo de distúrbio urinário.

O uso de *Pangguangshu* (B-28) não se limita à Bexiga, entretanto, é um princípio de tratamento importante da medicina chinesa o fato de que a umidade-calor em qualquer parte do corpo, e mais especialmente no *jiao* inferior, é mais bem eliminado sendo drenado através da micção. *Pangguangshu* (B-28), por sua ação de promover a micção, está, portanto, indicado para umidade-calor que afeta (1) a região intestinal dando origem a sintomas como inchaço e dor dos órgãos genitais externos, ulceração genital e prurido por umidade, inchaço e dor da vagina, etc.

Uma segunda importante ação de *Pangguangshu* (B-28) é no tratamento de vários distúrbios da região lombar, do sacro, das nádegas e do cóccix, bem como dos membros inferiores, e ele pode igualmente ser usado para distúrbios de excesso ou deficiência dessas regiões. É classicamente indicado para o tratamento de dor lombar por "taxação de vento" (para uma discussão mais detalhada, ver *Guanyuanshu* – B-26), bem como para fraqueza da perna e do joelho, emissão seminal e

qi diminuído. Essas indicações refletem o fato de que, como ponto *shu* dorsal da Bexiga, *Pangguangshu* (B-28) tem certa ação de fortalecer os Rins. No que se refere aos distúrbios da região lombar e das pernas decorrentes de excesso, ele está especialmente indicado para dor nas costas, distúrbio de atrofia e peso das pernas decorrente de umidade-calor.

Finalmente, *Pangguangshu* (B-28) é capaz de resolver estagnação na região inferior do abdome (dor abdominal, defecação difícil, constipação, plenitude abdominal) e resolver massas abdominais (*jia ju*) em mulheres, bem como massas abdominais (*ji ju*) duras.

Combinações

- Enurese: *Pangguangshu* (B-28), *Tongli* (C-5), *Dadun* (F-1), *Jimen* (BP-11), *Taichong* (F-3), *Weizhong* (B-40) e *Shenmen* (C-7) (*Supplementing Life*).
- Urina escura: *Pangguangshu* (B-28), *Wangu* (VB-12), *Xiaochangshu* (B-27) e *Baihuanshu* (B-30) (*Thousand Ducat Formulas*).
- Urina escura: *Pangguangshu* (B-28), *Taixi* (R-3), *Yingu* (R-10), *Shenshu* (B-23), *Qihai* (REN-6) e *Guanyuan* (REN-4) (*Great Compendium*).
- Deficiência do Baço com alimentos não digeridos (nas fezes): *Pangguangshu* (B-28) e *Pishu* (B-20) (*One Hundred Symptoms*).
- Dificuldade na defecação com dor abdominal: *Pangguangshu* (B-28) e *Shiguan* (R-18) (*Supplementing Life*).
- Prolapso do reto: *Pangguangshu* (B-28), *Shenque* (REN-8) e *Baihui* (DU-20) (*Compilation*).
- Dor lombar por taxação de vento: *Pangguangshu* (B-28) e *Guanyuanshu* (B-26) (*Supplementing Life*).
- Rigidez e dor da região lombar: *Pangguangshu* (B-28), *Xiaochangshu* (B-27), *Weizhong* (B-40), *Yaoshu* (DU-2) e *Yongquan* (R-1) (*Great Compendium*).

Zhonglushu *(B-29)* – shu *da coluna média*

Localização

- 1,5 *cun* do lado da linha média, no nível do terceiro forame sacral.

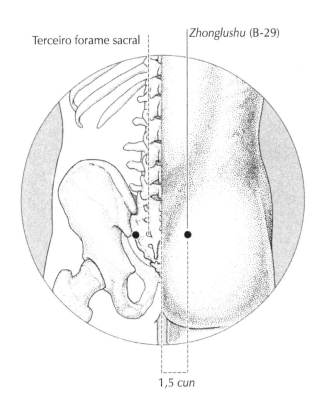

1,5 cun

Nota de localização

- À medida que a linha interna do canal da Bexiga nas costas desce em direção ao sacro, ela fica mais próxima da linha média; a medida de 1,5 *cun* nesta área, portanto, será relativamente menor.
- Para orientação de como localizar o forame sacral, ver página 71.

Inserção da agulha

Inserção perpendicular com 0,5 a 1 *cun*.

Ações

- Beneficia a região lombar.
- Dispersa o frio e interrompe a diarreia.

Indicações

- Distúrbio disentérico, frio nos intestinos, distúrbio *shan*, distensão abdominal, dor na região costal lateral, distúrbio de emagrecimento e sede por deficiência do Rim, ausência de transpiração.
- Rigidez e dor da coluna lombar, incapacidade de virar a coluna.

Combinações

- Distúrbio disentérico: *Hegu* (IG-4) e *Zusanli* (E-36); se for intenso, acrescentar *Zhonglushu* (B-29).
- Dor lombar: *Zhonglushu* (B-29), *Shenshu* (B-23) e *Qihaishu* (B-24) (*Supplementing Life*).

Baihuanshu (B-30) – shu *do anel branco*

Localização

- 1,5 *cun* do lado da linha média, no nível do quarto forame sacral.

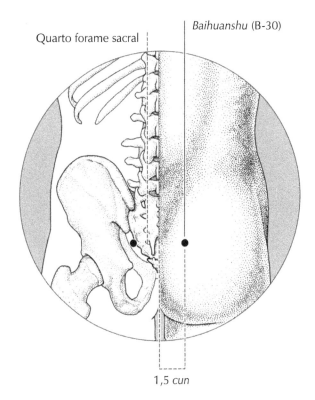

1,5 cun

Nota de localização

- À medida que a linha interna do canal da Bexiga nas costas desce em direção ao sacro, ela fica mais próxima da linha média; a medida de 1,5 *cun* nesta área, portanto, será relativamente menor; para orientação de como localizar o forame sacral, ver página 71.

Inserção da agulha

Inserção perpendicular com 0,5 a 1 *cun*.
Nota: algumas fontes clássicas contraindicam moxibustão neste ponto.

Ações

- Beneficia a região lombar e as pernas.
- Regula a menstruação.
- Interrompe a leucorreia e a emissão seminal.

Indicações

- Dor em coluna lombar e sacro, dor lombar decorrente do frio, dor em região lombar e quadril, dor no cóccix, dificuldade em se sentar e ficar em pé, debilidade da perna e do joelho, tendões contraídos associados à obstrução dolorosa.
- Menstruação irregular, dismenorreia, hemorragia uterina, infertilidade.
- Emissão seminal, emissão seminal com sonhos, leucorreia vermelha e branca, dificuldade de defecação e de micção, prolapso do reto, urina escura, turvação branca, distúrbio *shan*, malária por calor.

Comentários

Baihuanshu (B-30) é basicamente usado como ponto local para ativar a circulação do *qi* e tratar dor em região lombar e sacro, dor em região lombar e quadril e especialmente dor no cóccix.

Em comum com muitos pontos localizados no sacro (ver *Ciliao* – B-32), *Baihuanshu* (B-30) também é capaz de regular a função do útero e do sistema geniturinário. É especificamente indicado para acabar com o escapamento na forma de emissão seminal e emissão noturna, leucorreia e urina branca turva.

Combinações

- Dor nas costas que se estende para a região lombar: *Baihuanshu* (B-30) e *Weizhong* (B-40) (*One Hundred Symptoms*).
- Dor lombar decorrente de deficiência do Rim: *Baihuanshu* (B-30), *Shenshu* (B-23), *Weizhong* (B-40) e *Taixi* (R-3) (*Great Compendium*).
- Leucorreia vermelha e branca: *Baihuanshu* (B-30), *Daimai* (VB-26), *Guanyuan* (REN-4), *Qihai* (REN-6), *Sanyinjiao* (BP-6) e *Jianshi* (PC-5) (*Great Compendium*).

Shangliao (B-31) – fenda superior

Ponto de encontro dos canais de Bexiga e Vesícula Biliar.

Localização

- Sobre o primeiro forame sacral posterior.

Nota de localização

- Para orientação de como localizar o forame sacral, ver página 71.

Inserção da agulha

Inserção perpendicular com 0,5 a 1 *cun*, ou 1,5 a 2 *cun* através do forame. A inserção através do forame é facilitada por meio de uma inserção ligeiramente oblíqua em direção medial e inferior.

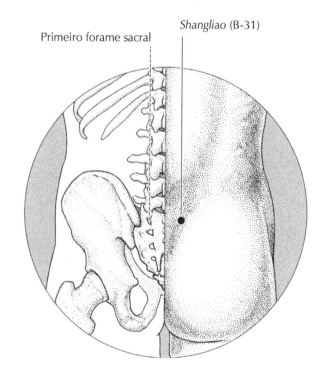

Nota: algumas fontes clássicas contraindicam moxibustão neste ponto.

Ações

- Regula o *jiao* inferior e facilita a micção e a defecação.
- Regula a menstruação e cessa a leucorreia.
- Beneficia a região lombar e as pernas.

Indicações

- Micção e defecação difíceis.
- Menstruação irregular, dismenorreia, infertilidade, leucorreia, leucorreia branca incessante, leucorreia vermelha e branca, emissão seminal, impotência, prurido e dor dos órgãos genitais, prolapso uterino.
- Vômito, sangramento nasal, febre e calafrios maláricos.
- Dor lombar, frio e dor nas costas e nos joelhos.

Comentários

Ver *Ciliao* (B-32).

Combinações

- Micção e defecação difíceis: aplicar moxa nos oito *liaos*: *Shangliao* (B-31), *Ciliao* (B-32), *Zhongliao* (B-33) e *Xialiao* (B-34) bilateralmente, com cem cones de moxa (*Thousand Ducat Formulas*).
- Doença febril com ausência de transpiração: *Shangliao* (B-31) e *Kongzui* (P-6) (*Systemic Classic*).

Ciliao (B-32) – segunda fenda

Ponto de encontro dos canais de Bexiga e Vesícula Biliar.

Localização

- Sobre o segundo forame sacral posterior.

Nota de localização

- Para orientação de como localizar o forame sacral, ver página 69.

Inserção da agulha

Inserção perpendicular com 0,5 a 1 *cun*, ou 1,5 a 2 *cun* através do forame. A inserção através do forame é facilitada por meio de uma inserção ligeiramente oblíqua em direção medial e inferior.

Ações

- Regula o *jiao* inferior e facilita a micção e a defecação.
- Regula a menstruação e cessa a leucorreia.
- Beneficia a região lombar e as pernas.

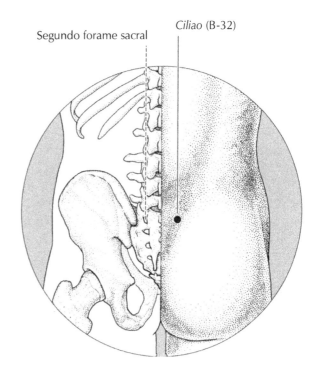

Indicações

- Disfunção urinária dolorosa, urina escura, retenção de urina, enurese, dificuldade na micção e na defecação, constipação, borborigmos, diarreia aquosa, distúrbio *shan*, dureza e distensão abaixo do Coração.
- Leucorreia vermelha e branca, dismenorreia, menstruação irregular, infertilidade, dor do parto.
- Dor lombar, dor sacral, entorpecimento da região lombar que se estende para baixo até os pés, sensação de frio da região lombar, dor lombar que se irradia para os órgãos genitais, neuralgia ciática, dor e obstrução dolorosa do membro inferior, hemiplegia.

Comentários

Os pontos *Shangliao* (B-31), *Ciliao* (B-32), *Zhongliao* (B-33) e *Xialiao* (B-34) são amiúde considerados como um grupo e são conhecidos como *Baliao* (oito fendas). Em termos de suas ações e indicações, são muito semelhantes, compartilhando as características comuns de regular vários distúrbios do *jiao* inferior, especificamente: (1) O sistema urinário. *Ciliao* (B-32) e em menor grau *Zhongliao* (B-33), são os mais fortes nesta ação sobre o sistema urinário, sendo indicados para distúrbios como disfunção urinária dolorosa, retenção de urina, micção difícil, enurese, etc. (2) Os intestinos. Os quatro pontos tratam defecação difícil, enquanto *Xialiao* (B-34) tem a ação mais abrangente sobre os intestinos, sendo indicado no *Great Compendium of Acupuncture and Moxibustion* para "borborigmos e diarreia, lesão interna por umidade e frio, sangue nas fezes". (3) Distúrbios ginecológicos, como dismenorreia, infertilidade, menstruação irregular e leucorreia, bem como distúrbios dos órgãos genitais para os quais *Xialiao* (B-34) é o mais forte (inchaço e dor, leucorreia verde incessante com dor vaginal, dor nos testículos). (4) Revigorar o fluxo do *qi* e do sangue nos canais e colaterais da área local e dos membros inferiores, com *Ciliao* (B-32) e *Zhongliao* (B-33) tendo a ação mais forte em sua capacidade de tratar distúrbios como dor lombar, dor sacral, distúrbio de atrofia e obstrução dolorosa dos membros inferiores, etc.

Zhongliao (B-33) está indicado para "as cinco taxações, as sete agressões e os seis extremos", sendo todos formas de esgotamento extremo. Isto mostra um outro aspecto das ações dos oito *liao* como um todo, que é beneficiar, aquecer, firmar e suplementar os Rins, tendo entre suas indicações impotência, infertilidade, emissão seminal e leucorreia branca incessante. Os oito *liao* estão especificamente indicados para dificuldade de micção e/ou defecação. A deficiência do Rim é um importante padrão de base para este distúrbio, que é frequentemente visto nos idosos e em pacientes fracos. Sun Si-miao, por exemplo, no *Thousand Ducat Formulas*, prescrevia moxibustão nos oitos *liao* para micção e defecação difíceis.

Na prática clínica, *Ciliao* (B-32) é o mais usado dos quatro pontos, tendo as indicações mais abrangentes. Ele é frequentemente usado no tratamento de dismenorreia que se irradia para a área sacral, bem como para dor nas costas durante o parto. Para aliviar a dor do parto, a inserção de agulha em *Ciliao* (B-32) é amiúde combinada com eletroacupuntura. Para este propósito, o cabo da agulha pode ser dobrado a 90° e colado na pele, permitindo que a mulher fique deitada de costas.

Combinações

- Micção e defecação difíceis: aplicar moxa nos oito *liao* (*Shangliao* – B-31, *Ciliao* – B-32, *Zhongliao* – B-33 e *Xialiao* – B-34 bilateralmente) com cem cones de moxa (*Thousand Ducat Formulas*).
- Infertilidade: *Ciliao* (B-32), *Yongquan* (R-1) e *Shangqiu* (BP-5) (*Supplementing Life*).
- Dor na região lombar e aversão ao frio: *Ciliao* (B-32), *Baohuang* (B-53) e *Chengjin* (B-56) (*Supplementing Life*).
- Rigidez da coluna lombar com incapacidade de virar de lado: *Ciliao* (B-32) e *Zhangmen* (F-13) (*Supplementing Life*).
- Neuralgia ciática: *Ciliao* (B-32), *Chengfu* (B-36), *Zhibian* (B-54), *Weizhong* (B-40) e *Kunlun* (B-60).

Zhongliao (B-33) – fenda do meio

Ponto de encontro dos canais de Bexiga e Vesícula Biliar.

Localização

- Sobre o terceiro forame sacral posterior.

Nota de localização

- Para orientação de como localizar o forame sacral, ver página 71.

Inserção da agulha

Inserção perpendicular com 0,5 a 1 *cun*, ou 1,5 a 2 *cun* através do forame.

Ações

- Regula o *jiao* inferior e facilita a micção e a defecação.
- Regula a menstruação e interrompe a leucorreia.
- Beneficia a região lombar e as pernas.

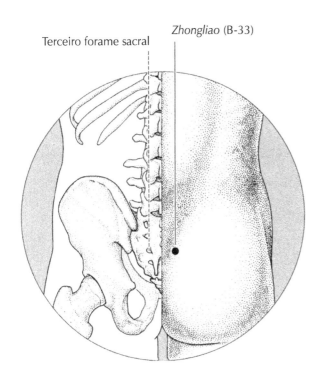

Terceiro forame sacral — Zhongliao (B-33)

Xialiao (B-34) – fenda inferior

Ponto de encontro dos canais de Bexiga e Vesícula Biliar.

Localização

- Sobre o quarto forame sacral posterior.

Nota de localização

- Para orientação de como localizar o forame sacral, ver página 71.

Inserção da agulha

Inserção perpendicular com 0,5 a 1 *cun*, ou 1,5 a 2 *cun* através do forame.

Indicações

- Micção e defecação difíceis, constipação, diarreia contendo alimentos não digeridos, retenção de urina, disfunção urinária dolorosa, distensão abdominal.
- Leucorreia, menstruação irregular, menstruação escassa, infertilidade.
- Dor lombar, dor e frio no sacro e no cóccix, sensação de frio nas nádegas, distúrbio de atrofia e obstrução dolorosa do membro inferior.
- As cinco taxações, as sete agressões e os seis extremos.

Comentários

Ver *Ciliao* (B-32).

Combinações

- Dificuldade na defecação: *Zhongliao* (B-33), *Shimen* (REN-5), *Chengshan* (B-57), *Taichong* (F-3), *Zhongwan* (REN-12), *Taixi* (R-3), *Dazhong* (R-4) e *Chengjin* (B-56) (*Thousand Ducat Formulas*).
- Micção em gotejamento: *Zhongliao* (B-33), *Weiyang* (B-39) e *Zhishi* (B-52) (*Supplementing Life*).

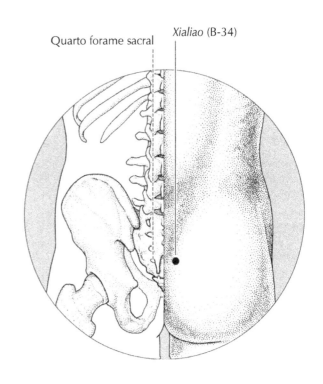

Quarto forame sacral — Xialiao (B-34)

Ações

- Regula o *jiao* inferior e facilita a micção e a defecação.
- Regula a menstruação e interrompe a leucorreia.
- Beneficia a região lombar e as pernas.

Indicações

- Dor na região inferior do abdome, borborigmos, diarreia, micção difícil, disfunção urinária dolorosa, distúrbio *shan*.
- Dismenorreia, prurido, inchaço e dor dos órgãos genitais, leucorreia verde incessante levando à dor vaginal e dor que se irradia para a região inferior do abdome.
- Dor no sacro e no cóccix, dor lombar, dor lombar que se irradia para os testículos.

Comentários

Ver *Ciliao* (B-32).

Combinação

- Borborigmos, distensão abdominal e diarreia aquosa: *Xialiao* (B-34), *Sanjiaoshu* (B-22), *Xiaochangshu* (B-27), *Yishe* (B-49) e *Zhangmen* (F-13) (*Thousand Ducat Formulas*).

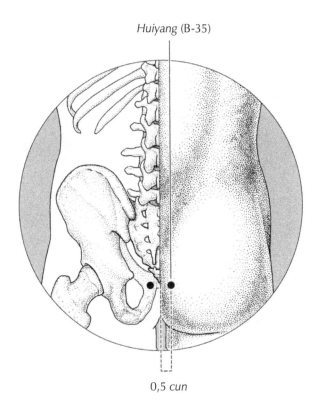

Huiyang (B-35)

0,5 cun

Huiyang (B-35) – encontro do yang

Localização

- 0,5 *cun* do lado do vaso Governador, no mesmo nível da ponta do cóccix.

Inserção da agulha

Inserção perpendicular com 1 a 1,5 *cun*.

Ações

- Dispersa umidade-calor e regula o *jiao* inferior.
- Beneficia o cóccix e trata hemorroidas.

Indicações

- Diarreia, distúrbio disentérico, sangue nas fezes, hemorroidas crônicas, prolapso do reto, prurido dos órgãos genitais, transpiração dos órgãos genitais, leucorreia.
- Dor no cóccix, dor na região lombar e na perna.
- Deficiência do *yang qi*, impotência, abdome frio.

Combinação

- Abdome frio: *Huiyang* (B-35) e *Lougu* (BP-7) (*Supplementing Life*).

Chengfu (B-36) – apoio e suporte

Localização

- Logo abaixo da nádega, em uma linha diretamente acima de *Weizhong* (B-40), no centro da dobra glútea transversa, em uma depressão entre os músculos do jarrete.

Inserção da agulha

Inserção perpendicular com 1 a 2 *cun*.

Ações

- Ativa o canal, relaxa os tendões e alivia a dor.
- Regula o *jiao* inferior e alivia a dor.
- Trata hemorroidas.

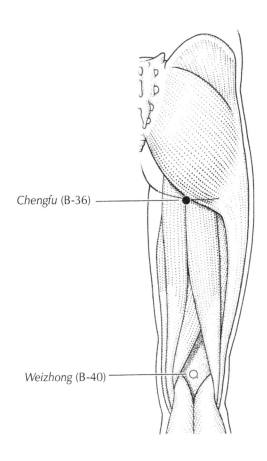

- Neuralgia ciática: *Chengfu* (B-36), *Ciliao* (B-32), *Zhibian* (B-54), *Weizhong* (B-40) e *Kunlun* (B-60).

Yinmen (B-37) – portão da abundância

Localização

Na parte posterior da coxa, na depressão entre os músculos do jarrete, 6 *cun* de distância de *Chengfu* (B-36) em direção distal e 8 *cun* de distância em sentido proximal de *Weizhong* (B-40), na linha que une *Chengfu* (B-36) e *Weizhong* (B-40).

Indicações

- Dor lombar, dor no sacro e no cóccix, dor nas nádegas, neuralgia ciática, obstrução dolorosa e distúrbio de atrofia do membro inferior.
- Defecação difícil, micção difícil, dor nos órgãos genitais, emissão seminal, frio no útero, inchaço da axila.
- Hemorroidas crônicas, hemorroidas que sangram.

Comentários

Chengfu (B-36) é muito usado para dor que se irradia para baixo, pelo canal da Bexiga, a partir da região lombar e da nádega. É especialmente indicado para dor das nádegas e para neuralgia ciática que piora por sentar-se. Sua aplicação secundária é como ponto adjacente no tratamento de hemorroidas.

Combinações

- Micção difícil e emissão seminal: *Chengfu* (B-36), *Lougu* (BP-7), *Zhongji* (REN-3), *Ligou* (F-5) e *Zhiyin* (B-67) (*Supplementing Life*).
- Hemorroidas, inchaço da axila: *Chengfu* (B-36), *Chengjin* (B-56), *Weizhong* (B-40) e *Yanggu* (ID-5) (*Thousand Ducat Formulas*).

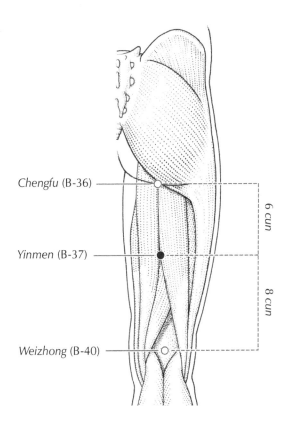

Nota de localização

- Medir a distância equivalente a duas mãos abaixo de *Chengfu* (B-36).
- Encontrar o ponto médio entre *Chengfu* (B-36) e *Weizhong* (B-40) e localizar *Yinmen* (B-37) na depressão situada a 1 *cun* de distância desse ponto.

Inserção da agulha

Inserção perpendicular com 1 a 2 *cun*.

Ações

- Ativa o canal e alivia a dor.
- Beneficia a coluna lombar.

Indicações

- Dor e rigidez da coluna lombar, neuralgia ciática, obstrução dolorosa e distúrbio de atrofia do membro inferior, dor na coxa, inchaço do aspecto lateral da coxa.
- Diarreia aquosa.

Comentários

O ponto *Yinmen* (B-37) com frequência se encontra dolorido à palpação em pacientes com neuralgia ciática, e é, portanto, comumente agulhado no tratamento desta condição. É especialmente usado quando mais pontos proximais, como *Huantiao* (VB-30) ou *Zhibian* (B-54), falham em evocar a sensação que se propaga pela perna abaixo.

Combinações

- Dor lombar com incapacidade de se curvar e se alongar: *Yinmen* (B-37), *Weiyang* (B-39), *Taibai* (BP-3), *Yinlingquan* (BP-9) e *Xingjian* (F-2) (*Thousand Ducat Formulas*).
- Neuralgia ciática: *Yinmen* (B-37), *Dachangshu* (B-25), *Huantiao* (VB-30), *Chengshan* (B-57), *Feiyang* (B-58) e *Sanyinjiao* (BP-6).

Fuxi (B-38) – fissura flutuante

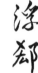

Localização

- Na parte posterior do joelho, 1 *cun* acima de *Weiyang* (B-39), no aspecto medial do tendão do bíceps femoral.

Nota de localização

- Localizar o ponto com o joelho ligeiramente fletido.

Inserção da agulha

Inserção perpendicular com 1 a 1,5 *cun*.

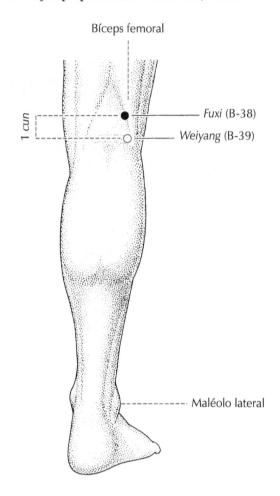

Ações

- Relaxa os tendões e alivia a dor.
- Remove calor e suaviza a contração.

Indicações

- Entorpecimento da nádega, contração dos tendões da fossa poplítea, contração e dor da parte externa da coxa, distúrbio da perturbação súbita com cólicas.
- Calor no Intestino Delgado, nó do Intestino Grosso, urina quente.

Combinação

- Calor na região inferior do abdome e fezes endurecidas: *Fuxi* (B-38) e *Zhongzhu* (R-15) (*Great Compendium*).

Weiyang (B-39) – fora da curva

Ponto he mar inferior do Sanjiao.

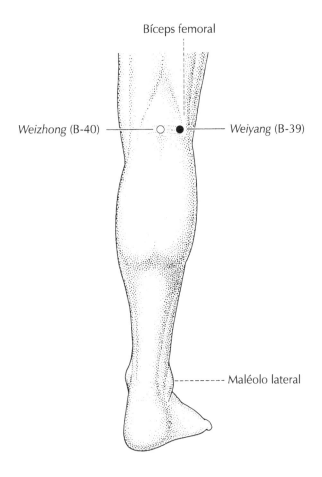

Localização
- Na parte posterior do joelho, na fossa poplítea e em direção à sua extremidade lateral, na depressão medial ao tendão do bíceps femoral.

Nota de localização
- Localizar o ponto com o joelho ligeiramente fletido.

Inserção da agulha
Inserção perpendicular com 1 a 1,5 *cun*.

Ações
- Harmoniza o *Sanjiao* e regula a micção.
- Ativa o canal e alivia a dor.

Indicações
- Micção difícil, retenção de urina, disfunção urinária dolorosa, enurese.
- Rigidez e dor da coluna lombar, dor lombar que se irradia para o abdome, contração e dor da perna e do pé.
- Plenitude do tórax, dor e inchaço da axila, distensão e plenitude da região inferior do abdome, hemorroidas, constipação.

Comentários

O *Spiritual Pivot*[49] declara: "Os pontos *he* mar tratam os *fu* internos". Os três canais *yang* do membro superior (*Sanjiao*, Intestino Grosso e Intestino Delgado) têm, cada um, um ponto *he* mar em seus respectivos canais (*Tianjing* – SJ-10, *Quchi* – IG-11 e *Xiaohai* – ID-8). Fica evidente, entretanto, que quando se examinam as indicações para cada um desses pontos, eles têm uma ação relativamente pequena sobre seus *fu* relacionados. Isto não é inesperado tendo em vista o fato de que, embora os canais estejam no membro superior, no caso dos intestinos, seus *fu* associados estão no *jiao* inferior. O mesmo capítulo do *Spiritual Pivot*, então, continua para retificar esta contradição designando um ponto *he* mar inferior no membro inferior para cada um dos canais *yang* do braço (*Weiyang* – B-39, *Shangjuxu* – E-37 e *Xiajuxu* – E-39, respectivamente).

Weiyang (B-39), como ponto *he* mar inferior do *Sanjiao*, tem uma ação específica no tratamento de distúrbios urinários. O *Spiritual Pivot*[50] enfatiza a íntima relação entre o *Sanjiao*, os Rins e a Bexiga, e afirma que há uma ligação direta entre *Weiyang* (B-39) e o *fu* Bexiga. De acordo com o *Essential Questions*: "O *Sanjiao* é o oficial encarregado de drenar e controlar as passagens da água"[51]. Enquanto o clássico da dinastia Ming, *Introduction to Medicine*, elaborou da seguinte maneira: "O *jiao* inferior domina o movimento e a drenagem da urina e das fezes, e no momento certo, de excretá-las... portanto, diz-se que o *jiao* inferior é como um escoadouro". O *Spiritual Pivot* afirma o seguinte sobre *Weiyang* (B-39): "Quando em excesso, há retenção de urina; quando deficiente, há enurese; [quando há] enurese, então, reforçar; [quando há] retenção, então reduzir"[52] e "Nas doenças do *Sanjiao* [haverá] plenitude no abdome, dureza da parte inferior do abdome com incapacidade de urinar, causando extrema angústia; a água vai transbordar e dar origem a edema e distensão abdominal... selecionar *Weiyang* (B-39)"[53].

Como ponto *he* mar inferior do *Sanjiao* no canal da Bexiga, *Weiyang* (B-39) age especificamente na ação de transformação do *qi* da Bexiga (controlada no final das contas pelos Rins) e, por isso, é um importante ponto no tratamento de retenção de urina ou micção difícil, bem como enurese.

Uma interessante indicação clássica para este ponto é a dor e o inchaço da axila. Isso pode ser explicado pelo trajeto do canal tendinoso da Bexiga, ou mais pertinentemente como um sintoma do canal *Sanjiao*.

Combinações

- Dureza e dor na parte inferior do abdome que se irradia para os órgãos genitais com incapacidade de urinar: *Weiyang* (B-39), *Shimen* (REN-5) e *Yinjiao* (REN-7) (*Supplementing Life*).
- Micção em gotejamento: *Weiyang* (B-39), *Zhishi* (B-52) e *Zhongliao* (B-33) (*Supplementing Life*).
- Ereção involuntária com micção difícil: *Weiyang* (B-39), *Yingu* (R-10), *Dadun* (F-1), *Qimen* (F-14) e *Weizhong* (B-40) (*Supplementing Life*).
- Inchaço da axila: *Weiyang* (B-39) e *Tianchi* (PC-1) (*One Hundred Symptoms*).
- Inchaço da axila: *Weiyang* (B-39), *Tianchi* (PC-1), *Shenmai* (B-62), *Diwuhui* (VB-42), *Yangfu* (VB-38) e *Zulinqi* (VB-41) (*Thousand Ducat Formulas*).
- Dor lombar com incapacidade de se curvar ou se alongar: *Weiyang* (B-39), *Yinmen* (B-37), *Taibai* (BP-3), *Yinlingquan* (BP-9) e *Xingjian* (F-2) (*Thousand Ducat Formulas*).

Weizhong (B-40) – meio da curva

Ponto he mar e ponto terra do canal da Bexiga.
Ponto de comando de Gao Wu.
Ponto estrela celestial de Ma Dan-yang.

Localização

- Na parte posterior do joelho, na fossa poplítea, em uma depressão situada no ponto médio entre os tendões do bíceps femoral e do semitendinoso.

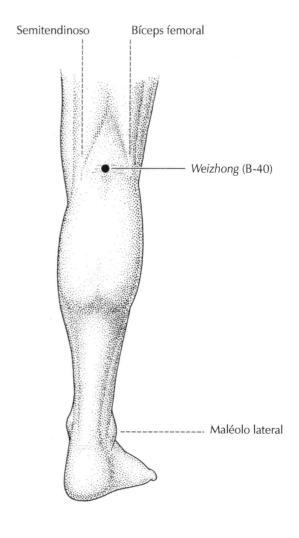

Nota de localização

- Localizar o ponto com o joelho ligeiramente fletido.

Inserção da agulha

Inserção perpendicular com 1 a 1,5 *cun*, ou picar e sangrar as veias superficiais.

Precaução: o nervo tibial, a artéria poplítea e a veia poplítea situam-se abaixo deste ponto.

Ações

- Beneficia a região lombar e os joelhos.
- Ativa o canal e alivia a dor.
- Esfria o sangue.
- Dispersa calor do verão e interrompe o vômito e a diarreia.
- Beneficia a Bexiga.

Indicações

- Dor e rigidez da coluna lombar; peso na região lombar e na nádega; sensação de frio em sacro, cóccix e coxa; dor no joelho, que se estende para o dedo grande do pé; dificuldade de flexionar e estender as articulações do quadril e do joelho; contração dos tendões ao redor da fossa poplítea; fraqueza das pernas; distúrbio de atrofia e obstrução dolorosa do membro inferior; obstrução dolorosa por vento; acidente vascular cerebral; hemiplegia.
- Lesão por calor do verão, doença febril com ausência de transpiração, lesão por frio com calor nos quatro membros, alternância de calafrios e febre, malária, sede incessante, distúrbio da perturbação súbita com dor abdominal, plenitude da região inferior do abdome, vômito e diarreia, distúrbio disentérico.
- Enurese, micção difícil, urina escura, distensão e dor do hipogástrio.
- Sangramento nasal, dor nos dentes da arcada inferior, dor de cabeça, obstrução dolorosa da garganta, epilepsia, dor por hemorroidas.
- Lesões piogênicas, erisipela (toxina de cinábrio), eczema, urticária.

Comentários

Weizhong (B-40) é o ponto *he* mar do canal da Bexiga e tem sido considerado desde muito tempo um dos pontos de acupuntura mais importantes. De acordo com Ma Dan-yang, o grande médico da dinastia Jin, *Weizhong* (B-40 é um dos "onze pontos estrelas celestiais"[54], indicado para "dor lombar com incapacidade de ficar ereto, dor lombar intensa que se irradia para cima pelas costas com dor e rigidez dos tendões e dos ossos, obstrução dolorosa por vento que reincide com frequência e dificuldade de alongar e dobrar o joelho". O autor da dinastia Ming, Gao Wu, no *Glorious Anthology of Acupuncture and Moxibustion*, incluiu este ponto entre seus "quatro pontos de comando" com ação especial no tratamento de dor lombar. Sun Si-miao, no *Thousand Ducat Formulas*, diz sobre *Weizhong* (B-40): "dor da região e da coluna lombar que quase atinge a cabeça; em qualquer caso de peso e dor da região lombar e da perna, sangrar este ponto".

Weizhong (B-40) é igualmente eficaz para dor lombar aguda ou crônica, independentemente da etiologia, e para dor ciática que se irradia para baixo pelo canal da Bexiga, e é um importante ponto para distúrbio de atrofia e obstrução dolorosa do membro inferior. No caso de entorse agudo lombar, *Weizhong* (B-40) pode ser agulhado ou sangrado pelo seguinte método: a região de *Weizhong* (B-40) é examinada (no lado afetado, se o entorse é unilateral, e nos dois lados, se bilateral). Se forem observados vasos sanguíneos escuros e ingurgitados no ponto ou ao redor dele, pede-se ao paciente que fique em pé (repousando as mãos na maca), bate-se na área para que os vasos fiquem ainda mais ingurgitados e para se promover o fluxo de sangue, passa-se um algodão com álcool no local e rapidamente pica-se o local para induzir sangria.

Weizhong (B-40) também é um importante ponto local no tratamento de distúrbios do joelho, independentemente do local do desconforto ser na parte posterior ou anterior do joelho, e a inserção de agulha neste ponto permite que uma inserção mais profunda na articulação.

Um nome alternativo para *Weizhong* (B-40) usado em vários clássicos é *Xue Xi,* (*xi* em fenda do sangue). De acordo com o *Spiritual Pivot*[55]: "o canal *taiyang* é abundante em sangue e limitado em *qi* ... [por isso, é conveniente para] picar para sangrar o *taiyang* e drenar o sangue....". Isto não só explica o efeito poderoso de promover sangria em *Weizhong* (B-40) para mover a estase de sangue no entorse lombar agudo, como também sua capacidade de esfriar o sangue em casos de sangramento nasal e em vários distúrbios cutâneos, nos quais o ponto também pode ser submetido à sangria. O interessante é que um dos outros dois canais abundantes em sangue e limitados em *qi*, de acordo com o *Spiritual Pivot*[56], é o canal *jueyin*, e isso pode ajudar a explicar certas similaridades entre *Weizhong* (B-40) e *Quze* (PC-3), o ponto *he* mar do canal *jueyin* do Pericárdio. Os dois pontos (localizados na flexão dos membros inferior e superior, respectivamente) são submetidos à sangria para dispersar calor do nível do sangue e são usados no tratamento de acidente vascular cerebral por calor do verão, distúrbio da perturbação súbita com calor nos quatro membros, sede incessante, vômito e diarreia. No que se refere a *Weizhong* (B-40), ele não só está indicado para febre decorrente de calor do verão, como também para doença febril com ausência de transpiração, lesão por frio com calor nos quatro membros, alternância de calafrios e febre e malária.

O *Spiritual Pivot*[57] afirma: "Quando a doença está no *yang* dentro do *yang* (pele), agulhar os pontos *he* mar dos canais *yang*". Embora isto não seja um princípio universalmente aplicável, *Quchi* (IG-11) e *Weizhong* (B-40), os pontos *he* mar dos canais do Intestino

CANAL DA BEXIGA *TAIYANG* DO PÉ

Grosso e da Bexiga, são dois dos pontos mais importantes no tratamento de doenças cutâneas. *Weizhong* (B-40) está indicado para erisipela (toxina do cinábrio), eczema e urticária.

Um número relativamente pequeno de pontos do canal da Bexiga trata seu *fu* Bexiga relacionado, notavelmente *Pangguangshu* (B-28) (o ponto *shu* dorsal da Bexiga), *Shenshu* (B-23) (o ponto *shu* dorsal dos Rins), *Weiyang* (B-39) (o ponto *he* mar inferior do *Sanjiao*) e pontos adjacentes à Bexiga na região dorsal inferior. O próprio *Weizhong* (B-40) está indicado para vários distúrbios urinários caracterizados por enurese, micção difícil, urina escura e distensão e dor do hipogástrio, e isto pode ser em parte explicado por sua proximidade com *Weiyang* (B-39).

O canal divergente da Bexiga se separa de seu canal primário na fossa poplítea e sobe, circulando o ânus. *Weizhong* (B-40) está indicado e incluído em combinações clássicas para o tratamento de hemorroidas, amiúde em combinação com *Chengshan* (B-57), que é considerado o ponto distal primário para este propósito.

Finalmente, de acordo com o *Essential Questions*[58], *Weizhong* (B-40) é um dos "oito pontos para drenar calor das extremidades" (embora, na verdade, apenas sete estejam listados), a saber, *Yunmen* (P-2), *Jianyu* (IG-15), *Weizhong* (B-40) e *Yaoshu* (DU-2).

Combinações

- Dor da região lombar e da perna: *Weizhong* (B-40) e *Renzhong* (DU-26) (*Great Compendium*).
- Dor da coluna lombar: *Weizhong* (B-40) e *Fuliu* (R-7) (*Great Compendium*).
- Dor lombar decorrente de deficiência do Rim: *Weizhong* (B-40), *Shenshu* (B-23), *Taixi* (R-3) e *Baihuanshu* (B-30) (*Great Compendium*).
- Dor lombar: *Weizhong* (B-40), *Huantiao* (VB-30); se a dor se irradiar para cima pelas costas, acrescentar *Kunlun* (B-60) (*Song of Points*).
- Dor das pernas e da região lombar: *Weizhong* (B-40), *Yinshi* (E-33), *Huantiao* (VB-30), *Fengshi* (VB-31), *Kunlun* (B-60), *Chengshan* (B-57) e *Shenmai* (B-62) (*Great Compendium*).
- Dor lombar com dificuldade de se movimentar: *Weizhong* (B-40), *Fengshi* (VB-31) e *Xingjian* (F-2) (*Glorious Anthology*).
- Rigidez e dor da região lombar: *Weizhong* (B-40), *Yaoshu* (DU-2), *Yongquan* (R-1), *Xiao-*

changshu (B-27) e *Pangguangshu* (B-28) (*Great Compendium*).
- Dor nas costas que se irradia para a região lombar: *Weizhong* (B-40) e *Baihuanshu* (B-30) (*One Hundred Symptoms*).
- Dor da região lombar e da região costal lateral decorrente de entorse: *Weizhong* (B-40), *Renzhong* (DU-26) e *Chize* (P-5) ... depois agulhar *Kunlun* (B-60), *Shugu* (B-65), *Zhigou* (SJ-6) e *Yanglingquan* (VB-34) (*Great Compendium*).
- Dor no ombro e nas costas: *Weizhong* (B-40), *Fengmen* (B-12), *Jianjing* (VB-21), *Zhongzhu* (SJ-3), *Zhigou* (SJ-6), *Houxi* (ID-3) e *Wangu* (ID-4) (*Great Compendium*).
- Dor no tórax e na região costal lateral: *Weizhong* (B-40) [sangria] e *Zhigou* (SJ-6) [reduzir *Zhigou* (SJ-6) esquerdo para dor no lado direito e vice-versa] (*Classic of the Jade Dragon*).
- Obstrução dolorosa por umidade e vento: *Weizhong* (B-40) e *Xialian* (IG-8) (*Supplementing Life*).
- Fraqueza das pernas: *Weizhong* (B-40), *Zusanli* (E-36) e *Chengshan* (B-57) (*Great Compendium*).
- Vermelhidão, inchaço e dor nos joelhos: *Weizhong* (B-40), *Xiguan* (F-7), *Yinshi* (E-33) e *Zusanli* (E-36) (*Great Compendium*).
- Os cinco tipos de hemorroidas: *Weizhong* (B-40), *Chengshan* (B-57), *Feiyang* (B-58), *Yangfu* (VB-38), *Fuliu* (R-7), *Taichong* (F-3), *Xiaxi* (VB-43), *Qihai* (REN-6), *Huiyin* (REN-1) e *Changqiang* (DU-1) (*Great Compendium*).
- Hemorroidas, inchaço da axila: *Weizhong* (B-40), *Chengjin* (B-56), *Chengfu* (B-36) e *Yanggu* (ID-5) (*Thousand Ducat Formulas*).
- Enurese: *Weizhong* (B-40), *Guanmen* (E-22) e *Shenmen* (C-7) (*Systematic Classic*).
- Sangramento nasal incessante: *Weizhong* (B-40) e *Chengjiang* (REN-24) (*Systematic Classic*).
- Sangramento nasal intenso e incessante: *Weizhong* (B-40) e *Yinbai* (BP-1) (*Supplementing Life*).

Fufen *(B-41)* – *ramo preso*

Ponto de encontro dos canais de Bexiga e Intestino Delgado.

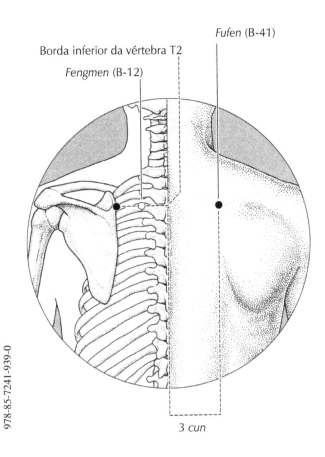

Indicações

- Contração do ombro, da escápula e das costas, dor e rigidez do pescoço, dor nas costas que se irradia para a cabeça, entorpecimento do cotovelo e da parte superior do braço.
- Vento-frio alojado nos interstícios, taxação por vento.

Pohu (B-42) – porta da alma corpórea

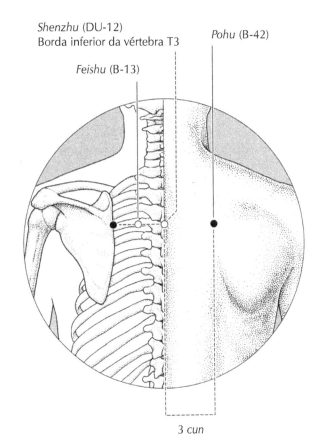

Localização

- 3 *cun* do lado da linha média, no mesmo nível da borda inferior do processo espinhoso da segunda vértebra torácica (T2) e no mesmo nível de *Fengmen* (B-12).

Nota de localização

- Quando o ombro está relaxado, a linha de 3 *cun* corresponde à borda medial da escápula.

Inserção da agulha

Inserção oblíqua com 0,3 a 0,5 *cun*.
Precaução: a inserção perpendicular profunda ou oblíqua profunda em direção medial acarreta risco substancial de causar pneumotórax.

Ações

- Ativa o canal e alivia a dor.
- Expele vento e frio.

Localização

- 3 *cun* do lado da linha média, no mesmo nível da borda inferior do processo espinhoso da terceira vértebra torácica (T3) e no mesmo nível de *Feishu* (B-13).

Nota de localização

- Quando o ombro está relaxado, a linha de 3 *cun* corresponde à borda medial da escápula.

Inserção da agulha

Inserção oblíqua com 0,3 a 0,5 *cun*.

Precaução: a inserção perpendicular profunda ou oblíqua profunda em direção medial acarreta risco substancial de causar pneumotórax.

Ações

- Tonifica e nutre o Pulmão.
- Acalma a dispneia e alivia a tosse.
- Ativa o canal e alivia a dor.

Indicações

- Atrofia do pulmão, tuberculose do pulmão, taxação por deficiência, tosse por taxação com calor no corpo, tosse, asma, dispneia, aversão ao frio.
- Dor no ombro, na escápula e nas costas, dor no tórax e nas costas, torcicolo.
- Vômito com agitação e plenitude, distúrbio da possessão dos três cadáveres, perda da consciência.

Comentários

Pohu (B-42) está localizado na porção externa do canal da Bexiga, nas costas, no mesmo nível de *Feishu* (B-13), o ponto *shu* dorsal do Pulmão. O nome deste ponto (porta da alma corpórea) sugere que ele é eficaz no tratamento de distúrbios da alma corpórea (*po*) e de distúrbios emocionais relacionados com a desarmonia do Pulmão. Na verdade, com a exceção do "distúrbio da possessão dos três cadáveres", a indicação clássica deste ponto reflete predominantemente seu emprego para nutrir e tonificar o Pulmão. O "distúrbio da possessão dos três cadáveres" é um conceito taoísta que se refere a alguma forma de "possessão" e é dividido em "cadáver superior", que ataca os olhos; "cadáver médio", que ataca os cinco *zang*; e "cadáver inferior", que ataca a vida humana propriamente dita.

A imagem clínica predominante, expressa pelas indicações clássicas para este ponto, é a de exaustão intensa do Pulmão. Está indicado para atrofia do Pulmão, tuberculose do Pulmão, taxação por deficiência, tosse por taxação com calor no corpo, etc. É similar a *Gaohuangshu* (B-43) em sua capacidade de fortalecer o Pulmão em seu nível mais profundo, embora menos conhecido.

De acordo com o *Essential Questions*[60], os cinco pontos do canal externo da Bexiga situados no mesmo nível dos pontos *shu* dorsais dos cinco *zang* (ou seja, *Pohu* – B-42, *Shentang* – B-44, *Hunmen* – B-47, *Yishe* – B-49 e *Zhishi* – B-52) drenam calor dos cinco *zang*, uma ação compartilhada pelos pontos *shu* dorsais dos cinco *zang*.

Combinações

- Tuberculose: *Pohu* (B-42) e *Gaohuangshu* (B-43) (*One Hundred Symptoms*).
- Tosse com rebelião do *qi*, dispneia, vômito de espuma e dentes cerrados: *Pohu* (B-42), *Futu* (IG-18), *Tianrong* (ID-17), *Lianquan* (REN-23), *Qishe* (E-11) e *Yixi* (B-45) (*Thousand Ducat Formulas*).
- Incapacidade de virar o pescoço: *Pohu* (B-42) e *Jianjing* (VB-21) (*Supplementing Life*).

Gaohuangshu (B-43) – shu da região vital

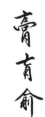

Localização

- 3 *cun* ao lado da linha média, no mesmo nível da borda inferior do processo espinhoso da quarta vértebra torácica (T4) e no mesmo nível de *Jueyinshu* (B-14).

Nota de localização

- Quando o ombro está relaxado, a linha de 3 *cun* corresponde à borda medial da escápula.

Inserção da agulha

Inserção oblíqua com 0,3 a 0,5 *cun*.

Precaução: a inserção perpendicular profunda ou oblíqua profunda em direção medial acarreta risco substancial de causar pneumotórax.

Ações

- Tonifica e nutre o Pulmão, o Coração, os Rins, o Baço e o Estômago.

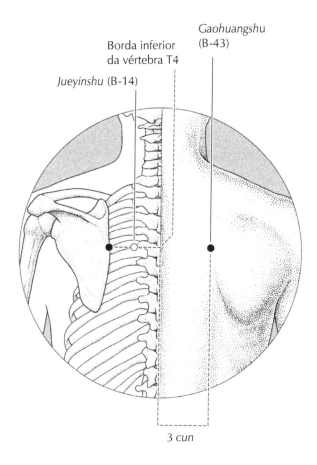

- Nutre o *yin* e remover calor.
- Acalma o espírito.
- Estimula o *qi* original.
- Resolve fleuma.

Indicações

- Todos os tipos de deficiência, taxação por deficiência do Pulmão, taxação por deficiência, as cinco taxações e as sete agressões, tosse, asma, tosse com sangue, transpiração noturna, transpiração espontânea, distúrbio do osso fumegante, tuberculose, emaciação.
- Memória fraca, golpes do Coração, insônia, mania por fleuma-fogo.
- Emissão seminal, emissão seminal com sonhos, impotência.
- Fraqueza e deficiência do Baço e do Estômago, alimentos não digeridos (nas fezes), constrição esofágica, fraqueza dos quatro membros, vômito de sangue.
- Tontura visual, tontura, doença por fleuma, dor nas costas e no ombro.

Comentários

O nome *"Gaohuang"* pode ser traduzido como "região vital'. Este conceito, que implica em uma das regiões mais profundas e mais fundamentais do corpo, foi mencionado pela primeira vez no *Master Zho-jiu's Tradition of the Spring and Autumn Annals* (580 a.C.), uma das referências textuais mais antigas à acupuntura. O príncipe de Jin ficou gravemente doente e foi enviado para se consultar com o famoso doutor Yi Huan. Depois de examinar o paciente, doutor Huan declarou que a doença havia se instalado na região *gaohuang* (entre o Coração e o diafragma) e, por isso, "não podia ser purificada, não podia ser atingida [pelas agulhas], as ervas não iriam atingi-la, não havia nada a ser feito"[61].

Gaohuangshu (B-43) foi discutido detalhadamente em um texto chamado *Method of Moxibustion at Gaohuangshu*, escrito por Zhuang Zhuo, em 1128. Zhuang foi inspirado a escrever este livro depois de ser curado de várias doenças, incluindo malária e beribéri por meio de trezentos cones de moxa queimados sobre *Gaohuangshu* (B-43). Ele mediu a localização de *Gaohuangshu* (B-43) em pessoas de várias constituições físicas e forneceu diagramas e instruções específicas de como localizar este ponto.

Ao discutir este ponto, Sun si-miao, no *Thousand Ducat Formulas*, simplesmente afirma: "*Gaohuangshu* (B-43), não há [distúrbio] que ele não possa tratar" e "assim que a moxibustão é feita, faz com que o *yang qi* da pessoa fique saudável e pleno". Muitos textos clássicos afirmam que a inserção de agulha está contraindicada em *Gaohuangshu* (B-43) e enfatizam seu tratamento com moxibustão, como, por exemplo, o *Illustrated Classic of Acupuncture Points on the Bronze Man* recomenda a aplicação de cem ou até trezentos cones de moxa em *Gaohuangshu* (B-43). Textos mais recentes, entretanto, enfatizam que depois da moxibustão ser aplicada em *Gaohuangshu* (B-43), também se deve aplicar moxibustão em pontos abaixo do umbigo, como, por exemplo, *Qihai* (REN-6) e *Guanyuan* (REN-4) para conduzir o calor gerado para baixo.

O exame cuidadoso das indicações clássicas deste ponto demonstra suas ações sobre o Pulmão, o Coração, os Rins, o Baço e o Estômago. Como *Feishu* (B-13) e *Pohu* (B-42), ele é capaz de tratar deficiência grave (especialmente do *yin*) do Pulmão, e está indicado para tuberculose, tosse, tosse com sangue, distúrbio do osso fumegante, transpiração noturna e emaciação. Pelo fato de nutrir e acalmar o Coração, este ponto é aplicável no tratamento de memória fraca, golpes do Coração, insônia e mania por fleuma-fogo. Agindo nos Rins, ele é capaz de tratar emissão seminal, com ou sem sonhos, e impotência. Pelo fato de fortalecer o *jiao* médio, ele é capaz de tratar fraqueza e deficiência do Baço e do Estômago, alimentos não digeridos nas fezes e fraqueza dos quatro membros. A ação tonificante de *Gaohuangshu* (B-43) foi considerada tão forte que dizem que ele fortalece o *qi* original e trata qualquer tipo de deficiência, os cinco tipos de taxação e as sete agressões. Finalmente, é interessante notar que *Gaohuangshu* (B-43) também foi indicado para "doenças provocadas por fleuma" e Sun Si-miao, em seu *Supplement to the Thousand Ducat Formulas* diz que este ponto "acaba com a fleuma em doença crônica". A importância da fleuma como fator patológico nas doenças difíceis e crônicas é documentada há muito tempo e se reflete em ditados como "As cem doenças pertencem à fleuma", "Doenças estranhas amiúde envolvem fleuma" e "Não há local onde a fleuma não possa alcançar".

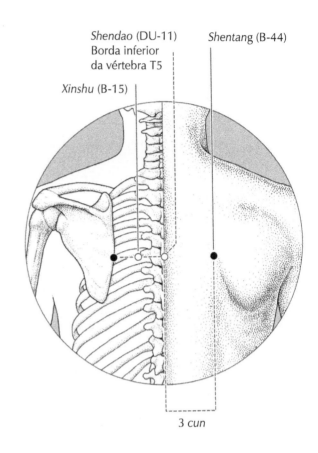

Combinações

- As cem síndromes de taxação por deficiência: aplicar moxa em *Gaohuangshu* (B-43), *Huanmen* (M-DC-6) e as quatro flores (*Geshu* – B-17 e *Danshu* – B-19) (*Compilation*).
- Tuberculose: *Gaohuangshu* (B-43) e *Pohu* (B-42) (*One Hundred Symptoms*).
- Transpiração espontânea: aplicar moxa em *Gaohuangshu* (B-43), *Dazhui* (DU-14) e *Fuliu* (R-7) (*Divine Moxibustion*).
- Memória fraca: *Gaohuangshu* (B-43), *Shendao* (DU-11), *Youmen* (R-21) e *Lieque* (P-7) (*Supplementing Life*).

Shentang (B-44) – salão do espírito

Localização

- 3 *cun* do lado da linha média, no mesmo nível da borda inferior do processo espinhoso da quinta vértebra torácica (T5) e no mesmo nível de *Xinshu* (B-15).

Nota de localização

- Quando o ombro está relaxado, a linha de 3 *cun* corresponde à borda medial da escápula.

Inserção da agulha

Inserção oblíqua com 0,3 a 0,5 *cun*.

Precaução: a inserção perpendicular profunda ou oblíqua profunda em direção medial acarreta risco substancial de causar pneumotórax.

Ações

- Desata o tórax e regula o *qi*.
- Ativa o canal e alivia a dor.

Indicações

- Tosse, asma, dispneia, plenitude do tórax com rebelião do *qi*.
- Rigidez e dor das costas, dor no ombro e nas costas que se irradia para o tórax, constrição esofágica.

Comentários

A despeito do convincente nome (salão do espírito), e do fato de *Shentang* (B-44) ficar no canal externo da Bexiga, no mesmo nível de *Xinshu* (B-44), o ponto *shu* dorsal do Coração, não há referências aparentes em nenhum dos clássicos de acupuntura importantes sobre o emprego deste ponto no tratamento de distúrbios emocionais ou psicológicos.

De acordo com o *Essential Questions*[62], os cinco pontos do canal externo da Bexiga que ficam no mesmo nível dos pontos *shu* dorsais dos cinco *zang* (ou seja, *Pohu* – B-42, *Shentang* – B-44, *Hunmen* – B-47, *Yishe* – B-49 e *Zhishi* – B-52) drenam calor dos cinco *zang*, uma ação compartilhada pelos pontos *shu* dorsais dos cinco *zang*.

Combinação

- Constrição esofágica: *Shentang* (B-44) e *Zhongfeng* (F-4) (*Supplementing Life*).

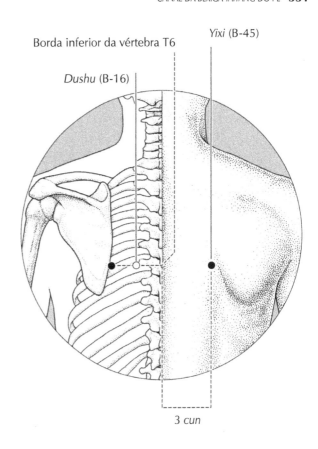

Yixi (B-45) – yi xi

Localização

- 3 *cun* do lado da linha média, no mesmo nível da borda inferior do processo espinhoso da sexta vértebra torácica (T6) e no mesmo nível de *Dushu* (B-16).

Nota de localização

- Quando o ombro está relaxado, a linha de 3 *cun* corresponde à borda medial da escápula.

Inserção da agulha

Inserção oblíqua com 0,3 a 0,5 *cun*.

Precaução: a inserção perpendicular profunda ou oblíqua profunda em direção medial acarreta risco substancial de causar pneumotórax.

Ações

- Expele vento, remove calor e faz o *qi* do Pulmão descender.
- Revigora o *qi* e o sangue e alivia a dor.

Indicações

- Tosse, dispneia, doença febril com ausência de transpiração, ataque de vento com ausência de transpiração, tontura visual, dor no olho, sangramento nasal, malária, dor de cabeça em crianças ao comer, cinco palmas agitadas e quentes.
- Dor em ombro, escápula e costas; dor no tórax, que se irradia para a região lombar; dor na região costal lateral acompanhada por distensão e dor no hipogástrio; dor na região costal lateral, que se irradia para o Coração e o Pulmão; distensão abdominal; contração da axila.

Comentários

Yixi (B-45) fica no mesmo nível de *Dushu* (B-16), que é listado em alguns textos clássicos como o ponto *shu* dorsal do vaso Governador. Embora *Dushu* (B-16) tenha poucas indicações que reflitam distúrbio do vaso Governador, algumas das indicações de *Yixi* (B-45), como, por exemplo, tontura visual, dor no olho, sangramento nasal, malária, dor de cabeça e dor no tórax, que se irradia para a região lombar, podem ser compreendidas desta maneira.

Combinações

- Plenitude abdominal: *Yixi* (B-45) e *Zusanli* (E-36) (*Supplementing Life*).
- Tosse com rebelião do *qi*, dispneia, vômito de espuma e dentes cerrados: *Yixi* (B-45), *Futu* (IG-18), *Tianrong* (ID-17), *Lianquan* (REN-23), *Pohu* (B-42) e *Qishe* (E-11) (*Thousand Ducat Formulas*).
- Inchaço da face: primeiro agulhar *Yixi* (B-45) e, depois, *Tianyou* (SJ-16) e *Fengchi* (VB-20) (*Systemic Classic*).
- Tontura visual: *Yixi* (B-45), *Shenting* (DU-24), *Shangxing* (DU-23), *Yongquan* (R-1), *Yuji* (P-10) e *Dadu* (BP-2) (*Supplementing Life*).
- Contração e frio do ombro e das costas com dor no aspecto interno da escápula: *Yixi* (B-45), *Chize* (P-5), *Geshu* (B-17) e *Jinmen* (B-63) (*Thousand Ducat Formulas*).

Geguan (B-46) – portão do diafragma

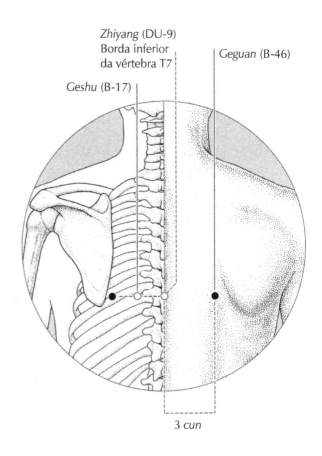

Localização

- 3 *cun* ao lado da linha média, no mesmo nível da borda inferior do processo espinhoso da sétima vértebra torácica (T7) e no mesmo nível de *Geshu* (B-17).

Nota de localização

- Quando o ombro está relaxado, a linha de 3 *cun* corresponde à borda medial da escápula.

Inserção da agulha

Inserção oblíqua com 0,3 a 0,5 *cun*.

Precaução: a inserção perpendicular profunda ou oblíqua profunda em direção medial acarreta risco substancial de causar pneumotórax.

Ações

- Regula o diafragma, beneficia o *jiao* médio e descende a rebelião.
- Ativa o canal e alivia a dor.

Indicações

- Eructação, suspiro, plenitude e opressão de tórax e diafragma, ingestão difícil, vômito, vômito de sangue, baba, defecação irregular, urina escura.
- Rigidez e dor na coluna, dificuldade em curvar e estender a coluna, dor nas costas com aversão ao frio, dor no corpo, rigidez das articulações.

Comentários

Geguan (B-46) (portão do diafragma) fica no mesmo nível de *Geshu* (B-17) (*shu* do diafragma), o ponto *hui* de encontro do sangue. Como *Geshu* (B-17), *Geguan* (B-46) tem uma importante ação em harmonizar o diafragma que fica entre o *jiao* superior e o *jiao* médio e é capaz de resolver estagnação do *qi* do *jiao* superior (plenitude e opressão do tórax e do diafragma, suspiros), e de fazer o *qi* do Estômago descer no *jiao* médio (vômito, ingestão difícil, eructação).

Combinação

- Aversão ao frio nas costas e rigidez da coluna com dificuldade de se curvar: *Geguan* (B-46), *Zhibian* (B-54) e *Jinggu* (B-64) (*Thousand Ducat Formulas*).

Hunmen (B-47) – portão da alma etérea

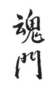

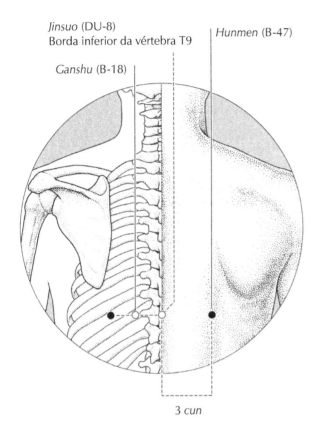

Localização

- 3 *cun* do lado da linha média, no mesmo nível da borda inferior do processo espinhoso da nona vértebra torácica (T9) e no mesmo nível de *Ganshu* (F-18).

Nota de localização

- Quando o ombro está relaxado, a linha de 3 *cun* corresponde à borda medial da escápula.

Inserção da agulha

Inserção oblíqua com 0,3 a 0,5 *cun*.
Precaução: a inserção perpendicular profunda ou oblíqua profunda em direção medial acarreta risco substancial de causar pneumotórax.

Ações

- Dispersa o *qi* do Fígado e relaxa os tendões.
- Harmoniza o *jiao* médio.

Indicações

- Plenitude e distensão em tórax e região costal lateral, dor nas costas, contração dos tendões, dor óssea e articular do corpo todo, distúrbio do colapso do cadáver ao andar, aversão ao vento e ao frio.
- Ingestão difícil, vômito, diarreia, borborigmos, defecação irregular, urina escura.

Comentários

Hunmen (B-47) fica no mesmo nível de *Ganshu* (B-18), o ponto *shu* dorsal do Fígado. O Fígado armazena a alma etérea (*hun*), mas a despeito da evidência do nome (portão da alma etérea), é notável a ausência de indicações psicológicas e emocionais nos principais textos clássicos[63]. *Hunmen* (B-47), entretanto, tem certa ação para regular o *qi* do Fígado e relaxar os tendões, e está indicado para plenitude e distensão do tórax e da região costal lateral, contração dos tendões e dores óssea e articular no corpo todo. Também é capaz de regular o *jiao* médio, tratando desarmonia do Baço (diarreia, borborigmos) e do Estômago (ingestão difícil, vômito).

De acordo com o *Essential Questions*[64], os cinco pontos do canal externo da Bexiga, que ficam no mesmo nível dos pontos *shu* dorsais dos cinco *zang*, ou seja, *Pohu* (B-42), *Shentang* (B-44), *Hunmen* (B-47), *Yishe* (B-49) e *Zhishi* (B-52), drenam calor dos cinco *zang*, uma ação compartilhada pelos pontos *shu* dorsais dos cinco *zang*.

Combinações

- Dor no tórax: *Hunmen* (B-47), *Feishu* (B-13), *Yunmen* (P-2), *Zhongfu* (P-1), *Yinbai* (BP-1), *Qimen* (F-14) e *Daling* (PC-7) (*Thousand Ducat Formulas*).
- Frio no Estômago com dificuldade de digerir alimentos: *Hunmen* (B-47) e *Weishu* (B-21) (*One Hundred Symptoms*).

Yanggang (B-48) – elo da chave do yang

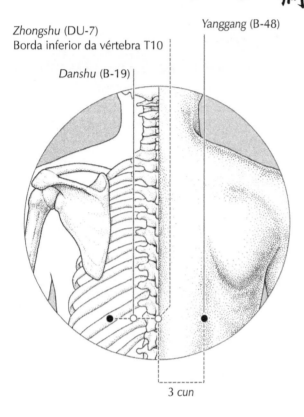

Localização

- 3 *cun* do lado da linha média, no mesmo nível da borda inferior do processo espinhoso da décima vértebra torácica (T10) e no mesmo nível de *Danshu* (B-19).

Nota de localização

- Quando o ombro está relaxado, a linha de 3 *cun* corresponde à borda medial da escápula.

Inserção da agulha

Inserção oblíqua com 0,3 a 0,5 *cun*.
Precaução: a inserção perpendicular profunda ou a inserção oblíqua profunda em direção medial acarreta risco substancial de causar pneumotórax.

Ações

- Regula a Vesícula Biliar e remove umidade-calor.
- Harmoniza o *jiao* médio.

Indicações

- Calor no corpo, face e olhos amarelados, dor na região costal lateral, micção hesitante com urina escura, indolência.
- Dor abdominal, distensão abdominal, borborigmos, diarreia, distúrbio disentérico com sangue, defecação irregular, ingestão difícil, falta de prazer em comer.

Comentários

Yanggang (B-48) fica no mesmo nível de *Danshu* (B-19), o ponto *shu* dorsal da Vesícula Biliar. Como *Danshu* (B-19), está indicado para umidade-calor obstruindo a Vesícula Biliar e dando origem à febre, icterícia, dor na região costal lateral e micção hesitante com urina escura. Ao mesmo tempo é capaz de regular o *jiao* médio e remover umidade e calor, sendo indicado para distensão e dor do abdome, diarreia, distúrbio disentérico, defecação irregular e distúrbios digestivos.

Combinações

- Olhos amarelados: *Yanggang* (B-48) e *Danshu* (B-19) (*One Hundred Symtoms*).
- Olhos amarelados: *Yanggang* (B-48), *Yishe* (B-49), *Naohu* (DU-17) e *Danshu* (B-19) (*Supplementing Life*).
- Ingestão difícil: *Yanggang* (B-48), *Qimen* (F-14), *Shaoshang* (P-11) e *Laogong* (PC-8) (*Thousand Ducat Formulas*).
- Fluxo urinário hesitante com urina vermelha: *Yanggang* (B-48), *Guanyuan* (REN-4), *Zhibian* (B-54) e *Qihai* (REN-6) (*Supplementing Life*).

Yishe (B-49) – moradia do pensamento

Localização

- 3 *cun* ao lado da linha média, no mesmo nível da borda inferior do processo espinhoso da décima primeira vértebra torácica (T11) e no mesmo nível de *Pishu* (B-20).

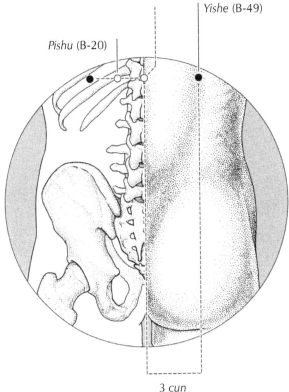

Jizhong (DU-6)
Borda inferior da vértebra T11

Pishu (B-20)

Yishe (B-49)

3 cun

Nota de localização

- Quando o ombro está relaxado, a linha de 3 *cun* corresponde à borda medial da escápula.

Inserção da agulha

Inserção oblíqua com 0,3 a 0,5 *cun*.
Precaução: a inserção perpendicular profunda ou oblíqua profunda em direção medial acarreta risco substancial de causar pneumotórax.

Ações

- Remove umidade-calor.
- Regula o Baço e o Estômago.

Indicações

- Distensão e plenitude do abdome, distensão e dor na região costal lateral e no tórax, diarreia solta, ingestão difícil, vômito, urina amarelo-avermelhada, calor no corpo com face e olhos amarelados.
- Dor nas costas, distúrbio do emagrecimento e sede, aversão ao vento e ao frio.

Comentários

Yishe (B-49) fica no mesmo nível de *Pishu* (B-20), o ponto *shu* dorsal do Baço. A despeito do nome (moradia do pensamento), é notável a ausência de indicações psicológicas e emocionais nos principais textos clássicos.

Yishe (B-49) é capaz de remover a umidade-calor (urina amarelo-avermelhada, calor no corpo com face e olhos amarelados) e regular a desarmonia do Estômago (vômito, ingestão difícil) e do Baço (distensão e plenitude abdominal, diarreia solta).

Tendo em vista sua proximidade com o pâncreas, é interessante notar a inclusão deste ponto em várias combinações clássicas para distúrbio do emagrecimento e sede.

De acordo com o *Essential Questions*[65], os cinco pontos do canal externo da Bexiga que ficam no mesmo nível dos pontos *shu* dorsais dos cinco *zang*, ou seja, *Pohu* (B-42), *Shentang* (B-44), *Hunmen* (B-47), *Yishe* (B-49) e *Zhishi* (B-52), drenam calor dos cinco *zang*, uma ação compartilhada pelos pontos *shu* dorsais dos cinco *zang*.

Combinações

- Distúrbio do emagrecimento e sede com grande desejo de beber água: *Yishe* (B-49), *Guanchong* (SJ-1) e *Rangu* (R-2) (*Supplementing Life*).
- Distúrbio do emagrecimento e sede: *Yishe* (B-49), *Chengjiang* (REN-24), *Rangu* (R-2) e *Guanchong* (SJ-1) (*Thousand Ducat Formulas*).
- Distúrbio do emagrecimento e sede por deficiência do Rim, ausência de transpiração, dificuldade de mover a coluna lombar, distensão do abdome e dor na região costal lateral: *Yishe* (B-49) e *Zhonglushu* (B-29) (*Supplementing Life*).
- Vômito: *Yishe* (B-49), *Zhongting* (REN-16) e *Shufu* (R-27) (*Supplementing Life*).
- Olhos amarelados: *Yishe* (B-49), *Yanggang* (B-48), *Naohu* (DU-17) e *Danshu* (B-19) (*Supplementing Life*).

Weicang (B-50) – celeiro do estômago

Localização
- 3 *cun* do lado da linha média, no mesmo nível da borda inferior do processo espinhoso da décima segunda vértebra torácica (T12) e no mesmo nível de *Weishu* (B-21).

Nota de localização
- Quando o ombro está relaxado, a linha de 3 *cun* corresponde à borda medial da escápula.

Inserção da agulha
Inserção oblíqua com 0,3 a 0,5 *cun*.
Precaução: a inserção perpendicular profunda ou oblíqua profunda em direção medial acarreta risco substancial de causar pneumotórax.

Ação
- Harmoniza o *jiao* médio.

Indicações
- Plenitude abdominal, distensão por deficiência, ingestão difícil, falha nutricional na infância, distúrbio da perturbação súbita, edema.
- Aversão ao frio, muito frio, dor nas costas.

Combinação
- Ingestão difícil: *Weicang* (B-50), *Yishe* (B-49) e *Geguan* (B-46) (*Supplementing Life*).

Huangmen (B-51) – portão dos órgãos vitais

Localização
- 3 *cun* ao lado da linha média, no mesmo nível da borda inferior do processo espinhoso da primeira vértebra lombar (L1) e no mesmo nível de *Sanjiaoshu* (B-22).

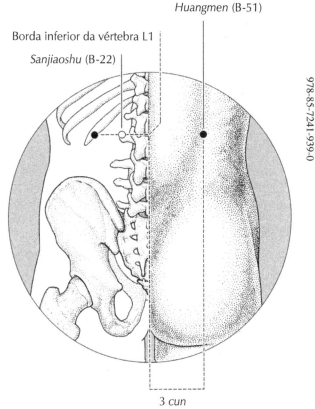

Nota de localização

- Quando o ombro está relaxado, a linha de 3 *cun* corresponde à borda medial da escápula.

Inserção da agulha

Inserção oblíqua com 0,5 a 1 *cun*.
Precaução: a inserção perpendicular profunda acarreta risco de lesar o rim.

Ação

- Dispersa a estagnação e beneficia as mamas.

Indicações

- Dor epigástrica, grande dureza abaixo do Coração, constipação.
- Distúrbios das mamas, plenitude e dor das mamas.

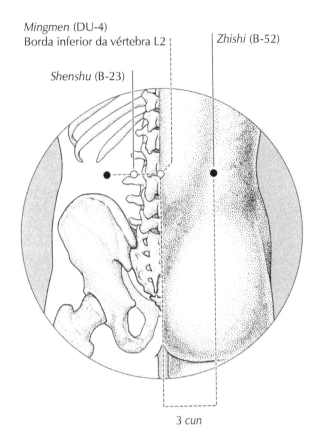

Zhishi (B-52) – residência da vontade

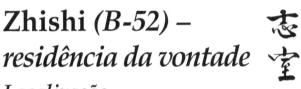

Localização

- 3 *cun* ao lado da linha média, no mesmo nível da borda inferior do processo espinhos da segunda vértebra lombar (L2) e no mesmo nível de *Shenshu* (B-23).

Nota de localização

- Quando o ombro está relaxado, a linha de 3 *cun* corresponde à borda medial da escápula.

Inserção da agulha

Inserção oblíqua com 0,5 a 1 *cun*.
Precaução: a inserção perpendicular profunda acarreta risco de lesar o rim.

Ações

- Tonifica os Rins e beneficia a essência.
- Regula a micção.
- Fortalece a região lombar.

Indicações

- Dor e rigidez lombar, dor nas costas, micção em gotejamento, micção difícil, edema, impotência, ejaculação prematura, emissão seminal com sonhos, inchaço e dor nos órgãos genitais.
- Plenitude e dor da região costal lateral, distúrbio da perturbação súbita, vômito, defecação difícil, dureza do abdome e do hipogástrio.

Comentários

Zhishi (B-52) fica no mesmo nível de *Shenshu* (B-23), o ponto *shu* dorsal dos Rins. A despeito da sugestão de seu nome "residência da vontade", não existe referência aparente em nenhum dos clássicos importantes de acupuntura sobre o uso deste ponto para o tratamento de distúrbios emocionais ou psicológicos.

Zhishi (B-52) também era conhecido como *Jinggong* (palácio da essência), refletindo sua capacidade de fortificar o *qi* do Rim e o *yang* do Rim, fortalecer a função sexual e controlar a liberação de sêmen, conforme fica evidente por suas indicações para impotência, ejaculação prematura e emissão seminal. Da mesma forma, ele é capaz de firmar o *qi* do Rim e regular a micção, e está indicado para micção difícil ou em gotejamento e edema. *Zhishi* (B-52) também é usado clinicamente no tratamento de dor que se espalha por todos os músculos da região lombar, independentemente da causa ser entorse, obstrução dolorosa ou deficiência e doença dos Rins, como, por exemplo, cólica renal. Ao contrário de *Shenshu* (B-23), entretanto, a aplicação de *Zhishi* (B-52) está confinada a esses padrões de deficiência do Rim e não tem a capacidade mais abrangente de *Shenshu* (B-23) de nutrir profundamente e tonificar os Rins.

De acordo com o *Essential Questions*[66], os cinco pontos do canal externo da Bexiga que ficam no mesmo nível dos pontos *shu* dorsais dos cinco *zang*, ou seja, *Pohu* (B-42), *Shentang* (B-44), *Hunmen* (B-47), *Yishe* (B-49) e *Zhishi* (B-52), drenam calor dos cinco *zang*, uma ação compartilhada pelos pontos *shu* dorsais dos cinco *zang*.

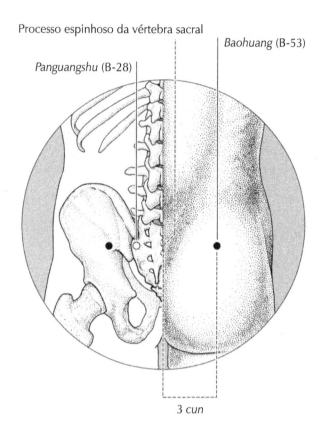

Combinações

- Dor lombar com tensão da coluna: *Zhishi* (B-52) e *Jingmen* (VB-25) (*Thousand Ducat Formulas*).
- Dor aguda das duas regiões costais laterais: *Zhishi* (B-52), *Ganshu* (B-18) e *Pishu* (B-20) (*Thousand Ducat Formulas*).
- Dor e inchaço dos órgãos genitais: *Zhishi* (B-52) e *Baohuang* (B-53) (*Supplementing Life*).
- Dor dos órgãos genitais: *Zhishi* (B-52), *Shenshu* (B-23), *Jinggu* (B-64) e *Taichong* (F-3) (*Supplementing Life*).
- Micção em gotejamento: *Zhishi* (B-52), *Weiyang* (B-39) e *Zhongliao* (B-33) (*Supplementing Life*).
- Cólica renal, sangue e disfunção urinária dolorosa por cálculo com vômito: *Zhishi* (B-52), *Shenshu* (B-23), *Dachangshu* (B-25), *Jingmen* (VB-25), *Tianshu* (E-25), *Daheng* (BP-15), *Sanyinjiao* (BP-6) e *Neiguan* (PC-6).

Baohuang (B-53) – vitalidade da bexiga

Localização

- 3 *cun* do lado da linha média, no mesmo nível do processo espinhoso da segunda vértebra sacral.

Nota de localização

- Para orientação de como localizar os processos espinhosos sacrais, ver página 71.
- Quando o ombro está relaxado, a linha de 3 *cun* corresponde à borda medial da escápula.
- Este ponto também pode ser localizado no ponto médio entre a linha média e a margem lateral da nádega, quando a margem lateral é firmemente pressionada com a palma da mão.

Inserção da agulha

Inserção perpendicular com 1 a 1,5 *cun*.

Ações

- Beneficia a região lombar, ativa o canal e alivia a dor.
- Regula o *jiao* inferior e beneficia a micção.

Indicações

- Dor e rigidez da região lombar, neuralgia ciática.
- Dureza e plenitude do hipogástrio, retenção de urina, micção em gotejamento, edema, incapacidade de urinar ou de defecar.

- Borborigmos, distensão abdominal, alimentos não digeridos (nas fezes), aversão ao vento.

Comentários

Baohuang (B-53) é um ponto comumente usado no tratamento de rigidez e dor da região lombar e de neuralgia ciática. Juntamente com *Zhibian* (B-54) e *Huantiao* (VB-30), *Baohuang* (B-53) é um dos pontos que devem ser palpados, e agulhados se estiverem doloridos, em todos os casos de dor que se irradia para a nádega e pela perna.

Baohuang (B-53) (vitalidade da bexiga) fica ao lado de *Pangguangshu* (B-28), o ponto *shu* dorsal da Bexiga, e em comum com muitos dos pontos da região sacral, ele é capaz de regular a micção, e em menor grau, a defecação, sendo indicado para retenção de urina, micção em gotejamento, edema e incapacidade de urinar ou de defecar.

Combinações

- Dor da região lombar e aversão ao frio: *Baohuang* (B-53), *Ciliao* (B-32) e *Chengjin* (B-56) (*Supplementing Life*).
- Retenção de urina: *Baohuang* (B-53) e *Zhibian* (B-54) (*Supplementing Life*).
- Plenitude do hipogástrio: *Baohuang* (B-53) e *Ganshu* (B-18) (*Thousand Ducat Formulas*).

Zhibian (B-54) – limite da ordem

Localização

- Na nádega, na depressão situada 3 *cun* ao lado do hiato sacrococcígeo.

Nota de localização

- O hiato sacrococcígeo é a depressão entre as proeminências ósseas do corno sacro e do corno coccígeo (logo abaixo do processo espinhoso da quarta vértebra sacral, se esta for palpável).
- Quando o ombro está relaxado, a linha de 3 *cun* corresponde à borda medial da escápula.

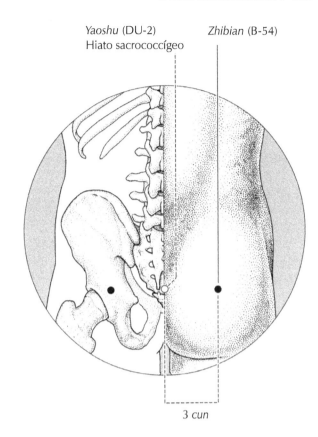

Yaoshu (DU-2) Hiato sacrococcígeo — Zhibian (B-54) — 3 cun

- Este ponto também pode ser localizado no ponto médio entre a linha média e a margem lateral da nádega, quando a margem lateral é firmemente pressionada com a palma da mão.

Inserção da agulha

Inserção perpendicular com 1,5 a 2,5 *cun*.
Inclinada em direção ao ânus ou aos órgãos genitais com 2 a 3 *cun*.

Ações

- Beneficia a região lombar, ativa o canal e alivia a dor.
- Regula a micção e trata hemorroidas.

Indicações

- Dor e frio da região lombar e do sacro, dor lombar por deficiência do Rim, dor na nádega, neuralgia ciática, obstrução dolorosa e distúrbio de atrofia do membro inferior.
- Micção difícil, retenção de urina, urina escura, defecação difícil, emissão seminal, hemorroidas, leucorreia turva, dor nos órgãos genitais.

Comentários

Zhibian (B-54) é um ponto indispensável no tratamento de dor da região lombar, do sacro e das nádegas e da neuralgia ciática. Juntamente com *Baohuang* (B-53) e *Huantiao* (VB-30), *Zhibian* (B-54) é um dos pontos que devem ser palpados e agulhados se estiverem doloridos em todos os casos de dor que se irradia para a nádega e para a perna.

De acordo com o *Investigation into Points along the Channels*, escrito por Yan Zhen-shi, da dinastia Ming, *Zhibian* (B-54) está indicado para "dor lombar por deficiência do Rim, emissão seminal e leucorreia turva". Esta citação enfatiza que o uso de *Zhibian* (B-54) no tratamento de dor lombar não se limita a casos de estagnação (como no caso de obstrução dolorosa), mas se estende para dor da região lombar decorrente de fraqueza dos Rins.

Em comum com muitos pontos da região sacral que ficam sobre a Bexiga e os intestinos, *Zhibian* (B-54) é capaz de regular a micção e a defecação que se encontram obstruídas e difíceis. *Zhibian* (B-54) também é mencionado em vários clássicos para o tratamento dos "cinco tipos de hemorroidas com inchaço".

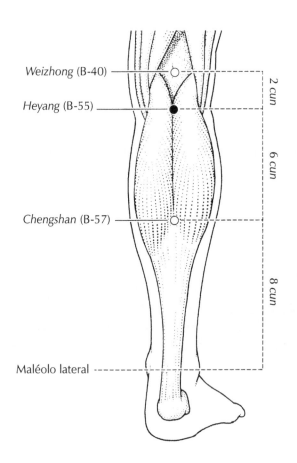

Combinações

- Aversão ao frio nas costas e rigidez da coluna com dificuldade de se curvar: *Zhibian* (B-54), *Geguan* (B-46) e *Jinggu* (B-64) (*Thousand Ducat Formulas*).
- Fluxo urinário vermelho e hesitante: *Zhibian* (B-54), *Guanyuan* (REN-4), *Qihai* (REN-6) e *Yanggang* (B-48) (*Supplementing Life*).
- Retenção de urina: *Zhibian* (B-54) e *Baohuang* (B-53) (*Supplementing Life*).

Heyang (B-55) – confluência do yang 合陽

Localização

- Na parte inferior da perna, 2 *cun* abaixo de *Weizhong* (B-40), na linha que une *Weizhong* (B-40) e *Chengshan* (B-57), na depressão entre as duas cabeças do músculo gastrocnêmio.

Nota de localização

- Primeiro localizar *Chengshan* (B-57) e depois localizar *Heyang* (B-55) a um quarto da distância entre *Weizhong* (B-40) e *Chengshan* (B-57).

Inserção da agulha

Inserção perpendicular com 1 a 1,5 *cun*.

Ações

- Ativa o canal e alivia a dor.
- Cessa a hemorragia uterina e trata dor dos órgãos genitais.

Indicações

- Dor lombar que se irradia para o abdome, sensação de calor na parte interna da coxa, dor, calor e peso dos joelhos, dificuldade de andar.
- Hemorragia uterina, leucorreia, dor nos órgãos genitais, dor violenta súbita dos órgãos genitais, distúrbio *shan* por frio.

Combinação

- Hemorragia uterina por *qi* diminuído: *Heyang* (B-55) e *Jiaoxin* (R-8) (*One Hundred Symptoms*).

Chengjin (B-56) – apoio dos tendões

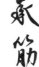

Localização

- Na parte inferior da perna, 5 *cun* abaixo de *Weizhong* (B-40) e no ponto médio entre *Heyang* (B-55) e *Chengshan* (B-57), no centro do ventre do músculo gastrocnêmio.

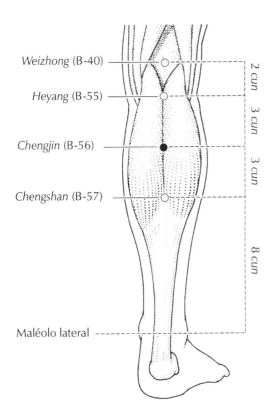

Nota de localização

- Primeiro localizar *Chengshan* (B-57) e depois *Heyang* (B-55). *Chengjin* (B-56) fica no ponto médio entre esses dois pontos.

Inserção da agulha

Inserção perpendicular com 1 a 1,5 *cun*.

Nota: de acordo com vários textos clássicos, a inserção da agulha está contraindicada neste ponto.

Ações

- Relaxa os tendões, ativa o canal e alivia a dor.
- Beneficia o pé e o calcanhar.

Indicações

- Contração e dor da coluna lombar, obstrução dolorosa da parte inferior da perna, tremor com incapacidade de ficar em pé por muito tempo, sensação de calor nas plantas dos pés com incapacidade de ficar em pé por muito tempo, dor e contração do pé e do calcanhar, inchaço da axila.
- Hemorroidas, constipação, incontinências urinária e fecal.
- Sangramento nasal, rinite, calor na cabeça, tontura e dor de cabeça, distúrbio da perturbação súbita com cólicas, espasmo clônico, urticária.

Comentários

Como seu nome ("apoio aos tendões") sugere, *Chengjin* (B-56) está indicado para dor e contração dos músculos e dos tendões, especialmente na região lombar e na panturrilha.

É um dos atributos dos canais o fato de que, à medida que eles seguem em direção distal em direção à mão ou ao pé, seus pontos tenham uma ação cada vez mais forte sobre todo o comprimento do canal. Embora não seja um ponto muito importante, *Chengjin* (B-56) caracteriza-se por sua capacidade de tratar distúrbios de todo o canal da Bexiga na cabeça (tontura, dor de cabeça, calor na cabeça, sangramento nasal, rinite), na região lombar, na parte inferior da perna, na panturrilha, no pé e no calcanhar.

A dor no calcanhar é amiúde um distúrbio difícil de tratar e requer não apenas pontos locais no próprio calcanhar, como também pontos proximais. *Chengjin* (B-56) e *Chengshan* (B-57) são os dois pontos proximais principais que afetam esta região do pé.

Finalmente, à semelhança de vários pontos distais do canal da Bexiga, *Chengjin* (B-56) tratar inchaço da axila e hemorroidas. Isto pode ser explicado pelos trajetos do canal tendinoso da Bexiga até a axila e do canal divergente da Bexiga que circunda o ânus.

Combinações

- Hemorroidas, inchaço da axila: *Chengjin* (B-56), *Chengfu* (B-36), *Weizhong* (B-40) e *Yanggu* (ID-5) (*Thousand Ducat Formulas*).
- Dificuldade de defecar: *Chengjin* (B-56), *Chengshan* (B-57), *Dazhong* (R-4), *Zhongliao* (B-33), *Guanyuan* (REN-4), *Taichong* (F-3), *Taixi* (R-32) e *Zhongwan* (REN-12) (*Supplementing Life*).
- Dor na região lombar e aversão ao frio: *Chengjin* (B-56), *Ciliao* (B-32) e *Baohuang* (B-53) (*Supplementing Life*).
- Dor lombar como se esta estivesse quebrada: *Chengjin* (B-56), *Shugu* (B-65) e *Feiyang* (B-58) (*Thousand Ducat Formulas*).
- Contração das pernas: *Chengjin* (B-56), *Chengshan* (B-57), *Jinggu* (B-64) e *Shangqiu* (BP-5) (*Thousand Ducat Formulas*).
- Entorpecimento da parte inferior da perna: *Chengjin* (B-56), *Xiyangguan* (VB-33) e *Huantiao* (VB-30) (*Thousand Ducat Formulas*).
- Dor no calcanhar: *Chengjin* (B-56), *Chengshan* (B-57), *Kunlun* (B-60) e pontos *Ahshi*.

Chengshan (B-57) – apoio da montanha

Ponto estrela celestial de Ma Dan-yang.

Localização

- Na parte inferior da perna, na depressão formada abaixo dos ventres do músculo gastrocnêmio, quando o músculo está fletido, aproximadamente a 8 *cun* de distância de *Weizhong* (B-40) em direção distal, ou seja, no ponto médio entre *Weizhong* (B-40) e *Kunlun* (B-60).

Nota de localização

- Corra o dedo para cima a partir do tendão de aquiles, ao longo da linha média, até que o dedo caia na depressão formada entre as duas origens dos ventres do músculo gastrocnêmio; fica mais fácil de palpar a depressão se pedirmos ao paciente que pressione a bola do pé contra a resistência da sua mão.

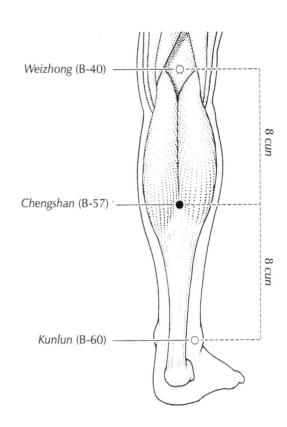

Inserção da agulha

Inserção perpendicular ou oblíqua voltada em direção proximal ou distal, com 1 a 1,5 *cun*.

Ações

- Relaxa os tendões, ativa o canal e alivia a dor.
- Beneficia a panturrilha e o calcanhar.
- Trata hemorroidas.

Indicações

- Hemorroidas, hemorroidas que sangram, hemorroidas inchadas e doloridas, constipação, prolapso do reto.
- Dor e rigidez da região lombar, neuralgia ciática, dificuldade de se sentar ou ficar em pé, incapacidade de ficar em pé por muito tempo, câimbras, dor e contração dos tendões, *qi* da perna com joelho inchado, pernas pesadas, flacidez e fraqueza da perna, dor do calcanhar, sensação de calor nas plantas dos pés com incapacidade de ficar em pé por muito tempo.
- Tremor, malária, distúrbio da perturbação súbita, sangramento nasal, dor de garganta, calor na cabeça.

Comentários

Chengshan (B-57) foi incluído por Ma Dan-yang, o grande médico da dinastia Jin, entre os "onze pontos estrelas celestiais"[67], seu agrupamento dos pontos de acupuntura mais vitais. Clinicamente, *Chengshan* (B-57) é usado em três situações principais: (1) hemorroidas, (2) contração e dor na panturrilha, e (3) dor no calcanhar.

O canal divergente da Bexiga circunda a região anal. Classicamente, *Chengshan* (B-57) tem sido considerado o principal ponto distal no tratamento de todos os tipos de hemorroidas. Por exemplo, o *Song to Keep up your Sleeve* afirma que "para os cinco tipos de hemorroidas decorrentes de calor no sangue, deve-se selecionar *Chengshan* (B-57) e esperar o desaparecimento da doença sem ficar nenhum traço", enquanto Ma Dan-yang recomenda este ponto para "...hemorroidas e dificuldade de defecar...".

A dor e a contração da panturrilha podem ser decorrentes de lesão traumática, obstrução dolorosa ou sequela de distúrbio da perturbação súbita, mas o mais comum é estar dentro do contexto de deficiência do sangue do Fígado. O *Essential Questions*[68] afirma: "Quando uma pessoa dorme, o sangue retorna ao Fígado". A dor e a contração da panturrilha, portanto, tendem a ocorrer à noite, quando o corpo está em repouso, o sangue retorna ao Fígado e a insuficiência relativa da circulação do sangue é incapaz de nutrir e relaxar os tendões e os músculos das extremidades. Este sintoma é mais encontrado naqueles que tendem a sofrer de deficiência de sangue, particularmente mulheres, por causa da perda de sangue na menstruação, e idosos por causa do declínio inevitável da essência e do sangue inerente ao envelhecimento. Embora não tenha nenhuma ação sobre o sangue do Fígado propriamente dito, *Chengshan* (B-57) é um importante ponto local no tratamento deste distúrbio.

A dor no calcanhar pode ser decorrente de lesão traumática, obstrução dolorosa ou deficiência do Rim. *Chengshan* (B-57) é um importante ponto proximal para este distúrbio e pode ser combinado com outros pontos adequados no tratamento de dor no calcanhar de qualquer etiologia.

Finalmente, Ma Dan-yang e outras fontes clássicas enfatizam o uso de *Chengshan* (B-57) no tratamento de dor lombar. Clinicamente, é bastante usado agora para dor de neuralgia ciática que se irradia para a região da panturrilha.

Combinações

- Os nove tipos de hemorroidas (com sangramento)[59]: *Chengshan* (B-57) e *Changqiang* (DU-1) (*Song of the Jade Dragon*).
- Os cinco tipos de hemorroidas: *Chengshan* (B-57), *Weizhong* (B-40), *Feiyang* (B-58), *Yangfu* (VB-38), *Fuliu* (R-7), *Taichong* (F-3), *Xiaxi* (VB-43), *Qihai* (REN-6), *Huiyin* (REN-1) e *Changqiang* (DU-1) (*Great Compendium*).
- Hemorroidas crônicas: *Chengshan* (B-57), *Erbai* (M-MS-29) e *Changqiang* (DU-1) (*Great Compendium*).
- Sangue nas fezes: *Chengshan* (B-57), *Fuliu* (R-7), *Taichong* (F-3) e *Taibai* (BP-3) (*Great Compendium*).
- Vento intestinal (sangue nas fezes): *Chengshan* (B-57) e *Changqiang* (DU-1) (*One Hundred Symptoms*).
- Defecação difícil: *Chengshan* (B-57) e *Taixi* (R-3) (*Supplementing Life*).
- Defecação difícil: *Chengshan* (B-57), *Dazhong* (R-4), *Zhongliao* (B-33), *Guanyuan* (REN-4), *Chengjin* (B-56), *Taichong* (F-3), *Taixi* (R-3) e *Zhongwan* (REN-12) (*Supplementing Life*).
- Fraqueza das pernas: *Chengshan* (B-57), *Weizhong* (B-40) e *Zusanli* (E-36) (*Great Compendium*).
- Dor nas pernas e na região lombar: *Chengshan* (B-57), *Yinshi* (E-33), *Huantiao* (VB-30), *Fengshi* (VB-31), *Weizhong* (B-40), *Kunlun* (B-60) e *Shenmai* (B-62) (*Great Compendium*).
- Contração das pernas: *Chengshan* (B-57), *Shangqiu* (BP-5), *Chengjin* (B-56) e *Jinggu* (B-64) (*Thousand Ducat Formulas*).
- Calor na planta do pé com incapacidade de ficar em pé por muito tempo: *Chengshan* (B-57), *Chengjin* (B-56), *Tiaokou* (E-38) e *Zusanli* (E-36) (*Thousand Ducat Formulas*).

Feiyang (B-58) – ascendendo

Ponto luo de conexão do canal da Bexiga.

Localização

- Na parte inferior da perna, 7 *cun* diretamente acima de *Kunlun* (B-60), ao lado e aproximadamente 1 *cun* abaixo de *Chengshan* (B-57).

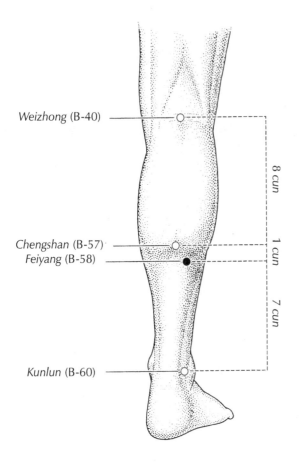

Inserção da agulha

Inserção perpendicular ou oblíqua em direção proximal ou distal com 1 a 1,5 *cun*.

Ações

- Harmoniza alto e o baixo.
- Expele vento do canal *taiyang*.
- Trata hemorroidas.
- Ativa o canal e alivia a dor.

Indicações

- Calor na cabeça, tontura, tontura visual, dor de cabeça e tontura, dor no pescoço e no occipúcio, dor na cabeça e nas costas, rinite, rinite com obstrução e dor na cabeça e nas costas, sangramento nasal, congestão nasal, mania, epilepsia.
- Calafrios e febre, febre com ausência de transpiração, malária, malária com ausência de sede.
- Dor lombar, peso no corpo com incapacidade de se sentar ou se levantar, calafrios com incapacidade de se sentar ou ficar em pé por muito tempo, distúrbio de atrofia do membro inferior, frio da parte inferior do corpo, fraqueza das pernas, dificuldade de andar, inchaço e dor do membro inferior, neuralgia ciática, obstrução dolorosa por vento das articulações, incapacidade de flexionar ou estender os dedos dos pés.
- Hemorroidas, hemorroidas inchadas e dolorosas, hemorroidas que sangram.

Comentários

Feiyang (B-58) é o ponto *luo* de conexão do canal da Bexiga. O exame da sua aplicação moderna comparado com suas indicações tradicionais revela uma significativa disparidade. Clinicamente, é usado com mais frequência atualmente para distúrbios do membro inferior e para dor lombar, particularmente para dor de neuralgia ciática localizada ao longo do curso dos canais da Bexiga e Vesícula Biliar, ou entre esses dois canais. Isto reflete a localização de *Feiyang* (B-58) no local onde o canal da Bexiga, que desce pela parte posterior da perna a partir de *Chengfu* (B-36), segue lateralmente em direção ao canal da Vesícula Biliar na parte inferior da perna.

Suas indicações tradicionais, entretanto, mostram uma aplicação muito mais abrangente, caracterizada pelo excesso na região superior, às vezes com deficiência concomitante abaixo (um padrão que pode explicar o nome deste ponto "ascendendo", bem como seu nome alternativo "*yang* voador").

A partir de *Feiyang* (B-58), o canal *luo* de conexão se encontra com o canal do Rim, fortalecendo a relação entre esses dois canais acoplados. De acordo com o *Guide to the Classics of Acupuncture*, "os pontos *luo* de conexão ficam localizados entre dois canais... se forem agulhados, podem ser tratados sintomas dos canais relacionados do ponto de vista interior-exterior"[69]. Quando os Rins estão esgotados, pode haver deficiência abaixo, que se manifesta como dor lombar, frio da parte inferior do corpo, incapacidade de ficar em pé e fraqueza das pernas. Ao mesmo tempo, pode haver ascensão do *yang* excessivo pelo canal da Bexiga até a cabeça e se manifestando como tontura, dor de cabeça, dor no pescoço e no occipúcio, calor na cabeça e sangramento nasal.

À medida que o canal da Bexiga desce em direção ao pé, seus pontos ficam cada vez mais indicados para distúrbios do espírito, como mania, e *Feiyang* (B-58) é o primeiro deles. O canal primário da Bexiga se conecta com o vaso Governador nos pontos *Taodao* (DU-13), *Dazhui* (DU-14), *Naohu* (DU-17) e *Baihui* (DU-20), onde penetra no cérebro, enquanto o canal divergente da Bexiga penetra no Coração. Como tanto o cérebro quanto o Coração já foram citados como sendo as residências do espírito em diferentes tradições da medicina chinesa, esses dois trajetos do canal ajudam a explicar a capacidade de pontos como *Feiyang* (B-58) em acalmar o espírito e tratar distúrbios do cérebro como mania e epilepsia.

Quando fatores patogênicos, principalmente vento externo, atacam o canal *taiyang*, podem dar origem a calafrios e febre ou febre com ausência de transpiração, bem como a vários sintomas que afetam a cabeça, como dor no pescoço e no occipúcio, calor na cabeça, congestão nasal e rinite, sangramento nasal e tontura. *Feiyang* (B-58), um ponto distal do canal *taiyang* do pé, é capaz de expelir patógenos do canal, liberar o exterior e desobstruir a porção superior do canal.

O canal divergente da Bexiga circula a região anal e, à semelhança de *Chengjin* (B-56) e *Chengshan* (B-57), *Feiyang* (B-58) é classicamente indicado para o tratamento de hemorroidas, hemorroidas inchadas e dolorosas e hemorroidas que sangram.

Finalmente, o *Great Compendium of Acupuncture and Moxibustion* dá indicações específicas para excesso e deficiência dos pontos *luo* de conexão. No caso de *Feiyang* (B-58), há rinite com obstrução e dor na cabeça e nas costas (excesso); rinite com sangramento nasal (deficiência).

Combinações

- Tontura e dor no olho: *Feiyang* (B-58) e *Yanggu* (ID-5) (*Supplementing Life*).
- Dor de cabeça e tontura: *Feiyang* (B-58), *Kunlun* (B-60), *Ququan* (F-8), *Qiangu* (ID-2), *Shaoze* (ID-1) e *Tongli* (C-5) (*Thousand Ducat Formulas*).
- Calor na cabeça e rinite com sangramento nasal: *Feiyang* (B-58), *Chengshan* (B-57), *Kunlun* (B-60), *Jinggu* (B-64) e *Yinbai* (BP-1) (*Thousand Ducat Formulas*).
- Dor no pescoço, dor articular e transpiração: *Feiyang* (B-58), *Yongquan* (R-1) e *Hanyan* (VB-4) (*Thousand Ducat Formulas*).
- Distúrbio de loucura e mania com o ato de remexer a língua: *Feiyang* (B-58), *Taiyi* (E-23) e *Huaroumen* (E-24) (*Thousand Ducat Formulas*).

Fuyang (B-59) – yang *do peito do pé*

Ponto xi *em fenda do vaso de Motilidade* yang.

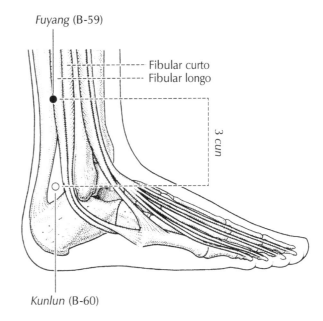

Localização

- Na parte inferior da perna, 3 *cun* diretamente acima de *Kunlun* (B-60).

Nota de localização

- Localizar o ponto situado à distância da largura de uma mão acima de *Kunlun* (B-60).
- Este ponto fica localizado na depressão entre o tendão de aquiles e os tendões fibulares.

Inserção da agulha

Inserção perpendicular ou oblíqua em direção proximal ou distal com 1 a 1,5 *cun*.

Ações

- Beneficia a região lombar e as pernas.
- Ativa o canal e alivia a dor.

Indicações

- Dor lombar com incapacidade de ficar em pé por muito tempo, incapacidade de se levantar

depois de se sentar, dor na coxa, obstrução dolorosa por vento com entorpecimento, distúrbio de atrofia do membro inferior, incapacidade de erguer os quatro membros, peso e dolorimento da perna e do joelho, neuralgia ciática, *qi* da perna por frio-umidade, ulceração da perna, vermelhidão e inchaço do maléolo lateral.
- Cabeça pesada, calafrios e febre, dor na fronte, distúrbio da perturbação súbita com cólicas, espasmo clônico.

Combinações

- Espasmo clônico: *Fuyang* (B-59) e *Tianjing* (SJ-10) (*Supplementing Life*).
- Peso na cabeça: *Fuyang* (B-59), *Tongtian* (B-57) e *Yamen* (DU-15) (*Supplementing Life*).

Kunlun (B-60) – montanhas Kunlun

Ponto jing *rio e ponto fogo do canal da Bexiga.*
Ponto estrela celestial de Ma Dan-yang.

Localização

- Atrás da articulação do tornozelo, na depressão entre a proeminência do maléolo lateral e o tendão de aquiles.

Nota de localização

- Localizar no centro da depressão, no ponto médio entre a proeminência do maléolo lateral e a borda posterior do tendão de aquiles.

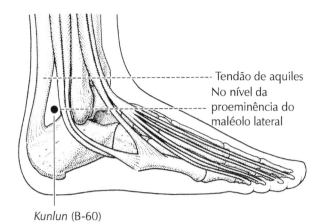

Kunlun (B-60)

Inserção da agulha

Inserção perpendicular com 0,5 a 1 *cun*, ou voltado para cima para atingir o ponto *Taixi* (R-3), 1,5 a 2 *cun*.

Precaução: contraindicado na gravidez.

Ações

- Remove calor e abaixa o *yang*.
- Pacifica o vento e diminui o excesso.
- Ativa todo o canal da Bexiga e alivia a dor.
- Relaxa os tendões e fortalece a coluna lombar.
- Promove o parto.

Indicações

- Epilepsia na infância, epilepsia, loucura, trismo, dor de cabeça, calor na cabeça, tontura visual, vermelhidão, dor e inchaço dos olhos, dor violenta no olho, dor nos dentes da arcada superior, rinite com sangramento nasal.
- Torcicolo, contração do ombro e das costas, dor no Coração que se irradia para as costas, dor lombar, dor sacral, dor no cóccix, neuralgia ciática, dor atrás do joelho, dor no tornozelo, dor no calcanhar, hemiplegia.
- Plenitude do tórax, dispneia, tosse, malária, malária com transpiração copiosa.
- Parto difícil, retenção de placenta, dificuldade de conceber, inchaço dos órgãos genitais, dor abdominal, defecação difícil.

Comentários

Kunlun (B-60) é o ponto fogo do canal *taiyang* da Bexiga e um ponto importante para dispersar e descender o excesso de vento, fogo e *yang* da parte superior do corpo. Para compreender melhor as ações deste ponto, devem-se levar em consideração três fatores: (1) como ponto fogo, *Kunlun* (B-60) é capaz de remover calor, fogo e *yang* excessivo; (2) o canal *taiyang* (supremo *yang*) é o mais *yang* dos seis canais; (3) *Kunlun* (B-60) está localizado no pé, em direção à extremidade inferior do canal da Bexiga, que cruza toda a porção posterior (*yang*) do corpo.

O princípio "para doenças da cabeça, selecione [pontos do] pé", se aplica bem a este ponto. *Kunlun* (B-60) é capaz de remover calor e abaixar o *yang* excessivo da cabeça em casos de dor de cabeça, calor na cabeça, vermelhidão, dor e inchaço dos olhos, dor violenta no olho, sangramento nasal e dor de dente, e de extinguir o vento da cabeça em casos de epilepsia e trismo. Na verdade, já no século III d.C., o *Systematic Classic of Acupuncture and Moxibustion* afirmava que *Kunlun* (B-60) "drenava vento da cabeça até o pé". Embora *Kunlun* (B-60) seja usado principalmente na clínica prática no tratamento de dor de cabeça occipital, vale a pena notar que o canal primário da Bexiga encontra o vaso Governador e o canal da Vesícula Biliar em *Baihui* (DU-20), no vértice, *Shenting* (DU-24) e *Toulinqi* (VB-15), em direção à fronte da cabeça, e nos pontos *Qubin* (VB-7) até *Wangu* (VB-12), na lateral da cabeça. Por esta razão, *Kunlun* (B-60) pode ser considerado para tratameto de dor em qualquer região da cabeça.

É interessante que muitas das indicações deste ponto, caracterizadas pela ascensão do *yang*, explosão do vento e agitação de vento, sugerem uma imagem clínica de desarmonia do Fígado. Embora *Kunlun* (B-60) não tenha nenhuma ação direta sobre o Fígado, sendo, portanto, incapaz de tratar a raiz desses distúrbios, ele tem uma profunda ação para controlar as manifestações. Ao mesmo tempo, existe um paralelo entre *Kunlun* (B-60), o ponto fogo do canal "supremo *yang*" e a qualidade forte, indomável e feroz do *yang* do Fígado.

A capacidade de *Kunlun* (B-60) em ativar o canal da Bexiga em todo seu comprimento, bem como em relaxar os tendões e fortalecer a coluna lombar, faz dele um ponto essencial no tratamento de dor e contração em qualquer local ao longo do canal. É o ponto distal mais importante no tratamento de dor de cabeça occipital e é amiúde combinado com *Houxi* (ID-3) para este propósito. Ele é igualmente vital no tratamento de distúrbios das costas e da coluna, desde o pescoço até o cóccix. *Kunlun* (B-60) é um dos poucos pontos distais que conseguem tratar distúrbios da parte média e superior das costas, novamente combinado com *Houxi* (ID-3). Está especificamente indicado para dor no Coração que se irradia do tórax através da parte superior das costas, refletindo o trajeto do canal divergente da Bexiga até o Coração. Em distúrbios da região lombar, nos quais a deficiência do Rim é amiúde a raiz, *Kunlun* (B-60) pode ser unido a *Taixi* (R-3) através da inserção da agulha. Ma Dan-yang, o grande médico da dinastia Jin, incluiu *Kunlun* (B-60) como um dos "onze pontos estrelas celestiais"[70] "para câimbras da região lombar e do sacro.... incapacidade de andar ou mesmo de dar um passo, assim que se move, geme".

Kunlun (B-60) é igualmente valioso para tratar obstrução do canal da Bexiga nos membros inferiores, especialmente em casos de dor ciática que se irradia para a parte posterior da perna, e é amiúde combinado com pontos como *Chengfu* (B-36) e *Weizhong* (B-40) no método de associação "corrente e cadeado". Na região do calcanhar, *Kunlun* (B-60) é um importante ponto para dor e rigidez, e como vários pontos distais do canal da Bexiga, ele é capaz de tratar dor do calcanhar.

A capacidade de *Kunlun* (B-60) em promover o parto é outro reflexo da forte ação de descensão deste ponto, e da relação acoplada da Bexiga e dos Rins, que dominam o útero. Ele pode ser usado, em combinação com pontos como *Hegu* (IG-4), *Zhiyin* (B-67) e *Sanyinjiao* (BP-6), para induzir o parto, acelerar o parto prolongado, controlar a dor e promover a expulsão da placenta. Por esta razão, *Kunlun* (B-60) está contraindicado na gravidez. O *Great Compendium of Acupuncture and Moxibustion*, entretanto, surpreendentemente, também sugere este ponto para dificuldade de concepção.

Finalmente, é interessante notar que *Kunlun* (B-60) está indicado para plenitude do tórax, dispneia e tosse. Embora essas indicações não tenham nenhuma relação aparente com o canal da Bexiga, elas refletem a capacidade dos pontos *jing* rio, de acordo com o *Classic of Difficulties*[71], de tratar dispneia e tosse.

Combinações

- Dor de cabeça e tontura: *Kunlun* (B-60), *Ququan* (F-8), *Feiyang* (B-58), *Qiangu* (ID-2), *Shaoze* (ID-1) e *Tongli* (C-5) (*Thousand Ducat Formulas*).
- Tontura por vento e dor de cabeça: *Kunlun* (B-60), *Tianyou* (SJ-16), *Fengmen* (B-12), *Guanchong* (SJ-1) e *Guanyuan* (REN-4) (*Thousand Ducat Formulas*).
- Vento na cabeça: *Kunlun* (B-60), *Xiaxi* (VB-43), *Shangxing* (DU-23), *Qianding* (DU-21), *Baihui* (DU-20), *Yanggu* (ID-5), *Hegu* (IG-4) e *Guanchong* (SJ-1) (*Great Compendium*).
- Calor na cabeça e rinite com sangramento nasal: *Kunlun* (B-60), *Chengshan* (B-57), *Feiyang* (B-58), *Jinggu* (B-64) e *Yinbai* (BP-1) (*Thousand Ducat Formulas*).
- Tontura visual, diminuição da visão com dor violenta no olho: *Kunlun* (B-60), *Tianzhu* (B-10) e *Taodao* (DU-13) (*Supplementing Life*).

- Opistótono, espasmo clônico, epilepsia e dor de cabeça: *Kunlun* (B-60), *Wuchu* (B-5), *Shenzhu* (DU-12), *Weizhong* (B-40) e *Weiyang* (B-39) (*Thousand Ducat Formulas*).
- Delírio maníaco: *Kunlun* (B-60), *Yangxi* (IG-5), *Xialian* (IG-8) e *Taiyuan* (P-9) (*Great Compendium*).
- Mania, fala incessante sem descanso: *Kunlun* (B-60), *Shugu* (B-65) e *Fengfu* (DU-16) (*Thousand Ducat Formulas*).
- Epilepsia por vento com olhos fixos para cima: *Kunlun* (B-60), *Baihui* (DU-20) e *Sizhukong* (SJ-23) (*Great Compendium*).
- Dor lombar: *Huantiao* (VB-30) e *Weizhong* (B-40); se a dor se irradiar acima pelas costas, acrescentar *Kunlun* (B-60) (*Song of Points*).
- Dor em pernas e região lombar: *Kunlun* (B-60), *Yinshi* (E-33), *Huantiao* (VB-30), *Fengshi* (VB-31), *Weizhong* (B-40), *Chengshan* (B-57) e *Shenmai* (B-62) (*Great Compendium*).
- Dor na região lombar e no joelho: *Kunlun* (B-60), *Shenmai* (B-62), *Yanglao* (ID-6), *Huantiao* (VB-30) e *Yanglingquan* (VB-34) (*Illustrated Supplement*).
- Vento no sapato de palha (vermelhidão, inchaço e dor na perna e no pé): *Kunlun* (B-60), *Shenmai* (B-62) e *Taixi* (R-3) (*Song of the Jade Dragon*).
- Dor no tornozelo e no calcanhar: *Kunlun* (B-60), *Xuanzhong* (VB-39) e *Qiuxu* (VB-40) (*Song More Precious than Jade*).
- Obstrução dolorosa da panturrilha: *Kunlun* (B-60) e *Fengshi* (VB-31) (*Compilation*).
- Acidente vascular cerebral com atrofia unilateral e dor incessante: *Kunlun* (B-60), *Jianyu* (IG-15), *Xuanzhong* (VB-39), *Taixi* (R-3), *Zusanli* (E-36) e *Quchi* (IG-11) (*Great Compendium*).

Pucan (B-61) – respeito do criado

Ponto de encontro do canal da Bexiga com o vaso de motilidade yang.

Localização

- No aspecto lateral do pé, 1,5 *cun* abaixo de *Kunlun* (B-60), em uma depressão dolorida no calcâneo.

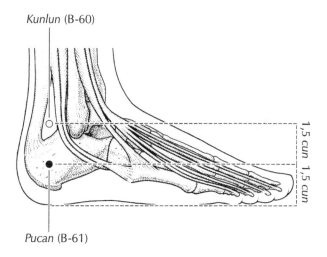

Nota de localização

- A distância entre a proeminência do maléolo lateral e a planta do pé é de 3 *cun*; localizar *Pucan* (B-61) diretamente abaixo de *Kunlun* (B-60) e no ponto médio entre este ponto e a planta do pé.

Inserção da agulha

Inserção transversal com 0,3 a 0,5 *cun*.

Ação

- Relaxa os tendões, ativa o canal e alivia a dor.

Indicações

- Dor de cabeça, cabeça pesada, peso na cabeça como se fosse uma pedra.
- Mania, delírio maníaco, visão de fantasmas, perda da consciência, epilepsia na infância, vômito, disfunção urinária dolorosa turva.
- Dor lombar, distúrbio de atrofia da perna, *qi* da perna, distúrbio da perturbação súbita com espasmos, inchaço do joelho, dor no calcanhar.

Combinação

- Espasmos: *Pucan* (B-61), *Zhiyin* (B-67), *Jiexi* (E-41), *Qiuxu* (VB-40) e *Zuqiaoyin* (VB-44) (*Supplementing Life*).

Shenmai (B-62) – vaso de extensão

Ponto confluente do vaso de Motilidade yang.
Ponto fantasma de Sun Si-miao.

Localização

- No aspecto lateral do pé, aproximadamente 0,5 *cun* abaixo da borda inferior do maléolo lateral, em uma depressão atrás dos tendões fibulares.

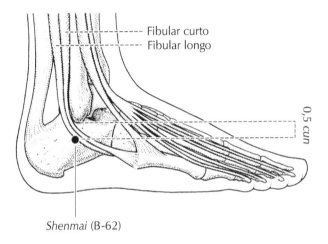

Nota de localização

- Localizar este ponto diretamente abaixo da proeminência do maléolo lateral.

Inserção da agulha

Inserção oblíqua voltada para baixo com 0,3 a 0,5 *cun*.

Ações

- Pacifica o vento interno e expele vento externo.
- Acalma o espírito e trata epilepsia.
- Beneficia a cabeça e os olhos.
- Abre e regula o vaso de Motilidade *yang*.
- Ativa o canal e alivia a dor.

Indicações

- Calafrios e febre, aversão ao vento com transpiração espontânea e dor de cabeça.
- Tontura por vento, vento na cabeça, dor de cabeça, dor de cabeça lateral e na linha média, cabeça com vento e trovão, opistótono, olhos fixos para cima, trismo, epilepsia, epilepsia diurna, acidente vascular cerebral com incapacidade de falar e hemiplegia, desvio da boca, do olho e da face, *qi* em contracorrente.
- Olhos vermelhos, dor no olho que se origina no canto interno, sangramento nasal, surdez, tinidos.
- Depressão maníaca, palpitações, susto no Coração, insônia.
- Rigidez da nuca, rigidez e dificuldade de alongar as costas, obstrução dolorosa por frio na região lombar e no quadril, dor na região lombar e da perna, dificuldade de alongar e flexionar o joelho, vermelhidão e inchaço do maléolo lateral, vento no sapato de palha (vermelhidão, inchaço e dor da perna e do pé).
- Dor de sangue e *qi* em mulheres, plenitude do tórax, inchaço do pescoço e da axila.

Comentários

Na *Ode of the Obstructed River*, o emprego de *Shenmai* (B-62) é citado como um dos "oito métodos terapêuticos". Nesta descrição da aplicação dos oito pontos confluentes dos vasos extraordinários para afetar áreas e sintomas específicos do corpo, *Shenmai* (B-62) está indicado para "expelir vento e calor e [tratar] vento na cabeça generalizado ou unilateral...".

Shenmai (B-62) é um ponto do canal *taiyang* da Bexiga e o ponto confluente do vaso de Motilidade *yang*, conforme se reflete em seu nome alternativo de "*yang qiao*" (motilidade *yang*). O canal *taiyang* (supremo *yang*) da Bexiga cruza a cabeça e toda a parte posterior do corpo, a área mais *yang* do corpo. Ele se conecta com o vaso Governador nos pontos *Taodao* (DU-13), *Dazhui* (DU-14), *Naohu* (DU-17) e *Baihui* (DU-20), onde penetra no cérebro. O vaso de Motilidade *yang* atravessa o aspecto lateral do corpo e da cabeça, conecta-se com o canal da Vesícula Biliar em *Fengchi* (VB-20) e penetra no cérebro em *Fengfu* (DU-16). Além disso, o canal divergente da Bexiga penetra no Coração. Esta rede de trajetos de canais ajuda a explicar as principais ações e indicações deste ponto.

O vento é um fator patogênico *yang* caracterizado por início súbito, alterações rápidas, movimento anormal constante e tendência a atacar a cabeça e as porções superior e externa do corpo. O vento pode ser de origem interna ou externa. O canal *taiyang* é o mais externo dos seis canais, é normalmente o primeiro canal a ser atacado pelo vento patogênico externo. *Shenmai* (B-62) está particularmente indicado para o padrão comumente visto de ataque de vento externo (normalmente em combinação com calor ou frio) com calafrios e febre, aversão ao vento, torcicolo e dor de cabeça. O vento interno, ao contrário, surge de uma desarmonia interna, principalmente do Fígado. Ele se precipita para cima, perturbando o cérebro e produzindo sintomas como trismo, opistótono, olhos fixos para cima, desvio da boca e dos olhos, acidente vascular cerebral e hemiplegia. A capacidade de *Shenmai* (B-62) de pacificar o vento interno e tratar essas manifestações reflete a natureza do extremo *yang* deste ponto e das conexões do canal com a cabeça e com o cérebro, mais do que qualquer ação sobre o *zang* Fígado. Em outras palavras, *Shenmai* (B-62) trata as manifestações de vento mais do que a raiz.

Shenmai (B-62) (o ponto confluente do vaso de Motilidade *yang*) está classicamente indicado para epilepsia diurna, ao contrário de *Zhaohai* (R-6) (o ponto confluente do vaso de Motilidade *yin*), que está classicamente indicado para epilepsia noturna. A epilepsia envolve principalmente três fatores, a saber: a agitação do vento, a perturbação do Coração e do cérebro e fleuma. O fato do canal primário da Bexiga penetrar no cérebro e do canal divergente da Bexiga se ligar ao Coração, combinado com a capacidade de *Shenmai* (B-62) de pacificar o vento, explica seu efeito especial sobre a epilepsia. Sob seu nome alternativo de *Guilu* (caminho do fantasma), *Shenmai* (B-62) foi incluído em um grupo conhecido como os "treze pontos fantasmas" citados por Sun Si-miao para o tratamento de epilepsia e mania. *Shenmai* (B-62) também está indicado para distúrbios do Coração e do espírito, como palpitações, insônia e depressão maníaca.

O *Spiritual Pivot* afirma: "Quando o canal *taiyang* [Bexiga] penetra no cérebro, ele se divide em Motilidade *yin* e Motilidade *yang*; é aqui que o *yin* e o *yang* se encontram; o *yang* penetra no *yin* e o *yin* se move para fora, para o *yang*, se encontrando no canto interno do olho. Quando o *yang* está em abundância, os olhos ficam bem abertos; quando o *yin* está em abundância, os olhos ficarão fechados"[72] e "[Quando] o *qi* defensivo não penetrar no *yin*, ele frequentemente permanecerá no *yang*. [Quando] ele permanece no *yang*, então o *yang qi* ficará pleno; [quando] o *yang qi* estiver pleno, o vaso de Motilidade *yang* [ficará] abundante; [quando] não penetrar no *yin*, então o *yin qi* ficará deficiente e, dessa forma, os olhos não se

fecham"[73]. Essas duas citações têm servido tradicionalmente para explicar a capacidade de *Shenmai* (B-62) de tratar insônia.

Shenmai (B-62) compartilha com outros pontos distais do canal da Bexiga a capacidade de dispersar calor e excesso da cabeça, independentemente da causa ser de patógenos externos, fogo excessivo, ascensão do *yang* ou agitação de vento. Ele está indicado para vento na cabeça e dor de cabeça que afeta a linha média (canal da Bexiga) e o aspecto lateral (vaso de Motilidade *yang*) da cabeça, para tontura, sangramento nasal, surdez e tinidos, e especialmente para distúrbios oculares, já que tanto o canal da Bexiga quanto o vaso de Motilidade *yang* se unem com o canto interno do olho.

Shenmai (B-62) pode ser agulhado para vários outros distúrbios que afetam o canal da Bexiga e o vaso de Motilidade *yang*, como, por exemplo, a região lombar (canal da Bexiga) e o quadril (vaso de Motilidade *yang*).

Finalmente, *Shenmai* (B-62) está indicado para inchaço da axila e do pescoço. Essas indicações podem ser explicadas pelo trajeto do canal tendinoso da Bexiga que sobe até a axila e depois emerge na fossa supraclavicular para cruzar o pescoço.

Combinações

- Vento na cabeça e dor de cabeça: *Shenmai* (B-62) e *Jinmen* (B-63) (*Ode to Elucidate Mysteries*).
- Vento na cabeça, tontura visual e rigidez da nuca: *Shenmai* (B-62), *Shousanli* (IG-10) e *Jinmen* (B-63) (*Miscellaneous Diseases*).
- Loucura: *Shenmai* (B-62) e *Jiexi* (E-41) (*Thousand Ducat Formulas*).
- Epilepsia noturna: aplicar moxa em *Shenmai* (B-62) e *Zhaohai* (R-6) (*Glorious Anthology*).
- Frio e dor na medula óssea: *Shenmai* (B-62), *Dazhu* (B-11), *Xuanzhong* (VB-39), *Fuliu* (R-7), *Lidui* (E-45) e *Shenshu* (B-23) (*Compilation*).
- Dor nas pernas e na região lombar: *Shenmai* (B-62), *Fengshi* (VB-31), *Huantiao* (VB-30), *Weizhong* (B-40), *Kunlun* (B-60), *Yinshi* (E-33) e *Chengshan* (B-57) (*Great Compendium*).
- Doenças abaixo do tornozelo: *Shenmai* (B-62) e *Zhaohai* (R-6) (*Great Compendium*).
- Inchaço da axila: *Shenmai* (B-62), *Diwuhui* (VB-42), *Yangfu* (VB-38), *Weiyang* (B-39), *Tianchi* (PC-1) e *Zulinqi* (VB-41) (*Thousand Ducat Formulas*).

Jinmen (B-63) – portão dourado

*Ponto xi em fenda do canal da Bexiga.
Ponto de encontro do canal da Bexiga com o vaso de Ligação yang.*

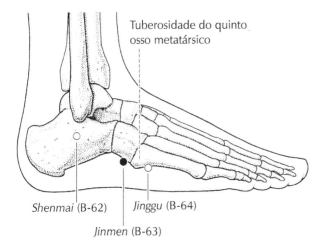

Localização
- No aspecto lateral do pé, na depressão atrás da tuberosidade do quinto osso metatársico.

Nota de localização
- A tuberosidade do quinto osso metatársico é o marco anatômico mais palpável do aspecto lateral do pé.

Inserção da agulha
Inserção perpendicular com 0,3 a 0,5 *cun*.

Ações
- Pacifica o vento.
- Modera condições agudas.
- Relaxa os tendões, ativa o canal e alivia a dor.

Indicações
- Epilepsia, agitação de vento por susto na infância, dor de dente, perda da consciência.
- Distúrbio *shan* súbito e violento, distúrbio da perturbação súbita com espasmos, malária, tremor com incapacidade de ficar em pé por muito tempo.
- Dor lombar, dor no joelho, obstrução dolorosa do membro inferior, vento na articulação do tigre branco, dor no maléolo externo.

Comentários

Jinmen (B-63) é o ponto *xi* em fenda do canal da Bexiga. Os pontos *xi* em fenda, onde o *qi* e o sangue que fluem com relativa superficialidade ao longo dos canais a partir dos pontos *jing* poço se acumulam e penetram mais profundamente, são aplicáveis no tratamento de condições agudas e dolorosas. *Jinmen* (B-63) está indicado para início súbito de distúrbio *shan* grave, distúrbio da perturbação súbita com espasmos, epilepsia e dor articular do tigre branco, manifestação de obstrução dolorosa caracterizada por grande intensidade de dor, semelhante à mordida de um tigre.

A despeito de seu *status* de ponto *xi* em fenda do canal da Bexiga, não é atribuída a *Jinmen* (B-63) (como à maioria dos pontos distais do canal) nenhuma ação sobre distúrbios da micção. A esse respeito, os pontos do canal da Bexiga são semelhantes aos pontos dos canais de Intestino Delgado, Intestino Grosso e *Sanjiao*, cujos pontos também têm pouquíssima ação sobre seus *fu* relacionados.

Combinações
- Câimbras dos tendões: *Jinmen* (B-63) e *Qiuxu* (VB-40) (*One Hundred Symptoms*).
- Contração e frio do ombro e das costas com dor no aspecto interno da escápula: *Jinmen* (B-63), *Geshu* (B-17), *Yixi* (B-45) e *Chize* (P-5) (*Thousand Ducat Formulas*).
- Surdez bilateral decorrente de agressão por frio: *Jinmen* (B-63) e *Tinghui* (VB-2) (*Ode of Xi-hong*).
- Surdez: *Jinmen* (B-63), *Zulinqi* (VB-41) e *Hegu* (IG-4) (*Song of Points*).

Jinggu (B-64) – osso capital

Ponto yuan fonte do canal da Bexiga.

Localização
- No aspecto lateral do pé, na depressão à frente e abaixo da tuberosidade do quinto osso metatársico.

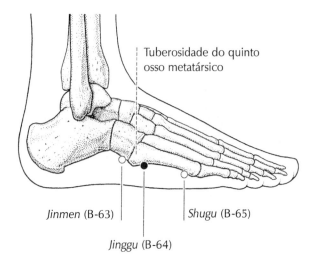

Jinmen (B-63)
Jinggu (B-64)
Shugu (B-65)
Tuberosidade do quinto osso metatársico

Nota de localização
- A tuberosidade do quinto osso metatársico é o marco anatômico mais palpável do aspecto lateral do pé.

Inserção da agulha
Inserção perpendicular com 0,3 a 0,5 *cun*.

Ações
- Desanuvia a cabeça e clareia os olhos, elimina vento.
- Acalma o espírito.
- Relaxa os tendões, ativa o canal e alivia a dor.

Indicações
- Cabeça dolorida e pesada com pés frios, dor de cabeça lancinante, calor na cabeça, tremor da cabeça, vermelhidão do canto interno do olho, obstrução visual superficial, tontura visual, rinite com sangramento nasal incessante, calafrios e febre, malária, falta de prazer em comer.
- Palpitações, dor no Coração, depressão maníaca, propensão ao susto, epilepsia.
- Torcicolo, dor nas costas e nas laterais do corpo, dor lombar, aversão ao frio e dor nas costas, pés secos e rachados, *qi* da perna por frio-umidade.

Comentários
Jinggu (B-64) é o ponto *yuan* fonte do canal da Bexiga, e como a maioria dos pontos distais do canal da Bexiga, ele trata plenitude na cabeça. Esta plenitude pode ser decorrente de ataque de vento ou vento-calor patogênico externo, de agitação de vento interno, de ascensão do *yang* decorrente de deficiência do Rim, ou simplesmente de desarmonia das partes superior e inferior do corpo. O excesso acima se manifesta como calor, dor e peso da cabeça, dor de cabeça lancinante, tremor da cabeça, rinite com sangramento nasal incessante, etc., enquanto a deficiência abaixo dá origem a pés frios.

O canal da Bexiga sobe até o canto interno do olho e *Jinggu* (B-64) está indicado para vários distúrbios oculares, como tontura visual, vermelhidão do canto interno do olho e obstrução visual superficial.

O canal primário da Bexiga penetra no cérebro, enquanto o canal divergente da Bexiga penetra no Coração, e à semelhança de vários pontos distais do canal da Bexiga, *Jinggu* (B-64) está indicado para distúrbios como palpitações, dor no Coração, epilepsia e depressão maníaca.

Finalmente, *Jinggu* (B-64) está indicado para rigidez, dor e contração ao longo do curso do canal da Bexiga desde o pescoço até os pés.

Combinações
- Calor na cabeça e rinite com sangramento nasal: *Jinggu* (B-64), *Kunlun* (B-60), *Feiyang* (B-58), *Chengshan* (B-57) e *Yinbai* (BP-1) (*Thousand Ducat Formulas*).
- Vermelhidão e erosão do canto interno do olho: *Jinggu* (B-64) e *Shugu* (B-65) (*Supplementing Life*).
- Obstrução visual superficial: *Jinggu* (B-64) e *Qiangu* (ID-2) (*Thousand Ducat Formulas*).
- Frio nas extremidades inferiores: *Jinggu* (B-64), *Rangu* (R-2) e *Shenshu* (B-23) (*Thousand Ducat Formulas*).
- Contração das pernas: *Jinggu* (B-64), *Chengjin* (B-56), *Chengshan* (B-57) e *Shangqiu* (BP-5) (*Thousand Ducat Formulas*).
- Dor nos órgãos genitais: *Jinggu* (B-64), *Shenshu* (B-23), *Zhishi* (B-52) e *Taichong* (F-3) (*Supplementing Life*).

Shugu (B-65) – osso de contenção

Ponto shu riacho e ponto madeira do canal da Bexiga.

Localização

- No aspecto lateral do pé, na depressão atrás e abaixo da cabeça do quinto osso metatársico.

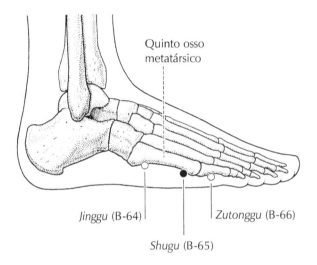

Nota de localização

- Corra um dedo em direção distal ao longo do aspecto lateral do pé a partir de *Jinggu* (B-64) até que ele caia na depressão.

Inserção da agulha

Inserção perpendicular com 0,3 a 0,5 *cun*.

Ações

- Desanuvia a cabeça e clareia os olhos.
- Remove calor e dissipa o inchaço.
- Ativa o canal e alivia a dor.

Indicações

- Dor de cabeça, dor de cabeça occipital, torcicolo, surdez, tontura visual, vermelhidão e dor dos olhos, vermelhidão e erosão do canto interno do olho, olhos amarelados.
- Calafrios e febre, aversão ao vento e ao frio, calor no corpo, malária, depressão maníaca, inchaço carbuncular nas costas, lesões piogênicas nas costas, hemorroidas, diarreia.
- Dor da região lombar e das costas, dor na coxa.

Comentários

O *Classic of Difficulties*[74] afirma: "em casos de deficiência, reforçar a mãe, em casos de excesso, reduzir o filho". *Shugu* (B-65) é o ponto madeira do canal da Bexiga e, de acordo com a teoria 'mãe-filho', ele é capaz de reduzir excessos no canal da Bexiga (madeira é o "filho" da água), especialmente plenitude e calor na região da cabeça. O canal da Bexiga sobe a partir do canto interno do olho sobre o vértice, conecta-se com pontos do vaso Governador e com o canal da Vesícula Biliar na cabeça, e desce através da região occipital e do pescoço. *Shugu* (B-65), consequentemente, está indicado para vermelhidão e dor dos olhos e do canto interno do olho, dor de cabeça (especialmente na região occipital) e torcicolo.

A ação de remover o calor de *Shugu* (B-65) se estende para resolver febre, especialmente decorrente de lesão por vento, e de drenar calor da região anal no tratamento de hemorroidas. À semelhança de *Weizhong* (B-40), *Shugu* (B-65) também está indicado para inchaços carbunculares nas costas e para lesões piogênicas (lesões pequenas e duras em forma de cravo).

Combinações

- Torcicolo com grande aversão ao vento: *Shugu* (B-65) e *Tianzhu* (B-10) (*One Hundred Symptoms*).
- Vermelhidão e erosão do canto interno do olho: *Shugu* (B-65) e *Jinggu* (B-64) (*Supplementing Life*).
- Mania, fala incessante sem descanso: *Shugu* (B-65), *Kunlun* (B-60) e *Fengfu* (DU-16) (*Thousand Ducat Formulas*).
- Dor lombar como se estivesse quebrada: *Shugu* (B-65), *Feiyang* (B-58) e *Chengjin* (B-56) (*Thousand Ducat Formulas*).
- Dor no quadril: *Shugu* (B-65), *Huantiao* (VB-30), *Jiaoxin* (R-8), *Sanyinjiao* (BP-6) e *Yingu* (R-10) (*Thousand Ducat Formulas*).

Zutonggu (B-66) – vale de conexão do pé

Ponto ying nascente e ponto água do canal da Bexiga.

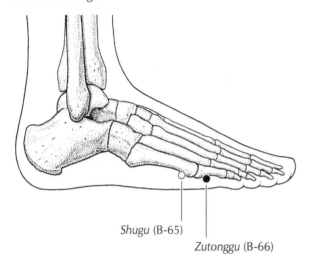

Shugu (B-65)
Zutonggu (B-66)

Localização
- No aspecto lateral do pé, na depressão à frente e abaixo da quinta articulação metatarsofalangiana.

Nota de localização
- Primeiro localizar *Shugu* (B-65) e depois correr o dedo sobre a proeminência da articulação metatarsofalangiana até que caia na depressão na base do dedo mínimo do pé.

Inserção da agulha
Inserção perpendicular oblíqua em direção à planta do pé com 0,2 a 0,3 *cun*.

Ações
- Desanuvia a cabeça.
- Descende o *qi* do Pulmão e do Estômago.

Indicações
- Peso na cabeça, dor no pescoço, tontura visual, vermelhidão dos olhos, sangramento nasal, transpiração sem aversão ao frio, malária.
- Vômito, alimentos não digeridos (nas fezes), tosse e dispneia, plenitude do tórax com líquidos congestionados.
- Mania, propensão ao medo.

Comentários
Zutonggu (B-66) é o ponto água do canal água da Bexiga. Como todos os pontos distais do canal da Bexiga, sua principal ação é dissipar a ascensão patológica do *qi* e do *yang* da cabeça. Isso foi enfatizado no *Spiritual Pivot*[75], que afirma: "Quando o *qi* [caótico] está na cabeça, selecionar *Tianzhu* (B-10) e *Dazhu* (B-11). Se a inserção de agulha nesses pontos não resolver, selecione os pontos nascentes e riacho do *taiyang* do pé" (ou seja, *Shugu* – B-65 e *Zutonggu* – B-66).

Se o *qi* caótico afetar não só a cabeça, mas também prejudicar a função descendente dos Pulmões e do Estômago, a rebelião consequente do *qi* dará origem a tosse, dispneia, plenitude no tórax e vômito.

Combinações
- Rinite com sangramento nasal: *Zutonggu* (B-66), *Pianli* (IG-6), *Hegu* (IG-4), *Sanjian* (IG-3) e *Kunlun* (B-60) (*Supplementing Life*).
- Perda súbita da voz: *Zutonggu* (B-66), *Zhigou* (SJ-6) e *Sanyangluo* (SJ-8) (*Supplementing Life*).
- Vômito: *Zutonggu* (B-66), *Shangqiu* (BP-5) e *Youmen* (R-21) (*Thousand Ducat Formulas*).

Zhiyin (B-67) – alcançando o yin

Ponto jing poço e ponto metal do canal da Bexiga.

Localização
- No aspecto dorsal do dedo mínimo do pé, na junção das linhas traçadas ao longo da borda lateral da unha e da base da unha, aproximadamente 0,1 *cun* do canto da unha.

Inserção da agulha
Inserção perpendicular ou oblíqua em direção proximal com 0,1 a 0,2 *cun*, ou picar para sangrar.

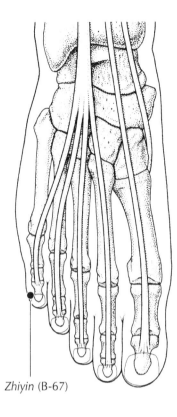

Zhiyin (B-67)

Ações

- Expele vento e desanuvia a cabeça e clareia os olhos.
- Vira o feto e facilita o trabalho de parto.

Indicações

- Dor de cabeça no vértice da cabeça, dor de cabeça occipital, peso na cabeça, dor no pescoço, congestão nasal, sangramento nasal, dor ocular, dor no canto interno do olho, obstrução visual superficial, surdez e tinidos, dor na região costal lateral e no tórax, agitação do Coração.
- Retenção da placenta, má posição do feto, parto demorado, trabalho de parto prolongado ou difícil.
- Micção difícil, disfunção urinária dolorosa, emissão seminal, malária por frio, vento frio começando no dedo mínimo do pé, ausência de transpiração, calor nas plantas dos pés, câimbras, espasmo clônico, inchaço dos joelhos.

Comentários

Zhiyin (B-67) é o ponto *jing* poço e ponto metal do canal da Bexiga. Ao contrário da maioria dos outros onze pontos *jing* poço, entretanto, ele não tem nenhuma ação aparente classicamente registrada de restaurar a consciência em caso de coma ou colapso e sua semelhança com os outros pontos *jing* poço se limita à sua capacidade de dispersar a plenitude e o calor da extremidade oposta do canal na cabeça.

O *Spiritual Pivot*[76] afirma: "para doenças da cabeça, selecionar [pontos] dos pés". Enquanto o *Song to Keep up your Sleeve* afirma que *Zhiyin* (B-67) é particularmente aplicável para dor de cabeça do vértice e occipital, independentemente de ser decorrente de vento patogênico externo ou de desarmonia interna, bem como para distúrbios do pescoço, dos olhos, do nariz e dos ouvidos. Como ponto terminal do canal da Bexiga, *Zhiyin* (B-67) tem ação especialmente dinâmica e na prática clínica deve ser considerado quando esses distúrbios são agudos, e não crônicos.

A principal aplicação de *Zhiyin* (B-67), entretanto, é no tratamento de má posição do feto, razão pela qual é um ponto famoso. Para este propósito, é tratado com bastão de moxa bilateralmente durante 15 a 20min ou com cones de moxa (5 a 10 cones em cada ponto), uma ou duas vezes ao dia. A mulher deve soltar as roupas e se sentar em uma posição confortável semirreclinada. É uma prática comum na China demonstrar este método para a mulher grávida que recebe, então, bastões de moxa para tratar-se em casa. Melhores resultados são obtidos se este tratamento tiver início na 34ª semana. É importante notar que assim que o feto tenha virado, a moxibustão deve ser interrompida, pois de outra forma, pode-se induzir novamente a má posição. O efeito de *Zhiyin* (B-67) no útero se estende para induzir um trabalho de parto demorado, acelerar o parto assim que o trabalho tenha começado e promover a expulsão da placenta depois do parto.

É interessante notar que a despeito da íntima relação entre os Rins e o útero, são pontos do seu canal acoplado da Bexiga, especialmente *Zhiyin* (B-67) e *Kunlun* (B-60), em vez de pontos do canal do Rim, que têm a ação de promover o trabalho de parto. De acordo com a teoria *yin* e *yang*, "o *yang* é atividade, o *yin* é quiescência; o *yang* causa e o *yin* se desenvolve" e "Quando o *yin* alcança seu máximo, se transformará necessariamente em *yang*". O *yin* do Rim nutre e domina o desenvolvimento e o crescimento do feto através dos longos meses da gravidez. À medida que a data do nascimento se aproxima e o *yin* alcança seu zênite, o *yang* deve começar a crescer para virar o feto e preparar-se para a intensa atividade do nascimento. Se, pela hora do parto, houver atividade *yang* insuficiente do útero, independentemente de ser decorrente de deficiência ou estagnação, então o *yang* deve ser estimulado. *Zhiyin* (B-67) é o ponto terminal do canal *yang* da Bexiga, onde o *qi* muda de polaridade e penetra no seu canal *yin* acoplado do Rim, o que se reflete no seu nome "alcançando o *yin*". É o ponto mais dinâmico para ativar o útero e assim virar o feto e promover o trabalho de parto, especialmente quando estimulado pelo calor *yang* ou moxibustão.

Finalmente, *Zhiyin* (B-67) é um dos poucos pontos distais no canal da Bexiga indicados para distúrbios de micção, neste caso, para disfunção urinária dolorosa e micção difícil. Clinicamente, entretanto, os pontos distais do canal da Bexiga são raramente usados para este propósito.

Combinações

- Para apressar o trabalho de parto: *Zhiyin* (B-67) e *Zusanli* (E-36) (*Song of Points*).
- Emissão seminal: *Zhiyin* (B-67), *Ququan* (F-8) e *Zhongji* (REN-3) (*Supplementing Life*).
- Micção difícil e emissão seminal: *Zhiyin* (B-67), *Zhongji* (REN-3), *Ligou* (F-5), *Chengfu* (B-36) e *Lougu* (BP-7) (*Supplementing Life*).
- Prurido com muita dor: *Zhiyin* (B-67) e *Wuyi* (E-15) (*One Hundred Symptoms*).
- Paralisia da extremidade inferior: *Zhiyin* (B-67), *Yinlingquan* (BP-9), *Huantiao* (VB-30), *Yangfu* (VB-38) e *Taixi* (R-3) (*Great Compendium*).
- Dor no tórax e na região costal lateral que muda de localização: *Zhiyin* (B-67) e *Huantiao* (VB-30) (*Thousand Ducat Formulas*).
- Dor de cabeça no vértice: *Zhiyin* (B-67), *Baihui* (DU-20) e *Houxi* (ID-3).

Notas

1 *Essential Questions*, Cap. 5.
2 *Spiritual Pivot*, Cap. 17.
3 *Danyang* (extra), 0,5 *cun* posterior a *Toulinqi* (VB-15).
4 *Spiritual Pivot*, Cap. 22.
5 *Spiritual Pivot*, Cap. 33.
6 *Essential Questions*, Cap. 61.
7 *Spiritual Pivot*, Cap. 17.
8 *Essential Questions*, Cap. 61.
9 *Essential Questions*, Cap. 10.
10 *Essential Questions*, Cap. 17.
11 *Essential Questions*, Cap. 8.
12 *Essential Questions*, Cap. 62.
13 Fei Bo Xiong (1800-1879) em Fei Bo Xiong et al. 1985 *Medical Collection From Four*

Families from Meng He (Meng He Si Jia Yi Ji), Jiangsu Science Publishing House, p. 40. Citado em Maciocia, G. *The Practice of Chinese Medicine*, Churchill Livingstone, p. 211.
14 *Essential Questions*, Cap. 62.
15 *Essential Questions*, Cap. 10.
16 *Essential Questions*, Cap. 44.
17 *Essential Questions*, Cap. 18.
18 *Spiritual Pivot*, Cap. 10.
19 *Treatise on Epidemic Warm Febrile Disease* por Wu You Ke (1642).
20 *Spiritual Pivot*, Cap. 6.
21 *Spiritual Pivot*, Cap. 8.
22 *Essential Questions*, Cap. 39.
23 *Spiritual Pivot*, Cap. 17.
24 *Essential Questions*, Cap. 10.
25 *Essential Questions*, Cap. 44.
26 *Essential Questions*, Cap. 10.
27 *Spiritual Pivot*, Cap. 5.
28 *Essential Questions*, Cap. 6.
29 *Essential Questions*, Cap. 8.
30 *Treatise on the Spleen & Stomach por Li Dongyuan*, tradução de Pi Wei Lun, por Yang Shou-zhong e Li Jian-yong, Blue Poppy Press, 1993, p. 19.
31 *Essential Questions*, Cap. 23.
32 *Essential Questions*, Cap. 23.
33 *Essential Questions*, Cap. 74.
34 *Spiritual Pivot*, Cap. 33.
35 *Classic of Difficulties*, 31ª Dificuldade.
36 *Essential Questions*, Cap. 8.
37 *Spiritual Pivot*, Cap. 8.
38 *Essential Questions*, Cap. 4.
39 *Master Hua's Classic of the Central Viscera* (Zhong Zang Jing), atribuído a Hua Tuo, traduzido por Yang Shou-zhong, Blue Poppy Press, 1993.
40 *Essential Questions*, Cap. 47.
41 *Classic of Difficulties*, 36ª Dificuldade.
42 *Spiritual Pivot*, Cap. 17.
43 *Essential Questions*, Cap. 18.
44 *Essential Questions*, Cap. 5.
45 *Essential Questions*, Cap. 5.
46 *Essential Questions*, Cap. 44.
47 *Standards of Patterns and Treatment* por Wang Ken-tang, 1602, citado por Maciocia, G., *The Practice of Chinese Medicine*, Churchill Livingstone, p. 609.
48 *Essential Questions*, Cap. 43.
49 *Spiritual Pivot*, Cap. 4.
50 *Spiritual Pivot*, Cap. 2.
51 *Essential Questions*, Cap. 8.
52 *Spiritual Pivot*, Cap. 2.
53 *Spiritual Pivot*, Cap. 4.
54 Ma Dan-yang foi o autor original do *Song of the Eleven Heavenly Star Points*. Apareceu pela primeira vez impresso no século XII d.C. *Classic*

of the Jade Dragon. Xu Feng incluiu esse texto em sua obra *Complete Collection of Acupuncture and Moxibustion* e acrescentou um décimo segundo ponto, *Taichong* (F-3).

55 *Spiritual Pivot*, Cap. 78.

56 *Spiritual Pivot*, Cap. 9.

57 *Spiritual Pivot*, Cap. 6.

58 *Essential Questions*, Cap. 61.

59 Os nove tipos de hemorroidas referem-se a crescimentos carnosos que surgem em qualquer dos nove orifícios (olhos, narinas, orelhas, boca, ânus e uretra).

60 *Essential Questions*, Cap. 61.

61 Citado em *Celestial Lancets* por Lu Gwei-Djen & Joseph Needham, p. 78, Cambridge University Press.

62 *Essential Questions*, Cap. 61.

63 *Hunmen* (B-47) é, contudo, indicado para "distúrbio do andar como se fosse cair morto", embora não esteja claro o que significa este termo, e se ele se refere ou não a um distúrbio psicoemocional ou físico.

64 *Essential Questions*, Cap. 61.

65 *Essential Questions*, Cap. 61.

66 *Essential Questions*, Cap. 61.

67 Ma Dan-yang foi o autor original do *Song of the Eleven Heavenly Star Points*. Apareceu pela primeira vez impresso no século XII d.C. *Classic of the Jade Dragon*. Xu Feng incluiu esse texto em sua obra *Complete Collection of Acupuncture and Moxibustion* e acrescentou um décimo segundo ponto, *Taichong* (F-3).

68 *Essential Questions*, Cap. 10.

69 Citado em *Chinese Acupuncture and Moxibustion*, Foreign Languages Press, Beijing.

70 Ma Dan-yang foi o autor original do *Song of the Eleven Heavenly Star Points*. Apareceu pela primeira vez impresso no século XII d.C. *Classic of the Jade Dragon*. Xu Feng incluiu esse texto em sua obra *Complete Collection of Acupuncture and Moxibustion* e acrescentou um décimo segundo ponto, *Taichong* (F-3).

71 *Classic of Difficulties*, 68ª Dificuldade.

72 *Spiritual Pivot*, Cap. 21.

73 *Spiritual Pivot*, Cap. 80.

74 *Classic of Difficulties*, 69ª Dificuldade.

75 Citado em *Treatise on the Spleen & Stomach* por Li Dongyuan, traduzido por Yang Shou-zhong e Li Jian-yong, Blue Poppy Press, p. 140.

76 *Spiritual Pivot*, Cap. 9.

Canal do Rim
Shaoyin do Pé

12

足少陰腎經

360 – CANAL DO RIM *SHAOYIN* DO PÉ

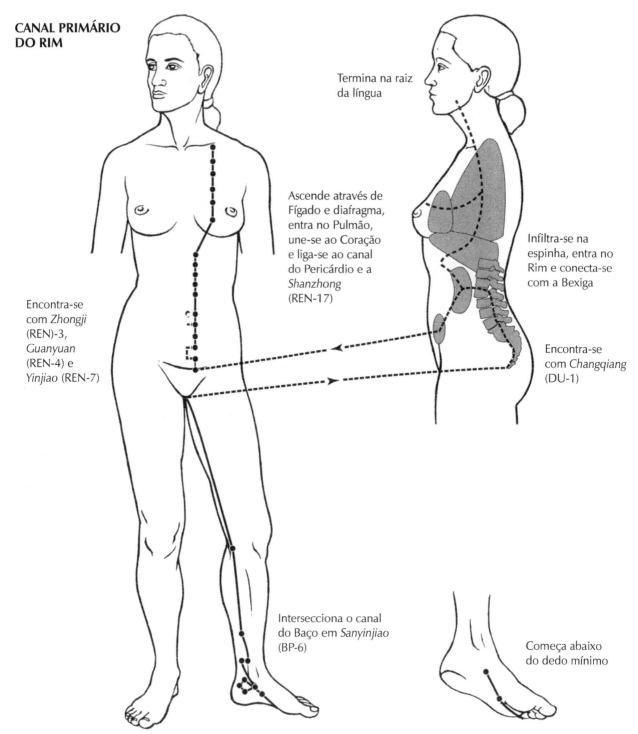

Canal primário do Rim

- Começa abaixo do dedo mínimo do pé.
- Cruza a sola do pé indo até *Yongquan* (R-1).
- Emerge em *Rangu* (R-2), situado anterior e inferiormente à tuberosidade navicular.
- Passa por trás do maléolo medial em *Taixi* (R-3), de onde desce através do calcanhar e, então, sobe até um ponto abaixo do maléolo medial em *Zhaohai* (R-6).
- Sobe ao longo do aspecto medial da perna, cruzando o canal do Baço em *Sanyinjiao* (BP-6).
- Continua subindo pela perna até o aspecto medial da fossa poplítea em *Yingu* (R-10) e ao longo do aspecto posteromedial da coxa até a ponta do cóccix, onde cruza com o vaso Governador em *Changqiang* (DU-1).
- Segue pela coluna, penetra no Rim e se conecta com a Bexiga.
- Cruza o vaso da Concepção em *Zhongji* (REN-3), *Guanyuan* (REN-4) e *Yinjiao* (REN-7).
- Um ramo emerge do Rim, sobe pelo Fígado e pelo diafragma, penetra no Pulmão e sobe ao longo da garganta, terminando na raiz da língua.
- Outro ramo se separa no Pulmão, se une ao Coração e se dispersa no tórax, se unindo ao canal do Pericárdio e com *Shanzhong* (REN-17).

O canal primário do Rim conecta-se com os seguintes zangfu: Rim, Bexiga, Fígado, Pulmão, Coração.

O canal primário do Rim cruza outros canais nos seguintes pontos: *Sanyinjiao* (BP-6), *Changqiang* (DU-1), *Zhongji* (REN-3), *Guanyuan* (REN-4), *Yinjiao* (REN-7), *Shanzhong* (REN-17).

Canal divergente do Rim

- Separa-se do canal primário do Rim na fossa poplítea.
- Cruza o canal divergente da Bexiga na coxa.
- Sobe para se conectar com os Rins.
- Cruza o vaso da Cintura na região da segunda vértebra lombar.
- Sobe até a raiz da língua.
- Continua subindo para emergir na nuca e se une com o canal primário da Bexiga.

Canal **luo** de conexão do Rim

- Começa em *Dazhong* (R-4), no aspecto posterior do maléolo medial.

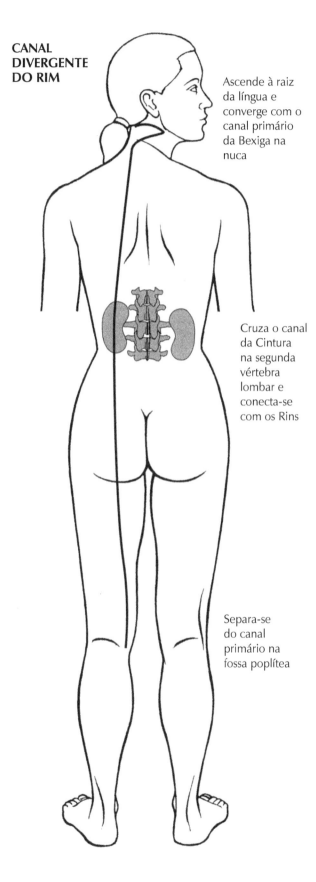

CANAL DIVERGENTE DO RIM

Ascende à raiz da língua e converge com o canal primário da Bexiga na nuca

Cruza o canal da Cintura na segunda vértebra lombar e conecta-se com os Rins

Separa-se do canal primário na fossa poplítea

362 – CANAL DO RIM *SHAOYIN* DO PÉ

CANAL *LUO* DE CONEXÃO DO RIM

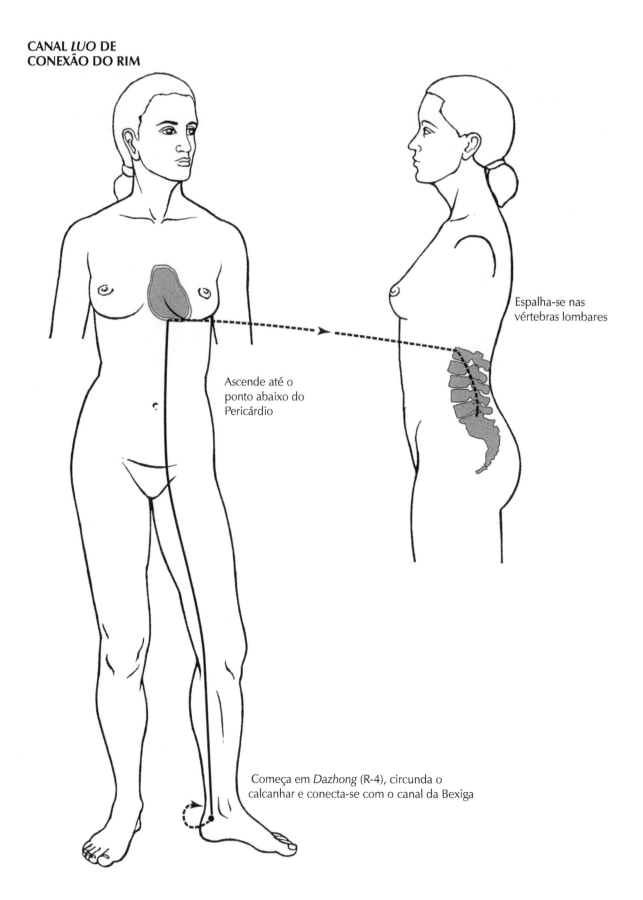

Espalha-se nas vértebras lombares

Ascende até o ponto abaixo do Pericárdio

Começa em *Dazhong* (R-4), circunda o calcanhar e conecta-se com o canal da Bexiga

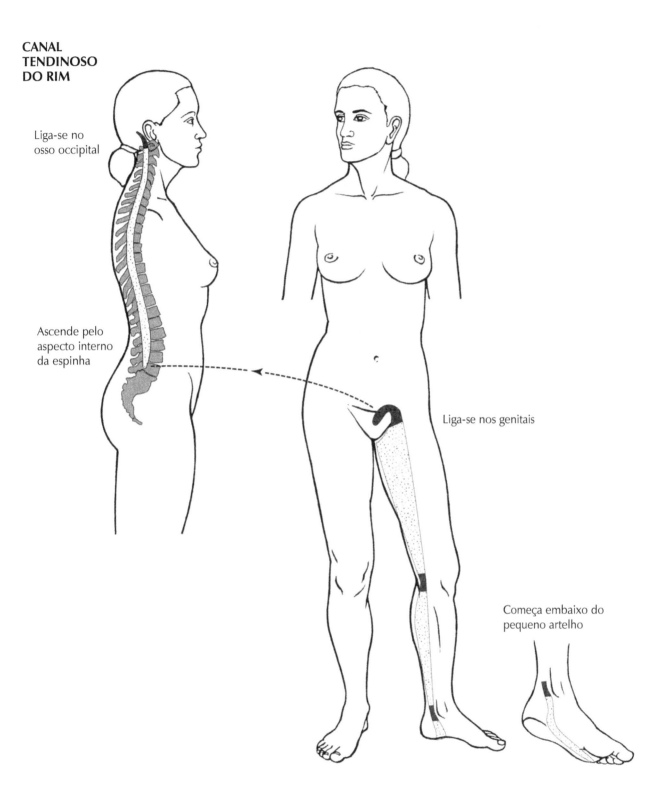

Canal tendinoso do Rim

- Circula o calcanhar e penetra internamente para se conectar com o canal da Bexiga.
- Sobe juntamente com o canal primário do Rim, a partir de *Dazhong* (R-4), até um ponto abaixo do Pericárdio, de onde segue posteriormente e se espalha pelas vértebras lombares.

Canal tendinoso do Rim

- Começa abaixo do dedo mínimo do pé e se une ao canal tendinoso do Baço no aspecto inferior do maléolo medial.
- Liga-se no calcanhar, onde se une ao canal tendinoso da Bexiga, sobe, em seguida, pela perna e se liga ao côndilo medial da tíbia.
- Une-se ao canal tendinoso do Baço e segue a superfície medial da coxa para se unir aos órgãos genitais.

Um ramo

- Segue internamente em direção às vértebras espinhais, sobe pelo aspecto interno da coluna até a nuca, onde o canal se liga ao osso occipital e se une ao canal tendinoso da Bexiga.

Sintomas patológicos do canal tendinoso do Rim

Câimbra na parte debaixo do pé, câimbra e dor ao longo do curso do canal, convulsão e espasmo associados à epilepsia. Se a doença estiver no exterior, o paciente não consegue se curvar para a frente, se a doença estiver no interior, o paciente não consegue se curvar para trás. Portanto, em um distúrbio *yang*, haverá incapacidade de curvar a coluna lombar para a frente, enquanto em um distúrbio *yin* haverá incapacidade de curvar a coluna lombar para trás.

Discussão

O canal do Rim do *shaoyin* do pé está associado do ponto de vista interior-exterior ao canal da Bexiga, e acoplado com o canal do Coração do *shaoyin* da mão, de acordo com a teoria dos seis canais. A relação Rim-Bexiga é fortalecida ainda mais pelos seguintes fatos:

- O trajeto interno do canal primário do Rim se conecta com o *fu* Bexiga.
- O canal *luo* de conexão do Rim se conecta com o canal da Bexiga.
- O canal divergente do Rim cruza o canal da Bexiga na coxa.

Além disso, é importante notar que:

- O canal primário do Rim cruza o vaso da Concepção em *Zhongji* (REN-3) e *Guanyuan* (REN-4).
- O canal primário do Rim sobe através do Fígado, diafragma, Pulmão e Coração.
- O canal primário do Rim sobe através da garganta.
- O canal primário do Rim e o canal divergente do Rim sobem até a raiz da língua.
- Os canais primário, *luo* de conexão e tendinoso do Rim se espalham pela coluna.
- O canal tendinoso do Rim, mas não o canal primário do Rim, sobe até a região genital.

Os Rins têm cinco funções principais:

- Armazenar a essência e dominar a reprodução, o crescimento e o desenvolvimento.
- Produzir a medula, preencher o cérebro, dominar os ossos e ajudar na produção de sangue.
- Dominar a água.
- Controlar a recepção de *qi*.
- Abrir-se nos ouvidos e dominar os dois *yin* inferiores (ânus e uretra).

Além disso, os Rins:

- São o *zang* mais inferior.
- São a raiz do *yin* e do *yang* originais do corpo.
- Conservam e controlam o fogo do *ming men*.
- Alojam a vontade.
- São a base dos vasos da Concepção e de Penetração que se originam no útero; ao passo que, de acordo com o *Essential Questions*[1]: "o vaso do útero se conecta com os Rins".

É em virtude dessas funções e relações, bem como pelos trajetos do canal discutidos anteriormente, que muitas das ações e indicações dos pontos do canal do Rim podem ser explicadas. Essas ações e indicações podem ser resumidas da seguinte forma:

- Assentar o calor, o *qi*, o *yang* e o vento em ascensão patológica. Os Rins são o *zang* mais baixo e a raiz do *yin* no corpo. Quando o *yin* está deficiente, o calor por deficiência, ou o *yang* ou o vento interior em ascensão podem subir até garganta, ouvidos, olhos e cabeça; os pontos do canal do Rim são, com frequência, usados clinicamente para nutrir o *yin* (por exemplo, *Taixi* (R-3) e para provocar a descida de patógenos da cabeça (por exemplo, *Yonqquan* [R-1]).

- Nutrir o *yin* e remover o calor por deficiência no tratamento de transpiração noturna, distúrbio de emagrecimento e sede, etc.
- Nutrir o *yin* do Fígado para neutralizar o *yang* do Fígado em ascensão no tratamento de dor de cabeça, vertigem, etc.
- Nutrir a água do Rim para equilibrar o fogo excessivo do Coração e harmonizar a vontade e o espírito no tratamento de inquietação, insônia, memória fraca, palpitações, epilepsia, mania, susceptibilidade a susto, etc.
- Assentar o *qi* e harmonizar a relação entre os Rins e o Pulmão no tratamento de tosse, tosse com sangue, dispneia, asma, sibilos, etc.
- Tonificar o *yang* do Rim para fortalecer a função dos Rins de dominar a água no tratamento de edema e distúrbios urinários decorrentes de deficiência.
- Tonificar o *yang* do Rim para fortalecer a libido no tratamento de impotência, emissão seminal, etc.
- Tonificar o *yang* do Rim para aquecer a parte inferior do corpo, pernas e pés.
- Beneficiar a garganta, especialmente no tratamento de dor e secura na garganta ou perda da voz decorrente de deficiência de *yin*.
- Fortalecer a coluna lombar e beneficiar os dentes.
- Beneficiar os ouvidos no tratamento de tinidos e surdez.
- Regular o vaso da Concepção e o vaso de Penetração e tratar doenças do útero, como infertilidade, menstruação irregular, prolapso do útero, distúrbios pós-parto, etc.
- Drenar umidade-calor do *jiao* inferior e regular a fundo a Bexiga e os intestinos no tratamento de micção difícil, retenção de urina, disfunção urinária dolorosa, urina escura, diarreia, distúrbio disentérico, inchaço, prurido e dor na região genital, distúrbio *shan*, dor no hipogástrio, etc.
- Nutrir o *yin* do Rim no tratamento de constipação decorrente de secura.

Yonqquan (R-1) – nascente que jorra

Ponto jing *poço e ponto madeira do canal do Rim.*

Localização

- Na planta do pé, entre o segundo e terceiro ossos metatársicos, aproximadamente a um terço da distância entre a base do segundo dedo do pé e o calcanhar, em uma depressão formada quando o pé é fletido.

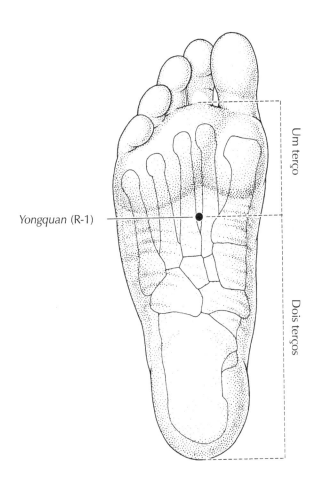

Inserção da agulha

Inserção perpendicular com 0,5 a 1 *cun*.

Ações

- Descende o excesso da cabeça.
- Acalma o espírito.
- Revive a consciência e resgata o *yang*.

Indicações

- Perda da consciência decorrente de acidente vascular cerebral, perda da consciência.
- Epilepsia, agitação de vento na infância, vertigem, tontura visual, visão borrada, dor de cabeça no vértice, hipertensão, obstrução dolorosa da garganta, dor na garganta com incapacidade de engolir, perda da voz, língua seca, sangramento nasal, tez escura, *qi* como "porquinho correndo".
- Agitação, insônia, memória fraca, propensão a sentir medo, fúria com desejo de matar pessoas, loucura, dor no coração.
- Tosse, dispneia, vômito e tosse com sangue.
- Erupção por vento, distúrbio da perturbação súbita com câimbras, tendões contraídos.
- Constipação, dor lombar com evacuação difícil, micção difícil, dor na parte inferior do abdome em mulheres grávidas com incapacidade de urinar, plenitude da parte inferior do abdome, dor periumbilical, distúrbio *shan*, infertilidade, impotência, distúrbios decorrentes de excesso de atividade sexual, plenitude da região costal lateral, icterícia, *qi* diminuído.
- Paralisia do membro inferior, *qi* crônico da perna, dor e inchaço da perna, sensação de frio dos pés e das canelas, calor nas plantas dos pés, dor crônica e entorpecimento dos pés, dor dos cinco dedos do pé com incapacidade de ficar em pé.

Comentários

Yonqquan (R-1), o único ponto do canal situado na planta do pé e, portanto, o ponto mais baixo do corpo, é o ponto madeira do canal água do Rim. De acordo com *O Clássico das Dificuldades*[2], "em casos de deficiência, reforçar a mãe, em casos de excesso, reduzir o filho". Como ponto "filho" do canal do Rim, *Yonqquan* (R-1), portanto, tem um poderoso efeito para reduzir o excesso acima porque "faz o que não está enraizado voltar para sua fonte". Isso está refletido na declaração encontrada em *Ode to Elucidate Mysteries* de que "*Yonqquan* (R-1) ecoa a terra"[3], e nos nomes alternativos para este ponto, como "explosão da terra" (*Dichong*) e "passagem da terra" (*Dichong*).

Quando os Rins estão deficientes abaixo, o *qi*, o *yang*, o calor por deficiência ou o vento em ascensão patológica podem subir para perturbar a cabeça.

O poderoso efeito de *Yonqquan* (R-1) para fazer descer e remover esse excesso é registrado em uma história sobre o famoso médico do século II, Hua Tuo, que tratou o general Wei Ta-cu (o imperador consagrado postumamente da dinastia Wei) de "vento na cabeça, mente confusa e vertigem visual". Seguindo o princípio de selecionar pontos acima para tratar distúrbios da parte superior, Hua Tuo agulhou *Yonqquan* (R-1) e "o general ficou curado imediatamente"[4].

Na prática clínica, *Yonqquan* (R-1) é usado principalmente para tratar: (1) ascensão do *yang* do Fígado, fogo do Fígado ou vento do Fígado; (2) desarmonia do Coração e dos Rins, e (3) distúrbios da garganta.

Os Rins são a raiz do *yin* de todos os *zangfu*. Isto tem especial relevância para Fígado, Coração e Pulmão, órgãos atingidos pelo canal do Rim. De acordo com um ditado da medicina chinesa: "os Rins e o Fígado compartilham a mesma origem". O Rim água é a mãe do Fígado madeira, e o *yin* do Rim é a origem e a fonte do *yin* do Fígado. Quando a água do Rim falha em nutrir a madeira do Fígado, o poderoso e descontrolado *yang* do Fígado sobe até a cabeça, dando origem a sintomas como dor de cabeça no vértice, vertigem, tontura visual, visão borrada, hipertensão e sangramento nasal. Se o *yang* excessivo do Fígado gera vento, pode haver acidente vascular cerebral ou epilepsia. *Yonqquan* (R-1) é capaz de regular os Rins, a raiz desses sintomas e tratar as manifestações porque consegue promover firmemente a descida do excesso patológico.

Os Rins pertencem à água e o Coração ao fogo, e os Rins e o Coração "ajudam-se mutuamente", com o *yin* do Rim nutrindo e umedecendo o *yin* do Coração e refreando o fogo do Coração e o *yang* do Coração descendo para aquecer os Rins. A harmonia entre os Rins e o Coração é um dos pré-requisitos para um espírito estável e pacífico. Quando o *yin* do Rim está deficiente e o fogo por deficiência do Coração ascende, ou quando a conexão é quebrada e os Rins e o Coração não se comunicam, o espírito fica agitado, provocando uma ampla variedade de distúrbios emocionais, que variam entre relativamente brandos (agitação, insônia, memória fraca, propensão a ter medo) a intensos (loucura, fúria com desejo de matar pessoas). Recomenda-se (e isso é amplamente aplicado na China) que os pacientes que sofrem de insônia massageiem os dois pontos *Yonqquan* (R-1) antes de deitarem, ou colocarem os pés em água quente para puxar o *yang* em excesso.

A capacidade de *Yonqquan* (R-1) em refrear a ascensão do calor por deficiência e o *yang* do Fígado, e de pacificar o espírito faz com que ele seja um ponto especialmente adequado para tratar distúrbios da menopausa caracterizados por ondas de calor, transpiração noturna, insônia, agitação, ansiedade e dor de cabeça.

O canal do Rim sobe até a garganta e até a raiz da língua. Quando o calor violento, proveniente da deficiência do Rim, sobe ao longo do canal do Rim, ele destrói os líquidos e dá origem a inchaço e congestão da garganta, dor de garganta com incapacidade de engolir e língua seca. Por causa de sua capacidade de reduzir o calor e o fogo na região da garganta, *Yonqquan* (R-1) também pode ser usado para inchaço e dor da garganta decorrentes de outras etiologias. De acordo com o *Spiritual Pivot*[5], o canal do Rim termina em *Lianquan* (REN-23), um importante ponto para o tratamento de distúrbios da língua, e *Yonqquan* (R-1) também está indicado para perda da voz, independente de ser decorrente de patógenos externos ou de acidente vascular cerebral.

Yonqquan (R-1) é secundariamente usado para: (1) distúrbios do Pulmão; (2) *Qi* como "porquinho correndo"; (3) perda da consciência; e (4) distúrbios dos dois *yin* inferiores.

De acordo com um ditado da medicina chinesa: "O Pulmão é a cobertura e os Rins são a raiz". Como *zang* mais alto, o Pulmão recebe por meio da respiração o *qi* claro do céu (*qing qi*), do mesmo modo que as copas das árvores de uma floresta recebem a luz e o ar essenciais para a vida. Por meio da função de captar e manter dos Rins, o *qi* é puxado para baixo por meio da inalação para a raiz abaixo. Se os Rins estiverem deficientes e não conseguirem captar o *qi*, pode haver dispneia e tosse, indicações para este ponto.

O *qi* como "porquinho correndo" surge quando o *qi* do Fígado estagnado se transforma em calor, ou quando a deficiência do *yang* do Rim leva ao acúmulo de frio no *jiao* inferior. Nos dois casos, o *qi* é violentamente liberado e se precipita para cima ao longo do vaso de Penetração. A ação de *Yonqquan* (R-1) de harmonizar os Rins e o Fígado e redirecionar o *qi* em ascensão patológica para baixo se reflete no seu emprego no tratamento deste distúrbio.

Yonqquan (R-1) é o ponto *jing* poço do canal do Rim, e como muitos outros pontos *jing* poço, tem uma ação poderosa em abrir os portais e restaurar o colapso, independente de ser decorrente de acidente vascular cerebral ou perda da consciência. É citado no *Song of the Nine Needles for Returning the Yang* (para o tratamento de colapso do *yang* caracterizado por perda da consciência, aversão ao frio, contracorrente do frio dos membros, lábios arroxeados, etc.).

Os Rins governam os dois *yin* inferiores, o ânus e a uretra. *Yonqquan* (R-1) pode ser usado no tratamento de constipação, especialmente quando decorrente de deficiência de *yin* e consequente secura, bem como para micção difícil.

Yonqquan (R-1) é um importante ponto na prática de *qigong*. Dirigir a mente para *Yonqquan* (R-1) ou inalar e exalar por meio deste ponto assenta e descende o *qi* no *dantian* inferior (campo de cinábrio) e ajuda o corpo a absorver a energia *yin* da terra. Em comum com sua aplicação na acupuntura, esta prática é particularmente recomendada sempre que o *yang* em excesso se rebelar para cima indo até o Coração, o Pulmão ou a cabeça.

Finalmente, *Yonqquan* (R-1) tem sido tema de muitos estudos modernos na aplicação de emplastros herbários para pontos de acupuntura. Várias substâncias herbárias são moídas, transformadas em pastas e aplicadas nesse ponto para distúrbios, como úlceras na boca e hipertensão.

Combinações

- Dor de cabeça e tontura visual: *Yonqquan* (R-1), *Sibai* (E-2) e *Dazhu* (B-11) (*Supplementing Life*).
- Tontura visual: *Yonqquan* (R-1), *Shenting* (DU-24), *Shangxian* (DU-23), *Yixi* (B-45), *Yuji* (P-10) e *Dadu* (BP-2) (*Supplementing Life*).
- Os cinco tipos de epilepsia: *Yonqquan* (R-1) e *Laogong* (PC-8) (*Song of Points*).
- Epilepsia por vento: *Yonqquan* (R-1) e *Jizhong* (DU-6) (*Supplementing Life*).
- Epilepsia por vento: *Yonqquan* (R-1, *Shenting* (DU-24) e *Suliao* (DU-25)(*Great Compendium*).
- Demência: *Yonqquan* (R-1), *Shenmen* (C-7), *Shaoshang* (P-11) e *Xinshu* (B-15) (*Great Compendium*).
- Dor de garganta com incapacidade de comer: *Yonqquan* (R-1) e *Dazhong* (R-4) (*Thousand Ducat Formulas*).
- Obstrução dolorosa da garganta com calafrios e febre: *Yonqquan* (R-1) e *Rangu* (R-2) (*Thousand Ducat Formulas*).
- Perda da voz: *Yonqquan* (R-1), *Hegu* (IG-4) e *Yangjiao* (VB-35) (*Systematic Classic*).

- Sede intensa decorrente do distúrbio de emagrecimento e sede: *Yonqquan* (R-1) e *Xingjian* (F-2) (*One Hundred Symptoms*).
- Infertilidade: *Yonqquan* (R-1), *Ciliao* (B-32) e *Shangqiu* (BP-5) (*Supplementing Life*).
- Dor nos cinco dedos do pé com incapacidade de pôr os pés no chão: *Yonqquan* (R-1) e *Rangu* (R-2) (*Supplementing Life*).
- Lesão por frio com grande calor que não melhora: reduzir *Yonqquan* (R-1), *Hegu* (IG-4), *Quchi* (IG-11), *Xuanzhong* (VB-39), *Zusanli* (E-36) e *Dazhui* (DU-14) (*Great Compendium*).
- Erupção por vento: *Yonqquan* (R-1) e *Huantiao* (VB-30) (*Supplementing Life*).
- Rigidez e dor da região lombar: *Yonqquan* (R-1), *Yaoshu* (DU-2), *Weizhong* (B-40), *Xiaochangshu* (B-27) e *Pangguangshu* (B-28) (*Great Compendium*).
- Ondas de calor da menopausa: *Yonqquan* (R-1), *Taichong* (F-3), *Yinxi* (C-6) e *Guanyuan* (REN-4).

Rangu (R-2) – vale flamejante

Ponto ying *nascente e ponto fogo do canal do Rim.*

Localização

- No aspecto medial do pé, em sentido distal e abaixo do maléolo medial, na depressão abaixo em sentido distal à tuberosidade navicular.

Nota de localização

- A tuberosidade navicular é a proeminência encontrada acima do ponto médio entre a bola do pé e o calcanhar.

Inserção da agulha

Inserção perpendicular com 0,5 a 1 *cun*.

Ações

- Remove calor por deficiência.
- Regula os Rins.
- Regula o *jiao* inferior.

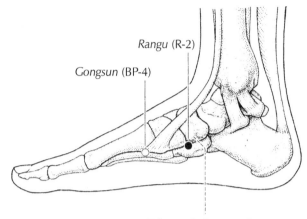

Indicações

- Obstrução dolorosa da garganta, saliva insuficiente para umedecer a garganta, incapacidade de falar, transpiração espontânea, transpiração noturna, asma, dispneia, *qi* diminuído, tosse com sangue, distúrbio do emagrecimento e sede, icterícia, protrusão da língua, medo como se estivesse prestes a ser agarrado, propensão ao medo e a se assustar, dor penetrante no Coração.
- Prurido nos órgãos genitais, emissões noturnas, emissão seminal, impotência, infertilidade, prolapso uterino, menstruação irregular, distúrbio *shan*, micção difícil, diarreia por frio ou umidade (*dong*).
- Um pé quente e um pé frio, dor nas partes inferiores das pernas que impede o ficar em pé por muito tempo, dor e inchaço no peito do pé, pés inquietos.

Comentários

Rangu (R-2) "vale flamejante" é o ponto *ying* nascente e o ponto fogo do canal do Rim. De acordo com o *O Clássico das Dificuldades*[6], os pontos *ying* nascentes estão indicados para "calor no corpo", e no caso da maioria dos pontos *ying* nascentes, a ênfase fica em remover calor excessivo e fogo. Os Rins são únicos, entretanto, não sofrem de padrões de excesso, já que os Rins armazenam o *yin* verdadeiro e o *yang* verdadeiro, que nunca podem estar em um estado de excesso real. *Rangu* (R-2), portanto, é o principal ponto do canal do Rim para remover calor originado de deficiência do *yin* do Rim.

Os Rins são a raiz do *yin* e do *yang* do corpo. O *yin* do Rim tem as funções de nutrir e umedecer, bem como equilibrar e conter o fogo do *ming men*. Quando o *yin* do Rim está deficiente, suas funções de nutrir e umedecer ficarão prejudicadas e, por conta disso, o fogo do *ming men* pode ficar descontrolado. O ponto forte de *Rangu* (R-2), como seu nome sugere, é remover este calor por deficiência, e não nutrir o *yin* do Rim. Está indicado quando esse calor: (1) ascende ao longo do canal do Rim até a garganta, dando origem à obstrução dolorosa da garganta, garganta seca com saliva insuficiente e incapacidade de falar; (2) flutua para o exterior à noite, dando origem à transpiração noturna; e (3) atrapalha o Pulmão dando origem à dispneia e tosse com expectoração de sangue. O calor decorrente de deficiência de *yin* também pode se manifestar como distúrbio de emagrecimento e sede bem como pés quentes e inquietos.

Rangu (R-2) tem uma ação particular sobre o *jiao* inferior. A deficiência de *yin* e o calor consequente podem dar origem a prurido nos órgãos genitais. Quando o *yin* do Rim falha em nutrir os vasos da Concepção e de Penetração, pode haver menstruação irregular e infertilidade em mulheres. Quando o calor por deficiência agita o portão da essência, em homens, pode haver emissão seminal ou emissões noturnas, com ou sem sonhos. Tanto em homens quanto em mulheres, também pode haver desejo sexual excessivo. Se o *qi* do Rim estiver deficiente, pode haver prolapso uterino.

De acordo com o *Complete Works of Jing-yue*: "*Yin* e *yang* têm a mesma origem... o fogo é o governador da água, a água é a fonte do fogo...". Nem as deficiências do *yin* do Rim ou do *yang* do Rim existem isoladamente, e isso se reflete no fato de que *Rangu* (R-2) também tem claramente a ação de tonificar o *yang* do Rim. Isso é parcialmente ilustrado pelas indicações tradicionais, mas se reflete mais claramente em várias combinações clássicas (ver adiante). Portanto, também se pode aplicar moxibustão em *Rangu* (R-2), em casos de transpiração espontânea, frio nos pés e nas pernas, diarreia por frio, edema e impotência.

Finalmente, a emoção associada aos Rins é o medo, e quando os Rins estão deficientes, pode haver propensão ao medo e ao susto e uma constante sensação de alarme, como se estivesse "prestes a ser agarrado". *Rangu* (R-2) está indicado para esses vários sentimentos de mau presságio.

Combinações

- Inchaço da parte interna da garganta: *Rangu* (R-2) e *Taixi* (R-3) (*Supplementing Life*).
- Obstrução dolorosa da garganta com calafrios e febre: *Rangu* (R-2) e *Yonqquan* (R-1) (*Thousand Ducat Formulas*).
- Perda da voz: *Rangu* (R-2), *Tiantu* (REN-22), *Lingdao* (C-4), *Yingu* (R-10), *Fuliu* (R-7) e *Fenglong* (E-40) (*Illustrated Supplement*).
- Rigidez da língua: *Rangu* (R-2), *Yingu* (R-10), *Yamen* (DU-15), *Shaoshang* (P-11), *Yuji* (P-10), *Erjian* (IG-2) e *Zhongchong* (PC-9) (*Great Compendium*).
- Babar-se: *Rangu* (R-2) e *Fuliu* (R-7) (*Supplementing Life*).
- Distúrbio de emagrecimento e sede com grande desejo de beber água: *Rangu* (R-2), *Yishe* (B-49) e *Guanchong* SJ-1 (*Supplementing Life*).
- Distúrbio de emagrecimento e sede com grande desejo de beber água: *Rangu* (R-2), *Yishe* (B-49), *Chengjiang* (REN-24) e *Guanchong* (SJ-1) (*Thousand Ducat Formulas*).
- Distúrbio de emagrecimento e sede: *Rangu* (R-2), *Chengjiang* (REN-24), *Jinjin* (M-CP-20), *Yuye* (M-CP-20), *Renzhong* (DU-26), *Lianquan* (REN-23), *Quchi* (IG-11), *Laogong* (PC-8), *Taichong* (F-3), *Xingjian* (F-2), *Shangqiu* (BP-5) e *Yinbai* (BP-1) (*Great Compendium*).
- Doença febril com agitação, pés frios e transpiração profusa: primeiro agulhar *Rangu* (R-2), depois *Taixi* (R-3) (*Systematic Classic*).
- Dor penetrante no Coração: *Rangu* (R-2), *Zhigou* (SJ-6) e *Taixi* (R-3) (*Thousand Ducat Formulas*).
- Apreensão e medo como se estivesse prestes a ser agarrado: *Rangu* (R-2) e *Yanglingquan* (VB-34) (*Thousand Ducat Formulas*).
- Edema de pedra da parte superior do abdome: aplicar moxa em *Rangu* (R-2), *Qichong* (E-30), *Siman* (R-14) e *Zhangmen* (F-13) (*Thousand Ducat Formulas*).
- Emissão seminal e retração do pênis: *Rangu* (R-2) e *Dahe* (R-12) (*Supplementing Life*).
- Impotência: *Rangu* (R-2), *Mingmen* (DU-4), *Shenshu* (B-23) e *Qihai* (REN-6) (*Illustrated Supplement*).
- Diarreia por frio ou umidade (*dong*) com alimentos não digeridos: *Rangu* (R-2), *Jingmen* (B-25) e *Yinlingquan* (BP-9) (*Thousand Ducat Formulas*).

- Frio das extremidades inferiores: *Rangu* (R-2), *Shenshu* (B-23) e *Jinggu* (B-64) (*Supplementing Life*).

Taixi (R-3) – riacho supremo

Ponto shu *riacho, ponto* yuan *fonte e ponto terra do canal do Rim.*

Localização

- Na depressão entre o maléolo medial e o tendão de aquiles, no mesmo nível da proeminência do maléolo medial.

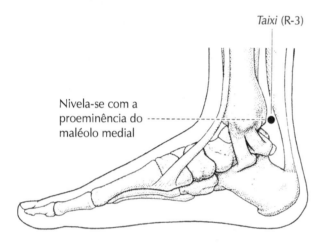

Nota de localização

- Localizar o ponto no centro da depressão, no ponto médio entre a proeminência do maléolo medial e a borda posterior do tendão de aquiles.

Inserção da agulha

Inserção perpendicular com 0,5 a 1 *cun* ou unir com *Kunlun* (B-60).

Ações

- Nutre o *yin* do Rim e remove calor por deficiência.
- Tonifica o *yang* do Rim.
- Ancora o *qi* e beneficia o Pulmão.
- Fortalece a coluna lombar.

Indicações

- Surdez, tinidos, dor de cabeça e vertigem, dor de dente, sangramento nasal, dor de garganta, sensação de calor na boca, fleuma no boca que parece cola, distúrbio de emagrecimento e sede, doença por calor com transpiração copiosa, malária crônica, emagrecimento.
- Tosse, tosse com sangue, tosse sem prazer em comer, sibilos, dispneia, asma, dor no tórax.
- Insônia, sonhos excessivos, memória fraca, sensação de calor nas palmas das mãos, dor penetrante no Coração.
- Emissão seminal, impotência, ejaculação prematura, taxação sexual, menstruação irregular.
- Micção frequente e copiosa, enurese, calor no hipogástrio com urina amarela, distensão abdominal, defecação difícil, distúrbio *shan* por frio, lesões cutâneas pruriginosas por umidade na parte interna da coxa.
- Dor lombar, dor no abdome e na região costal lateral, lesão por frio com contracorrente por inversão das mãos e pés, frio nos membros inferiores, entorpecimento e dor nas pernas, inchaço e dor do tornozelo, inchaço e dor do calcanhar.

Comentários

Os Rins ocupam uma única posição entre os *zangfu*, de armazenar a essência *yin* e conservar e controlar o fogo do *ming men*. Os Rins são, portanto, a raiz do *yin* e do *yang* do corpo todo. Por causa deste papel fundamental, a deficiência dos Rins pode causar e resultar da desarmonia de qualquer um dos outros *zangfu*.

O *Spiritual Pivot*, no capítulo 6, recomenda o uso dos pontos *shu* riachos no tratamento de distúrbios dos *zang*, enquanto no capítulo 1 diz: "Quando os cinco *zang* estão doentes, selecione [entre] os doze [pontos] *yuan* fonte". *Taixi* (R-3), ponto *shu* riacho e ponto *yuan* fonte, é, portanto, o principal ponto do canal do Rim para tratar desarmonia do *zang* Rim, que, por conta da natureza única dos Rins, sempre envolve deficiência, principalmente do *yin* do Rim ou do *yang* do Rim.

A deficiência do *yin* do Rim pode afetar os Rins isoladamente, ou, pela falha em nutrir o Fígado, o Coração ou o Pulmão, todos em contato com o canal do Rim. A deficiência do *yin* pode se manifestar de duas formas principais: falhando em nutrir e umedecer, ou falhando em refrear o fogo. A arte de tratar a deficiência do *yin* está em avaliar cuidadosamente a importância relativa desses dois aspectos, e dar a ênfase adequada em nutrir o *yin* e esfriar o fogo.

Taixi (R-3) é o ponto principal para tratar deficiência do *yin* que afeta essas áreas do corpo que são alcançadas pelo canal do Rim ou dominadas pelos Rins, especificamente a garganta, os intestinos, o cérebro, os dentes e os ouvidos. O canal primário do Rim sobe até a garganta e, se o calor decorrente da deficiência queimar e secar esta região, pode haver dor de garganta crônica branda, que fica tipicamente pior por cansaço no final do dia e à noite. Os Rins dominam os dois *yin* inferiores (ânus e uretra), e se os líquidos deficientes e o calor por deficiência desidratarem os intestinos, haverá dificuldade de evacuar, o que é ilustrado pela imagem gráfica de Wu Ju-tong no *Systematic Differentiation of Warm Diseases*: "Quando os líquidos estão deficientes, não há água suficiente para fazer o barco se mover". O *Spiritual Pivot*[7] afirma: "O cérebro é o mar de medula". A essência do Rim produz a medula para encher o cérebro e a medula espinhal, e em casos em que o mar de medula está deficiente, haverá dor de cabeça e vertigem. De acordo com um ditado da medicina chinesa: "Os dentes são o excedente dos ossos". Se os Rins falharem em nutrir os dentes, e o calor decorrente da deficiência subir para esta área, haverá dor de dente crônica acompanhada por perda dos dentes. O *Spiritual Pivot*[8] diz: "O *qi* do rim se abre nos ouvidos, quando o Rim está em harmonia, os ouvidos podem ouvir os cinco sons". A deficiência dos Rins, portanto, pode resultar em tinidos e surdez. Em todos esses casos, *Taixi* (R-3) é o principal ponto para tonificar e nutrir os Rins.

A íntima relação entre o *yin* do Rim e o *yin* do Fígado e entre a essência do Rim e o sangue do Fígado está enfatizada no ditado "os Rins e o Fígado compartilham a mesma origem", e na declaração encontrada no *Comprehensive Medicine According to Master Zhang*, "[Quando] a essência não é descarregada, ela volta para o Fígado e se transforma em sangue claro". *Taixi* (R-3) é comumente usado nas prescrições para tratar desarmonia Rim-Fígado (independentemente de ser decorrente de falha da água em nutrir a madeira, ou de lesão aos Rins em decorrência de doença prolongada do Fígado), dando origem a sintomas como dor de cabeça, vertigem, tinidos e surdez.

Os Rins pertencem à água e o Coração ao fogo, e ambos pertencem ao *shaoyin*. O Coração aloja o espírito e os Rins alojam a vontade. Quando os Rins e o Coração funcionam em harmonia, o fogo do Coração e a água do Rim, o espírito e a vontade ajudam-se mutuamente. Quando o Coração e os Rins perdem a harmonia, o *yang* do Coração fica incapaz de descer para aquecer os Rins, e o *yin* do Rim fica incapaz de nutrir o *yin* do Coração e refrear o fogo do Coração. Esta perda de contato entre a água e o fogo perturba o espírito e dá origem à insônia, aos sonhos excessivos e à memória fraca, normalmente do tipo grave e crônico. *Taixi* (R-3) é um importante ponto para reforçar os Rins e torná-los capazes para auxiliar o Coração.

O Pulmão é a "cobertura" e os Rins são a raiz. O Pulmão faz o *qi* e os líquidos descerem para os Rins abaixo, os Rins ancoram o *qi* e vaporizam os líquidos para umedecerem o Pulmão acima. A desarmonia Rim-Pulmão comumente se manifesta de duas formas: (1) a deficiência do *yin* do Rim falha em umedecer e esfriar o Pulmão, dando origem a sintomas como sibilos, tosse seca e catarro com raias de sangue, e (2) os Rins falham em receber e ancorar o *qi* do Pulmão dando origem a sintomas como dispneia, tosse e asma. *Taixi* (R-3) está indicado para esses dois padrões de "excesso acima e deficiência abaixo" e foi especificamente recomendado por Sun Si-miao no *Supplement to the Thousand Ducat Formulas* para tosse em decorrência do Rim.

Embora subdivididos em *yin* do Rim e *yang* do Rim, os Rins são logicamente um único *zang*. Embora na prática clínica normalmente predomine a deficiência do *yin* ou do *yang*, quando um aspecto dos Rins se encontra deficiente, o outro também se torna deficiente. Isso é explicado com clareza pelo *Essential Questions*[9], que afirma: "A agressão ao *yin* atinge o *yang*, a agressão ao *yang* atinge o *yin*", e pelo *Essential Readings in Medicine*, que afirma: "Sem *yang*, o *yin* não consegue reproduzir-se; sem *yin*, o *yang* não consegue se transformar". É um antigo princípio de tonificação dos Rins o fato de que, na deficiência do *yang* do Rim, também se deve nutrir o *yin* do Rim, e que para nutrir o *yin* do Rim, deve-se também prestar atenção no *yang* do Rim. Portanto, o *Essential Questions*[10] diz: "[Para] doenças do *yang*, tratar o *yin*, [para] doenças do *yin*, tratar o *yang*", e Zhang Jing-yue repete isso em sua afirmação: "Nutrir o *yin* para ajudar o *yang* é uma maneira hábil de fortalecer o *yang*". Por esta razão, quase todos os pontos de acupuntura que tonificam os Rins beneficiam tanto o *yin* do Rim quanto o *yang* do Rim. *Taixi* (R-3), o principal ponto do canal do Rim para tonificar os Rins, exemplifica este princípio.

Quando o *yang* do Rim falha em aquecer o corpo e transformar os líquidos, pode haver frio nos membros inferiores, dor nas costas e sintomas urinários como micção frequente e copiosa e incontinência urinária. A íntima relação entre os Rins e a libido e a função sexual é enfatizada pela aplicação de *Taixi* (R-3) no tratamento de impotência, emissão seminal e taxação sexual (esgotamento e exaustão decorrentes de atividade sexual excessiva). De acordo com o *Essential Questions*[11]: "Os Rins dominam a hibernação e são a raiz do armazenamento selado e a residência da essência; sua radiação se manifesta nos cabelos e preenche os ossos". Os canais primário, *luo* de conexão e tendinoso do Rim ascendem, todos, através da coluna, e qualquer padrão de deficiência do Rim pode levar à má nutrição dos tendões, dos músculos e dos ossos, especialmente na região lombar, a "residência" dos Rins. *Taixi* (R-3) é usado há muito tempo para o tratamento de dor lombar proveniente de deficiência do Rim, e também está indicado para dor no calcanhar, que pode ser decorrente de deficiência do Rim, lesão traumática ou obstrução dolorosa. No tratamento de dor no calcanhar, *Taixi* (R-3) deve ser agulhado para se obter a sensação se irradiando fortemente para a região do calcanhar.

O vaso de Penetração e o vaso da Concepção são nutridos pelos Rins e têm suas raízes nos Rins, e o *Essential Questions* diz: "o vaso do útero se conecta com os Rins"[12]. *Taixi* (R-3) pode ser usado quando a deficiência do Rim leva à desarmonia desses vasos extraordinários, resultando em menstruação irregular, embora seja interessante notar que esta é uma indicação moderna e que não aparecem combinações ou indicações ginecológicas em nenhum texto clássico importante.

Finalmente, *Taixi* (R-3) é citado no *Song of the Nine Needles for Returning the Yang* para o tratamento de colapso do *yang* caracterizado por perda da consciência, aversão ao frio, contracorrente do frio dos membros, lábios arroxeados, etc.

Combinações

- Garganta seca e calor na boca com saliva semelhante à cola: *Taixi* (R-3) e *Shaoze* (ID-1) (*Thousand Ducat Formulas*).
- Inchaço da parte interna da garganta: *Taixi* (R-3) e *Rangu* (R-2) (*Supplementing Life*).
- Inchaço da garganta: *Taixi* (R-3) e *Zhongzhu* (SJ-3) (*Supplementing Life*).
- Tosse com rebelião do *qi* e agitação: *Taixi* (R-3), *Zigong* (REN-19) e *Yutang* (REN-18) (*Thousand Ducat Formulas*).
- Dor lombar decorrente de deficiência do Rim: *Taixi* (R-3), *Shenshu* (B-23), *Weizhong* (B-40) e *Baihuanshu* (B-30) (*Great Compendium*).
- Sonolência: *Taixi* (R-3), *Dazhong* (R-4), *Shouwuli* (IG-13), *Zhaohai* (R-6) e *Erjian* (IG-2) (*Supplementing Life*).
- Sonolência: *Taixi* (R-3), *Zhaohai* (R-6), *Baihui* (DU-20), *Tianjing* (SJ-10), *Erjian* (IG-2), *Sanjian* (IG-3), *Lidui* (E-45) e *Ganshu* (B-18) (*Great Compendium*).
- Diarreia incessante e distúrbio disentérico: *Taixi* (R-3) e *Guanyuan* (REN-4) (*Thousand Ducat Formulas*).
- Defecação difícil: *Taixi* (R-3) e *Chengshan* (B-57) (*Supplementing Life*).
- Urina escura: *Taixi* (R-3), *Yingu* (R-10), *Shenshu* (B-23), *Qihai* (REN-6), *Pangguangshu* (B-28) e *Guanyuan* (REN-4) (*Great Compendium*).
- Dor no pênis: *Taixi* (R-3), *Yuji* (P-10), *Zhongji* (REN-3) e *Sanyinjiao* (BP-6) (*Great Compendium*).
- Dor nos aspectos interno e externo do tornozelo: *Taixi* (R-3) e *Kunlun* (B-60) (*Song to Keep up your Sleeve*).
- Paralisia da extremidade inferior: *Taixi* (R-3), *Yinlingquan* (BP-9), *Huantiao* (VB-30), *Yangfu* (VB-38) e *Zhiyin* (B-67) (*Great Compendium*).
- Vento do sapato de palha (vermelhidão, inchaço e dor em perna e pé): *Taixi* (R-3), *Kunlun* (B-60) e *Shenmai* (B-62) (*Song of the Jade Dragon*).

Dazhong (R-4) – grande sino

Ponto luo *de conexão do canal do Rim.*

Localização

- Aproximadamente 0,5 *cun* atrás do ponto médio da linha traçada entre *Taixi* (R-3) e *Shuiquan* (R-5), na borda anterior do tendão de aquiles.

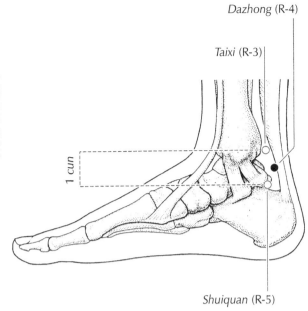

Nota de localização

- Primeiro localizar *Shuiquan* (R-5), situado 1 *cun* diretamente abaixo de *Taixi* (R-3), e, depois, localizar *Dazhong* (R-4), no ponto médio entre e 0,5 *cun* atrás desses dois pontos.

Inserção da agulha

Inserção oblíqua perpendicular voltada para a parte posterior com 0,5 *cun*.

Ações

- Reforça os Rins.
- Ancora o *qi* e beneficia o Pulmão.
- Fortalece a vontade e dispersa o medo.

Indicações

- Tosse com sangue, dispneia decorrente de *qi* diminuído, asma, sibilos, som estertoroso na garganta, tosse, respiração curta, distensão e opressão do tórax e do abdome, vômito.
- Calor na boca, língua seca, garganta dolorida com dificuldade de engolir.
- Palpitações, agitação do Coração com plenitude e vômito, agitação, demência, retardo mental, sonolência, propensão à raiva, ao susto, ao medo e à infelicidade, desejo de fechar a porta e ficar em casa.
- Constipação com distensão do abdome, micção difícil, gotejamento e retenção de urina, malária com muito frio e pouco calor, menstruação irregular.
- Rigidez e dor da região lombar, dor e inchaço do calcanhar.

Comentários

Dazhong (R-4), o ponto *luo* de conexão do canal do Rim, regula a função do Rim de duas maneiras principais. Primeira, ele reforça e regula a relação entre os Rins e o Pulmão; segunda, ele tem um forte efeito para estabilizar as emoções.

De acordo com o *Complete Works of Jing-yue*: "O Pulmão é o mestre do *qi*, os Rins são a raiz do *qi*. O Pulmão domina a exalação do *qi*, enquanto os Rins dominam a recepção do *qi*. Somente quando o *yin* e o *yang* estão se comunicando entre si, a respiração fica em harmonia". Ao discutir a dispneia, o *Case Histories from the Guide to Clinical Patterns*, escrito por Ye Tian-shi, afirma: "Quando está no Pulmão, é excesso; quando está nos Rins, é deficiência". Esta última declaração, embora seja de certa forma muito simplificada, entretanto, enfatiza que quando um distúrbio respiratório é agudo e do tipo excesso, é o Pulmão que deve ser enfatizado no tratamento, e quando é de natureza crônica e deficiente, o tratamento dos Rins tem prioridade. Por sua ação de harmonizar a relação entre o Pulmão e os Rins, *Dazhong* (R-4) está indicado quando o *qi* do Rim é insuficiente para receber e ancorar o *qi* do Pulmão resultando em tosse, sibilos, asma, respiração curta, etc., ou quando o *yin* do Rim está deficiente e incapaz de umedecer e esfriar o Pulmão, a boca e a garganta, resultando em sibilos, tosse com sangue, garganta seca e dolorida, etc. Essas duas situações são chamadas de "excesso acima e deficiência abaixo". Comparado com *Taixi* (R-3), *Dazhong* (R-4) tem um efeito relativamente mais forte para tratar a plenitude acima e uma ação menor para nutrir os Rins.

Em comum com muitos dos pontos *luo* de conexão, *Dazhong* (R-4) tem uma forte ação sobre as emoções. De acordo com o *Spiritual Pivot*: "A deficiência do *qi* no canal do Rim *shaoyin* do pé dá origem à suscetibilidade e ao medo." Quando o *qi* do Rim não está animado, a vontade é deficiente e a pessoa sofre facilmente de medo e falta de confiança, que podem ser de tal intensidade que a pessoa se fecha e fica sem vontade e incapaz de deixar a segurança de sua casa. Quando a essência congênita é deficiente, ou quando a essência é consumida na velhice, pode haver suscetibilidade a sentir medo, à deficiência da função mental ou do desenvolvimento mental e ao declínio das faculdades mentais. A suscetibilidade ao medo pode não só ser decorrente da deficiência dos Rins, especialmente da essência do Rim, mas também à debilidade e deficiência do *qi* e do sangue, que falha em nutrir e sustentar o espírito, ou à deficiência do Fígado e da Vesícula Biliar. *Dazhong* (R-4), um ponto essencial no tratamento do medo decorrente da deficiência do Rim também desempenha um importante papel no tratamento de qualquer um desses padrões por causa da íntima relação dos Rins com o medo.

O desejo excessivo e intenso de dormir pode resultar da deficiência do Baço com acúmulo de fleuma e umidade ou da deficiência do *yang* do Rim ou da essência do Rim. *Dazhong* (R-4) é um ponto importante para sonolência decorrente da deficiência do Rim.

O canal *luo* de conexão do Rim se origina a partir de *Dazhong* (R-4) e segue até a coluna lombar, acentuando a íntima relação dos Rins com esta região, e este ponto está, portanto, indicado para rigidez e dor da região lombar. À semelhança de *Taixi* (R-3), *Dazhong* (R-4) também é usado para dor no calcanhar.

Finalmente, o *Great Compendium of Acupuncture and Moxibustion* dá indicações específicas para excesso e deficiência dos pontos *luo* de conexão. No caso de *Dazhong* (R-4), estas são retenção de urina (excesso); dor lombar (deficiência).

Combinações

- Calor na boca: *Dazhong* (R-4) e *Shaochong* (C-9) (*Supplementing Life*).
- Susto e medo de pessoas, insuficiência do *qi* do espírito: *Dazhong* (R-4) e *Ximen* (PC-4) (*Thousand Ducat Formulas*).
- Fala cansada e sonolência: *Dazhong* (R-4) e *Tongli* (C-5) (*One Hundred Symptoms*).
- Sonolência: *Dazhong* (R-4), *Taixi* (R-3), *Shouwuli* (IG-13), *Zhaohai* (R-6) e *Erjian* (IG-2) (*Supplementing Life*).
- Agitação do Coração com plenitude e vômito: *Dazhong* (R-4) e *Taixi* (R-3) (*Thousand Ducat Formulas*).
- Dificuldade na defecação: *Dazhong* (R-4) e *Shiguan* (R-18) (*Supplementing Life*).
- Dificuldade na defecação: *Dazhong* (R-4), *Zhongliao* (B-33), *Guanyuan* (REN-4), *Chengjin* (B-56), *Taichong* (F-3), *Chengshan* (B-57), *Taixi* (R-3) e *Zhongwan* (REN-12) (*Supplementing Life*).

Shuiquan (R-5) – fonte de água

Ponto xi em fenda do canal do Rim.

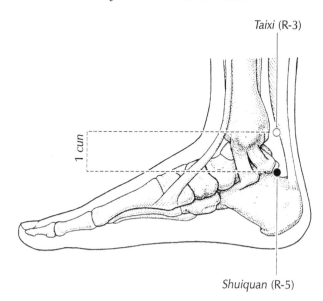

Localização

- 1 *cun* abaixo de R-3 em uma depressão anterior e superior à tuberosidade do calcâneo (o local de inserção do tendão de aquiles no calcâneo).

Inserção da agulha

Inserção oblíqua perpendicular em direção contrária ao osso com 0,3 a 0,5 *cun*.

Ação

- Regula o vaso de Penetração e o vaso da Concepção e beneficia a menstruação.

Indicações

- Amenorreia, menstruação irregular, dismenorreia, menstruação atrasada com opressão e dor abaixo do Coração no início da menstruação, prolapso do útero.
- Visão borrada, miopia, dor abdominal, micção difícil, micção em gotejamento.

Comentários

Shuiquan (R-5) é o ponto *xi* em fenda do canal do Rim. Os pontos *xi* em fenda são onde o *qi* e o sangue, que fluem com relativa superficialidade ao longo dos canais a partir dos pontos *jing* poço, se acumulam e penetram mais profundamente. Os pontos *xi* em fenda, de um modo geral, estão indicados no tratamento de condições agudas e dor, enquanto os pontos *xi* em fenda dos canais *yin* têm uma ação adicional de tratar distúrbios do sangue.

Existe uma íntima relação entre os Rins, o útero, o sangue e a menstruação. O *Essential Questions* diz: "O vaso do útero se conecta com os Rins"[13] e "Na idade de 14 anos, o *tian gui*[14] amadurece, o vaso da Concepção flui e o vaso de Penetração se enche, a menstruação surge de acordo com seu tempo de forma que a concepção se torna possível"[15]. O desenvolvimento normal do útero e dos vasos de Penetração e da Concepção depende do funcionamento normal dos Rins e da maturidade da essência do Rim. Ao mesmo tempo, a menstruação harmoniosa depende da formação adequada do sangue no corpo, especialmente do sangue do Fígado que flui para o vaso da Concepção e para o vaso de Penetração para formar o sangue menstrual. A íntima relação entre os Rins e o sangue do Fígado foi enfatizada no *Comprehensive Medicine According to Master Zhang*, que diz: "[Quando] a essência não é desperdiçada, ela retornará ao Fígado e se transformará em sangue puro". Enquanto os próprios Rins desempenham um importante papel na formação do sangue, fato citado de modo inequívoco no *Disease Mechanisms According to Master Sha*: "A fonte do sangue são os Rins".

Se os Rins estiverem deficientes, a função do vaso da Concepção e do vaso de Penetração ficará perturbada e a formação do sangue ficará prejudicada. *Shuiquan* (R-5), o ponto *xi* em fenda do canal do Rim é, portanto, capaz de tratar distúrbios do sangue, regular o *qi* e o sangue no canal do Rim e nos vasos da Concepção e de Penetração. Este ponto está indicado para vários distúrbios menstruais, como amenorreia, menstruação irregular, dismenorreia e menstruação atrasada (com opressão e dor abaixo do coração ao início da menstruação), independentemente de serem caracterizados por deficiência (de sangue ou *qi*) ou excesso (estase de sangue).

Combinações

- Amenorreia com muita opressão e dor abaixo do Coração: *Shuiquan* (R-5) e *Zhaohai* (R-6) (*Thousand Ducat Formulas*).
- Menstruação irregular: *Shuiquan* (R-5) e *Tianshu* (E-25) (*One Hundred Symptoms*).

- Prolapso uterino: *Shuiquan* (R-5), *Zhaohai* (R-6), *Shenmai* (B-62) e *Ququan* (F-8) (*Supplementing Life*).

Zhaohai (R-6) – mar brilhante

Ponto confluente do vaso de Motilidade yin.

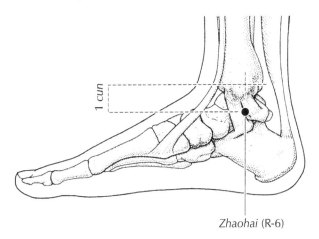

Zhaohai (R-6)

Localização

- 1 *cun* abaixo da proeminência do maléolo medial, no sulco formado pelos dois feixes de ligamentos.

Nota de localização

- Este ponto fica entre o tendão tibial posterior, situado no aspecto anterior, e o tendão flexor longo dos dedos, situado no aspecto posterior. Esses tendões podem se destacar pela flexão e inversão do pé.

Inserção da agulha

Inserção oblíqua voltada para cima com 0,3 a 0,5 *cun*.

Ações

- Beneficia a garganta.
- Nutre os Rins e dispersa calor por deficiência.
- Regula o vaso de Mobilidade *yin*.
- Acalma o espírito.
- Regula o *jiao* inferior.

Indicações

- Inchaço e dor da garganta, garganta seca, *qi* como caroço de ameixa (globo histérico).
- Vermelhidão e dor nos olhos que se origina no canto interno do olho, visão perturbada por pontos pretos e estrelas, vento na cabeça, tontura.
- Insônia, sonolência, epilepsia durante a noite, tristeza, susto, pesadelos, calor e agitação nas cinco palmas.
- Micção frequente, enurese, gotejamento de urina em mulheres, disfunção urinária dolorosa com sangue, edema, constipação.
- Menstruação irregular, amenorreia, dismenorreia, frio crônico do útero que leva à infertilidade, parto difícil, fluxo persistente de lóquios, tontura pós-parto, dor pós-parto na região umbilical, leucorreia vermelha e branca, prolapso uterino.
- Prurido dos órgãos genitais, ereção involuntária súbita, emissão seminal, distúrbio *shan*, dor no hipogástrio.
- Sensação de calor ou frio na parte inferior do abdome, distúrbio da perturbação súbita, distensão e plenitude do tórax e do abdome, sensação opressiva do corpo.
- Tensão e contração do aspecto interno da perna, fraqueza ou dor dos quatro membros, *qi* da perna por frio-umidade, deficiência dos idosos, câimbras em pés e mãos, hemiplegia.

Comentários

Zhaohai (R-6) é o ponto confluente e, de acordo com uma passagem no *Great Compendium of Acupuncture and Moxibustion*, também é o ponto *luo* de conexão do vaso de Motilidade *yin*. O vaso de Motilidade *yin* passa pelo aspecto medial da perna, do períneo, do tórax e da garganta, enquanto o canal primário do Rim atravessa o abdome, conecta-se com o útero, liga-se ao Coração e sobe ao longo da garganta. A ação de *Zhaohai* (R-6) pode ser compreendida melhor em relação a três funções principais: (1) regular o vaso de Motilidade *yin* e o canal do Rim; (2) nutrir o *yin* e dispersar o calor por deficiência da garganta, do Coração, dos Intestinos, do útero e dos órgãos genitais; e (3) regular o *jiao* inferior.

Em *Ode of the Obstructed River*, o emprego de *Zhaohai* (R-6) é citado como um dos "oito métodos terapêuticos". Nesta descrição da aplicação dos oito pontos confluentes dos vasos extraordinários para afetar sintomas específicos e áreas do corpo, *Zhaohai* (R-6) está indicado para vento na garganta (inchaço e dor com dificuldade de engolir). Tanto o vaso de Motilidade *yin* quanto o canal do Rim atravessam a garganta. Quando o calor originado da deficiência do *yin* queima a garganta, pode haver inchaço, secura, vermelhidão e dor. Este tipo de dor de garganta é caracterizado por sua natureza crônica e prolongada, piorando ao anoitecer e com cansaço, e *Zhaohai* (R-6) é o principal ponto distal para tratar esse padrão. Entretanto, a afinidade desse ponto pela região da garganta é tanta (em decorrência de sua capacidade para dispersar e regular os dois canais), que ele pode também ser selecionado para qualquer tipo de dor de garganta, independentemente de ser por deficiência ou excesso. Também está indicado para *qi* como "caroço de ameixa" (globo histérico), uma sensação de bloqueio na garganta que piora ou melhora de acordo com flutuações no estado emocional e que normalmente está associada à estagnação de *qi* e fleuma.

O vaso de Motilidade *yin* conecta-se com o vaso de Motilidade *yang* nos olhos, em *Jingming* (B-1), e *Zhaohai* (R-6) está indicado para distúrbios oculares, como vermelhidão e dor do canto interno do olho e distúrbio da visão por pontos pretos e estrelas. De acordo com o *Spiritual Pivot*[16]: "Quando o canal [*taiyang* da Bexiga] penetra no cérebro, ele se divide em Motilidade *yin* e Motilidade *yang*, é aqui que o *yin* e o *yang* se encontram; o *yang* penetra no *yin* e o *yin* se move para fora em direção ao *yang*, encontrando-se no canto interno do olho. Quando o *yang* está abundante, os olhos ficam bem abertos; quando o *yin* está abundante, os olhos ficarão fechados". Esta passagem foi interpretada para explicar o emprego de *Zhaohai* (R-6) tanto para insônia (abertura excessiva dos olhos) quanto para sonolência (fechamento excessivo dos olhos). *Zhaohai* (R-6) também é classicamente indicado para epilepsia durante a noite, e *Shenmai* (B-62), o ponto confluente do vaso de Motilidade *yang*, está indicado para epilepsia durante o dia.

O canal primário do Rim penetra no Coração, que aloja o espírito, enquanto os Rins alojam a vontade. Quando os Rins e o Coração funcionam harmoniosamente, o espírito e a vontade se ajudam mutuamente. Além de ser capaz de tratar epilepsia e distúrbios do sono, *Zhaohai* (R-6) é usado para restaurar a comunicação entre o Coração e os Rins, especialmente quando o calor originado da deficiência do *yin* do Rim perturba o espírito e dá origem a uma variedade de sintomas mentais e emocionais, como tristeza, susto, insônia e pesadelos.

No *jiao* inferior, *Zhaohai* (R-6) regula as funções do útero, dos órgãos genitais e dos dois *yin* inferiores (ânus e uretra). Seu ponto forte é nutrir o *yin* e dispersar calor por deficiência, mas como muitos pontos do canal do Rim, ele também é capaz de tonificar o *yang* e aquecer o frio.

De acordo com o *Essential Questions*[17], "o vaso do útero se conecta com os Rins". Os Rins dominam o desenvolvimento sexual e são a origem dos vasos da Concepção e de Penetração, e o funcionamento normal do útero depende em primeiro lugar da função harmoniosa do Rim. *Zhaohai* (R-6) está indicado para uma ampla variedade de distúrbios da menstruação (menstruação irregular, amenorreia, dismenorreia), fertilidade (frio crônico do útero levando à infertilidade) e parto (parto difícil, fluxo persistente de lóquios, tontura e dor pós-parto).

No tratamento de distúrbios dos órgãos genitais, *Zhaohai* (R-6) é predominantemente indicado nos padrões de calor que se manifestam como prurido dos genitais, ereção involuntária súbita, leucorreia e emissão seminal. No tratamento de distúrbios urinários, *Zhaohai* (R-6) está indicado para gotejamento frequente da urina, enurese e edema, sendo todas estas manifestações de deficiência do *qi* do Rim ou do *yang* do Rim. Wang Tao da dinastia Tang, no livro *Secrets of a Frontier Official*, menciona especificamente o emprego deste ponto no tratamento de gotejamento de urina em mulheres.

Outra importante indicação para *Zhaohai* (R-6) é a constipação. Por causa de suas propriedades de nutrir os Rins e dispersar o calor por deficiência, este ponto é predominantemente indicado para constipação decorrente tanto de deficiência de *yin* de desidratação dos líquidos corporais por calor prolongado nos intestinos. Sua frequente inclusão em combinações clássicas, entretanto, revela que há muito tempo é considerado um importante ponto distal para qualquer tipo de constipação.

Finalmente, *Zhaohai* (R-6) trata distúrbios ao longo do curso do canal do Rim e do vaso de Mo-tilidade *yin*, como tensão e contração do aspecto interno da perna (uma indicação tradicional de distúrbio do vaso de Motilidade *yin*) e distensão e plenitude do tórax e do abdome.

Combinações

- Para a maioria dos tipos de dor aguda de garganta: primeiro agulhar *Baihui* (DU-20) e depois *Taichong* (F-3), *Zhaohai* (R-6) e *Sanyinjiao* (BP-6) (*Ode of Xi-hong*).
- Inchaço da garganta com incapacidade de engolir: *Zhaohai* (R-6), *Qiangu* (ID-2) e *Zhongfeng* (F-4) (*Thousand Ducat Formulas*).
- Epilepsia noturna: moxa em *Zhaohai* (R-6) e *Shenmai* (B-62) (*Glorious Anthology*).
- Sonolência: *Zhaohai* (R-6), *Taixi* (R-3), *Baihui* (DU-20), *Tianjing* (SJ-10), *Erjian* (IG-2), *Sanjian* (IG-3), *Lidui* (E-45) e *Ganshu* (B-18) (*Great Compendium*).
- Prolapso uterino: *Zhaohai* (R-6), *Shenmai* (B-62), *Shuiquan* (R-5) e *Ququan* (F-8) (*Supplementing Life*).
- Prolapso uterino: *Zhaohai* (R-6), *Shaofu* (C-8), *Taichong* (F-3) e *Ququan* (F-8) (*Great Compendium*).
- Prolapso uterino: *Zhaohai* (R-6), *Ququan* (F-8) e *Dadun* (F-1) (*Great Compendium*).
- Distúrbio *shan* por frio: *Zhaohai* (R-6) e *Dadun* (F-1) (*One Hundred Symptoms*).
- Dor na parte inferior do abdome decorrente dos sete tipos de distúrbio *shan*: *Zhaohai* (R-6), *Sanyinjiao* (BP-6) e *Ququan* (F-8) (*Ode of Zi-hong*).
- Urina escura e obstrução do trajeto da água: *Zhaohai* (R-6) e *Jingmen* (VB-25) (*Thousand Ducat Formulas*).
- Sensação de calor e dor no hipogástrio: *Zhaohai* (R-6), *Taixi* (R-3), *Guanyuan* (REN-4) e *Weizhong* (B-40) (*Thousand Ducat Formulas*).
- Constipação: *Zhaohai* (R-6), *Taibai* (BP-3) e *Zhangmen* (F-13) (*Great Compendium*).
- Constipação: *Zhaohai* (R-6) e *Zhigou* (SJ-6) (*Ode of the Jade Dragon*).
- Constipação: *Zhaohai* (R-6), *Taibai* (BP-3), *Zhangmen* (F-13) e *Zhigou* (SJ-6) (*Great Compendium*).
- Doenças abaixo do tornozelo: *Zhaohai* (R-6) e *Shenmai* (B-62) (*Great Compendium*).

Fuliu (R-7) – corrente de retorno

Ponto jing rio e ponto metal do canal do Rim.

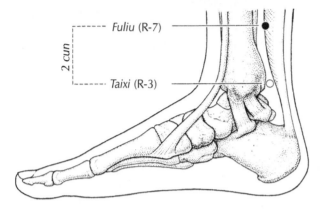

Localização

- No aspecto medial da parte inferior da perna, na depressão situada a 2 *cun* acima de *Taixi* (R-3), na borda anterior do tendão de aquiles.

Inserção da agulha

Inserção perpendicular 0,5 a 1 *cun*.

Ações

- Beneficia os Rins.
- Regula as passagens da água e trata edema.
- Regula a transpiração.
- Drena a umidade e dispersa umidade-calor.
- Fortalece a região lombar.

Indicações

- Edema, os cinco tipos de edema, inchaço dos quatro membros com distensão em tambor, inchaço do membro inferior, micção difícil, urina escura, os cinco tipos de disfunção urinária dolorosa, disfunção urinária dolorosa com sangue.
- Transpiração espontânea, transpiração noturna, transpiração incessante, febre com ausência de transpiração.
- Diarreia, distensão do abdome com borborigmos, distúrbio disentérico, pus e sangue nas fezes, sensação de peso no reto depois de diarreia, hemorroidas que sangram, constipação.
- Língua seca e boca ressecada, língua seca com calor no Estômago, língua enrolada com incapacidade de falar, dor nas narinas, sangramento nasal, cárie dentária, tez amarelada e ressequida, propensão à raiva com fala incessante, propensão ao riso.
- Emissão seminal, menorragia, sangramento uterino.
- Dor na região lombar, dor lombar decorrente de estagnação do *qi*, distúrbio de atrofia da perna, pernas frias, síndrome sem pulso, ossos frios e quentes.

Comentários

De acordo com *O Clássico das Dificuldades*[18], "nos casos de deficiência, reforçar a mãe, em casos de excesso, reduzir o filho". *Fuliu* (R-7), o ponto metal e, portanto, ponto "mãe" do canal água do Rim, é um dos pontos mais importantes para (1) fortalecer a função do Rim de dominar os líquidos corporais e regular a micção, e (2) controlar a transpiração.

O edema tem várias e complexas causas. Pode ser decorrente de desarmonia interna ou externa e ser agudo ou crônico. Entretanto, predominantemente, ele envolve a desarmonia do Pulmão, do Baço e dos Rins, os três *zang* responsáveis pelo movimento dos líquidos. O edema agudo ocorre quando patógenos externos se alojam na porção superficial do corpo, inicialmente prejudicando o *qi* defensivo e a função do Pulmão de regular as passagens da água. O método de tratamento é regular o *qi* do Pulmão e promover a transpiração. Ou então, o edema agudo pode ser decorrente de patógenos externos que penetram do canal *taiyang* (o mais externo dos seis canais) para o *fu taiyang*, atrapalhando a função de transformação do *qi* da Bexiga e levando à micção difícil. *Fuliu* (R-7) tem aplicação nos dois tipos de edema agudo em virtude de suas ações duais de promover a transpiração e a micção. O edema crônico normalmente se origina da deficiência do *qi* ou do *yang* do Baço ou dos Rins. Como o *yang* do Rim é a raiz do *yang* do Baço, *Fuliu* (R-7), que é capaz de tonificar o *yang* do Rim e promover a micção, pode ser usado nesses dois tipos de edema crônico. Em resumo, *Fuliu* (R-7) pode ser usado em qualquer tipo de edema, mas devido à sua ação sobre os Rins, é particularmente indicado para edema crônico da parte inferior do corpo.

Uma propriedade especial de *Fuliu* (R-7) é sua capacidade de controlar a transpiração. Uma explicação desta ação é a relação entre os Rins e o *qi* defensivo, cujas principais funções são aquecer e proteger o exterior, além de governar a abertura e o fechamento dos poros. Existe certa disparidade na discussão sobre a origem do *qi* defensivo em vários textos clássicos, como, por exemplo: "O Pulmão controla o *qi* e pertence ao *qi* defensivo" (*Warp and Woof for Warm Febrile Diseases*), "O *qi* defensivo é o *qi* valente de água e grão do *yangming*, ele emana do *jiao* superior" (*Collected Annotations on the Yellow Emperor's Canon of Internal Medicine*), "O Estômago é a fonte do [*qi*] defensivo" (*Wang Jiu-feng's Medical Records*) e "O *qi* defensivo emana do *jiao* inferior" (*Spiritual Pivot*[19]). Entretanto, um texto moderno chinês[20] explica este problema da seguinte forma: "O *qi* defensivo tem sua fonte no *jiao* inferior, é nutrido no *jiao* médio e flui a partir do *jiao* superior".

Considera-se que o *qi* defensivo seja uma parte do *qi* original que tem sua origem no *qi* pré-celestial do Rim (*jiao* inferior). Ele é constantemente nutrido pela presença pós-celestial de água e grãos produzidos pela ação do Estômago e do Baço sobre os alimentos (*jiao* médio). Finalmente, é o Pulmão que controla o *qi* defensivo e o difunde para a superfície do corpo todo (*jiao* superior). Diz-se, portanto, que a raiz do *qi* defensivo está no *jiao* inferior, ele é nutrido pelo *jiao* médio e se dispersa no *jiao* superior, e isto é esclarecido pela observação de que o *qi* defensivo de uma pessoa pode ser insuficiente em decorrência de fraqueza congênita, alimentação inadequada ou deficiência do *jiao* superior. Em virtude de sua ação sobre os Rins, e, portanto sobre a fonte do *qi* defensivo, *Fuliu* (R-7) tem uma ampla variedade de aplicações para regular a abertura e o fechamento dos poros e para tratar distúrbios da transpiração (ver combinações adiante). Ele é capaz de induzir a transpiração em padrões do exterior, interromper a transpiração espontânea decorrente de deficiência do *qi* e tratar transpiração noturna. A transpiração noturna é normalmente decorrente de fogo por deficiência de *yin*. Novamente, a capacidade de *Fuliu* (R-7) para tratar transpiração noturna decorrente de deficiência de *yin*, ainda que sua ação primária seja ajudar a função do *yang* do Rim de regular os líquidos, demonstra que todos os pontos do canal do Rim têm alguma ação tanto sobre o *yin* do Rim como do *yang* do Rim. No caso de *Fuliu* (R-7), a capacidade de nutrir o *yin* é novamente demonstrada por sua aplicação no tratamento de sintomas como língua seca e boca ressecada.

É interessante notar que *Fuliu* (R-7) também é tradicionalmente indicado para vários tipos de sangramento, incluindo sangue na urina, sangue nas fezes, hemorroidas que sangram, sangramento nasal, sangramento uterino e menorragia. Isso pode refletir a capacidade de *Fuliu* (R-7) de conter o sangue, da mesma forma que tem de conter a transpiração.

Os Rins e a Bexiga estão relacionados do ponto de vista interior-exterior. Uma das patologias mais comuns da Bexiga é o acúmulo de umidade-calor que dá origem a uma variedade de sintomas urinários caracterizados por frequência, urgência, dor, urina concentrada, etc. na prática clínica, ataques repetidos de umidade-calor na Bexiga amiúde envolvem uma deficiência do Rim de base. Em virtude de suas ações duais de regular os Rins e drenar umidade-calor porque move e ajusta as passagens da água, *Fuliu* (R-7) é particularmente adequado para tratar essas situações.

A ação de drenar umidade-calor de *Fuliu* (R-7) também se estende para os intestinos, onde está indicado para diarreia, distúrbio disentérico, pus e sangue nas fezes, hemorroidas que sangram, etc.

Fuliu (R-7) é geralmente usado para fortalecer a região lombar em distúrbios lombares, particularmente quando forem decorrentes de deficiência do Rim, embora o livro *Methods of Acupuncture and Moxibustion from the Golden Mirror of Medicine* recomende-o especificamente para dor lombar decorrente de estagnação do *qi*.

Finalmente, os canais primário e divergente do Rim sobem até a raiz da língua e o *Spiritual Pivot*[21] afirma que os pontos *jing* rio devem ser agulhados para alterações que se manifestam na voz do paciente. *Fuliu* (R-7), o ponto *jing* rio do canal do Rim, está indicado para língua seca e boca ressecada, língua seca com calor no Estômago, língua enrolada com incapacidade de falar, propensão à raiva com fala incessante e propensão ao riso.

Combinações

- Edema: *Fuliu* (R-7) e *Shuifen* (REN-9) (*Song of Points*).
- Edema com distensão do *qi* e plenitude: *Fuliu* (R-7) e *Shenque* (REN-8) (*Great Compendium*).
- Distensão em tambor: *Fuliu* (R-7), *Gongsun* (BP-4), *Zhongfeng* (F-4), *Taibai* (BP-3) e *Shuifen* (REN-9) (*Bronze Man*).

- Transpiração espontânea: agulhar *Fuliu* (R-7) e *Dazhui* (DU-14) e aplicar moxa em *Gaohuangshu* (B-43) (*Divine Moxibustion*).
- Pouca transpiração: reforçar *Hegu* (IG-4) e reduzir *Fuliu* (R-7). Transpiração copiosa: primeiro reduzir *Hegu* (IG-4) e depois reforçar *Fuliu* (R-7) (*Great Compendium*).
- Ausência de transpiração: *Fuliu* (R-7), *Quze* (PC-3), *Yuji* (P-10), *Shaoze* (ID-1), *Shangxing* (DU-23), *Ququan* (F-8), *Kunlun* (B-60), *Xiaxi* (VB-43) e *Zuqiaoyin* (VB-44) (*Great Compendium*).
- Lesão por frio com ausência de transpiração: *Fuliu* (R-7) (reduzir), *Neiting* (E-44) (reduzir), *Hegu* IG-4 (reforçar) e *Bailao* (M-CP-30) (*Great Compendium*).
- Lesão por frio com transpiração: *Fuliu* (R-7) (reforçar), *Neiting* (E-44) (reduzir), *Hegu* (IG-4) (reduzir) e *Bailao* (M-CP-30) (*Great Compendium*).
- Babar-se: *Fuliu* (R-7) e *Rangu* (R-2) (*Supplementing Life*).
- Disfunção urinária dolorosa com sangue: aplicar moxa em *Fuliu* (R-7) e em *dantian* (a área abaixo do umbigo) (*Thousand Ducat Formulas*).
- Leucorreia vermelha e branca: *Fuliu* (R-7), *Qugu* (REN-2) (sete cones de moxa), *Taichong* (F-3), *Guanyuan* (REN-4), *Sanyinjiao* (BP-6) e *Tianshu* (E-25) (cem cones de moxa) (*Compilação*).
- Dor na coluna lombar: *Fuliu* (R-7) e *Weizhong* (B-40) (*Great Compendium*).
- Frio e dor na medula óssea: *Fuliu* (R-7), *Dazhu* (B-11), *Xuanzhong* (VB-39), *Shenmai* (B-62), *Lidui* (E-45) e *Shenshu* (B-23) (*Compilação*).
- Sensação de frio nas pernas: *Fuliu* (R-7), *Shenmai* (B-62) e *Lidui* (E-45) (*Bronze Man*).
- Dor na mama: *Fuliu* (R-7) e *Taichong* (F-3) (*Systematic Classic*).

Jiaoxin (R-8) – crença na troca

Ponto xi *em fenda do vaso de Motilidade* yin.

Localização

- No aspecto medial da parte inferior da perna, 2 *cun* acima de *Taixi* (R-3) e 0,5 *cun* na frente de *Fuliu* (R-7), atrás da borda medial da tíbia.

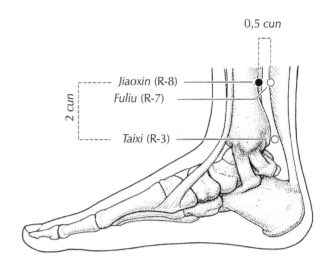

Inserção da agulha

Inserção perpendicular com 0,5 a 1 *cun*.

Ações

- Regula os vasos da Concepção e de Penetração e ajusta a menstruação.
- Interrompe o sangramento uterino.
- Dispersa calor e drena umidade do *jiao* inferior.

Indicações

- Sangramento uterino, menstruação irregular, dismenorreia, amenorreia, prolapso uterino.
- Inchaço e dor nos testículos, prurido nos órgãos genitais, transpiração dos órgãos genitais, distúrbio *shan*, transpiração noturna.
- Diarreia, distúrbio disentérico, defecação ou micção difícil, retenção de urina, os cinco tipos de disfunção urinária dolorosa, disfunção urinária dolorosa por *qi*.
- Dor lombar, dor no aspecto interno da perna.

Comentários

Jiaoxin (R-8) é o ponto *xi* em fenda do vaso de Motilidade *yin*, que se origina em *Zhaohai* (R-6). Os pontos *xi* em fenda dos canais *yin* têm uma ação especial de tratar distúrbios do sangue, especialmente resolvendo estase de sangue, removendo calor do sangue e interrompendo sangramentos.

Embora o vaso de Motilidade *yin* não penetre no útero, à semelhança de todos os vasos extraordinários, ele tem uma íntima relação com os Rins, e de acordo com o *Essential Questions*[22], "vaso do útero se conecta com os Rins". O papel desempenhado pelos Rins de manter o sangue uterino no local foi enfatizado pelo grande médico da dinastia Han, Hua Tuo, que disse o seguinte sobre os Rins: "Nos homens, eles têm o propósito de confinar a essência, enquanto nas mulheres, de agasalhar o sangue"[23]. *Jiaoxin* (R-8) está indicado para uma variedade de distúrbios menstruais e mais especialmente para hemorragia uterina.

A hemorragia uterina pode ser decorrente de várias etiologias diferentes. Se os Rins estiverem desgastados por atividade sexual excessivamente precoce, excesso de atividade sexual, múltiplas gravidezes, etc., então pode haver deficiência do *yin* do Rim ou do *yang* do Rim, que leva à enfermidade dos vasos da Concepção e de Penetração. *Jiaoxin* (R-8) está indicado principalmente nos padrões de deficiência de hemorragia uterina, particularmente em casos de deficiência do Rim, mas seu *status* de ponto *xi* em fenda e sua ação secundária de drenar a umidade-calor torna-o adequado no tratamento de hemorragia uterina decorrente de estase de sangue, movimento impetuoso de sangue com calor e de umidade-calor.

Jiaoxin (R-8) tem uma ação secundária de drenar umidade-calor do *jiao* inferior. Na região genital, pode tratar distúrbios como prurido, inchaço, transpiração e dor dos órgãos genitais. No sistema urinário, pode promover a micção e remover calor no tratamento de retenção de urina, micção difícil e disfunção urinária dolorosa, especialmente disfunção urinária dolorosa por *qi*. Nos intestinos, está indicado no tratamento de diarreia, distúrbio disentérico e defecação difícil.

Combinações

- Hemorragia uterina profusa e incessante: *Jiaoxin* (R-8), *Yingu* (R-10), *Taichong* (F-3) e *Sanyinjiao* (BP-6) (*Supplementing Life*).
- Hemorragia uterina por *qi* diminuído: *Jiaoxin* (R-8) e *Heyang* (B-55) (*One Hundred Symptoms*).
- Dor no quadril: *Jiaoxin* (R-8), *Huantiao* (VB-30), *Shugu* (B-65), *Sanyinjiao* (BP-6) e *Yingu* (R-10) (*Thousand Ducat Formulas*).

Zhubin (R-9) – casa do hóspede

Ponto xi *em fenda do vaso de Ligação* yin.

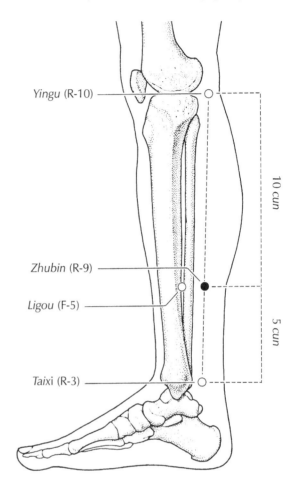

Localização

- No aspecto medial da parte inferior da perna, 5 *cun* acima de *Taixi* (R3), na linha traçada entre *Taixi* (R-3) e *Yingu* (R-10), cerca de 1 *cun* atrás da borda medial da tíbia.

Nota de localização

- Localizar o ponto na junção do terço inferior e dos dois terços superiores da distância entre *Taixi* (R-3) e *Yingu* (R-10). Note que este ponto fica no mesmo nível de *Ligou* (F-5).

Inserção da agulha

Inserção perpendicular com 1 a 1,5 *cun*.

Ações

- Dispersa o Calor e transforma fleuma.
- Regula o *qi* e alivia a dor.

Indicações

- Loucura, mania, depressão maníaca, delírio, fúria e praguejamento, vômito de saliva espumosa (aquosa), remexer da língua, bócio.
- Distúrbio *shan*, distúrbio *shan* umbilical em recém-nascidos.
- Dor no aspecto medial da perna, contração do músculo da panturrilha, fraqueza das pernas.

Comentários

Zhubin (R-9) é o ponto *xi* em fenda do vaso de Ligação *yin*, que conecta os canais *yin* da mão e do pé e o vaso da Concepção. O vaso de Ligação *yin* tem uma ação especial sobre o Coração, portanto, *O Clássico das Dificuldades*[24] diz: "Quando o vaso de Ligação *yin* está acometido, resultará em dor no Coração". As indicações tradicionais desse ponto não incluem dor no coração, mas elas revelam claramente um padrão de fleuma ou de fleuma-fogo obstruindo o Coração, dando origem à loucura, mania, depressão maníaca, delírio, fúria, praguejamento e vômito de saliva espumosa (aquosa). A fleuma e o *qi* que se coagulam na região do pescoço dão origem ao bócio, enquanto a língua remexida (a língua é repetidamente retirada da boca como a língua de uma cobra) pode ser decorrente de acúmulo de calor no Coração e no Baço.

Combinações

- Loucura com vômito: *Zhubin* (R-9), *Yanggu* (ID-5), *Houding* (DU-19), *Qiangjian* (DU-18), *Naohu* (DU-17), *Luoque* (B-8) e *Yuzhen* (B-9) (*Thousand Ducat Formulas*).
- Distúrbio maníaco, delírio, fúria e praguejamento: *Zhubin* (R-9) e *Juque* (REN-14) (*Thousand Ducat Formulas*).
- Vômito de saliva espumosa (aquosa): *Zhubin* (R-9) e *Shaohai* (C-3) (*Supplementing Life*).
- Remexer da língua: *Zhubin* (R-9) e *Taiyi* (E-23) (*Supplementing Life*).

Yingu (R-10) – vale yin

Ponto he mar e ponto água do canal do Rim.

Localização

- Na extremidade medial da fossa poplítea, entre os tendões do semitendinoso e do semimembranoso. Localizar e agulhar com o joelho ligeiramente flexionado.

Músculo semimembranoso | Músculo semitendinoso

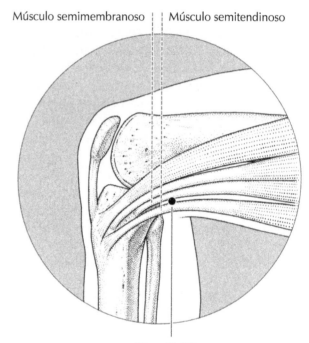

Yingu (R-10)

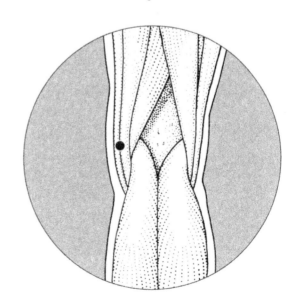

Nota de localização

- Para acentuar os tendões, peça ao paciente para contrair o jarrete.
- O tendão do semitendinoso, que fica atrás do semimembranoso, é o mais proeminente dos dois tendões.

Inserção da agulha

Inserção perpendicular com 1 a 1,5 *cun*.

Ações

- Dispersa umidade-calor do *jiao* inferior.
- Beneficia os Rins.
- Ativa o canal e alivia a dor.

Indicações

- Micção difícil, urgência para urinar com dor se irradiando para a coxa, dor durante a micção, urina escura, diarreia.
- Impotência, dor dos órgãos genitais, prurido do escroto.
- Distúrbio *shan*, dor no hipogástrio irradiando--se para os órgãos genitais e parte interna da coxa, distensão abdominal, dor abdominal, dor periumbilical
- Hemorragia uterina, leucorreia, dificuldade de concepção.
- Distúrbios maníacos, depressão maníaca, protrusão da língua com baba.
- Dor no joelho pelo movimento com imobilidade, dor no aspecto interno da coxa.

Comentários

Yingu (R-10) é o ponto *he* mar e ponto água do canal do Rim. Compartilha com os pontos *he* mar dos outros canais *yin* da perna a função comum de dispersar umidade e umidade-calor, especialmente do *jiao* inferior. *Ququan* (F-8) basicamente age sobre o sistema genital (dominado pelo canal do Fígado) e *Yinlingquan* (BP-9), em virtude da íntima relação entre o Baço e a umidade, é capaz de tratar todos os distúrbios relacionados com umidade do *jiao* inferior. *Yingu* (R-10) predominantemente dispersa umidade--calor do sistema geniturinário e está indicado para micção difícil ou urgência de micção, urina escura, leucorreia e prurido dos órgãos genitais.

O acúmulo de umidade-calor pode impedir o livre fluxo do *qi* e dar origem à dor, que se reflete no ditado tradicional: "sem movimento, há dor; com movimento, não há dor". *Yingu* (R-10) está indicado para dor durante a micção, urgência de micção com dor que se espalha para as coxas, dor dos órgãos genitais, dor periumbilical e dor hipogástrica que se irradia para o aspecto interno da coxa e para os genitais.

Embora a impotência seja decorrente principalmente do declínio do fogo do *ming men*, também pode ser decorrente do acúmulo de umidade-calor que dá origem à flacidez. A impotência por umidade-calor pode surgir por umidade-calor no canal do Fígado ou umidade-calor no Baço, que transborda para os órgãos genitais, ou por ataques repetidos de umidade-calor exterior para a Bexiga. *Yingu* (R-10) está indicado principalmente para impotência decorrente desses padrões de excesso de umidade-calor. Nas mulheres, a umidade-calor pode dar origem à hemorragia uterina e dificuldade de concepção, ambas indicações para *Yingu* (R-10).

Existe uma íntima relação entre a umidade no *jiao* inferior e a deficiência do Rim. Se a deficiência do *yin* do Rim der origem a calor, este pode combinar com umidade para formar umidade-calor, enquanto a umidade-calor prolongada consumirá inicialmente o *yin* do Rim e depois o *yang* do Rim. Este padrão dual de deficiência do Rim e de umidade-calor é geralmente encontrado na prática clínica, em especial em pacientes com distúrbios urinários repetidos. Em decorrência de sua ação secundária de beneficiar os Rins, *Yingu* (R-10) está indicado quando esses dois padrões coexistem.

O grau em que *Yingu* (R-10) é capaz de nutrir o *yin* do Rim é tema de discussão frequente. Embora algumas autoridades modernas lhe atribuam significativas propriedades de nutrir o *yin*, um exame de suas indicações clássicas revela que historicamente esse ponto de vista não é compartilhado de maneira abrangente.

Combinações

- Ereção involuntária com micção difícil: *Yingu* (R-10), *Dadun* (F-1), *Qimen* (F-14), *Weizhong* (B-40) e *Weiyang* (B-39) (*Supplementing Life*).
- Urina escura: *Yingu* (R-10), *Taixi* (R-), *Shenshu* (B-23), *Qihai* (REN-6), *Pangguangshu* (B-28) e *Guanyuan* (REN-4) (*Great Compendium*).

- Hemorragia uterina profusa e incessante: *Yingu* (R-10), *Jiaoxin* (R-8), *Sanyinjiao* (BP-6) e *Taichong* (F-3) (*Supplementing Life*).
- Distúrbio da perturbação súbita: *Yingu* (R-10) e *Zusanli* (E-36) (*One Hundred Symptoms*).
- Rigidez da língua: *Yingu* (R-10), *Rangu* (R-2), *Yamen* (DU-15), *Shaoshang* (P-11), *Yuji* (P-10) *Erjian* (IG-2) e *Zhongchong* (PC-9) (*Great Compendium*).
- Inchaço abaixo da língua com dificuldade de falar, protrusão da língua com baba: *Yingu* (R-10), *Rangu* (R-2) e *Lianquan* (REN-23) (*Thousand Ducat Formulas*).
- Perda da voz: *Yingu* (R-10), *Rangu* (R-2), *Tiantu* (REN-22), *Lingdao* (C-4), *Fuliu* (R-7) e *Fenglong* (E-40) (*Illustrated Supplement*).
- Mania: *Yingu* (R-10), *Zusanli* (E-36), *Jianshi* (PC-5), *Baihui* (DU-20) e *Fuliu* (R-7) (*Illustrated Supplement*).
- Dor no quadril: *Yingu* (R-10), *Huantiao* (VB-30), *Shugu* (B-65), *Jiaoxin* (R-8) e *Sanyinjiao* (BP-6) (*Thousand Ducat Formulas*).

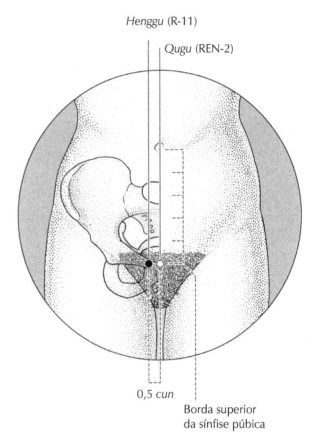

Henggu (R-11) – osso púbico

Ponto de encontro do canal do Rim com o vaso de Penetração.

Localização

- Na parte inferior do abdome, 5 *cun* abaixo do umbigo, na borda superior da sínfise púbica, 0,5 *cun* ao lado da linha média (*Qugu* – REN-2).

Nota de localização

- O *Great Compendium of Acupuncture and Moxibustion* dá a localização dos pontos *Henggu* (R-11) e de *Shangqu* (R-17) como sendo 1 *cun* ao lado da linha média.

Inserção da agulha

Inserção perpendicular com 0,5 a 1 *cun*.
Precaução: a inserção profunda pode perfurar uma bexiga cheia, que deve, portanto, ser esvaziada antes do tratamento.

Ação

- Beneficia o *jiao* inferior.

Indicações

- Emissão seminal, impotência, deficiência e esgotamento dos cinco *zang* com emissão seminal, enurese, retenção de urina, os cinco tipos de disfunção urinária dolorosa, dor dos órgãos genitais, retração dolorosa dos órgãos genitais, distúrbio *shan*, dor hipogástrica, vermelhidão dos olhos originando-se do canto interno do olho.
- Prolapso uterino, prolapso do reto.

Combinações

- Estagnação do *qi*, dor lombar com incapacidade de ficar em pé: *Henggu* (R-11) e *Dadu* (BP-2) (*Ode of Xi-hong*).
- Os cinco tipos de disfunção urinária dolorosa por acúmulo crônico: *Henggu* (R-11) e *Huangshu* (R-16) (*One Hundred Symptoms*).

Dahe (R-12) – grande iluminação

Ponto de encontro do canal do Rim com o vaso de Penetração.

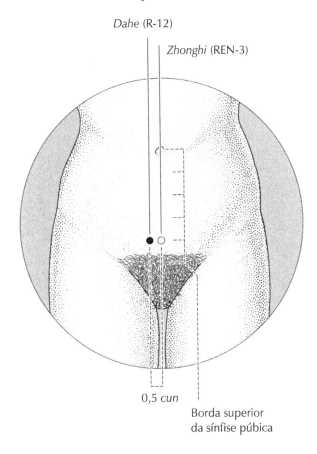

Localização

- Na parte inferior do abdome, 4 *cun* abaixo do umbigo, 1 *cun* acima da borda superior da sínfise púbica, 0,5 *cun* ao lado da linha média (*Zhongji* – REN-3). Ver nota de localização para *Henggu* (R-11).

Inserção da agulha

Inserção perpendicular com 0,5 a 1 *cun*.
Precaução: a inserção profunda pode perfurar uma bexiga cheia que, portanto, deve ser esvaziada antes do tratamento.

Ação

- Tonifica os Rins e firma a essência.

Indicações

- Dor dos órgãos genitais, dor no pênis, retração do pênis, impotência, emissão seminal, leucorreia por taxação por deficiência, leucorreia vermelha, prolapso uterino, vermelhidão do olho que se origina no canto interno do olho.

Comentários

A ação de *Dahe* (R-12) em firmar a essência se reflete em sua aplicação para emissão seminal e para leucorreia.

A emissão seminal (perda involuntária de esperma) pode ser decorrente de várias etiologias. A função ejaculatória é um aspecto do fluxo livre e desimpedido do *qi* do Fígado, enquanto os Rins dominam o "portão da essência". Se houver calor excessivo (por exemplo, fogo do Fígado, fogo do Coração, calor por deficiência do *yin* do Rim), isso força o líquido seminal a extravasar impetuosamente. Ou então, a deficiência da função de firmar do Rim levará à enfermidade do portão da essência, resultando no extravasamento do líquido seminal. De acordo com Zhu Dan-xi, a emissão seminal com sonhos eróticos "é exclusivamente governada por calor"[25], enquanto tradicionalmente se diz que se for decorrente de frio e deficiência, não haverá esse tipo de sonho. Independentemente da etiologia, *Dahe* – R-12 (como vários outros pontos do canal do Rim situados na parte inferior do abdome) é um importante ponto no tratamento de emissão seminal. No que se refere à leucorreia, deve-se notar que embora normalmente decorrente de umidade, umidade-calor ou calor tóxico, a leucorreia também pode ser decorrente de deficiência do *qi* ou do *yang* do Rim, e esse tipo de leucorreia está relacionado com perda de essência e é o equivalente feminino da perda de líquido seminal.

Combinação

- Emissão seminal e retração do pênis: *Dahe* (R-12) e *Rangu* (R-2) (*Supplementing Life*).

Qixue (R-13) – caverna do qi

Ponto de encontro do canal do Rim com o vaso de Penetração.

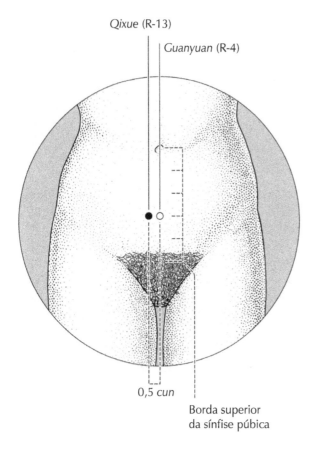

Localização

- Na parte inferior do abdome, 3 *cun* abaixo do umbigo, 2 *cun* acima da borda superior da sínfise púbica, 0,5 *cun* ao lado da linha média (*Guanyuan* – REN-4). Veja nota de localização de *Henggu* (R-11).

Inserção da agulha

Inserção perpendicular com 0,5 a 1 *cun*.
Precaução: a inserção profunda pode perfurar uma bexiga cheia, que, por isso, deve ser esvaziada antes do tratamento.

Ações

- Regula o vaso de Penetração e o vaso da Concepção.
- Regula o *jiao* inferior.

Indicações

- Amenorreia, menstruação irregular, hemorragia uterina, leucorreia, infertilidade em mulheres.
- Micção difícil, diarreia incessante, dor abdominal, *qi* como "porquinho correndo", sensação que sobe e desce pela coluna lombar, dor lombar, vermelhidão do olho que se origina do canto interno do olho.

Comentários

Qixue – R-13 (à semelhança de *Siman* – R-14 e *Zhongzhu* – R-15) é um importante ponto no tratamento de *qi* como porquinho correndo. De acordo com Zhang Zhong-jing, no *Essentials from the Golden Cabinet*: "O distúrbio como 'porquinho correndo' surge da parte inferior do abdome; a sensação sobe até a garganta com tal ferocidade que o paciente pensa que está prestes a morrer. O ataque vem e passa. É desencadeado por medo e susto". Em *O Clássico das Dificuldades*[26], a condição de "porquinho correndo" foi classificada como um dos "cinco acúmulos", pertencendo aos Rins. O *qi* como "porquinho correndo" basicamente surge quando o *qi* do Fígado estagnado se transforma em calor, ou quando a deficiência do *yang* do Rim leva ao acúmulo de frio no *jiao* inferior. Nos dois casos, o *qi* é violentamente descartado e sobe ao longo do vaso de Penetração. Na prática clínica, o *qi* como "porquinho correndo" pode ser encontrado em uma série de variantes, todas envolvendo uma sensação que corre, geralmente para cima, ao longo do tronco, nas costas ou nos membros. De acordo com *O Clássico das Dificuldades*[27]: "Quando o vaso de Penetração está acometido, há *qi* em contracorrente". A aplicação de *Qixue* (R-13), *Siman* (R-14) e *Zhongzhu* (R-15) no tratamento desta condição aflitiva reflete sua localização no canal do Rim e seu *status* como pontos do vaso de Penetração, que ascende através do abdome, se dispersando no tórax e penetra na coluna e circula pelas costas.

Muitas fontes clássicas registram *Baomen* (portão do útero) e *Zihu* (porta da criança) como nomes alternativos para este ponto. O *Supplement to the Thousand Ducat Formulas*, entretanto, é bem claro ao afirmar que esses nomes correspondem a *Shuidao* (E-28), se referindo aos pontos localizados a 2 *cun* de cada lado de *Guanyuan* (REN-4).

Combinação

- Menstruação irregular e infertilidade: *Qixue* (R-13), *Shenshu* (B-23), *Qihai* (REN-6), *Sanyinjiao* (BP-6) e *Shangqiu* (BP-5).

Siman (R-14) – quatro plenitudes

四滿

Ponto de encontro do canal do Rim com o vaso de Penetração.

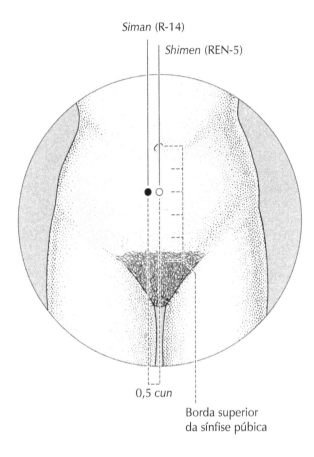

Localização

- Na parte inferior do abdome, 2 *cun* abaixo do umbigo, 3 *cun* acima da borda superior da sínfise púbica, 0,5 *cun* ao lado da linha média (*Shimen* – REN-5). Ver nota da localização para *Henggu* (R-11).

Inserção da agulha

Inserção perpendicular com 1 a 1,5 *cun*.
Precaução: a inserção profunda por perfurar a cavidade peritoneal.

Ações

- Beneficia o *jiao* inferior e alivia a dor.
- Regula o *qi* e move a estase de sangue.
- Regula as passagens da água e promove a micção.

Indicações

- Dor na parte inferior do abdome, distensão abdominal, distúrbio *shan*, dor cortante abaixo do umbigo, edema como pedra da parte superior do abdome, edema, *qi* como "porquinho correndo", dor nos rins.
- Menstruação irregular, hemorragia uterina, sangue maligno com dor aguda, frio acumulado no útero, infertilidade, leucorreia, retenção de lóquios, emissão seminal, descarga uretral branca e túrbida.
- Distúrbio disentérico, diarreia, água no Intestino Grosso, constipação, tremor por frio, dor das duas regiões costais laterais, vermelhidão e dor do canto interno do olho.

Comentários

O nome deste ponto (*Siman*) é traduzido como "quatro plenitudes". Embora haja diferentes interpretações de seu significado, uma opinião é que ele se refira aos quatro tipos de estagnação e acúmulo: *qi*, água, alimentos e sangue. Há claras indicações que refletem cada uma dessas condições, como, por exemplo, distensão abdominal, para *qi*; edema abdominal, para água; e diarreia ou constipação, para alimentos; mas, de um modo geral, as indicações refletem a presença de estase de sangue, como, por exemplo, dor cortante abaixo do umbigo, retenção de lóquios e sangue maligno com dor aguda. O termo "sangue maligno" refere-se a sangue que saiu dos vasos e que, sem a força motriz do *qi*, se acumula e estagna.

Combinações

- Edema como pedra da parte superior do abdome: aplicar moxa em *Siman* (R-14), *Rangu* (R-2), *Qichong* (E-30) e *Zhangmen* (F-13) (*Thousand Ducat Formulas*).
- Edema como pedra da parte superior do abdome: *Siman* (R-14) e *Rangu* (R-2) (*Supplementing Life*).
- Sangue maligno no útero, dor e plenitude por contracorrente: *Siman* (R-14) e *Shiguan* (R-18) (*Supplementing Life*).

Zhongzhu (R-15) – fluxo do meio

Ponto de encontro do canal do Rim com o vaso de Penetração.

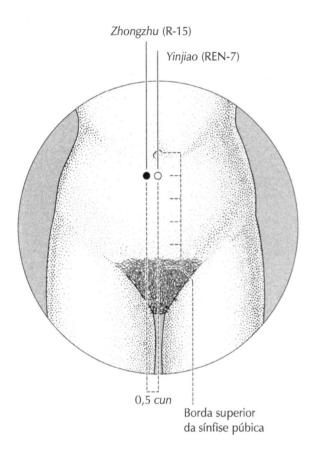

Localização

- Na parte inferior do abdome, 1 *cun* abaixo do umbigo, 4 *cun* acima da borda superior da sínfise púbica, 0,5 *cun* de cada lado da linha média (*Yinjiao* – REN-7). Ver nota de localização para *Henggu* (R-11).

Inserção da agulha

Inserção perpendicular com 1 a 1,5 *cun*.
Precaução: a inserção profunda pode penetrar na cavidade peritoneal.

Ações

- Regula os intestinos.
- Regula o *jiao* inferior.

Indicações

- Constipação, fezes ressecadas, diarreia, distúrbio disentérico, sensação de calor na parte inferior do abdome, menstruação irregular, vermelhidão e dor no canto interno do olho.
- Dor na coluna lombar e no abdome, sensação subindo e descendo ao longo da coluna lombar.

Huangshu (R-16) – shu vitais

Ponto de encontro do canal do Rim com o vaso de Penetração.

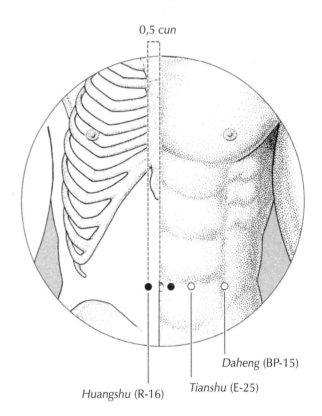

Localização

- No abdome, 0,5 *cun* de cada lado do centro do umbigo. Ver nota de localização para *Henggu* (R-11).

Inserção da agulha

Inserção perpendicular com 1 a 1,5 *cun*.
Precaução: a inserção profunda pode penetrar na cavidade peritoneal.

Ações

- Regula o *qi* e alivia a dor.
- Regula e aquece os intestinos.

Indicações

- Constipação, fezes secas, borborigmos, diarreia, vômito, os cinco tipos de disfunção urinária dolorosa, vermelhidão e dor no olho se originando no canto interno.
- Dor do epigástrio e do abdome, frio no epigástrio, distensão e dor no abdome, dor cortante do abdome, distúrbio *shan* decorrente de frio.

Comentários

Huangshu (R-16) fica no mesmo nível de *Shenque* (REN-8), *Tianshu* (E-25) e *Daheng* (BP-15) são, todos, pontos com uma forte ação sobre os intestinos. Vários clássicos recomendam *Huangshu* (R-16) para fezes ressecadas, enquanto o *Systematic Classic of Acupuncture and Moxibustion* especificamente o recomenda para acúmulo de frio no Intestino Grosso que dá origem a fezes ressecadas e dor cortante no abdome. Deve-se lembrar que a constipação pode ser decorrente de acúmulo de frio, seja frio por deficiência originada de insuficiência do *yang* do Rim e normalmente observada nos idosos e debilitados, ou por excesso de frio, normalmente decorrente de fatores alimentares. No primeiro caso, as fezes podem estar ressecadas, não pelas causas usuais (calor ou deficiência de líquidos, sangue ou *yin*), mas por uma deficiência do *yang* do Rim que falha em circular os líquidos.

Combinação

- Os cinco tipos de disfunção urinária dolorosa por acúmulo crônico: *Huangshu* (R-16) e *Henggu* (R-11) (*One Hundred Symptoms*).

Shangqu (R-17) – curva shang

Ponto de encontro do canal do Rim com o vaso de Penetração.

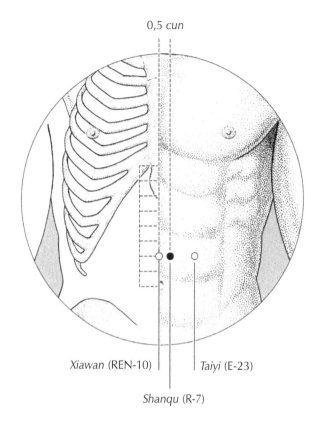

Localização

- Na parte superior do abdome, 2 *cun* acima do umbigo, 0,5 *cun* de cada lado da linha média (*Xiawan* – REN-10). Ver nota de localização para *Henggu* (R-11).

Inserção da agulha

Inserção perpendicular com 1 a 1,5 *cun*.
Precaução: a inserção profunda pode penetrar na cavidade peritoneal.

Ação

- Dispersa o acúmulo e alivia a dor.

Indicações

- Massas (*ji ju*) abdominais com dor cortante periódica, dor intestinal com falta de apetite, vermelhidão e dor no olho que se origina no canto interno.
- Vômito, diarreia, constipação.

Shiguan (R-18) – passagem da pedra

石涧

Ponto de encontro do canal do Rim com o vaso de Penetração.

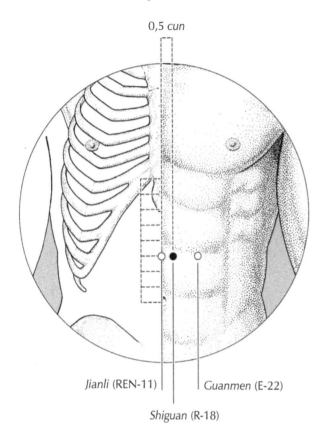

Localização

- Na parte superior do abdome, 3 *cun* acima do umbigo, 0,5 *cun* de cada lado da linha média (*Jianli* – REN-11).

Nota de localização

- O *Great Compendium of Acupuncture and Moxibustion* situa os pontos *Shiguan* (R-18) a *Youmen* (R-21) a 1,5 *cun* de cada lado da linha média.

Inserção da agulha

Inserção perpendicular com 1 a 1,5 *cun*.

Precaução: a inserção profunda pode penetrar na cavidade peritoneal.

Ações

- Regula o *jiao* inferior e alivia a dor.
- Regula o *qi* e move a estase de sangue.
- Harmoniza o Estômago.

Indicações

- Dor abdominal pós-parto, dor aguda da região costal lateral após parto, sangue maligno no útero, infertilidade, dor abdominal insuportável, dor aguda insuportável do abdome, constipação, urina escura, rigidez da coluna, vermelhidão e dor no olho que se origina no canto interno.
- Soluço, vômito, ânsia de vômito, muito escarro, incapacidade de abrir a boca.

Comentários

Extraordinariamente para um ponto situado acima do umbigo, *Shiguan* (R-18) é indicado para vários distúrbios ginecológicos, incluindo infertilidade, e especialmente para dor intensa do abdome ou da região costal lateral após parto. A indicação "sangue maligno no útero" se refere a sangue que saiu dos vasos e que se acumula e estagna. Todas essas indicações refletem o *status* de *Shiguan* (R-18) como ponto de encontro do canal do Rim com o vaso de Penetração, que se origina no útero (e é conhecido como o "mar de sangue") e um ponto para um padrão de estase de sangue no útero, no abdome de um modo geral e na região costal lateral.

Combinações

- Dificuldade de evacuar com dor abdominal: *Shiguan* (R-18) e *Pangguangshu* (B-28) (*Supplementing Life*).
- Dificuldade de evacuar: *Shiguan* (R-18) e *Dazhong* (R-4) (*Supplementing Life*).
- Sangue maligno no útero, plenitude e dor por contracorrente interna: *Shiguan* (R-18) e *Siman* (R-14) (*Supplementing Life*).
- Infertilidade: *Shiguan* (R-18) e *Yinjiao* (REN-7 (*One Hundred Symptoms*).

Yindu (R-19) – metrópole yin

Ponto de encontro do canal do Rim com o vaso de Penetração.

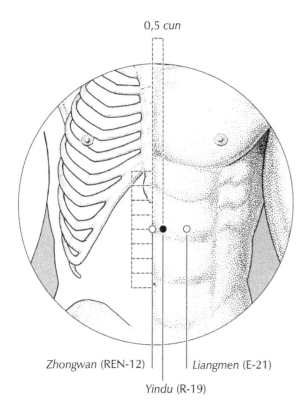

Localização

- Na parte superior do abdome, 4 *cun* acima do umbigo, 0,5 *cun* de cada lado da linha média (*Zhongwan* – REN-12).

Inserção da agulha

Inserção perpendicular com 0,5 a 1 *cun*.
Precaução: a inserção profunda pode penetrar na cavidade peritoneal.

Ações

- Regula o *qi* e harmoniza o Estômago.
- Reduz a rebelião e alivia a tosse e os sibilos.

Indicações

- Dor epigástrica, *qi* em contracorrente, vômito, náusea, plenitude e agitação abaixo do Coração, distensão e dor do abdome, dor espasmódica no abdome, borborigmos, dificuldade de evacuar, infertilidade, sangue maligno no útero.
- Tosse, distensão do tórax, dor e calor na região costal lateral, malária, dor no olho, vermelhidão e dor no olho que se origina no canto interno do olho.

Combinações

- Malária com febre generalizada: *Yindu* (R-19), *Shaohai* (C-3), *Shangyang* (IG-1), *Sanjian* (IG-3) e *Zhongzhu* (J-3) (*Supplementing Life*).
- Agitação e plenitude do Coração: *Yindu* (R-19) e *Juque* (REN-14) (*Supplementing Life*).

Futonggu (R-20) – vale de conexão do abdome

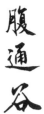

Ponto de encontro do canal do Rim com o vaso de Penetração.

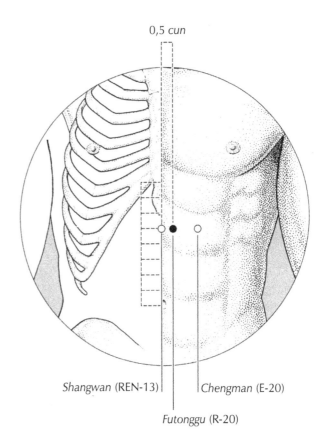

Localização

- Na parte superior do abdome, 5 cun acima do umbigo, 0,5 cun de cada lado da linha média (*Shangwan* – REN-13).

Inserção da agulha

Inserção perpendicular com 1 a 1,5 *cun*.
Precaução: a inserção profunda pode penetrar na cavidade peritoneal.

Ações

- Harmoniza o *jiao* médio.
- Desata o tórax e transforma a fleuma.

Indicações

- Vômito, alimentos não digeridos (nas fezes), distensão abdominal, diarreia.
- Plenitude do tórax, dor na região costal lateral, dor no Coração, tosse e dispneia.
- Palpitações, desorientação, epilepsia, perda súbita da voz, inchaço abaixo da língua com dificuldade de falar, protrusão da língua, desvio da boca.
- Incapacidade de virar o pescoço, malária, vermelhidão dos olhos que se origina no canto interno do olho.

Combinação

- Rinite com secreção nasal clara: *Futonggu* (R-20), *Hegu* (IG-4), *Fengmen* (B-12), *Shenting* (DU-24), *Zanzhu* (B-2), *Yingxiang* (IG-20) e *Zhiyin* (B-67) (*Thousand Ducat Formulas*).

Youmen (R-21) – portão escondido

Ponto de encontro do canal do Rim com o vaso de Penetração.

Localização

- Na parte superior do abdome, 6 cun acima do umbigo, 0,5 cun de cada lado da linha média (*Juque* – REN-14).

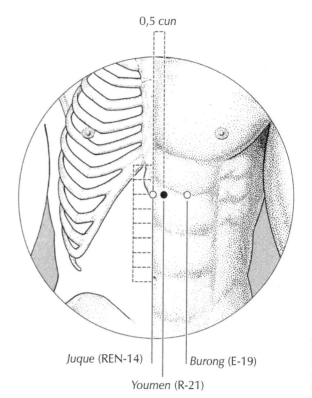

Juque (REN-14) | Burong (E-19)
Youmen (R-21)

Inserção da agulha

Inserção perpendicular com 0,5 a 1 *cun*.
Precaução: a inserção profunda, especialmente em indivíduos magros, vai perfurar o fígado no lado direito e o peritônio no lado esquerdo.

Ações

- Fortifica o Baço, harmoniza o Estômago e acalma a rebelião.
- Dispersa o *qi* do Fígado, beneficia o tórax e as mamas e alivia a dor.

Indicações

- Dor abdominal, dor na parte inferior do abdome, urgência abdominal, vômito, náusea e *qi* em contracorrente, ânsia de vômito, vômito de saliva espumosa (aquosa), grande quantidade de escarro, náusea e vômito durante a gravidez, plenitude sem prazer em comer, dificuldade de ingestão, distensão focal abaixo do Coração, plenitude e agitação abaixo do Coração, diarreia, sangue nas fezes, distúrbio disentérico.
- Dor no tórax, distensão da região costal lateral, dor no tórax e na região costal lateral que se irradia para as costas, tosse, tosse com sangue.

- Leite não flui da mama, abscesso da mama.
- Dor no coração em mulheres, memória fraca, vermelhidão dos olhos que se origina no canto interno do olho.

Comentários

De acordo com *O Clássico das Dificuldades*[28]: "Quando o vaso de Penetração está acometido, há contracorrente de *qi* e urgência abdominal". Como muitos dos pontos do canal do Rim situados no abdome, *Youmen* (R-21) (o ponto final do vaso de Penetração no canal do Rim) está indicado para contracorrente do *qi* manifestando-se como náusea, vômito, ânsia de vômito e tosse. O termo urgência abdominal refere-se à sensação de dor espasmódica aguda, normalmente associada com distúrbio disentérico.

Como a maioria dos pontos do vaso de Penetração no canal do Rim, *Youmen* (R-21) está indicado para vermelhidão dos olhos que se origina no canto interno. Embora não haja nenhuma explicação simples para este sintoma, vale a pena notar que, embora algumas descrições do vaso de Penetração sugiram que ele termine nos lábios, ilustrações e outros relatos de seu trajeto normalmente mostram que ele termina na porção interna dos olhos.

Combinações

- Agitação do Coração com vômito: *Youmen* (R-21) e *Yutang* (REN-18) (*One Hundred Symptoms*).
- Memória fraca: *Youmen* (R-21), *Shendao* (DU-11), *Lieque* (P-7) e *Gaohuangshu* (B-43) (*Supplementing Life*).
- Falta de prazer em comer: *Youmen* (R-21), *Diji* (BP-8), *Yinlingquan* (BP-9), *Shuifen* (REN-9) e *Xiaochangshu* (B-27) (*Supplementing Life*).
- Vômito: *Youmen* (R-21), *Shangqiu* (BP-5) e *Zutonggu* (B-66) (*Thousand Ducat Formulas*).

Bulang (R-22) – corredor de andar

Localização

- No quinto espaço intercostal, 2 *cun* de cada lado da linha média.

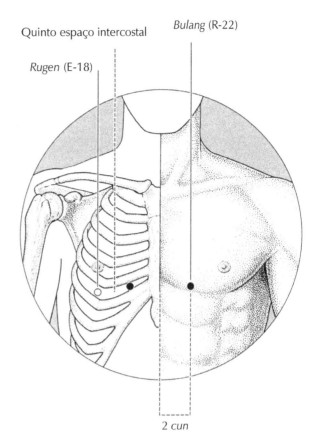

Nota de localização

- Primeiro localizar o segundo espaço intercostal (ver *Shencang* – R-25); em seguida, encontrar o quinto espaço intercostal, três espaços acima dele.
- Notar que nos homens o mamilo fica no quarto espaço intercostal.
- A linha de 2 *cun* é localizada no ponto médio entre a linha média e a linha mamilar.

Inserção da agulha

Inserção transversal oblíqua voltada lateralmente ao longo do espaço intercostal com 0,5 a 1 *cun*.

Precaução: a inserção perpendicular ou oblíqua pode perfurar o pulmão e/ou o fígado.

Ações

- Desata o tórax.
- Acalma a rebelião do *qi* do Pulmão e do Estômago.

Indicações

- Tosse, asma, dispneia, sibilos, *qi* diminuído, plenitude e dor em tórax e costelas, abscesso da mama, congestão nasal.
- Vômito, falta de prazer em comer.

Comentários

Os pontos *Bulang* (R-22), *Shenfeng* (R-23), *Lingxu* (R-24), *Shencang* (R-25), *Yuzhong* (R-26) e *Shufu* (R-27) foram registrados no *Essential Questions* como os doze pontos *shu* do tórax. Eles compartilham as ações comuns de fazer descer o *qi* rebelde do Pulmão e do Estômago, e estão particularmente indicados para sibilos, dispneia e tosse decorrente de "plenitude acima e deficiência abaixo". Isso ocorre quando o *qi* do Rim é insuficientemente forte para agarrar o *qi* do Pulmão.

Combinação

- *Qi* diminuído: *Bulang* (R-22), *Shaofu* (C-8), *Pangguangshu* (B-28), *Shaochong* (C-9), *Xingjian* (F-2) e *Dazhong* (R-5) (*Supplementing Life*).

Shenfeng (R-23) – selo do espírito

Localização

- No quarto espaço intercostal, 2 *cun* de cada lado da linha média.

Nota de localização

- Primeiro localizar o segundo espaço intercostal (ver *Shencang* – R-25), depois encontrar o quarto espaço intercostal, dois espaços abaixo.
- Note que, nos homens, o mamilo fica no quarto espaço intercostal.
- A linha de 2 *cun* fica localizada no ponto médio entre a linha média e a linha mamilar.

Inserção da agulha

Inserção transversal oblíqua, voltada lateralmente ao longo do espaço intercostal com 0,5 a 1 *cun*.

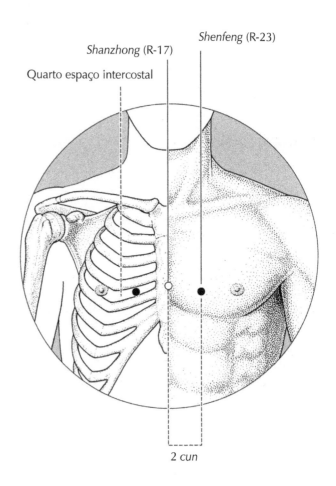

Precaução: a inserção profunda ou oblíqua pode perfurar o pulmão.

Ações

- Desata o tórax.
- Acalma o *qi* rebelde do Pulmão e do Estômago.
- Beneficia as mamas.

Indicações

- Plenitude do tórax e da região costal lateral com dificuldade de respirar, tosse, asma, sibilos, obstrução dolorosa no tórax, abscesso da mama.
- Vômito, falta de prazer em comer.

Combinações

- Abscesso da mama, calafrios e febre com respiração curta, sono inquieto: *Shenfeng* (R-23) e *Yingchuang* (E-16) (*Supplementing Life*).

Lingxu (R-24) – ruína do espírito

Localização
- No terceiro espaço intercostal, 2 *cun* de cada lado da linha média.

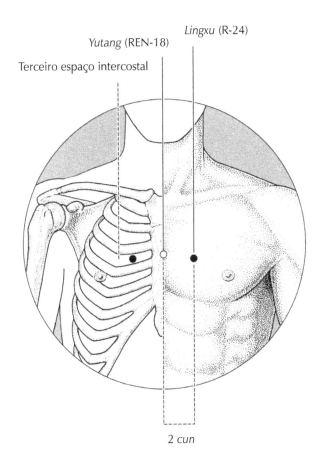

Nota de localização
- Primeiro localizar o segundo espaço intercostal (ver *Shencang* – R-25), depois encontrar o terceiro espaço intercostal, um espaço abaixo.
- Notar que nos homens o mamilo fica no quarto espaço intercostal.
- A linha de 2 *cun* é localizada no ponto médio entre a linha média e a linha mamilar.

Inserção da agulha
Inserção transversal oblíqua voltada lateralmente ao longo do espaço intercostal com 0,5 a 1 *cun*.

Precaução: a inserção perpendicular ou oblíqua pode perfurar o pulmão.

Ações
- Desata o tórax.
- Acalma a rebelião do *qi* do Pulmão e do Estômago.
- Beneficia as mamas.

Indicações
- Tosse, asma, sibilos, distensão e dor do tórax e da região costal lateral com dificuldade de respirar, vômito, incapacidade de comer ou de beber, falta de prazer em comer.
- Abscesso da mama, palpitações, agitação e plenitude.

Combinação
- Vômito com plenitude do tórax: *Lingxu* (R-24) *Shufu* (R-27), *Shencang* (R-25) e *Juque* (REN-14) (*Thousand Ducat Formulas*).

Shencang (R-25) – armazém do espírito

Localização
- No segundo espaço intercostal, 2 *cun* de cada lado da linha média.

Nota de localização
- Primeiro localizar a cartilagem costal da segunda costela, que fica no mesmo nível do ângulo esternal, e depois localizar o segundo espaço intercostal abaixo.
- Note que, nos homens, o mamilo fica no quarto espaço intercostal.
- A linha de 2 *cun* fica no ponto médio entre a linha média e a linha mamilar.

Inserção da agulha
Inserção transversal oblíqua voltada lateralmente ao longo do espaço intercostal com 0,5 a 1 *cun*.

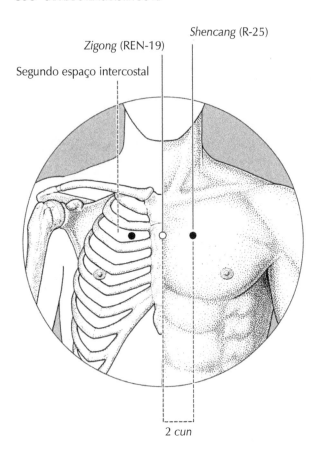

Yuzhong (R-26) – tórax confortável

Localização

- No primeiro espaço intercostal, 2 *cun* de cada lado da linha média.

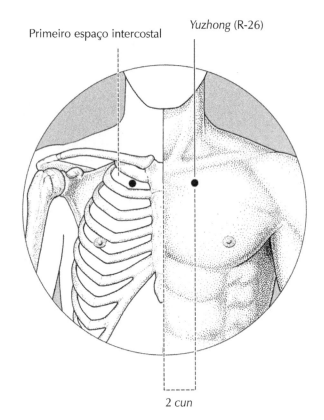

Precaução: a inserção perpendicular ou oblíqua profunda pode perfurar o pulmão.

Ações

- Desata o tórax.
- Acalma a rebelião do *qi* do Pulmão e do Estômago.

Indicações

- Tosse, asma, sibilos, dispneia, dor e opressão do tórax, plenitude e distensão do tórax e da região costal lateral.
- Vômito, agitação e plenitude, plenitude do tórax sem nenhum desejo de comer.

Combinações

- Plenitude do tórax com rigidez do pescoço: *Shencang* (R-25) e *Xuanji* (REN-21) (*One Hundred Symptoms*).
- Vômito com plenitude no tórax: *Shencang* (R-25), *Shufu* (R-27) *Lingxu* (R-24) e *Juque* (REN-14) (*Thousand Ducat Formulas*).

Nota de localização

- Primeiro localizar a cartilagem costal da segunda costela, que fica no mesmo nível do ângulo esternal, depois localizar o primeiro espaço intercostal acima dela.
- Note que, nos homens, o mamilo fica no quarto espaço intercostal.
- A linha de 2 *cun* é localizada no ponto médio entre a linha média e a linha mamilar.

Inserção da agulha

Inserção transversal oblíqua voltada lateralmente ao longo do espaço intercostal com 0,5 a 1 *cun*.

Precaução: a inserção perpendicular ou oblíqua profunda pode perfurar o pulmão.

Ações

- Desata o tórax e beneficia as mamas.
- Transforma a fleuma e acalma a rebelião do *qi* do Pulmão e do Estômago.

Indicações

- Tosse, asma, sibilos, dispneia, tosse com sangue, palpitações, plenitude e distensão do tórax e da região costal lateral.
- Acúmulo de fleuma, dispneia e tosse com incapacidade de comer, vômito, baba com grande quantidade de escarro.
- Abscesso da mama, pitiríase versicolor.

Combinação

- Baba com grande quantidade de escarro: *Yuzhong* (R-26) e *Yunmen* (P-2) (*Supplementing Life*).

Shufu (R-27) – mansão do shu

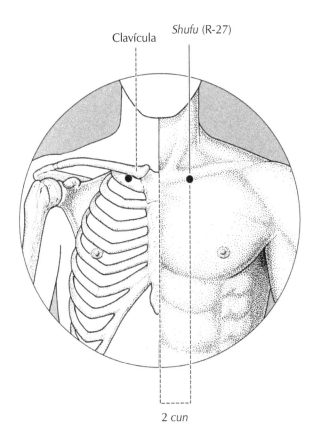

Localização

- Na depressão situada na borda inferior da clavícula, 2 *cun* de cada lado da linha média.

Nota de localização

- A linha de 2 *cun* é localizada no ponto médio entre a linha média e a linha mamilar.

Inserção da agulha

Inserção transversal oblíqua voltada lateralmente ao longo da borda inferior da clavícula com 0,5 a 1 *cun*.

Precaução: a inserção perpendicular ou oblíqua profunda pode perfurar o pulmão.

Ações

- Desata o tórax.
- Transforma fleuma e alivia a tosse e os sibilos.
- Harmoniza o Estômago e acalma o *qi* rebelde.

Indicações

- Tosse, tosse crônica com vômito de fleuma, sibilos, dispneia, dor no tórax, opressão do tórax com dispneia crônica.
- Distensão abdominal, náusea, vômito, incapacidade de comer e de beber.
- Movimento impetuoso de sangue quente em mulheres, distúrbio do osso fumegante.

Combinações

- Vômito com plenitude no tórax: *Shufu* (R-27), *Lingxu* (R-24), *Shencang* (R-25) e *Juque* (REN-14) (*Thousand Ducat Formulas*).
- Rebelião do *qi* com dispneia e incapacidade de tomar fôlego: *Shufu* (R-27), *Shencang* (R-25) e *Tianfu* (P-3) (*Supplementing Life*).
- Tosse com sibilos e fleuma: *Shufu* (R-27) e *Rugen* (E-18) (*Ode of the Jade Dragon*).

Notas

1 *Essential Questions,* Cap. 47.

2 *O Clássico das Dificuldades*, 69ª Dificuldade.

3 *Ode to Elucidate Mysteries* dizia: "Céu, terra e homem são os três poderes. *Baihui* (DU-20) ... ecoa o céu, *Xuanji* (REN-21)... ecoa o homem e *Yonqquan* R-1... ecoa a terra".

4 Esta história também aparece no *Great Compendium of Acupuncture and Moxibustion*, no qual o ponto selecionado é *Naokong* (VB-19) e não *Yonqquan* (R-1).

5 *Spiritual Pivot*, Cap. 5.

6 *O Clássico das Dificuldades,* 68ª Dificuldade.

7 *Spiritual Pivot*, Cap. 33.

8 *Spiritual Pivot*, Cap. 17.

9 *Essential Questions*, Cap. 5.

10 *Essential Questions*, Cap. 5.

11 *Essential Questions*, Cap. 9.

12 *Essential Questions*, Cap. 47.

13 *Essential Questions*, Cap. 47.

14 *Tian gui*: (1) Substância responsável pela promoção de crescimento, desenvolvimento e função reprodutiva, assim como pela manutenção do ciclo menstrual e da gravidez. É formada pela essência combinada dos pais e se desenvolve lentamente com a suplementação constante do *qi* pós-céu; (2) No *Classic of Categories*, *tian gui* é usado como termo alternativo para *qi* original; (3) Ocasionalmente é usado como um nome alternativo para menstruação.

15 *Essential Questions*, Cap. 1.

16 *Spiritual Pivot*, Cap. 21.

17 *Essential Questions*, Cap. 47.

18 *O Clássico das Dificuldades*, 69ª Dificuldade.

19 *Spiritual Pivot*, Cap. 18.

20 *Fundamentals of Practical Foundations of Chinese Medicine*, de Li De Xin, Liaoning Science and Technology Publications, p. 127.

21 *Spiritual Pivot*, Cap. 44.

22 *Essential Questions*, Cap. 47.

23 *Master Hua's Classic of the Central Viscera* (Zhong *Zang Jing*) atribuído a Hua Tuo, traduzido por *Yang* Shou-zhong, Blue Poppy Press.

24 *O Clássico das Dificuldades*, 29ª Dificuldade.

25 *The Heart & Essence of Dan-xi's Methods of Treatment*, uma tradução de Zhu Dan-xi, do *Dan Xi Zhi Fa Xin Yao*, Blue Poppy Press, p. 245.

26 *O Clássico das Dificuldades*, 56ª Dificuldade.

27 *O Clássico das Dificuldades*, 29ª Dificuldade.

28 *O Clássico das Dificuldades*, 29ª Dificuldade.

Canal do Pericárdio Jueyin da Mão

13

手厥陰心包經

400 – CANAL DO PERICÁRDIO *JUEYIN* DA MÃO

CANAL PRIMÁRIO DO PERICÁRDIO

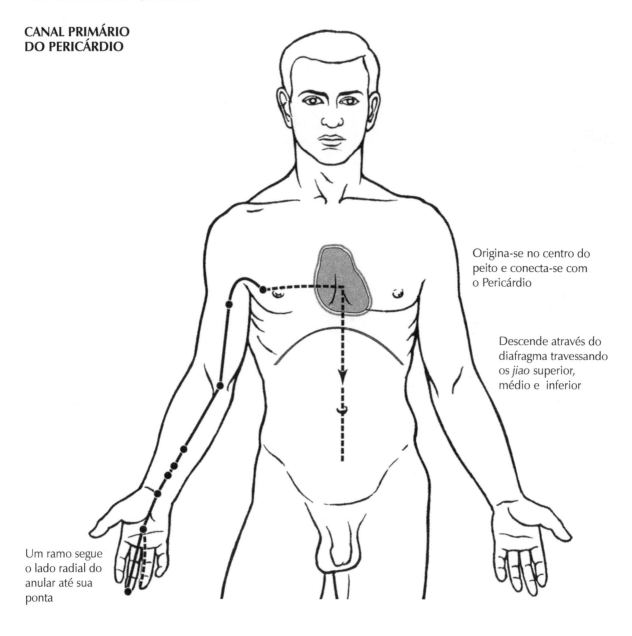

Origina-se no centro do peito e conecta-se com o Pericárdio

Descende através do diafragma travessando os *jiao* superior, médio e inferior

Um ramo segue o lado radial do anular até sua ponta

Canal primário do Pericárdio

- Origina-se no centro do tórax, conecta-se com o Pericárdio e desce através do diafragma até o abdome, passando através dos *jiao* superior, médio e inferior.

Um ramo

- Sai do interior do tórax e emerge na região costal, 3 *cun* abaixo da prega axilar anterior (próximo de *Tianchi* – PC-1).
- Arqueia-se sobre a axila e segue ao longo do aspecto anteromedial da parte superior do braço, entre o canal do Pulmão e o canal do Coração, até a fossa cubital do cotovelo em *Quze* (PC-3).
- Desce o antebraço entre os tendões dos músculos longo palmar e flexor radial do carpo até chegar na palma da mão em *Laogong* (PC-8).
- Segue da palma da mão ao longo do dedo médio até terminar em sua extremidade em *Zhongchong* (PC-9).

Outro ramo

- Origina-se na palma da mão em *Laogong* (PC-8) e segue o aspecto radial do dedo anelar até sua extremidade.

O canal primário do Pericárdio conecta-se com o seguinte zangfu: Sanjiao.

O canal primário do Pericárdio cruza com outros canais nos seguintes pontos: nenhum.

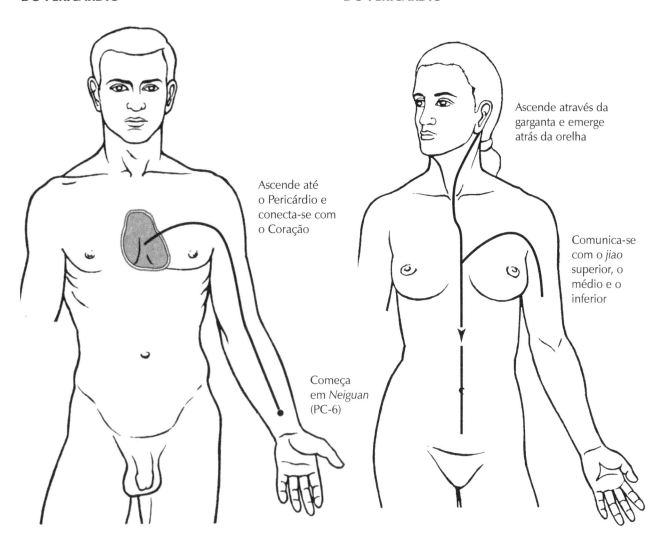

CANAL LUO DE CONEXÃO DO PERICÁRDIO

CANAL DIVERGENTE DO PERICÁRDIO

Canal luo de conexão do Pericárdio

- Começa em *Neiguan* (PC-6) no aspecto anterior do antebraço.
- Sobe juntamente com o canal primário do Pericárdio até o Pericárdio e depois se conecta com o Coração.

Canal divergente do Pericárdio

- Separa-se do canal primário no braço, no mesmo nível de um ponto abaixo da axila e 3 *cun* abaixo de *Yuanye* (VB-22).
- Penetra no tórax e se comunica com os três *jiao*.
- Um ramo sobe através da garganta e emerge atrás do ouvido, juntando-se ao canal *Sanjiao*.

Canal tendinoso do Pericárdio

- Origina-se na ponta do dedo médio da mão e segue junto com o canal tendinoso do Pulmão para se ligar no aspecto medial do cotovelo.
- Segue o aspecto anteromedial da parte superior do braço até abaixo da axila, onde se liga antes de descer até se dispersar sobre os aspectos anterior e posterior das costelas.
- Um ramo penetra no tórax abaixo da axila, dispersando-se no tórax e se prendendo no diafragma.

CANAL TENDINOSO DO PERICÁRDIO

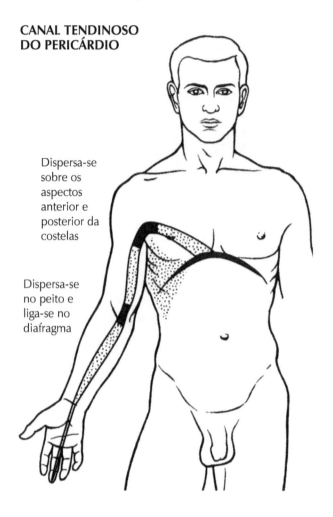

Dispersa-se sobre os aspectos anterior e posterior da costelas

Dispersa-se no peito e liga-se no diafragma

Sintomas patológicos do canal tendinoso do Pericárdio

Sensação de distensão e câimbra ao longo do curso do canal, dor no tórax com urgência de respiração e "sensação de taça invertida" abaixo das costelas direitas inferiores.

Discussão

O canal do Pericárdio *jueyin* da mão origina-se no tórax e desce através do diafragma até os *jiao* médio e inferior. Está associado do ponto de vista interior-exterior ao canal *Sanjiao* e ao canal do Fígado *jueyin* do pé de acordo com a teoria dos seis canais. A relação Pericárdio-*Sanjiao* é fortalecida pelos seguintes fatos:

- Um ramo do canal do Pericárdio se separa de *Laogong* (PC-8), na palma da mão, e se conecta com *Guanchong* (SJ-1), no dedo anelar.
- O canal divergente do Pericárdio conecta-se com o canal *Sanjiao* atrás da orelha.
- No que se refere ao canal *luo* de conexão do Pericárdio, não há nenhuma referência no *Spiritual Pivot* de que ele se conecte com o canal *Sanjiao*.

Além disso, é importante notar que:

- A partir de *Neiguan* (PC-6), o canal *luo* de conexão segue até o Coração, fortalecendo a relação Pericárdio-Coração.
- O canal primário do Pericárdio origina-se no tórax, seu canal divergente penetra no tórax e seu canal tendinoso se dispersa no tórax.
- O canal primário desce através do diafragma e o canal tendinoso prende-se no diafragma.
- Tanto o canal primário quanto o canal divergente se conectam com os *jiao* superior, médio e inferior.
- O canal primário arqueia sobre a axila e o canal tendinoso segue abaixo da axila.
- O canal tendinoso dispersa-se sobre as costelas anteriores e posteriores.

O Pericárdio (*xin bao*/embalagem do Coração) é descrito na medicina chinesa como uma membrana que circunda o Coração e sua principal função é proteger o Coração (o Imperador) do ataque de fatores patogênicos externos. O *Yellow Emperor's Inner Classic* não considerava o Pericárdio com o *status* independente de um dos *zangfu*, e isso se reflete na tradição da medicina chinesa desde então na discussão dos "cinco *zang* e seis *fu*". Embora não seja considerado um *zang* distinto, e sim um apêndice do Coração, o canal do Pericárdio paradoxalmente era originalmente considerado o canal principal para tratar distúrbios do Coração. Dessa forma, no *Spiritual Pivot*[1], o Imperador Amarelo pergunta a Qi Bo: "Por que só o canal *shaoyin* da mão não tem pontos *shu*?" Qi Bo responde: "O *shaoyin* é o vaso do Coração. O Coração é o grande mestre dos cinco *zang* e dos seis *fu* e é a residência da essência-espírito. Ele armazena com tanta firmeza que nenhum patógeno consegue vir morar. Se vier, então o Coração ficará lesado e o espírito partirá. Se o espírito partir, há morte. É por esta razão que os patógenos destinados a atacar o Coração atacarão o Pericárdio. O Pericárdio é o canal que é controlado pelo Coração. Portanto, só o Coração não tem pontos *shu*". No capítulo 2 do *Spiritual Pivot*, Qi Bo descreve o canal do Coração (em vez do canal do Pericárdio) como tendo origem em

Zhongchong (PC-9) e seguindo até *Laogong* (PC-8), *Daling* (PC-7), etc. até *Quze* (PC-3). O *Spiritual Pivot*, em outra parte, entretanto, fala de pontos do canal do Coração, como, por exemplo, *Shenmen* (C-7) para distúrbios do Coração, refletindo com isso algumas das contradições inerentes em um texto escrito por diferentes autores em diferentes épocas. Só quando foi escrito o *Systematic Classic of Acupuncture and Moxibustion* no século III que os pontos *shu* do canal do Coração foram discutidos pela primeira vez.

Na teoria da diferenciação dos padrões de acordo com os *zangfu*, o Pericárdio não tem nenhum padrão de desarmonia próprio. A única discussão dos distúrbios do Pericárdio propriamente ditos é decorrente de sua função de embalar ou proteger o Coração, e o distúrbio da consciência que se manifesta como confusão mental e até coma, que ocorre durante o curso de doenças febris, é atribuído ao Pericárdio e não ao Coração.

Os trajetos do canal do Pericárdio, bem como o *status* do Pericárdio como protetor do Coração, ajudam a explicar a maioria das ações e indicações dos pontos do canal do Pericárdio. Essas ações e indicações podem ser resumidas da seguinte forma:

- Tratamento dos distúrbios do *zang* Coração, como dor, palpitações, ritmo irregular do Coração, etc.
- Tratamento dos distúrbios do espírito.
- Tratamento dos distúrbios do tórax de modo geral, incluindo a desarmonia do Pulmão.
- Tratamento dos distúrbios do *jiao* superior ou *jiao* médio decorrentes de estagnação do *qi* do canal do Fígado do *jueyin* do pé com o qual o canal do Pericárdio é acoplado, de acordo com a teoria dos seis canais.
- Tratamento dos distúrbios do *jiao* médio, especialmente o Estômago.
- Tratamento dos distúrbios da região costal lateral (o canal tendinoso do Pericárdio se dispersa sobre as costelas anteriores e posteriores).
- Tratamento de doenças febris: o Pericárdio pertence ao fogo e leva a carga principal do ataque por patógenos externos que poderiam, de outra forma, lesar o Coração; os pontos do canal do Pericárdio, portanto, são importantes no tratamento de doenças febris, especialmente nos níveis nutritivo e do sangue e quando há distúrbio da consciência.
- Tratamento de inchaço e dor da axila.

Tianchi (PC-1) – lago celestial

Ponto de encontro dos canais de Pericárdio, Vesícula Biliar, Fígado e Sanjiao. Ponto janela do céu.

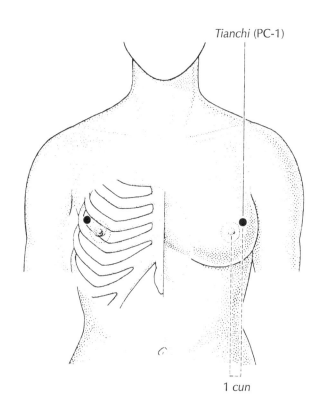

Localização

- 1 *cun* ao lado e ligeiramente acima do mamilo, no quarto espaço intercostal.

Nota de localização

- O nível do quarto espaço intercostal neste ponto fica mais ou menos no mesmo nível da junção do quarto espaço intercostal no esterno.

Inserção da agulha

Inserção transversal oblíqua em sentido posterior ao longo do espaço intercostal com 0,5 a 1 *cun*.

Precaução: a inserção profunda acarreta risco substancial de causar pneumotórax.

Ações

- Desata o tórax, transforma fleuma e faz a rebelião descer.
- Regula o *qi* e dissipa nódulos.
- Beneficia as mamas.

Indicações

- Tosse com fleuma copiosa, som estertorante no tórax e na garganta, plenitude do tórax, agitação do tórax e do diafragma, respiração curta, ascensão do *qi*, dor na região costal lateral.
- Inchaço e dor na axila, escrofulose do pescoço, doenças das mamas, abscesso da mama, lactação insuficiente.
- Dor de cabeça, visão turva, malária, febre com ausência de transpiração, incapacidade de erguer os quatro membros, dor no braço.

Comentários

Tianchi (PC-1) é um dos dez pontos listados no capítulo 2 do *Spiritual Pivot* que ficaram conhecidos como pontos janela do céu. Com exceção de *Tianchi* (PC-1) e *Tianfu* (P-3), todos ficam localizados na região do pescoço. Em comum com outros pontos deste grupo, *Tianchi* (PC-1) está indicado para várias manifestações de inversão do *qi* (*qi* caótico e rebelião do *qi*), neste caso afetando o Pulmão (ascensão do *qi*, tosse, etc.), a cabeça (dor de cabeça), órgãos dos sentidos (visão turva) e região do pescoço (escrofulose). Para uma discussão mais detalhada deste agrupamento de pontos, ver página 44.

Tianchi (PC-1) é quase exclusivamente indicado para padrões de excesso. Por sua localização, ele é usado para distúrbios do tórax e da região costal lateral, especialmente os caracterizados por estagnação de *qi* e fleuma. Quando o *qi* e a fleuma estagnam no tórax, há tosse com catarro copioso, plenitude do tórax, agitação do tórax e do diafragma, etc. Quando o *qi* estagna na região costal lateral, há dor. Quando o *qi* e a fleuma estagnam nos canais (o canal primário do Pericárdio arqueia sobre a axila e o canal tendinoso passa abaixo da axila), há inchaço axilar e escrofulose. Embora não esteja classicamente indicado para distúrbios das mamas, as indicações modernas para *Tianchi* (PC-1) incluem abscesso mamário e lactação insuficiente. Esses dois distúrbios podem ser decorrentes de estagnação do *qi* e consequente estagnação de calor.

Combinações

- Inchaço da axila: *Tianchi* (PC-1) e *Weiyang* (B-39) (*One Hundred Symptoms*).
- Inchaço da axila: *Tianchi* (PC-1), *Weiyang* (B-39), *Shenmai* (B-62), *Diwuhui* (VB-42), *Yangfu* (VB-38) e *Zulinqi* (VB-41) (*Thousand Ducat Formulas*).
- Escrofulose: *Tianchi* (PC-1), *Shaohai* (C-3), *Zhangmen* (F-13), *Zulinqi* (VB-41), *Zhigou* (SJ-6), *Yangfu* (VB-38), *Jianjing* (VB-21) e *Shousanli* (IG-10) (*Great Compendium*).
- Tosse por rebelião do *qi*: *Tianchi* (PC-1), *Tiantu* (REN-22), *Shanzhong* (REN-17), *Jiexi* (E-41) e *Jianzhongshu* (ID-15) (*Supplementing Life*).

Tianquan (PC-2) – nascente celestial

Localização

- No aspecto anterior do braço, 2 *cun* abaixo da prega axilar anterior, entre as duas cabeças do músculo bíceps braquial.

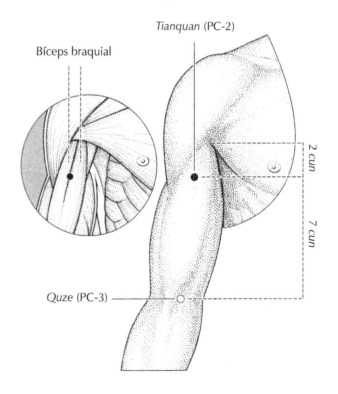

Inserção da agulha

Inserção oblíqua voltada para cima ou para baixo ao longo da linha do canal com 1 a 1,5 *cun*.

Ação

- Desata o tórax, revigora o sangue e alivia a dor.

Indicações

- Dor no coração; distúrbios do coração; dor no tórax, nas costas, no ombro, na omoplata e no braço; plenitude do tórax e da região costal lateral; palpitações; tosse; edema em pedra.
- Aversão ao vento e ao frio, visão turva, dor no aspecto medial da parte superior do braço.

Combinação

- Dor no coração que se irradia para o ombro e para o braço: *Tianquan* (PC-2), *Ximen* (PC-4), *Neiguan* (PC-6) e *Shanzhong* (REN-17), *Tianchi* (PC-1).

Quze (PC-3) – pântano na curva

Ponto he *mar e ponto água do canal do Pericárdio.*

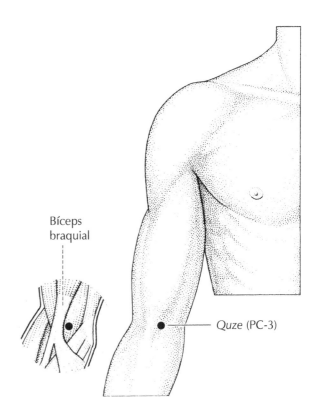

Localização

- Na prega cubital transversa, na depressão imediatamente do lado ulnar da aponeurose do músculo bíceps braquial.

Nota de localização

- Este ponto deve ser localizado e agulhado com o cotovelo ligeiramente fletido.

Inserção da agulha

Inserção perpendicular com 0,5 a 1 *cun*, ou picar para sangrar.

Precaução: a artéria braquial e as veias braquiais situam-se logo abaixo desse ponto.

Ações

- Dispersa calor dos níveis do *qi*, nutritivo e do sangue.
- Harmoniza o Estômago e os intestinos e cessa o vômito.
- Ativa o canal e alivia a dor.

Indicações

- Doença febril, agitação e inquietação, agitação com sede, boca seca, língua seca com dor na região costal lateral, tosse com sangue, vômito com sangue, acidente vascular cerebral por calor do verão.
- Vômito, diarreia, distúrbio disentérico, distúrbio da perturbação súbita.
- Dor no coração, palpitações, sensação de golpe abaixo do coração, propensão a se assustar, *qi* em contracorrente, dispneia e tosse, erupção por vento.
- Tremor da cabeça, tremor da mão e do braço, dor e contração do cotovelo e do braço, paralisia do membro superior.

Comentários

No século III d.C., o *Treatise on Injury by Cold*, escrito por Zhang Zhong-jing, classificou as febres de acordo com sua progressão através dos seis canais (*taiyang, yangming, shaoyang, taiyin, shaoyin* e *jueyin*). Esta teoria, de acordo com a qual o frio patogênico atacava e penetrava o corpo através da pele, dominou a medicina chinesa até o início do século XVII, quando a teoria *wen bing* ou "da doença febril" foi desenvolvida (predominantemente por Wu You-he, Ye Tian-shi e Wu Ju-tong). A escola da doença febril dava ênfase às doenças febris decorrentes de lesão por calor que penetrava o corpo através do nariz e da boca, e classificava as febres de acordo com quatro níveis de profundidade: o nível defensivo (*wei*), o nível do *qi* (*qi*), o nível nutritivo (*ying*) e o nível do sangue (*xue*). Os níveis defensivo e do *qi* correspondem amplamente aos estágios *taiyang* e *yangming*, respectivamente, do *Treatise on Injury by Cold*. Quando o calor patogênico penetra nos níveis ainda mais profundos do corpo, primeiro ele penetra no nível nutritivo, queimando os líquidos corporais e o *yin* e perturbando o Pericárdio e o espírito e, depois, penetra no nível do sangue, dando origem a sangramento impetuoso. *Quze* (PC-3), o ponto água do canal fogo do Pericárdio, dispersa calor e pode ser agulhado ou submetido à sangria no caso de calor no nível do *qi* que dá origem à febre alta, agitação, sede, etc., ou para calor que alcançou os níveis nutritivo e do sangue e que dá origem à agitação e inquietação, boca seca e hemorragia do Pulmão e do Estômago.

De acordo com *O Clássico das Dificuldades*[2], os pontos *he* mar tratam "*qi* em contracorrente e diarreia", enquanto o *Spiritual Pivot*[3] afirma que "nas doenças do Estômago e nos distúrbios que resultam de alimentação e ingestão de líquidos irregulares, [deve-se] selecionar o ponto *he* mar". Essas teorias estão claramente ilustradas por PC-3, que tem as funções de harmonizar o Estômago e os intestinos e cessar o vômito e a diarreia, especialmente quando essas condições são agudas e decorrentes de calor patogênico. Também vale a pena notar que o trajeto interior do canal do Pericárdio desce através do diafragma até a parte inferior do abdome, conectando-se com os *jiao* superior, médio e inferior, o que ajuda a explicar a ação poderosa deste ponto sobre esses distúrbios. A ação dual de PC-3 para harmonizar o Estômago e os Intestinos e de dispersar calor patogênico, faz com que ele seja particularmente adequado para tratar distúrbios decorrentes de calor do verão (insolação) caracterizados por febre, transpiração, vômito e diarreia.

De acordo com o *Spiritual Pivot*[4], "o canal *jueyin* é abundante em sangue e limitado em *qi*... [por isso é adequado para ser submetido à sangria e para drenar sangue...]". Esta teoria explica o efeito de sangrar *Quze* (PC-3) para reduzir calor no sangue em casos de hemorragia febril. O interessante é que um dos dois outros canais "abundantes em sangue e limitados em *qi*", de acordo com esta passagem no *Spiritual Pivot* é o canal *taiyang*, e isso pode explicar certas semelhanças entre *Quze* (PC-3) (o ponto *he* mar do canal *jueyin* do Pericárdio, localizado na dobra do cotovelo) e *Weizhong* (B-40) (o ponto *he* mar do canal *taiyang* da Bexiga, localizado na dobra do joelho). Os dois pontos podem ser submetidos à sangria para dispersar calor do nível do sangue, e são usados no tratamento de insolação e distúrbio da perturbação súbita com calor nos quatro membros, sede incessante, vômito e diarreia.

Finalmente, *Quze* (PC-3) também é amplamente usado para distúrbios do canal do Pericárdio como dor do cotovelo, do braço e da mão. Está indicado para tremor da cabeça, e à semelhança do seu vizinho *Shaohai* (C-3), para tremor da mão e do braço.

Combinações

- Vômito com sangue: *Quze* (PC-3), *Shenmen* (C-7) e *Yuji* (P-10) (*Great Compendium*).
- Escarro com sangue: *Quze* (PC-3), *Kongzui* (P-6) e *Feishu* (B-13) (*Supplementing Life*).
- Sensação de golpe abaixo do Coração e propensão a se assustar: *Quze* (PC-3) e *Daling* (PC-7) (*Thousand Ducat Formulas*).
- Dor no Coração e no tórax: *Quze* (PC-3), *Neiguan* (PC-6) e *Daling* (PC-7) (*Great Compendium*).
- Dor no Coração: *Quze* (PC-3), *Ximen* (PC-4) e *Daling* (PC-7) (*Thousand Ducat Formulas*).
- Boca seca: *Quze* (PC-3) e *Zhangmen* (F-13) (*Thousand Ducat Formulas*).
- Sede por deficiência de sangue: *Quze* (PC-3) e *Shaoshang* (P-11) (*One Hundred Symptoms*).
- Ausência de transpiração: *Quze* (PC-3), *Fuliu* (R-7), *Yuji* (P-10), *Shaoze* (ID-1), *Shangxing* (DU-23), *Ququan* (F-8), *Kunlun* (B-60). *Xiaxi* (VB-43) e *Zuqiaoyin* (VB-44) (*Great Compendium*).

Ximen (PC-4) – portão do xi em fenda

Ponto xi em fenda do canal do Pericárdio.

Localização

- No aspecto flexor do antebraço, 5 *cun* acima de *Daling* (PC-7), na linha que liga *Daling* (PC-7) e *Quze* (PC-3), entre os tendões palmar longo e flexor radial do carpo.

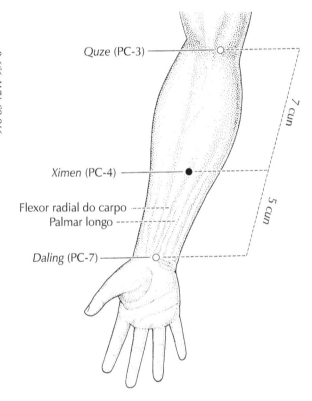

Nota de localização

- Na ausência do tendão palmar longo, localizar este ponto no aspecto ulnar do tendão flexor radial do carpo.
- Divida a distância entre prega cubital e *Daling* (PC-7) na metade e localize este ponto 1 *cun* abaixo deste ponto médio.

Inserção da agulha

Inserção perpendicular com 0,5 a 1 *cun* ou inserção oblíqua proximal de 1 a 1,5 *cun*.

Ações

- Revigora o sangue e dispersa a estase.
- Esfria o sangue e cessa a hemorragia.
- Acalma o espírito.
- Modera condições agudas.

Indicações

- Dor no tórax, dor no Coração com vômito, vômito de sangue, tosse com sangue, sangramento nasal, cinco palmas agitadas e quentes.
- Agitação, insônia, melancolia, medo e terror das pessoas, insuficiência do *qi* do espírito, epilepsia.
- Malária crônica, hemorroidas crônicas.

Comentários

Ximen (PC-4) é o ponto *Xi* em fenda do canal do Pericárdio. São nos pontos *Xi* em fenda que o *qi* e o sangue, que fluem com relativa superficialidade ao longo dos canais a partir dos pontos *jing* poço, se juntam e penetram mais profundamente. Os pontos *Xi* em fenda, de modo geral, estão indicados no tratamento de condições agudas e dor, enquanto os pontos *Xi* em fenda dos canais *yin* têm uma ação adicional no tratamento de distúrbios do sangue. *Ximen* (PC-4) é um importante ponto para tratar estase aguda de sangue e calor no sangue.

Por meio de suas ações duais de revigorar o sangue e moderar condições agudas, *Ximen* (PC-4) é um ponto essencial para tratar estagnação de sangue no tórax e no Coração, que dá origem à dor aguda que pode se irradiar para pescoço, costas ou braço esquerdo, ou ser acompanhada por vômito. Seu importante papel no tratamento de dor no Coração foi enfatizado nos clássicos e é confirmado na prática clínica moderna e nas pesquisas.

Em virtude de sua capacidade de dispersar calor do sangue e de estancar o sangramento, *Ximen* (PC-4) está indicado para sangramento impetuoso por calor no *jiao* superior, que dá origem a sangramento nasal e vômito ou tosse com sangue.

O segundo principal grupo de indicações de *Ximen* (PC-4) inclui vários distúrbios mentais e emocionais, como agitação do Coração, insônia, melancolia e medo e terror de gente. A relação entre *Ximen* (PC-4) e os distúrbios emocionais está expressa por meio de seu efeito sobre o sangue e o *qi* do Coração. O Coração governa o sangue e aloja o espírito, e, portanto, há uma relação recíproca entre o sangue e a perturbação do espírito. Por um lado, quando o sangue fica estagnado e não flui livremente, a nutrição essencial não chega até o Coração e a função do Coração de albergar o espírito pode ficar prejudicada. Por outro lado, o distúrbio emocional pode levar à estagnação de sangue. O *Spiritual Pivot*[5] afirma: "... Internamente, uma pessoa pode ser lesada pela preocupação e pela raiva; quando isso ocorre, o *qi* se rebela e sobe; quando o *qi* se rebela, então os seis [pontos] *shu* [dos seis canais] não fluem, o *qi* quente não circula e internamente o sangue congelado coagula e não se dispersa...". Pelo fato de resolver a estase de sangue, *Ximen* (PC-4) é capaz de tratar a desarmonia emocional e resolver a estase do sangue do Coração que resulta dessa condição.

A estase de sangue no Coração ocorre com mais frequência como resultado da deficiência do *qi* e do *yang* do Coração. Esses padrões dão origem com frequência a sentimentos de medo, melancolia e um espírito diminuído, vistos tipicamente em pacientes depois de um infarto do miocárdio ou de cirurgia cardíaca (cujo choque pode lesar ainda mais o *qi* do Coração). *Ximen* (PC-4) é capaz de regular o *qi* do Coração, bem como o sangue, e está classicamente indicado para insuficiência do *qi* do espírito.

Finalmente, pode haver sintomas de agitação mental e emocional, bem como hemorragia, quando o calor penetra nos níveis nutritivo e do sangue durante doença febril e sobe, perturbando o espírito. Por isso, o *Treatise on Epidemic Warm Febrile Disease* afirmou: "Quando o sistema nutritivo é invadido por calor, o sangue é consumido, o espírito fica perturbado e há insônia". *Ximen* (PC-4) é capaz de acalmar o espírito nesses casos porque dispersa o calor dos níveis nutritivo e do sangue.

Combinações

- Dor no Coração: *Ximen* (PC-4), *Quze* (PC-3) e *Daling* (PC-7) (*Thousand Ducat Formulas*).
- Dor no Coração com ânsia de vômito, agitação e plenitude: *Ximen* (PC-4) e *Jiquan* (C-1) (*Supplementing Life*).
- Tosse com sangue: *Ximen* (PC-4) e *Daling* (PC-7) (*Systematic Classic*).
- Terror e medo de pessoas, *qi* do espírito insuficiente: *Ximen* (PC-4), *Dazhong* (R-4) (*Thousand Ducat Formulas*).
- Dor no tórax e na região costal lateral: *Ximen* (PC-4), *Dabao* (BP-21), *Sanyangluo* (SJ-8), *Yangfu* (VB-38) e *Zulinqi* (VB-41).

Jianshi (PC-5) – mensageiro intermediário

Ponto jing *rio* e ponto metal do canal do Pericárdio.

Localização

- No aspecto flexor do antebraço, 3 *cun* acima de *Daling* (PC-7), entre os tendões palmar longo e flexor radial do carpo.

Nota de localização

- Na ausência do tendão palmar longo, localizar este ponto no aspecto ulnar do tendão flexor radial do carpo.
- Divida a distância entre a prega cubital e *Daling* (PC-7) em quartos e localize este ponto na junção dos três quartos proximais e o quarto distal.

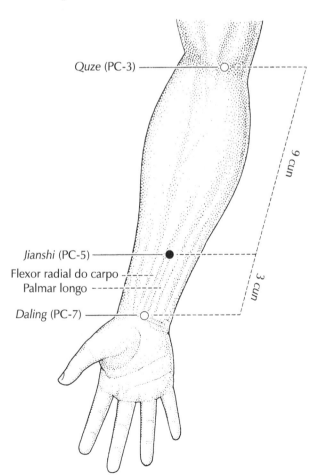

Inserção da agulha

Inserção perpendicular com 0,5 a 1 *cun* ou inserção oblíqua proximal de 1 a 1,5 *cun*.

Ações

- Transforma fleuma.
- Assenta e acalma o espírito.
- Descende a rebelião do *qi* e regula o Estômago.
- Regula a menstruação.

Indicações

- Dor súbita no coração, palpitações, opressão do tórax, apreensão, propensão a se assustar, epilepsia, mania, agitação e inquietação, memória fraca, perda da voz, fala hesitante, mania súbita, delírio maníaco com visões de fantasmas, distúrbio do susto em crianças, mal do fantasma.
- *Qi* como caroço de ameixa (globo histérico), bócio, escrofulose do pescoço, baba após acidente vascular cerebral que leva à respiração deficiente.
- Dor epigástrica, vômito, ânsia de vômito, vômito e escarro de sangue, vômito de espuma, distúrbio da perturbação súbita, dor abdominal, espasmo clônico.
- Aversão a vento e ao frio, doença febril, malária, face vermelha e olhos amarelos.
- Menstruação irregular, dismenorreia, doenças relacionadas à menstruação, fluxo menstrual com coágulos, leucorreia, retenção de lóquios, disfunção urinária dolorosa, dor uretral.
- Inchaço da axila, dor no aspecto interno do cotovelo e do braço, calor nas palmas das mãos, fraqueza do punho.

Comentários

A ação principal de *Jianshi* (PC-5) é transformar fleuma no *jiao* superior e predominantemente no Coração. Juntamente com *Fenglong* (E-40), ele é um dos dois principais pontos de acupuntura para tratar distúrbios com fleuma. A fleuma obstruindo o Coração pode surgir das seguintes formas: (1) o excesso de qualquer uma das sete emoções resulta em estagnação do *qi* que atrapalha a livre circulação dos líquidos corporais e, ao se transformar em fogo, condensa ainda mais os líquidos corporais estagnados, formando fleuma; (2) a estagnação do *qi* do Fígado prejudica a função do Baço de transformar e transportar os líquidos

que formam fleuma e sobem com o *qi* estagnado perturbando o Coração; (3) a febre alta condensa os líquidos corporais em fleuma, caso em que a convenção da medicina chinesa atribui o distúrbio ao Pericárdio; (4) o susto geral produz fleuma, um conceito exposto por Gong Ju-zhong no livro *A Spot of Snow on a Red Hot Stove*[6]: "A fleuma é produzida pelo susto. O espírito sai de sua residência e quando a residência fica vazia, os líquidos formam fleuma".

Quando a fleuma ou fleuma-fogo obstrui e agita os portais do Coração, o espírito fica perturbado a vários graus. Pode haver sintomas brandos, como agitação, apreensão, propensão a se assustar, memória fraca, inquietação e se assustar facilmente, ou pode haver sintomas mais graves, como mania, delírio maníaco, epilepsia e o que era conhecido como "mal do fantasma", um distúrbio provavelmente atribuído à possessão demoníaca. *Jianshi* (PC-5) também trata manifestações de fleuma como baba após acidente vascular cerebral, vômito de espuma, inchaço da axila, bócio, escrofulose e *qi* como caroço de ameixa (globo histérico), uma forma de estagnação e obstrução de *qi* e fleuma caracterizada por uma sensação de bloqueio na garganta, que piora ou melhora de acordo com flutuações no estado emocional. A importância de *Jianshi* (PC-5) no tratamento de distúrbio maníaco e epilepsia se reflete no fato de que o livro *Supplement to the Thousand Ducat Formulas*, escrito por Sun Si-miao, sugeria que este ponto era *Guilu* (um dos treze pontos fantasmas), em vez de *Shenmai* (B-62), que diziam que correspondia a *Guilu* no *Thousand Ducat Formulas*.

O canal do Pericárdio e seu canal relacionado do ponto de vista interior-exterior *Sanjiao* conecta-se com os *jiao* superior, médio e inferior. A ação de *Jianshi* (PC-5), portanto, não se limita ao *jiao* superior. No *jiao* médio, à semelhança de PC-6, regula a função do Estômago e promove sua função de descensão, sendo indicado quando o *qi* do Estômago estagna, dando origem à dor, e quando o *qi* do Estômago se rebela para cima dando origem a vômito e náusea. Sua capacidade de regular o Estômago é considerada menos poderosa do que a de *Neiguan* (PC-6), mas ele pode ser usado quando a náusea e o vômito são decorrentes de retenção de fleuma no *jiao* médio. *Jianshi* (PC-5) também está indicado para distúrbio da perturbação súbita caracterizada por vômito agudo e diarreia.

De acordo com o *Essential Questions*[7]: "O *bao mai* (canal uterino) pertence ao Coração e está conectado com o útero". *Jianshi* (PC-5) é um dos poucos pontos dos canais do Coração ou do Pericárdio que tem ação sobre distúrbios ginecológicos, sendo indicado para menstruação irregular, dismenorreia, fluxo menstrual com coágulos, retenção de lóquios e leucorreia. Sua ação sobre o *jiao* inferior se estende para o tratamento de disfunção urinária dolorosa e dor uretral.

Finalmente, de acordo com o *Spiritual Pivot*[8], os pontos *jing* rio estão indicados para "mudanças na voz do paciente" e *Jianshi* (PC-5) está indicado para discurso hesitante e perda da voz.

Combinações

- Mania súbita: *Jianshi* (PC-5), *Hegu* (IG-4) e *Houxi* (ID-3) (*Great Compendium*).
- Mania: *Jianshi* (PC-5), *Baihui* (DU-20), *Fuliu* (R-7), *Yingu* (R-10) e *Zusanli* (E-36) (*Illustrated Supplement*).
- Epilepsia: *Jianshi* (PC-5) e *Renzhong* (DU-26) (*Ode of Spiritual Brightness*).
- Terror excessivo: *Jianshi* (PC-5), *Yinxi* (C-6), *Erjian* (IG-2) e *Lidui* (E-45) (*Supplementing Life*).
- Obstrução da garganta: *Jianshi* (PC-5) e *Sanjian* (IG-3) (*Great Compendium*).
- Inchaço da face e do abdome: *Jianshi* (PC-5), *Zhongfu* (P-1) e *Hegu* (IG-4) (*Thousand Ducat Formulas*).
- Leucorreia vermelha e branca: *Jianshi* (PC-5), *Baihuanshu* (B-30), *Daimai* (VB-26), *Guanyuan* (REN-4), *Qihai* (REN-6) e *Sanyinjiao* (BP-6) (*Great Compendium*).
- Os cinco tipos de malária com calafrios intensos e febre ainda mais intensa: *Jianshi* (PC-5) e *Dazhu* (B-11) (*Song More Precious than Jade*).
- Contração do cotovelo: *Jianshi* (PC-5), *Xiaohai* (ID-8), *Chize* (P-5) *Jianyu* (IG-15), *Daling* (PC-7), *Houxi* (ID-3) e *Yuji* (P-10) (*Great Compendium*).

Neiguan *(PC-6)* – passagem interna

Ponto luo de conexão do canal do Pericárdio.
Ponto confluente do vaso de ligação yin.

Localização

- No aspecto flexor do antebraço, 2 *cun* acima de *Daling* (PC-7), entre os tendões palmar longo e flexor radial do carpo.

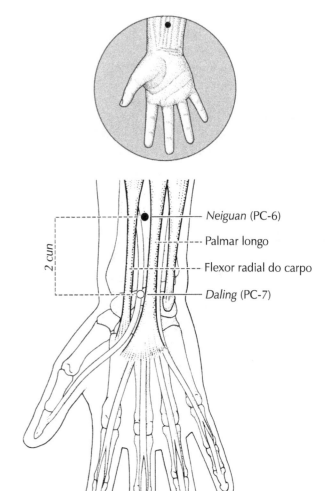

Nota de localização

- Na ausência do tendão palmar longo, localizar este ponto no aspecto ulnar do tendão flexor radial do carpo.

Inserção da agulha

Inserção perpendicular com 0,5 a 1 *cun*, ou unir com *Waiguan* (SJ-5).

Inserção oblíqua proximal com 1 a 1,5 *cun* para doenças do tórax.

Inserção oblíqua distal com 1 a 1,5 *cun* para entorpecimento dos dedos das mãos.

Precaução: o nervo mediano se encontra diretamente abaixo desse ponto e a inserção da agulha comumente induz a uma sensação elétrica significativa. Esta é uma manifestação aceitável do *deqi* (chegada do *qi*), mas, uma vez obtida, a manipulação adicional da agulha é inapropriada e pode lesar o nervo.

Ações

- Desata o tórax e regula o *qi*.
- Regula o Coração e acalma o espírito.
- Harmoniza o Estômago e alivia a náusea e o vômito.
- Dispersa calor.
- Abre o vaso de Ligação *yin*.

Indicações

- Dor no coração, dor súbita no coração, obstrução do tórax com agitação do coração, palpitações, palpitações por medo, sensação de golpe no coração, distúrbios da frequência e do ritmo cardíaco, dor na região costal lateral e no coração em mulheres, dor na região costal lateral, tosse, asma.
- Insônia, os cinco tipos de epilepsia, mania, memória fraca, apreensão, medo e terror, tristeza, perda da memória depois de acidente vascular cerebral, incapacidade de falar depois de acidente vascular cerebral, acidente vascular cerebral, hipertensão.
- Náusea, vômito, soluço, deficiência e frio do Baço e do Estômago com vômito incessante, deficiência do *qi* do Baço e do Estômago com distensão e plenitude, desarmonia do Baço e do Estômago, dor epigástrica, dor epigástrica penetrante, dor abdominal branda, massas de alimento (*ji*), massas de sangue (*jia*), distensão focal, borborigmos, diarreia, sangue nas fezes, prolapso do reto.
- Doença febril, febre com ausência de transpiração, dor de cabeça, rigidez e dor em cabeça e pescoço, icterícia, olhos amarelos, olhos vermelhos, face vermelha com pele quente, malária, língua rachada e sangrando, tontura, tontura pós-parto, menstruação irregular, disfunção urinária dolorosa.
- Dor e contração do cotovelo e da parte superior do braço, inchaço da axila, rigidez e dor em cabeça e pescoço.

Comentários

O canal primário do Pericárdio origina-se no tórax, seu canal divergente penetra no tórax, seu canal tendinoso dispersa-se no tórax e sobre as costelas anteriores e posteriores e seu canal *luo* de conexão se conecta com o Coração. *Neiguan* (PC-6), um ponto do canal do Pericárdio, também é o ponto confluente do vaso de Ligação *yin* que sobe através do tórax. De acordo com *O Clássico das Dificuldades*[9]: "Quando o vaso de Ligação *yin* está acometido, resultará em dor no Coração". Em *Ode of the Obstructed River*, há o uso de *Neiguan* (PC-6) chamado de um dos "oito métodos terapêuticos". Nesta descrição da aplicação dos oito pontos confluentes dos vasos extraordinários para afetar áreas e sintomas específicos do corpo, *Neiguan* (PC-6) está indicado para distúrbios do tórax. O livro *Investigation into Points along the Channels*, escrito por Yan Zhen-shi, da dinastia Ming, diz: "*Neiguan* (PC-6) trata todos os tipos de dor dos *zangfu*, do tórax e da região costal lateral". Além disso, *Neiguan* (PC-6) foi incluído entre os "seis pontos de comando" (um agrupamento originado por comentaristas dos "quatro pontos de comando" de Gao Wu) por seu efeito extraordinário sobre doenças do tórax e da região costal lateral. *Neiguan* (PC-6), portanto, é considerado há muito tempo o ponto único distal mais importante para distúrbios do tórax e é um dos pontos fundamentais na analgesia por acupuntura para cirurgia do tórax. Sua abrangência de ações se estende não apenas ao Coração, mas também ao Pulmão.

A dor e a obstrução do Coração e do tórax podem resultar de várias etiologias incluindo: (1) deficiência do *qi* e do *yang* do Coração, (2) acúmulo de frio, (3) acúmulo de fleuma, (4) estase de sangue, (5) *qi* do Fígado reprimido, (6) lesão traumática. Independentemente do padrão, *Neiguan* (PC-6) forma uma parte essencial de qualquer combinação de pontos. No tratamento de angina do peito, entretanto, certos médicos enfatizam o uso de *Ximen* (PC-4) (o ponto *xi* em fenda do canal do Pericárdio) durante ataques agudos e *Neiguan* (PC-6) durante a remissão dos sintomas. *Neiguan* (PC-6) também é eficaz para tratar outros distúrbios do tórax, como asma e tosse, bem como dor na região costal lateral e no hipocôndrio. Esses dois últimos sintomas refletem não só o trajeto do canal tendinoso do Pericárdio, como também a relação de *Neiguan* (PC-6) com estagnação

412 – CANAL DO PERICÁRDIO *JUEYIN* DA MÃO

do *qi* do Fígado, explicado pela relação acoplada dos canais *jueyin* do Pericárdio e do Fígado. *Neiguan* (PC-6), portanto, é especialmente eficaz no tratamento da estagnação do *qi* do Fígado em qualquer parte do *jiao* superior e do *jiao* médio.

O Pericárdio é o "envoltório" do Coração que armazena o espírito e o canal *luo* de conexão do Pericárdio liga *Neiguan* (PC-6) diretamente com o Coração. A ação de *Neiguan* (PC-6) em regular o *zang* Coração e acalmar o espírito enfatiza seu efeito dual sobre os aspectos físico e emocional do Coração. É um ponto importante no tratamento de palpitações, golpes no Coração e distúrbios da frequência cardíaca, e também é um dos principais pontos de acupuntura para regular e acalmar o espírito e tratar uma ampla variedade de distúrbios emocionais independentemente do padrão de base. Está, portanto, indicado para insônia, epilepsia, mania, memória fraca, perda da memória depois de acidente vascular cerebral, susto, tristeza, medo e apreensão.

O livro *Investigation into Points along the Channels*, fazendo eco a muitos outros textos clássicos, afirma que *Neiguan* (PC-6) está indicado "para desarmonia do Baço e do Estômago". O canal primário do Pericárdio e o canal divergente do Pericárdio descem através do diafragma e se conectam com o *jiao* médio e com o *jiao* inferior, e isto explica o poderoso efeito desse ponto sobre a função do *jiao* médio. *Neiguan* (PC-6) é o ponto principal para tratar náusea e vômito decorrentes de qualquer etiologia, incluindo vômito da gravidez e os efeitos colaterais da quimioterapia e da radioterapia. Seu considerável efeito no tratamento desses efeitos colaterais fez dele tema de mais pesquisas nos últimos anos do que qualquer outro ponto de acupuntura. *Neiguan* (PC-6) também está indicado para distensão, plenitude e dor do epigástrio e do abdome, e é amiúde combinado com *Gongsun* (BP-4), o ponto confluente do vaso de Penetração, para este propósito.

O canal do Pericárdio pertence ao fogo, e à semelhança de muitos outros pontos do canal, *Neiguan* (PC-6) está indicado para várias manifestações de calor, incluindo febres, icterícia, face vermelha com pele quente, disfunção urinária dolorosa, língua rachada e sangrando, etc.

Finalmente, o *Great Compendium of Acupuncture and Moxibustion* dá indicações específicas para excesso e deficiência dos pontos *luo* de conexão.

No caso de *Neiguan* (PC-6), essas indicações são dor súbita no Coração (excesso); rigidez [e dor] da cabeça [e do pescoço] (deficiência).

Combinações

- Opressão do tórax: *Neiguan* (PC-6) e *Jianli* (REN-11) (*One Hundred Symptoms*).
- Dor no coração e no tórax: *Neiguan* (PC-6), *Quze* (PC-3) e *Daling* (PC-7) (*Great Compendium*).
- Medo e terror com dor no coração: *Neiguan* (PC-6), *Shenmen* (C-7), *Shaochong* (C-9) e *Yanglingquan* (B-34) (*Compilação*).
- Epilepsia: *Neiguan* (PC-6), *Houxi* (ID-3), *Shenmen* (C-7), *Xinshu* (B-15) e *Yinbai* (BP-1) (*Complete Collection*).
- Distúrbio da perturbação súbita, dor de cabeça, dor no tórax e roncos dispneicos: *Neiguan* (PC-6), *Renying* (E-9), *Guanchong* (SJ-1), *Sanyinjiao* (BP-6) e *Zusanli* (E-36) (*Compilação*).
- Ingestão difícil: *Neiguan* (PC-6), *Yuji* (P-10) e *Zusanli* (E-36) (*Great Compendium*).
- Para tratar rapidamente doença abdominal: *Neiguan* (PC-6) e *Zhaohai* (R-6) (*Ode of the Jade Dragon*).
- Dor abdominal: *Neiguan* (PC-6) e *Gongsun* (BP-4) (*Ode of Xi-hong*).
- Dor abdominal: *Neiguan* (PC-6), *Zusanli* (E-36) e *Zhongwan* (REN-12) (*Great Compendium*).
- Língua rachada e sangrando: *Neiguan* (PC-6), *Taichong* (F-3) e *Yinjiao* (REN-7) (*Miscellaneous Diseases*).
- Distúrbio disentérico vermelho (sanguinolento): *Neiguan* (PC-6), *Tianshu* (E-25), *Neiting* (E-44), *Yinbai* (BP-1), *Qihai* (REN-6) e *Zhaohai* (R-6) (*Great Compendium*).
- Lactação insuficiente devido à estagnação do *qi* do Fígado: *Neiguan* (PC-6), *Rugen* (E-18), *Shanzhong* (REN-17), *Shaoze* (ID-1) e *Taichong* (F-3).

Daling *(PC-7) – grande colina* 大陵

*Ponto shu riacho, ponto yuan fonte
e ponto terra do canal do Pericárdio.
Ponto fantasma de Sun Si-miao.*

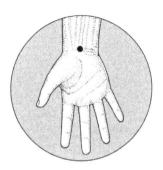

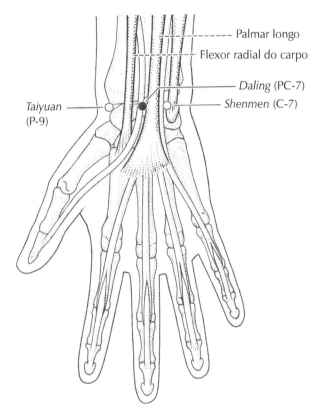

Localização

- Na articulação do punho, entre os tendões palmar longo e flexor radial do carpo, no mesmo nível de *Shenmen* (C-7).

Nota de localização

- Normalmente se descreve que este ponto se localiza na prega do punho, o que varia. É mais seguro localizá-lo no mesmo nível de *Shenmen* (C-7), que fica na borda proximal do osso pisiforme.
- Na ausência do tendão do palmar longo, localizar esse ponto no aspecto ulnar no tendão flexor radial do carpo.

Inserção da agulha

Inserção perpendicular com 0,3 a 0,5 *cun*.

Inserção oblíqua em direção distal ao longo do túnel do carpo para síndrome do túnel do carpo com 0,5 a 1 *cun*.

Precaução: o nervo mediano fica logo abaixo deste ponto e a inserção da agulha induz à sensação elétrica significativa. Esta é uma manifestação aceitável do *deqi* (chegada do *qi*), mas, uma vez obtida, a manipulação é inapropriada e pode lesar o nervo.

Ações

- Dispersa calor do Coração e acalma o espírito.
- Harmoniza o Estômago e os Intestinos.
- Desata o tórax.
- Dispersa o nível nutritivo e refresca o sangue.

Indicações

- Dor no Coração, palpitações, sensação de golpe no Coração, insônia, epilepsia, mania, delírio maníaco, propensão a rir (sem cessar), agitação, choro com pesar, tristeza, medo e terror.
- Plenitude do tórax, dor no tórax e na região costal lateral, respiração curta, muitos suspiros, abscesso da mama, dor na mama.
- Dor no estômago, vômito, vômito de sangue, distúrbio da perturbação súbita, abscesso intestinal, mau hálito.
- Febre com agitação e ausência de transpiração ou transpiração incessante, todos os distúrbios de vento-calor com ausência de transpiração, calor no corpo como fogo.
- Olhos vermelhos, olhos amarelados, icterícia, obstrução dolorosa da garganta, garganta seca, dor na raiz da língua, eczema da mão, erupção por vento, carbúnculos e furúnculos, dor de cabeça lancinante.
- Sangue na urina, micção difícil.
- Inchaço da axila, contração da mão, dor e contração do cotovelo, dor no punho, calor nas palmas das mãos.

Comentários

Daling (PC-7) é o ponto *shu* riacho, *yuan* fonte e ponto terra do canal do Pericárdio. *O Clássico das*

Dificuldades[10] afirma: "em casos de deficiência, reforçar a mãe, em casos de excesso, reduzir o filho". O canal do Pericárdio pertence ao fogo, e como ponto terra (filho) de um canal fogo (mãe), *Daling* (PC-7) é capaz de reduzir calor em excesso ou fogo do Pericárdio.

O Pericárdio é conhecido como o "envoltório" do Coração, e à semelhança da maioria dos pontos do canal do Pericárdio, *Daling* (PC-7) tem uma profunda ação sobre o Coração e o espírito. A relação entre o Pericárdio e o Coração era percebida como sendo tão próxima que o *Spiritual Pivot* listava apenas cinco *zang* (omitindo completamente o Pericárdio como um *zang* distinto) e descrevia o canal do Pericárdio como o canal pertencente ao Coração. Dessa forma, por exemplo, *Daling* (PC-7) era designado como ponto *yuan* fonte do Coração e não *Shenmen* (C-7).

Daling (PC-7) está indicado em uma ampla variedade de distúrbios emocionais e é especificamente usado sempre que o calor sobe para perturbar o espírito, independentemente da causa ser: (1) excesso de qualquer uma das sete emoções que se transformam em fogo; (2) estagnação do *qi* que prejudica a circulação dos líquidos corporais e se transforma em fogo resultando em fleuma-fogo que perturba o Coração; (3) calor febril que desaba no Pericárdio; (4) calor ascendendo pela deficiência do *yin*. Quando o espírito é perturbado dessa forma, produzirá sintomas como palpitações, agitação, epilepsia, mania, delírio maníaco, inquietação, insônia e ansiedade. Sob seu nome alternativo de *Guixin* (coração do fantasma), *Daling* (PC-7) foi incluído por Sun Si-miao entre seus "treze pontos fantasmas" para o tratamento de distúrbio maníaco e epilepsia.

A relação de riso excessivo com fogo do Coração é reconhecida desde muito tempo. Por exemplo, Gong Tian-xian, no livro *Achieving Longevity by Guarding the Source*, afirma que: "O riso incessante é decorrente da chama do fogo do Coração". Entretanto, já na época do *Yellow Emperor's Inner Classic*, reconheciam que a alegria extravagante e a tristeza profunda eram igualmente manifestações de um espírito do Coração desequilibrado. Portanto, o *Spiritual Pivot*[11] afirma: "O Coração governa os vasos, os vasos são a residência do espírito, quando o *qi* do Coração está deficiente, há tristeza, quando excessivo, há riso incessante". Enquanto o *Essential Questions*[12] afirma: "O Coração aloja o espírito... quando o espírito está em excesso, há riso incessante, quando o espírito está insuficiente, há tristeza". O fato de *Daling* (PC-7) ser indicado não só para riso incessante, mas

também para tristeza e choro com pesar, reflete sua aplicação nos distúrbios tanto de excesso quanto de deficiência do espírito.

Se o fogo do Coração se transmitir para o seu canal acoplado do Intestino Delgado, e do Intestino Delgado (canal *taiyang* da mão) para a Bexiga (canal *taiyang* do pé) e, então, para o *fu* Bexiga, pode haver micção difícil e urina com sangue, indicações incluídas para esse ponto.

O Pericárdio está associado, do ponto de vista interior-exterior, ao canal *Sanjiao* e os trajetos internos do canal primário do Pericárdio e do canal divergente do Pericárdio passam através do *jiao* médio e do *jiao* inferior. *Daling* (PC-7), portanto, à semelhança de muitos pontos do canal do Pericárdio, é usado para harmonizar o Estômago e os intestinos, especialmente quando o fogo faz com que o *qi* do Estômago se rebele para cima, provocando sintomas como mau hálito, dor epigástrica, vômito, vômito de sangue e distúrbio da perturbação súbita.

Diz-se que o canal do Pericárdio (*jueyin* da mão) e seu canal acoplado do Fígado (*jueyin* do pé) "compartilham do mesmo *qi*". Isto tem um significado especial em relação às ações de *Daling* (PC-7) para dispersar calor do Coração, acalmar o espírito e harmonizar o Estômago e os Intestinos. A estagnação do *qi* do Fígado pode se transformar em fogo e subir para perturbar o Coração e o espírito ou, então, pode invadir o Estômago e causar rebelião do *qi* do Estômago para cima. Como resultado do foco principal de *Daling* (PC-7) sobre o *jiao* superior, de sua especial relação com o Fígado e do trajeto do canal tendinoso do Pericárdio até as costelas anteriores, ele também é usado para desatar o *qi* do tórax e tratar sintomas como plenitude do tórax, respiração curta, dor no tórax e na região costal lateral, suspiros e dor nas mamas.

Em comum com vários outros pontos do canal, *Daling* (PC-7) é indicado quando a doença febril penetra no nível nutritivo e especialmente no nível do sangue, agitando o Pericárdio e o espírito, dando origem a sintomas, como febre com agitação, língua rachada, insônia e até mania. Esta ação de *Daling* (PC-7) de esfriar o nível do sangue explica ainda mais seu emprego no tratamento de eczema, erupção por vento e carbúnculos e furúnculos. Finalmente, *Daling* (PC-7) é o principal ponto usado no tratamento de síndrome do túnel do carpo, caso em que a agulha é inserida obliquamente e em sentido distal ao longo do túnel do carpo.

Combinações

- Riso frequente: *Daling* (PC-7), *Renzhong* (DU-26), *Lieque* (P-7) e *Yangxi* (IG-5) (*Great Compendium*).
- Riso incessante: *Daling* (PC-7) e *Laogong* (PC-8) (*Supplementing Life*).
- Choro com pesar: *Daling* (PC-7), *Xinshu* (B-15), *Shenmen* (C-7) e *Jiexi* (E-41) (*Supplementing Life*).
- Sensação de golpe abaixo do Coração e propensão a se assustar: *Daling* (PC-7) e *Quze* (PC-3) (*Thousand Ducat Formulas*).
- Opressão do Coração: *Daling* (PC-7) e *Laogong* (PC-8) (*Ode of the Jade Dragon*).
- Dor no coração: *Daling* (PC-7), *Ximen* (PC-4) e *Quze* (PC-3) (*Thousand Ducat Formulas*).
- Dor insuportável no coração: *Daling* (PC-7) e *Shangwan* (REN-13) (*Thousand Ducat Formulas*).
- Dor no coração e no tórax: *Daling* (PC-7), *Neiguan* (PC-6) e *Quze* (PC-3) (*Great Compendium*).
- Dor no tórax: *Daling* (PC-7), *Yunmen* (P-2), *Zhongfu* (P-1), *Yinbai* (BP-1), *Qimen* (F-14), *Feishu* (B-13) e *Hunmen* (B-47) (*Thousand Ducat Formulas*).
- Respiração curta: *Daling* (PC-7) e *Chize* (P-5) (*Great Compendium*).
- Tosse e dispneia: *Daling* (PC-7) e *Shaoshang* (P-11) (*Thousand Ducat Formulas*).
- Tosse com sangue: *Daling* (PC-7) e *Ximen* (PC-4) (*Systematic Classic*).
- Dor de cabeça lancinante com dor violenta no olho: *Daling* (PC-7) e *Touwei* (E-8) (*Thousand Ducat Formulas*).
- Olhos vermelhos: *Daling* (PC-7) e *Muchuang* (VB-16) (*Supplementing Life*).
- Vômito de saliva clara (aquosa): *Daling* (PC-7), *Shanzhong* (REN-17), *Zhongwan* (REN-12) e *Laogong* (PC-8) (*Great Compendium*).
- Vômito: *Daling* (PC-7), *Burong* (E-19) e *Shangwan* (REN-13) (*Supplementing Life*).
- Dor abdominal: *Daling* (PC-7) e *Waiguan* (SJ-5) (*Song of the Jade Dragon*).
- Dor abdominal e constipação: *Daling* (PC-7), *Zhigou* (SJ-6) e *Waiguan* (SJ-5) (*Ode of the Jade Dragon*).
- Micção obstruída: *Sanyinjiao* (BP-6), *Yinlingquan* (BP-9) e *Qihai* (REN-6), seguidos por *Yingu* (R-10) e *Daling* (PC-7) (*Great Compendium*).

Laogong (PC-8) – palácio do trabalho

Ponto ying nascente e ponto fogo do canal do Pericárdio.
Ponto fantasma de Sun Si-miao.

Localização

- Entre o segundo e o terceiro ossos metacarpianos, acima da articulação metacarpofalangiana, em uma depressão no aspecto radial do terceiro osso metacarpiano.

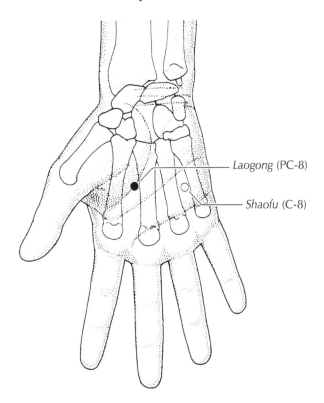

Nota de localização

- Este ponto pode ser localizado no local em que a ponta do dedo médio cai quando a pessoa fecha a mão.
- Algumas fontes clássicas localizam este ponto no aspecto ulnar do terceiro osso metacarpiano, onde a ponto do dedo anelar cai quando a pessoa fecha a mão.

Inserção da agulha

Inserção perpendicular com 0,5 *cun*.

Ações

- Dispersa calor do Pericárdio e revive a consciência.
- Dispersa calor do Coração e acalma o espírito.
- Harmoniza o Estômago e dispersa calor do *jiao* médio.
- Dispersa o nível nutritivo e esfria o sangue.

Indicações

- Febre, coma, perda da consciência, doença febril acompanhada por transpiração que continua por dias, acidente vascular cerebral, hipertensão.
- Epilepsia, depressão maníaca, terror, tristeza, propensão à raiva, apreensão, distúrbio do *zang* inquieto, riso incessante.
- Dor no coração, dor no tórax e na região costal lateral, tosse.
- Erosão da boca e da língua (em crianças), úlceras na boca, mau hálito, ingestão difícil, vômito, massas hipogástricas (*ji ju*).
- Vômito de sangue, sangramento nasal incessante, sangue nas fezes, hemorroidas, urina escura, icterícia, olhos amarelados, dor de garganta.
- Tremor da mão, eczema e tinha da mão, descamação da pele da mão, calor na palma da mão, transpiração das palmas das mãos, obstrução dolorosa da mão.

Comentários

Laogong (PC-8) é o ponto *ying* nascente e ponto fogo do canal do Pericárdio. De acordo com *O Clássico das Dificuldades*[13], os pontos *ying* nascentes estão indicados para "calor no corpo". *Laogong* (PC-8) é um ponto poderoso para reviver a consciência e acalmar o espírito em casos em que o calor "desaba" para dentro do Pericárdio durante o curso de doenças febris, levando a distúrbio das emoções e, em casos graves, coma.

Existem duas discussões principais sobre a relação do Coração e o canal do Pericárdio no *Spiritual Pivot*. Nesta época antiga, fica claro que o canal do Pericárdio era considerado como o principal canal que se unia e tratava o Coração propriamente dito, e de fato diziam que o canal do Coração não tinha pontos *shu* próprios, sendo *Laogong* (PC-8) listado como o ponto *ying* nascente e ponto fogo do canal

do Coração. Portanto, esse ponto não só é usado para dispersar calor febril do Pericárdio, o "envoltório do Coração", como é um dos principais pontos para dispersar fogo do Coração gerado por desarmonia interna. O fogo do Coração pode resultar de vários diferentes fatores (ver *Daling* – PC-7), mas em decorrência da íntima relação dos canais *jueyin* do Pericárdio e do Fígado, *Laogong* (PC-8) é particularmente indicado quando o fogo estagnado do Fígado passa para o Coração. Se o fogo do Coração agita o espírito, haverá várias manifestações de desarmonia psicoemocional, como depressão maníaca, propensão a sentir raiva, riso incessante e epilepsia. À semelhança de *Daling* (PC-7), *Laogong* (PC-8) também é capaz de fortificar o espírito e é indicado para manifestações de deficiência, como terror, tristeza e apreensão.

Se o fogo do Coração condensa os líquidos corporais, pode gerar fleuma, e quando essa fleuma é combinada com vento que se agita para cima pelo *yang* do Fígado, o vento-fleuma resultante pode dar origem à epilepsia ou a acidente vascular cerebral. A importância de *Laogong* (PC-8) no tratamento da epilepsia e também de depressão maníaca se reflete na sua inclusão (sob o nome alternativo de *Guicu* – "caverna do fantasma") por Sun Si-miao em seus "treze pontos fantasmas" para o tratamento dessas condições.

O Coração se manifesta na língua e o Baço se abre na boca. Úlceras na boca e na língua são diferenciadas em seis padrões principais: (1) fogo do Coração; (2) calor do Estômago e do Baço queimando lentamente; (3) deficiência do *yin* do Rim e do Coração; (4) deficiência do *qi* do Baço complicada por calor; (5) deficiência de sangue com calor seco; e (6) deficiência do *yang* do Rim. *Laogong* (PC-8) está indicado para ulceração ou erosão da boca e da língua em decorrência de qualquer um desses padrões, especialmente quando há calor envolvido.

O canal primário do Pericárdio e o canal divergente do Pericárdio passam através do diafragma, chegando até o *jiao* médio e o *jiao* inferior, e o canal do Pericárdio está acoplado do ponto de vista interior-exterior com o canal *Sanjiao*. À semelhança de muitos pontos do canal do Pericárdio, portanto, *Laogong* (PC-8) também tem uma forte ação sobre o *jiao* médio e está indicado nos casos em que o fogo interrompe a descensão do *qi* do Estômago resultando em mau hálito, vômito e ingestão difícil.

Em comum com *Quze* (PC-3), *Daling* (PC-7) e *Zhongchong* (PC-9), *Laogong* (PC-8) dispersa calor no nível nutritivo e no nível do sangue. Portanto, pode ser usado quando o calor febril no nível do sangue provoca distúrbios com precipitação de sangramento, como vômito de sangue, sangramento nasal, sangue nas fezes, etc. Sua capacidade de dispersar calor do sangue, bem como sua localização, faz com que seja um ponto adequado para os distúrbios da pele que afetam as palmas das mãos, como eczema, tinha e descamação, assim como para calor e transpiração anormal das palmas das mãos. Também é indicado para obstrução dolorosa da mão e tremores das mãos.

Na prática do *qigong*, *Laogong* (PC-8) pode ser considerado o espelho de *Yongquan* (R-1) nas plantas dos pés. É comum a prática de "respirar através" desses pontos, e se concentrar e construir o *qi* em *Laogong* (PC-8) como pré-requisito para o fluxo do *qi* no tratamento de doenças pela terapia com *qigong*.

Finalmente, *Laogong* (PC-8) é citado no *Song of the Nine Needles for Returning the Yang* para o tratamento de colapso do *yang*, caracterizado por perda da consciência, aversão ao frio, contracorrente de frio dos membros, lábios arroxeados, etc.

Combinações

- Os cinco tipos de epilepsia: *Laogong* (PC-8) e *Yongquan* (R-1) (*Miscellaneous Diseases*).
- Riso incessante: *Laogong* (PC-8) e *Daling* (PC-7) (*Supplementing Life*).
- Opressão do coração: *Laogong* (PC-8) e *Daling* (PC-7) (*Ode of the Jade Dragon*).
- Sangramento nasal incessante: *Laogong* (PC-8), *Kouheliao* (IG-19) e *Duiduan* (DU-27) (*Supplementing Life*).
- Úlceras na boca: *Laogong* (PC-8) e *Chengjiang* (REN-24) (*Compilação*).
- Erosão, calor e secura da boca: *Laogong* (PC-8), *Shaoze* (ID-1), *Sanjian* (IG-3) e *Taichong* (F-3) (*Thousand Ducat Formulas*).
- Dor de garganta: *Laogong* (PC-8), *Fengfu* (DU-16) e *Tianchuang* (ID-16) (*Thousand Ducat Formulas*).
- Ingestão difícil: *Laogong* (PC-8), *Yanggang* (B-48), *Qimen* (F-14) e *Shaoshang* (P-11) (*Thousand Ducat Formulas*).
- Vômito: *Laogong* (PC-8) e *Shaoshang* (P-11) (*Thousand Ducat Formulas*).

Zhongchong (PC-9) – precipitação do meio

Ponto jing poço e ponto madeira do canal do Pericárdio.

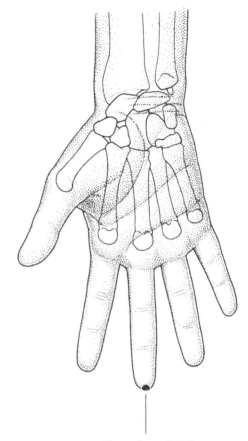

Zhongchong (PC-9)

Localização

No centro da ponta do dedo médio. Ou, então, este ponto às vezes é localizado no aspecto radial do dedo médio, na junção das linhas traçadas ao longo da borda radial da unha e à base da unha, aproximadamente a 0,1 *cun* de distância do canto da unha.

Inserção da agulha

Inserção perpendicular ou oblíqua em sentido proximal com 0,1 a 0,2 *cun*, ou picar para sangrar.

Ações

- Dispersa calor do Pericárdio e revive a consciência.

- Dispersa o Coração e beneficia a língua.
- Dispersa calor do verão.

Indicações

- Acidente vascular cerebral, lesão por calor do verão, perda da consciência, febre, febre com agitação e opressão, calor no corpo como fogo, dor de cabeça, hipertensão.
- Dor na raiz da língua, rigidez da língua, incapacidade de falar, choro em crianças durante a noite.
- Dor no Coração, agitação do Coração, opressão do Coração com ausência de transpiração, calor nas palmas das mãos, tinidos.
- Vômito e diarreia, dor epigástrica, distúrbio da perturbação súbita, disfunção nutricional na infância.

Comentários

Zhongchong (PC-9) é o ponto *jing* poço do canal do Pericárdio e, em comum com muitos dos pontos *jing* poços (o ponto terminal e mais dinâmico do canal), tem um poderoso efeito para restaurar a consciência. Existem algumas diferenças, entretanto, que distinguem *Zhongchong* (PC-9) dos outros pontos *jing* poços. Primeiramente, localizado no dedo médio, este é o ponto mais distal de todos os pontos *jing* poços e o único localizado no centro, em vez de ser no canto da unha. Segundo, como ponto do canal do Pericárdio, *Zhongchong* (PC-9) é especialmente adequado para restaurar a consciência, que ocorre quando o espírito é desalojado do Coração.

A perda da consciência com rigidez da língua pode ocorrer durante o curso de doenças febris quando o calor patogênico, complicado por fleuma, desmorona para dentro do Pericárdio. A afinidade de *Zhongchong* (PC-9) pela língua, refletida em indicações clássicas como dor na raiz da língua, rigidez da língua e incapacidade de falar, enfatiza a íntima relação que acreditavam existir entre o Pericárdio e o Coração, já que é o Coração que floresce na língua e o canal (*luo* de conexão) do Coração que chega até a raiz da língua, e não o do Pericárdio.

Como vários pontos do canal do Pericárdio, *Zhongchong* (PC-9) também trata lesão por calor do verão caracterizada por febre, agitação, vômito, diarreia e colapso.

O canal primário do Pericárdio e o canal divergente do Pericárdio passam por todos os três *jiao* e o Pericárdio está associado do ponto de vista interior--exterior ao canal *Sanjiao*. Como muitos pontos do canal do Pericárdio, *Zhongchong* (PC-9) também tem uma forte ação sobre o *jiao* médio e está indicado para vômito e diarreia, dor epigástrica e distúrbio da perturbação súbita. No tratamento de distúrbios pediátricos, ele pode ser usado para choro noturno em crianças e disfunção nutricional na infância. Entre outros padrões, a primeira condição pode ser decorrente de calor acumulado no Coração e, no segundo caso, de calor e bloqueio no *jiao* médio.

Combinações

- Perda da consciência por acidente vascular cerebral: *Zhongchong* (PC-9), *Renzhong* (DU-26) e *Hegu* (IG-4). Se estes pontos forem ineficazes, agulhar *Yamen* (DU-15) e *Dadun* (F-1) (*Great Compendium*).
- Inchaço e dor abaixo da língua: *Zhongchong* (PC-9) e *Lianquan* (REN-23) (*One Hundred Symptoms*).
- Rigidez da língua: *Zhongchong* (PC-9), *Shaoshang* (P-11), *Yuji* (P-10), *Yamen* (DU-15), *Erjian* (IG-2), *Yingu* (R-10) e *Rangu* (R-2) (*Great Compendium*).
- Dor no coração com plenitude e agitação e língua rígida: *Zhongchong* (PC-9) e *Yinxi* (C-6) (*Supplementing Life*).
- Dor no coração com respiração curta: *Zhongchong* (PC-9), *Qimen* (F-14), *Changqiang* (DU-1), *Tiantu* (REN-22) e *Xiabai* (P-4) (*Thousand Ducat Formulas*).
- Calor no corpo como fogo e dor de cabeça lancinante: *Zhongchong* (PC-9) e *Mingmen* (DU-4) (*Supplementing Life*).

NOTAS

1 *Spiritual Pivot*, Cap. 71.
2 *O Clássico das Dificuldades*, 68ª Dificuldade.
3 *Spiritual Pivot*, Cap. 44.
4 *Spiritual Pivot*, Cap. 78.
5 *Spiritual Pivot*, Cap. 66.
6 *A Spot of Snow on a Red Hot Stove* (Hong Lu Dian Xue), de Gong Ju-zhong, 1630.
7 *Essential Questions*, Cap. 33.
8 *Spiritual Pivot*, Cap. 44.
9 *O Clássico das Dificuldades*, 29ª Dificuldade.
10 *O Clássico das Dificuldades*, 69ª Dificuldade.
11 *Spiritual Pivot*, Cap. 8.
12 *Essential Questions*, Cap. 62.
13 *O Clássico das Dificuldades*, 68ª Dificuldade.

14

Canal Sanjiao
Shaoyang da Mão

手少陽三焦經

420 – CANAL *SANJIAO SHAOYANG* DA MÃO

CANAL PRIMÁRIO
DO *SANJIAO*

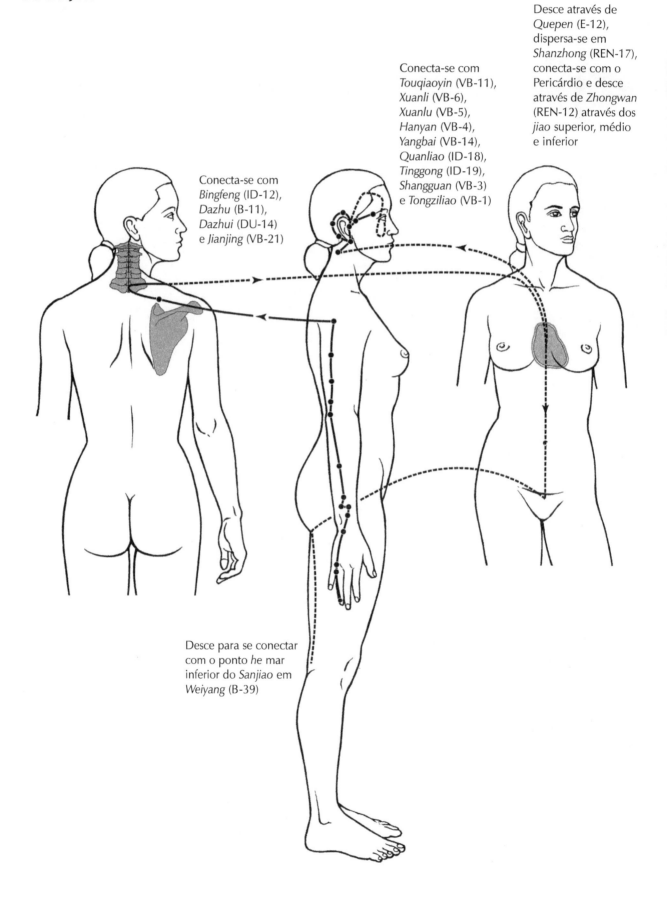

Desce através de *Quepen* (E-12), dispersa-se em *Shanzhong* (REN-17), conecta-se com o Pericárdio e desce através de *Zhongwan* (REN-12) através dos *jiao* superior, médio e inferior

Conecta-se com *Touqiaoyin* (VB-11), *Xuanli* (VB-6), *Xuanlu* (VB-5), *Hanyan* (VB-4), *Yangbai* (VB-14), *Quanliao* (ID-18), *Tinggong* (ID-19), *Shangguan* (VB-3) e *Tongziliao* (VB-1)

Conecta-se com *Bingfeng* (ID-12), *Dazhu* (B-11), *Dazhui* (DU-14) e *Jianjing* (VB-21)

Desce para se conectar com o ponto *he* mar inferior do *Sanjiao* em *Weiyang* (B-39)

Canal primário do Sanjiao

- Começa no aspecto ulnar da ponta do dedo anelar e segue entre o quarto e o quinto ossos metacarpianos ao longo do dorso da mão.
- Sobe pelo aspecto posterior do antebraço, entre o rádio e a ulna e entre os canais do Intestino Grosso e Intestino Delgado.
- Passa pelo olecrânio da ulna em *Tianjing* (SJ-10) e continua subindo pelo aspecto posterolateral da parte superior do braço até o ombro, onde cruza o canal do Intestino Delgado em *Bingfeng* (ID-12).
- Segue em direção à coluna através de *Dazhu* (B-11), onde cruza o vaso Governador em *Dazhui* (DU-14).
- Sobe lateralmente até o ponto mais alto do ombro, onde cruza o canal da Vesícula Biliar em *Jianjing* (VB-21).
- Vai pela parte anterior do corpo, para a fossa supraclavicular, em *Quepen* (E-12), e depois se dispersa no ponto médio entre as mamas, em *Shanzhong* (REN-17).
- Conecta-se com o pericárdio e depois desce através do diafragma até o abdome, através de *Zhongwan* (REN-12), unindo ao longo do seu trajeto os *jiao* superior, médio e inferior.

Um ramo

- Separa-se na região de *Shanzhong* (REN-17).
- Sobe e emerge da fossa supraclavicular.
- Sobe ao longo do pescoço até o aspecto posterior da orelha.
- Circunda por trás da orelha através de *Touqiaoyin* (VB-11) até as têmporas, onde cruza o canal da Vesícula Biliar em *Xuanli* (VB-6), *Xuanlu* (VB-5), *Hanyan* (VB-4) e *Yangbai* (VB-14).
- Gira para baixo através da bochecha, cruzando o canal do Intestino Delgado em *Quanliao* (ID-18).
- Sobe até o aspecto inferior do olho.

Outro ramo

- Separa-se por trás da orelha e penetra no ouvido.
- Emerge em frente ao ouvido e cruza o canal do Intestino Delgado e o canal da Bexiga em *Tinggong* (ID-19) e *Shangguan* (VB-3).
- Cruza o ramo anterior na bochecha e termina no canto externo do olho em *Sizhukong* (SJ-23), se unindo com *Tonziliao* (VB-1).

De acordo com o *Spiritual Pivot*[1], um ramo do canal primário do Sanjiao desce até *Weiyang* (B-39).

O canal primário do Sanjiao *conecta-se com os seguintes* Zangfu: *Sanjiao* (*jiao* superior, médio e inferior), Pericárdio.

O canal primário do Sanjiao *cruza outros canais nos seguintes pontos*: *Bingfeng* (ID-12), *Dazhu* (B-11), *Dazhui* (DU-14), *Jianjing* (VB-21), *Quepen* (E-12), *Shanzhong* (REN-17), *Zhongwan* (REN-12), *Touqiaoyin* (VB-11), *Xuanli* (VB-6), *Xuanlu* (VB-5), *Hanyan* (VB-4), *Yangbai* (VB-14), *Quanliao* (ID-18), *Tinggong* (ID-19), *Shangguan* (VB-3), *Tonziliao* (VB-1).

Nota: *Jingming* (B-1), *Tianchi* (PC-1), *Baihui* (DU-20) e *Fengchi* (VB-20) são classificados como pontos de encontro do canal *Sanjiao*, mas ilustrações do canal normalmente não mostram essas conexões.

Canal luo *de conexão do* Sanjiao

- Separa-se do canal primário do *Sanjiao* em *Waiguan* (SJ-5).
- Segue subindo pelo aspecto posterior do braço e sobre o ombro, convergindo com o canal do pericárdio no tórax.

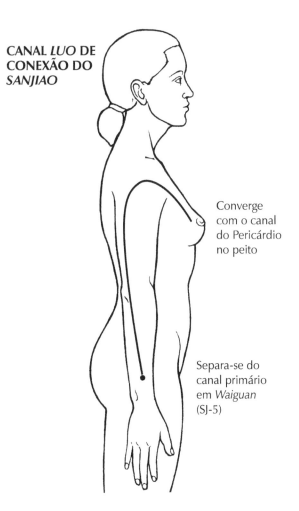

CANAL *LUO* DE CONEXÃO DO *SANJIAO*

Converge com o canal do Pericárdio no peito

Separa-se do canal primário em *Waiguan* (SJ-5)

Canal divergente do Sanjiao

- Separa-se do canal primário na cabeça e ramifica-se no vértice.
- Desce para a fossa supraclavicular através dos três *jiao*, dispersando-se no tórax.

CANAL TENDINOSO DO *SANJIAO*

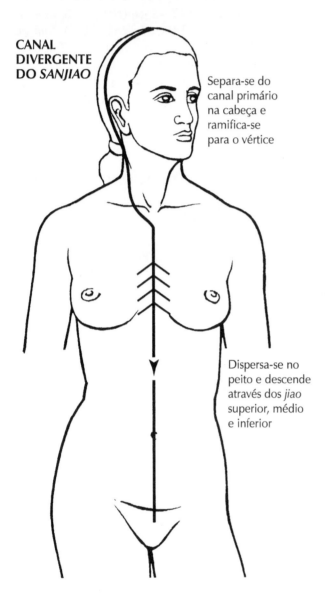
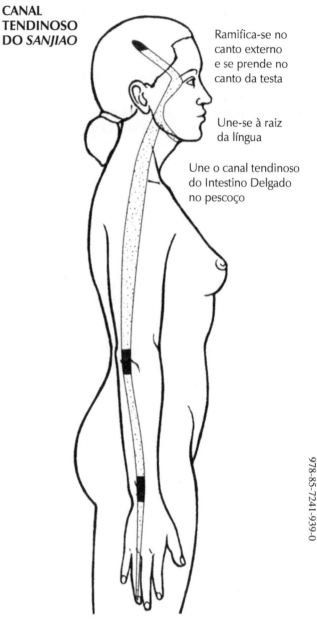

Canal tendinoso do Sanjiao

- Começa no aspecto ulnar do dedo anelar e se prende no dorso do punho.
- Segue o aspecto posterior do braço e se prende na ponta do cotovelo.
- Sobe pelo aspecto lateral da parte superior do braço e sobre o ombro até o pescoço, onde se une com o canal tendinoso do intestino delgado.

Um ramo
- Separa-se no ângulo da mandíbula e penetra internamente, chegando até a raiz da língua.

Outro ramo
- Sobe pela frente da orelha e se une no canto externo do olho.
- Depois sobe através da têmpora e se prende no canto da fronte.

Sintomas patológicos do canal tendinoso do *Sanjiao*

Sensação de distensão e câimbra ao longo do curso do canal, língua enrolada.

Discussão

O canal *Sanjiao shaoyang* da mão pertence à fase fogo, está associado do ponto de vista interior-exterior ao canal do Pericárdio e é acoplado com o canal da Vesícula Biliar *shaoyang* do pé, de acordo com a teoria dos seis canais.

A relação *Sanjiao*-Pericárdio é fortalecida ainda mais pelos seguintes fatos:

- O canal primário do *Sanjiao* conecta-se com o Pericárdio.
- O canal *luo* de conexão do *Sanjiao* converge com o canal do Pericárdio no tórax.

A relação *Sanjiao*-Vesícula Biliar é fortalecida pelo fato de que o canal *Sanjiao* se conecta com o canal da Vesícula Biliar na lateral da cabeça nos pontos *Tongziliao* (VB-1), *Shangguan* (VB-3) até *Xuanli* (VB-6), *Touqiaoyin* (VB-11), *Fengchi* (VB-20) e em *Jianjing* (VB-21), na parte superior do ombro.

Além disso, é importante notar que:

- O trajeto interno do canal primário do *Sanjiao* passa através e liga os *jiao* superior, médio e inferior.
- O trajeto interno do canal primário do *Sanjiao* desce por entre as mamas até *Shanzhong* (REN-17).
- O canal primário do *Sanjiao* sobe por frente e por trás da orelha, bem como penetra no ouvido.
- O canal primário do *Sanjiao* sobe até o aspecto inferior do olho e os canais primário e tendinoso vão até o canto externo do olho.
- O canal divergente do *Sanjiao* se espalha no vértice.
- O canal tendinoso do *Sanjiao* se conecta com a raiz da língua.
- O canal primário do *Sanjiao* sobe através da bochecha.

Essas conexões do canal, e o *status* do *Sanjiao* pertencendo ao fogo, determinam muitas das ações e indicações dos pontos do canal *Sanjiao*, que podem ser resumidas da seguinte forma:

- Reduzir febre. O canal *Sanjiao* pertence ao fogo e muitos de seus pontos estão indicados para doenças febris, especialmente decorrentes de fatores patogênicos externos. No que se refere à diferenciação das febres, de acordo com os quatro níveis, o canal *Sanjiao* basicamente trata febres dos níveis defensivo e do *qi*, enquanto o canal do pericárdio trata principalmente febres dos níveis nutritivo e do sangue, embora os pontos mais distais do canal *Sanjiao* (onde o canal do Pericárdio e o canal *Sanjiao* convergem) também sejam capazes de tratar as duas condições. No que se refere à diferenciação das febres, de acordo com a teoria *Sanjiao*, os pontos do canal *Sanjiao* tratam principalmente doenças febris que afetam o padrão do Pulmão do *jiao* superior, embora seus pontos mais distais também tratem o padrão do Pericárdio do *jiao* superior. No que se refere à diferenciação das febres, de acordo com os seis canais, tanto o *Spiritual Pivot*[2] quanto o *Essential Questions*[3] afirmam: "*taiyang* é a abertura, *yangming* é o fechamento e *shaoyang* é o meio". O *Sanjiao* pertence ao *shaoyang* (o meio termo entre o exterior e o interior) e vários pontos do canal estão indicados para alternância de calafrios e febre e malária, as indicações características do padrão *shaoyang*. A ação de dispersar calor dos pontos do canal *Sanjiao* se estende para dispersar calor de todas as regiões pelas quais o canal passa.
- Beneficiar os ouvidos. Várias porções do canal *Sanjiao* circulam ou penetram no ouvido, e muitos de seus pontos estão indicados para distúrbios do ouvido como tinidos e surdez, especialmente quando decorrentes de calor, ascensão do *yang* ou outros fatores patogênicos excessivos.
- Dispersar calor dos olhos, especialmente vento-calor e calor de Fígado-Vesícula Biliar.
- Dispersar calor de pescoço, garganta e língua.
- Apaziguar o coração e acalmar o espírito. Devido à íntima relação entre os canais *Sanjiao* e Pericárdio, muitos pontos do canal *Sanjiao* estão indicados para dor no tórax e no coração, bem como agitação, inquietação, mania, epilepsia e outras manifestações do espírito perturbado.
- Tratar dores de cabeça. O canal *shaoyang* passa pelas têmporas e pela lateral da cabeça, e os pontos do canal *Sanjiao* são muito usados no tratamento de dores de cabeça que afetam esta região.
- Harmonizar os três *jiao*. *Waiguan* (SJ-5) e *Zhigou* (SJ-6), especialmente, são capazes de regular o *jiao* médio e o *jiao* inferior no tratamento de vômito e constipação.

Guanchong (SJ-1) – passagem precipitada

Ponto jing *poço e ponto metal do canal* Sanjiao.

Localização

- No aspecto dorsal do dedo anelar, na junção das linhas traçadas ao longo da borda ulnar da unha e a base da unha, aproximadamente a 0,1 *cun* de distância do canto da unha.

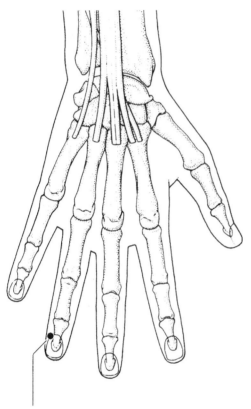

Guanchong (SJ-1)

Inserção da agulha

Inserção perpendicular ou oblíqua em sentido proximal com 0,1 a 0,2 *cun*, ou picar para sangrar.

Ações

- Dispersa calor do *jiao* superior.
- Beneficia os ouvidos e a língua.
- Ativa o canal e alivia a dor.

Indicações

- Tinidos, surdez, dor de ouvido, língua rígida, língua enrolada, dor na raiz da língua, língua rachada, secura da boca, lábios secos, gosto amargo na boca, dor de cabeça, tontura por vento e dor de cabeça, vermelhidão dos olhos, obstrução da visão superficial, obstrução dolorosa da garganta, dor na região submandibular, tez escura.
- Doença febril, congestão de calor do *Sanjiao*, calor congestionado no *jiao* superior, calor no corpo como fogo, febre, febre com ausência de transpiração, calafrios e febre, febre com agitação, opressão no coração com ausência de transpiração, dor no coração.
- Distúrbio da perturbação súbita, vômito de líquido azedo, falta de prazer em comer.
- Dor no cotovelo e no ombro, dor no ombro e nas costas com incapacidade de virar e olhar para trás.

Comentários

Como ponto *jing* poço, *guanchong* (SJ-1) é o ponto terminal do canal *sanjiao*, e em comum com os outros pontos *jing* poço, ele tem sua influência mais poderosa sobre a extremidade oposta do canal. A ação primária de *Guanchong* (SJ-1) é dispersar calor que afeta o *jiao* superior, e como ponto *jing* poço, é usado principalmente para sintomas agudos. Esta ação se reflete de duas formas: (1) dispersa calor do canal e (2) trata doenças febris de origem externa.

O livro *Song of the Jade Dragon* recomenda *Guanchong* (SJ-1) para "calor congestionado no *Sanjiao*" e diz: "a sangria nesse ponto remove sangue tóxico". A porção superior do canal *Sanjiao* origina-se no tórax e sobe através do pescoço para ouvido, têmpora, aspecto inferior do olho e canto externo do olho. Se o calor exterior (principalmente vento-calor) ou calor interno (principalmente calor do Fígado que passa para o canal da Vesícula Biliar *shaoyang* do pé e, então, para o canal *Sanjiao shaoyang* da mão) obstruem o canal *Sanjiao*, pode haver tinidos, surdez, dor de ouvido, dor de cabeça, tontura, vermelhidão dos olhos, obstrução dolorosa da garganta, etc. O canal tendinoso do *Sanjiao* sobe até a raiz da língua e *Guanchong* (SJ-1) tem uma especial afinidade por essa área. Ele é indicado para língua rígida (normalmente decorrente de calor lesando os líquidos corporais), língua enrolada (normalmente decorrente de excesso ou de fogo por deficiência do Coração) e língua rachada (normalmente decorrente de calor condensando os líquidos corporais), bem como dor na raiz da língua.

Existem três principais sistemas para diferenciar as febres no corpo na medicina chinesa: (1) de acordo com os seis canais; (2) de acordo com os quatro níveis; (3) de acordo com o *Sanjiao* (três *jiao*). A teoria do *Sanjiao* divide o corpo em três porções: o *jiao* superior, o *jiao* médio e o *jiao* inferior. De acordo com esse método de diferenciação das febres (desenvolvida por Wu Ju-tong no *Systematic Differentiation of Warm Diseases*), o *jiao* superior corresponde ao Pulmão e ao Pericárdio. O *Warp and Woof of Warm Febrile Diseases* explica: "quando um patógeno de calor ataca a parte superior do corpo, primeiro ele invade o Pulmão; depois é transmitido para o Pericárdio". No que se refere ao calor patogênico externo que ataca o Pulmão, isto corresponde ao estágio do canal *taiyang* e ao nível defensivo nas diferenciações, de acordo com os seis canais e os quatro níveis, respectivamente, e é o estágio mais exterior e superficial da febre, que se manifesta com calafrios e febre, dor de cabeça, dor de garganta e vermelhidão dos olhos. Se o calor patogênico externo penetrar mais profundamente e atacar o Pericárdio, o calor condensa os líquidos corporais e há formação de fleuma. A fleuma-calor, então, obstrui o Pericárdio e perturba o espírito, dando origem a sintomas como febre alta com agitação, dor no coração, boca seca com gosto amargo na boca e língua rígida e enrolada. Como *Guanchong* (SJ-1) é capaz de dispersar calor patogênico e vento-calor do *jiao* superior como um todo e, em particular, do seu canal acoplado do ponto de vista interior-exterior, o canal do Pericárdio, ele, portanto, é capaz de tratar esses dois padrões.

É interessante notar que, de modo geral, os pontos do canal *Sanjiao* tratam febres no nível defensivo e no nível do *qi* e padrão do Pulmão, enquanto os pontos do canal do pericárdio tratam o nível nutritivo e o nível do sangue e o padrão do Pericárdio (ver *Discussão*). Como o nível defensivo, o nível do *qi* e os padrões do Pulmão são relativamente mais superficiais e *yang*, isto reflete a relação interior-exterior deste par *yin-yang* de canais. Como ponto *jing* poço do canal *Sanjiao*, entretanto, *Guanchong* (SJ-1) é idealmente adequado para tratar os padrões tanto do Pulmão quanto do Pericárdio.

Guanchong (SJ-1) é indicado em duas outras condições. Primeira, para desarmonia aguda do Estômago e dos Intestinos, que se manifesta como distúrbio da perturbação súbita, vômito de líquido azedo e perda do apetite, refletindo o trajeto interno do canal primário do *Sanjiao* para o *jiao* médio e o *jiao* inferior. Segunda, ele aparece em várias combinações clássicas para o tratamento de distúrbio da sede e do emagrecimento, refletindo sua capacidade de dispersar calor e umedecer a secura da boca e dos lábios.

Combinações

- Surdez: *Guanchong* (SJ-1) e *Zuqiaoyin* (VB-44) (*Spiritual Pivot*).
- Tinidos e surdez: *Guanchong* (SJ-1), *Xiaguan* (E-7), *Yangxi* (IG-5), *Yemen* (SJ-2) e *Yanggu* (ID-5) (*Systematic Classic*).
- Dor de ouvido, surdez e tinidos: *Guanchong* (SJ-1), *Yemen* (SJ-2), *Zhongzhu* (SJ-3), *Tianchuang* (ID-16) e *Yangxi* (IG-5) (*Thousand Ducat Formulas*).
- Tontura por vento e dor de cabeça: *Guanchong* (SJ-1), *Kunlun* (B-60), *Tianyou* (SJ-16), *Fengmen* (B-12) e *Guanyuan* (REN-4) (*Thousand Ducat Formulas*).
- Obstrução dolorosa da garganta, língua enrolada e boca seca: *Guanchong* (SJ-1), *Zuqiaoyin* (VB-44) e *Shaoze* (ID-1) (*Thousand Ducat Formulas*).
- Língua flácida com incapacidade de falar: *Guanchong* (SJ-1) e *Yamen* (DU-15) (*One Hundred Symptoms*).
- Distúrbio da sede e do emagrecimento com grande desejo de beber água: *Guanchong* (SJ-1), *Chengjiang* (REN-24), *Rangu* (R-2) e *Yishe* (B-49) (*Thousand Ducat Formulas*).
- Sensação de calor do ombro com incapacidade de virar a cabeça: *Guanchong* (SJ-1), *Jianzhen* (ID-9) e *Jianyu* (IG-15) (*Thousand Ducat Formulas*).

Yemen (SJ-2) – portão líquido

Ponto ying *nascente e ponto água do canal* Sanjiao.

Localização

- Entre os dedos anular e médio, 0,5 *cun* acima da margem da membrana.

Nota de localização

- Este ponto normalmente é localizado e agulhado com a mão fechada de maneira relaxada; o ponto pode, então, ser localizado na extremidade proximal da prega visível formada pelo espaço da membrana.

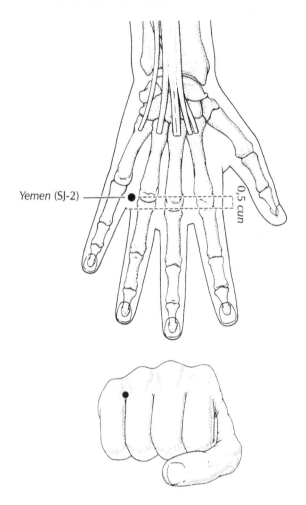

Inserção da agulha

Inserção perpendicular com 0,3 a 0,5 *cun*.

Ações

- Dispersa o calor no *jiao* superior e beneficia os ouvidos.
- Acalma o espírito.
- Ativa o canal e alivia a dor.

Indicações

- Surdez, surdez súbita, tinidos, dor de ouvido, dor de cabeça, olhos vermelhos, face vermelha com lacrimejamento, olhos secos, inchaço e dor da garganta, dor de dente, sangramento nas gengivas, dor nas gengivas.
- Palpitações por susto, delírio maníaco, propensão a se assustar, epilepsia, respiração curta.
- Malária, febre com ausência de transpiração.
- Dor no braço, incapacidade de erguer o braço em decorrência de dor, vermelhidão e inchaço da parte posterior da mão, contração dos cinco dedos das mãos, fraqueza do pulso, dor no pescoço.

Comentários

De acordo com o *Clássico das Dificuldades*[4], os pontos *ying* nascente estão indicados para "calor no corpo". O canal primário do *Sanjiao* sobe: (1) tanto para a parte posterior quanto para a parte anterior do ouvido e também penetra no ouvido; (2) para o aspecto inferior do olho e para o canto externo do olho; e (3) através da bochecha. *Yemen* (SJ-2), o ponto *ying* nascente e ponto água do canal *Sanjiao*, portanto, é capaz de dispersar calor das extremidades superiores do canal nos ouvidos (surdez, tinidos, dor de ouvido), olhos (vermelhidão, secura, lacrimejamento) e gengivas e dentes (dor e sangramento).

O *Sanjiao* está relacionado do ponto de vista interior-exterior com o Pericárdio, o "envoltório externo" do coração, e *Yemen* (SJ-2) é capaz de dispersar calor do coração e do espírito que se manifesta como palpitações, terror, mania, delírio e epilepsia.

Em comparação com *Guanchong* (SJ-1), ele é menos eficaz no tratamento de doenças febris e de distúrbios distais do canal que afetam o ombro e o cotovelo, mas mais eficaz para acalmar o espírito e tratar distúrbios locais do canal que afetam o pulso, a mão e os dedos das mãos.

Combinações

- Dor de ouvido, surdez e tinidos: *Yemen* (SJ-2), *Tianchuang* (ID-16), *Yangxi* (IG-5), *Guanchong* (SJ-1) e *Zhongzhu* (SJ-3) (*Thousand Ducat Formulas*).
- Tinidos e surdez: *Yemen* (SJ-2), *Guanchong* (SJ-1), *Yangxi* (IG-5), *Xiaguan* (e-7) e *Yanggu* (ID-5) (*Systematic Classic*).
- Surdez súbita: *Yemen* (SJ-2) e *Sanyangluo* (SJ-8) (*Supplementing Life*).
- Dor de garganta: *Yemen* (SJ-2) e *Yuji* (P-10) (*One Hundred Symptoms*).

- Dor de dente do maxilar inferior: *Yemen* (SJ-2), *Yanggu* (ID-5), *Shangyang* (IG-1), *Erjian* (IG-2) e *Sidu* (SJ-9) (*Thousand Ducat Formulas*).
- Palpitações por susto: *Yemen* (SJ-2), *Tianjing* (SJ-10), *Baihui* (DU-20) e *Shendao* (DU-11) (*Supplementing Life*).

Zhongzhu (SJ-3) – ilhota central

Ponto shu *riacho e ponto madeira do canal* Sanjiao.

Localização

- No dorso da mão, na depressão logo acima da quarta e quinta articulações metacarpofalangianas.

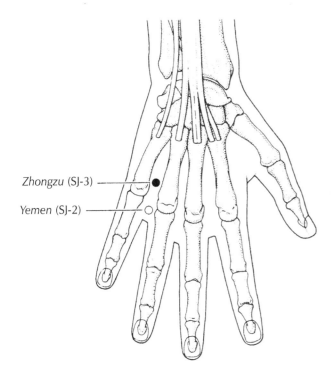

Nota de localização

- Localizar e agulhar com a mão fechada de modo relaxado.
- Este ponto pode ser localizado no ápice de um triângulo equilátero formado por este ponto e as proeminências das articulações metacarpofalangianas dos dedos anular e médio.

Inserção da agulha

Inserção perpendicular ou oblíqua em sentido proximal com 0,5 a 1 *cun*.

Ações

- Dispersa calor.
- Beneficia os olhos.
- Descongestiona a cabeça e os olhos.
- Ativa o canal e alivia a dor.

Indicações

- Tinidos, surdez, dor de ouvido, dor de cabeça unilateral, dor nas têmporas, tontura, vermelhidão e dor nos olhos, obstrução superficial da visão, obstrução dolorosa da garganta.
- Prurido no corpo e na face, face vermelha, face vermelha com ausência de transpiração, doença febril, doença febril com dor de cabeça, calafrios e febre, aversão ao vento e ao frio, malária crônica, mania.
- Incapacidade de flexionar e estender os dedos das mãos, vermelhidão, inchaço e dor do cotovelo e da parte superior do braço que se estendem para o ombro, entorpecimento dos quatro membros, dor na coluna no nível do coração.

Comentários

O canal *Sanjiao* circula e penetra o ouvido, e *Zhongzhu* (SJ-3) é um dos pontos distais mais importantes para tratar distúrbios auditivos decorrentes de qualquer patologia. Os tinidos e a surdez podem ser diferenciados em seis principais padrões: (1) ataque de vento patogênico externo; (2) ascensão do fogo do fígado ou do *yang* do fígado; (3) obstrução do ouvido por fleuma-umidade ou fleuma-calor; (4) deficiência do rim; (5) deficiência do baço e do estômago; e (6) lesão traumática ou exposição a ruído alto persistente ou súbito. *Zhongzhu* (SJ-3) é particularmente adequado para tratar os primeiros dois padrões (vento externo e desarmonia do Fígado). Isto se deve ao fato de que, como a maioria dos pontos distais do canal *Sanjiao*, ele é capaz de expelir patógenos externos e também, como ponto madeira do canal *Sanjiao*, ele pode ajudar a descensão do fogo do Fígado ou do *yang* do Fígado, que se transmitiram ao canal *shaoyang*. Devido à íntima relação do canal *Sanjiao* com o ouvido, entretanto, a aplicação de *Zhongzhu* (SJ-3) se estende ao tratamento de qualquer padrão de tinidos e surdez, especialmente quando decorrentes de excesso. *Zhongzhu* (SJ-3) é igualmente importante como ponto distal no tratamento de distúrbios como dor de ouvido, otite média e bloqueio dos ouvidos após frio na cabeça. No bloqueio dos ouvidos durante ou após viagem de avião, *Zhongzhu* (SJ-3) pode ser massageado ou agulhado, enquanto o paciente tapa as narinas com os dedos e tenta soprar através delas.

Quando calor ou fogo, independentemente da origem ser interna ou externa, perturbam o canal *Sanjiao* na parte superior do corpo, pode haver dor de cabeça unilateral, dor nas têmporas, tontura, vermelhidão, inchaço e dor nos olhos, obstrução dolorosa da garganta e face vermelha. Em todas essas situações, *Zhongzhu* (SJ-3) ajudará a reduzir e dispersar o excesso de calor.

De acordo com o *Spiritual Pivot*: "*taiyang* é a abertura, *yangming* é o fechamento e *shaoyang* é o meio". Na diferenciação das febres de acordo com os seis canais exposta no *Treatise on Injury by Cold*, o nível *shaoyang* é o meio termo entre o interior e o exterior, e o padrão *shaoyang* ocorre quando o fator patogênico fica preso entre esses dois níveis. Os sintomas característicos deste padrão "meio interior e meio exterior" são fases distintas de febre que se alterna com calafrios (típico da malária). O canal *shaoyang sanjiao* pertence ao fogo e muitos de seus pontos são eficazes para reduzir febre. *Zhongzhu* (SJ-3) é indicado para calafrios e febre, febre acompanhada por dor de cabeça, e especialmente para febre malária crônica.

De acordo com *o clássico das dificuldades*[5], os pontos *shu* riacho estão indicados para peso no corpo e dor nas articulações. *Zhongzhu* (SJ-3) é um importante ponto para fazer o *qi* do canal circular e é indicado no tratamento de dor do ombro e do cotovelo, dor na coluna (no nível do coração), entorpecimento dos quatro membros e incapacidade de flexionar e estender os dedos das mãos.

Combinações

- Surdez: *Zhongzhu* (SJ-3), *Waiguan* (SJ-5), *Erheliao* (SJ-22), *Tinghui* (VB-2), *Tinggong* (ID-19), *Hegu* (IG-4), *Shangyang* (IG-1) e *Zhongchong* (PC-9) (*Precious Mirror*).
- Surdez e tinidos: *Zhongzhu* (SJ-3), *Tianrong* (ID-17), *Tinggong* (ID-19) e *Tinghui* (VB-2) (*Thousand Ducat Formulas*).
- Tinidos: *Zhongzhu* (SJ-3), *Tinggong* (ID-19), *Tinghui* (VB-2), *Ermen* (SJ-21), *Baihui* (DU-20), *Luoque* (B-8), *Yangxi* (IG-5), *Qiangu* (ID-2), *Houxi* (ID-3), *Wangu* (ID-4), *Yemen* (SJ-2), *Shangyang* (IG-1) e *Shenshu* (B-23) (*Great Compendium*).
- Dor de ouvido, surdez e tinidos: *Zhongzhu* (SJ-3), *Guanchong* (SJ-1), *Yemen* (SJ-2), *Tianchuang* (ID-16) e *Yangxi* (IG-5) (*Thousand Ducat Formulas*).
- Tontura visual: *Zhongzhu* (SJ-3) e *Toulinqi* (VB-15) (*Supplementing Life*).
- Dor na garganta: *Zhongzhu* (SJ-3), *Zhigou* (SJ-6) e *Neiting* (E-44) (*Thousand Ducat Formulas*).
- Inchaço da garganta: *Zhongzhu* (SJ-3) e *Taixi* (R-3) (*Supplementing Life*).
- Malária crônica: *Zhongzhu* (SJ-3), *Shangyang* (IG-1) e *Qiuxu* (VB-40) (*Great Compendium*).
- Malária com febre generalizada: *Zhongzhu* (SJ-3), *Yindu* (R-19), *Shaohai* (C-3), *Shangyang* (IG-1) e *Sanjian* (IG-3) (*Supplementing Life*).
- Incapacidade de dobrar o cotovelo e os dedos das mãos: *Zhongzhu* (SJ-3), *Quchi* (IG-11), *Shousanli* (IG-10) e *Waiguan* (SJ-5) (*Great Compendium*).
- Dor no cotovelo, às vezes frio: *Zhongzhu* (SJ-3), *Quchi* (IG-11), *Guanchong* (SJ-1), *Shousanli* (IG-10), *Yanggu* (ID-5) e *Chize* (P-5) (*Thousand Ducat Formulas*).
- Contração dos cinco dedos das mãos com incapacidade de flexionar e estender: *Zhongzhu* (SJ-3) e *Wangu* (ID-4) (*Thousand Ducat Formulas*).

Yangchi (SJ-4) – lago yang

Ponto yuan *fonte do canal Sanjiao.*

Localização

- No dorso do punho, no nível da articulação do punho, na depressão entre os tendões do extensor comum dos dedos e do extensor do dedo mínimo.

Nota de localização

- Siga o espaço entre o quarto e o quinto ossos metacarpianos a partir de *Zhongzhu* (SJ-3) até

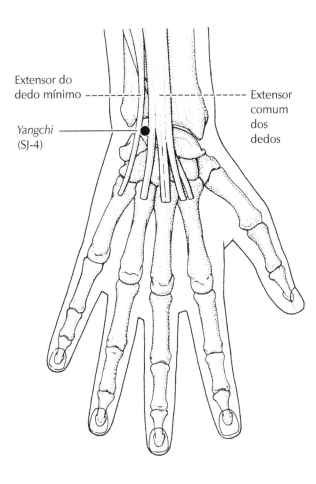

- Surdez, obstrução dolorosa da garganta.
- Distúrbio da sede e do emagrecimento, malária, doença febril com ausência de transpiração.
- Boca seca com agitação e opressão, dor no coração com plenitude no tórax.

Comentários

O Clássico das Dificuldades[6] afirma: "o *Sanjiao* é o mensageiro do *qi* original... Os locais onde o *qi* original reside são conhecidos como [pontos] *yuan* fonte". Esta passagem, portanto, sugere que o *qi* original reside nos pontos *yuan* fonte e que o *Sanjiao* é o transmissor do *qi* original. Como ponto *yuan* fonte do canal *Sanjiao*, portanto, há toda razão para se esperar que *Yangchi* (SJ-4) seja um ponto importante para fortalecer o *qi* original no tratamento de doenças de deficiência, e *Yangchi* (SJ-4) é usado exatamente para este propósito na tradição japonesa de acupuntura. Também se sugere que *Yangchi* (SJ-4) é eficaz para regular o vaso da Concepção e o vaso de Penetração no tratamento de menstruação irregular. Examinando os registros clássicos chineses sobre o uso de *Yangchi* (SJ-4), entretanto, as seguintes observações podem ser feitas: (1) ele aparece em pouquíssimas combinações tradicionais; (2) existem pouquíssimas indicações ou combinações que reflitam sua eficácia para tonificar a deficiência; e (3) ele não tem nenhuma indicação ginecológica. É interessante notar que *Zhigou* (SJ-6), e não *Yangchi* (SJ-4), é indicado para "bloqueio do vaso da Concepção em mulheres".

Na prática clínica, *Yangchi* (SJ-4) é usado principalmente para distúrbios locais da articulação do punho, incluindo vermelhidão, inchaço, fraqueza e dor.

Finalmente, ao aprender os nomes dos pontos dos canais *yang* situados no pulso, é útil lembrar suas semelhanças: *Yangxi* (IG-5) (riacho *yang*), *Yanggu* (ID-5) (vale *yang*) e *Yangchi* (SJ-4) (lago *yang*).

cair na depressão situada no mesmo nível da articulação do punho. Essa depressão pode ser mais bem definida quando se estende o pulso e os dedos, mas o ponto deve ser agulhado subsequentemente com os tendões relaxados.

Inserção da agulha

Inserção ligeiramente oblíqua, com 0,3 a 0,5 *cun*. Inserção transversal em direção ao aspecto radial do punho mais abaixo dos tendões, com 0,5 a 1 *cun*.

Ações

- Relaxa os tendões e alivia a dor.
- Dispersa calor.

Indicações

- Inchaço e dor do pescoço, dor do ombro e do braço, fraqueza e dor do punho, vermelhidão e inchaço do punho.

Combinação

- Contração do braço com contração dos tendões das duas mãos resultando em incapacidade de abrir as mãos: *Yangchi* (SJ-4), *Quchi* (IG-11), *Chize* (P-5), *Hegu* (IG-4) e *Zhongzhu* (SJ-3) (*Great Compendium*).

Waiguan (SJ-5) – passagem externa 外關

Ponto luo de conexão do canal Sanjiao.
Ponto confluente do vaso de Ligação yang.

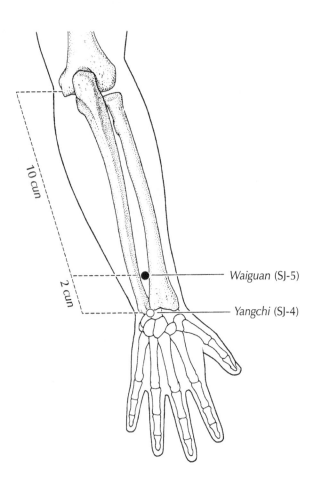

Localização

- 2 *cun* acima de *Yangchi* (SJ-4), na depressão situada entre o rádio e a ulna, no aspecto radial dos tendões do extensor comum dos dedos.

Nota de localização

- O ponto é localizado entre o rádio e os tendões do extensor comum dos dedos, perto da borda do rádio.

Inserção da agulha

Inserção ligeiramente oblíqua, com a agulha voltada para o aspecto ulnar, ou inserção oblíqua em sentido proximal ou distal em direção ao cotovelo ou ao punho, respectivamente, com 0,5 a 1,5 *cun*.

- Passar a agulha até chegar em *Neiguan* (PC-6).

Precaução: o movimento do braço ou da mão do paciente depois de inserir a agulha nesse ponto pode fazer com que a agulha fique torta.

Ações

- Expele vento e liberta o exterior.
- Beneficia a cabeça e os ouvidos.
- Abre o vaso de Ligação *yang*.
- Dispersa calor.
- Ativa o canal e alivia a dor.

Indicações

- Lesão por frio, calafrios e febre, transpiração com calor no exterior, doença febril.
- Dor de cabeça, cabeça com vento e trovão, vento na cabeça, dor de cabeça por deficiência do rim, dor de cabeça unilateral, dor no vértice, dor de cabeça frontal, dor na nuca, tontura, tontura por inversão de fleuma, tontura por vento, hipertensão.
- Surdez, audição deficiente, tinidos, dor de ouvido, prurido nos ouvidos, vermelhidão, dor e inchaço da raiz do ouvido.
- Vermelhidão, dor e inchaço nos olhos, frio e dor nos olhos, obstrução superficial da visão, lacrimejamento por exposição ao vento, lacrimejamento por frio.
- Inchaço e dor nas bochechas, rigidez da língua com dificuldade de falar, dor de dente, ulceração da boca, lábios rachados, sangramento nasal, escrofulose, caxumba.
- Constipação, dor abdominal, opressão e contrição do tórax, dor na região costal lateral, vômito de sangue, acúmulo de calor nos cinco *zang* e seis *fu*.
- Dor no ombro e nas costas, torcicolo, dor nas costelas e na região costal lateral, entorpecimento e dor em cotovelo e braço, contração do cotovelo, flacidez do cotovelo, dor e peso em cotovelo e punho, inchaço e vermelhidão no braço, paralisia e entorpecimento no braço, hemiplegia, dor intensa nos dedos das mãos com incapacidade de agarrar objetos, frio, entorpecimento e dor nas mãos e nos pés, tremor da mão, vermelhidão, inchaço e

dor do tornozelo, dor dos dedos dos pés, dor das cem articulações.

Comentários

Waiguan (SJ-5), o ponto confluente do vaso de Ligação *yang*, é o ponto distal mais importante e mais frequentemente usado do canal *Sanjiao* com uma ampla variedade de aplicações clínicas. O vaso de Ligação *yang*, que não tem pontos próprios, liga os seis canais *yang* e o vaso Governador. O *yang* corresponde ao exterior, enquanto o *yin* corresponde ao interior; e os canais *yang* como um todo, portanto, estão mais relacionados com a porção exterior do corpo, de acordo com *O Clássico das Dificuldades*[7]: "quando o vaso de Ligação *yang* está acometido, haverá calafrios intensos e febre". Enquanto o *Song of Points for Miscellaneous Diseases* afirma: "use *Waiguan* (SJ-5) para todos os patógenos de vento, frio, calor do verão e umidade, dores de cabeça e febre". Em *Ode of the Obstructed River*, o uso de *Waiguan* (SJ-5) é citado como um dos "oito métodos terapêuticos". Nessa descrição da aplicação dos oito pontos confluentes dos vasos extraordinários para afetar áreas e sintomas específicos do corpo, *Waiguan* (SJ-5) é indicado para lesão por frio no exterior acompanhada por dor de cabeça. Essas referências clássicas enfatizam duas das principais aplicações de *Waiguan* (SJ-5), a saber: (1) dispersar fatores patogênicos externos e (2) tratar dor de cabeça.

Os fatores patogênicos externos atacam a porção superficial do corpo primeiramente, dando origem a sintomas típicos de calafrios e febre, e neste estágio da progressão, o princípio de tratamento é libertar o exterior. Na prática clínica corrente, algumas autoridades enfatizam a especial habilidade de *Waiguan* (SJ-5) em resolver vento-calor e de *Hegu* (IG-4) em resolver vento-frio, enquanto que outras adotam uma visão oposta. Isto inevitavelmente suscita a pergunta de quando usar *Waiguan* (SJ-5) e quando usar *Hegu* (IG-4). Embora não haja nenhuma resposta bem definida, vale a pena notar que embora *Hegu* (IG-4) seja classicamente indicado para calafrios e febre acompanhada por ausência de transpiração (característica de vento-frio), a única referência à transpiração e *Waiguan* (SJ-5) nas fontes clássicas é "transpiração com calor no exterior" (característica de vento-calor). *Hegu* (IG-4) pertence ao canal *yangming* que domina a porção central da face e está fortemente indicado para fatores patogênicos que dão origem a espirros e secreção nasal, enquanto *Waiguan* (SJ-5) pertence ao

canal *Sanjiao*, que atravessa a porção lateral do pescoço e é indicado para inchaço das glândulas (incluindo escrofulose e caxumba).

Quando o vento-umidade ataca o corpo, além de calafrios e febre, há tipicamente dor nas articulações, e o *Classic of the Jade Dragon* recomenda *Waiguan* (SJ-5) para "calafrios e febre e dor das cem articulações". Em termos da teoria dos quatro níveis das doenças febris, *Waiguan* (SJ-5) trata predominantemente patógenos no nível defensivo e no nível do *qi*. Em termos da teoria *Sanjiao* de diferenciação das febres, este ponto se concentra em padrões do Pulmão, no *jiao* superior, situado na porção mais exterior, em vez de padrões do Pericárdio. Isto está em contraste com pontos de seu canal acoplado do Pericárdio, que trata predominantemente patógenos nos níveis nutritivo e do sangue de acordo com a teoria dos quatro níveis e padrões do pericárdio de acordo com a teoria *Sanjiao*.

Além de calafrios e febre, *Waiguan* (SJ-5) é indicado para vento-frio ou vento-calor que atacam os olhos e os ouvidos e que dão origem a sintomas como vermelhidão, dor e inchaço, lacrimejamento, surdez e tinidos, etc.

Waiguan (SJ-5) está classicamente indicado para muitos tipos diferentes de dor de cabeça, incluindo dores de cabeça temporais, do vértice, frontais e occipitais, bem como para dores de cabeça decorrentes de deficiência do Rim, vento na cabeça e "cabeça com vento e trovão" (dor de cabeça intensa com som de trovão na cabeça). A ação abrangente de *Waiguan* (SJ-5) nesses vários tipos de dor de cabeça pode ser explicada por vários fatores: (1) como citado anteriormente, *Waiguan* (SJ-5) é um importante ponto para expelir fatores patogênicos e pode ser usado no tratamento de dor de cabeça decorrente de penetração de vento-frio, vento-calor ou vento-umidade; (2) o vaso de Ligação *yang* liga todos os canais *yang* (a região occipital é governada pelo vaso Governador e pelo canal *taiyang*, a região temporal é governada pelo vaso de Ligação *yang* e pelo canal *shaoyang* e a região frontal é governada pelo canal *yangming*); (3) o canal *Sanjiao* especificamente se conecta com esses pontos importantes para dores de cabeça como *Benshen* (VB-13) até *Fengchi* (VB-20), *Touwei* (E-8) e *Fengfu* (DU-16); (4) os canais *shaoyang sanjiao* e da Vesícula Biliar estão ligados, de acordo com a teoria dos seis canais, e o canal *Sanjiao* cruza o canal da Vesícula Biliar nos pontos *Tonziliao* (VB-1), *Shangguan* (VB-3), *Hanyan* (VB-4), *Xuanli* (VB-6) e *Jianjing* (VB-21), enquanto os canais da Vesícula Biliar e do Fígado são associados do ponto de vista interior--exterior. *Waiguan* (SJ-5), portanto, é um ponto especialmente importante no tratamento de dores de cabeça decorrentes da desarmonia do Fígado, especialmente quando essa desarmonia dá origem à dor de cabeça unilateral (região *shaoyang*). Para este propósito, *Waiguan* (SJ-5) é amiúde combinado com pontos do canal da Vesícula Biliar como *Zulinqi* (VB-41) (predominantemente para dores de cabeça decorrentes de estagnação do *qi* do Fígado incluindo dores de cabeça durante a fase pré-menstrual), e *Yangfu* (VB-38) e *Xiaxi* (VB-43) (predominantemente para dores de cabeça decorrentes de fogo do Fígado ou ascensão do *yang* do Fígado).

O vaso de Ligação *yang* passa por trás da orelha e o canal *Sanjiao* circunda e penetra no ouvido. *Waiguan* (SJ-5), por isso, é um importante ponto no tratamento de vários distúrbios auditivos incluindo tinidos, surdez, dor de ouvido e prurido do ouvido e, juntamente com *Zhongzhu* (SJ-3), é um dos principais pontos distais no tratamento de distúrbios desta região.

O canal *Sanjiao* pertence ao fogo e seu trajeto interno passa através de todos os três *jiao*. De acordo com o livro *Methods of Acupuncture and Moxibustion from the Golden Mirror of Medicine*, *Waiguan* (SJ-5) resolve o acúmulo de calor nos cinco *zang* e nos seis *fu*. Sua ação de dispersar calor do *jiao* médio e do *jiao* inferior se reflete em sua capacidade de tratar constipação, dor abdominal, dor na região costal lateral e vômito, mas é especialmente eficaz para tratar distúrbios de calor da cabeça (inchaço e dor nas bochechas, sangramento nasal, dor de dente, ulceração da boca, lábios rachados, etc.) E dispersar calor e fogo tóxico do canal *Sanjiao* no pescoço (escrofulose e caxumba).

Waiguan (SJ-5) também é um ponto vital no tratamento de uma ampla variedade de distúrbios do canal que afetam o ombro, o braço, o cotovelo, o pulso, a mão e os dedos das mãos. Quanto a isto, ele age quase como um ponto do canal do Intestino Grosso *yangming* da mão, e é amiúde incorporado com *Jianyu* (IG-15), *Quchi* (IG-11) e *Hegu* (IG-4) no tratamento de obstrução dolorosa, distúrbio de atrofia e hemiplegia do membro superior. A ação de *Waiguan* (SJ-5) na região do cotovelo é enfatizada no *Great Compendium of Acupuncture and Moxibustion*, que dá indicações específicas para excesso e deficiência dos pontos *Luo* de conexão. No caso de *Waiguan* (SJ-5), há contração do cotovelo (excesso) e flacidez do cotovelo (deficiência).

Finalmente, *Waiguan* (SJ-5) é o ponto *luo* de conexão do canal *Sanjiao*, de onde o canal *luo* de conexão surge para convergir com o canal do Pericárdio no tórax. Embora isto fortaleça a relação *Sanjiao*-Pericárdio, com a exceção da opressão e constrição do tórax, não há indicações específicas dessa ligação. Na prática clínica, entretanto, os pontos *Neiguan* (PC-6) e *Waiguan* (SJ-5) são amiúde unidos pela inserção por transfixação para dor no tórax que se irradia para as costas.

Combinações

- Dor na cabeça e nos olhos: *Waiguan* (SJ-5) e *Houxi* (ID-3) (*Divine Moxibustion*).
- Deficiência da audição e surdez: *Waiguan* (SJ-5) e *Huizong* (SJ-7) (*Thousand Ducat Formulas*).
- Audição deficiente e surdez: *Waiguan* (SJ-5) e *Tinghui* (VB-2) (*Supplementing Life*).
- Surdez: *Waiguan* (SJ-5), *Zhongzhu* (SJ-3), *Shangyang* (IG-1), *Erheliao* (SJ-22), *Tinghui* (VB-2), *Tinggong* (ID-19), *Hegu* (IG-4) e *Zhongchong* (PC-9) (*Precious Mirror*).
- Surdez e tinidos: *Waiguan* (SJ-5) e *Tianchuang* (ID-16) (*Supplementing Life*).
- Dor abdominal: *Waiguan* (SJ-5) e *Daling* (PC-7) (*Song of the Jade Dragon*).
- Dor abdominal e constipação: *Waiguan* (SJ-5), *Zhigou* (SJ-6) e *Daling* (PC-7) (*Ode of the Jade Dragon*).
- Dor na região costal lateral: *Waiguan* (SJ-5), *Zhigou* (SJ-6) e *Zhangmen* (F-13) (*Great Compendium*).
- Incapacidade de dobrar o cotovelo e os dedos das mãos: *Waiguan* (SJ-5), *Zhongzhu* (SJ-3), *Quchi* (IG-11) e *Shousanli* (IG-10) (*Great Compendium*).
- Distúrbio de atrofia e entorpecimento do braço: *Waiguan* (SJ-5), *Tianjing* (SJ-10) e *Quchi* (IG-11) (*Thousand Ducat Formulas*).
- Nódulos de sabre na axila: *Waiguan* (SJ-5), *Zhigou* (SJ-6), *Yuanye* (VB-22) e *Zulinqi* (VB-41) (*Illustrated Supplement*).

Zhigou (SJ-6) – canal do braço

Ponto jing *rio e ponto fogo do canal* Sanjiao.

Localização

- 3 *cun* acima de *Yangchi* (SJ-4), na depressão entre o rádio e a ulna, no aspecto radial do músculo extensor comum dos dedos.

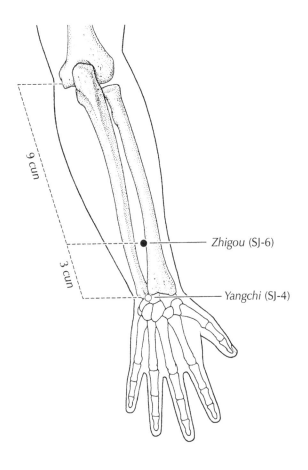

Nota de localização

- Divida a distância entre Yangchi (SJ-4) e o epicôndilo lateral pela metade e depois divida a distância entre o ponto médio e Yangchi (SJ-4).
- O ponto fica localizado entre o rádio e o músculo extensor comum dos dedos, próximo à borda do rádio.

Inserção da agulha

Inserção ligeiramente oblíqua em direção ao aspecto ulnar ou inserção oblíqua em sentido proximal ou distal em direção ao cotovelo ou ao punho, respectivamente, com 0,5 a 1,5 *cun*.

Transfixar a agulha chegando em PC-5.

Precaução: o movimento do braço ou da mão do paciente depois da agulha inserida pode fazer com que a agulha fique torta.

Ações

- Regula o *qi* e dispersa calor nos três *jiao*.
- Beneficia o tórax e a região costal lateral.
- Move as fezes.
- Beneficia a voz.
- Ativa o canal e alivia a dor.

Indicações

- Tinidos, tinidos e surdez por vento-calor, perda súbita da voz, trismo, doença febril com ausência de transpiração, dor nos olhos, vermelhidão, inchaço e dor nos olhos, inchaço e dor da garganta, escrofulose.
- Dor na região costal lateral, dor abdominal, dor súbita no coração, dor no coração e opressão do tórax, tosse, tosse com vermelhidão e calor da face.
- Constipação, vômito, distúrbio da perturbação súbita, tontura pós-parto, bloqueio do vaso da concepção em mulheres.
- Dor na axila; dor no ombro, no braço e nas costas; obstrução dolorosa do cotovelo; tremor da mão; tremor da mão por vento-frio; entorpecimento da mão; hemiplegia.

Comentários

A teoria *Sanjiao* divide o corpo em três regiões, a saber: o *jiao* superior (a área acima do diafragma), o *jiao* médio (a área entre o diafragma e o umbigo) e o *jiao* inferior (a área abaixo do umbigo). Zhigou (SJ-6), o ponto *jing* rio e ponto fogo do canal *sanjiao*, é o ponto mais importante do canal *Sanjiao* para mover o *qi* e dispersar calor nessas três áreas. De acordo com o *Song of the Primary Points of the Fourteen Channels*, Zhigou (SJ-6) é capaz de "drenar o fogo ministerial dos três *jiao*". O fogo ministerial, o fogo original do corpo que tem sua raiz no *ming men* e nos Rins, é "confiado" ao Fígado, à Vesícula Biliar e ao *Sanjiao*. A citação anterior enfatiza a importância clínica de *zhigou* (SJ-6) para dispersar calor de todo o corpo, e especialmente resolver calor estagnado do Fígado e da Vesícula Biliar.

No *jiao* superior, Zhigou (SJ-6) é capaz de dispersar calor do canal *Sanjiao*, sendo indicado para doenças febris, vermelhidão, dor e inchaço dos olhos, tinidos e surdez, trismo, garganta inflamada, escrofulose, etc. Ele também é capaz de resolver estagnação do *qi* no tórax que dá origem à opressão do tórax e dor no coração. Se o *qi* estagnado se transforma em fogo e insulta o Pulmão, pode haver tosse com face vermelha.

No *jiao* médio, ele é um ponto essencial para tratar dor na região costal lateral e distensão decorrente de estagnação do *qi* ou de qualquer outra etiologia. De acordo com *Ode to Elucidate Mysteries*, "para dor das costelas e da região costal lateral, agulhar o tigre voador (*Feihu*, um nome alternativo para *Zhigou* – SJ-6)" e o *Song of the Jade Dragon* diz: "quando há dor na região costal lateral com obstrução e bloqueio, o uso de *Zhigou* (SJ-6) dará resultados extraordinariamente maravilhosos". *Zhigou* (SJ-6) também é indicado para vômito e distúrbio da perturbação súbita e pode ser usado em situações em que há distensão e inchaço nas partes superior e inferior do abdome, muitas vezes se estendendo para o tórax, com dor no coração, opressão no tórax ou tosse.

No *jiao* inferior, *Zhigou* (SJ-6) é um ponto fundamental para mover o *ji* dos Intestinos e tratar constipação, independente de ser decorrente de estagnação do *qi*, calor ou qualquer outra etiologia. Na verdade, *Zhigou* (SJ-6) e *Waiguan* (SJ-5) são os únicos pontos dos três canais *yang* do braço indicados para constipação e, desses dois, *Zhigou* (SJ-6) foi sempre considerado o mais importante. De acordo com o *Great Compendium of Acupuncture and Moxibustion*, *Zhigou* (SJ-6) também é indicado para bloqueio do vaso da Concepção em mulheres, outro reflexo de sua capacidade de mover a estagnação.

De acordo com o *Spiritual Pivot*[8]: os pontos *jing* rio devem ser agulhados quando há "doenças que se manifestam na voz do paciente", e *Zhigou* (SJ-6) é um importante ponto (e incluído em várias combinações clássicas) para perda súbita da voz.

Finalmente, *Zhigou* (SJ-6) é indicado para vários distúrbios do canal que afetam todo o membro superior, a axila, o ombro e as costas, incluindo tremores, tremor e entorpecimento da mão. Na prática corrente, ele é amiúde combinado com *Xuanzhong* (VB-39) no tratamento de obstrução dolorosa migratória.

Combinações

- Dor penetrante no coração: *Zhigou* (SJ-6), *Rangu* (R-2) e *Taixi* (R-3) (*Thousand Ducat Formulas*).
- Dor no tórax e na região costal lateral: *Zhigou* (SJ-6) (reduzir *Zhigou* – SJ-6 esquerdo para dor do lado direito e vice-versa) e (sangrar) *Weizhong* (B-40) (*Classic of the Jade Dragon*).
- Dor na região costal lateral decorrente de lesão por frio: *Zhigou* (SJ-6) e *Yanglingquan* (VB-34) (*Outline of Medicine*).
- Dor na região costal lateral: *Zhigou* (SJ-6), *Zhangmen* (F-13) e *Waiguan* (SJ-5) (*Great Compendium*).
- Dor na região costal lateral: *Zhigou* (SJ-6), *Gongsun* (BP-4), *Yanglingquan* (VB-34) e *Zhangmen* (F-13) (*Complete Collection*).
- Perda súbita da voz: *Zhigou* (SJ-6), *Tianchuang* (ID-16), *Futu* (IG-18), *Qubin* (VB-7) e *Lingdao* (C-4) (*Thousand Ducat Formulas*).
- Perda súbita da voz: *Zhigou* (SJ-6), *Tonggu* (B-66) e *Sanyangluo* (SJ-8) (*Supplementing Life*).
- Vômito e distúrbio da perturbação súbita: *Zhigou* (SJ-6) e *Tianshu* (e-25) (*Supplementing Life*).
- Distúrbio da perturbação súbita: *Zhigou* (SJ-6), *Guanchong* (SJ-1), *Juque* (REN-14), *Gongsun* (BP-4) e *Jiexi* (e-41) (*Systematic Classic*).
- Constipação: *Zhigou* (SJ-6) e *Zhaohai* (R-6) (*Ode of the Jade Dragon*).
- Constipação por deficiência: reforçar *Zhigou* (SJ-6) e reduzir *Zusanli* (E-36) (*Song of Points*).
- Constipação: *Zhigou* (SJ-6), *Taibai* (BP-3), *Zhaohai* (R-6) e *Zhangmen* (F-13) (*Great Compendium*).
- Dor abdominal e constipação: *Zhigou* (SJ-6), *Daling* (PC-7) e *Waiguan* (SJ-5) (*Ode of the Jade Dragon*).
- Escrofulose: *Zhigou* (SJ-6), *Shaohai* (C-3), *Tianchi* (PC-1), *Zhangmen* (F-13), *Zulinqi* (VB-41), *Yangfu* (VB-38), *Jianjing* (VB-21) e *Shousanli* (IG-10) (*Great Compendium*).
- Tontura pós-parto: *Zhigou* (SJ-6), *Zusanli* (E-36) e *Sanyinjiao* (BP-6) (*Great Compendium*).
- Obstrução dolorosa migratória: *Zhigou* (SJ-6) e *Xuanzhong* (VB-39).
- Estagnação do *qi* nos três *jiao* levando à distensão, opressão e dor no tórax e no abdome: *Zhigou* (SJ-6), *Shanzhong* (REN-17), *Zhongwan* (REN-12), *Qihai* (REN-6) e *Taichong* (F-3).
- Dor no ombro e nas costas: *Zhigou* (SJ-6), *Houxi* (ID-3), *Wangu* (ID-4), *Fengmen* (B-12), *Jianjing* (VB-21), *Zhongzhu* (SJ-3) e *Weizhong* (B-40) (*Great Compendium*).

Huizong (SJ-7) – encontro ancestral

Ponto xi *em fenda do canal* Sanjiao.

Localização

- 3 *cun* acima de *Yangchi* (SJ-4), no mesmo nível e no aspecto ulnar de *Zhigou* (SJ-6), na depressão entre a ulna e o músculo extensor comum dos dedos.

Nota de localização

- Divida a distância entre *Yangchi* (SJ-4) e o epicôndilo lateral pela metade e depois divida a distância entre este ponto médio e *Yangchi* (SJ-4).
- O ponto fica aproximadamente a largura de um dedo de *Zhigou* (SJ-6), mais para o aspecto ulnar, próximo da borda da ulna.

Inserção da agulha

Inserção ligeiramente oblíqua em direção ao aspecto ulnar ou inserção oblíqua em sentido proximal ou distal, em direção ao cotovelo ou ao punho, respectivamente, com 0,5 a 1,5 *cun*.

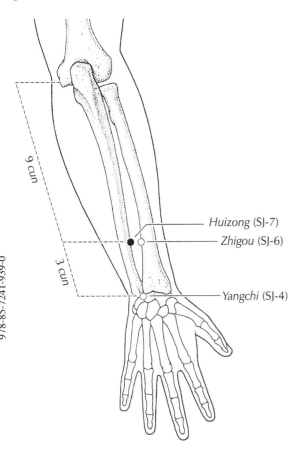

Ação

- Desobstrui o canal *Sanjiao* e beneficia os ouvidos.

Indicações

- Surdez, tinidos, epilepsia, dor na pele e na carne.

Combinações

- Audição deficiente e surdez: *Huizong* (SJ-7) e *Waiguan* (SJ-5) (*Thousand Ducat Formulas*).
- Surdez: *Huizong* (SJ-7), *Yifeng* (SJ-17) e *Xiaguan* (E-7) (*Systematic Classic*).

Sanyangluo (SJ-8) – três luo yang

Localização

- 4 *cun* acima de *Yangchi* (SJ-4), na depressão entre o rádio e a ulna, no aspecto radial do músculo extensor comum dos dedos.

Nota de localização

- Divida a distância entre *Yangchi* (SJ-4) e o epicôndilo lateral em três partes iguais. *Sanyangluo* (SJ-8) localiza-se na junção do terço distal com o terço médio.

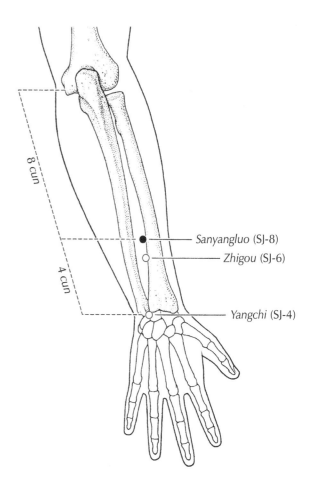

Inserção da agulha

Inserção ligeiramente oblíqua em direção ao aspecto ulnar ou inserção oblíqua em sentido proximal ou distal em direção ao cotovelo ou ao pulso, respectivamente, com 0,5 a 1,5 *cun*.

Nota: de acordo com o *Systematic Classic of Acupuncture and Moxibustion* e com o *Illustrated Classic of Acupuncture Points on the Bronze Man*, a inserção de agulha é contraindicada nesse ponto.

Ações

- Desobstrui o canal *Sanjiao*.
- Ativa o canal e alivia a dor.

Indicações

- Surdez súbita, perda súbita da voz, dor de dente, sonolência, febre, falta de desejo de mover os membros.
- Incapacidade de mover o braço, dor no braço, dor lombar decorrente de lesão traumática.

Comentários

O nome *Sanyangluo* (SJ-8) (três *luo yang*) implica que este ponto é um ponto de encontro dos três canais *yang* do braço, espelhando a este respeito, o ponto *Sanyinjiao* (BP-6) na perna. A partir de uma análise de suas indicações, entretanto, há poucas evidências que justifiquem um nome tão importante. *Sanyangluo* (SJ-8) aparece mesmo em várias combinações clássicas para surdez súbita ou perda súbita da voz.

Combinações

- Perda súbita da voz: *Sanyangluo* (SJ-8) e *Yamen* (DU-15) (*Supplementing Life*).
- Perda súbita da voz: *Sanyangluo* (SJ-8), *Zhigou* (SJ-6) e *Tonggu* (B-66) (*Supplementing Life*).
- Surdez súbita: *Sanyangluo* (SJ-8) e *Yemen* (SJ-2) (*Supplementing Life*).
- Sonolência com falta de vontade de mover os quatro membros: *Sanyangluo* (SJ-8), *Tianjing* (SJ-10), *Zuwuli* (F-10), *Lidui* (E-45) e *Sanjian* (IG-3) (*Thousand Ducat Formulas*).
- Dor no tórax e na região costal lateral: *Sanyangluo* (SJ-8), *Dabao* (BP-21), *Ximen* (PC-4), *Yangfu* (VB-38) e *Zulinqi* (VB-41).

Sidu (SJ-9) – quatro rios

Localização

- Na depressão entre o rádio e a ulna, em uma linha traçada entre *Yangchi* (SJ-4) e o epicôndilo lateral do úmero, 7 *cun* acima de *Yangchi* (SJ-4).

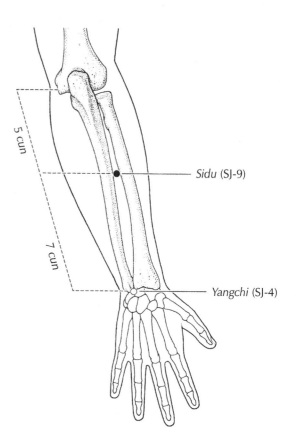

Nota de localização

- Divida a distância entre *Yangchi* (SJ-4) e o epicôndilo lateral pela metade e depois localize *Sidu* (SJ-9), 1 *cun* acima deste ponto médio.
- O ponto é localizado na depressão entre os ventres musculares do extensor comum dos dedos e o extensor ulnar do carpo.

Inserção da agulha

Inserção perpendicular ou oblíqua em sentido proximal ou distal em direção ao cotovelo ou ao pulso, respectivamente, com 1 a 2 *cun*.

Ação
- Beneficia a garganta e os ouvidos.

Indicações
- Perda súbita da voz, obstrução da garganta, dor de garganta, surdez súbita, tinidos súbitos, dor de dente do maxilar inferior, respiração curta, dor no antebraço.

Combinações
- Surdez súbita: *Sidu* (SJ-9) e *Tianyou* (SJ-16) (*Supplementing Life*).
- Dor de dente do maxilar inferior: *Yanggu* (ID-5), *Sidu* (SJ-9), *Yemen* (SJ-2), *Shangyang* (IG-1) e *Erjian* (IG-2) (*Thousand Ducat Formulas*).

Tianjing (SJ-10) – poço celestial

Ponto he *mar e ponto terra do canal* Sanjiao.

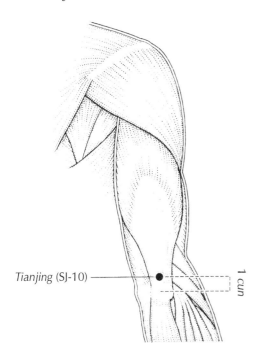

Tianjing (SJ-10)

1 cun

Localização
- Com o cotovelo fletido, este ponto fica localizado na depressão situada 1 *cun* acima do olecrânio.

Inserção da agulha
Inserção perpendicular com 0,5 a 1 *cun*.

Ações
- Transforma fleuma e dissipa nódulos.
- Regula o *qi* e desce a rebelião.
- Acalma o espírito.
- Dispersa calor do canal *Sanjiao*.
- Ativa o canal e alivia a dor.

Indicações
- Escrofulose, tosse de fleuma, tosse e vômito de pus e sangue, tosse com plenitude do abdome e falta de prazer em comer ou beber, obstrução dolorosa do tórax com dor no coração, dor na região costal lateral, distensão e dor na região inferior do abdome.
- Epilepsia, loucura, tristeza, propensão a se assustar, palpitações por susto, sonolência, *qi* da perna atacando para cima, espasmo clônico.
- Dor de cabeça unilateral, remexer da língua, surdez, inchaço e dor nas bochechas, inchaço e dor na garganta, obstrução dolorosa na garganta com transpiração, dor ocular, malária, calafrios alternando com febre, urticária, hemorroidas.
- Distúrbio de atrofia e entorpecimento do braço, obstrução dolorosa do braço, obstrução dolorosa por vento com contração dos tendões e dor nos ossos, dor no pescoço e na parte superior das costas, dor na escápula, entorpecimento do ombro, dor no ombro e no braço, dor no cotovelo que se irradia para o ombro, dor no cotovelo, dor na região lombar decorrente de lesão traumática.

Comentários
De acordo com *O Clássico das Dificuldades*[9]: "o *Sanjiao* é o trajeto da água e do grão". O *Sanjiao*, portanto, é a passagem dos alimentos e dos líquidos para o corpo todo. Quando os líquidos estagnam e se condensam, independentemente da causa ser por estagnação do *qi* do Fígado, com ação condensadora do calor sobre os líquidos corporais, ou por deficiência de qualquer um dos três *zang* responsáveis pela transformação e transporte dos líquidos (o Pulmão, no *jiao* superior; o Baço, no *jiao* médio; e os Rins,

438 – CANAL SANJIAO SHAOYANG DA MÃO

no *jiao* inferior), haverá formação de fleuma. *Tianjing* (SJ-10), o ponto *he* mar e ponto terra do canal *Sanjiao*, tem uma importante ação para transformar a fleuma e é indicado para uma variedade de padrões de fleuma incluindo escrofulose, tosse com fleuma e distúrbios psicoemocionais.

A doença conhecida como escrofulose, na qual surgem nódulos no aspecto lateral do pescoço ou na axila, sempre envolve fleuma combinada com *qi* estagnado ou calor. *Tianjing* (SJ-10) é tradicionalmente indicado e incluído em várias combinações clássicas para o tratamento dessa doença.

De acordo com *O Clássico das Dificuldades*[10], os pontos *he* mar estão indicados para "contracorrente do *qi*". O canal *Sanjiao* penetra no tórax em *Shanzhong* (REN-17), e *Tianjing* (SJ-10), o ponto *he* mar do canal *sanjiao*, é capaz de regular o *qi* rebelde e transformar fleuma no tratamento de distúrbios como tosse com fleuma, obstrução dolorosa no tórax com dor no coração, tosse e vômito de pus e sangue.

Em consequência de sua ação para transformar fleuma, e a relação acoplada dos canais *Sanjiao* e do Pericárdio, *Tianjing* (SJ-10) também é importante no tratamento de distúrbio do coração e do espírito por fleuma ou fleuma-calor. É indicado em distúrbios como epilepsia, loucura, propensão a se assustar, palpitações por susto, tristeza e sonolência.

Como muitos pontos do canal *Sanjiao*, *Tianjing* (SJ-10) é capaz de dispersar calor e revigorar o *qi* na parte superior do canal e é indicado para dor de cabeça unilateral, surdez, inchaço e dor das bochechas, obstrução da garganta, obstrução dolorosa da garganta com transpiração, dor ocular, etc.

Como *Waiguan* (SJ-5) e *Zhigou* (SJ-6), a ação de *Tianjing* (SJ-10) se estende aos três *jiao*. Além de tratar a cabeça, o pescoço, o pulmão e o coração no *jiao* superior, ele é indicado para dor na região costal lateral no *jiao* médio, assim como para hemorroidas e distensão e dor do abdome no *jiao* inferior.

Na prática clínica moderna, a principal aplicação de *Tianjing* (SJ-10) é no tratamento de dor, obstrução dolorosa e distúrbio de atrofia que afetam o cotovelo, o braço, o ombro, o pescoço e a parte superior das costas. Também existem claras referências, em fontes clássicas, sobre o seu emprego no tratamento de obstrução dolorosa por vento que afeta o corpo todo. Esta ação de resolver obstrução dolorosa é compartilhada em menor grau pelos dois pontos seguintes deste canal, *Qinglengyuan* (SJ-11) e *Xiaoluo* (SJ-12).

Combinações

- Escrofulose: *Tianjing* (SJ-10) e *Shaohai* (C-3) (*Song More Precious than Jade*).
- Escrofulose: *Tianjing* (SJ-10) e *Shaoze* (ID-1) (*Great Compendium*).
- Desorientação do coração: *Tianjing* (SJ-10), *Juque* (REN-14) e *Xinshu* (B-15) (*Great Compendium*).
- Tristeza, ansiedade e desorientação: *Tianjing* (SJ-10), *Xinshu* (B-15) e *Shendao* (DU-11) (*Supplementing Life*).
- Palpitações por medo: *Yemen* (SJ-2), *Tianjing* (SJ-10), *Baihui* (DU-20) e *Shendao* (DU-11) (*Supplementing Life*).
- Sonolência sem desejo de mover os quatro membros: *Tianjing* (SJ-10), *Sanyangluo* (SJ-8, *Zuwuli* (F-10), *Lidui* (E-45) e *Sanjian* (IG-3) (*Thousand Ducat Formulas*).
- Obstrução dolorosa no tórax, dor no coração e plenitude do coração e do abdome: *Tianjing* (SJ-10) e *Shanzhong* (REN-17) (*Supplementing Life*).
- Obstrução dolorosa do tórax e dor no coração: *Tianjing* (SJ-10) e *Zulinqi* (VB-41) (*Supplementing Life*).
- Espasmo clônico: *Tianjing* (SJ-10) e *Fuyang* (B-59) (*Supplementing Life*).
- Distúrbio de atrofia e entorpecimento do braço: *Tianjing* (SJ-10), *Waiguan* (SJ-5) e *Quchi* (IG-11) (*Thousand Ducat Formulas*).
- Obstrução dolorosa por vento: *Tianjing* (SJ-10), *Chize* (P-5), *Shaohai* (C-3), *Weizhong* (B-40) e *Yangfu* (VB-38) (*Great Compendium*).

Qinglengyuan (SJ-11) – abismo claro e frio

清冷淵

Localização

- Com o cotovelo fletido, este ponto fica 1 *cun* acima de *Tianjing* (SJ-10).

Inserção da agulha

Inserção perpendicular com 0,5 a 1 *cun*.

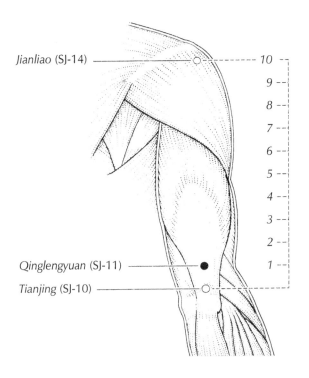
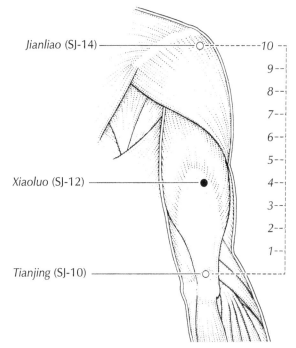

Ações

- Ativa o canal e dispersa vento-umidade.
- Dispersa umidade-calor.

Indicações

- Dor de cabeça, peso na cabeça com dor na região submandibular, dor nos olhos, olhos amarelados com dor na região costal lateral, icterícia.
- Dificuldade de erguer o ombro e o braço e de se vestir, obstrução dolorosa do ombro e do braço, obstrução dolorosa fixa.

Combinação

- Incapacidade de erguer o ombro e de se vestir: *Qinglengyuan* (SJ-11) e *Yanggu* (ID-5) (*Thousand Ducat Formulas*).

Xiaoluo (SJ-12) – rio luo de dispersão

Localização

- Na parte superior do braço, em uma linha traçada entre *Tianjing* (SJ-10) e *Jianliao* (SJ-14), 4 *cun* acima de *Tianjing* (SJ-10) e 6 *cun* abaixo de *Jianliao* (SJ-14).

Nota de localização

- Divida a distância entre *Tianjing* (SJ-10) e *Jianliao* (SJ-14) pela metade e localize este ponto 1 *cun* abaixo deste ponto médio.
- Localize na depressão dentro do músculo tríceps, atrás da diáfise do úmero (entre os ventres musculares das cabeças longa e lateral do tríceps).

Inserção da agulha

Inserção perpendicular ou oblíqua com 1 a 2 *cun*.

Ação

- Ativa o canal e alivia a dor.

Indicações

- Rigidez e dor da nuca e das costas com incapacidade de virar a cabeça, dor do ombro e do braço, obstrução dolorosa por vento.
- Dor de cabeça, calafrios e febre, tontura, dor de dente, loucura.

Combinação

- Dor na nuca: *Xiaoluo* (SJ-12) e *Touqiaoyin* (VB-11) (*Supplementing Life*).

Naohui (SJ-13) – encontro da parte superior do braço

Ponto de encontro do canal Sanjiao *com o vaso de Ligação* yang.

Localização

- Na parte superior do braço, onde a linha traçada entre *Tianjing* (SJ-10) e *Jianliao* (SJ-14) encontra a borda posterior do músculo deltoide, aproximadamente dois terços da distância entre esses dois pontos.

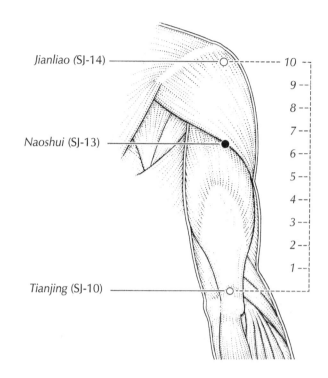

Nota de localização

- Localizar na depressão dentro do músculo tríceps, atrás da diáfise do úmero (entre os ventres musculares das cabeças longa e lateral do tríceps).
- Embora a maioria das fontes especifique uma distância de 3 *cun* a partir de *Jianliao* (SJ-14) e uma localização na borda posterior do músculo deltoide, essas distâncias normalmente não correspondem. Na prática, palpar a região desse ponto e encontrar o local mais dolorido.

Inserção da agulha

Inserção perpendicular ou oblíqua com 1 a 2 *cun*.

Ações

- Regula o *qi* e transforma a fleuma.
- Ativa o canal e alivia a dor.

Indicações

- Bócio, escrofulose, calafrios e febre, doenças oculares, epilepsia, loucura.
- Fraqueza e dor em ombro e braço, inchaço do ombro que provoca dor na escápula, incapacidade de erguer o braço.

Comentários

À semelhança de vários pontos vizinhos (como, por exemplo, *Tianfu* (P-3), *Shouwuli* (IG-13), *Binao* (IG-14), *Jianyu* (IG-15) e *Tianjing* (SJ-10), *Naohui* (SJ-13) é indicado para escrofulose e bócio. Esses dois distúrbios, embora diferentes quanto à etiologia, sempre envolvem fleuma combinada com *qi* estagnado ou com calor. No caso de *Naohui* (SJ-13), sua capacidade de tratar esses distúrbios deriva em parte dos trajetos do canal *Sanjiao* e do vaso de Ligação *yang*, que passa pelo pescoço, e em parte pela relação inerente do *Sanjiao* quanto à transformação dos líquidos e da circulação do *qi*. Entretanto, não há nenhuma explicação teórica clara para que os pontos situados na parte superior do braço, e não os pontos mais distais, tenham uma ação especial sobre esses distúrbios, e isto é basicamente fruto de observações empíricas e da prática clínica. Como *Binao* (IG-14), *Naohui* (SJ-13) também é indicado para distúrbios oculares.

A aplicação clínica mais comum de *Naohui* (SJ-13) é para a dor na parte superior do braço ou a dor no ombro que se irradia para a parte superior do braço.

Combinações

- Bócio: *Naohui* (SJ-13) e *Tianchuang* (ID-16) (*Systematic Classic*).

- Bócio, tumores do pescoço e garganta inflamada: *Naohui* (SJ-13), *Tianfu* (P-3) e *Qishe* (E-11) (*Thousand Ducat Formulas*).
- Obstrução dolorosa com dificuldade de dobrar e estender a articulação do cotovelo, dor e peso do braço com dor aguda da axila: *Naohui* (SJ-13), *Tianfu* (P-3) e *Qishe* (E-11) (*Thousand Ducat Formulas*).

Jianliao (SJ-14) – fenda do ombro

Localização
- Na origem do músculo deltoide, na depressão que fica atrás e abaixo da extremidade lateral do acrômio.

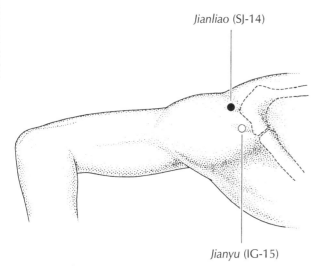

Nota de localização
- Localizar com o braço abduzido para acentuar a depressão.
- Notar que *Jianyu* (IG-15) fica localizado na depressão que fica na frente e abaixo da extremidade lateral do acrômio.

Inserção da agulha
Com o braço abduzido, inserção perpendicular em direção ao centro da axila com 1 a 1,5 *cun*.

Inserção transversal oblíqua em sentido distal em direção ao cotovelo, com 1,5 a 2 *cun*.

Ações
- Dispersa vento-umidade.
- Alivia a dor e beneficia a articulação do ombro.

Indicações
- Dor no ombro, peso do ombro com incapacidade de erguer o braço, entorpecimento, paralisia e dor no braço.

Comentários
Jianliao (SJ-14) é um importante ponto para tratar todos os distúrbios da articulação do ombro, especialmente o aspecto posterior. Rigidez, dor, imobilidade e fraqueza do ombro ou ombro congelado podem se originar de: (1) lesão por vento, frio, umidade ou calor patogênico externo; (2) estagnação do *qi* e do sangue por lesão traumática ou uso excessivo; (3) deficiência do *qi* e do sangue por uso excessivo, idade avançada ou obstrução prolongada do canal. Em todos esses casos, *Jianliao* (SJ-14) pode ser usado, e na prática clínica é comumente combinado com *Jianyu* (IG-15).

Combinações
- Dor no braço: *Jianliao* (SJ-14), *Tianzong* (ID-11) e *Yanggu* (ID-5) (*Supplementing Life*).
- Ombro congelado: primeiro agulhar *Tiaokou* (E-38) e pedir ao paciente que gire o ombro enquanto se manipula a agulha. Depois agulhar *Jianliao* (SJ-14), *Jianyu* (IG-15), *Binao* (IG-14), *Hegu* (IG-4) e *Waiguan* (SJ-5).

Tianliao (SJ-15) – fenda celestial

Ponto de encontro dos canais Sanjiao e da Vesícula Biliar com o vaso de Ligação *yang.*

Localização
- Na fossa supraescapular, na depressão situada no ponto médio entre *Jianjing* (VB-21) e *Quyuan* (ID-13) (na extremidade medial da fossa supraescapular).

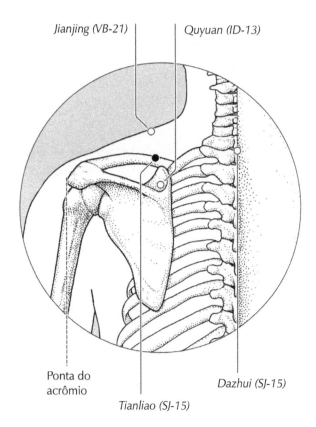

Jianjing (VB-21)
Quyuan (ID-13)
Ponta do acrômio
Tianliao (SJ-15)
Dazhui (SJ-15)

Nota de localização

- Este ponto também pode ser localizado no ponto médio entre a extremidade lateral do acrômio e *Dazhui* (DU-14), e 1 *cun* atrás de *Jianjing* (VB-21) (o ponto mais alto do músculo trapézio).

Inserção da agulha

Inserção oblíqua voltada de acordo com as manifestações clínicas, com 0,5 a 1 *cun*.

Precaução: a inserção perpendicular, especialmente em indivíduos magros, acarreta risco substancial de induzir pneumotórax.

Ações

- Dispersa vento-umidade, ativa o canal e alivia a dor.
- Desata o tórax e regula o *qi*.

Indicações

- Dor no ombro e no braço, rigidez e dor no pescoço, tensão na nuca, dor na fossa supraclavicular.
- Agitação e opressão do tórax, calor e plenitude do tórax, opressão do coração com ausência de transpiração, calor no corpo com ausência de transpiração, calafrios e febre, doença febril.

Comentários

Tianliao (SJ-15) e *Jianjing* (VB-21) são pontos vizinhos com efeito semelhante no tratamento da rigidez, dor e espasmo na área entre a articulação do ombro e o pescoço. Nessas situações, os dois pontos devem ser palpados e o mais dolorido deve ser agulhado. Como *Jianjing* (VB-21), a ação de *Tianliao* (SJ-15) também se estende para baixo no tórax, onde é indicado para agitação, opressão, calor e plenitude.

Combinação

- Dor e peso do ombro com incapacidade de erguer o braço: *Tianliao* (SJ-15) e *Quchi* (IG-11) (*Supplementing Life*).

Tianyou (SJ-16) – janela do céu

Ponto janela do céu.

Localização

- Na borda posterior do músculo esternocleidomastóideo, aproximadamente 1 *cun* abaixo de *Wangu* (VB-12), em uma linha traçada entre *Tianzhu* (B-10) e *Tianrong* (ID-17).

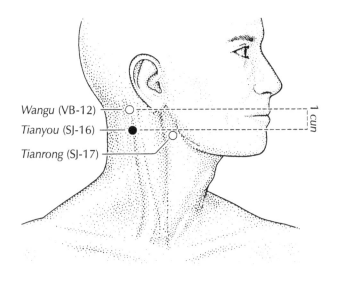

Wangu (VB-12)
Tianyou (SJ-16)
Tianrong (SJ-17)
1 cun

Inserção da agulha

Inserção perpendicular com 0,5 a 1 *cun*.

Ações

- Beneficia a cabeça e os órgãos dos sentidos.
- Regula e descende o *qi*.

Indicações

- Surdez súbita, audição deficiente, obscurecimento da visão, dor nos olhos com incapacidade de enxergar, incapacidade de abrir os olhos, lacrimejamento, rinite com sangramento nasal, perda do sentido do paladar, nariz obstruído.
- Tontura por vento, dor de cabeça, vento na cabeça, face inchada, inchaço da região submandibular, obstrução dolorosa da garganta, escrofulose, inchaço das mamas, malária, sonhos confusos.
- Rigidez e dor no pescoço com incapacidade de virar a cabeça, inchaço da fossa supraclavicular.

Comentários

Tianyou (SJ-16) é um dos cinco pontos citados no capítulo 21 do *Spiritual Pivot* como ponto "janela do céu" (ver página 44 para uma discussão mais detalhada) e, nesta passagem, o autor diz: "a surdez súbita com excesso de *qi*, o obscurecimento da visão e da audição, selecionar *Tianyou* (SJ-16)". *Tianyou* (SJ-16) (janela do céu) de fato deu seu nome a este agrupamento de pontos. Em seu comentário da passagem citada anteriormente, Zhou Zhi-cong disse: "os pontos e os orifícios da cabeça e da face são como as grandes janelas de um alto pavilhão em virtude dos quais o *qi* se move. Quando há inversão do *qi* abaixo, então os canais na região superior não movem e há falta de claridade da visão e da audição...".

Em comum com os outros pontos janela do céu, *Tianyou* (SJ-16) é capaz de regular e equilibrar o *qi* entre a cabeça e o corpo, e é indicado quando a inversão do *qi* (*qi* caótico ou rebelde) sobe até a cabeça. Essa situação dá origem a sintomas, como dor de cabeça e tontura, início súbito de surdez, inchaço da face e distúrbios dos olhos e do nariz. Também em comum com outros pontos da janela do céu, *Tianyou* (SJ-16) trata escrofulose.

Combinações

- Surdez súbita: *Tianyou* (SJ-16) e *Sidu* (SJ-9) (*Thousand Ducat Formulas*).
- Tontura por vento e dor de cabeça: *Tianyou* (SJ-16), *Fengmen* (B-12), *Kunlun* (B-60), *Guanchong* (SJ-1) e *Guanyuan* (REN-4) (*Thousand Ducat Formulas*).
- Inchaço da face: primeiro agulha-se *Yixi* (B-45), depois *Tianyou* (SJ-16) e *Fengchi* (VB-20) (*Systematic Classic*).
- Secreção nasal com incapacidade de distinguir o odor agradável de um odor fétido: *Tianyou* (SJ-16) e *Renzhong* (DU-26) (*Thousand Ducat Formulas*).
- Lacrimejamento: *Tianyou* (SJ-16) e *Xinshu* (B-15) (*Thousand Ducat Formulas*).
- Dor no ombro e nas costas: *Tianyou* (SJ-16), (REN-22), *Shuidao* (E-28) e *Jugu* (IG-16) (*Thousand Ducat Formulas*).
- Rigidez do pescoço com incapacidade de virar a cabeça: *Tianyou* (SJ-16) e *Houxi* (ID-3) (*Supplementing Life*).
- Garganta cansada, inchaço do tórax que se irradia para o ouvido: *Tianyou* (SJ-16), *Wangu* (VB-12) e *Qiangu* (ID-2) (*Thousand Ducat Formulas*).

Yifeng (SJ-17) – proteção do vento

Ponto de encontro dos canais Sanjiao e da Vesícula Biliar.

Localização

- Atrás do lóbulo da orelha, entre o ramo da mandíbula e o processo mastoide, na depressão logo acima do processo transverso palpável da primeira vértebra cervical.

Nota de localização

- Dobre o lóbulo da orelha para a frente para revelar esse ponto.

Inserção da agulha

Inserção perpendicular voltada para a orelha oposta com 0,5 a 1 *cun*.

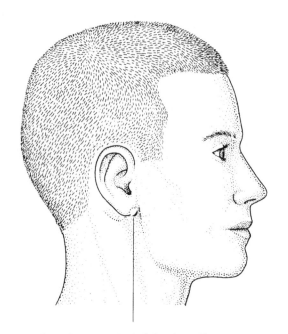

Yifeng (SJ-17) (atrás do lobo da orelha)

Nota: se a agulha for inserida voltada muito para a frente ou para trás, haverá dor e pode ocorrer desconforto ao abrir e fechar a boca por algum tempo depois do tratamento.

Ações

- Beneficia os ouvidos.
- Elimina vento.
- Dispersa calor.
- Ativa o canal e alivia a dor.

Indicações

- Surdez, tinidos, secreção do ouvido, prurido úmido no interior do ouvido, vermelhidão, dor e inchaço do ouvido, dor de ouvido.
- Desvio da boca e do olho, perda da fala, tetania com incapacidade de falar, trismo, dor e inchaço da bochecha, dor de dente do maxilar inferior, dor de dentes e nas gengivas, caxumba, escrofulose, obstrução superficial da visão com obscurecimento.
- Distúrbio maníaco, espasmo clônico.

Comentários

Yifeng (SJ-17) é um ponto de encontro dos canais Sanjiao e da Vesícula Biliar. Esses dois canais penetram no ouvido e este é um ponto local essencial no tratamento de todos os distúrbios auditivos, incluindo tinidos, surdez, secreção, prurido, vermelhidão, inchaço e dor.

Como o nome desse ponto (proteção do vento) indica, Yifeng (SJ-17) tem a ação de expelir vento patogênico externo e tratar as manifestações de vento interno, e é usado amplamente para paralisia facial decorrente de acidente vascular cerebral ou paralisa de Bell, neuralgia do trigêmeo, espasmo e trismo.

Por sua ação de dispersar calor e circular o canal, Yifeng (SJ-17) também é indicado para distúrbios locais, como caxumba, escrofulose, inchaço da bochecha e dor de dente.

Combinações

- Úlceras purulentas no ouvido com secreção: Yifeng (SJ-17), Hegu (IG-4) e Ermen (SJ-21) (Great Compendium).
- Surdez: Yifeng (SJ-17), Huizong (SJ-17) e Xiaguan (E-7) (Systematic Classic).
- Surdez decorrente de obstrução do qi: Yifeng (SJ-17), Tinggong (ID-19) e Tinghui (VB-2); depois agulhar Zusanli (E-36) e Hegu (IG-4) (Great Compendium).
- Perda súbita da fala: Yifeng (SJ-17) e Tongli (C-5) (Supplementing Life).
- Dor de dente e cárie dentária: Yifeng (SJ-17), Xiaguan (E-7), Daying (E-5) e Wangu (ID-4) (Supplementing Life).
- Trismo: Yifeng (SJ-17) e Tianchuang (ID-16) (Supplementing Life).
- Paralisia facial: Yifeng (SJ-17), Dicang (E-4), Jiache (E-6), Xiaguan (E-7), Sibai (E-2) e Hegu (IG-4).

Qimai (SJ-18) – vaso do espasmo

Localização

- Atrás da orelha, em uma pequena depressão situada no osso mastoide, a um terço da distância ao longo de uma linha curva traçada a partir de Yifeng (SJ-17) até Jiaosun (SJ-20), seguindo a linha da margem da orelha.

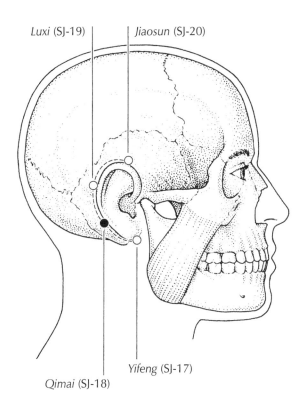

Sizhukong (SJ-23) e *Erheliao* (SJ-22) (*Thousand Ducat Formulas*).

Luxi (SJ-19) – descanso do crânio 顱息

Localização
- Atrás da orelha, em uma pequena depressão situada a dois terços da distância ao longo de uma linha curva traçada a partir de *Yifeng* (SJ-17) até *Jiaosun* (SJ-20), seguindo a linha da borda da orelha.

Inserção da agulha
Inserção subcutânea ao longo do curso do canal, com 0,3 a 0,5 *cun*, ou picar para sangrar.

Ações
- Beneficia os ouvidos.
- Acalma o medo e pacifica o vento.

Indicações
- Tinidos, surdez, dor atrás da orelha.
- Dor de cabeça, vento na cabeça, vômito, diarreia, emissão seminal, secreção ocular, obscurecimento da visão.
- Epilepsia infantil por susto, espasmo clônico, terror e medo.

Combinações
- Convulsões epilépticas na infância, vômito e diarreia, terror e medo: *Qimai* (SJ-18) e *Changqiang* (DU-1) (*Systematic Classic*).
- Vento na cabeça e dor atrás da orelha: *Qimai* (SJ-18) e *Wangu* (VB-12) (*Supplementing Life*).
- Dor de cabeça por vento: *Qimai* (SJ-18), *Zanzhu* (B-2), *Chengguang* (B-6), *Shenshu* (B-23),

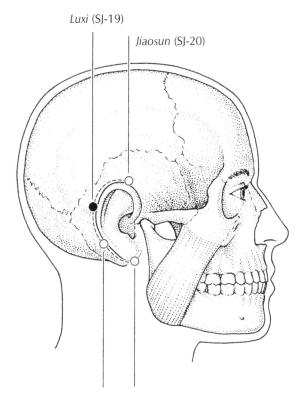

Inserção da agulha
Inserção subcutânea ao longo do curso do canal com 0,3 a 0,5 *cun*, ou picar para sangrar.
Nota: de acordo com vários textos clássicos, a sangria é contraindicada nesse ponto.

Ações

- Beneficia os ouvidos e dispersa o calor.
- Acalma o medo e alivia a tetania.

Indicações

- Surdez, tinidos, dor de ouvido, secreção de pus do ouvido, prurido da face, vermelhidão e inchaço no canto da fronte (na região de *Touwei* – E-8).
- Dor de cabeça, cabeça pesada, dor de cabeça unilateral, calor no corpo com dor de cabeça e incapacidade de dormir, tontura, epilepsia na infância, tetania, susto e terror, vômito de saliva espumosa (aquosa) na infância, vômito e baba, dor no tórax e na região costal lateral, dispneia, emissão seminal.

Comentários

Embora seja raro que esse ponto seja usado clinicamente, *Ode to the One Hundred Symptoms* (*Ode aos Cem Sintomas*) afirmava de maneira inequívoca que a "tetania não pode ser tratada com sucesso sem *Luxi* (SJ-19)". A tetania é um distúrbio caracterizado por rigidez do pescoço e das costas, trismo, espasmos dos membros, opistótono, etc.

Combinações

- Dor na região costal lateral com incapacidade de virar o corpo: *Luxi* (SJ-19) e *Benshen* (VB-13) (*Thousand Ducat Formulas*).
- Dor de cabeça unilateral: *Luxi* (SJ-19), *Fengchi* (VB-20), *Taiyang* (M-CP-9), *Waiguan* (SJ-5) e *Jianjing* (VB-21).

Jiaosun (SJ-20) – ângulo pequeno

Ponto de encontro dos canais Sanjiao, do Intestino Delgado e da Vesícula Biliar.

Localização

- Na lateral da cabeça, no mesmo nível do ápice da orelha, quando esta é dobrada para a frente.

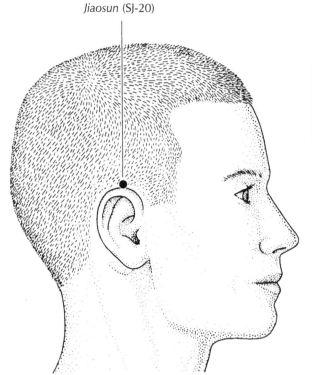

Jiaosun (SJ-20)

Nota de localização

- Dobre a orelha para que a parte posterior da hélice superior cubra diretamente a parte anterior da hélice superior. Tome cuidado para não empurrar toda a orelha para a frente.

Inserção da agulha

Inserção transversal com 0,5 a 1,5 *cun*.

Nota: este ponto, em comum com todos os pontos dentro da linha do cabelo, pode ser agulhado em sentidos anterior, posterior, inferior ou superior. A direção depende da sintomatologia, em outras palavras, a agulha é inserida no sentido em que a dor de cabeça ou qualquer outra dor se irradia, ou a agulha é transfixada para unir esse ponto com outros pontos da cabeça. A agulha deve ser inserida dentro das camadas subcutâneas próxima do osso do crânio, e não tão superficialmente.

Ações

- Beneficia os ouvidos.
- Beneficia os dentes, as gengivas e os lábios.
- Dispersa calor.

Indicações

- Tinidos, surdez, secreção de pus do ouvido, vermelhidão e inchaço da parte posterior da orelha, vermelhidão e inchaço da aurícula.
- Dor de dente, cárie dentária, inchaço e dor das gengivas com incapacidade de mastigar, rigidez dos lábios, secura dos lábios, obstrução superficial da visão, rigidez da nuca com incapacidade de virar a cabeça.

Comentários

Embora seja raro o seu uso clinicamente, é interessante notar que *Jiaosun* (SJ-20) era tradicionalmente indicado, e aparecia em combinações para inchaço e dor das gengivas, secura dos lábios, incapacidade de mastigar, dor de dente e cárie dentária, e, dessa forma, pode ser visto como um ponto adjacente útil para esses distúrbios. No que se refere à rigidez dos lábios, é notável que dos poucos pontos que tradicionalmente eram considerados capazes de tratar esses distúrbios, a maioria (por exemplo, *Jiaosun* [SJ-20], *Ermen* [SJ-21], *Shangguan* [VB-3], *Zhengying* [VB-17]) se encontra na região da orelha.

Combinações

- Dor nas gengivas: *Jiaosun* (SJ-20) e *Xiaohai* (ID-8) (*Great Compendium*).
- Incapacidade de mastigar: *Jiaosun* (SJ-20) e *Jiache* (E-6) (*Thousand Ducat Formulas*).

Ermen (SJ-21) – portão do ouvido

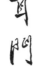

Localização

- Na depressão à frente da incisura supratrágica e ligeiramente acima do processo condiloide da mandíbula.

Nota de localização

- Para localizar este ponto, peça ao paciente que abra a boca para que o processo condiloide da mandíbula deslize para a frente e revele a depressão. Esse ponto é agulhado com a boca aberta. Depois da agulha inserida, a boca pode ser fechada.

Inserção da agulha

Inserção oblíqua para baixo, ligeiramente para trás, 0,5 a 1 *cun*.

Nota: muitas fontes clássicas proíbem a moxibustão nesse ponto em casos de secreção de pus do ouvido.

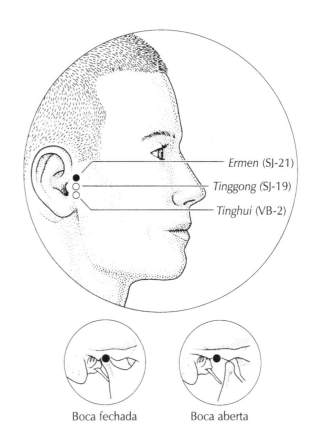

Ações

- Beneficia os ouvidos.
- Dispersa calor.

Indicações

- Tinidos, surdez, audição deficiente, dor de ouvido, secreção de pus do ouvido, inchaço do ouvido, úlceras nos ouvidos.
- Dor de dente, cárie dentária, inchaço e dor na região submandibular, rigidez dos lábios, dor de cabeça, trismo, dor na nuca.

Comentários

Ermen (SJ-21) é o ponto mais alto dos três pontos que ficam na frente da orelha, sendo os outros *Tinggong* (ID-19) e *Tinghui* (VB-2). Todos são frequentemente empregados para o tratamento de distúrbios auditivos incluindo tinidos, surdez, dor, prurido e secreção. Devido à proximidade desses pontos e das indicações similares de cada um, é difícil fazer sua distinção clínica. Se for necessário agulhar regularmente os pontos ao redor da orelha, então esses três pontos devem ser alternados.

Como *Jiaosun* (SJ-20), *Ermen* (SJ-21) também é indicado para dor de dente, cárie dentária e rigidez dos lábios.

Finalmente, é interessante notar que, de acordo com a disposição dos pontos do canal *Sanjiao* no *Great Compendium of Acupuncture and Moxibustion*, *Ermen* (SJ-21) é o último ponto do canal.

Combinações

- Úlceras purulentas nos ouvidos com secreção: *Ermen* (SJ-21), *Yifeng* (SJ-17) e *Hegu* (IG-4) (*Great Compendium*).
- Audição deficiente e surdez: *ermen* (SJ-21), *Fengchi* (VB-20), *Xiaxi* (VB-43), *Tinghui* (VB-2) e *Tinggong* (ID-19) (*Great Compendium*).
- Tinidos com dor lombar: primeiro agulha-se *Renying* (E-9), depois agulha-se *Ermen* (SJ-21) e *Zusanli* (E-36) (*Secrets of the Celestial Star*).
- Tinidos: *Ermen* (SJ-21), *Tinggong* (ID-19), *Tinghui* (VB-2), *Baihui* (DU-20), *Luoque* (B-8), *Yangxi* (IG-5), *Qiagu* (ID-2), *Houxi* (ID-3), *Wangu* (ID-4), *Zhongzhu* (SJ-3), *Yemen* (SJ-2), *Shangyang* (IG-1) e *Shenshu* (B-23) (*Great Compendium*).
- Rigidez dos lábios e dor por cárie dentária do maxilar superior: *Ermen* (SJ-21), *Duiduan* (DU-27), *Muchuang* (VB-16) e *Zhengying* (VB-17) (*Thousand Ducat Formulas*).
- Dor de dente: *Ermen* (SJ-21) e *Sizhukong* (SJ-23) (*One Hundred Symptoms*).

Erheliao (SJ-22) – fenda da harmonia do ouvido

Ponto de encontro dos canais Sanjiao, *da Vesícula Biliar e do Intestino Delgado.*

Localização

- Aproximadamente a 0,5 *cun* à frente da borda superior da raiz da orelha, em uma pequena depressão na borda posterior da linha do cabelo na têmpora.

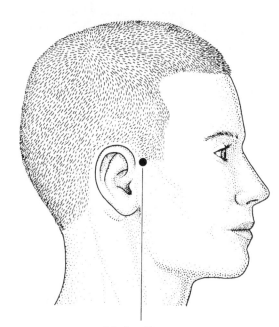

Erheliao (SJ-22)

Nota de localização

- Este ponto fica logo atrás de onde a artéria temporal superficial pode ser palpada.

Inserção da agulha

Inserção transversal com 0,3 a 0,5 *cun*.

Ação

- Expele vento e alivia a dor.

Indicações

- Tinidos, dor e peso da cabeça, dor de cabeça, vento na cabeça, inchaço e dor na ponta do nariz, secreção nasal, desvio da boca, trismo, inchaço da região submandibular e do pescoço, espasmo clônico.

Combinações

- Surdez: *Erheliao* (SJ-22), *Zhongzhu* (SJ-3), *Waiguan* (SJ-5), *Tinghui* (VB-2), *Tinggong* (ID-19), *Hegu* (IG-4), *Shangyang* (IG-1) e *Zhongchong* (PC-9) (*Precious Mirror*).

- Dor de cabeça por vento: *Erheliao* (SJ-22), *Sizhukong* (SJ-23), *Qimai* (SJ-18), *Zanzhu* (B-2), *Chengguang* (B-6) e *Shenshu* (B-23) (*Thousand Ducat Formulas*).

Sizhukong (SJ-23) – buraco do bambu de seda

Localização
- Na depressão situada na margem supraorbitária, na extremidade lateral da sobrancelha.

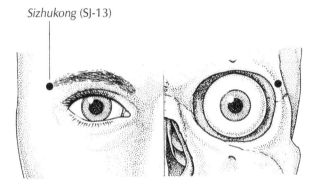

Sizhukong (SJ-13)

Inserção da agulha
Inserção transversal medialmente ao longo da sobrancelha ou voltada para trás, com 0,5 a 1 *cun*.

Nota: de acordo com vários textos clássicos, a moxibustão é contraindicada nesse ponto.

Ações
- Elimina vento e alivia a dor.
- Beneficia os olhos.

Indicações
- Dor de cabeça, dor de cabeça unilateral, vento na cabeça, aversão ao vento e ao frio, tontura, tontura visual, tetania, epilepsia com espuma na boca, mania periódica com espuma na boca, vento umbilical na infância, dor de dente.
- Olhos voltados para cima, desvio da face e do olho, visão turva, dor e vermelhidão nos olhos, espasmo das pálpebras e das sobrancelhas, cílios que crescem para dentro.

Comentários
Sizhukong (SJ-23) é um importante ponto local para o tratamento de dor de cabeça e distúrbios do olho, da pálpebra e da sobrancelha. De acordo com o *Investigation into Points along the Channels*, *Sizhukong* (SJ-23) é indicado para "todos os distúrbios da cabeça, face, sobrancelhas e olhos, independentemente de ser inchaço, vermelhidão, prurido ou entorpecimento".

Sizhukong (SJ-23) também é capaz de pacificar o vento interno e acalmar convulsões e é indicado para tontura, epilepsia, mania, espuma na boca e vento umbilical da infância. O vento umbilical da infância se refere à infecção do umbigo nos recém-nascidos que dá origem a convulsões, opistótono e trismo.

Combinações
- Dor de cabeça unilateral ou generalizada por vento, que é difícil de curar: unir *Sizhukong* (SJ-23) com *Shuaigu* (VB-8) por via subcutânea (*Song of the Jade Dragon*).
- Dor de cabeça unilateral ou generalizada: *Sizhukong* (SJ-23), *Fengchi* (VB-20) e *Hegu* (IG-4) (*Great Compendium*).
- Vento na cabeça unilateral ou generalizado: *Sizhukong* (SJ-23), *Baihui* (DU-20), *Qianding* (DU-21), *Shenting* (DU-24), *Shangxing* (DU-23), *Fengchi* (VB-20), *Hegu* (IG-4), *Zanzhu* (B-2) e *Touwei* (E-8) (*Great Compendium*).
- Dor de cabeça por vento: *Sizhukong* (SJ-23), *Erheliao* (SJ-22), *Qimai* (SJ-18), *Zanzhu* (B-2), *Chengguang* (B-6) e *Shenshu* (B-23) (*Thousand Ducat Formulas*).
- Epilepsia por vento com olhos voltados para cima: *Sizhukong* (SJ-23), *Kunlun* (B-60) e *Baihui* (DU-20) (*Great Compendium*).
- Dor de dente: *Sizhukong* (SJ-23) e *Ermen* (SJ-21) (*One Hundred Symptoms*).

Notas
1 *Spiritual Pivot*, Cap. 4.
2 *Spiritual Pivot*, Cap. 5.
3 *Essential Questions*, Cap. 6.
4 *O Clássico das Dificuldades*, 68ª Dificuldade.
5 *O Clássico das Dificuldades*, 68ª Dificuldade.
6 *O Clássico das Dificuldades*, 66ª Dificuldade.
7 *O Clássico das Dificuldades*, 29ª Dificuldade.
8 *Spiritual Pivot*, Cap. 44.
9 *O Clássico das Dificuldades*, 31ª Dificuldade.
10 *O Clássico das Dificuldades*, 68ª Dificuldade.

Canal da Vesícula Biliar
Shaoyang do Pé

15

足少陽膽經

452 – CANAL DA VESÍCULA BILIAR *SHAOYANG* DO PÉ

CANAL PRIMÁRIO DA VESÍCULA BILIAR

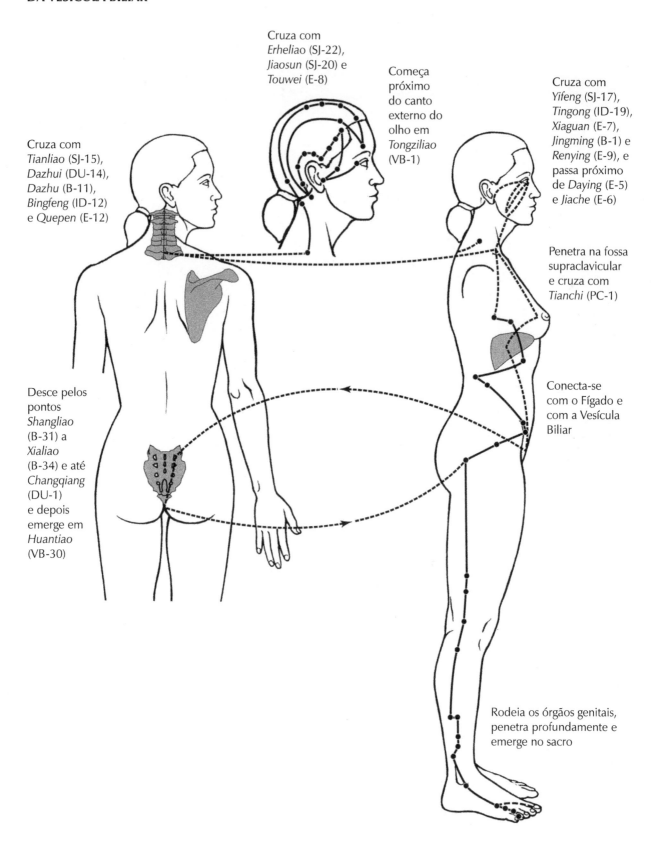

Canal primário da Vesícula Biliar

- Começa próximo do canto externo do olho em *Tongziliao* (VB-1).
- Cruza com a porção anterior da orelha em *Tinghui* (VB-2) e, depois, sobe até a borda superior do arco zigomático em *Shangguan* (VB-3).
- Sobe até o canto da fronte em *Hanyan* (VB-4) e desce pelos pontos *Xuanlu* (VB-5), *Xuanli* (VB-6) e *Qubin* (VB-7) até a região acima da orelha, onde cruza com *Erheliao* (SJ-22).
- Circunda por trás da orelha até o processo mastoide em *Wangu* (VB-12), passando por *Jiaosun* (SJ-20) no trajeto.
- Faz uma curva para cima através da lateral da cabeça até o canto da fronte em *Touwei* (E-8) e desce até a região supraorbitária em *Yangbai* (VB-14).
- Sobe e circunda pela lateral da cabeça até *Fengchi* (VB-20), abaixo do occipício.
- Cruza pela parte superior do ombro por *Jianjing* (VB-21) e *Tianliao* (SJ-15) para se encontrar com a coluna em *Dazhui* (DU-14).
- Passa lateralmente por *Dazhu* (B-11) até *Bingfeng* (ID-12) e, depois, anteriormente, penetrando na fossa supraclavicular em *Quepen* (E-12).

Um ramo

- Emerge atrás da orelha e penetra no ouvido em *Yifeng* (SJ-17).
- Emerge na frente da orelha e passa por *Tinggong* (ID-19) e *Xiaguan* (E-7) até o canto externo do olho.
- Desce até o canto da mandíbula, próximo de *Daying* (E-5).
- Cruza o canal *Sanjiao* e sobe até a região infraorbitária, encontrando-se com *Jingming* (B-1).
- Desce até o pescoço, passando perto de *Jiache* (E-6) e cruzando com *Renying* (E-9), para se juntar novamente com o canal principal na fossa supraclavicular.
- Desce pelo tórax cruzando o canal do Pericárdio em *Tianchi* (PC-1).
- Cruza o diafragma, conecta-se com o Fígado e une-se com a Vesícula Biliar.
- Continua ao longo da parte interna das costelas e emerge na região inguinal.

- Circunda os órgãos genitais, segue superficialmente ao longo da margem dos pelos púbicos e depois penetra profundamente, emergindo na região sacral, onde cruza o canal da Bexiga em *Baliao* (os quatros pontos dos forames sacrais) e o vaso Governador em *Changqiang* (DU-1).
- Emerge na nádega em *Huantiao* (VB-30).

Outro ramo

- Desce a partir da fossa supraclavicular até o aspecto anterior da axila e depois passa por *Yuanye* (VB-22), *Zhejin* (VB-23) e *Riyue* (VB-24).
- Cruza o canal do Fígado em *Zhangmen* (F-13).
- Desce até a articulação do quadril para encontrar o ramo anterior em *Huantiao* (VB-30) e continua descendo pelo aspecto lateral da coxa e do joelho.
- Desce ao longo do aspecto lateral da parte inferior da perna até o aspecto anterior do maléolo lateral.
- Segue a superfície dorsal do pé ao longo do sulco entre o quarto e o quinto metatársico até a extremidade no aspecto lateral da ponta do quarto dedo do pé em *Zuqiaoyin* (VB-44).

Outro ramo

- Separa-se no pé, em *Zulinqi* (VB-41), e segue entre o primeiro e o segundo ossos metatársicos até a ponta medial do dedo grande do pé e depois através da unha do dedo do pé e se une com o canal do Fígado.

O canal primário da Vesícula Biliar conecta-se com os seguintes zangfu: Vesícula Biliar e Fígado.

O canal primário da Vesícula Biliar cruza com outros canais nos seguintes pontos: Xiaguan (E-7), *Touwei* (E-8), *Renying* (E-9), *Quepen* (E-12), *Bingfeng* (ID-12), *Tinggong* (ID-19), *Jingming* (B-1), *Dazhu* (B-11), *Shangliao* (B-31), *Ciliao* (B-32), *Zhongliao* (B-33), *Xialiao* (B-34), *Tianchi* (PC-1), *Tianliao* (SJ-15), *Yifeng* (SJ-17), *Jiaosun* (SJ-20), *Erheliao* (SJ-22), *Zhangmen* (F-13), *Changqiang* (DU-1), *Dazhui* (DU-14).

Nota: *Baihui* (DU-20) é classificado como ponto de encontro do canal da Vesícula Biliar com o vaso Governador, mas convencionalmente isso não é mostrado nas ilustrações do canal primário da Vesícula Biliar.

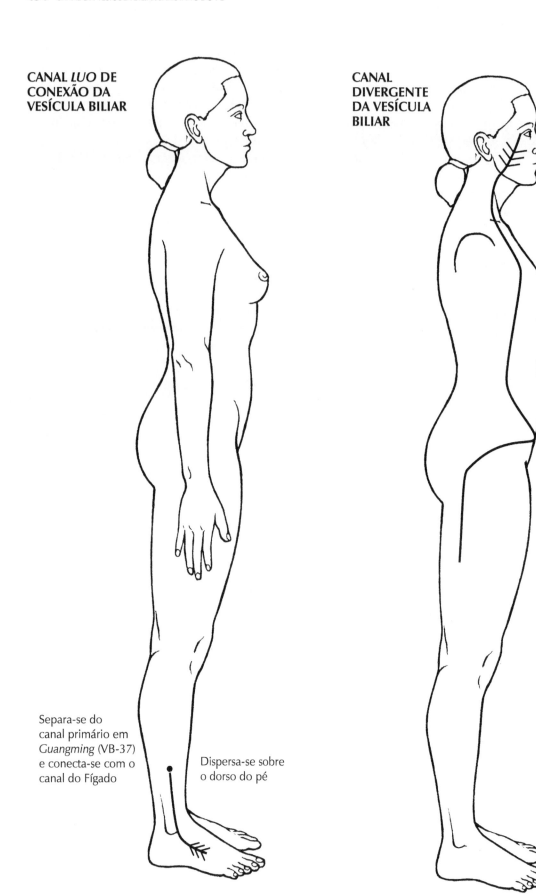

Canal luo de conexão da Vesícula Biliar

- Separa-se do canal primário em *Guangming* (VB-37).
- Conecta-se com o canal do Fígado.
- Desce e se dispersa sobre o dorso do pé.

Canal divergente da Vesícula Biliar

- Diverge do canal primário na coxa.
- Penetra nos pelos púbicos, onde se converge com o canal divergente do Fígado.
- Entra no flanco entre as costelas inferiores.
- Conecta-se com a Vesícula Biliar e se espalha para cima pelo Fígado.
- Seguem subindo através do coração e do esôfago.
- Emerge na mandíbula inferior, dispersa-se na face, conecta-se com o olho e volta a se unir com o canal primário da Vesícula Biliar no canto externo do olho.

Canal tendinoso da Vesícula Biliar

- Começa no quarto dedo do pé e se prende no maléolo lateral.
- Sobe pelo aspecto lateral da perna e se prende no aspecto lateral do joelho.

Um ramo

- Começa na porção superior da fíbula e sobe ao longo do aspecto lateral da coxa.

Um sub-ramo

- Segue em sentido anterior e se prende na área acima de *Futu* (E-32).

Outro sub-ramo

- Segue em sentido posterior e se prende no sacro.

O ramo vertical

- Sobe através das costelas e vai em sentido anterior até a axila, ligando-se primeiro com a mama e depois se prendendo em *Quepen* (E-12).

Outro ramo

- Sobe da axila e passa através de *Quepen* (E-12).
- Sobe pela frente do canal da Bexiga, passando por trás da orelha até a têmpora.
- Continua até o vértice, onde cruza com sua contraparte bilateral.

Um ramo

- Desce da têmpora através da bochecha e se prende na lateral do nariz.

Um sub-ramo

- Prende-se no canto externo do olho.

Sintomas patológicos do canal tendinoso da Vesícula Biliar

Distensão e câimbra do quarto dedo do pé que leva à câimbra do aspecto lateral do joelho; incapacidade de estender e dobrar o joelho; espasmo da região poplítea, levando, na parte anterior, a espasmo da parte superior da coxa e, na parte dorsal, a espasmo do sacro, que se irradia para a região costal lateral e para a área abaixo da região costal lateral; espasmo da fossa supraclavicular, das laterais do pescoço e do pescoço. Se a pessoa olha para a direita, então o olho direito não se abre e vice-versa.

Discussão

O canal da Vesícula Biliar *shaoyang* do pé está associado ao ponto de vista interior-exterior do canal do Fígado, e acoplado com o canal *Sanjiao shaoyang* da mão, de acordo com a teoria dos seis canais. A relação Vesícula Biliar-Fígado é fortalecida ainda mais pelos seguintes fatos:

- O canal primário da Vesícula Biliar e o canal divergente da Vesícula Biliar conectam-se com o Fígado.
- O canal *luo* de conexão da Vesícula Biliar conecta-se com o canal do Fígado.
- O canal divergente da Vesícula Biliar conecta-se com o canal divergente do Fígado.

Além disso, é importante notar que:

- O canal primário da Vesícula Biliar começa no canto externo do olho e segue até a região infraorbitária, e o canal divergente da Vesícula Biliar conecta-se com o olho.

CANAL TENDINOSO DA VESÍCULA BILIAR

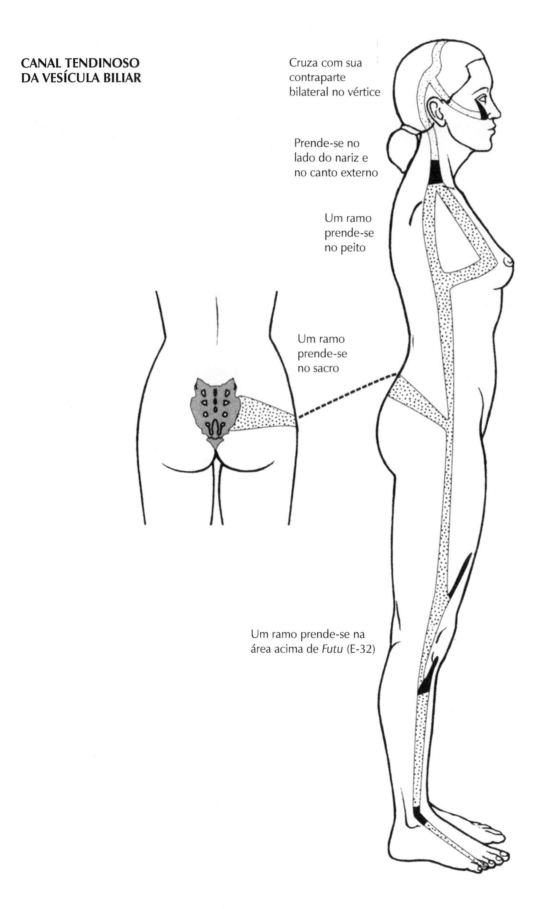

- O canal primário da Vesícula Biliar cruza a lateral da cabeça e passa pelos pontos *Erheliao* (SJ-22), *Jiaosun* (SJ-20) e *Touwei* (E-8) nessa região.
- O canal primário da Vesícula Biliar passa por trás da orelha e penetra no ouvido.
- O canal primário da Vesícula Biliar passa através da mandíbula e da região da garganta.
- O canal primário da Vesícula Biliar desce pelo tórax e se conecta com o canal do Pericárdio em *Tianchi* (PC-1).
- O canal primário da Vesícula Biliar e o canal divergente da Vesícula Biliar passam anteriormente à axila.
- O canal tendinoso da Vesícula Biliar se une com a mama.
- O canal divergente da Vesícula Biliar conecta-se com o Coração.
- O canal primário da Vesícula Biliar passa pela região inguinal e circunda os órgãos genitais.
- O canal primário da Vesícula Biliar e o canal tendinoso da Vesícula Biliar vão até o sacro e o canal primário se conecta com *Changqiang* (DU-1).

A Vesícula Biliar pertence à fase madeira e suas principais funções são: armazenar e excretar a bile, além de reger a coragem, a tomada de decisão e o julgamento. É em virtude dessas funções e dos trajetos do canal discutidos anteriormente que muitas das ações e indicações dos pontos do canal da Vesícula Biliar podem ser explicadas. Essas ações e indicações podem ser resumidas da seguinte forma:

- Tratar distúrbios dos olhos, especialmente os decorrentes de vento-calor exterior ou de calor do canal do Fígado e da Vesícula Biliar.
- Tratar distúrbios do ouvido, especialmente os decorrentes de vento-calor exterior ou de calor do canal do Fígado e da Vesícula Biliar.
- Tratar dores de cabeça, especialmente as unilaterais, que afetam o canal *shaoyang* na têmpora e na lateral da cabeça.
- Tratar distúrbios do Fígado. O Fígado governa o livre fluxo do *qi*, e quando esta função do Fígado se encontra prejudicada, o *qi* estagna. Ao mesmo tempo, o Fígado e a Vesícula Biliar são encarregados pelo fogo ministerial e seu *qi* estagnado prontamente se transforma em fogo. Se o fogo do Fígado consumir o *yin*, pode dar origem ao padrão de ascensão do *yang* do Fígado, e tanto o fogo do Fígado quanto o *yang* do Fígado podem gerar vento interno. Estagnação do *qi* do Fígado, fogo do Fígado, *yang* do Fígado e vento do Fígado podem, todos, se manifestar ao longo do curso do canal da Vesícula Biliar na cabeça, nos ouvidos, nos olhos, no tórax, na mama e na região costal lateral.
- Tratar distúrbios de fleuma, escrofulose e nódulos. O livre fluxo dos líquidos corporais é, em parte, dependente do livre fluxo do *qi* do Fígado, e o fogo do Fígado pode condensar os líquidos corporais em fleuma. Os pontos do canal da Vesícula Biliar estão indicados para *qi* estagnado e fleuma, (e consequente) inchaço e nodulação, em garganta, fossa supraclavicular, axila e mama, todas são regiões atravessadas pelos vários trajetos dos canais primário e secundário da Vesícula Biliar.
- Dispersar umidade-calor do *fu* Vesícula Biliar, que se manifesta como icterícia, dor na região costal lateral, náusea e vômito, febre, etc.
- Dispersar fatores patogênicos do nível *shaoyang*, os quais dão origem a calafrios alternando-se com febre, gosto amargo na boca, dor no hipocôndrio, secura na boca e garganta assim como náusea e vômito.
- Tratar distúrbios do espírito e da alma etérea (*hun*): (1) a Vesícula Biliar rege o julgamento, a tomada de decisão e a coragem; (2) seu canal divergente penetra no Coração; e (3) a Vesícula Biliar (madeira) é a "mãe" do Coração (fogo). Os pontos do canal da Vesícula Biliar são, portanto, capazes de tratar distúrbios do espírito e da alma etérea (*hun*) decorrentes principalmente do fogo da Vesícula Biliar e do Fígado ou da deficiência do *qi* da Vesícula Biliar.
- O vaso da Cintura apenas passa através de três pontos de acupuntura: *Daimai* (VB-26), *Wushu* (VB-27) e *Weidao* (VB-28), e seu ponto confluente é *Zulinqi* (VB-41). Este vaso extraordinário, portanto, é influenciado principalmente por meio da seleção desses pontos do canal da Vesícula Biliar.
- Os pontos *hui* de encontro dos tendões (*Yanglingquan* – VB-34) e da medula (*Xuanzhong* – VB-39) pertencem ao canal da Vesícula Biliar, que passa por toda a porção lateral da perna. Muitos pontos da porção inferior deste canal, portanto, são importantes no tratamento de distúrbios como distúrbio de atrofia e obstrução dolorosa.

Tongziliao (VB-1) – fenda da pupila

瞳子髎

Ponto de encontro dos canais de Vesícula Biliar, Intestino Delgado e Sanjiao.

Localização

- Na depressão ao lado da margem orbitária, aproximadamente 0,5 *cun* do lado do canto externo do olho.

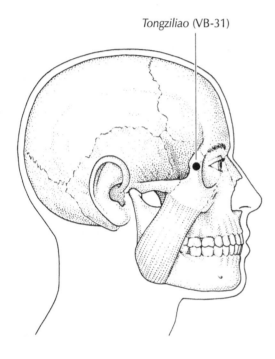

Tongziliao (VB-31)

Inserção da agulha

Inserção transversal em sentido posterior com 0,2 a 0,3 *cun*, ou estender para se conectar com *Taiyang* (M-CP-9).

Nota: de acordo com vários textos modernos, a moxibustão é contraindicada nesse ponto.

Ação

- Beneficia os olhos, elimina vento e dispersa calor.

Indicações

- Dor ocular, vermelhidão, inchaço e dor dos olhos, lacrimejamento, lacrimejamento por exposição ao vento, prurido dos olhos, vermelhidão e prurido nos cantos interno e externo do olho, miopia, obstrução superficial da visão, obscurecimento da visão, cegueira noturna.
- Desvio da boca e do olho, obstrução dolorosa da garganta, dor de cabeça, dor na crista supraorbitária.

Comentários

Os canais da Vesícula Biliar, divergente da Vesícula Biliar e do Fígado se conectam com o olho, e o *zang* Fígado (relacionado com a Vesícula Biliar do ponto de vista interior-exterior) se abre nos olhos. *Tongziliao* (VB-1), o primeiro ponto do canal e localizado logo ao lado do olho, é usado para tratar todos os tipos de distúrbios oculares, especialmente quando decorrentes de vento-calor no canal do Fígado. Embora os distúrbios oculares possam ser decorrentes de vento-calor externo ou de fogo interno do Fígado, na prática clínica, esses dois padrões estão geralmente misturados, e a pessoa que sofre de fogo interno do Fígado ou de *yang* do Fígado é suscetível aos ataques de vento ou vento-calor do exterior. Essa situação clínica comumente vista é muitas vezes chamada de vento-calor no canal do Fígado.

Tongziliao (VB-1) é tradicionalmente indicado para dor, inchaço, vermelhidão e prurido nos olhos, lacrimejamento e distúrbios da visão, e nos tempos modernos, para distúrbios como glaucoma, fotofobia, catarata, nébula, opacidade córnea, ceratite, hemorragia da retina e atrofia do nervo óptico. Também é comumente usado para dor de cabeça temporal e dor supraorbitária, especialmente decorrentes das etiologias anteriormente citadas, bem como para desvio da boca e do olho decorrentes de vento externo ou interno. O interessante é que *Tongziliao* (VB-1) está incluído com *Shaoze* (ID-1) em uma prescrição clássica para dor na mama em mulheres. Isso reflete o trajeto do canal tendinoso da Vesícula Biliar até a mama.

Combinações

- Obstrução interna do olho: *Tongziliao* (VB-1), *Hegu* (IG-4), *Zulinqi* (VB-41) e *Jingming* (B-1) (*Great Compendium*).
- Obstrução superficial da visão: *Tongziliao* (VB-1) e *Qiuxu* (VB-40) (*Supplementing Life*).
- Inchaço das mamas em mulheres: *Tongziliao* (VB-1) e *Shaoze* (ID-1) (*Illustrated Supplement*).

Tinghui (VB-2) – encontro da audição

Localização

- Na depressão entre a incisura intertrágica posteriormente e o processo condiloide da mandíbula anteriormente. Localizar esse ponto com a boca bem aberta.

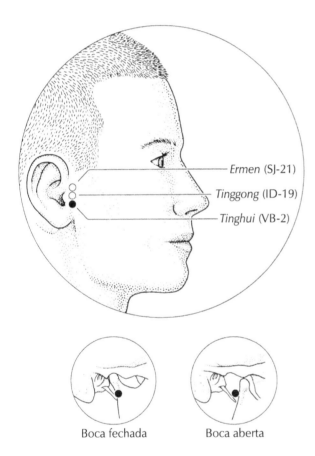

Boca fechada   Boca aberta

Nota de localização

- Para localizar esse ponto, peça ao paciente que abra a boca para que o processo condiloide da mandíbula deslize para a frente e revele a depressão.

Inserção da agulha

Inserção ligeiramente para trás com 0,5 a 1 *cun*. A agulha deve ser inserida nesse ponto estando a boca bem aberta. O paciente pode fechar a boca depois da inserção.

Ações

- Beneficia os ouvidos, elimina vento e dispersa calor.
- Ativa o canal e alivia a dor.

Indicações

- Tinidos, surdez, vermelhidão, inchaço, dor e secreção purulenta no ouvido, prurido no ouvido.
- Caxumba, dor de dente, acidente vascular cerebral, desvio da boca e do olho, dor na articulação da mandíbula, deslocamento da mandíbula, dificuldade para mastigar, desorientação.

Comentários

Existem três pontos na frente do trago da orelha, que são: *Tinghui* (VB-2) abaixo, *Ermen* (SJ-21) acima e *Tinggong* (ID-19) no centro. Todos são frequentemente empregados no tratamento de uma ampla variedade de distúrbios auditivos, incluindo tinidos, surdez, dor, prurido e secreção. Em decorrência da proximidade desses pontos e das indicações similares de cada um, é difícil distingui-los clinicamente, embora cada acupunturista possa ter sua preferência. Se for necessário agulhar pontos ao redor do ouvido regularmente, então esses três pontos devem ser alternados.

Além da sua capacidade de tratar distúrbios auditivos, *Tinghui* (VB-2) é capaz de eliminar vento e ativar o canal na região vizinha, e é indicado para desvio da boca e dos olhos, caxumba, dor de dente e dificuldade para mastigar e outros distúrbios da mandíbula.

Combinações

- Inchaço, dor e vermelhidão do ouvido: *Tinghui* (VB-2), *Hegu* (IG-4) e *Jiache* (E-6) (*Great Compendium*).
- Surdez decorrente de obstrução do *qi*: *Tinghui* (VB-2), *Tinggong* (ID-19) e *Yifeng* (SJ-17); depois agulhar *Zusanli* (E-36) e *Hegu* (IG-4) (*Great Compendium*).
- Surdez e tinidos: *Tinghui* (VB-2), *Tianrong* (ID-17), *Tinggong* (ID-19) e *Zhongzhu* (SJ-3) (*Thousand Ducat Formulas*).
- Surdez: *Tinghui* (VB-2), *Zhongzhu* (SJ-3), *Waiguan* (SJ-5), *Erheliao* (SJ-22), *Shangyang* (IG-1), *Tinggong* (ID-19), *Hegu* (IG-4) e *Zhongchong* (PC-9) (*Precious Mirror*).

- Audição deficiente e surdez: *Tinghui* (VB-2), *Ermen* (SJ-21), *Fengchi* (VB-20), *Xiaxi* (VB-43) e *Tinggong* (ID-19) (*Great Compendium*).
- Audição deficiente e surdez: *Tinghui* (VB-2) e *Waiguan* (SJ-5) (*Supplementing Life*).
- Surdez bilateral decorrente de lesão por frio: *Tinghui* (VB-2) e *Jinmen* (B-63) (*Ode of Xi-hong*).
- Tinidos: *Tinghui* (VB-2), *Tinggong* (ID-19), *Ermen* (SJ-21), *Baihui* (DU-20), *Luoque* (B-8), *Yangxi* (IG-5), *Qiangu* (ID-2), *Houxi* (ID-3), *Wangu* (ID-4), *Zhongzhu* (SJ-3), *Yemen* (SJ-2), *Shangyang* (IG-1) e *Shenshu* (B-23) (*Great Compendium*).
- Dor de dente com aversão ao frio: *Tinghui* (VB-2), *Daying* (E-5), *Quanliao* (ID-18) e *Quchi* (IG-11) (*Thousand Ducat Formulas*).
- Desvio da boca e do olho: *Tinghui* (VB-2), *Jiache* (E-6), *Dicang* (E-4), *Renzhong* (DU-26), *Chengjiang* (REN-24) e *Hegu* (IG-4) (*Illustrated Supplement*).

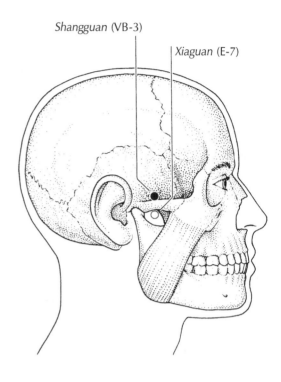

Shangguan (VB-3) – acima da articulação

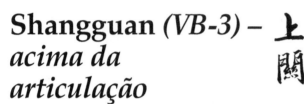
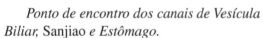

Ponto de encontro dos canais de Vesícula Biliar, Sanjiao e Estômago.

Localização
- Na frente da orelha, em uma depressão abaixo da borda superior do arco zigomático, diretamente acima de *Xiaguan* (E-7).

Nota de localização
- Primeiro localizar *Xiaguan* (E-7) na borda inferior do arco zigomático, na depressão à frente do processo condiloide da mandíbula. Depois correr o dedo que palpa para cima, sobre o arco zigomático, até cair na depressão.

Inserção da agulha
Inserção perpendicular com 0,3 a 0,5 *cun*.
Precaução: é tradicionalmente enfatizado que a inserção profunda deve ser evitada nesse ponto.

Ações
- Elimina vento e beneficia os ouvidos.
- Ativa o canal e alivia a dor.

Indicações
- Surdez, tinidos, secreção purulenta do ouvido, obscurecimento da visão, dor na face, dor de dentes do maxilar superior, rigidez dos lábios.
- Dor de cabeça, aversão ao vento e ao frio, calafrios e febre, hemiplegia, desvio da boca e do olho, trismo, tetania que leva à dor óssea, espasmo clônico.

Comentários
Embora menos importante que seu ponto vizinho *Xiaguan* (E-7), *Shangguan* (VB-3) pode ser usado como ponto local no tratamento de distúrbios da região circundante, incluindo ouvidos, olhos, face, dentes, maxilar, lábios e cabeça. No tratamento de neuralgia do trigêmeo, este ponto é às vezes agulhado 0,5 *cun* à frente de sua localização no livro-texto.

Combinações
- Hemiplegia com desvio da boca e do olho: *Shangguan* (VB-3) e *Xiaguan* (E-7) (*Supplementing Life*).

- Trismo: *Shangguan* (VB-3), *Jiache* (E-6) e pontos *Ahshi* (*Compilação*).

Hanyan *(VB-4)* – serenidade do maxilar

Ponto de encontro dos canais de Vesícula Biliar, Sanjiao e Estômago.

Localização

- Na região temporal, dentro da linha do cabelo, um quarto da distância entre *Touwei* (E-8) e *Qubin* (VB-7).

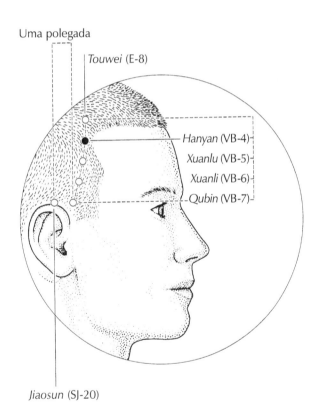

Inserção da agulha

Inserção transversal com 0,5 a 1,5 cun.

Nota: este ponto, em comum com todos os pontos dentro da linha do cabelo, pode ser agulhado em qualquer direção. A direção depende da sintomatologia; em outras palavras, direcione a agulha para onde a dor de cabeça ou outra dor se irradia, ou una-o através de inserção por transfixação com outros pontos da cabeça. A agulha deve ser inserida até a camada subcutânea, dentro do tecido areolar frouxo adjacente ao osso do crânio, em vez de superficialmente.

Ações

- Elimina vento e dispersa calor.
- Ativa o canal e alivia a dor.

Indicações

- Dor de cabeça unilateral, vento na cabeça (com dor nos dois pontos *Taiyang* – M-CP-9), dor de cabeça com calor no corpo, tontura visual, dor e vermelhidão no canto externo do olho.
- Tinidos, dor de ouvido.
- Espasmo clônico, trismo, epilepsia, desvio da boca e do olho, dor de dente, espirros.
- Dor no pescoço, dor no pulso, incapacidade de flexionar o pulso, vento na articulação com transpiração.

Comentários

Yan Zheng-shi, da dinastia Ming, recomendava, no livro *Investigation of Points along the Channels*, *Hanyan* (VB-4) especificamente para vento na cabeça com dor na região dos dois pontos *Taiyang* (M-CP-9). Clinicamente, *Hanyan* (VB-4) deve sempre ser palpado em casos de dor de cabeça unilateral e agulhado se estiver dolorido. Normalmente para um ponto na cabeça, *Hanyan* (VB-4) também é indicado no *Great Compendium of Acupuncture and Moxibustion* para dor e rigidez do pulso bem como para "vento na articulação" (ou seja, obstrução dolorosa) acompanhado por transpiração.

Combinações

- Dor de cabeça unilateral: *Hanyan* (VB-4) e *Xuanlu* (VB-5) (*One Hundred Symptoms*).
- Tontura por vento e dor de cabeça unilateral: *Hanyan* (VB-4), *Qianding* (DU-21) e *Houding* (DU-19) (*Thousand Ducat Formulas*).
- Tontura por vento: *Hanyan* (VB-4), *Houding* (DU-19) e *Yuzhen* (B-9) (*Supplementing Life*).
- Dor no pescoço, dor articular e transpiração: *Hanyan* (VB-4), *Feiyang* (B-58) e *Yongquan* (R-1) (*Thousand Ducat Formulas*).

Xuanlu (VB-5) – crânio suspenso

Ponto de encontro dos canais de Vesícula Biliar, Estômago, Sanjiao e Intestino Grosso.

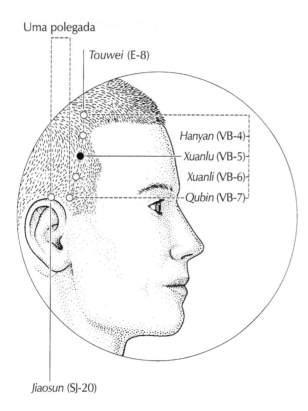

Localização
- Na região temporal, dentro da linha do cabelo, no ponto médio entre *Touwei* (E-8) e *Qubin* (VB-7).

Inserção da agulha
Inserção transversal com 0,5 a 1,5 *cun*. Ver nota em *Hanyan* (VB-4).

Ações
- Expele vento e dispersa calor.
- Ativa o canal e alivia a dor.

Indicações
- Dor de cabeça unilateral que se estende para o canto externo do olho, dor no canto externo do olho, dor de cabeça.
- Dor de dente, dor, inchaço e vermelhidão da pele da face, sangramento nasal, secreção nasal turva incessante, rinite, doença febril com agitação e plenitude e ausência de transpiração.

Combinação
- Dor de cabeça unilateral: *Xuanlu* (VB-5) e *Hanyan* (VB-4) (*One Hundred Symptoms*).

Xuanli (VB-6) – cabelo suspenso

Ponto de encontro dos canais de Vesícula Biliar, Estômago, Sanjiao e Intestino Grosso.

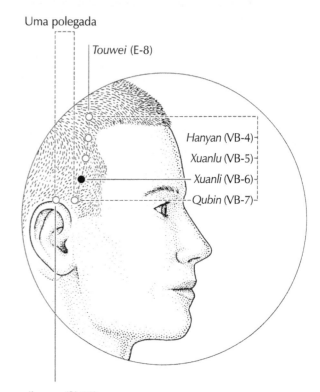

Localização
- Na região temporal, dentro da linha do cabelo, três quartos da distância entre *Touwei* (E-8) e *Qubin* (VB-7).

Inserção da agulha
Inserção transversal com 0,5 a 1,5 *cun*. Ver nota em *Hanyan* (VB-4).

Ações

- Expele vento e dispersa calor.
- Ativa o canal e alivia a dor.

Indicações

- Dor de cabeça unilateral, dor de cabeça unilateral que se estende para o canto externo do olho, dor no canto externo do olho, espirros, tinidos, inchaço e vermelhidão da pele da face.
- Doença febril com ausência de transpiração, agitação do coração com falta de desejo de comer, calor no *jiao* médio.

Combinação

- Doença febril com dor de cabeça unilateral: *Xuanli* (VB-6) e *Jiuwei* (REN-15) (*Thousand Ducat Formulas*).

Qubin (VB-7) – curva da têmpora

Ponto de encontro dos canais de Vesícula Biliar e da Bexiga.

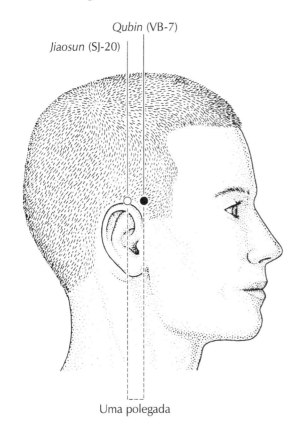

Localização

- Na região temporal, dentro da linha do cabelo, no mesmo nível e um dedo de largura à frente de *Jiaosun* (SJ-20).

Nota de localização

- *Jiaosun* (SJ-20) fica localizado no mesmo nível do ápice da orelha, quando a orelha é dobrada para a frente. Dobre a orelha para que a parte posterior da hélice superior cubra diretamente a parte anterior da hélice superior. Tome cuidado para não empurrar toda a orelha para a frente.

Inserção da agulha

Inserção transversal com 0,5 a 1,5 *cun*. Ver nota em *Hanyan* (VB-4).

Ação

- Elimina vento e beneficia a boca e o maxilar.

Indicações

- Dor de cabeça, inchaço da bochecha e da região submandibular, trismo, perda da fala, desvio da boca e do olho.
- Vômito, torcicolo com incapacidade de virar a cabeça.

Combinações

- Cárie dentária: *Qubin* (VB-7) e *Chongyang* (E-42) (*Thousand Ducat Formulas*).
- Perda súbita da voz: *Qubin* (VB-7), *Tianchuang* (ID-16), *Zhigou* (SJ-6), *Futu* (IG-18) e *Lingdao* (C-4) (*Thousand Ducat Formulas*).

Shuaigu (VB-8) – vale dominante

Ponto de encontro dos canais de Vesícula Biliar e Bexiga.

Localização

- Na região temporal, em uma pequena depressão 1 *cun* diretamente acima do ápice da orelha.

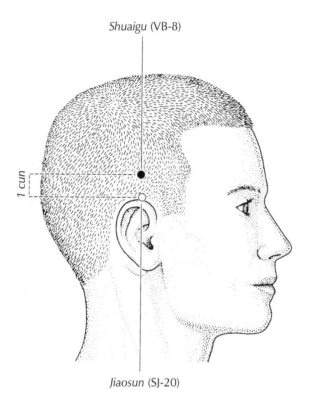

Shuaigu (VB-8)

Jiaosun (SJ-20)

Nota de localização

- Dobre a orelha para a frente para definir o ápice. Dobre a orelha de forma que a parte posterior da hélice superior cubra diretamente a parte anterior da hélice superior. Tome cuidado para não trazer toda a orelha para a frente.

Inserção da agulha

Inserção transversal com 0,5 a 1,5 *cun*. Este ponto pode ser unido através da inserção por transfixação a *Taiyang* (M-CP-9). Ver nota em *Hanyan* (VB-4).

Ações

- Elimina vento, beneficia a cabeça e alivia a dor.
- Harmoniza o diafragma e o Estômago e alivia o vômito.
- Trata intoxicação alcoólica.

Indicações

- Dor de cabeça unilateral, peso na cabeça, vento na cabeça, dor no canto da fronte (a área de *Touwei* – E-8), desvio da boca e do olho, vento agudo e crônico na infância por medo, tontura, distúrbios oculares.
- Vômito incessante, estômago frio, dor no diafragma por *qi*-fleuma, incapacidade de comer, agitação e plenitude ao comer ou beber algo, lesão por álcool com vômito, tontura por fleuma, edema.

Comentários

Shuaigu (VB-8) é um ponto importante para tratar dor de cabeça e peso na região parietal ou temporal, especialmente quando unilaterais, e geralmente se encontra dolorido à palpação nesses casos. O canal primário e o canal tendinoso da Vesícula Biliar passam pela lateral da cabeça, e o canal da Vesícula Biliar está relacionado com o canal do Fígado do ponto de vista interior-exterior. *Shuaigu* (VB-8) é particularmente indicado em casos nos quais o vento externo ataca a cabeça, ou quando o fogo do Fígado, o *yang* do Fígado ou o vento do Fígado ascendem ao longo do canal da Vesícula Biliar e perturbam a cabeça, causando dor de cabeça unilateral intensa.

De acordo com o *Illustrated Classic of Acupuncture Points on the Bronze Man*, *Shuaigu* (VB-8) é especialmente indicado para "frio e fleuma no diafragma e no Estômago, lesão por álcool, vento dando origem à dor intensa e resistente nos dois cantos do cérebro, incapacidade de comer e beber, agitação e plenitude com vômito incessante". Esta é uma referência clara à enxaqueca. Como *Shuaigu* (VB-8) harmoniza o diafragma e o Estômago, é o principal ponto na cabeça para tratar dor de cabeça acompanhada por vômito decorrente de ataque do *qi* do Fígado sobre o Estômago, ou de fleuma-calor da Vesícula Biliar e do Estômago. O álcool pode induzir enxaqueca e vômito porque agrava o calor no Fígado e rompe a harmonia entre o Fígado e o Estômago, ou porque induz ou agrava a umidade-calor na Vesícula Biliar e no Estômago. Muitos clássicos, portanto, recomendam este ponto para dor de cabeça e vômito induzidos pelo álcool.

Shuaigu (VB-8) também é indicado para acúmulo de fleuma no diafragma e no Estômago, dando origem a vômito incessante e "dor no diafragma por *qi* de fleuma". Na prática clínica, o padrão de fleuma ou fleuma-calor no Estômago é geralmente visto em combinação com estagnação e calor na Vesícula Biliar. *Shuaigu* (VB-8) é especialmente indicado quando esses sintomas são acompanhados por dor de cabeça unilateral.

Combinações

- Dor de cabeça unilateral ou generalizada por vento que é difícil curar: unir *Sizhukong* (SJ-23) com incisão subcutânea com *Shuaigu* (VB-8) (*Song of the Jade Dragon*).
- Fleuma frio no diafragma e no Estômago: *Shuaigu* (VB-8) e *Geshu* (B-17) (*Supplementing Life*).

Tianchong (VB-9) – precipitação celestial

Ponto de encontro dos canais de Vesícula Biliar e Bexiga.

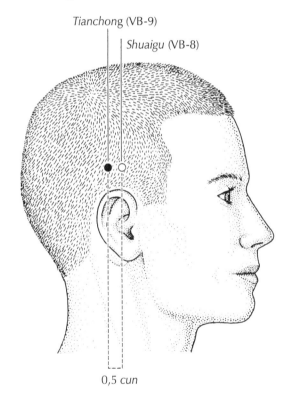

Localização

- Acima da orelha, na depressão situada 0,5 *cun* atrás de *Shuaigu* (VB-8).

Inserção da agulha

Inserção transversal com 0,5 a 1,5 *cun*. Ver nota em *Hanyan* (VB-4).

Ações

- Dispersa calor no canal da Vesícula Biliar.
- Acalma o espírito e pacifica o susto.

Indicações

- Dor de cabeça, tinidos, prurido no ouvido por umidade, dor de dente, inchaço e dor nas gengivas, bócio.
- Propensão a sentir medo e a se assustar, palpitações por susto, epilepsia, tetania, loucura.

Comentários

O capítulo 21 do *Spiritual Pivot* dá a relação de cinco pontos conhecidos como os pontos janela do céu: *Renying* (E-9), *Futu* (IG-18), *Tianyou* (SJ-16), *Tianzhu* (B-10) e *Tianfu* (P-3). O capítulo 2 do mesmo texto dá uma lista sem nome de dez pontos que inclui os cinco pontos janela do céu e acrescenta os pontos *Tiantu* (REN-22), *Tianchuang* (ID-16), *Tianrong* (ID-17), *Fengfu* (DU-16) e *Tianchi* (PC-1). Essa passagem discute primeiramente o ponto *Tiantu* (REN-22) e depois os seis canais *yang* como uma sequência de linhas verticais que se espalham a partir do vaso da Concepção e terminam com *Fengfu* (DU-16) no vaso Governador, com *Tianfu* (P-3) e *Tianchi* (PC-1) como pontos adicionais. Comentaristas que vieram depois (particularmente Ma Shi, o grande médico da dinastia Ming e perito no *Yellow Emperor's Inner Classic*) apontavam que essa passagem discute *Tianrong* (ID-17) como um ponto do canal *shaoyang* quando, na verdade, é um ponto do canal *taiyang* da mão. Eles, portanto, sugeriram que *Tianrong* (ID-17) deve ser na verdade *Tianchong* (VB-9). Se assim fosse, todos os seis canais *yang* estariam, assim, representados.

Esses dez pontos têm certas propriedades comuns, sendo indicados especialmente para desarmonia entre a cabeça e o corpo, distúrbios da cabeça e dos órgãos dos sentidos, bócio e escrofulose, rebelião do *qi* do Pulmão e do Estômago e distúrbios emocionais.

Muitos clássicos indicam *Tianchong* (VB-9) para várias doenças mentais e psicológicas, caracterizadas por propensão ao medo e a se assustar, palpitações por susto, epilepsia, loucura, etc. De acordo com pesquisas modernas com acupuntura em hospitais psiquiátricos, muitos pontos da cabeça são eficazes para tratar distúrbios da base do cérebro, e isso pode ajudar a explicar essas indicações tradicionais.

Combinações

- Costas arqueadas com choro pesaroso: *Tianchong* (VB-9) e *Daheng* (BP-15) (*One Hundred Symptoms*).
- Dor de cabeça: *Tianchong* (VB-9), *Fengchi* (VB-20) e *Muchuang* (VB-16) (*Systemic Classic*).

Fubai (VB-10) – branco flutuante

Ponto de encontro dos canais de Vesícula Biliar e Bexiga.

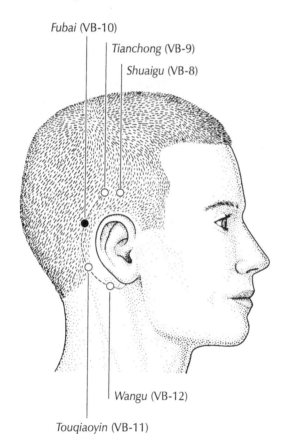

Localização

- Atrás da orelha, ao longo de uma linha curva traçada a partir de *Tianchong* (VB-9) até *Wangu* (VB-12), correndo dentro da linha do cabelo e mais ou menos paralela à linha da margem da orelha, em uma depressão situada a aproximadamente um terço da distância entre *Tianchong* (VB-9) e *Wangu* (VB-12).

Inserção da agulha

Inserção transversal com 0,5 a 1,5 *cun*. Ver nota em *Hanyan* (VB-4).

Ações

- Desobstrui a cabeça e beneficia a região do pescoço.
- Ativa o canal e alivia a dor.

Indicações

- Dor de cabeça, peso na cabeça, calafrios e febre, dor de dente, surdez, tinidos.
- Rigidez e dor no pescoço, bócio, inchaço e dor no pescoço, obstrução dolorosa da garganta.
- Plenitude do tórax com dispneia, dor no tórax, tosse com expectoração de fleuma e espuma.
- Dor no ombro e no braço, incapacidade de erguer o braço, flacidez das pernas com incapacidade de andar.

Comentários

Os pontos *Fubai* (VB-10), *Touqiaoyin* (VB-11) e, até certo ponto, o *Tianchong* (VB-9) têm certas indicações comparáveis e estas indicações não são diferentes das indicações dos pontos janela do céu (ver p. 44). Todos são indicados para bócio, e *Fubai* (VB-10) adicionalmente para rigidez, inchaço e dor do pescoço. Tanto *Fubai* (VB-10) (dor de cabeça, dor de dente, surdez e tinidos) quanto *Touqiaoyin* (VB-11) (dor de cabeça e distúrbios do olho, ouvido, língua e boca) estão indicados para distúrbios da cabeça e dos órgãos dos sentidos e para rebelião do *qi* do Pulmão caracterizada por tosse. Os dois pontos também tratam distúrbios da parte inferior do corpo; *Fubai* (VB-10) para flacidez das pernas com incapacidade de andar e *Touqiaoyin* (VB-11) para contração dos tendões dos quatro membros, tuberculose óssea e agitação e calor em mãos e pés. Esta última aplicação reflete o princípio exposto no *Yellow Emperor's Inner Classic*[1]: "Quando a doença está abaixo, selecionar [pontos] de cima".

Combinação

- Dor de dente e cárie dentária: *Fubai* (VB-10) e *Wangu* (VB-12) (*Systematic Classic*).

Touqiaoyin (VB-11) – portais yin da cabeça

Ponto de encontro dos canais de Vesícula Biliar, Bexiga, Intestino Delgado e Sanjiao.

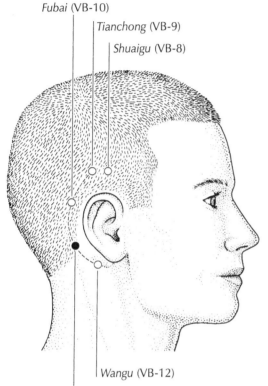

Fubai (VB-10)
Tianchong (VB-9)
Shuaigu (VB-8)
Wangu (VB-12)
Touqiaoyin (VB-11)

Localização

- Atrás da orelha, ao longo de uma linha curva traçada a partir de *Tianchong* (VB-9) até *Wangu* (VB-12), que corre dentro da linha do cabelo e mais ou menos paralela à linha da margem da orelha, em uma depressão ligeiramente maior que dois terços da distância entre *Tianchong* (VB-9) e *Wangu* (VB-12).

Inserção da agulha

Inserção transversal com 0,5 a 1,5 *cun*. Ver nota de *Hanyan* (VB-4).

Ações

- Desobstrui a cabeça e beneficia os órgãos dos sentidos.
- Ativa o canal e alivia a dor.

Indicações

- Dor de cabeça, tontura, dor no olho, dor de ouvido, tinidos, surdez, língua rígida, sangramento da raiz da língua, gosto amargo na boca nauseante.
- Rigidez e dor do pescoço, bócio, obstrução dolorosa da garganta.
- Dor na região costal lateral, tosse, ausência de transpiração, contração dos tendões dos quatro membros, taxação de osso, agitação e calor das mãos e dos pés.

Comentários

Dizem que o nome *Touqiaoyin* (VB-11) (portais *yin* da cabeça) refere-se à sua capacidade de tratar doenças dos órgãos dos sentidos associadas com os cinco *zang*, a saber, os olhos (Fígado), os ouvidos (Rins), a língua (Coração), a boca (Baço) e o nariz (Pulmão). Na verdade, as indicações clássicas aparecem para todos eles, com exceção do nariz. A este respeito, *Touqiaoyin* (VB-11), na parte superior do corpo, é espelho de *Zuqiaoyin* (VB-44) (portais *yin* do pé), na parte inferior do corpo. Para uma discussão mais detalhada de *Touqiaoyin* (VB-11), ver *Fubai* (VB-10).

Combinações

- Sangramento da raiz da língua: *Touqiaoyin* (VB-11), *Futu* (IG-18) e *Dazhong* (R-4) (*Thousand Ducat Formulas*).
- Dor penetrante na cabeça com incapacidade de virá-la: *Touqiaoyin* (VB-11) e *Qiangjian* (DU-18) (*Supplementing Life*).
- Dor na nuca: *Touqiaoyin* (VB-11) e *Xiaoluo* (SJ-12) (*Supplementing Life*).

Wangu (VB-12) – processo mastoide

Ponto de encontro dos canais de Vesícula Biliar e Bexiga.

Localização

- Na depressão logo atrás e abaixo do processo mastoide.

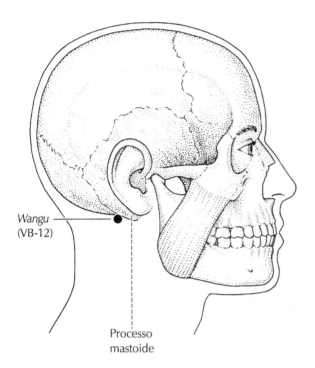

Wangu
(VB-12)

Processo mastoide

Nota de localização

- Coloque um dedo na proeminência do processo mastoide e deslize-o para trás até cair na depressão.

Inserção da agulha

Inserção oblíqua para baixo com 0,5 a 1 *cun*.

Ações

- Elimina o vento, beneficia a cabeça e alivia a dor.
- Acalma o espírito.

Indicações

- Dor de cabeça, vento na cabeça com dor atrás da orelha, tremor da cabeça, rigidez e dor no pescoço com incapacidade de virar a cabeça.
- Dor de dente, inchaço da bochecha que se irradia para o ouvido, dor de ouvido, obstrução dolorosa da garganta.
- Hemiplegia, desvio da boca e do olho, maxilar cerrado, atrofia e contração dos músculos ao redor da boca, fraqueza e flacidez das pernas, distúrbio de atrofia dos braços e das pernas, malária, transpiração sem aversão ao frio.
- Epilepsia, mania, agitação do Coração, insônia, urina escura.

Comentários

Wangu (VB-12) é capaz de beneficiar a região da cabeça e eliminar vento externo e interno. É indicado para (1) dor de cabeça e vento na cabeça, especialmente quando há dor atrás da orelha; (2) rigidez e dor do pescoço; e (3) calor, dor e inchaço afetando os dentes, a bochecha, o ouvido e a garganta.

À semelhança de muitos pontos na região do pescoço, *Wangu* (VB-12) é capaz de regular a desarmonia entre a cabeça e o corpo. Quando o vento interno se agita e sobe até a cabeça, pode haver hemiplegia, desvio da boca e dos olhos, tremor da cabeça e maxilar cerrado. Ao mesmo tempo, conforme o vento patogênico sobe até a cabeça, pode haver deficiência na parte inferior do corpo, que se manifesta como distúrbio de atrofia e fraqueza e flacidez dos quatro membros. Esta última aplicação reflete o princípio exposto no *Yellow Emperor's Inner Classic*[2]: "Quando a doença está embaixo, selecionar [pontos] de cima".

Outra importante ação de *Wangu* (VB-12) é regular e acalmar o espírito, e é indicado em distúrbios como mania, agitação do Coração e insônia. Isso se reflete em sua proximidade com o ponto extra *Anmian* (M-CP-34), "sono pacífico", localizado logo atrás e ligeiramente acima de *Wangu* (VB-12), que é muito usado para insônia.

Combinações

- Vento na cabeça e dor atrás da orelha: *Wangu* (VB-12) e *Qimai* (SJ-18) (*Supplementing Life*).
- Dor na nuca: *Wangu* (VB-12) e *Yuzhen* (B-9) (*Supplementing Life*).
- Garganta cansada, inchaço do pescoço com incapacidade de virar a cabeça, inchaço da bochecha que se irradia para o ouvido: *Wangu* (VB-12), *Tianyou* (SJ-16) e *Qiangu* (ID-2) (*Thousand Ducat Formulas*).
- Dor de dente e cárie dentária: *Wangu* (VB-12) e *Fubai* (VB-10) (*Systematic Classic*).
- Desvio da boca e da face: *Wangu* (VB-12) e *Lieque* (P-7) (*Supplementing Life*).
- Urina escura: *Wangu* (VB-12), *Xiaochangshu* (B-27), *Baihuanshu* (B-30) e *Yanggang* (B-48) (*Thousand Ducat Formulas*).

Benshen (VB-13) – raiz do espírito

Ponto de encontro do canal da Vesícula Biliar com o vaso de Ligação yang.

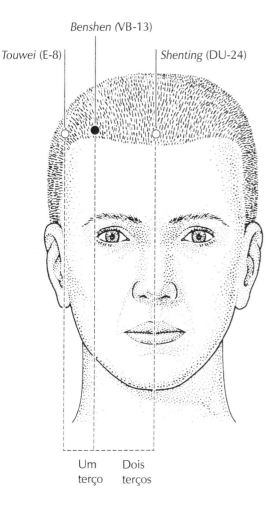

Localização

- Na fronte, 0,5 *cun* dentro da linha do cabelo, dois terços da distância entre *Shenting* (DU-24) e *Touwei* (E-8).

Nota de localização

- Algumas fontes localizam este ponto na linha diretamente acima do canto externo do olho.

Inserção da agulha

Inserção transversal com 0,5 a 1,5 *cun*. Ver nota de *Hanyan* (VB-4).

Ação

- Elimina o vento, resolve fleuma e trata epilepsia.

Indicações

- Dor de cabeça, tontura visual, rigidez e dor no pescoço, dor no tórax e na região costal lateral com incapacidade de virar o corpo.
- Epilepsia, epilepsia na infância por susto, vômito de saliva espumosa, acidente vascular cerebral, hemiplegia, desvio da boca e dos olhos.

Combinações

- Loucura: *Benshen* (VB-13) e *Shenzhu* (DU-12) (*One Hundred Symptoms*).
- Epilepsia na infância por susto: *Benshen* (VB-13), *Qianding* (DU-21), *Xinhui* (DU-22) e *Tianzhu* (B-10) (*Thousand Ducat Formulas*).
- Vômito de espuma: *Benshen* (VB-13), *Shaohai* (C-3) e *Duiduan* (DU-27) (*Supplementing Life*).
- Epilepsia com vômito de espuma: *Benshen* (VB-13) e *Duiduan* (DU-27) (*Supplementing Life*).
- Dor na região costal lateral com incapacidade de virar o corpo: *Benshen* (VB-13) e *Luxi* (SJ-19) (*Thousand Ducat Formulas*).

Yangbai (VB-14) – branco do yang

Ponto de encontro do canal da Vesícula Biliar com o vaso de Ligação yang e com os canais Sanjiao, do Estômago e do Intestino Grosso.

Localização

- Na fronte, 1 *cun* acima do meio da sobrancelha, diretamente acima da pupila quando os olhos estão olhando para a frente.

Nota de localização

- A distância entre a glabela e a linha anterior do cabelo na linha média é medida como tendo 3 *cun*.

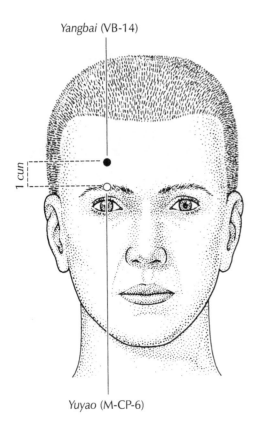

Inserção da agulha

Com os dedos de uma mão, puxe a pele sobre o ponto, e com a outra mão, agulhe em sentido transversal e para baixo, com 0,5 a 0,8 *cun*, ou agulhe até encontrar com *Yuyao* (M-CP-6) (o ponto médio da sobrancelha).

Ações

- Elimina vento, beneficia a cabeça e alivia a dor.
- Beneficia os olhos.

Indicações

- Dor na fronte, dor na crista supraorbitária, vento na cabeça, dor de cabeça por vento-frio, tontura, dor na face.
- Dor no olho, lacrimejamento pela exposição ao vento, cegueira noturna, miopia.
- Desvio da boca e do olho, olhos fixos para cima, queda da pálpebra, espasmos das pálpebras, prurido das pálpebras, dor e prurido das pupilas.
- Incapacidade de se aquecer mesmo vestindo muita roupa, calafrios e aversão ao frio nas costas.

Comentários

Em tese, a fronte está mais intimamente associada ao canal *yangming*. Na prática clínica, a dor na região da fronte pode ser decorrente do envolvimento do canal *yangming*, caso em que está frequentemente acompanhada por dor na região infraorbitária (amiúde vista na sinusite) ou do canal *shaoyang*, caso em que está geralmente acompanhada por dor nas regiões temporal ou parietal e no olho (comum na enxaqueca). *Yangbai* (VB-14) é um ponto de encontro do canal *shaoyang* da Vesícula Biliar com os canais *yangming* do Estômago e do Intestino Grosso, e é, portanto, o ponto local principal no tratamento de dor na fronte, independente de ser decorrente de desarmonia interna ou invasão de fatores patogênicos externos. Algumas fontes clássicas, por exemplo, o *Great Compendium of Acupuncture and Moxibustion*, também lembra que *Yangbai* (VB-14) pode dispersar vento-frio do corpo como um todo e recomenda este ponto para incapacidade de se aquecer mesmo usando muita roupa, e para calafrios e aversão ao frio nas costas.

Yangbai (VB-14) também é um importante ponto local para o tratamento de várias doenças dos olhos e das pálpebras decorrentes de uma ampla variedade de etiologias, especialmente vento externo ou interno, que se manifestam como lacrimejamento, desvio do olho, queda, espasmo ou prurido das pálpebras, dor e prurido das pupilas e cegueira noturna.

Combinação

- Vento na cabeça com sensação lancinante, dor entre a sobrancelha e o olho: *Yangbai* (VB-14), *Jiexi* (E-41) e *Hegu* (IG-4) (*Classic of the Jade Dragon*).

Toulinqi (VB-15) – governador das lágrimas da cabeça

Ponto de encontro dos canais de Vesícula Biliar e Bexiga com o vaso de Ligação yang.

Localização

- Na fronte, diretamente acima de *Yangbai* (VB-14), 0,5 *cun* dentro da linha anterior do cabelo, no ponto médio entre *Shenting* (DU-24) e *Touwei* (E-8).

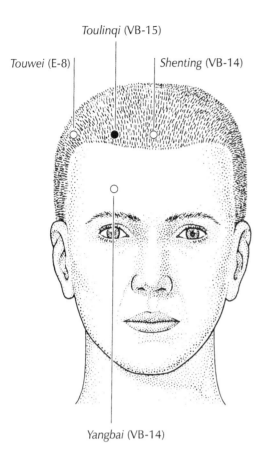

Touwei (E-8) | *Toulinqi* (VB-15) | *Shenting* (VB-14)
Yangbai (VB-14)

Nota de localização

- A distância entre as linhas anterior e posterior do cabelo na linha média é medida como tendo 12 *cun*. Se a linha anterior do cabelo for indistinta, a distância é medida como tendo 15 *cun* entre a glabela (ponto *Yintang* – M-CP-3) e a linha posterior do cabelo; a localização da linha anterior do cabelo, portanto, pode ser definida como sendo um quinto desta distância. Se a linha posterior do cabelo for indistinta, ela pode ser medida como estando 1 *cun* abaixo de *Fengfu* (DU-16), que fica imediatamente abaixo da protuberância occipital externa. Note que a linha anterior do cabelo, à medida que se afasta da linha média, normalmente se curva um pouco para trás, e isso deve ser levado em consideração quando se localiza os pontos do canal da Vesícula Biliar no couro cabeludo (*Toulinqi* – VB-15 até *Naokong* – VB-19).

Inserção da agulha

Inserção transversal com 0,5 a 1,5 *cun*. Ver nota em *Hanyan* (VB-4).

Ações

- Elimina vento, beneficia a cabeça e alivia a dor.
- Beneficia o nariz e os olhos.

Indicações

- Congestão nasal, congestão nasal com aversão ao frio.
- Dor de cabeça, vento na cabeça, tontura visual, dor no occipício e na fronte, dor na crista supraorbitária.
- Vermelhidão e dor nos olhos, obstrução superficial da visão, lacrimejamento pela exposição ao vento, dor no canto externo do olho.
- Acidente vascular cerebral, epilepsia, perda da consciência, malária, dor na fossa supraclavicular, inchaço da axila.

Comentários

Como seu nome (governador das lágrimas da cabeça), *Toulinqi* (VB-15) é indicado para lacrimejamento e também para vermelhidão e dor dos olhos e obstrução superficial da visão. A este respeito, ele espelha *Zulinqi* (governador das lágrimas do pé) na extremidade distal do canal. Como vários outros pontos na parte superior da cabeça, por exemplo, *Tongtian* (B-7) e *Shangxing* (DU-23), ele também tem uma ação pronunciada sobre o nariz e é indicado para congestão nasal.

Combinações

- Lacrimejamento pela exposição ao vento: *Toulinqi* (VB-15), *Touwei* (E-8), *Jingming* (B-1) e *Fengchi* (VB-20) (*Great Compendium*).
- Lacrimejamento: *Toulinqi* (VB-15) e *Touwei* (E-8) (*One Hundred Symptoms*).
- Tontura visual: *Toulinqi* (VB-15) e *Zhongzhu* (SJ-3) (*Supplementing Life*).
- Obstrução superficial da visão: *Toulinqi* (VB-15) e *Ganshu* (B-18) (*Great Compendium*).
- Olhos vermelhos e sangramento a partir de *Yingxiang* (IG-20) (ou seja, sangramento nasal): *Toulinqi* (VB-15), *Taichong* (F-3) e *Hegu* (IG-4) (*Song of Points*).
- Congestão nasal: *Toulinqi* (VB-15) e *Tongtian* (B-7) (*Supplementing Life*).

Muchuang (VB-16) – 目窗 janela do olho

Ponto de encontro do canal da Vesícula Biliar com o vaso de Ligação yang.

Localização

- Acima da fronte, em uma linha curva traçada entre *Toulinqi* (VB-15) e *Fengchi* (VB-20), seguindo o contorno do crânio, 1,5 *cun* atrás de *Toulinqi* (VB-15).

Nota de localização

- Ver nota de localização de *Toulinqi* (VB-15).
- Primeiro localizar *Toulinqi* (VB-15), 0,5 *cun* adentro da linha do cabelo e depois localizar *Chengling* (VB-18) diretamente ao lado de *Baihui* (DU-20), na linha do canal da Vesícula Biliar. *Muchuang* (VB-16) é, então, localizado a um terço da distância entre *Toulinqi* (VB-15) e *Chengling* (VB-18).

Inserção da agulha

Inserção transversal com 0,5 a 1,5 *cun*. Ver nota em *Hanyan* (VB-4).

Ações

- Beneficia os olhos.
- Elimina vento e alivia a dor.

Indicações

- Tontura visual, obstrução superficial da visão, vermelhidão, inchaço e dor dos olhos, miopia, todos os tipos de distúrbios oculares.
- Dor de cabeça, inchaço na cabeça e na face, dor de dente do maxilar superior, inchaço das gengivas, congestão nasal, epilepsia.
- Aversão ao frio, calafrios e febre com ausência de transpiração.

Comentários

De acordo com o *Investigation into Points Along the Channels* escrito pelo autor da dinastia Ming Yan Zhen-shi, *Muchuang* (VB-16) (janela do olho) é indicado para todos os tipos de distúrbios oculares. Na prática clínica moderna, entretanto, o ponto é raramente usado.

Combinações

- Olhos vermelhos: *Muchuang* (VB-16) e *Daling* (PC-7) (*Supplementing Life*).
- Dor de cabeça: *Muchuang* (VB-16), *Tianchong* (VB-9) e *Fengchi* (VB-20) (*Systematic Classic*).
- Rigidez dos lábios e dor por cárie dentária no maxilar superior: *Muchuang* (VB-16), *Zhengying* (VB-17), *Duiduan* (DU-27) e *Ermen* (SJ-21) (*Thousand Ducat Formulas*).

Zhengying (VB-17) – 正營 nutrição correta

Ponto de encontro do canal da Vesícula Biliar com o vaso de Ligação yang.

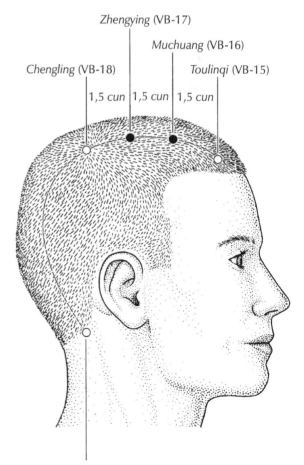

Localização

- Na região parietal, em uma linha curva traçada entre *Toulinqi* (VB-15) e *Fengchi* (VB-20), seguindo o contorno do crânio, 1,5 *cun* atrás de *Muchuang* (VB-16).

Nota de localização

- Ver nota da localização de *Toulinqi* (VB-15).
- Primeiro localizar *Toulinqi* (VB-15), 0,5 *cun* atrás da linha do cabelo e depois localizar *Chengling* (VB-18) diretamente ao lado de *Baihui* (DU-20), na linha do canal da Vesícula Biliar. *Zhengying* (VB-17) é, então, localizado a dois terços da distância entre *Toulinqi* (VB-15) e *Chengling* (VB-18).

Inserção da agulha

Inserção transversal com 0,5 a 1,5 *cun*. Ver nota de *Hanyan* (VB-4).

Ações

- Beneficia a cabeça e alivia a dor.
- Pacifica o Estômago.

Indicações

- Dor de cabeça, dor de cabeça unilateral, dor de dente do maxilar superior.
- Tontura visual, tontura decorrente de fleuma-líquido, vômito incessante, náusea, torcicolo, rigidez dos lábios, aversão ao vento e ao frio, aversão ao som das pessoas falando.

Combinações

- Dor de dente do maxilar superior: *Zhengying* (VB-17) e *Yanggu* (ID-5) (*Thousand Ducat Formulas*).
- Dor por cárie dentária: *Zhengying* (VB-17), *Sanjian* (IG-3) e *Daying* (E-5) (*Supplementing Life*).
- Rigidez dos lábios e dor por cárie dentária no maxilar superior: *Zhengying* (VB-17), *Duiduan* (DU-27), *Muchuang* (VB-16) e *Ermen* (SJ-21) (*Thousand Ducat Formulas*).

Chengling (VB-18) – apoio do espírito

Ponto de encontro do canal da Vesícula Biliar com o vaso de Ligação yang.

Localização

- Na região parietal, em uma linha curva traçada entre *Toulinqi* (VB-15) e *Fengchi* (VB-20), seguindo o contorno do crânio, 1,5 *cun* atrás de *Zhengying* (VB-17).

Nota de localização

- Localizar diretamente ao lado de *Baihui* (DU-20), na linha do canal da Vesícula Biliar (2,25 *cun* de cada lado da linha média).

Inserção da agulha

Inserção transversal com 0,5 a 1,5 *cun*. Ver nota de *Hanyan* (VB-4).

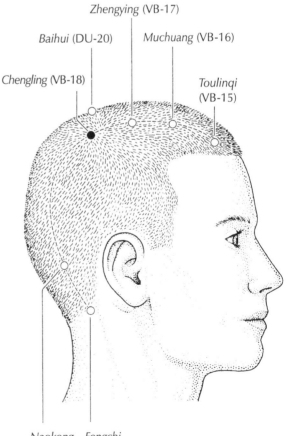

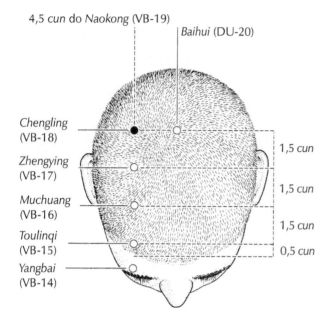

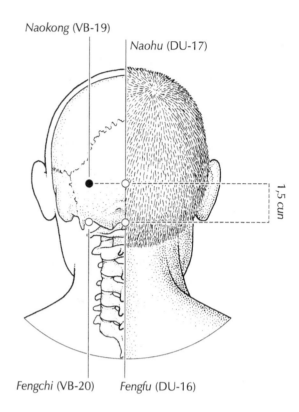

Fengchi (VB-20)   Fengfu (DU-16)

Ações

- Beneficia a cabeça e alivia a dor.
- Beneficia o nariz e promove a descensão do *qi* do Pulmão.

Indicações

- Dor de cabeça, vento no cérebro, tontura, dor no olho.
- Rinite e sangramento nasal, congestão nasal, dispneia, tosse, aversão ao vento e ao frio.

Combinação

- Sangramento nasal com respiração presa: *Chengling* (VB-18), *Fengchi* (VB-20), *Fengmen* (B-12), *Yixi* (B-45) e *Houxi* (ID-3) (*Thousand Ducat Formulas*).

Naokong (VB-19) – oco do cérebro

Ponto de encontro do canal da Vesícula Biliar com o vaso de Ligação yang.

Localização

- Na região occipital, diretamente acima de *Fengchi* (VB-20), no mesmo nível de *Naohu* (DU-17).

Nota de localização

- Localizar *Naohu* (DU-17), 1,5 *cun* diretamente acima de *Fengfu* (DU-16), na depressão diretamente acima da protuberância occipital externa.
- Ou então (se a protuberância occipital externa não for muito distinta), localizar *Naokong* (VB-19), a um quarto da distância entre *Fengchi* (VB-20) e *Chengling* (VB-18).

Inserção da agulha

Inserção transversal com 0,5 a 1,5 *cun*. Ver nota de *Hanyan* (VB-4).

Ações

- Beneficia a cabeça e alivia a dor.
- Pacifica o vento e desobstrui os órgãos dos sentidos.

Indicações

- Dor de cabeça, vento na cabeça, vento no cérebro, dor de cabeça unilateral e peso na cabeça, rigidez e dor no pescoço com incapacidade de virá-lo, tontura por vento.

- Vermelhidão, inchaço e dor nos olhos, surdez e tinidos, dor no nariz, congestão nasal, sangramento nasal.
- Palpitações por susto, depressão maníaca, distúrbios de taxação com emagrecimento, calor no corpo.

Comentários

O *Great Compendium of Acupunture and Moxibustion* registra como Hua Tuo, o famoso médico do século II, tratou o general Wei Tai-cu (o imperador postumamente consagrado da dinastia Wei) por "vento na cabeça, mente confusa e tontura visual". Depois de agulhar *Naokong* (VB-19), o general ficou curado. Esta história, entretanto, também aparece em uma fonte anterior onde o ponto agulhado é *Yongquan* (R-1).

Combinações

- Dor e peso na cabeça: *Naokong* (VB-19), *Naohu* (DU-17) e *Tongtian* (B-7) (*Thousand Ducat Formulas*).
- Vento na cabeça: *Naokong* (VB-19), *Baihui* (DU-20) e *Tianzhu* (B-10) (*Supplementing Life*).

Fengchi (VB-20) – lago do vento

Ponto de encontro dos canais de Vesícula Biliar e Sanjiao com os vasos de Motilidade yang e de Ligação yang.

Localização

- Abaixo do occipício, aproximadamente no ponto médio entre *Fengfu* (DU-16) e *Wangu* (VB-12), na depressão entre as origens dos músculos esternocleidomastóideo e trapézio.

Nota de localização

- Localizar perto da base do crânio.
- Este ponto normalmente fica localizado no ponto mais dolorido da depressão.

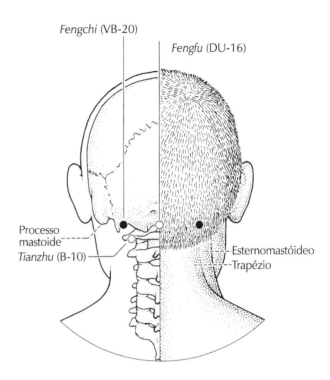

Inserção da agulha

Inserção ligeiramente oblíqua para baixo na direção do canal com 1 a 1,5 *cun*.

Dirigir a agulha para a ponta do nariz, para o globo ocular contralateral ou *Yintang* (M-CP-3), com 0,5 a 1 *cun*.

Precaução: a inserção mais profunda pode lesar a medula espinal.

Unido por transfixação ao ponto *Fengchi* (VB-20) contralateral, 2 a 3 *cun*.

Ações

- Elimina o vento.
- Beneficia a cabeça e os olhos.
- Desobstrui os órgãos dos sentidos.
- Ativa o canal e alivia a dor.

Indicações

- Dor de cabeça, vento na cabeça, dor de cabeça unilateral e generalizada, tontura, tontura visual, hipertensão, hemiplegia, desvio da boca e do olho, bócio, trismo.
- Insônia, perda da memória, epilepsia, perda da fala depois de acidente vascular cerebral.

- Lesão por frio, lesão por frio com ausência de transpiração, calafrios e febre, doença febril por calor com ausência de transpiração, malária, obstrução dolorosa da garganta, inchaço da face, urticária.
- Vermelhidão e dor dos olhos, vermelhidão e dor do canto interno do olho, visão turva, lacrimejamento (especialmente pela exposição ao vento), cegueira noturna, diminuição da visão.
- Sangramento nasal, rinite, congestão nasal e secreção nasal.
- Surdez, tinidos, ouvidos tapados.
- Rigidez e dor do pescoço com incapacidade de virar a cabeça, dor no ombro e na parte superior das costas, dor na coluna lombar, coluna lombar encurvada que leva à flacidez e falta de força nos tendões do pescoço.

Comentários

Fengchi (VB-20), localizado na nuca, ocupa uma posição central entre a cabeça e o corpo e é um dos pontos de acupuntura mais importantes para tratar todas as doenças da cabeça, do cérebro e dos órgãos dos sentidos, especialmente os olhos.

O vento, um fator patogênico *yang* cuja natureza é perturbar a parte superior (e, portanto, mais *yang*) do corpo, pode ser de dois tipos: (1) vento patogênico externo que ataca a porção mais superficial do corpo, e (2) vento interno que tem sua origem na desarmonia do Fígado. Conforme seu nome (lago do vento) diz, *Fengchi* (VB-20) é um ponto local importante para tratar todos os tipos de doenças por vento que atacam a cabeça.

O vento externo é conhecido como a "ponta de lança das cem doenças" e facilmente se combina com outros fatores patogênicos levando-os para o corpo. Quando vento, vento-frio ou vento-calor patogênicos agridem o corpo, os sinais característicos são calafrios e febre. *Fengchi* (VB-20) é um ponto de encontro do canal da Vesícula Biliar com o vaso de Motilidade *yang* e com o vaso de Ligação *yang*. O vaso de Motilidade *yang* é indicado para aversão ao vento, enquanto o vaso de Ligação *yang* liga todos os canais *yang* do corpo, incluindo o vaso Governador. *Yang* corresponde ao exterior enquanto o *yin* corresponde ao interior, e os canais *yang* como um todo, portanto, estão mais relacionados com a porção externa do corpo. De acordo com o *O Clássico das Dificuldades*[3]: "quando o vaso de Ligação *yang* está acometido,

haverá calafrios intensos e febre". *Fengchi* (VB-20) está especialmente indicado quando a lesão por vento vem acompanhada por dor de cabeça ou outros sintomas da região da cabeça, como lacrimejamento, olhos vermelhos e doloridos, congestão nasal e secreção nasal, dor de garganta, inchaço da face, etc.

Fengchi (VB-20) é igualmente importante para pacificar o vento interno em ascensão patológica e para assentar o *yang* e dispersar o fogo da cabeça e está, portanto, indicado para distúrbios como dor de cabeça, vento na cabeça, tontura, desvio da boca e dos olhos, hemiplegia e trismo bem como para hipertensão.

De acordo com um ditado da medicina chinesa, "A cabeça é a residência do *yang*". O vaso de Ligação *yang* liga todos os canais *yang* e se conecta com o vaso Governador (que penetra no cérebro) em *Yamen* (DU-15) e *Fengfu* (DU-16), e *Fengchi* (VB-20) é o ponto único mais importante de acupuntura no tratamento de dor de cabeça, independentemente da etiologia e dos canais envolvidos. Uma recomendação mais específica é encontrada em *Ode of the Jade Dragon* que propõe o uso de *Fengchi* (VB-20) para "vento na cabeça com fleuma" e *Hegu* (IG-4) para "vento na cabeça sem fleuma". Da mesma forma que trata qualquer variedade de dor de cabeça, *Fengchi* (VB-20) pode ser usado para tontura decorrente de qualquer padrão de desarmonia.

Fengchi (VB-20) tem uma forte ação sobre os olhos e o nariz, e em menor grau sobre os ouvidos, sendo indicado para olhos vermelhos e doloridos, distúrbios visuais, lacrimejamento, sangramento nasal, rinite, congestão nasal e secreção nasal, tinidos e surdez, independentemente de serem decorrentes de desarmonia interna ou de vento externo. Em virtude de sua conexão com o vaso de Ligação *yang* e, portanto, com o vaso Governador, e de sua ação de pacificar o vento interno, ele também é um ponto eficaz para "despertar" o cérebro e pode ser usado para sintomas como sequelas de acidente vascular cerebral, perda da fala após acidente vascular cerebral, epilepsia e perda da memória.

Fengchi (VB-20) tem forte efeito para ativar o canal e aliviar a dor, e é um ponto importante no tratamento de distúrbios do pescoço, ombros e parte superior das costas. É interessante notar que *Fengchi* (VB-20) também é indicado para dor lombar e "coluna lombar encurvada que leva à flacidez e perda da força nos tendões do pescoço".

A ampla variedade de distúrbios da cabeça e do pescoço que podem ser tratados por *Fengchi* (VB-20) se reflete na variedade de direções da agulha que podem ser empregadas nesse ponto. No tratamento de distúrbios do pescoço, *Fengchi* (VB-20) é normalmente agulhado em sentido perpendicular ou na direção do *Fengchi* (VB-20) oposto; no tratamento de distúrbios do nariz, a agulha é voltada para a ponta do nariz; no tratamento de distúrbios do olho, a agulha é voltada para o olho oposto; e no tratamento de distúrbios mentais, a agulha é voltada para *Yintang* (M-CP-3).

Combinações

- "No distúrbio *taiyang*, inicialmente prescrever *Gui Zhi Tang* (decocção de galho de canela). Se isto causar agitação, agulhar *Fengchi* (VB-20) e *Fengfu* (DU-16), e depois prescrever *Gui Zhi Tang*. A recuperação se seguirá" (*Treatise on Injury by Cold*).
- Os cem distúrbios decorrentes de lesão por frio: *Fengchi* (VB-20) e *Fengfu* (DU-16) (*Ode of Xi-hong*).
- Dor de cabeça: *Fengchi* (VB-20), *Muchuang* (VB-16) e *Tianchong* (VB-9) (*Systematic Classic*).
- Dor de cabeça unilateral ou generalizada: *Fengchi* (VB-20), *Hegu* (IG-4) e *Sizhukong* (SJ-23) (*Great Compendium*).
- Vento unilateral ou generalizado na cabeça: *Fengchi* (VB-20), *Baihui* (DU-20), *Qianding* (DU-21), *Shenting* (DU-24), *Shangxing* (DU-23), *Sizhukong* (SJ-23), *Hegu* (IG-4), *Zanzhu* (B-2) e *Touwei* (E-8) (*Great Compendium*).
- Vento na cabeça e tontura: *Fengchi* (VB-20), *Hegu* (IG-4), *Fenglong* (E-40) e *Jiexi* (E-41) (*Great Compendium*).
- Tontura: *Fengchi* (VB-20), *Shangxing* (DU-23) e *Tianzhu* (B-10) (*Glorious Anthology*).
- Lacrimejamento pela exposição ao vento: *Fengchi* (VB-20), *Touwei* (E-8), *Jingming* (B-1) e *Toulinqi* (VB-15) (*Great Compendium*).
- Lacrimejamento por frio: *Fengchi* (VB-20), *Zulinqi* (VB-41), *Jingming* (B-1) e *Wangu* (ID-4) (*Great Compendium*).
- Dor nos olhos e incapacidade de enxergar: *Fengchi* (VB-20), *Naohu* (DU-17), *Yuzhen* (B-9), *Fengfu* (DU-16) e *Shangxing* (DU-23) (*Thousand Ducat Formulas*).
- Sangramento nasal com respiração presa: *Fengchi* (VB-20), *Chengling* (VB-18), *Fengmen* (B-12), *Yixi* (B-45) e *Houxi* (ID-3) (*Thousand Ducat Formulas*).
- Audição deficiente e surdez: *Fengchi* (VB-20), *Xiaxi* (VB-43), *Tinghui* (VB-2), *Ermen* (SJ-21) e *Tinggong* (ID-19) (*Great Compendium*).
- Inchaço da face: primeiro agulhar *Yixi* (B-45), depois *Tianyou* (SJ-16) e *Fengchi* (VB-20) (*Systematic Classic*).
- Vermelhidão e inchaço da face: *Fengchi* (VB-20), *Shangxing* (DU-23), *Xinhui* (DU-22), *Qianding* (DU-21) e *Naohu* (DU-17) (*Thousand Ducat Formulas*).
- Curvatura da coluna lombar: reforçar *Fengchi* (VB-20) e reduzir *Xuanzhong* (VB-39) (*Ode of the Jade Dragon*).

Jianjing (VB-21) – poço do ombro

Ponto de encontro dos canais de Vesícula Biliar, Sanjiao e Estômago com o vaso de Ligação yang.

Localização

- No ponto médio entre *Dazhui* (DU-14) e a ponta do acrômio, na crista do músculo trapézio.

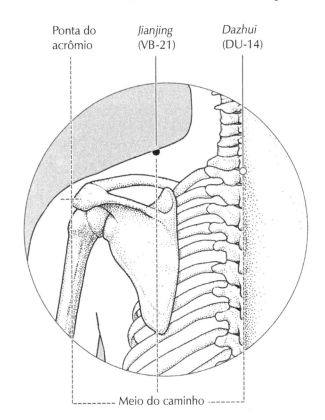

Nota de localização

- A crista se refere ao ponto mais alto do músculo trapézio, no plano sagital (anterior-posterior).
- Este ponto normalmente se localiza no ponto mais dolorido.

Inserção da agulha

Inserção oblíqua para trás com 0,5 a 1 *cun*.

Precaução: (1) a inserção perpendicular, especialmente em pacientes magros, acarreta risco substancial de causar pneumotórax; (2) este ponto é contraindicado na gravidez.

Ações

- Regula o *qi*, ativa o canal e alivia a dor.
- Transforma e diminui a fleuma e dissipa nódulos.
- Beneficia as mamas e acelera o parto.

Indicações

- Rigidez e dor no pescoço, dor no ombro e nas costas, incapacidade de erguer a mão e o braço, hemiplegia.
- Perda da fala após acidente vascular cerebral, acidente vascular cerebral, taxação por vento, as cinco taxações e as sete agressões, distúrbio do osso fumegante, dor lombar por deficiência do Rim.
- Tosse e dispneia, rebelião do *qi*, depressão maníaca, vermelhidão da face.
- Escrofulose, bócio, *qi* da perna subindo para atacar o Coração, dor no baço.
- Parto difícil e prolongado, contracorrente por inversão dos braços e pernas após aborto, retenção de placenta, hemorragia uterina.
- Dor nas mamas, abscesso da mama, falta de fluxo de leite das mamas, furúnculos e carbúnculos.

Comentários

A região de *Jianjing* (VB-21), na crista do músculo trapézio, é particularmente propensa a apresentar sintomas de contração, tensão e dor decorrentes de uma variedade de etiologias. A Vesícula Biliar é associada do ponto de vista interior-exterior com o Fígado. A estagnação do *qi* do Fígado ou a ascensão do *yang* do Fígado, decorrentes de raiva, frustração,

ressentimento, etc., comumente sobem ao longo do canal da Vesícula Biliar e prontamente se acumulam no pescoço e abaixo dele, especialmente quando a tensão e a restrição na região relativamente estreita do pescoço impedem seu fluxo para cima. A íntima relação entre a parte superior do corpo e a raiva foi enfatizada em muitos textos, como, por exemplo, no *Essential Questions*[4], que declara: "a raiva faz com que o *qi* suba". Ou então, a região de *Jianjing* (VB-21) pode ser agredida por entorse, penetração de vento-frio (especialmente depois de dormir exposto a uma corrente de ar frio), má postura prolongada ou esforço ocupacional. *Jianjing* (VB-21) pode ser agulhado em todos os casos de rigidez do pescoço e dos ombros, que pode se estender para as costas ou para os braços.

Jianjing (VB-21) é indicado para uma variedade de distúrbios caracterizados por fleuma. A fleuma pode envolver patologia do Fígado ou da Vesícula Biliar de três modos: (1) estagnação do *qi* do Fígado leva à estagnação dos líquidos que se condensam em fleuma, resumido na declaração do *Treatise on Disorders of Blood*: "Quando o *qi* flui, a água também flui"; (2) o vento do Fígado sobe levando fleuma consigo (esta é uma das principais características patológicas do acidente vascular cerebral); e (3) o fogo do Fígado ou da Vesícula Biliar vaporiza e condensa os líquidos em fleuma. Em virtude de suas ações de regular o *qi*, diminuir e transformar fleuma e dissipar nódulos, *Jianjing* (VB-21) é usado no tratamento de distúrbios caracterizados por fleuma como hemiplegia, perda da fala depois de acidente vascular cerebral, escrofulose e bócio.

Jianjing (VB-21) também tem uma forte ação para fazer o *qi* descer e é indicado em vários distúrbios de rebelião do *qi*, como tosse e dispneia, rebelião do *qi*, e *qi* da perna subindo para atacar o Coração. O *qi* da perna é um distúrbio caracterizado por entorpecimento, dor, fraqueza, espasmo, inchaço, vermelhidão e sensação de calor em pés e pernas. Em casos graves, o patógeno ataca mais profundamente, afetando o abdome e o Coração.

O parto difícil pode ser decorrente de estagnação ou deficiência do *qi* e do sangue. Independentemente do caso, devido à sua forte ação de descensão, *Jianjing* (VB-21) é usado há muito tempo para acelerar o parto e promover a descida da placenta e, por esta razão, é contraindicado na gravidez. *Jianjing* (VB-21) também é especificamente indicado pelo *Classic of Supplementing Life with Acupuncture and Moxibustion* para "frieza dos braços e das pernas por inversão de contracorrente após aborto". Uma condição semelhante em mulheres no pós-parto é descrita pelo famoso ginecologista da dinastia Qing, Fu Qing-zhu, que diz: "No curso do parto, algumas mulheres se sobrecarregam com taxação e fatiga lesando o Baço. Como resultado, ocorre inversão com calafrios nos membros por contracorrente, o *qi* sobe para preencher o tórax, o pulso morre e a forma acaba"[5]. A capacidade implícita de *Jianjing* (VB-21) em tonificar a deficiência após aborto se reflete surpreendentemente em suas indicações para uma variedade de padrões de deficiência, incluindo taxação por vento, as cinco taxações e as sete agressões, dor lombar por deficiência do Rim e distúrbio do osso fumegante.

A ação de *Jianjing* (VB-21) em descender o *qi* é tão forte que Gao Wu, no livro *Ode of Xi-hong*, diz: "Quando você agulhar *Jianjing* (VB-21), deve agulhar *Zusanli* (E-36). Se isto não for feito, o *qi* não ficará regulado". Em outras palavras, a ação de *Zusanli* (E-36) de tonificar e ascender o *qi* ajudará a conter qualquer descensão excessiva do *qi* resultante da inserção de agulha em *Jianjing* (VB-21).

Jianjing (VB-21) também é indicado para distúrbios das mamas. O canal primário da Vesícula Biliar penetra no tórax e o canal tendinoso da Vesícula Biliar conecta-se com a mama, enquanto *Jianjing* (VB-21) é um ponto de encontro do canal da Vesícula Biliar com o canal do Estômago, que desce através do mamilo. A preocupação excessiva, a raiva, a frustração, o ressentimento ou a depressão podem levar à estagnação e ao embaraço do *qi* do Fígado, ou o calor acumulado no canal do Estômago pode se acumular na mama, levando à dor na mama, abscesso na mama e incapacidade do leite materno fluir. *Jianjing* (VB-21) pode ser selecionado em todas essas situações.

Combinações

- Incapacidade de virar o pescoço: *Jianjing* (VB-21) e *Pohu* (B-42) (*Supplementing Life*).
- Dor no ombro e nas costas: *Jianjing* (VB-21), *Fengmen* (B-12), *Zhongzhu* (SJ-3), *Zhigou* (SJ-6), *Houxi* (ID-3), *Wangu* (ID-4) e *Weizhong* (B-40) (*Great Compendium*).
- Dor no antebraço: *Jianjing* (VB-21) e *Quchi* (IG-11) (*Ode to Elucidate Mysteries*).
- Dor e frio no braço: *Jianjing* (VB-21), *Quchi* (IG-11) e *Xialian* (IG-8) (*Great Compendium*).
- Escrofulose: *Jianjing* (VB-21), *Shaohai* (C-3), *Tianchi* (PC-1), *Zhangmen* (F-13), *Zulinqi* (VB-41), *Zhigou* (SJ-6), *Yangfu* (VB-38) e *Shousanli* (IG-10) (*Great Compendium*).
- Retenção da placenta: *Jianjing* (VB-21) e *Zhongji* (REN-3) (*Great Compendium*).
- Retenção da placenta: *Jianjing* (VB-21), *Zhongji* (REN-3) e *Sanyinjiao* (BP-6) (*Meeting the Source*).
- Dor e incômodo do *qi* da perna: primeiro agulhar *Jianjing* (VB-21) e depois agulhar *Zusanli* (E-36) e *Yanglingquan* (VB-34) (*Celestial Star*).
- Prolapso do reto: *Jianjing* (VB-21), *Baihui* (DU-20), *Changqiang* (DU-1), *Dachangshu* (B-25), *Hegu* (IG-4) e *Qichong* (E-30) (*Compilação*).

Yuanye (VB-22) – abismo da axila

Localização

- Na linha média axilar, no quinto espaço intercostal, aproximadamente 3 *cun* abaixo do ápice da axila, no mesmo nível do mamilo.

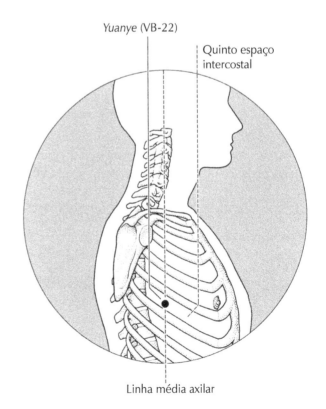

Nota de localização

- A linha média axilar é traçada verticalmente do ápice da axila (*Jiquan* – C-1).
- Primeiro localizar a cartilagem costal da segunda costela, que fica no mesmo nível do ângulo esternal, depois localizar o segundo espaço intercostal abaixo dela e, então, localizar o quinto espaço intercostal, três espaços abaixo dessa; nos homens, os mamilos ficam no quarto espaço intercostal.
- Algumas fontes localizam esse ponto no quarto espaço intercostal.

Inserção da agulha

Inserção transversal oblíqua ao longo do espaço intercostal, com 0,5 a 1 *cun*.

Precaução: a inserção profunda ou perpendicular pode causar pneumotórax.

Nota: de acordo com vários textos clássicos, a moxibustão é contraindicada nesse ponto.

Ações

- Regula o *qi* e desata o tórax.
- Beneficia a axila.

Indicações

- Tosse, plenitude do tórax, calafrios e febre, dor na região costal lateral, inchaço da axila, escrofulose da axila, nódulos em sabre.
- Dor no ombro e no braço, incapacidade de erguer o braço.

Combinação

- Nódulos em sabre na axila: *Yuanye* (VB-22), *Zhigou* (SJ-6), *Waiguan* (SJ-5) e *Zulinqi* (VB-41) (*Illustrated Supplement*).

Zhejin (VB-23) – tendões do flanco

Ponto de encontro do canal da Vesícula Biliar e do canal da Bexiga.

Localização

- Abaixo da axila, no quinto espaço intercostal, 1 *cun* à frente de *Yuanye* (VB-22), aproximadamente no mesmo nível do mamilo.

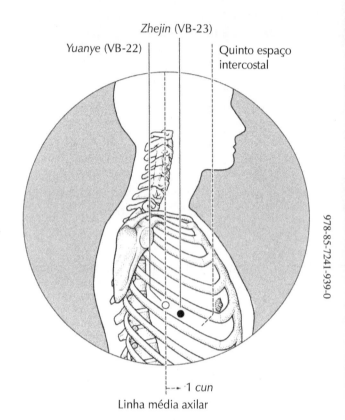

Nota de localização

- Ver *Yuanye* (VB-22).

Inserção da agulha

Inserção transversal oblíqua ao longo do espaço intercostal, 0,5 a 1 *cun*.

Precaução: inserção profunda ou perpendicular pode causar pneumotórax.

Ações

- Desata o tórax e acalma a rebelião.
- Rebula o *qi* nos três *jiao*.

Indicações

- Plenitude súbita no tórax, dor na região costal lateral, dispneia, asma, escrofulose, dor no ombro e no braço.

- Suspiros e tendência à tristeza, insônia, calor na parte inferior do abdome.
- Vômito, regurgitação ácida, escarro abundante, perda do uso dos quatro membros.

Comentários

De acordo com o *Great Compendium of Acupuncture and Moxibustion*, este ponto, e não *Riyue* (VB-24), é o ponto *mu* frontal da Vesícula Biliar, e um nome alternativo para *Zhejin* (VB-23) dado neste clássico era *Danmu*, ou seja, "*mu* da Vesícula Biliar". De fato, as indicações clássicas para *Zhejin* (VB-23) e *Riyue* (VB-24) são muito semelhantes, com maior ênfase sobre os distúrbios do tórax no caso de *Zhejin* (VB-23), refletindo sua localização mais alta.

A raiva excessiva, a frustração e o ressentimento, em especial quando não expressos espontaneamente, prejudicam a função do Fígado de manter o livre fluxo. O *qi* estagna-se ao longo do curso do canal da Vesícula Biliar na região costal lateral e obstrui o tórax, restringindo sua livre expansão e contração. A respiração fica prejudicada, provocando plenitude e dor, suspiros e tristeza. *Zhejin* (VB-23) é um importante ponto local usado no tratamento dessas condições. Se a estagnação do *qi* se transformar em fogo, pode afetar o *jiao* superior (Coração), dando origem a distúrbio do sono; o *jiao* médio, provocando vômito e regurgitação ácida; ou o *jiao* inferior, dando origem a calor na parte inferior do abdome.

Riyue (VB-24) – sol e lua

Ponto de encontro dos canais de Vesícula Biliar e Bexiga.
Ponto mu frontal da Vesícula Biliar.

Localização

- Na parede torácica anterior, no sétimo espaço intercostal, diretamente abaixo do mamilo, 4 *cun* ao lado da linha média.

Nota de localização

- Primeiro localizar a cartilagem costal da segunda costela, que fica no mesmo nível do ângulo esternal, depois localizar o segundo

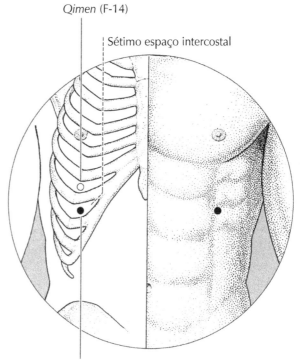

espaço intercostal abaixo dela e, em seguida, localizar o sétimo espaço intercostal, cinco espaços abaixo. Nos homens, o mamilo fica no quarto espaço intercostal.

Inserção da agulha

Inserção transversal oblíqua ao longo do espaço intercostal, 0,5 a 1 *cun*.

Precaução: a inserção profunda ou perpendicular pode causar pneumotórax.

Ações

- Beneficia a Vesícula Biliar e dispersa o *qi* do Fígado.
- Acalma a rebelião do *qi* e harmoniza o *jiao* médio.
- Resolve umidade-calor.

Indicações

- Distensão, plenitude e dor na região costal lateral, dor nas costelas, dor epigástrica, distensão abdominal, icterícia.
- Vômito, escarro abundante, regurgitação ácida, soluço.

482 – CANAL DA VESÍCULA BILIAR *SHAOYANG DO PÉ*

- Suspiro e tendência à tristeza, calor na parte inferior do abdome, calor no hipogástrio, perda do uso dos quatro membros.

Comentários

De acordo com o *Essential Questions*[6]: "A Vesícula Biliar é o oficial justo de onde o julgamento emana". Quando os caracteres para sol e lua (o nome deste ponto) estão combinados, formam um novo caractere, "*ming*", que significa "claro", "inteligente" ou "entender". "*Ming*" descreve a qualidade do julgamento que emana de uma Vesícula Biliar saudável. *Riyue* (VB-24) tem sido tradicionalmente relacionado com a capacidade de retificar padrões de deficiência da Vesícula Biliar e já era indicado na época do *Essential Questions* (com *Danshu* – B-19) para o tratamento de deficiência da Vesícula Biliar, que dá origem a indecisão, e, em outra parte, para suspiro com tendência à tristeza.

Riyue (VB-24) foi estabelecido como ponto *mu* frontal da Vesícula Biliar na época do *Yellow Emperor's Inner Classic*. Embora muitos séculos antes o *Great Compendium of Acupuncture and Moxibustion* tenha designado *Zhejin* (VB-23) como ponto *mu* frontal da Vesícula Biliar, é *Riyue* (VB-24) que detém este *status* até hoje. O termo "*mu*" significa juntar ou reunir, e os pontos *mu* frontais são onde o *qi* dos *zangfu* se une e se concentra na superfície anterior do corpo. *Riyue* (VB-24) é um importante ponto para tratar doenças do *fu* Vesícula Biliar que podem se originar das três seguintes etiologias: (1) a desarmonia emocional resulta em estagnação do *qi* do Fígado que prejudica a circulação do *qi* no canal da Vesícula Biliar, seu canal relacionado do ponto de vista interior-exterior, e dá origem à distensão, plenitude e dor na região costal lateral, suspiros e sensação de calor na parte inferior do abdome; (2) a desarmonia da função do Estômago e do Baço de transporte e transformação leva ao acúmulo de umidade que se transforma em umidade-calor e fermenta no Fígado e na Vesícula Biliar; a bile não flui e se infiltra nos músculos e na pele, dando origem à icterícia; (3) o *qi* da Vesícula Biliar invade o Estômago e interfere em sua função de descensão, resultando em vômito, regurgitação ácida, soluço e dor epigástrica. Todos esses três padrões podem ser encontrados em doenças como colecistite, colelitíase e hepatite.

Combinações

- "Quando uma pessoa é frequentemente indecisa, a Vesícula Biliar está deficiente. O *qi* flui para cima, dando origem ao gosto amargo na boca. Para tratar essa condição, use o *mu* e o *shu* da Vesícula Biliar" (*Riyue* – VB-24 e *Danshu* – B-19) (*Essential Questions*).
- Suspiro com propensão à tristeza: *Riyue* (VB-24) e *Shangqiu* (BP-5) (*Supplementing Life*).
- Perda do uso dos quatro membros: *Riyue* (VB-24), *Jiquan* (C-1) e *Pishu* (B-20) (*Supplementing Life*).
- Colecistite: *Riyue* (VB-24), *Burong* (E-19), *Dannangxue* (M-MI-23), *Zhigou* (SJ-6) e *Qiuxu* (VB-40).

Jingmen (VB-25) – portão capital

京門

Ponto mu *frontal dos Rins.*

Localização

- Abaixo do aspecto lateral da caixa torácica, à frente e abaixo da extremidade livre da décima segunda costela.

Jingmen (VB-25)
Extremidade livre
da 12ª costela

Zhangmen (F-13)
Extremidade livre
da 11ª costela

Nota de localização

- Para localizar a extremidade livre da décima segunda costela, primeiro coloque toda a mão sobre a parte superior do abdome e, com uma pressão suave do dedo, vá palpando para baixo ao longo da margem costal até localizar a extremidade da décima primeira costela, logo acima do nível do umbigo. Então, palpe mais ao longo da margem inferior da caixa torácica até que a extremidade livre da décima segunda costela seja localizada na região lombar lateral.

Inserção da agulha

Inserção perpendicular com 0,5 a 1 *cun*.

Precaução: em sujeitos magros, a inserção profunda pode penetrar na cavidade peritoneal.

Ações

- Tonifica os Rins e regula as passagens da água.
- Fortifica o Baço e regula os Intestinos.
- Fortalece a região lombar.

Indicações

- Borborigmos, diarreia por frio ou umidade (*dong*), distensão abdominal, vômito, dor na parte inferior do abdome, distúrbio *shan* doloroso.
- Micção difícil, urina escura, inchaço da face, deficiência do fluxo das passagens da água, desejo de beber água.
- Calafrios e febre, decepcionado com incapacidade de tomar fôlego.
- Fraqueza na coluna, dor lombar com incapacidade de ficar em pé por muito tempo, dor na região costal lateral e nas costas, dor no aspecto interno da escápula, dor no quadril.

Comentários

Jingmen (VB-25) é o ponto *mu* frontal dos Rins. O termo "*mu*" significa juntar ou reunir, e os pontos *mu* frontais são onde o *qi* dos *zangfu* se junta e se concentra na superfície anterior do corpo.

A principal ação de *Jingmen* (VB-25) é ajudar a relação mútua entre os Rins e o Baço. De acordo com o *Complete Works of Jing-yue*: "O *Ming men* é o mar da essência [e] de sangue, o Baço é o mar de água e grão, juntos eles são a raiz dos cinco *zang* e dos seis *fu*". Os Rins são a fonte do *qi* pré-celestial e rege os líquidos, enquanto o Baço é a fonte do *qi* pós-celestial e regem o transporte e a transformação dos alimentos e da água. O *yang* do Rim é a raiz de todo *yang* do corpo e seu fogo é a fonte do vigor da função de transporte e transformação do Baço. Ao mesmo tempo, é o Baço que extrai a essência dos alimentos para complementar a essência do Rim. Quando este apoio mútuo entre os Rins e o Baço é interrompido, ocorre deficiência tanto da função digestiva do Baço quanto da função do Rim de reger os líquidos. *Jingmen* (VB-25) é indicado para casos de diarreia por frio ou umidade (*dong*), borborigmos e distensão abdominal, que resultam da deficiência do *yang* do Baço, originada da deficiência do *yang* do Rim ou que, em razão de sua natureza prolongada, tenha lesado o *yang* do Rim. Também é usado para tonificar o *yang* do Baço que facilita o fluxo da água nas doenças urinárias, sendo indicado para micção difícil, urina concentrada, inchaço da face e "falha do fluxo das vias da água".

Os Rins regem a região lombar e os ossos. A outra principal aplicação de *Jingmen* (VB-25) é no tratamento de distúrbios da região lombar e da coluna, particularmente quando decorrentes da deficiência dos Rins. Portanto, é indicado para fraqueza da coluna e para dor lombar com incapacidade de ficar em pé por muito tempo. Em decorrência de sua localização no canal da Vesícula Biliar, também é indicado para dor combinada da região costal lateral e das costas, como, por exemplo, na cólica renal, bem como para dor no quadril.

Combinações

- Diarreia por frio ou umidade (*dong*) com alimentos não digeridos nas fezes: *Jingmen* (VB-25), *Rangu* (R-2) e *Yinlingquan* (BP-9) (*Thousand Ducat Formulas*).
- Diarreia por frio ou umidade (*dong*) com dor no corpo: *Jingmen* (VB-25) e *Kunlun* (B-60) (*Thousand Ducat Formulas*).
- Urina escura e obstrução do trajeto da água: *Jingmen* (VB-25) e *Zhaohai* (R-6) (*Thousand Ducat Formulas*).
- Inchaço na parte inferior do abdome: *Jingmen* (VB-25), *Ligou* (F-5) e *Zhongfeng* (F-4) (*Supplementing Life*).
- Dor lombar com incapacidade de ficar em pé por muito tempo ou se mover: *Jingmen* (VB-25) e *Xingjian* (F-2) (*Systematic Classic*).
- Dor lombar com tensão da coluna: *Jingmen* (VB-25) e *Zhishi* (B-52) (*Thousand Ducat Formulas*).

Daimai (VB-26) – vaso da Cintura

Ponto de encontro do canal da Vesícula Biliar com o vaso da Cintura.

Localização

- Diretamente abaixo de *Zhangmen* (F-13) (à frente e abaixo da extremidade livre da décima primeira costela), no mesmo nível do umbigo.

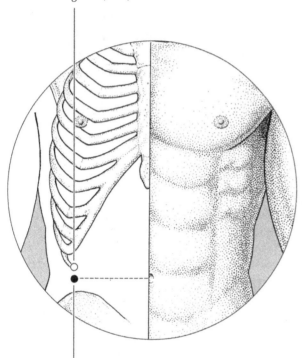

Zhangmen (F-13)

Daimai (F-13)

Nota de localização

- Primeiro localizar a extremidade livre da décima primeira costela, colocar a mão inteira na parte superior do abdome e com pressão suave do dedo, ir palpando para baixo, ao longo da margem costal, até que a extremidade da décima primeira costela seja localizada, logo acima do nível do umbigo.
- A extremidade livre da décima primeira costela normalmente fica sobre ou próxima da linha média axilar, que é traçada verticalmente a partir do ápice da axila (*Jiquan* – C-1).

Inserção da agulha

Inserção perpendicular com 0,5 a 1 *cun*.
Precaução: em indivíduos magros, a inserção profunda pode penetrar na cavidade peritoneal.

Ações

- Regula o vaso da Cintura e drena a umidade.
- Regula a menstruação e cessa a leucorreia.
- Ativa o canal e alivia a dor.

Indicações

- Leucorreia vermelha e branca, distúrbios da menstruação, menstruação irregular, amenorreia, infertilidade, prolapso uterino, dureza e dor do hipogástrio em mulheres, dor na região inferior do abdome em mulheres.
- Dor insuportável da região costal lateral que se irradia para as costas, dor na região costal lateral, dor lombar, distúrbio *shan*, tenesmo, espasmo clônico.

Comentários

O vaso da Cintura, que circunda a cintura como um cinto, é o único canal importante que tem trajeto horizontal. Ele passa através dos pontos *Daimai* (VB-26), *Wushu* (VB-27) e *Weidao* (VB-28), circulando e ligando os vasos de Penetração, Concepção e Governador e os canais de Rim, Fígado e Baço. O vaso da Cintura tem um importante papel no controle da leucorreia e pode ser lesado por umidade turva que afunda, deficiência do *yin* do Rim ou do *yang* do Rim, invasão de umidade externa que se transforma em calor, ou derramamento de umidade-calor dos canais do Fígado e da Vesícula Biliar, condições estas que podem gerar leucorreia. De fato, o termo "*dai xia*" (leucorreia) é feito dos caracteres "*dai*", que significa cinto ou cinturão, e "*xia*", que significa para baixo. Como ponto mais importante para regular o *qi* do vaso da Cintura, *Daimai* (VB-26) é indispensável no tratamento de leucorreia resultante de qualquer um dos padrões anteriormente mencionados.

De acordo como o *Spiritual Pivot*[7]: "Tanto o vaso de Penetração quanto o vaso da Concepção começam no útero". Enquanto o *Confucians' Duties to their Parents*, clássico do século XIII, escrito por Zhang Cong-zheng, afirma: "Os vasos de Penetração, da Concepção e Governador têm o mesmo ponto de origem, mas circulações diferentes, a mesma fonte, mas diferentes ramos, cada um deles se conecta com o vaso da Cintura". O vaso da Concepção, o vaso de Penetração e o vaso Governador, portanto, se originam, todos, no útero nas mulheres e estão todos ligados pelo vaso da Cintura. *Daimai* (VB-26) não é só um ponto importante para ativar o vaso da Cintura propriamente dito, mas tem uma significativa influência sobre o vaso da Concepção e o vaso de Penetração, e é capaz de tratar distúrbios do útero e da menstruação, como infertilidade, menstruação irregular e amenorreia, além de afundamento do *qi*, que dá origem a prolapso do útero.

Além de regular o *qi* do vaso da Cintura, *Daimai* (VB-26) é eficaz como ponto local para resolver estagnação do *qi* originada da desarmonia do Fígado. O distúrbio do vaso da Cintura e a estagnação do *qi* no *jiao* inferior pode levar à dor, distensão e dureza da região inferior do abdome em mulheres, dor na região costal lateral, distúrbio *shan* e dor lombar.

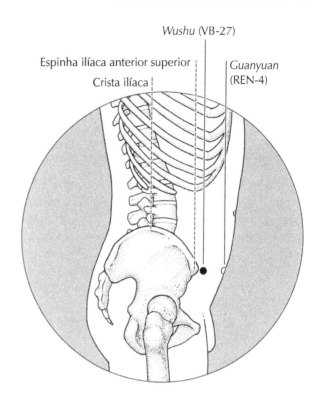

Combinações

- Leucorreia vermelha e branca: *Daimai* (VB-26), *Guanyuan* (REN-4), *Qihai* (REN-6), *Sanyinjiao* (BP-6), *Baihuanshu* (B-30) e *Jianshi* (PC-5) (*Great Compendium*).
- Amenorreia: *Daimai* (VB-26) e *Xuehai* (BP-10) (*Supplementing Life*).
- Menstruação irregular: *Daimai* (VB-26), *Qihai* (REN-6), *Zhongji* (REN-3), *Shenshu* (B-23) e *Sanyinjiao* (BP-6) (*Great Compendium*).
- Dor e dureza do hipogástrio: *Daimai* (VB-26) e *Xiaxi* (VB-43) (*Supplementing Life*).

Wushu (VB-27) – cinco pivôs

Ponto de encontro do canal da Vesícula Biliar com o vaso da Cintura.

Localização

- Na depressão logo à frente da espinha ilíaca superior anterior, aproximadamente no mesmo nível de *Guanyuan* (REN-6) (3 *cun* abaixo do umbigo).

Nota de localização

- Para localizar a espinha ilíaca superior anterior (EISA), coloque a mão na parte lateral da região inferior do abdome, abaixo do nível do umbigo. A EISA é, então, prontamente palpada como uma grande proeminência óssea. Ou, então, siga a crista ilíaca e palpe a EISA como sua proeminência anterior.

Inserção da agulha

Inserção perpendicular com 1 a 1,5 *cun*.

Ações

- Regula o vaso da Cintura.
- Regula o *jiao* inferior e transforma a estagnação.

Indicações

- Prolapso uterino, leucorreia vermelha e branca, menstruação irregular.
- Dor na região inferior do abdome; distúrbio *shan* por frio em homens; dor abdominal decorrente de retração dos testículos; constipação; tenesmo; dor em costas, região lombar e ilíaco; espasmo clônico.

Comentários

À semelhança de *Daimai* (VB-26), *Wushu* (VB-27) (um ponto coalescente do vaso da Cintura) regula o vaso da Cintura, trata distúrbios menstruais e leucorreia e dispersa o *qi* do Fígado na parte inferior do abdome (dor na região inferior do abdome e constipação).

Comparando os dois pontos, entretanto, é interessante notar que as indicações tradicionais de mover o *qi* e aliviar a dor nesse ponto se inclinam mais para distúrbios masculinos, como distúrbio *shan* em homens e dor abdominal decorrente de retração dos testículos, enquanto as indicações de *Daimai* (VB-26) se inclinam mais para distúrbios femininos, como dureza do hipogástrio em mulheres e dor na região inferior do abdome em mulheres. Isto se reflete na declaração de Zhu Dan-xi: "o *shan qi* grave é dor aguda nos testículos que se estende para a região inferior do abdome. A dor pode estar nos testículos ou nas vizinhanças do ponto cinco pivôs (*Wushu* (– VB-27). Em qualquer um dos casos, envolve o canal *jueyin* do pé"[8].

Combinação

- Retração dos testículos: *Wushu* (VB-27) e *Guilai* (E-29) (*Supplementing Life*).

Weidao (VB-28) – trajeto de ligação

Ponto de encontro do canal da Vesícula Biliar com o vaso da Cintura.

Localização

- 0,5 *cun* à frente e abaixo de *Wushu* (VB-27).

Nota de localização

- Ver *Wushu* (VB-27).

Inserção da agulha

Inserção perpendicular com 1 a 1,5 *cun*.

Ações

- Regula o vaso da Cintura.
- Regula o *jiao* inferior e transforma a estagnação.

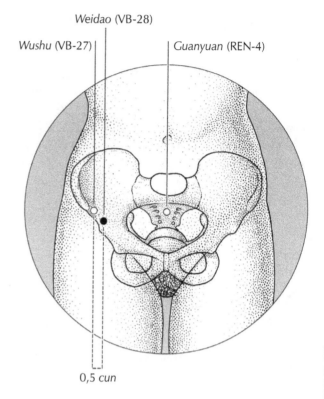

Indicações

- Prolapso do útero, menstruação irregular, leucorreia.
- Dor nas costas e no ilíaco, dor na região inferior do abdome, distúrbio *shan*.
- Falta de prazer em comer, vômito.

Juliao (VB-29) – fenda imóvel

Ponto de encontro do canal da Vesícula Biliar com o vaso de Motilidade yang.

Localização

- No aspecto lateral da articulação do quadril, no ponto médio de uma linha traçada entre a crista ilíaca superoanterior e a proeminência do trocanter maior.

Nota de localização

- Para localizar a crista ilíaca superoanterior, ver *Wushu* (VB-27).

CANAL DA VESÍCULA BILIAR *SHAOYANG* DO PÉ – **487**

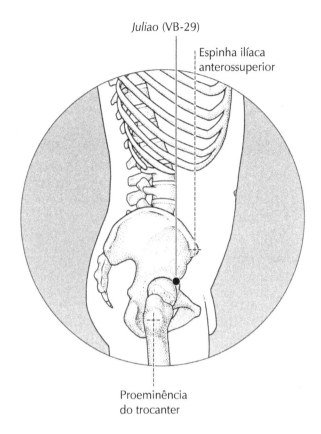

- Para palpar com precisão a proeminência do trocanter maior, coloque uma mão sobre o aspecto lateral da articulação do quadril no mesmo nível do períneo, e com a outra mão, gire o pé para sentir o movimento da proeminência do trocanter maior.
- Ou então, flexione a articulação do quadril e localize *Juliao* (VB-29) na extremidade lateral da dobra assim formada.

Inserção da agulha

Inserção perpendicular com 1 a 2 *cun*, ou inserção oblíqua voltada para baixo 2 a 3 *cun*.

Ações

- Ativa o canal e alivia a dor.
- Beneficia a articulação do quadril.

Indicações

- Dor nas costas e na perna; dor lombar, que se irradia para a parte inferior do abdome; dor no quadril, que se irradia para a virilha; fraqueza e paralisia na perna; neuralgia ciática;

distúrbio *shan*, dor na parte anterior do ombro que se irradia para o tórax; incapacidade de erguer o braço.
- Edema, vômito, diarreia.

Comentários

Juliao (VB-29) é muito usado na prática clínica para tratar distúrbios do quadril, e é especialmente indicado quando a dor se irradia do quadril para a virilha e parte inferior do abdome. A inserção correta da agulha garante a irradiação da sensação para estas áreas.

No método de inserção cruzada de seleção de ponto, a articulação do ombro na parte superior do corpo corresponde à articulação do quadril na parte inferior do corpo e *Juliao* (VB-29) não é indicado apenas para dor no quadril que se irradia para a virilha, mas também para dor no ombro que se irradia para o tórax.

Combinações

- Dor na perna por vento-umidade: *Juliao* (VB-29), *Huantiao* (VB-30) e *Weizhong* (B-40) (*Song of the Jade Dragon*).
- Neuralgia ciática: *Juliao* (VB-29), *Huantiao* (VB-30), *Ciliao* (B-32) e *Weizhong* (B-40).

Huantiao (VB-30) – 環跳 círculo do salto

Ponto de encontro dos canais de Vesícula Biliar e da Bexiga.
Ponto estrela celestial de Ma Dan-yang.

Localização

- No aspecto posterolateral da articulação do quadril, um terço da distância entre a proeminência do trocanter maior e o hiato sacrococcígeo (*Yaoshu* – DU-2).

Nota de localização

- Este ponto pode ser localizado com mais facilidade (e agulhado) com o paciente deitado de lado.
- Para palpar com exatidão a proeminência do trocanter maior, coloque uma mão sobre o aspecto lateral da articulação do quadril no

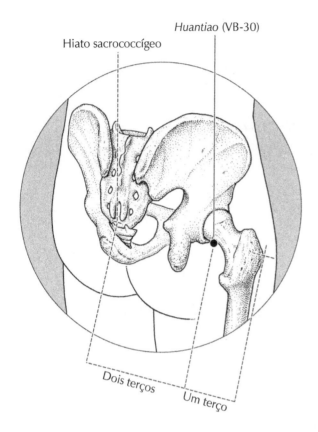

nível do períneo e, com a outra mão, peça ao paciente que gire o pé para você sentir o movimento da proeminência do trocanter maior.
- O hiato sacrococcígeo fica localizado entre os cornos do sacro e do cóccix, na depressão abaixo do quarto processo espinhoso sacral, se este for palpável. Note, entretanto, que o hiato sacrococcígeo pode, às vezes, se estender até o nível dos terceiros forames sacrais.

Inserção da agulha

Inserção perpendicular com a agulha voltada em direção aos órgãos genitais, 2 a 3,5 *cun*.

Nota: uma sensação elétrica ou de irradiação pode seguir até o pé. Como essa manifestação do *deqi* (chegada do *qi*) é particularmente indicada em casos de neuralgia ciática, ela pode ser mais rapidamente induzida localizando *Huantiao* (VB-30), 1 *cun* abaixo de sua posição normal.

Ações

- Ativa o canal e alivia a dor.
- Beneficia a articulação do quadril e a perna.
- Dispersa vento-umidade.

Indicações

- Dor nas nádegas, dor ou entorse do quadril e da perna, neuralgia ciática, distúrbio de atrofia e obstrução dolorosa do membro inferior, hemiplegia, obstrução dolorosa por vento-frio-umidade, entorpecimento da perna, incapacidade de flexionar e estender o joelho, contração e dor na coxa e do joelho, dor na região lombar e da região costal lateral, dor na região lombar e da perna, *qi* da perna.
- Urticária, eczema.

Comentários

Huantiao (VB-30) foi incluído por Ma Dan-yang, o grande médico da dinastia Jin, entre os "onze pontos estrelas celestiais"[9], seu agrupamento dos pontos de acupuntura mais vitais, e foi indicado por ele para "...obstrução dolorosa por vento-frio e umidade, dor que se irradia do quadril até a panturrilha, suspiro com dor quando se vira". *Huantiao* (VB-30) é incomparável em importância para o tratamento de distúrbios da articulação do quadril e da nádega, independente da causa ser lesão traumática, obstrução dolorosa, estagnação ou deficiência do *qi*.

Huantiao (VB-30) fica localizado na importante região do quadril, o portão do membro inferior, e como sugere o seu nome, "círculo do salto", ele é capaz de influenciar o movimento de todo o membro inferior. É um ponto vital para promover a circulação do *qi* e do sangue no tratamento de todos os tipos de obstrução dolorosa, distúrbios de atrofia, entorpecimento, rigidez, dor e contração da perna. No tratamento de neuralgia ciática, é considerado por muitos acupunturistas como o único ponto mais importante passível de ser usado independentemente da natureza e da distribuição da dor. Sua importância no tratamento de obstrução dolorosa das extremidades inferiores foi enfatizada no *Secrets of the Heavenly Star*, que indaga: "Obstrução dolorosa por vento-frio-umidade, onde agulhar? Primeiro, escolha *Huantiao* (VB-30), depois *Yanglingquan* (VB-34)". Sua capacidade de promover a circulação por toda a perna faz dele um ponto essencial no tratamento de hemiplegia, com ação similar à dos pontos do canal *yangming* do Estômago.

O canal da Bexiga se une com o canal da Vesícula Biliar nesse ponto e *Huantiao* (VB-30) pode, portanto, também tratar distúrbios da região lombar (através da qual o canal da Bexiga passa), independentemente, desses distúrbios se estenderem para o quadril e para a nádega, ou se irradiarem para cima ao longo do canal da Vesícula Biliar até a região costal lateral.

Finalmente, *Huantiao* (VB-30) é citado no *Song of the Nine Needles for Returning the Yang* para o tratamento de colapso *doyang* caracterizado por perda da consciência, aversão ao frio, contracorrente nos membros por frio, lábios arroxeados, etc.

Combinações

- Vento unilateral (hemiplegia): *Huantiao* (VB-30), *Yanglingquan* (VB-34) e *Quchi* (IG-11) (*Supplementing Life*).
- Obstrução dolorosa por vento-frio-umidade: primeiro agulhar *Huantiao* (VB-30) e depois *Yanglingquan* (VB-34) (*Secrets of the Heavenly Star*).
- Dor no quadril: *Huantiao* (VB-30), *Shugu* (B-65), *Jiaoxin* (R-8), *Sanyinjiao* (BP-6) e *Yingu* (R-10) (*Thousand Ducat Formulas*).
- Dor no quadril: *Huantiao* (VB-30), *Yanglingquan* (VB-34) e *Qiuxu* (VB-40) (*Great Compendium*).
- Dor na região lombar e no joelho: *Huantiao* (VB-30), *Yanglingquan* (VB-34), *Yanglao* (ID-6), *Kunlun* (B-60) e *Shenmai* (B-62) (*Illustrated Supplement*).
- Dor lombar: *Huantiao* (VB-30) e *Weizhong* (B-40); se a dor se irradiar para cima pelas costas, acrescentar *Kunlun* (B-60) (*Song of Points*).
- Dor lombar que se irradia para a perna: *Huantiao* (VB-30), *Xingjian* (F-2) e *Fengshi* (VB-31) (*Song of Points*).
- Dor nas pernas e na região lombar: *Huantiao* (VB-30), *Fengshi* (VB-31), *Weizhong* (B-40), *Kunlun* (B-60), *Yinshi* (E-33), *Chengshan* (B-57) e *Shenmai* (B-62) (*Great Compendium*).
- Dor na perna por vento-umidade: *Huantiao* (VB-30), *Juliao* (VB-29) e *Weizhong* (B-40) (*Song of the Jade Dragon*).
- Obstrução dolorosa por vento-frio, que é difícil curar: *Huantiao* (VB-30) e *Yaoshu* (DU-2) (*Ode of Xi-hong*).
- Dor na perna que se irradia para a região costal lateral e axila: *Huantiao* (VB-30) e *Yanglingquan* (VB-34) (*Song of Points*).
- Distúrbio de atrofia: agulhar *Huantiao* (VB-30) e *Zhongdu* (VB-32), aplicar moxa em *Zusanli* (E-36) e *Feishu* (B-13) (*Glorious Anthology*).

- Entorpecimento da parte inferior da perna: *Huantiao* (VB-30), *Xiyangguan* (VB-33) e *Chengjin* B-56 (*Thousand Ducat Formulas*).
- Paralisia da extremidade inferior: *Huantiao* (VB-30), *Yinlingquan* (BP-9), *Yangfu* (VB-38), *Taixi* (R-3) e *Zhiyin* (B-67) (*Great Compendium*).
- Dor no tórax e na região costal lateral que muda de localização: *Huantiao* (VB-30) e *Zhiyin* (B-67) (*Thousand Ducat Formulas*).
- Distúrbios do joelho e da região acima do joelho: aplicar moxa em *Huantiao* (VB-30) e *Yinshi* (E-33) (*Great Compendium*).
- Erupção por vento: *Huantiao* (VB-30) e *Yongquan* (R-1) (*Supplementing Life*).
- Dor que se irradia do quadril ao longo do canal do Estômago: *Huantiao* (VB-30), *Biguan* (E-31), *Zusanli* (E-36) e *Jiexi* (E-41).
- Dor que se irradia do quadril ao longo do canal da Vesícula Biliar: *Huantiao* (VB-30), *Fengshi* (VB-31), *Yanglingquan* (VB-34) e *Xuanzhong* (VB-39).
- Dor que se irradia do quadril ao longo do canal da Bexiga: *Huantiao* (VB-30), *Yinmen* (B-37), *Weizhong* (B-40) e *Kunlun* (B-60).
- Dor que se irradia do quadril ao longo dos canais da Bexiga e da Vesícula Biliar: *Huantiao* (VB-30) e *Feiyang* (B-58).
- Dor que se irradia para a virilha: *Huantiao* (VB-30), *Juliao* (VB-29) e *Yinbao* (F-9).

Fengshi *(VB-31)* – mercado do vento

Localização

- No aspecto lateral da coxa, diretamente abaixo do trocanter maior, 7 *cun* acima da prega poplítea.

Nota de localização

- Para palpar a proeminência do trocanter maior, colocar a mão sobre o aspecto lateral da articulação do quadril ao nível do períneo.
- A distância entre a proeminência do trocanter maior e da prega poplítea é 19 *cun*, portanto, *Fengshi* (VB-31) localiza-se no ponto dolorido situado aproximadamente a 1 *cun* acima da

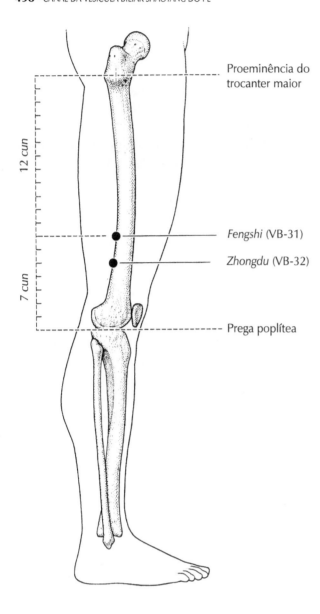

junção dos dois terços superiores e do terço inferior desta linha.
- Esse ponto é tradicionalmente descrito como estando localizado onde a ponta do dedo médio alcança quando a pessoa fica ereta com os braços estendidos lateralmente, embora as diferenças significativas encontradas nas proporções do corpo tornem essa afirmação não confiável.

Inserção da agulha

Inserção perpendicular ou ligeiramente oblíqua voltada para trás com 1 a 2 *cun*.

Inserção oblíqua voltada para cima ou para baixo com 1,5 a 2,5 *cun*.

Ações

- Elimina vento.
- Alivia o prurido.
- Ativa o canal e alivia a dor.

Indicações

- Hemiplegia, distúrbio de atrofia e obstrução dolorosa do membro inferior, obstrução dolorosa por frio, neuralgia ciática, *qi* da perna, entorpecimento da perna, fraqueza e debilidade das pernas, sensação de peso nas pernas com dificuldade de se sentar, contração e dor dos joelhos.
- Prurido do corpo todo, urticária.

Comentários

Como seu nome "mercado do vento" implica, *Fengshi* (VB-31) é um importante ponto para tratar distúrbios provocados por vento, tendo três principais esferas de aplicação. Primeira, ele é indicado para vento-umidade patogênico que ataca o membro inferior e dá origem a obstrução dolorosa, especialmente quando o vento é o principal fator patogênico e a dor tem natureza migratória. O *Complete Works of Jing-yue* afirma: "*Fengshi* (VB-31) é o ponto essencial para tratar obstrução dolorosa por vento". Segunda, *Fengshi* (VB-31) é recomendado para quando o vento patogênico dá origem a distúrbios cutâneos, caracterizados por início rápido e prurido, como, por exemplo, urticária. Terceira, *Fengshi* (VB-31) é indicado para hemiplegia após acidente vascular cerebral.

Combinações

- Acidente vascular cerebral: primeiro agulhar o braço e a perna saudáveis e depois o braço e a perna acometidos, usando *Fengshi* (VB-31), *Qiuxu* (VB-40) e *Yanglingquan* (VB-34) (*Great Compendium*).
- Fraqueza das pernas: aplicar moxa em *Fengshi* (VB-31), *Taichong* (F-3) e *Lidui* (E-45) (*Outline of Medicine*).
- Falta de força nas pernas: *Fengshi* (VB-31) e *Yinshi* (E-33) (*Ode of the Jade Dragon*).
- Dor lombar que se irradia para a perna: *Fengshi* (VB-31), *Huantiao* (VB-30) e *Xingjian* (F-2) (*Miscellaneous Diseases*).

- Dor lombar com dificuldade de se movimentar: *Fengshi* (VB-31), *Weizhong* (B-40) e *Xingjian* (F-2) (*Glorious Anthology*).
- Dor nas pernas e na região lombar: *Fengshi* (VB-31), *Huantiao* (VB-30), *Weizhong* (B-40), *Kunlun* (B-60), *Yinshi* (E-33), *Chengshan* (B-57) e *Shenmai* (B-62) (*Great Compendium*).
- Obstrução dolorosa da panturrilha: *Fengshi* (VB-31) e *Kunlun* (B-60) (*Compilação*).

Zhongdu (VB-32) – canal do meio

Localização

- No aspecto lateral da coxa, 2 *cun* abaixo de *Fengshi* (VB-31).

Nota de localização

- Primeiro localizar *Fengshi* (VB-31) (ver anteriormente) e depois localizar *Zhongdu* (VB-32), 2 *cun* abaixo.
- A distância entre a proeminência do trocanter maior e a prega poplítea é de 19 *cun* e, portanto, *Zhongdu* (VB-32) localiza-se no ponto dolorido logo acima da junção dos três quartos superiores e o quarto inferior dessa linha.

Inserção da agulha

Inserção perpendicular ou inserção oblíqua ligeiramente para trás 1 a 2 *cun*.

Inserção oblíqua voltada para cima ou para baixo 1,5 a 2,5 *cun*.

Ações

- Expele vento, umidade e frio.
- Ativa o canal e alivia a dor.

Indicações

- Distúrbio de atrofia e obstrução dolorosa do membro inferior, obstrução dolorosa do tendão com entorpecimento, entorpecimento, hemiplegia, neuralgia ciática, dor nas costas e no quadril, *qi* frio residindo nos músculos e nos tendões.
- Urticária.

Comentários

Tanto o *Systematic Classic of Acupuncture and Moxibustion* quanto o *Great Compendium of Acupuncture and Moxibustion* recomendavam *Zhongdu* (VB-32) para *qi* patogênico frio que se aloja nos músculos e tendões. Esta indicação reflete as duas principais formas de compreender e classificar a obstrução dolorosa, que foram discutidas no *Yellow Emperor's Inner Classic*. A primeira é de acordo com o tipo de patógeno que predomina, ou seja, frio, vento ou umidade. A segunda é de acordo com a profundidade da penetração do patógeno. Neste método de diferenciação, o nível de invasão mais superficial é a pele, seguindo por músculos, vasos, tendões e ossos. Cada um desses níveis corresponde a um dos *zang* (Pulmão, Baço, Coração, Fígado e Rins, respectivamente) e um patógeno não curado em qualquer um dos níveis lesa o *zang* relacionado.

Combinação

- Distúrbio de atrofia: agulhar *Zhongdu* (VB-32) e *Huantiao* (VB-30), aplicar moxa em *Zusanli* (E-36) e *Feishu* (B-13) (*Glorious Anthology*).

Xiyangguan (VB-33) – portão yang do joelho

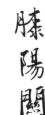

Localização

- No aspecto lateral do joelho, na depressão acima do epicôndilo lateral do fêmur, entre o fêmur e o tendão do bíceps femoral.

Nota de localização

- Começando acima da articulação do joelho, deslize um dedo para baixo pelo aspecto lateral da coxa no sulco ente o fêmur e o tendão do bíceps femoral até o dedo cair na depressão logo acima do epicôndilo lateral do fêmur.

Inserção da agulha

Inserção perpendicular com 1 a 2 *cun*.

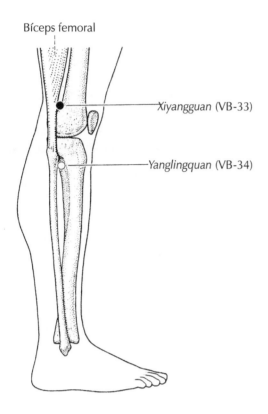

Nota: de acordo com vários textos clássicos, a moxibustão é contraindicada nesse ponto.

Ações

- Relaxa os tendões e beneficia as articulações.
- Dispersa vento-umidade.

Indicações

- Vermelhidão, inchaço e dor do aspecto lateral da articulação do joelho; incapacidade de dobrar e estender o joelho; obstrução dolorosa por vento com entorpecimento; obstrução dolorosa e entorpecimento da parte inferior da perna; *qi* da perna.

Comentários

Um nome alternativo para *Xiyangguan* (VB-33) é *Hanfu* (mansão do frio). Este nome reflete a observação de que o frio patogênico tende a se concentrar no aspecto lateral do joelho, e que essa condição pode ser tratada usando este ponto. Na prática clínica, *Xiyangguan* (VB-33) é um ponto local valioso para dor do aspecto lateral do joelho que se estende para cima ao longo da coxa.

Combinações

- Entorpecimento da parte inferior da perna: *Xiyangguan* (VB-33), *Huantiao* (VB-30) e *Chengjin* (B-56) (*Thousand Ducat Formulas*).
- Contração dos tendões e dificuldade de flexionar e estender o joelho, com incapacidade de andar: *Xiyangguan* (VB-33), *Liangqiu* (E-34) e *Ququan* (F-8) (*Thousand Ducat Formulas*).

Yanglingquan (VB-34) – *manancial yang da colina*

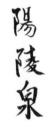

Ponto he mar e ponto terra do canal da Vesícula Biliar.
Ponto hui de encontro dos tendões.
Ponto estrela celestial de Ma Dan-yang.

Localização

- Abaixo do aspecto lateral do joelho, na depressão sensível situada aproximadamente 1 *cun* à frente e abaixo da cabeça da fíbula.

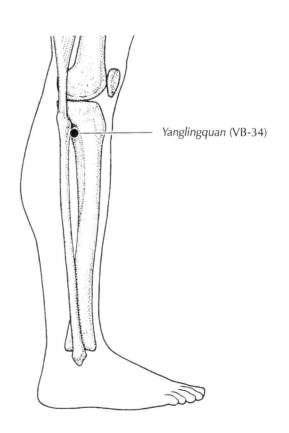

Nota de localização

- Para evitar confundir a cabeça da fíbula com o côndilo medial, deslize seus dedos para cima pelo aspecto lateral da parte inferior da perna até que o tecido mole da musculatura dê lugar para a proeminência óssea da cabeça da fíbula.

Inserção da agulha

Inserção perpendicular ou ligeiramente oblíqua voltada para trás com 1 a 1,5 *cun*. Este ponto às vezes é agulhado até atingir *Yinlingquan* (BP-9), caso em que ele deve ser localizado em uma posição ligeiramente mais abaixo.

Ações

- Beneficia os tendões e as articulações.
- Ativa o canal e alivia a dor.
- Dispersa o *qi* do Fígado e beneficia a região costal lateral.
- Dispersa umidade-calor do Fígado e da Vesícula Biliar.
- Harmoniza o *shaoyang*.

Indicações

- Distúrbios dos tendões, contração dos tendões, contração e dor dos músculos da panturrilha no distúrbio da perturbação súbita, contração dos tendões do pé, rigidez e tensão dos músculos e articulações, entorpecimento, hemiplegia, rigidez do pescoço e dos ombros, dor no cotovelo, distúrbio de atrofia e obstrução dolorosa do membro inferior, inchaço, dor e vermelhidão no joelho, obstrução dolorosa por frio do quadril e do joelho, neuralgia ciática, entorpecimento e dor na coxa e no joelho, frio e palidez dos pés, *qi* da perna.
- Doenças da Vesícula Biliar, plenitude e dor na região costal lateral, suspiros frequentes, medo das pessoas como se estivesse prestes a ser agarrado, constipação, enurese, epilepsia.
- Gosto amargo na boca, garganta seca, vômito, icterícia, calafrios e febre, malária, inchaço na face e da cabeça, hipertensão.

Comentários

De acordo com o *Essential Questions*[10], "os joelhos são a residência dos tendões; quando os joelhos não conseguem dobrar e estender e a marcha é realizada com as costas encurvadas e com a ajuda de uma bengala, então os tendões estão esgotados". *Yanglingquan* (VB-34), localizado logo abaixo da articulação do joelho, é o ponto *hui* de encontro dos tendões e tem sido desde há muito tempo considerado o principal ponto para influenciar esses tecidos em todo o corpo. Por exemplo, o *Great Compendium of Acupuncture and Moxibustion* simplesmente afirma: "para doenças dos tendões, selecionar *Yanglingquan* (VB-34)".

A Vesícula Biliar está relacionada do ponto de vista interior-exterior com o Fígado, que domina e nutre os tendões, e *Yanglingquan* (VB-34), o ponto *he* mar do canal da Vesícula Biliar, é um ponto essencial para contração dos tendões e rigidez e tensão dos músculos e articulações, e mais especialmente para distúrbios da perna, como dor no joelho, dor no quadril, neuralgia ciática, hemiplegia, distúrbio de atrofia e obstrução dolorosa. A importância de *Yanglingquan* (VB-34) nos distúrbios da parte inferior da perna como um todo é também enfatizada por sua inclusão nos "onze pontos estrela celestiais de Ma Dan-yang", seu agrupamento nos pontos de acupuntura mais vitais. De acordo com esse grande médico da dinastia Jin, *Yanglingquan* (VB-34) era indicado para inchaço e entorpecimento do joelho, obstrução dolorosa por frio, hemiplegia e incapacidade de levantar a perna. A ação de *Yanglingquan* (VB-34) não se restringe ao membro inferior, entretanto, e ele pode ser usado no tratamento de rigidez do pescoço e dos ombros bem como em dor nos tendões no cotovelo, como no caso de cotovelo de tenista. Em resumo, *Yanglingquan* (VB-34) pode ser usado para dor, câimbras, contração, rigidez e entorse dos tendões e músculos em qualquer parte do corpo.

É uma característica dos canais, especialmente dos canais *yang*, que pontos localizados nas extremidades tendem a influenciar mais fortemente a extremidade oposta do canal (por exemplo, a região da cabeça), enquanto os pontos localizados próximos ao cotovelo e ao joelho tendem a ter sua influência mais forte na região média do corpo. *Yanglingquan* (VB-34) demonstra claramente este princípio e é um ponto essencial para tratar todos os distúrbios da região costal lateral, independentemente de serem decorrentes de estagnação do *qi*, estase de sangue, acúmulo de umidade-calor ou deficiência do sangue ou do *yin*. Isso se reflete nas declarações inequívocas do *Song of Points for Miscellaneous Diseases*, que dizem: "Dor na região costal lateral, você precisa apenas de *Yanglingquan* (VB-34)", e no *Ode of Essentials of Understanding*, que diz: "quando há dor na região costal lateral e nas costelas, a inserção de agulha em *Yanglingquan* (VB-34) vai aliviar a dor prontamente". A afinidade especial de *Yanglingquan* (VB-34) pela região costal lateral reflete o curso do canal da Vesícula Biliar, que passa por essa área, e suas ações de dispersar o *qi* do Fígado e dispersar umidade-calor do Fígado e da Vesícula Biliar, e assim, tratar dois dos principais padrões na distensão e dor desta região.

Yanglingquan (VB-34) é o ponto *he* mar do canal da Vesícula Biliar. De acordo com o *Spiritual Pivot*[11], "Os pontos *he* mar tratam o *fu* interno". A desarmonia principal da Vesícula Biliar é o acúmulo de umidade-calor que pode surgir de: (1) falha da função de transporte e transformação do Baço que leva ao acúmulo de umidade ou umidade-calor que obstruem a função do Fígado e da Vesícula Biliar; (2) consumo excessivo de alimentos gordurosos e pesados ou álcool; (3) ataque de umidade-calor patogênica externa; ou (4) estagnação do *qi* do Fígado que obstrui o movimento dos líquidos e se transforma em calor, dando origem à umidade-calor. Qualquer que seja a etiologia, *Yanglingquan* (VB-34) pode ser usado para dispersar umidade-calor da Vesícula Biliar que se manifesta com sintomas como gosto amargo na boca, náusea e vômito, icterícia, colecistite, etc. Outro reflexo da influência de *Yanglingquan* (VB-34) sobre os *fu* é sua aplicação no tratamento de constipação, particularmente quando é decorrente de estagnação de *qi* ou de calor.

De acordo com o *Spiritual Pivot*[12] e com o *Essential Questions*[13]: "*Taiyang* é a abertura, *yangming* é o fechamento e *shaoyang* é o meio". Na diferenciação das febres exposta no *Treatise on Injury by Cold*, o nível *shaoyang* é o meio entre o interior e o exterior, e o padrão *shaoyang* ocorre quando o fator patogênico fica preso entre esses dois níveis. Os sintomas característicos deste padrão "meio no interior e meio no exterior" são fases distintas de febre que se alternam com calafrios, gosto amargo na boca, dor na região costal lateral, secura da boca e da garganta bem como náusea e vômito. *Yanglingquan* (VB-34), o ponto *he* mar do canal *shaoyang*, é um dos principais pontos para tratar este padrão e está, portanto, indicado para qualquer distúrbio com esta apresentação, incluindo malária.

De acordo com o *Achieving Longevity by Guarding the Source*, o clássico do século XVII, escrito por Gong Ting-xin: "A suscetibilidade ao medo... timidez em que o paciente teme ser agarrado, resul-

tam, todos, da deficiência do *qi* do Coração e da Vesícula Biliar". *Yanglingquan* (VB-34) é indicado para "medo das pessoas como se estivesse prestes a ser agarrado" e suspiros frequentes, refletindo um padrão de deficiência do *qi* da Vesícula Biliar.

Finalmente, o *Spiritual Pivot*[14] afirma: "nos distúrbios do Estômago e nos distúrbios que resultam da dieta irregular e da ingestão irregular de líquidos, selecionar o ponto *he* mar". *Yanglingquan* (VB-34) é indicado em casos em que a estagnação do *qi* gera fleuma e calor que obstrui o Estômago e prejudica sua função de descensão. Este padrão combinado da desarmonia da Vesícula Biliar e do Estômago se manifesta com sintomas como gosto amargo na boca, náusea e vômito.

Combinações

- Vento unilateral (hemiplegia): *Yanglingquan* (VB-34), *Huantiao* (VB-30) e *Quchi* (IG-11) (*Supplementing Life*).
- Hemiplegia: *Yanglingquan* (VB-34) e *Quchi* (IG-11) (*One Hundred Symptoms*).
- Distúrbios do joelho e abaixo do joelho: aplicar moxa em *Yanglingquan* (VB-34), *Dubi* (E-3), *Xiguan* (F-7) e *Zusanli* (E-36) (*Supplementing Life*).
- Entorpecimento do joelho: *Yanglingquan* (VB-34), *Dubi* (E-35) e *Biguan* (E-31) (*Supplementing Life*).
- Inchaço do joelho que é difícil suportar: *Yanglingquan* (VB-34) e *Yinlingquan* (BP-9) (*Ode of the Jade Dragon*).
- Dor no aspecto lateral do joelho: *Yanglingquan* (VB-34) e *Xiaxi* (VB-43) (*Thousand Ducat Formulas*).
- Obstrução dolorosa óssea e entorpecimento da articulação do quadril e do joelho: *Yanglingquan* (VB-34), *Yangjiao* (VB-35) e *Yangfu* (VB-38) (*Thousand Ducat Formulas*).
- Flacidez das pernas: *Yanglingquan* (VB-34), *Chongyang* (E-42), *Taichong* (F-3) e *Qiuxu* (VB-40) (*Great Compendium*).
- Dor e dolorimento do *qi* da perna: primeiro agulhar *Jianjing* (VB-21), depois agulhar *Zusanli* (E-36) e *Yanglingquan* (VB-34) (*Celestial Star*).
- Dor na região lombar e no joelho: *Yanglingquan* (VB-34), *Huantiao* (VB-30), *Kunlun* (B-60), *Shenmai* (B-62) e *Yanglao* (ID-6) (*Illustrated Supplement*).

- Obstrução dolorosa por frio-vento-umidade: primeiro agulhar *Huantiao* (VB-30) e depois *Yanglingquan* (VB-34) (*Secrets of the Heavenly Star*).
- Dor no quadril: *Yanglingquan* (VB-34), *Huantiao* (VB-30) e *Qiuxu* (VB-40) (*Great Compendium*).
- Dor na perna que se irradia para a região costal lateral e axila: *Yanglingquan* (VB-34) e *Huantiao* (VB-30) (*Song of Points*).
- Dor na região costal lateral: *Yanglingquan* (VB-34), *Gongsun* (BP-4), *Zhigou* (SJ-6) e *Zhangmen* (F-13) (*Complete Collection*).
- Dor na região costal lateral decorrente de lesão por frio: *Yanglingquan* (VB-34) e *Zhigou* (SJ-6) (*Outline of Medicine*).
- Plenitude do abdome e da região costal lateral: *Yanglingquan* (VB-34), *Zulinqi* (VB-41) e *Shanglian* (IG-9) (*Great Compendium*).
- Inchaço da face e da cabeça: *Yanglingquan* (VB-34) e *Gongsun* (BP-4) (*Supplementing Life*).
- Constipação por calor, constipação por *qi*: Primeiro agulhar *Changqiang* (DU-1) e depois *Dadun* F-1 e *Yanglingquan* (VB-34) (*Song of Points*).
- Medo e terror com dor no Coração: *Yanglingquan* (VB-34), *Shenmen* (C-7), *Shaochong* (C-9) e *Neiguan* (PC-6) (*Compilação*).
- Apreensão e medo como se estivesse prestes a ser agarrado: *Yanglingquan* (VB-34) e *Rangu* (R-2) (*Thousand Ducat Formulas*).

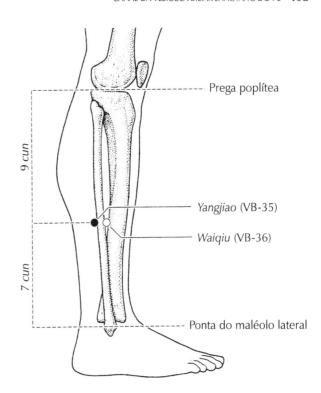

Yangjiao (VB-35) – cruzamento yang

Ponto xi em fenda do vaso de Ligação yang.

Localização

- No aspecto lateral da parte inferior da perna, 7 *cun* acima da proeminência do maléolo lateral, na depressão situada na borda posterior da fíbula.

Nota de localização

- A distância entre a ponta do maléolo lateral e a prega poplítea é 16 *cun*; localizar *Yangjiao* (VB-35), 1 *cun* abaixo do ponto médio dessa linha.
- Acima da região de *Xuanzhong* (VB-39), a fíbula não é facilmente palpável porque é coberta pelo músculo fibular curto; portanto, procure palpar a borda posterior da fíbula, acima do maléolo, onde é facilmente palpável e estenda uma linha em direção à cabeça da fíbula.

Inserção da agulha

Inserção perpendicular com 1 a 1,5 *cun*.

Ações

- Ativa o canal e alivia a dor.
- Regula o *qi* da Vesícula Biliar e acalma o espírito.

Indicações

- Inchaço e dor do joelho, distúrbio de atrofia e obstrução dolorosa do membro inferior, obstrução dolorosa por frio, contração dos tendões no distúrbio da perturbação súbita.
- Mania induzida por susto, plenitude, distensão e dor do tórax e da região costal lateral, inchaço da face e dos olhos, obstrução dolorosa da garganta.

Combinações

- Plenitude do tórax: *Yangjiao* (VB-35) e *Zulinqi* (VB-41) (*Supplementing Life*).
- Palpitações por susto e golpes no coração: *Yangjiao* (VB-35) e *Jiexi* (E-41) (*One Hundred Symptoms*).
- Perda da voz: *Yangjiao* (VB-35), *Hegu* (IG-4) e *Yongquan* (R-1) (*Systematic Classic*).
- Obstrução dolorosa óssea e entorpecimento da articulação do quadril e do joelho: *Yangjiao* (VB-35), *Yangfu* (VB-38) e *Yanglingquan* (VB-34) (*Thousand Ducat Formulas*).

Waiqiu (VB-36) – monte externo

Ponto xi em fenda do canal da Vesícula Biliar.

Localização

- No aspecto lateral da parte inferior da perna, 7 *cun* acima da proeminência do maléolo lateral, na borda anterior da fíbula.

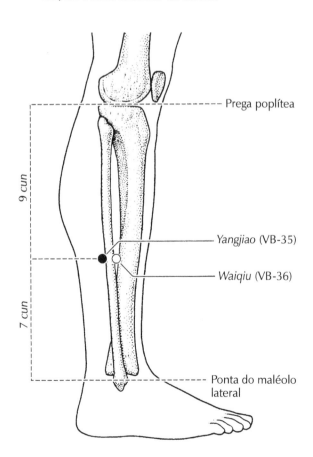

Nota de localização

- A distância entre a ponta do maléolo lateral e a prega poplítea é 16 *cun*; localizar *Waiqiu* (VB-36) 1 *cun* abaixo do ponto médio desta linha.
- Acima da região de *Xuanzhong* (VB-39), a fíbula não é facilmente palpável porque é coberta pelo músculo fibular curto; portanto, procure a borda anterior da fíbula acima da articulação do tornozelo, onde é facilmente palpável, e estenda uma linha em direção à cabeça da fíbula.

Inserção da agulha

Inserção perpendicular com 1 a 1,5 *cun*.

Ação

- Ativa o canal e alivia a dor.
- Dispersa calor e desintoxica veneno.

Indicações

- Distensão do tórax e da região costal lateral, tórax de pombo em crianças, dor de cabeça, mania, dor abdominal, hidrofobia.
- Distúrbio de atrofia e obstrução dolorosa do membro inferior, dor na pele, *qi* da perna por umidade-frio, sensação de frio e rigidez e dor na nuca e no pescoço, aversão ao vento-frio.

Comentários

Waiqiu (VB-36) é o ponto *xi* em fenda do canal da Vesícula Biliar. Os pontos *xi* em fenda são onde o *qi* e o sangue, que fluem com relativa superficialidade ao longo dos canais a partir dos pontos *jing* poço, se acumulam e mergulham mais profundamente. Os pontos *xi* em fenda, de modo geral, são indicados para o tratamento de condições agudas e dor, e *Waiqiu* (VB-36) é indicado para dor na pele. Portanto, o *Systematic Classic of Acupuncture and Moxibustion* afirma: "Pele dolorida com distúrbio de atrofia e obstrução dolorosa, selecionar principalmente *Waiqiu* (VB-36)".

Normalmente, esse ponto também é indicado para hidrofobia. O *Illustrated Classic of Acupuncture Points on the Bronze Man* afirma: "Hidrofobia com calafrios e febre, rapidamente aplicar moxa em *Waiqiu* (VB-36) três vezes e depois aplicar moxa na área mordida".

Combinação

- Dor no pescoço com aversão ao vento-frio: *Waiqiu* (VB-36) e *Houding* (DU-19) (*Supplementing Life*).

Guangming (VB-37) 光明
– luz brilhante

Ponto luo *de conexão do canal da Vesícula Biliar.*

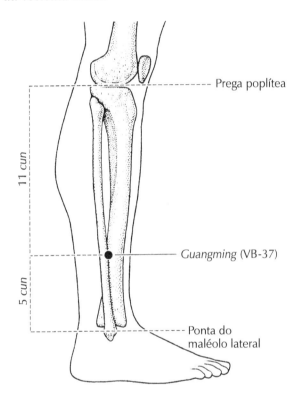

Localização

- No aspecto lateral da parte inferior da perna, 5 *cun* acima da proeminência do maléolo lateral, na borda anterior da fíbula.

Nota de localização

- A distância entre a ponta do maléolo lateral e a prega poplítea é de 16 *cun*; localizar *Guangming* (VB-37) logo abaixo da junção dos dois terços superiores e o terço inferior dessa linha.
- Acima da região de *Xuanzhong* (VB-39), a fíbula não é facilmente palpável porque é coberta pelo músculo fibular curto; portanto, procure sentir a borda anterior da fíbula acima da articulação do tornozelo, onde é facilmente palpável e estenda uma linha em direção à cabeça da fíbula.

Inserção da agulha

Inserção perpendicular com 1 a 1,5 *cun*.

Ações

- Beneficia os olhos.
- Dispersa vento-umidade, ativa o canal e alivia a dor.

Indicações

- Dor no olho, cegueira noturna, prurido nos olhos, hipermetropia, miopia.
- Dor de cabeça unilateral, ranger dos dentes, distensão e dor na mama, doença febril com ausência de transpiração, mania súbita.
- Dor no joelho, dor nas partes inferiores das pernas com incapacidade de ficar muito tempo em pé, distúrbio de atrofia das pernas com dificuldade de se levantar depois de sentar, distúrbio de atrofia e obstrução dolorosa do membro inferior com entorpecimento, entorpecimento do corpo, calor e dor na parte inferior da perna.

Comentários

O *Guide to the Classics of Acupuncture* afirma: "os pontos *luo* de conexão ficam localizados entre dois canais... se forem agulhados, sintomas dos canais relacionados com eles do ponto de vista interior-exterior podem ser tratados"[15]. O Fígado "se abre" nos olhos, e os canais divergentes do Fígado e da Vesícula Biliar se conectam com o olho. Muitas doenças oculares se originam de patologia do Fígado, e como seu nome ("luz brilhante") sugere, *Guangming* (VB-37), o ponto *luo* de conexão do canal da Vesícula Biliar, é o principal ponto distal no canal para o tratamento de ampla variedade de distúrbios oculares, incluindo dor, vermelhidão, prurido, miopia, hipermetropia e cegueira noturna.

Sua segunda função de ativar o canal e aliviar a dor é importante de duas maneiras. Primeira, pelo fato de dispersar vento-umidade e regular a circulação de *qi* no membro inferior, ele é eficaz para tratar uma ampla variedade de distúrbios da parte inferior da perna, incluindo dor no joelho, dor nas partes inferiores das pernas com incapacidade de ficar em pé por muito tempo, distúrbio de atrofia e obstrução dolorosa do membro inferior com entorpecimento e calor, e dor na parte inferior da perna. Segunda, o canal primário da Vesícula Biliar passa através do tórax, enquanto seu canal tendinoso se liga com a mama, e *Guangming* (VB-37) é indicado para distensão e dor na mama decorrentes de estagnação do *qi* do Fígado.

Finalmente, o *Great Compendium of Acupuncture and Moxibustion* dá indicações específicas para excesso e deficiência dos pontos *luo* de conexão. No caso de *Guangming* (VB-37), essas indicações incluem sensação de calor da parte inferior da perna, dor no joelho, entorpecimento do corpo e propensão a ranger os dentes (excesso); distúrbio de atrofia das pernas com dificuldade de ficar em pé depois de sentar (deficiência).

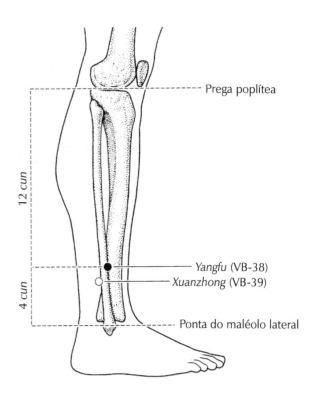

Combinações

- Dor e prurido dos olhos: reduzir *Guangming* (VB-37) e *Diwuhui* (VB-42) (*Ode to Elucidate Mysteries*).
- Quando *Jingming* (B-1) é ineficaz para tratar doenças do olho, combiná-lo com *Hegu* (IG-4) e *Guangming* (VB-37) (*Ode of Xi-hong*).
- Ranger dos dentes: *Guangming* (VB-37) e *Zulinqi* (VB-41) (*Thousand Ducat Formulas*).
- Dor de cabeça, bochechas inchadas, defecação difícil, disfunção urinária dolorosa, suscetibilidade à raiva com cor azul-esverdeada (*qing*), distúrbio *shan* doloroso e dor na região costal lateral, no hipogástrio e no útero: *Guangming* (VB-37) e *Taichong* (F-3) (*Golden Mirror*).
- Miopia: *Guangming* (VB-37), *Taichong* (F-3), *Chengqi* (E-1), *Jingming* (B-1), *Fengchi* (VB-20) e *Hegu* (IG-4).

Yangfu (VB-38) – socorro yang

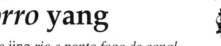
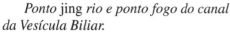

Ponto jing rio e ponto fogo do canal da Vesícula Biliar.

Localização

- No aspecto lateral da parte inferior da perna, 4 *cun* acima da proeminência do maléolo lateral, na borda anterior da fíbula.

Nota de localização

- A distância entre a ponta do maléolo lateral e a prega poplítea é de 16 *cun*; localizar *Yangfu* (VB-38) na junção dos três quartos superiores com o quarto inferior desta linha.
- Acima da região de *Xuanzhong* (VB-39), a fíbula não é facilmente palpável porque é coberta pelo músculo fibular curto; portanto, procure sentir pela borda anterior da fíbula acima da articulação do tornozelo, onde é facilmente palpável, e estenda uma linha em direção à cabeça da fíbula.

Inserção da agulha

Inserção perpendicular com 0,7 a 1 *cun*.

Ações

- Dispersa o calor do canal da Vesícula Biliar.
- Harmoniza o *shaoyang*.
- Beneficia os tendões e os ossos.
- Ativa o canal e alivia a dor.

Indicações

- Dor de cabeça unilateral, dor no canto externo do olho, obstrução dolorosa da garganta.

- Gosto amargo na boca, suspiros, dor no tórax e na região costal lateral, calafrios e febre, transpiração com calafrios por frio, dor no meio da fossa supraclavicular, inchaço e dor na axila, escrofulose, malária, tez azul-esverdeada (*qing*).
- Obstrução dolorosa por vento, entorpecimento, dor migratória das articulações, hemiplegia, tendões contraídos, dor nas cem articulações, dor e entorpecimento do aspecto lateral do membro inferior, obstrução dolorosa do membro inferior, edema abaixo do joelho, *qi* da perna, sensação na região lombar como se estivesse sentado em água, dor lombar intensa, dor lombar como um pequeno martelo no meio das costas, dor no maléolo lateral.

Comentários

Yangfu (VB-38) é o ponto fogo e ponto *jing* rio do canal da Vesícula Biliar. De acordo com o *Great Compendium of Acupuncture and Moxibustion*, "quando a Vesícula Biliar está com excesso, reduzir *Yangfu* (VB-38)". As principais ações de *Yangfu* (VB-38) são dispersar a estagnação e o calor de todo o curso do canal da Vesícula Biliar, dispersar o calor do *shaoyang* e beneficiar os tendões e os ossos do corpo inteiro.

Na cabeça, *Yangfu* (VB-38) é um importante ponto para a dor de cabeça unilateral, principalmente a decorrente de estagnação do *qi* do Fígado ou ascensão do fogo do Fígado ou do *yang* do Fígado, que se transmite ao longo do canal da Vesícula Biliar. Na parte superior do tórax, o canal da Vesícula Biliar passa à frente da axila. Quando há estagnação de *qi* e fleuma (e, em alguns casos, eles se transformam em calor), normalmente decorrente de causas emocionais, pode haver inchaço e dor na axila ou escrofulose. No tórax e na região costal lateral, *Yangfu* (VB-38) é indicado quando o *qi* estagna e dá origem à dor acompanhada por suspiros. Na parte inferior do corpo, *Yangfu* (VB-38) é indicado para dor que se estende ao longo do canal da Vesícula Biliar no aspecto lateral do membro inferior e pelo maléolo lateral. Se a dor em qualquer uma dessas regiões for intensa, pode-se ver uma coloração verde-azulada (*qing*) na tez. Esta cor, frequentemente observada ao redor da boca, dos olhos, nariz ou têmporas, tem sido tradicionalmente associada com distúrbios do Fígado, dor intensa ou frio no corpo.

De acordo com o *Spiritual Pivot*[16] e com o *Essential Questions*[17]: "*Taiyang* é a abertura, *yangming* é o fechamento e *shaoyang* é o meio". O *shaoyang* é o meio entre o interior e o exterior e *Yangfu* (VB-38) é indicado para os sintomas clássicos vistos quando um fator patogênico se aloja nessa porção "meio-interior e meio-exterior". Esses sintomas incluem fases distintas alternantes de calafrios e febre, gosto amargo na boca, dor no tórax e na região costal lateral e suspiros. A malária, para a qual este ponto é indicado, é um exemplo clássico de padrão *shaoyang*.

De acordo como o *Spiritual Pivot*[18]: "Quando a doença está no *yin* dentro do *yang* (tendões e ossos), agulhar os pontos *jing* rio dos canais *yin*". Embora esta passagem enfatize apenas os canais *yin*, está claro a partir de um exame das indicações de *Yangfu* (VB-38), o ponto *jing* rio do canal *yang* da Vesícula Biliar, que ele também é um ponto importante para obstrução dolorosa migratória, contração e dor dos tendões e dor nas cem articulações (ou seja, todas as articulações do corpo). O canal primário da Vesícula Biliar desce a partir de *Zhangmen* (F-13) até a região sacral, e *Yangfu* (VB-38) é indicado para uma sensação na região lombar como se a pessoa estivesse sentada em água, dor lombar intensa e dor lombar como um pequeno martelo no meio das costas.

Combinações

- Inchaço da axila: *Yangfu* (VB-38), *Zulinqi* (VB-41), *Diwuhui* (VB-42), *Weiyang* (B-39), *Shenmai* (B-62) e *Tianchi* (PC-1) (*Thousand Ducat Formulas*).
- Inchaço da axila: *Yangfu* (VB-38), *Qiuxu* (VB-40) e *Zulinqi* (VB-41) (*Great Compendium*).
- Inchaço e nódulos em sabre da axila: *Yangfu* (VB-38), *Xiaxi* (VB-43) e *Taichong* (F-3) (*Thousand Ducat Formulas*).
- Escrofulose: *Yangfu* (VB-38), *Shaohai* (C-3), *Tianchi* (PC-1), *Zhangmen* (F-13), *Zulinqi* (VB-41), *Zhigou* (SJ-6), *Jianjing* (VB-21) e *Shousanli* (IG-10) (*Great Compendium*).
- Obstrução dolorosa por vento: *Yangfu* (VB-38) e *Chize* (P-5) (*Great Compendium*).
- Obstrução dolorosa por vento: *Yangfu* (VB-38), *Tianjing* (SJ-10), *Chize* (P-5), *Shaohai* (C-3) e *Weizhong* (B-40) (*Great Compendium*).
- Obstrução dolorosa óssea e entorpecimento da articulação do quadril e do joelho: *Yangfu* (VB-38), *Yangjiao* (VB-35) e *Yanglingquan* (VB-34) (*Thousand Ducat Formulas*).
- Paralisia da extremidade inferior: *Yangfu* (VB-38), *Huantiao* (VB-30), *Yinlingquan* (BP-9), *Taixi* (R-3) e *Zhiyin* (B-67) (*Great Compendium*).

Xuanzhong (VB-39) – sino suspenso

Ponto hui *de encontro para a medula.*

Localização

- Acima da articulação do tornozelo, 3 *cun* acima da proeminência do maléolo lateral, entre a borda posterior da fíbula e os tendões dos músculos fibular longo e curto.

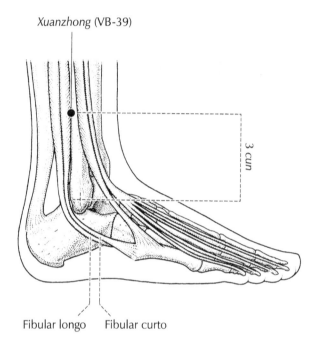

Nota de localização

- Localizar usando a largura de uma mão acima da proeminência do maléolo lateral.

Inserção da agulha

Inserção perpendicular com 1 a 1,5 *cun*. O acupunturista deve usar o dedo indicador de uma mão para separar os tendões fibulares da fíbula, para enfatizar o sulco. Agulhar no sulco, primeiro com a agulha ligeiramente voltada para trás, por 0,5 *cun* e, depois, perpendicularmente, para evitar atingir a fíbula. O movimento do tornozelo do paciente depois da inserção da agulha pode fazer com que a agulha se entorte. Por esta razão, este ponto deve ser agulhado por último e o paciente instruído para não movimentar a perna depois da inserção feita.

Ações

- Beneficia os tendões e os ossos.
- Beneficia o pescoço.
- Dispersa vento-umidade.
- Dispersa o fogo da Vesícula Biliar.
- Ativa o canal e alivia a dor.

Indicações

- Rigidez e dor no pescoço, distúrbio de atrofia, obstrução dolorosa crônica, taxação de vento com peso no corpo, lesão por patógeno frio levando à taxação, taxação por deficiência, tendões contraídos e dor nos ossos, dor no quadril, entorpecimento e dor no joelho assim como na parte inferior da perna, neuralgia ciática, *qi* da perna, entorse da articulação do tornozelo, flacidez do pé.
- Hemiplegia, dor de cabeça, tontura, obstrução dolorosa da garganta, sangramento nasal, secura do nariz.
- Distensão e plenitude do tórax e do abdome, *qi* em contracorrente e tosse, dolorimento e dor na região costal lateral, inchaço da axila.
- Plenitude do abdome em crianças com incapacidade de comer ou ingerir líquidos, calor no Estômago, falta de prazer em comer, diarreia aquosa.
- Lesão por frio levando a calor com febre persistente, hemorroidas, agitação e plenitude, mania, ansiedade, indignação e raiva, os cinco tipos de disfunção urinária dolorosa.

Comentários

Xuanzhong (VB-39) é o ponto *hui* de encontro para a "medula", que é a fonte do "mar da medula" (o cérebro) e da medula óssea. Há poucas evidências nos textos clássicos da capacidade de *Xuanzhong* (VB-39) de nutrir o mar da medula, em outras palavras, de tratar doenças da cabeça e do cérebro, e até dor de cabeça e tontura são indicações modernas e não tradicionais.

Xuanzhong (VB-39), entretanto, tem uma forte ação benéfica sobre a medula óssea, os tendões e os ossos e é indicado para ampla variedade de distúrbios caracterizados por fraqueza, flacidez, contração e dor dos membros. Esta última ação é complementada por sua capacidade de dispersar vento-umidade. De acordo com o *Essential Questions*[19]: "Na obstrução dolorosa óssea, o fator patogênico chega até os Rins; na obstrução dolorosa tendinosa, ele alcança o Fígado".

Na obstrução dolorosa crônica, portanto, a retenção prolongada de vento-umidade que lesa os tendões e ossos irá, com o tempo, esgotar o Fígado e os Rins e, por conseguinte, a medula. A deficiência prolongada do Fígado e dos Rins bem como a insuficiência da essência, resultando na má nutrição dos tendões, também podem dar origem a distúrbio de atrofia. Por sua ação de nutrir a medula e beneficiar os tendões e os ossos, *Xuanzhong* (VB-39) é, portanto, indicado para obstrução dolorosa crônica e distúrbio de atrofia, decorrendo disso as referências quanto ao uso de *Xuanzhong* (VB-39) na taxação por vento com peso do corpo, na lesão por patógeno frio que leva à taxação e taxação por deficiência. O termo taxação aqui denota a deficiência extrema que surge em decorrência de retenção crônica de fatores patogênicos. De acordo com *Ode to Elucidate Mysteries*, o grande médico da dinastia Han Hua Tuo agulhava *Xuanzhong* (VB-39) e *Huantiao* (VB-30) para claudicação das pernas, e "imediatamente o paciente conseguia andar".

O canal primário e o canal tendinoso da Vesícula Biliar passam por diferentes porções do pescoço. Em virtude de suas ações em beneficiar os tendões e os ossos e de ativar o canal e aliviar a dor, *Xuanzhong* (VB-39) é o principal ponto distal no canal da Vesícula Biliar para distúrbios do pescoço, tanto agudos quanto crônicos.

Xuanzhong (VB-39) tem também a ação de promover o livre fluxo do *qi* do Fígado e da Vesícula Biliar além de dispersar o fogo da Vesícula Biliar, principalmente o fogo que sobe em decorrência da transformação do *qi* estagnado. Ele é indicado para distensão do tórax e do abdome, plenitude e distensão do Coração e do abdome, dolorimento e dor na região costal lateral, ansiedade, indignação, raiva e mania. O fogo da Vesícula Biliar pode facilmente passar para o Estômago, resultando em calor no Estômago, ou obstruir a função de descensão do Estômago, levando à falta de apetite. O canal tendinoso da Vesícula Biliar se prende na lateral do nariz e o canal primário se conecta com o vaso Governador em *Changqiang* (DU-1). Pelo fato de dispersar o fogo da Vesícula Biliar, *Xuanzhong* (VB-39) também é indicado para secura do nariz, sangramento nasal e hemorroidas.

Combinações

- Frio e dor na medula óssea: *Xuanzhong* (VB-39), *Dazhu* (B-11), *Fuliu* (R-7), *Shenmai* (B-62), *Lidui* (E-45) e *Shenshu* (B-23) (*Compilação*).
- Curvatura da coluna lombar: reforçar *Fengchi* (VB-20) e reduzir *Xuanzhong* (VB-39) (*Song of the Jade Dragon*).
- Acidente vascular cerebral com atrofia unilateral e dor incessante: *Xuanzhong* (VB-39), *Jianyu* (IG-15), *Taixi* (R-3), *Quchi* (IG-11), *Zusanli* (E-36) e *Kunlun* (B-60) (*Great Compendium*).
- Flacidez nas pernas com dificuldade de andar: primeiro agulhar *Xuanzhong* (VB-39) e depois agulhar *Tiaokou* (E-38) e *Chongyang* (E-42) (*Secrets of the Heavenly Star*).
- *Qi* da perna: *Xuanzhong* (VB-39), *Zusanli* (E-36) e *Sanyinjiao* (BP-6) (*Ode of the Jade Dragon*).
- Dor no tornozelo e no calcanhar: *Xuanzhong* (VB-39), *Kunlun* (B-60) e *Qiuxu* (VB-40) (*Song More Precious Than Jade*).
- Plenitude e distensão do Coração e do abdome: *Xuanzhong* (VB-39) e *Neiting* (E-44) (*Great Compendium*).
- Calor no Estômago sem prazer em comer: *Xuanzhong* (VB-39) e *Xialian* (IG-8) (*Supplementing Life*).
- Torcicolo: *Xuanzhong* (VB-39), *Tianzhu* (B-10) e *Houxi* (ID-3).

Qiuxu (VB-40) – monte de ruínas

Ponto yuan fonte do canal da Vesícula Biliar.

Localização

- Na articulação do tornozelo, na depressão à frente e abaixo do maléolo lateral.

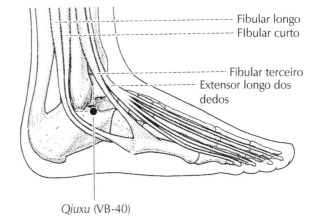

Qiuxu (VB-40)

Nota de localização

- Localizar na junção das linhas traçadas ao longo das bordas anterior e inferior do maléolo lateral.

Inserção da agulha

Inserção perpendicular com 1 a 1,5 *cun* na direção de *Zhaohai* (R-6).

Ações

- Dispersa o *qi* do Fígado e dispersa calor e umidade-calor da Vesícula Biliar.
- Ativa o canal, alivia a dor e beneficia as articulações.
- Regula o *shaoyang*.

Indicações

- Distensão e dor do tórax e da região costal lateral com incapacidade de tomar fôlego, suspiros, inchaço da axila, distúrbio *shan* súbito, dureza da parte inferior do abdome, herpes-zóster.
- Dor de cabeça unilateral, vermelhidão, inchaço e dor nos olhos, obstrução visual superficial, visão deficiente, obstrução dolorosa da garganta.
- Vômito, regurgitação ácida, malária crônica com calafrios por frio.
- Dor no pescoço, calafrios e febre com inchaço do pescoço, acidente vascular cerebral, paralisia, dor na coluna lombar, dor do quadril, distúrbio de atrofia e obstrução dolorosa do membro inferior, câimbras e dor nas pernas, neuralgia ciática, dor na parte inferior da perna, pé caído, flacidez do tornozelo, inchaço do aspecto lateral do tornozelo, dor do punho.

Comentários

De acordo com Chen Shi-dou: "Apenas quando o Fígado adquire *ming men*, ele é capaz de planejar estratégias, apenas quando a Vesícula Biliar adquire *ming men*, as decisões são tomadas". O Fígado e a Vesícula Biliar são encarregados com o fogo ministerial que corresponde à energia do nascimento, crescimento, potência e tomada de decisão. Quando em desarmonia, este fogo indispensável fica propenso a subir, principalmente quando o Fígado e a Vesícula Biliar perdem sua função de manter o livre

fluxo do *qi* e o *qi* estagna e se transforma em fogo. O fogo é lançado no canal da Vesícula Biliar como um todo, e especialmente sobe até a cabeça. *Qiuxu* (VB-40), o ponto *yuan* fonte do canal da Vesícula Biliar, é indicado quando há calor e *qi* estagnado em várias porções do canal da Vesícula Biliar, dando origem à distensão, dor, vermelhidão ou inchaço de cabeça, olhos, pescoço, garganta, axila e abdome, distensão e dor no tórax e na região costal lateral com suspiros e incapacidade de tomar fôlego e distúrbio *shan*.

Qiuxu (VB-40) também é indicado quando o calor e a umidade se combinam, dando origem a sintomas como umidade-calor perturbando o *fu* ou o canal da Vesícula Biliar na forma de colecistite e herpes-zóster. Se o calor ou a umidade-calor no Fígado e na Vesícula Biliar invadir o Estômago, prejudicando sua função de descensão, pode haver vômito e regurgitação ácida.

Qiuxu (VB-40) é capaz de tratar distúrbios do membro inferior como um todo e é frequentemente empregado em combinação com pontos como *Juliao* (VB-29), *Huantiao* (VB-30) e *Yanglingquan* (VB-34) no método de associação de pontos "corrente e cadeado". Está especialmente indicado para dor no quadril, neuralgia ciática, câimbras e dor nas pernas, distúrbio de atrofia, obstrução dolorosa (especialmente da articulação do tornozelo), pé caído e flacidez ou inchaço do tornozelo. No método cruzado de seleção de pontos, a articulação do punho na parte superior do corpo corresponde à articulação do tornozelo na parte inferior do corpo, e *Qiuxu* (VB-40) é indicado em vários textos clássicos para dor no punho contralateral.

De acordo com o *Spiritual Pivot*[20] e com o *Essential Questions*[21]: "*Taiyang* é a abertura, *yangming* é o fechamento e *shaoyang* é o meio". Na diferenciação das febres exposta no *Treatise on Injury by Cold*, escrito por Zhang Zhong-jing, a síndrome *shaoyang* representa o estágio "meio exterior e meio interior". O fator patogênico reside entre os níveis *Taiyang* e *yangming* e, neste sentido, *shaoyang* é o meio ou a dobradiça entre o exterior e o interior. *Qiuxu* (VB-40) tem sido usado desde há muito tempo para malária crônica, um exemplo clássico de uma doença onde o fator patogênico penetra no corpo e se aloja no nível meio exterior e meio interior. A alternância de febre com calafrios reflete a batalha entre o *qi* correto e o *qi* patogênico. Quando o *qi* correto predomina e consegue lutar contra o patógeno, há febre, e quando o *qi* patogênico predomina, há calafrios. *Qiuxu*

(VB-40), o ponto *yuan* fonte do canal *shaoyang* do pé, é escolhido para regular o canal *shaoyang* e expulsar o patógeno, especialmente quando os calafrios predominam.

Combinações

- Obstrução visual superficial: *Qiuxu* (VB-40) e *Tongziliao* (VB-1) (*Supplementing Life*).
- Dor na região costal lateral: *Qiuxu* (VB-40) e *Zhongdu* (VB-32) (*Great Compendium*).
- Plenitude no tórax e na região costal lateral que se irradia para o abdome: *Qiuxu* (VB-40), *Xiaxi* (VB-43), *Xiajuxu* (E-39) e *Shenshu* (B-23) (*Great Compendium*).
- Dor penetrante no tórax: *Qiuxu* (VB-40) e *Fenglong* (E-40) (*Thousand Ducat Formulas*).
- Tensão no tórax e nas costas com sensação de inchaço no tórax: *Qiuxu* (VB-40) e *Jingqu* (P-8) (*Thousand Ducat Formulas*).
- Inchaço da axila, calafrios e febre, inchaço do pescoço: *Qiuxu* (VB-40) e *Shenmai* (B-62) (*Thousand Ducat Formulas*).
- Inchaço da axila: *Qiuxu* (VB-40), *Yangfu* (VB-38) e *Zulinqi* (VB-41) (*Great Compendium*).
- Delírio maníaco: *Qiuxu* (VB-40) e *Xiajuxu* (E-39) (*Thousand Ducat Formulas*).
- Câimbras dos tendões: *Qiuxu* (VB-40) e *Jinmen* (B-63) (*One Hundred Symptoms*).
- Dor no quadril: *Qiuxu* (VB-40), *Huantiao* (VB-30) e *Yanglingquan* (VB-34) (*Great Compendium*).
- Flacidez nas pernas: *Qiuxu* (VB-40), *Yanglingquan* (VB-34), *Chongyang* (E-42) e *Taichong* (F-3) (*Great Compendium*).
- Dor no tornozelo e no calcanhar: *Qiuxu* (VB-40), *Xuanzhong* (VB-39) e *Kunlun* (B-60) (*Song More Precious Than Jade*).
- Malária crônica: *Qiuxu* (VB-40), *Zhongzhu* (SJ-3) e *Shangyang* (IG-1) (*Great Compendium*).

Zulinqi *(VB-41) – governador das lágrimas do pé*

Ponto shu riacho e ponto madeira do canal da Vesícula Biliar.
Ponto confluente do vaso da Cintura.

Localização

- Na depressão abaixo da junção do quarto e quinto ossos metatársicos, no aspecto lateral do tendão do músculo extensor longo dos dedos (ramo para o dedo mínimo do pé).

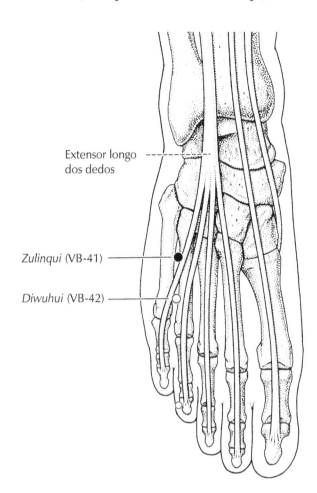

Nota de localização

- Peça ao paciente para abduzir o dedo mínimo do pé, a fim de fazer com que o ramo do músculo extensor longo dos dedos fique mais saliente. Passe um dedo a partir de *Xiaxi* (VB-43) em direção ao tornozelo, ao longo do espaço entre o quarto e o quinto ossos metatársicos até passar sobre este ramo e cair da depressão situada imediatamente depois do tendão.

Inserção da agulha

Inserção perpendicular com 0,5 a 1 *cun*. O ângulo incorreto de inserção incapacita a agulha de passar entre as diáfises do quarto e do quinto ossos metatársicos.

Ações

- Dispersa o *qi* do Fígado.
- Beneficia o tórax, a região costal lateral e as mamas.
- Desobstrui a cabeça e beneficia os olhos.
- Transforma fleuma e dissipa nódulos.

Indicações

- Dor na região costal lateral, plenitude do tórax com incapacidade de tomar fôlego, rebelião do *qi* com dispneia, obstrução dolorosa no tórax, dor na fossa supraclavicular, contracorrente por inversão dos quatro membros, escrofulose, inchaço da axila, enurese, malária.
- Dor de cabeça, dor de cabeça unilateral, vento na cabeça, tontura, tontura visual, dor no occipício, dor no vértice, dor no canto externo do olho, vermelhidão, inchaço e dor nos olhos, lacrimejamento, olhos secos, surdez e tinidos, propensão a mastigar a língua e a bochecha, inchaço da região submandibular e da bochecha, inchaço de *Tianyou* (SJ-16), dor de dente.
- Distensão e dor na mama, abscesso na mama, distúrbios menstruais, menstruação inibida.
- Dor no quadril, dor na parte inferior da perna, obstrução dolorosa fixa, dor migratória, inchaço e dor nos pés, dor e contração dos dedos dos pés, inchaço e dor no dorso dos pés, todos os distúrbios dos pés.

Comentários

Zulinqi (VB-41) é um ponto indispensável para dispersar o *qi* do Fígado, especialmente quando a estagnação do *qi* se manifesta ao longo do trajeto do canal da Vesícula Biliar, e esta ação serve de base para todas as indicações desse ponto. Embora a causa primária da estagnação do *qi* do Fígado seja emocional, ela pode se manifestar com sintomas físicos e também como alterações emocionais. *Zulinqi* (VB-41) trata predominantemente os sintomas físicos da estagnação do *qi* do Fígado, a saber, distensão, pressão e dor ao longo do canal da Vesícula Biliar em tórax, cabeça, olhos, mamas, região costal lateral e axila.

O livre fluxo do *qi* do Fígado ajuda a ascensão e a descensão do *qi* de todos os *zangfu*. Se o *qi* do Fígado estagnar na região do tórax, portanto, ele pode impedir a descensão do *qi* do Pulmão e impedir a respiração livre. Além de plenitude do tórax, obstrução dolorosa no tórax e dispneia, pode haver incapacidade de tomar fôlego. Este sintoma, que pode ser descrito pelo paciente como um tipo de falta de ar, é mais uma percepção anormal da respiração acompanhada por uma sensação de que os Pulmões não conseguem ficar cheios adequadamente.

Se a estagnação do *qi* do Fígado se transformar em fogo do Fígado, ou se o fogo do Fígado consequentemente consumir o *yin* e levar à ascensão do *yang* do Fígado, o fogo ou o *yang* podem ascender até a cabeça ao longo do canal da Vesícula Biliar (occipício, região temporal e ouvidos), ou ao longo do canal do Fígado (vértice) e causar dor, tontura, tinidos ou até surdez. Embora *Zulinqi* (VB-41) seja muito usado na prática clínica moderna para dor de cabeça unilateral, particularmente com *Waiguan* (SJ-5) e, em especial, para dores de cabeça associadas com o ciclo menstrual, é interessante notar que todas as principais referências clássicas são para dor occipital e dor no vértice.

Em *Ode of the Obstructed River*, o uso de *Zulinqi* (VB-41) é citado como um dos "oito métodos terapêuticos". Nesta descrição da aplicação dos oito pontos confluentes dos vasos extraordinários para afetar áreas e sintomas específicos do corpo, *Zulinqi* (VB-41) é indicado para distúrbios dos olhos. O Fígado "se abre" nos olhos, e o Fígado, a Vesícula Biliar e o canal divergente da Vesícula Biliar se conectam, todos, com o olho. Quando o fogo do Fígado ou o *yang* do Fígado sobem, perturbando os olhos, ou quando o vento-calor externo penetra no canal do Fígado, pode haver lacrimejamento ou olhos secos, vermelhidão, inchaço e dor nos olhos, especialmente no canto externo do olho, ou tontura visual. *Zulinqi* (VB-41), como o nome (governador das lágrimas do pé) implica, é um importante ponto para ajustar o líquido no olho e tratar essas condições.

Zulinqi (VB-41) é o ponto confluente do vaso da Cintura, que circunda a cintura e une o vaso de Penetração, o vaso da Concepção e os canais de Rim, Fígado e Baço, canais estes que influenciam o ciclo menstrual. Além disso, o canal primário da Vesícula Biliar desce pela região do tórax, o canal tendinoso da Vesícula Biliar se liga com a mama, e os mamilos são atribuídos ao canal *jueyin* do Fígado. *Zulinqi* (VB-41) é particularmente usado, portanto, em situações em que a estagnação do *qi* do Fígado prejudica a regularidade do ciclo menstrual e mais especialmente para sintomas de *qi* estagnado como distensão e dor na mama e dor de cabeça que precede o período menstrual. *Zulinqi* (VB-41) também é indicado para abscesso da mama e é combinado em prescrições modernas com *Guangming* (VB-37) para interromper a lactação. Depois de agulhado, aplica-se moxibustão nos pontos por 10min.

A estagnação do *qi* do Fígado pode atrapalhar a livre circulação dos líquidos resultando em sua condensação em fleuma, ou pode se transformar em fogo que queima e condensa os líquidos corporais levando à formação de fleuma. *Zulinqi* (VB-41) é indicado quando a fleuma e o *qi* estagnado se combinam para formar inchaço e nódulos no pescoço, na mama e na axila.

Finalmente, *Zulinqi* (VB-41) é usado para inchaço e dor nos pés (especialmente o dorso) e dor e contração dos dedos dos pés. De acordo com o *Investigation into Points along the Channels*, *Zulinqi* (VB-41) é adequado para "todos os distúrbios dos pés".

Combinações

- Obstrução interna do olho: *Zulinqi* (VB-41), *Jingming* (B-1), *Tongziliao* (VB-1) e *Hegu* (IG-4) (*Great Compendium*).
- Lacrimejamento por frio: *Zulinqi* (VB-41), *Jingming* (B-1), *Fengchi* (VB-20) e *Wangu* (ID-4) (*Great Compendium*).
- Lacrimejamento: *Zulinqi* (VB-41), *Baihui* (DU-20), *Yemen* (SJ-2), *Houxi* (ID-3), *Qiangu* (ID-2) e *Ganshu* (B-18) (*Great Compendium*).
- Surdez: *Zulinqi* (VB-41), *Jinmen* (B-63) e *Hegu* (IG-4) (*Song of Points*).
- Ranger dos dentes: *Zulinqi* (VB-41) e *Guangming* (VB-37) (*Thousand Ducat Formulas*).
- Inchaço da axila: *Zulinqi* (VB-41), *Yangfu* (VB-38), *Diwuhui* (VB-42), *Weiyang* (B-39), *Shenmai* (B-62) e *Tianchi* (PC-1) (*Thousand Ducat Formulas*).
- Inchaço da axila: *Zulinqi* (VB-41), *Qiuxu* (VB-40) e *Yangfu* (VB-38) (*Great Compendium*).
- Nódulos em sabre na axila: *Zulinqi* (VB-41), *Yuanye* (VB-22), *Zhigou* (SJ-6) e *Waiguan* (SJ-5) (*Illustrated Supplement*).
- Escrofulose: *Zulinqi* (VB-41), *Shaohai* (C-3), *Tianchi* (PC-1), *Zhangmen* (F-13), *Zhigou* (SJ-6), *Yangfu* (VB-38), *Jianjing* (VB-21) e *Shousanli* IG-10 (*Great Compendium*).
- Inchaço da fossa supraclavicular (*Quepen* – E-12): *Zulinqi* (VB-41), *Shangyang* (IG-1) e *Taixi* (R-3) (*Great Compendium*).
- Dor no coração: *Zulinqi* (VB-41), *Jueyinshu* (B-14) e *Shenmen* (C-7) (*Supplementing Life*).

- Obstrução do tórax com dor no coração: *Zulinqi* (VB-41) e *Tianjing* (SJ-10) (*Supplementing Life*).
- Plenitude do tórax: *Zulinqi* (VB-41) e *Yangjiao* (VB-35) (*Supplementing Life*).
- Plenitude do abdome e da região costal lateral: *Zulinqi* (VB-41), *Yanglingquan* (VB-34) e *Shanglian* (IG-9) (*Great Compendium*).
- Inchaço das mamas em mulheres: *Zulinqi* (VB-41) e *Shaoze* (ID-1) (*Divine Moxibustion*).
- Abscesso da mama: *Zulinqi* (VB-41), *Xiajuxu* (E-39), *Zusanli* (E-36), *Xiaxi* (VB-43), *Yuji* (P-10), *Weizhong* (B-40) e *Shaoze* (ID-1) (*Great Compendium*).
- Menstruação inibida: *Zulinqi* (VB-41), *Sanyinjiao* (BP-6) e *Zhongji* (REN-3) (*Great Compendium*).
- Dor no quadril com dificuldade para andar e dor na pele do aspecto lateral da perna: *Zulinqi* (VB-41) e *Sanyinjiao* (BP-6) (*Thousand Ducat Formulas*).
- Para interromper a lactação: *Zulinqi* (VB-41) e *Guangming* (VB-37).

Diwuhui *(VB-42)* – cinco encontros da terra

Localização

- Entre o quarto e o quinto ossos metatársicos, na depressão acima das cabeças metatársicas, no aspecto medial do tendão do músculo extensor longo dos dedos (ramo do dedo mínimo do pé).

Nota de localização

- Peça ao paciente para abduzir o dedo mínimo do pé para fazer com que o ramo do músculo extensor longo dos dedos fique mais saliente. Deslize um dedo a partir de *Xiaxi* (VB-43) em direção ao tornozelo, ao longo do espaço entre o quarto e o quinto metatársico até encontrar a depressão significativa logo antes do tendão.

CANAL DA VESÍCULA BILIAR SHAOYANG DO PÉ

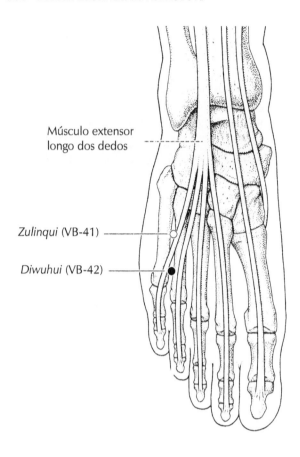

Músculo extensor longo dos dedos
Zulinqui (VB-41)
Diwuhui (VB-42)

- Plenitude do tórax, dor na região costal lateral, inchaço e dor na axila, distensão e dor nas mamas, abscesso da mama, escarro de sangue decorrente de lesão interna.
- Inchaço, vermelhidão e dor do dorso do pé, dor lombar.

Combinações

- Dor e prurido nos olhos: *Diwuhui* (VB-42) e *Guangming* (VB-37) (*Ode to Elucidate Mysteries*).
- Inchaço da axila: *Diwuhui* (VB-42), *Yangfu* (VB-38), *Shenmai* (B-62), *Weiyang* (B-39), *Tianchi* (PC-1) e *Zulinqi* (VB-41) (*Thousand Ducat Formulas*).
- Abscesso na mama: *Diwuhui* (VB-42) e *Liangqiu* (E-34) (*Supplementing Life*).

Xiaxi (VB-43) – riacho pinçado

Ponto ying nascente e ponto água do canal da Vesícula Biliar.

Inserção da agulha

Inserção perpendicular com 0,5 a 0,8 *cun*. O ângulo incorreto da inserção não capacitará a agulha de passar entre as diáfises do quarto e quinto ossos metatársicos.

Nota: o *Systematic Classic of Acupuncture and Moxibustion*, o *Great Compendium of Acupuncture and Moxibustion* e o *Illustrated Classic of Acupuncture Points on the Bronze Man* afirmam, todos, que este ponto não deve ser tratado com moxibustão, do contrário ocorrerá emagrecimento e morte dentro de três anos. Fontes modernas, entretanto, concordam que não há nenhuma contraindicação à moxibustão.

Ações

- Dispersa o *qi* do Fígado.
- Dispersa calor da Vesícula Biliar.

Indicações

- Dor de cabeça, vermelhidão, prurido e dor nos olhos, tinidos, surdez.

Localização

- Entre o quarto dedo do pé e o dedo mínimo do pé, 0,5 *cun* acima da margem da membrana entre os dedos.

Inserção da agulha

Inserção perpendicular com 0,3 a 0,5 *cun*. Inserção oblíqua voltada para cima, 0,5 a 1 *cun*.

Ações

- Dispersa calor e beneficia a cabeça, os ouvidos e os olhos.
- Dispersa umidade-calor do canal e reduz o inchaço.

Indicações

- Dor de cabeça, tontura, tontura visual, hipertensão, vermelhidão e dor no canto externo do olho, prurido dos olhos, surdez, tinidos, dor nos ouvidos, dor e inchaço na bochecha e na região submandibular.

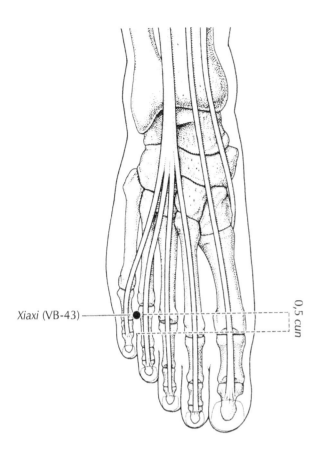

Xiaxi (VB-43) — 0,5 cun

- Plenitude e dor no tórax e na região costal lateral, dor no tórax com incapacidade de virar de lado, abscesso da mama, secreção de abscesso da mama.
- Amenorreia, dureza e dor no hipogástrio, inchaço dos quatro membros, dor em todo o corpo, doença febril com ausência de transpiração, transpiração copiosa, malária, mania.
- Dor migratória, dor no joelho e na coxa, inchaço e dor do aspecto lateral do joelho, vermelhidão, inchaço e dor no dorso do pé, calor nas plantas dos pés, erosão por umidade e rachaduras entre os dedos dos pés, contração dos cinco dedos dos pés.

Comentários

De acordo com o *O Clássico das Dificuldades*[22], os pontos *ying* nascente são indicados para "calor no corpo". O canal da Vesícula Biliar passa pelas laterais da cabeça, penetra no ouvido e se conecta com o olho. *Xiaxi* (VB-43), o ponto *ying* nascente do canal da Vesícula Biliar, é indicado para calor no Fígado e na Vesícula Biliar que ascende ao longo do canal até a cabeça e dá origem a sintomas como dor de cabeça, tontura, surdez, tinidos, dor de ouvido, vermelhidão e dor no canto externo do olho e prurido nos olhos. É interessante notar, entretanto, que embora muito usado para dor de cabeça unilateral na prática clínica moderna, a dor de cabeça não é mencionada como indicação deste ponto em nenhum texto clássico importante, embora *Xiaxi* (VB-43) apareça em combinações de pontos para vento na cabeça.

Tanto o *fu* Vesícula Biliar quanto o canal da Vesícula Biliar são propensos a sofrer de umidade-calor. É um princípio geral dos canais, mais claramente visto nos canais *yang* da perna, que os pontos próximos ao joelho (especialmente os pontos *he* mar) tratam os *fu* internos, e os pontos mais distais (especialmente os pontos *jing* poço e os pontos *ying* nascente) tratam distúrbios do canal. Embora não se aplique para umidade-calor perturbando o *fu* Vesícula Biliar, portanto, *Xiaxi* (VB-43), sendo beneficiado por sua localização distal, é um ponto importante para umidade-calor (normalmente em combinação com estagnação de *qi*) que congestiona o canal dando origem a inchaço em várias regiões do corpo. Na parte superior do corpo, ele é indicado para inchaço da bochecha ou da região submandibular. No tórax, ele é capaz de tratar dor em tórax e região costal lateral, abscesso da mama e secreção de abscesso da mama (refletindo o trajeto do canal tendinoso da Vesícula Biliar até as mamas e a íntima relação entre seu canal acoplado (canal do Fígado) com as mamas). Na parte inferior do corpo, ele pode ser usado para umidade e calor que afundam e dão origem a inchaço em joelho, dedos dos pés ou dorso do pé, e erosão por umidade e gretas entre os dedos dos pés.

Combinações

- Vento na cabeça: *Xiaxi* (VB-43), *Shangxing* (DU-23), *Qianding* (DU-21), *Baihui* (DU-20), *Yanggu* (ID-5), *Hegu* (IG-4), *Guanchong* (SJ-1) e *Kunlun* (B-60) (*Great Compendium*).
- Audição deficiente e surdez: *Xiaxi* (VB-43), *Ermen* (SJ-2), *Fengchi* (VB-20), *Tinghui* (VB-2) e *Tinggong* (ID-19) (*Great Compendium*).
- Dor na região submandibular que dá origem a tinidos e dificuldade de audição: *Xiaxi* (VB-43), *Wangu* (ID-4), *Yanggu* (ID-5), *Jianzhen* (ID-9) e *Zuqiaoyin* (VB-44) (*Thousand Ducat Formulas*).
- Inchaço na região submandibular com trismo: *Xiaxi* (VB-43) e *Yanggu* (ID-5) (*One Hundred Symptoms*).

- Inchaço e nódulos em sabre na axila: *Xiaxi* (VB-43), *Yangfu* (VB-38) e *Taichong* (F-3) (*Thousand Ducat Formulas*).
- Abscesso, ulceração e inchaço da mama: *Xiaxi* (VB-43) e *Tianxi* (BP-18) (*Thousand Ducat Formulas*).
- Dor e rigidez no hipogástrio: *Xiaxi* (VB-43) e *Daimai* (VB-26) (*Supplementing Life*).
- Dor no aspecto lateral do joelho: *Xiaxi* (VB-43) e *Yanglingquan* (VB-34) (*Thousand Ducat Formulas*).
- Os cinco tipos de hemorroidas: *Xiaxi* (VB-43), *Weizhong* (B-40), *Chengshan* (B-57), *Feiyang* (B-58), *Yangfu* (VB-38), *Fuliu* (R-7), *Taichong* (F-3), *Qihai* (REN-6), *Huiyin* (REN-1) e *Changqiang* (DU-1) (*Great Compendium*).

Zuqiaoyin (VB-44) – portais yin do pé

Ponto jing *poço do canal da Vesícula Biliar.*

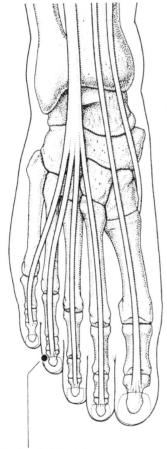

Zuqiaoyin (VB-44)

Localização

- No aspecto dorsal do quarto dedo do pé, na junção das linhas traçadas ao longo da borda lateral da unha e a base da unha, aproximadamente 0,1 *cun* a partir do canto da unha.

Inserção da agulha

Inserção perpendicular ou oblíqua voltada para cima com 0,1 a 0,2 *cun*, ou picar para sangrar.

Ações

- Dispersa calor e beneficia a cabeça.
- Beneficia o tórax e a região costal lateral.
- Acalma o espírito.

Indicações

- Dor de cabeça, dor de cabeça com agitação, dor penetrante na cabeça, tontura, surdez súbita, tinidos, vermelhidão, inchaço e dor nos olhos, dor no canto externo do olho, obstrução dolorosa na garganta, rigidez da língua ou língua enrolada com boca seca, rigidez da língua com incapacidade de falar.
- Dor na região costal lateral, dor na região costal lateral com tosse e incapacidade de tomar fôlego.
- Pesadelos, insônia, sonolência, agitação e calor em mãos e pés.
- Menstruação irregular, doença febril, ausência de transpiração.
- Tendões contraídos, contração dos tendões dos quatro membros, incapacidade de erguer o cotovelo.

Comentários

Dizem que o nome de *Zuqiaoyin* (VB-44) (portais *yin* do pé) é uma referência à sua capacidade de tratar doenças dos órgãos dos sentidos associadas aos cinco *zang*, a saber, os olhos (Fígado), os ouvidos (Rins), a língua (Coração), a boca (Baço) e o nariz (Pulmão). De fato, aparecem indicações clássicas para todos eles, exceto para o nariz. A este respeito, *Zuqiaoyin* (VB-44), na parte inferior do corpo, espelha *Touqiaoyin* (VB-11) (portais *yin* da cabeça), na parte superior do corpo.

Zuqiaoyin (VB-44) é o ponto *jing* poço, e, portanto, o ponto mais distal do canal da Vesícula Biliar.

De acordo com o *Spiritual Pivot*[23], "para doenças da cabeça, selecionar [pontos dos] pés". *Zuqiaoyin* (VB-44) é citado há muito tempo pelas fontes clássicas para distúrbios decorrentes de fogo na Vesícula Biliar que sobe para perturbar a cabeça, ou para vento-calor externo que ataca a cabeça, dando origem a sintomas, como dor de cabeça, dor de cabeça com agitação, surdez súbita, tinidos, tontura, olhos inchados, vermelhos e doloridos e obstrução dolorosa da garganta. Como ponto terminal, e, portanto, mais dinâmico do canal, *Zuqiaoyin* (VB-44) é especialmente indicado quando essas condições são graves e agudas.

O Clássico das Dificuldades[24] afirma que os pontos *jing* poço tratam "plenitude abaixo do Coração". Embora a região "abaixo do Coração" se refira especificamente ao ápice do epigástrio, à semelhança de muitos pontos *jing* poço, *Zuqiaoyin* (VB-44) trata estagnação e plenitude em toda a região do tórax. Quando o *qi* do Fígado estagna no tórax e na região costal lateral, pode haver distensão e dor. *Zuqiaoyin* (VB-44) é o ponto metal do canal da Vesícula Biliar e seu emprego foi enfatizado em clássicos, como o *Systematic Classic of Acupuncture and Moxibustion* e o *Great Compendium of Acupuncture and Moxibustion,* para dor na região costal lateral com tosse e incapacidade de tomar fôlego. Esses sintomas ocorrem quando o *qi* do Fígado ou o fogo do Fígado invadem o Pulmão (madeira agride o metal). O canal divergente da Vesícula Biliar se une com o Coração, e a madeira é a "mãe" do fogo. O fogo da Vesícula Biliar, portanto, pode facilmente passar para o Coração e perturbar o espírito (doença da mãe que afeta o filho). Em comum com muitos dos pontos *jing* poço, *Zuqiaoyin* (VB-44) é eficaz para acalmar o espírito e, como outros pontos *jing* poço dos pés (por exemplo, *Lidui* – E-45 e *Yinbai* – BP-1), para tratar distúrbios do sono, com insônia e pesadelos. Ao discutir *Zuqiaoyin* (VB-44), o *Investigation into Points Along the Channels* afirma: "[para] sonolência por calor na Vesícula Biliar, reduzi-lo, [para] insônia por frio na Vesícula Biliar, reforçá-lo".

Finalmente, ao contrário da maioria dos pontos *jing* poço dos doze canais, *Zuqiaoyin* (VB-44) não parece estar indicado nos principais clássicos para restaurar a consciência.

Combinações

- Dor de cabeça penetrante com incapacidade de virar a cabeça: *Zuqiaoyin* (VB-44) e *Qiangjian* (DU-18) (*Thousand Ducat Formulas*).
- Surdez: *Zuqiaoyin* (VB-44) e *Guanchong* (SJ-1) (*Spiritual Pivot*).
- Obstrução dolorosa da garganta, língua enrolada e boca seca: *Zuqiaoyin* (VB-44), *Guanchong* (SJ-1) e *Shaoze* (ID-1) (*Thousand Ducat Formulas*).
- Ausência de transpiração: *Zuqiaoyin* (VB-44), *Fuliu* (R-7), *Quze* (PC-3), *Yuji* (P-10), *Shaoze* (ID-1), *Shangxing* (DU-23), *Ququan* (F-8), *Kunlun* (B-60) e *Xiaxi* (VB-43) (*Great Compendium*).
- Contração e incapacidade de estender o braço e o cotovelo: *Zuqiaoyin* (VB-44) e *Shousanli* (IG-10) (*Supplementing Life*).

NOTAS

1 *Spiritual Pivot*, Cap. 9, e *Essential Questions*, Cap. 70.

2 *Spiritual Pivot*, Cap. 9, e *Essential Questions*, Cap. 70.

3 *O Clássico das Dificuldades*, 29ª Dificuldade.

4 *Essential Questions*, Cap. 39.

5 *Fu Qing-zhu's Gynaecology*, Blue Poppy Press, p. 164.

6 *Essential Questions*, Cap. 8.

7 *Spiritual Pivot*, Cap. 65.

8 *Extra Treatises Based on Investigation & Inquiry*, uma tradução do Zhu Dan-xi de Ge Zhi Yu Lun por Yang Shou-zhong e Duan Wu-jin, Blue Poppy Press, 1994.

9 Ma Dan-yang foi o originador de *Song of the Eleven Heavenly Star Points*. Apareceu impresso pela primeira vez no século XII d.C., *Classic of the Jade Dragon*. Xu Feng incluiu esse texto em sua obra *Complete Collection of Acupuncture and Moxibustion* e acrescentou um décimo segundo ponto, *Taichong* (F-3).

10 *Essential Questions*, Cap. 17.

11 *Spiritual Pivot*, Cap. 4.

12 *Spiritual Pivot* , Cap. 5.

13 *Essential Questions*, Cap. 6.

14 *Spiritual Pivot*, Cap. 44.

15 Citado em *Chinese Acupuncture and Moxibustion*, Foreign Languages Press, Beijing.

16 *Spiritual Pivot*, Cap. 5.

17 *Essential Questions*, Cap. 6.

18 *Spiritual Pivot*, Cap. 6.

19 *Essential Questions* Cap. 43.

20 *Spiritual Pivot*, Cap. 5.

21 *Essential Questions*, Cap. 6.

22 *O Clássico das Dificuldades*, 68ª Dificuldade.

23 *Spiritual Pivot*, Cap. 9.

24 *O Clássico das Dificuldades*, 68ª Dificuldade.

Canal do Fígado
Jueyin do Pé

16

足厥陰肝經

CANAL DO FÍGADO *JUEYIN* DO PÉ

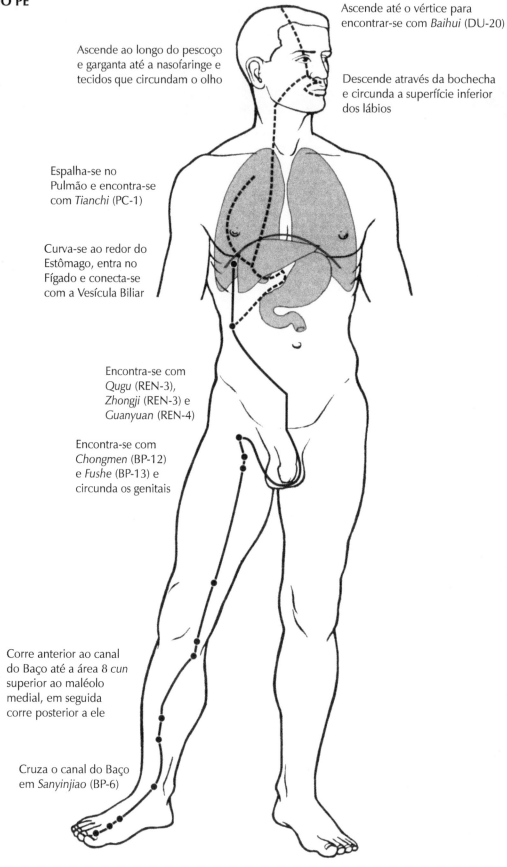

Canal primário do Fígado

- Origina-se no aspecto lateral do dorso do dedo grande do pé em *Dadun* (F-1) e segue ao longo do pé até *Zhongfeng* (F-4), 1 *cun* à frente do maléolo medial.
- Sobe ao longo do aspecto medial da parte inferior da perna, cruzando o canal do Baço em *Sanyinjiao* (BP-6) e continuando a subir à frente do canal do Baço até uma área 8 *cun* acima do maléolo medial, onde cruza e continua atrás do canal do Baço até o joelho e o aspecto medial da coxa.
- Continua até a região púbica através de *Chingmen* (BP-12) e *Fushe* (BP-13), onde circunda os órgãos genitais, subindo em seguida e penetrando na parte inferior do abdome, onde cruza com o vaso da Concepção em *Qugu* (REN-2), *Zhongji* (REN-3) e *Guanyuan* (REN-4).
- Continua subindo e circunda o Estômago antes de penetrar no Fígado, conectando-se com a Vesícula Biliar.
- Cruza o diafragma e se espalha na região costal e na região do hipocôndrio.
- Sobe ao longo do pescoço e do aspecto posterior da garganta até a nasofaringe para se ligar aos tecidos que circundam o olho (o "sistema do olho").
- Sobe através da fronte até o vértice onde cruza com o vaso Governador em *Baihui* (DU-20).

Um ramo

- Desce do sistema do olho através da bochecha e circunda a superfície interna dos lábios.

Outro ramo

- Separa-se do Fígado, cruza o diafragma e se espalha no Pulmão, encontrando-se com *Tianchi* (PC-1).

O canal primário do Fígado se conecta com os seguintes zangfu: Fígado, Vesícula Biliar, Pulmão, Estômago.

O canal primário do Fígado se encontra com outros canais nos seguintes pontos: Sanyinjiao (BP-6), *Chongmen* (BP-12), *Fushe* (BP-13), *Qugu* (REN-2), *Zhongji* (REN-3), *Guanyuan* (REN-4), *Tianchi* (PC-1), *Baihui* (DU-20).

Canal luo de conexão do Fígado

- Separa-se do canal primário em *Ligou* (F-5) no aspecto medial da parte inferior da perna.
- Conecta-se com o canal da Vesícula Biliar.
- Sobe até os órgãos genitais.

Canal divergente do Fígado

- Separa-se do canal primário no dorso do pé.
- Sobe até a região púbica onde converge com o canal primário da Vesícula Biliar.

Canal tendinoso do Fígado

- Origina-se no dorso do dedo grande do pé e sobe para se prender no aspecto anterior do maléolo medial.
- Prossegue ao longo do aspecto medial da tíbia para se prender no côndilo medial.
- Continua subindo ao longo do aspecto medial da coxa até os órgãos genitais onde se conecta com outros canais tendinosos.

Sintomas patológicos do canal tendinoso do Fígado

Entorse do dedo grande do pé, dor à frente do maléolo medial, dor no aspecto medial do joelho, espasmo e dor no aspecto medial da coxa, disfunção dos órgãos genitais (com lesão interna há incapacidade de ter uma ereção, com lesão por frio, há retração dos órgãos genitais, com lesão por calor, há ereção persistente).

Discussão

O canal do Fígado *jueyin* do pé está associado do ponto de vista interior-exterior ao canal da Vesícula Biliar e é acoplado com o canal do Pericárdio *jueyin* da mão, de acordo com a teoria dos seis canais. A relação Fígado-Vesícula Biliar é fortalecida ainda mais pelos seguintes fatos:

- O canal primário do Fígado conecta-se com o *fu* Vesícula Biliar.
- O canal *luo* de conexão do Fígado e o canal divergente do Fígado conectam-se com o canal da Vesícula Biliar.

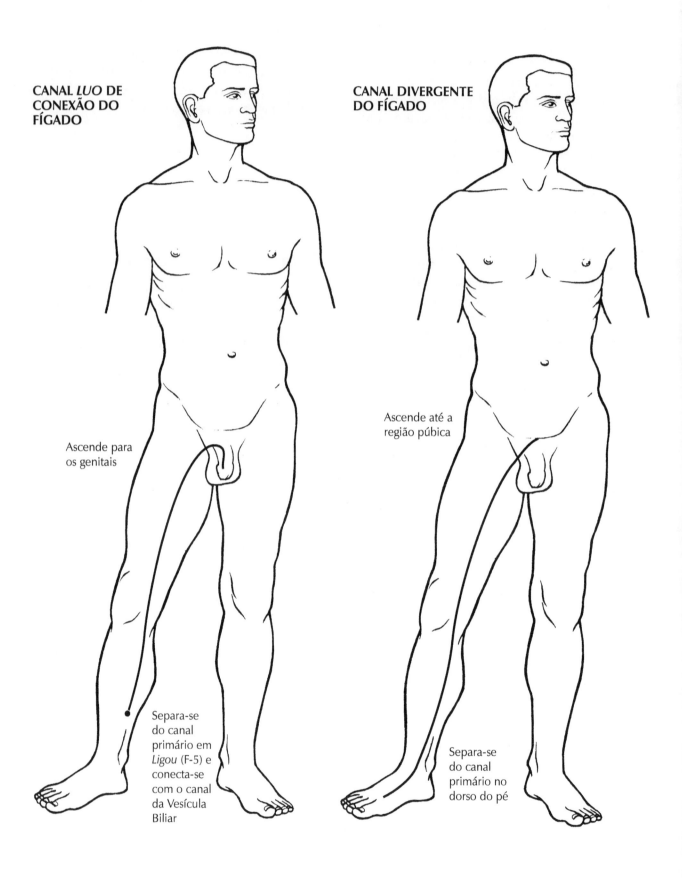

CANAL TENDINOSO DO FÍGADO

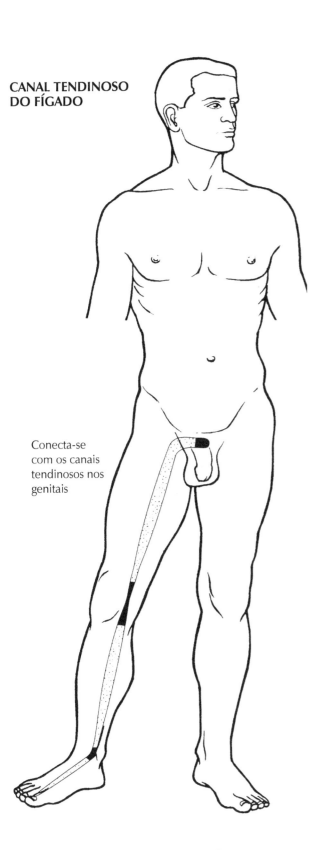

Conecta-se com os canais tendinosos nos genitais

Também é interessante notar que:

- Os canais primário, *luo* de conexão e tendinoso do Fígado vão até os órgãos genitais, enquanto o canal divergente sobe até a região púbica.
- O canal primário do Fígado penetra na parte inferior do abdome.
- O canal primário do Fígado circunda o Estômago.
- O canal primário do Fígado se espalha no Pulmão.
- O canal primário do Fígado sobe um pouco atrás da garganta.
- O canal primário do Fígado passa através da nasofaringe.
- O canal primário do Fígado se une com o sistema do olho (os tecidos ao redor do olho).
- O canal primário do Fígado sobe até o vértice e cruza com o vaso Governador em *Baihui* (DU-20), o ponto mais alto alcançado por qualquer canal *yin*.

O Fígado tem cinco funções principais:

- Armazenar o sangue.
- Dispersar (manter o livre fluxo do) o *qi*.
- Dominar os tendões.
- Abrir-se nos olhos.
- Manifestar-se nas unhas.

Além disso:

- O *zang* Fígado pertence à fase madeira e corresponde ao vento.
- O Fígado governa a ascensão, e em desarmonia seu *qi* pode, portanto, subir excessivamente.
- O Fígado está encarregado com o fogo do *ming men* que em desarmonia pode facilmente subir como calor patológico.
- A função do Fígado de manter o livre fluxo ajuda o movimento do *qi* dos *zangfu*, especialmente a descensão do *qi* do Pulmão e do Estômago e a ascensão do *qi* do Baço.
- A função do Fígado de manter o livre fluxo ajuda a função de transformação do *qi* da Bexiga.
- O Fígado armazena a alma etérea (*hun*) e como *zang* madeira, é a "mãe" do Coração.
- O Fígado armazena o sangue que flui para o vaso de Concepção e para o Vaso de Penetração para se tornar sangue menstrual, e seu *qi* é responsável pelo fluxo livre da menstruação.

- O Fígado está intimamente associado a emoções, como raiva, irritabilidade, rebeldia, frustração, ressentimento, depressão chorosa e alterações de humor.

É em virtude dessas funções, bem como pelos trajetos do canal discutidos anteriormente, que muitas das ações e indicações dos pontos do canal do Fígado podem ser explicadas. Essas ações e indicações podem ser resumidas da seguinte forma:

- Resolver a distensão e a dor decorrentes de estagnação do *qi* do Fígado na cabeça, região da garganta, tórax, coração, pulmão, estômago, abdome, região costal lateral, parte inferior do abdome, intestinos e órgãos genitais.
- Ajudar na descensão do *qi* do Estômago e do Pulmão e a ascensão do *qi* do Baço.
- Pacificar o vento interno e a ascensão do *yang* que dão origem a dor de cabeça, tontura, epilepsia, espasmo, etc.
- Esfriar o fogo do Fígado que afeta qualquer região do corpo.
- Beneficiar os olhos.
- Tratar distúrbios caracterizados por dor e inchaço dos órgãos genitais externos (especialmente em homens), bem como emissão seminal, distúrbios de ejaculação, priapismo e impotência.
- Regular a menstruação e o ciclo menstrual.
- Tratar distúrbio *shan* (uma ampla categoria que inclui hérnia, inchaço e dor genital e dor intensa da parte inferior do abdome).
- Tratar distúrbios da micção como retenção urinária, disfunção urinária dolorosa, incontinência, micção frequente, etc.
- Tratar dor lombar.
- Tratar distúrbios psicoemocionais originados da deficiência do sangue do Fígado, da estagnação do *qi* do Fígado ou do fogo do Fígado, condições estas que podem perturbar a alma etérea e o espírito.

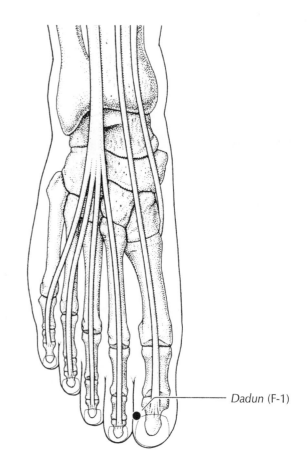

Dadun (F-1)

Dadun *(F-1)* – grande monte

Ponto jing *poço do canal do Fígado.*

Localização
- No aspecto dorsal do dedo grande do pé, na junção das linhas traçadas ao longo da borda lateral da unha e a base da unha, aproximadamente 0,1 *cun* a partir do canto da unha.

Nota de localização
- Algumas fontes (incluindo o *Spiritual Pivot*) localizam esse ponto no aspecto dorsal do dedo grande do pé, no ponto médio entre o canto lateral da unha (ou seja, a localização mencionada anteriormente) e a articulação interfalangiana, 0,4 *cun* acima do canto da unha.

Inserção da agulha
Inserção perpendicular ou oblíqua voltada para cima de 0,1 a 0,2 *cun*, ou picar para sangrar.

Ações
- Regula o *qi* no *jiao* inferior, trata distúrbio *shan* e alivia a dor.

- Beneficia os órgãos genitais e ajusta a micção.
- Regula o *qi* do Fígado e interrompe o sangramento menstrual.
- Revive a consciência e acalma o espírito.

Indicações

- Distúrbio *shan*, distúrbio *shan* súbito, os sete tipos de distúrbio *shan*, dor no hipogástrio, dor no umbigo, distensão e inchaço do abdome, constipação, calor na parte inferior do abdome.
- Inchaço e dor dos órgãos genitais, dor da cabeça do pênis, retração dos órgãos genitais, inchaço dos testículos.
- Retenção dolorosa de urina, sangue na urina, disfunção urinária dolorosa, os cindo tipos de disfunção urinária dolorosa, enurese, micção frequente.
- Menstruação irregular, hemorragia uterina incessante, menorragia, metrorragia, prolapso uterino.
- Epilepsia, perda da consciência por acidente vascular cerebral, perda da consciência, vento agudo e crônico na infância por susto, susto excessivo e pouca força, grande medo como se estivesse vendo fantasmas, depressão-mania, preocupação e opressão, gosto amargo na boca, suspiros, sonolência, dor súbita no coração, tetania, sangramento nasal incessante, transpiração copiosa.

Comentários

De acordo com o *Song of the Jade Dragon*, "Para os sete tipos de distúrbio *shan*, escolher *Dadun* (F-1)", enquanto o *Essential Questions*[1] diz: "quando o patógeno reside no *luo* do *jueyin* do pé, dará origem à dor súbita de distúrbio *shan*; agulhar acima da unha do dedo grande do pé". O distúrbio *shan* é uma ampla categoria que inclui hérnia, inchaço e dor dos órgãos genitais, bem como dor intensa da parte inferior do abdome. Os padrões mais comuns desses distúrbios incluem estagnação do *qi*, acúmulo de frio no canal do Fígado, umidade-calor, lesão traumática e deficiência. *Dadun* (F-1) é o ponto *jing* poço do canal do Fígado que circunda os órgãos genitais e penetra na parte inferior do abdome. É um ponto importante para regular o *qi* nessas áreas e é o ponto distal essencial no tratamento de qualquer

padrão de distúrbio *shan*, mas como ponto *jing* poço, é especialmente adequado para condições urgentes com dor aguda e súbita. Tanto o *Yellow Emperor's Inner Class* quanto textos posteriores, como o *Great Compendium of Acupuncture and Moxibustion*, recomendam que a inserção cruzada seja aplicada em *Dadun* (F-1), em outras palavras, agulhar *Dadun* (F-1) esquerdo para distúrbio *shan* do lado direito e vice-versa.

Por sua ação de regular o *qi* no *jiao* inferior, *Dadun* (F-1) também está indicado para uma variedade de distúrbios da micção e da menstruação. No que se refere à micção, é notável que todos os pontos distais do canal do Fígado sejam fortemente indicados em textos clássicos para uma ampla variedade de distúrbios urinários. Alguma explicação pode ser oferecida pelo fato de que a função do Fígado em manter o livre fluxo ajuda a função de transformação do *qi* da Bexiga. Portanto, a estagnação do *qi* do Fígado, o calor-umidade do Fígado ou o fogo do Fígado podem, todos, atrapalhar o livre fluxo da urina, dando origem a micção difícil e dolorosa, disfunção urinária dolorosa (especialmente disfunção urinária dolorosa de *qi*), etc. Na prática clínica moderna, pontos do canal do Fígado são amiúde selecionados no tratamento desses padrões, mas fica evidente a partir de indicações, como micção frequente, enurese e incontinência urinária, que os pontos do canal do Fígado também eram considerados eficazes no tratamento de padrões de deficiência. Isso reflete a capacidade de pontos do canal do Fígado regularem qualquer distúrbio da região geniturinária.

No que se refere aos distúrbios menstruais, o Fígado armazena o sangue, e se a estagnação do *qi* do Fígado se transformar em calor e penetrar no sangue, haverá agitação e turbulência que se manifestam como menstruação irregular, hemorragia uterina incessante, menorragia ou metrorragia. A importante ação de *Dadun* (F-1) em interromper o sangramento excessivo se estende também ao sangue na urina e, de acordo com Sun Si-miao, sangramento nasal, que em geral é decorrente de ascensão do calor do Fígado. É útil comparar a aplicação de *Dadun* (F-1) com seu ponto vizinho *Yinbai* (BP-1). Enquanto *Yinbai* (BP-1) tem uma ampla aplicação para hemorragia decorrente de deficiência do *qi* do Baço ou de calor no sangue, *Dadun* (F-1) é basicamente aplicável para hemorragia decorrente de calor no sangue.

O foco de *Dadun* (F-1) em distúrbio *shan*, distúrbios dos órgãos genitais, doenças urinárias e hemorragia uterina reflete sua íntima afinidade pelo *jiao* inferior. A este respeito, há alguma exceção entre os pontos *jing* poço, que tratam principalmente distúrbios da cabeça e da região do tórax.

Finalmente, em comum com a maioria dos pontos *jing* poço dos doze canais, *Dadun* (F-1) é indicado para restaurar a consciência, em casos de colapso e epilepsia, e para acalmar o espírito, sendo indicado para medo e terror, depressão-mania, preocupação e opressão e suspiros.

Combinações

- Distúrbio *shan* por frio: *Dadun* (F-1) e *Zhaohai* (R-6) (*One Hundred Symptoms*).
- Os sete tipos de distúrbio *shan*: *Dadun* (F-1) e *Taichong* (F-3) (*Song of Points*).
- Plenitude abdominal que se irradia para as costas, inchaço unilateral e testículos moles: *Dadun* (F-1) (7 cones de moxa) e *Guanyuan* (REN-4) (3 cones de moxa) (*Great Compendium*).
- Testículo mole e inchado sem dor: *Dadun* (F-1), *Guilai* (E-29) e *Sanyinjiao* (BP-6) (*Great Compendium*).
- Ereção involuntária com micção difícil: *Dadun* (F-1), *Weiyang* (B-39), *Yingu* (R-10), *Qimen* (F-14) e *Weizhong* (B-40) (*Supplementing Life*).
- Enurese: *Dadun* (F-1), *Jimen* (BP-11), *Tongli* (C-5), *Pangguangshu* (B-28), *Taichong* (F-3), *Weizhong* (B-40) e *Shenmen* (C-7) (*Supplementing Life*).
- Os cinco tipos de disfunção urinária dolorosa: *Dadun* (F-1) e *Xuehai* (BP-10) (*Song of Points*).
- Os cinco tipos de disfunção urinária dolorosa com incapacidade de urinar: *Dadun* (F-1) e *Qihai* (REN-6) (*Thousand Ducat Formulas*).
- Prolapso uterino: *Dadun* (F-1), *Ququan* (F-8) e *Zhaohai* (R-6) (*Great Compendium*).
- Constipação por calor, constipação por *qi*: primeiro agulhar *Changqiang* (DU-1) e depois *Dadun* (F-1) e *Yanglingquan* (VB-34) (*Song of Points*).
- Sonolência: *Dadun* (F-1) e *Lidui* (E-45) (*Supplementing Life*).
- Perda da consciência: *Dadun* (F-1) e *Yinbai* (BP-1) (*Systematic Classic*).

Xingjian (F 2) – movimento intermediário

Ponto ying *nascente e ponto fogo do canal do Fígado.*

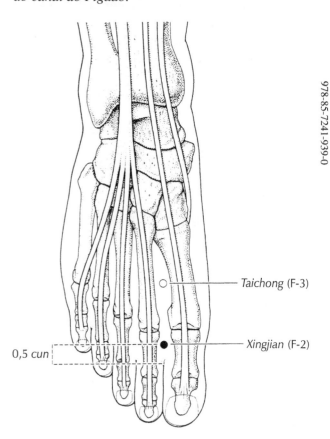

Localização

- No dorso do pé, entre o primeiro e o segundo dedos do pé, 0,5 *cun* acima da margem da membrana entre os dedos.

Inserção da agulha

Inserção oblíqua com 0,5 a 1 *cun* em direção ao calcanhar, ou inserção perpendicular com 0,5 a 0,8 *cun*.

Ações

- Dispersa o fogo do Fígado.
- Dispersa o *qi* do Fígado.
- Pacifica vento do Fígado.

- Dispersa calor e cessa o sangramento.
- Beneficia o *jiao* inferior.

Indicações

- Dor de cabeça, tontura, vermelhidão e dor dos olhos, lacrimejamento, doenças oculares.
- Sangramento nasal, sede, queimação da face, tez com tonalidade verde-escura, esverdeada semelhante à cor de quem está prestes a morrer.
- Obstrução dolorosa da garganta, garganta seca com agitação e sede, sensação de aperto na garganta, gosto amargo na boca, calor no corpo.
- Propensão à raiva, à tristeza, propensão ao susto, olhos fechados sem vontade de olhar, medo excessivo e pouca força, propensão a sentir medo como se visse fantasmas, loucura, insônia, palpitações, epilepsia, perda da consciência, vento agudo e crônico por susto na infância.
- Tendões contraídos, acidente vascular cerebral, plenitude dos quatro membros, desvio da boca, tetania, hipertensão.
- Dor e prurido dos órgãos genitais, dor no pênis, ereção involuntária súbita, os sete tipos de distúrbio *shan*, distúrbio *shan* por frio, disfunção urinária dolorosa, enurese, retenção de urina, micção difícil, turvação branca, leucorreia vermelha e branca, diarreia por frio ou umidade (*dong*), constipação, distensão abdominal.
- Hemorragia uterina incessante, menorragia, menstruação inibida, menstruação adiantada, plenitude na parte inferior do abdome, massas abdominais (*jia*) em mulheres, lactação difícil.
- Tosse com sangue, vômito, dor no coração e no fígado, distensão e dor do tórax e na região costal lateral, dor no tórax e nas costas, dor abaixo do coração, muitos suspiros, incapacidade de tomar fôlego durante todo o dia, dificuldade de tomar fôlego, respiração curta.
- Frio por contracorrente nos quatro membros, distúrbio do emagrecimento e sede com vontade de beber água, malária, língua em flor de lótus em crianças.
- Dor lombar com dificuldade de dobrar e alongar as costas, inchaço do joelho, dor no aspecto interno da perna, calor na canela, *qi* da perna com vermelhidão e inchaço, dor e inchaço do peito do pé.

Comentários

O Fígado, encarregado com o fogo ministerial, é conhecido como o "*zang* indomável" e corresponde às energias do Nascimento, do crescimento e da potência. Embora a função do Fígado de manter o livre fluxo ajude na ascensão e descensão do *qi* de todos os *zangfu*, a direção do seu próprio *qi* é para cima, daí o ditado: "O Fígado governa a ascensão". Como sua atividade *yang* é por natureza exuberante, feroz e forte, o Fígado se torna facilmente aquecido em excesso e a ascensão normal do *qi* do Fígado rapidamente sobe excessivamente. O *Great Compendium of Acupunctures and Moxibustion* afirma: "Quando o Fígado está em excesso, reduzir *Xingjian* (F-2)", enquanto de acordo com *O Clássico das Dificuldades*[2], os pontos *ying* nascente são indicados para "calor no corpo". *Xingjian* (F-2), o ponto *ying* nascente e ponto fogo do canal do Fígado, é, portanto, o principal ponto do canal, na verdade do corpo todo, para dispersar o fogo do Fígado e descender o *yang* do Fígado. Ele tem três principais esferas de atividade: a cabeça, as emoções e o *jiao* inferior.

O canal primário do Fígado sobe ao longo do pescoço e do aspecto posterior da garganta até a nasofaringe e até os tecidos ao redor do olho, e depois sobe pela fronte para se ligar com *Baihui* (DU-20) no vértice. *Xingjian* (F-2), consequentemente, é muito usado clinicamente para tratar dor de cabeça, tontura, queimação da face, sangramento nasal, obstrução dolorosa da garganta e garganta seca, vermelhidão e lacrimejamento dos olhos, lacrimejamento e outras doenças oculares decorrentes de fogo do Fígado que sobe até a cabeça, embora seja interessante notar que dor de cabeça, tontura e sangramento nasal sejam indicações modernas e não aparecem em nenhum dos principais textos clássicos de acupuntura. Quando extremos, o fogo do Fígado ou o *yang* do Fígado podem dar origem à agitação de vento interno, e *Xingjian* (F-2) é usado para tratar as consequências desse processo, como epilepsia, perda da consciência, vento na infância por susto, tendões contraídos, acidente vascular cerebral e desvio da boca.

O *Spiritual Pivot*[3] afirma: "O Fígado armazena o sangue e o sangue é a residência da alma etérea [*hun*]; quando o *qi* do Fígado está deficiente, há medo, quando está excessivo, há raiva", enquanto o *Essential Questions*[4] afirma: "A raiva lesa facilmente o Fígado". A dispersão livre e desobstruída do *qi* do Fígado está intimamente relacionada com a interação harmoniosa das sete emoções. A repressão de qualquer emoção provoca a estagnação do *qi* do Fígado e, com o tempo, há transformação em fogo. Ao mesmo tempo, a estagnação do *qi* do Fígado, e muito mais a ascensão do fogo do Fígado, fará com que a pessoa fique propensa à irritabilidade e à raiva. No estágio de estagnação do *qi*, o reconhecimento e a expressão da emoção apropriada ajudarão a soltar o *qi* e a dispersar a estagnação. Por isso, Fei Bo-xiong disse: "Alegria, raiva, melancolia, ansiedade, pesar, medo e terror são comuns a todos. Expressar alegria, raiva e melancolia conforme a ocasião requer é o que significa expressar as emoções adequadamente"[5]. Quando o fogo do Fígado está chamejando, entretanto, é como um fogo com suprimento ilimitado de combustível e a expressão da raiva e da fúria não só falha em dispersar o fogo, como faz com que ele seja alimentado e estimulado. Ao mesmo tempo, a raiva propriamente dita lesa o corpo e neste estágio, a moderação da emoção excessiva e não a expressão espontânea deve ser praticada. Portanto, Cao Tong da dinastia Qing recomenda no *Common Sayings on Gerontology*: "Ao se deparar com algo exasperante, a pessoa deve calmamente considerar o que é mais importante, a raiva ou a saúde. Esta comparação faz com que a pessoa gradualmente elimine a raiva"[6]. Li yi-ru, da dinastia Qing, entretanto, afirmou: "Das sete emoções, a raiva é a mais difícil de controlar". O tratamento com acupuntura busca debelar e extinguir o fogo, e *Xingjian* (F-2) é o principal ponto para dominar o fogo do Fígado chamejando e dando origem a manifestações como fúria com face vermelha e sensação de aperto na garganta. O *Spiritual Pivot*[7] afirma: "Com a raiva, o *qi* se rebela para cima e se acumula no tórax". Se o fogo do Fígado e o *qi* estagnado atacarem o tórax e o Pulmão, eles dão origem a distensão e dor, respiração curta, suspiros e dificuldade de tomar fôlego. Se, conforme visto comumente na prática clínica, o fogo do Fígado e o *qi* estagnado passarem para o Coração, haverá dor do Fígado e do Coração, bem como distúrbio intenso do espírito que se manifesta como distúrbio maníaco, insônia, palpitações, etc. se houver um padrão profundamente estabelecido de repressão da raiva, normalmente originado de experiências na infância, então o *qi* estagnado e o fogo ficam sem a saída adequada e a pessoa pode se tornar triste e chorosa. A raiva, expressa ou oculta, não é a única emoção associada ao Fígado, entretanto, conforme enfatizado no *Spiritual Pivot*, que afirma que "quando o *qi* do Fígado está deficiente, há medo". O Fígado e a Vesícula Biliar estão associados na cultura chinesa à capacidade de tomar decisões e à coragem. Se o Fígado estiver deficiente, especialmente o sangue do

Fígado, ou a pessoa é incapaz de reconhecer sua raiva e desse modo adotar seu poder e coragem, pode haver medo e terror com sensação de falta de força e tendência a fechar os olhos e "não ter vontade de olhar".

O Fígado armazena o sangue e o canal do Fígado se encontra com o vaso da Concepção na parte inferior do abdome em *Qugu* (REN-2), *Zhongji* (REN-3) e *Guanyuan* (REN-4). O fogo do Fígado pode facilmente passar para o sangue uterino e induzir um fluxo descontrolado e impetuoso, que se manifesta como hemorragia uterina incessante, menorragia e menstruação adiantada. Se o calor condensar o sangue e causar estagnação, ou a estagnação do *qi* do Fígado for prolongada, pode haver formação de massas uterinas (*jia*) ou menstruação inibida. O distúrbio do sangue pelo fogo do Fígado também pode dar origem a tosse com sangue e sangramento nasal.

O canal do Fígado circunda os órgãos genitais e penetra na parte inferior do abdome, enquanto o Fígado ajuda o livre movimento do *qi* por todo o corpo. Se houver estagnação do *qi* ou em consequência disso, fogo ou umidade-calor no *jiao* inferior, especialmente na região genital ou na Bexiga, pode haver vários sintomas, como prurido e dor nos órgãos genitais, ereção súbita involuntária, disfunção urinária dolorosa, retenção de urina, micção difícil com urina turva, leucorreia e distúrbio *shan*. Se a estagnação do *qi* prender os intestinos, pode haver constipação. Em todos esses casos, *Xingjian* (F-2) pode ser usado.

Uma condição especial para a qual *Xingjian* (F-2) é indicado é o sintoma de frio nos pés e nas mãos por contracorrente, em que apenas os pés e as mãos estão frios e o corpo está quente. Isto pode ocorrer no padrão conhecido como "calor verdadeiro, frio falso", no qual o calor contido no interior impede o *yang qi* de circular até os membros. A despeito do frio aparente, os outros sintomas, bem como o pulso e a língua, são indicativos de calor e coação. Na prática clínica, esse sintoma é amiúde encontrado em pacientes com estagnação do *qi* do Fígado e não com calor, em que o *qi* estagnado impede a circulação adequada do *qi* para as extremidades.

De acordo com o *Spiritual Pivot*[8], "O Fígado governa os tendões", e *Xingjian* (F-2) é indicado em muitas fontes clássicas para dor na região lombar. Embora essa condição seja com mais frequência atribuída à deficiência do Rim ou à obstrução dolorosa, a estagnação do *qi* do Fígado ou a deficiência do sangue do Fígado também podem dar origem à dor lombar em decorrência da contração e da inflexibilidade dos tendões. Entretanto, a frequência com que *Xingjian* (F-2) aparece em combinações clássicas para dor lombar, aponta mais para uma aplicação empírica do que para uma aplicação teórica.

Finalmente, *Xingjian* (F-2) é indicado para inchaço do joelho, dor do aspecto interno da perna, calor nas canelas e dor e inchaço do peito do pé, e o *Song of Points for Miscellaneous Diseases* afirma: "para dor na perna e no joelho, escolha *Xingjian* (F-2)".

Combinações

- Lacrimejamento: *Xingjian* (F-2) e *Shenting* (DU-24) (*Supplementing Life*).
- Cegueira noturna por *qi* do Fígado: *Xingjian* (F-2) e *Jingming* (B-1) (*One Hundred Symptoms*).
- Garganta seca com vontade de beber água: *Xingjian* (F-2) e *Taichong* (F-3) (*Thousand Ducat Formulas*).
- Dor no fígado e no coração: *Xingjian* (F-2) e *Taichong* (F-3) (*Thousand Ducat Formulas*).
- Dor no coração com tez esverdeada como quem está prestes a morrer, incapacidade de tomar fôlego o dia todo, dor no fígado e no coração: *Xingjian* (F-2) e *Taichong* (F-3) (*Systematic Classic*).
- Dor no coração: *Xingjian* (F-2) e *Yinxi* (C-6) (*Supplementing Life*).
- Epilepsia por susto, andar como louco e loucura: *Xingjian* (F-2), *Jinsuo* (DU-8), *Qugu* (REN-2) e *Yingu* (R-10) (*Thousand Ducat Formulas*).
- Retenção de urina e dor no pênis: *Xingjian* (F-2) e *Ququan* (F-8) (*Supplementing Life*).
- Sede intensa pelo distúrbio do emagrecimento e sede: *Xingjian* (F-2) e *Yongquan* (R-1) (*One Hundred Symptoms*).
- Dor lombar com incapacidade de ficar muito tempo em pé ou de se mexer: *Xingjian* (F-2) e *Jingmen* (VB-25) (*Systematic Classic*).
- Dor lombar que se irradia para a perna: *Xingjian* (F-2), *Huantiao* (VB-30) e *Fengshi* (VB-31) (*Song of Points*).
- Dor lombar com incapacidade de se curvar e de alongar: *Xingjian* (F-2), *Weiyang* (B-39), *Yinmen* (B-37), *Taibai* (BP-3) e *Yinlingquan* (BP-9) (*Thousand Ducat Formulas*).
- Dor lombar com dificuldade de se mover: *Xingjian* (F-2), *Fengshi* (VB-31) e *Weizhong* (B-40) (*Glorious Anthology*).
- Incapacidade das pernas em suportar o corpo: *Xingjian* (F-2) e *Tianzhu* B-10 (*Thousand Ducat Formulas*).

Taichong (F-3) – grande precipitação

Ponto shu riacho, ponto yuan fonte e ponto terra do canal do Fígado.
Ponto estrela celestial de Ma Dan-yang[9].

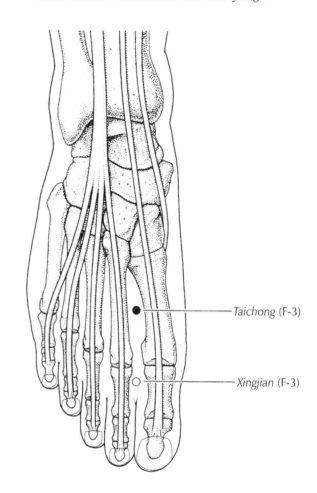

Localização

- No dorso do pé, na depressão abaixo da junção do primeiro e segundo ossos metatársicos.

Nota de localização

- Deslize um dedo a partir de *Xingjian* (F-2) ao longo do espaço entre o primeiro e o segundo osso metatársico em direção ao tornozelo, até cair na depressão pronunciada antes da junção das bases do primeiro e do segundo metatársico.

Inserção da agulha

Na direção de *Yongquan* (R-1), 0,5 a 1,5 *cun*.

522 – CANAL DO FÍGADO *JUEYIN* DO PÉ

Ações

- Dispersa o *qi* do Fígado.
- Domina o *yang* do Fígado e extingue vento.
- Nutre o sangue do Fígado e o *yin* do Fígado.
- Clareia a cabeça e os olhos.
- Regula a menstruação.
- Regula o *jiao* inferior.

Indicações

- Dor de cabeça, tontura, entorpecimento da cabeça, opistótono, contração dos tendões das mãos e dos pés, epilepsia, vento por susto na infância, desvio da boca, tetania, hipertensão.
- Distensão e dor da região costal lateral, incapacidade de tomar fôlego o dia todo, suspiros, inchaço da axila, dor do fígado e do coração, dor no coração com pulso em corda, distensão do coração, dor na mama, dor e plenitude do hipogástrio, distúrbio *shan*, distúrbio *shan* súbito em crianças, testículos inchados, retração dos testículos, frouxidão unilateral do testículo, dor dos órgãos genitais.
- Insônia, sente medo com facilidade.
- Visão turva, visão nublada, vermelhidão, inchaço e dor dos olhos.
- Lábios rachados, inchaço dos lábios, distensão da garganta, dor da garganta, garganta seca com vontade de ingerir líquido, calor interno com sede, febre baixa, tez esverdeada, como a de quem está prestes a morrer.
- Amenorreia, menstruação irregular, hemorragia uterina incessante, prolapso uterino, transpiração profusa e incessante depois do parto, lactação insuficiente.
- Enurese, micção difícil, retenção de urina, disfunção urinária dolorosa, os cinco tipos de disfunção urinária dolorosa, edema por taxação de deficiência.
- Icterícia, vômito, vômito de sangue, náusea, constipação, defecação difícil, borborigmos, diarreia contendo alimentos não digeridos, diarreia com fezes finas, diarreia sanguinolenta e distúrbio disentérico, sangue nas fezes.
- Emagrecimento, insuficiência da essência (sêmen) nos homens, emissão seminal, insuficiência de *qi*.
- Dor lombar que se irradia para a parte inferior do abdome, dor lombar, dor do aspecto interno e do aspecto externo do joelho, dor na parte inferior da perna, flacidez e fraqueza das per-

nas, incapacidade de andar, sensação de frio nos joelhos e nos pés, pés frios, dor do maléolo interno, inchaço do cotovelo, contração dos cinco dedos das mãos.

Comentários

Taichong (F-3) é o ponto *shu* riacho e ponto *yuan* fonte do canal do Fígado. O *Spiritual Pivot* no Capítulo 6 recomenda o uso dos pontos *shu* riacho nos distúrbios dos *zang*, enquanto no Capítulo 1, afirma: "Quando os cinco *zang* estão acometidos, selecione [dos] doze [pontos] *yuan* fonte". *Taichong* (F-3) é seguramente o ponto mais importante do canal do Fígado, com uma ampla variedade de ações, e pode ser usado com igual efeito para padrões de excesso e deficiência do *zang* Fígado e de seu canal. O médico Xu Feng da dinastia Ming considerava *Taichong* (F-3) tão importante que ele o acrescentou aos "onze pontos estrelas celestiais" de Ma Dan-yang, quando os relacionou em sua obra *Complete Collection of Acupuncture and Moxibustion*. Desde esta época, esses pontos se tornaram conhecidos como os "doze pontos estrelas celestiais" de Ma Danyang.

O Mestre Zhu Dan-xi, no século XIV, disse: "O Fígado governa a dispersão e a drenagem": "Quando o *qi* e o sangue fluem harmoniosamente, as dez mil doenças não surgem. Se houver coação, todas as doenças podem surgir". A função do Fígado de dispersar significa que, embora o Fígado não seja considerado responsável pela produção do *qi*, ele garante que o fluxo de *qi* no corpo permaneça livre, fácil, aberto, relaxado e desobstruído. Esta função pode ficar prejudicada de três formas principais: primeira, e a mais comum, é quando a expressão espontânea de qualquer uma das emoções é reprimida, especialmente a raiva. Segunda, a função de dispersar do Fígado é uma expressão do seu *yang qi*, e um ditado da medicina chinesa enfatiza: "O corpo do Fígado é *yin* enquanto sua função é *yang*". Em outras palavras, o *yang* do Fígado é dependente do *yin* do Fígado. A estagnação do *qi* do Fígado pode, portanto, resultar da falha do *yin* ou do sangue em umedecer, nutrir e suavizar o Fígado. Terceira, a capacidade do Fígado em dispersar o *qi* pode ficar obstruída pela presença de umidade-calor patogênica. Uma completa compreensão da desarmonia do Fígado também enfatiza outro ponto que é o de que a estagnação do *qi* do Fígado pode produzir o desenvolvimento de qualquer outro padrão do Fígado, como por exemplo, pela transformação em fogo do Fígado, o consumo consequente do *yin* e daí a ascensão do *yang* do Fígado, ou pela transformação do fogo do Fígado ou do *yang* do Fígado em vento. Por essa razão, diz-se que clinicamente qualquer padrão de desarmonia do Fígado pode ser acompanhado por estagnação do *qi*.

Quando o *qi* do Fígado se estagna, ele dá origem a sensações de pressão, distensão e dor, predominantemente naquelas áreas atravessadas pelo canal do Fígado e de seu canal acoplado do ponto de vista interior-exterior, o canal da Vesícula Biliar. A estagnação do *qi* tende a se movimentar ao redor e flutuar, principalmente de acordo com as alterações emocionais, e é aliviada pela expressão emocional e pela atividade física, situações que liberam o fluxo do *qi*. O nome de *Taichong* (F-3), "Grande Precipitação" refere-se a essa função do ponto como a grande passagem para o fluxo de *qi* no canal. É um ponto essencial para promover o livre fluxo do *qi* do Fígado e capaz de resolver a estagnação do *qi* do Fígado que dá origem à distensão e à dor em qualquer parte do corpo, independente de ser na cabeça, olhos, garganta, tórax, coração, mamas, epigástrio, abdome, região costal lateral, útero ou órgãos genitais.

De acordo com o *Spiritual Pivot*[10], "O Fígado armazena o sangue, o sangue é a residência da alma etérea (*hun*); quando o *qi* do Fígado está deficiente, há medo". Embora muito usado na prática clínica moderna para manifestações emocionais e psicológicas da estagnação do *qi*, como depressão, frustração, sentimento de repressão, irritabilidade, tensão pré--menstrual, alterações de humor, humor choroso, etc., é impressionante que, com exceção de medo, as indicações psicoemocionais estão quase totalmente ausentes das principais fontes clássicas.

Taichong (F-3) é um ponto essencial para dominar o *yang* do Fígado e pacificar o vento do Fígado. O Fígado é o *zang* da madeira e do vento e está encarregado com o fogo ministerial. Seu *qi* é vigoroso, potente e ativo, e de acordo com ditados da medicina chinesa, "O Fígado governa a ascensão" e "O Fígado domina o movimento físico". É comum, portanto, para a natureza quente, agressiva, ascendente e ágil do Fígado exceder os limites normais e se manifestar como ascensão do *yang* do Fígado, ou progredir para a agitação do vento do Fígado ou, então, o vento pode se agitar em decorrência da deficiência do sangue e consequente vazio dos vasos sanguíneos. As manifestações típicas de vento para as quais *Taichong* (F-3) está indicado incluem dor de cabeça, tontura, entorpecimento da cabeça, vento por susto na infância, tetania, epilepsia, opistótono e desvio da boca.

Taichong (F-3) é igualmente importante para todos os padrões de deficiência do Fígado. Ele promove a geração de sangue do Fígado e de *yin* do Fígado e por isso nutre as áreas do corpo dominadas pelo Fígado, a saber, os olhos, os tendões e o útero. A deficiência de *yin* do Fígado é a raiz da hiperatividade do *yang* do Fígado, enquanto a deficiência do sangue do Fígado ou do *yin* do Fígado frequentemente repousa na base do vento do Fígado. *Taichong* (F-3), portanto, é capaz de dominar o excesso e nutrir a deficiência, e assim, tratar a raiz e a manifestação desses padrões.

O *Spiritual Pivot*[11] afirma: "O *qi* do Fígado se abre nos olhos, quando o Fígado está em harmonia, os olhos conseguem distinguir as cinco cores", enquanto o *Essential Questions*[12] declara: "Quando o Fígado recebe sangue, ele dá origem à visão". *Taichong* (F-3) está indicado para incapacidade do sangue ou do *yin* do Fígado em nutrir os olhos resultando em visão turva ou deficiente, bem como para desarmonias de excesso em que o fogo do Fígado, o *yang* do Fígado ou o vento-calor no canal do Fígado resultam em vermelhidão, inchaço e dor nos olhos, ou onde o vento do Fígado leva ao movimento incomum dos olhos ou das pálpebras.

O canal do Fígado se conecta com o cérebro em *Baihui* (DU-20), o ponto mais alto do corpo, e é o único canal *yin* a subir diretamente para a parte superior da cabeça. *Taichong* (F-3), portanto, é usado para tratar muitos distúrbios da cabeça, especialmente dor de cabeça e tontura, decorrentes de padrões tanto de excesso quanto de deficiência do Fígado. Está especificamente indicado para dor de cabeça no vértice, embora valha a pena notar que nem dor de cabeça e nem tontura são encontradas como indicações para esse ponto em qualquer clássico importante.

O Fígado está intimamente relacionado com o ciclo menstrual. O Fígado armazena o sangue e seu canal penetra na parte inferior do abdome e se conecta com o vaso da Concepção em *Qugu* (REN-2), *Zhongji* (REN-3) e *Guanyuan* (REN-4), e é o livre movimento do *qi* do Fígado antes da menstruação que garante o livre fluxo do sangue. O Fígado é tão importante para a menstruação que Ye Tian-shi declarou: "O Fígado é o *qi* pré-celestial das mulheres". A estagnação do *qi* do Fígado, o fogo do Fígado ou a deficiência do sangue do Fígado podem, portanto, dar origem a distúrbios como amenorreia, menstruação irregular e hemorragia uterina incessante. *Taichong* (F-3) é um ponto importante no tratamento de qualquer um desses distúrbios.

O canal do Fígado passa pelos órgãos genitais e pela região inferior do abdome, e está intimamente relacionado com os órgãos geniturinários. A excreção normal de urina depende principalmente dos Rins e da Bexiga, mas também é assistida pela função de dispersão do Fígado. *Taichong* (F-3) está indicado para retenção de urina, disfunção urinária dolorosa ou micção difícil caracterizadas por estagnação do *qi*, bem como para distúrbio *shan*, dor dos órgãos genitais e inchaço ou retração dos testículos. Em decorrência de sua afinidade geral para essa área, entretanto, *Taichong* (F-3) também está indicado para padrões urinários de deficiência, como enurese, incontinência e edema por taxação de deficiência. De fato, há outras indicações da capacidade de *Taichong* (F-3) de tonificar a deficiência dessa região, como por exemplo, insuficiência da essência (sêmen) nos homens e emissão seminal.

Na região intestinal, a falha do *qi* em fluir livremente pode levar à prisão das fezes, e *Taichong* (F-3) pode ser usado para constipação ou defecação difícil em decorrência da estagnação do *qi* ou calor estagnado. Quando a estagnação do *qi* do Fígado coexistir com deficiência do Baço, o padrão clínico comumente visto de dor abdominal e diarreia com fezes finas, alternando-se com defecação difícil ou constipação, pode ser encontrado. *Taichong* (F-3) é um importante ponto para o tratamento desse padrão, e pode ser combinado, por exemplo, com *Zhangmen* (F-13), o ponto *mu* frontal do Baço. No *jiao* médio, *Taichong* (F-3) está indicado para vômito decorrente de desarmonia Fígado-Estômago e icterícia decorrente de umidade-calor no Fígado e na Vesícula Biliar.

O emprego dos dois pontos *Taichong* (F-3) e dos dois pontos *Hegu* (IG-4) é conhecido como "os quatro portões". Essa combinação apareceu pela primeira vez em *Ode to Elucidate Mysteries*, que afirma: "para frio e calor com obstrução dolorosa, abrir os quatro portões". O texto continua dizendo que os pontos *yuan* fonte dos seis canais *yang* emergem nos quatro portões. Como um princípio fundamental para tratar obstrução dolorosa é selecionar pontos dos canais *yang*, isso ajuda a explicar a razão pela qual esses dois pontos são considerados tão eficazes no tratamento de obstrução dolorosa. Subsequentemente, o uso desses pontos foi estendido para tratar uma variedade de distúrbios envolvendo dor e espasmo. Esta é uma combinação elegante. *Hegu* (IG-4) na extremidade superior fica no amplo vale entre o primeiro e o segundo osso metacarpiano,

enquanto *Taichong* (F-3) na extremidade inferior, fica no amplo vale entre o primeiro e o segundo osso metatársico. *Hegu* (IG-4), o ponto *yuan* fonte, pertence ao canal *yangming* que é "abundante em *qi* e sangue", enquanto *Taichong* (F-3), o ponto *shu* riacho e ponto *yuan* fonte do canal do Fígado, tem a função de dispersar o *qi*. Juntos, eles são capazes de ativar vigorosamente o *qi* e o sangue e garantir sua passagem livre e desobstruída por todo o corpo.

Finalmente, *Taichong* (F-3) está indicado para uma variedade de distúrbios do canal, como dor lombar, dor ou fraqueza do joelho e da perna, frio dos joelhos e dos pés e contração dos cinco dedos da mão.

Combinações

- Olhos vermelhos e hemorragia proveniente de *Yingxiang* (IG-20) (ou seja, sangramento nasal): *Taichong* (F-3), *Toulinqi* (VB-15) e *Hegu* (IG-4) (*Song of Points*).
- Congestão nasal, pólipo nasal e congestão e secreção nasal: *Taichong* (F-3) e *Hegu* (IG-4) (*Song of Points*).
- Inchaço nos lábios: *Taichong* (F-3) e *Yingchuang* (E-16) (*Supplementing Life*).
- Língua fissurada e sangrando: *Taichong* (F-3), *Neiguan* (PC-6) e *Yinjiao* (REN-7) (*Miscellaneous Diseases*).
- Erosão, calor e secura da boca: *Taichong* (F-3), *Laogong* (PC-8), *Shaoze* (ID-1) e *Sanjian* (IG-3) (*Thousand Ducat Formulas*).
- Para a maioria dos tipos de dor de garganta aguda: primeiro agulhar *Baihui* (DU-20) e depois *Taichong* (F-3), *Zhaohai* (R-6) e *Sanyinjiao* (BP-6) (*Ode of Xi-hong*).
- Garganta seca com desejo de ingerir líquido: *Taichong* (F-3) e *Xingjian* (F-2) (*Thousand Ducat Formulas*).
- Dor no fígado e no coração: *Taichong* (F-3) e *Xingjian* (F-32) (*Thousand Ducat Formulas*).
- Dor no coração com tez esverdeada como alguém que está prestes a morrer, incapacidade de tomar fôlego o dia todo, dor no fígado e no coração: *Taichong* (F-3) e *Xingjian* (F-2) (*Systematic Classic*).
- Dor na mama: *Taichong* (F-3) e *Fuliu* (R-7) (*Systematic Classic*).
- Inchaço e nódulos em sabre na axila: *Taichong* (F-3), *Xiaxi* (VB-43) e *Yangfu* (VB-38) (*Thousand Ducat Formulas*).

- Distensão abdominal levando a dor nas costas: *Taichong* (F-3) e *Taibai* (BP-3) (*Great Compendium*).
- Dor dos órgãos genitais: *Taichong* (F-3), *Shenshu* (B-23), *Zhishi* (B-52) e *Jinggu* (B-64) (*Supplementing Life*).
- Os sete tipos de distúrbio *shan*: *Taichong* (F-3) e *Dadun* (F-1) (*Song of Points*).
- Hemorragia uterina profusa e incessante: *Taichong* (F-3), *Jiaoxin* (R-8), *Yingu* (R-10) e *Sanyinjiao* (BP-6) (*Supplementing Life*).
- Hemorragia uterina profusa e incessante: *Taichong* (F-3) e *Sanyinjiao* (BP-6) (*Great Compendium*).
- Prolapso uterino: *Taichong* (F-3), *Shaofu* (C-8), *Zhaohai* (R-6) e *Ququan* (F-8) (*Great Compendium*).
- Parto difícil: reduzir *Taichong* (F-3) e *Sanyinjiao* (BP-6), reforçar *Hegu* (IG-4) (*Great Compendium*).
- Leucorreia vermelha e branca: *Qugu* (REN-2) (7 cones de moxa), *Taichong* (F-3), *Guanyuan* (REN-4), *Fuliu* (R-7), *Sanyinjiao* (BP-6) e *Tianshu* (E-25) (cem cones de moxa) (*Compilação*).
- Dificuldade na defecação: *Taichong* (F-3), *Zhongliao* (B-33), *Shimen* (REN-5), *Chengshan* (B-57), *Zhongwan* (REN-12), *Taixi* (R-3), *Dazhong* (R-4) e *Chengjin* (B-56) (*Supplementing Life*).
- Diarreia com fezes finas, distúrbio disentérico com sangue nas fezes: *Taichong* (F-3) e *Ququan* (F-8) (*Thousand Ducat Formulas*).
- Diarreia com fezes finas: *Taichong* (F-3), *Shenque* (REN-8) e *Sanyinjiao* (BP-6) (*Great Compendium*).
- Os cinco tipos de hemorroidas: *Taichong* (F-3), *Weizhong* (B-40), *Chengshan* (B-57), *Feiyang* (B-58), *Yangfu* (B-3), *Fuliu* (R-7), *Xiaxi* (VB-43), *Qihai* (REN-6), *Huiyin* (REN-1) e *Changqiang* (DU-1) (*Great Compendium*).
- Sangue nas fezes: *Taichong* (F-3), *Chengshan* (B-57), *Fuliu* (R-7) e *Taibai* (BP-3) (*Great Compendium*).
- Edema por taxação de deficiência: aplicar moxa em *Taichong* (F-3) cem vezes, também aplicar moxa em *Shenshu* (B-23) (*Thousand Ducat Formulas*).
- Enurese: *Taichong* (F-3), *Jimen* (BP-11), *Tongli* (C-5), *Dadun* (F-1), *Pangguangshu* (B-28), *Weizhong* (B-40) e *Shenmen* (C-7) (*Supplementing Life*).

- Distúrbio do emagrecimento e sede: *Taichong* (F-3), *Xingjian* (F-2), *Chengjiang* (REN-24, *Jinjin* (M-CP-20), *Yuye* (M-CP-20), *Renzhong* (DU-26), *Lianquan* (REN-23), *Quchi* (IG-11), *Laogong* (PC-8), *Shangqiu* (BP-5), *Ranggu* (R-2) e *Yinbai* (BP-1) (*Great Compendium*).
- "Para frio e calor com obstrução dolorosa, abrir os Quatro Portões" (*Taichong* – F-3 e *Hegu* – IG-4) (*Ode to Elucidate Mysteries*).
- Dor insuportável do braço que se irradia para ombro e coluna: *Taichong* (F-3) e *Hegu* (IG-4) (*Ode of Xi-hong*).
- Flacidez das pernas: *Taichong* (F-3), *Yanglingquan* (VB-34), *Chongyang* (E-42) e *Qiuxu* (VB-40) (*Great Compendium*).
- Fraqueza das pernas: aplicar moxa em *Taichong* (F-3), *Lidui* (E-45) e *Fengshi* (VB-31) (*Outline of Medicine*).
- Incapacidade de andar: *Taichong* (F-3), *Zusanli* (E-36) e *Zhongfeng* F-4 (*Ode of the Jade Dragon*).
- Dificuldade para andar: *Taichong* (F-3) e *Zhongfeng* (F-4) (*Song More Precious than Jade*).

Zhongfeng (F-4) – selo do meio

Ponto *jing* rio e ponto metal do canal do Fígado.

Localização

- No tornozelo, à frente da proeminência do maléolo medial, na depressão significativa medialmente ao tendão do tibial anterior quando o tornozelo é estendido (em dorsiflexão).

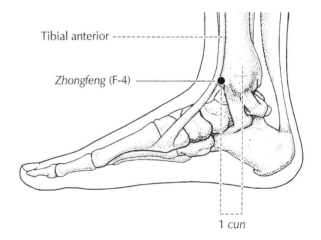

Nota de localização

- É importante estender (fazer a dorsiflexão) do tornozelo (trazendo os dedos dos pés para cima em direção à canela) antes de localizar este ponto.
- Este ponto também é descrito como situado no ponto médio entre *Shangqiu* (BP-5) e *Jiexi* (E-41).
- A distância desse ponto, a partir da proeminência do maléolo medial, é dada de várias formas em fontes clássicas, como sendo de 1 ou 1,5 *cun*.

Inserção da agulha

Inserção perpendicular de 0,3 a 0,5 *cun*, ou inserção oblíqua medialmente em direção a *Shangqiu* (BP-5) ou lateralmente em direção a *Jiexi* (E-41).

Ações

- Dispersa o *qi* do Fígado e regula o *jiao* inferior.
- Dispersa o calor estagnado no canal do Fígado.

Indicações

- Dor e retração dos órgãos genitais, dor no hipogástrio, distúrbio *shan*, distúrbio *shan* por frio, emissão seminal, emissão seminal decorrente de taxação por deficiência, emissão seminal com sonhos, micção difícil, os cinco tipos de disfunção urinária dolorosa, retenção de urina.
- Dor e inchaço da parte inferior do abdome, desconforto abdominal depois de comer, dor periumbilical, defecação difícil, falta de prazer em comer.
- Tez esverdeada, suspiros, icterícia, corpo amarelado com febre baixa, febre baixa, malária, bócio, garganta seca.
- Dor lombar, tendões contraídos, entorpecimento do corpo, *qi* diminuído, peso do corpo, dor no aspecto medial do joelho, inversão de frio dos pés, dor e inchaço do maléolo medial.

Comentários

Zhongfeng (F-4) é o ponto *jing* rio do canal do Fígado. Como *Dadun* (F-1), sua principal ação é regular o *qi* na porção do canal do Fígado que passa pelo *jiao* inferior, especificamente os órgãos genitais, o sistema urinário e a região ao redor e abaixo do umbigo.

Na região genital, *Zhongfeng* (F-4) está indicado para dor no hipogástrio, dor e retração dos órgãos genitais e distúrbio *shan* decorrente da estagnação do *qi* do Fígado, lesão traumática ou penetração de frio no canal do Fígado. Também está indicado para vários tipos de emissão seminal. O Fígado está encarregado com o fogo ministerial, e o canal do Fígado domina os órgãos genitais. O desejo sexual, portanto, é uma manifestação do fogo dos Rins e do Fígado. A função ejaculatória nos homens é dominada pelo livre fluxo do *qi* do Fígado, do mesmo modo que ele domina a regularidade do ciclo menstrual nas mulheres. O calor decorrente do fogo do Fígado, umidade-calor no canal do Fígado ou a deficiência do *yin* do Fígado e do Rim podem agitar e perturbar o "portão da essência" levando à emissão seminal. *Zhongfeng* (F-4) é basicamente indicado para emissão seminal decorrente de calor, mas devido à sua ação reguladora sobre a região genital, ele pode ser usado em todos os padrões. Portanto, o *Classic of Supplementing Life* recomendava este ponto para emissão seminal com sonhos (indicativo de calor), enquanto Sun Si-miao, no *Thousand Ducat Formulas*, recomendava esse ponto para emissão seminal decorrente de taxação por deficiência.

A excreção normal de urina depende principalmente dos Rins e da Bexiga, mas também é assistida pela função de dispersão do Fígado. Como todos os pontos mais distais do canal, *Zhongfeng* (F-4) está indicado para distúrbios, como micção difícil, disfunção urinária dolorosa e retenção de urina, especialmente os caracterizados por estagnação de *qi*, calor estagnado ou umidade-calor no canal do Fígado.

A estagnação do *qi* do Fígado pode afetar muitas diferentes regiões do corpo. *Zhongfeng* (F-4) age basicamente sobre a estagnação do *qi* na região inferior do abdome e está indicado para dor e inchaço (especialmente na região umbilical), desconforto após comer e dificuldade de defecar. Sua capacidade de tratar a estagnação do *qi* do Fígado não se limita ao abdome, entretanto, e tem sido usado há muito tempo para estagnação do *qi* na região do tórax que dá origem a muitos suspiros. O *Systematic Classic of Acupuncture and Moxibustion*, por exemplo, declara que *Zhongfeng* (F-4) é indicado para "suspiro como se [o paciente] estivesse prestes a morrer".

Zhongfeng (F-4) também é classicamente indicado para icterícia e malária, especialmente quando acompanhadas por febre baixa, um reflexo claro da presença de umidade-calor.

Finalmente, *Zhongfeng* (F-4) está indicado para contracorrente por inversão dos pés, um termo com o mesmo significado de frio por contracorrente (ver *Xingjian* – F-2). Este tipo de frio pode ser visto quando o calor fica contido no interior, ou quando a estagnação do *qi* impede o fluxo livre do *qi* quente de chegar às extremidades.

Combinações

- Dor periumbilical: *Zhongfeng* (F-4), *Shuifen* (REN-9) e *Shenque* (REN-8) (*Supplementing Life*).
- Dor da região umbilical: *Zhongfeng* (F-4), *Ququan* (F-8) e *Shuifen* REN-9 (*Great Compendium*).
- Distensão em tambor: *Zhongfeng* (F-4), *Fuliu* (R-7), *Gongsun* (BP-4), *Taibai* (BP-3) e *Shuifen* (REN-9) (*Bronze Man*).
- Inchaço da garganta com incapacidade de engolir: *Zhongfeng* (F-4), *Qiangu* (ID-2) e *Zhaohai* (R-6) (*Thousand Ducat Formulas*).
- Constrição esofágica: *Zhongfeng* (F-4) e *Shentang* (B-44) (*Supplementing Life*).
- Icterícia com febre baixa periódica: *Zhongfeng* (F-4) e *Zuwuli* (F-10) (*Thousand Ducat Formulas*).
- Dificuldade de andar: aplicar moxa em *Zhongfeng* (F-4) e *Zusanli* (E-36) (*Golden Mirror*).
- Dificuldade para andar: *Zhongfeng* (F-4) e *Taichong* (F-3) (*Song More Precious than Jade*).
- Incapacidade de andar: *Zhongfeng* (F-4), *Taichong* (F-3) e *Zusanli* (E-36) (*Ode of the Jade Dragon*).

Ligou (F-5) – canal da minhoca

Ponto luo de conexão do canal do Fígado.

Localização

- 5 *cun* acima da proeminência do maléolo medial, imediatamente atrás da crista medial da tíbia, na depressão entre a crista medial da tíbia e o músculo gastrocnêmio.

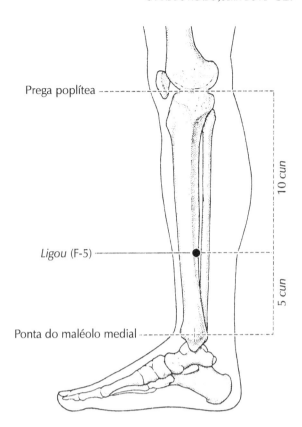

Nota de localização

- Divida a distância entre a ponta do maléolo medial e a prega poplítea em três partes; *Ligou* (F-5) fica na junção do terço distal com os dois terços proximais.

Inserção da agulha

Inserção perpendicular de 0,5 a 1 *cun*.
Inserção oblíqua voltada para cima em direção ao abdome, 1 a 2 *cun*.

Ações

- Dispersa o Fígado, regula o *qi* e beneficia os órgãos genitais.
- Dispersa a umidade e o calor do *jiao* inferior.
- Regula a menstruação.
- Tratar *qi* em caroço de ameixa.

Indicações

- Prurido, inchaço e nos órgãos genitais, prurido súbito dos órgãos genitais, inchaço e dor súbitos nos testículos, ereção incessante, distúrbio *shan*, distúrbio *shan* por frio, distensão e ple-

nitude da parte inferior do abdome, acúmulo de *qi* abaixo do umbigo como uma pedra.
- Micção difícil, retenção de urina.
- Dismenorreia, menstruação irregular, leucorreia vermelha e branca, prolapso do útero.
- *Qi* em caroço de ameixa (globo histérico), depressão, eructação intensa, palpitações por medo, medo e terror, preocupação e opressão.
- Inflexibilidade das costas com incapacidade de virar de lado, dor lombar, frio e dor nos pés e da parte inferior da perna.

Comentários

De acordo com o *Spiritual Pivot*[13], "O Fígado governa os tendões", enquanto que o *Essential Questions*[14] afirma: "Os órgãos genitais são o local de reunião dos tendões". O canal primário do Fígado circunda os órgãos genitais, enquanto o canal tendinoso do Fígado e o canal *luo* de conexão do Fígado a partir de *Ligou* (F-5) ascendem para os órgãos genitais.

Ligou (F-5), o ponto *luo* de conexão do canal do Fígado, é um ponto essencial para tratar doenças desta área e está indicado para prurido, inchaço e dor dos órgãos genitais e dor súbita e inchaço nos testículos decorrentes de estagnação do *qi* do Fígado e umidade-calor no canal do Fígado. *Ligou* (F-5) também é indicado para ereção incessante (priapismo). O Fígado pertence à madeira e à primavera, que manifestam a energia do crescimento, da dispersão e da ascensão, e está encarregado do fogo ministerial (*ming men*) que tem sua fonte nos Rins. A ereção normal é dependente tanto do florescimento dos Rins quanto da harmonia do Fígado. A ereção incessante pode surgir na primavera da adolescência, quando a essência do Rim se torna abundante e o Fígado está exuberante, caso em que pode ser embaraçoso, mas não é considerado anormal, ou quando o flamejar patológico do fogo do Fígado agita e inflama o pênis, caso em que é uma condição patológica e angustiante. *Ligou* (F-5) é um dos poucos pontos especialmente indicados para este distúrbio.

A capacidade de *Ligou* (F-5) em dispersar a estagnação do *qi* do Fígado e a umidade-calor se estende ao *jiao* inferior como um todo, e este ponto está indicado para leucorreia vermelha e branca, distúrbio *shan*, distensão da região inferior do abdome, acúmulo de *qi* abaixo do umbigo como uma pedra, prolapso do útero, micção difícil e retenção de urina.

Em comum com muitos pontos *luo* de conexão, especialmente dos canais *yin*, *Ligou* (F-5) trata uma variedade de distúrbios psicoemocionais. O canal do Fígado sobe até a garganta e, de acordo com vários clássicos, incluindo o *Great Compendium of Acupuncture and Moxibustion*, *Ligou* (F-5) é indicado para "... preocupação e opressão, entupimento na garganta como se [obstruída por] um pólipo". Isto se refere ao que é conhecido mais comumente na medicina chinesa como *qi* em caroço de ameixa (globo histérico), uma sensação de obstrução física que flutua de acordo com o humor da pessoa. O *qi* em caroço de ameixa é mais comumente decorrente de estagnação do *qi* do Fígado e do acúmulo de fleuma. *Ligou* (F-5) também está indicado para depressão, palpitações por susto e medo e terror, essas últimas indicações refletindo a declaração encontrada no *Spiritual Pivot*[15]: "quando o *qi* do Fígado está deficiente, há medo".

O Fígado armazena o sangue, e o livre fluxo do sangue depende do livre fluxo do *qi* do Fígado. O Fígado, portanto, tem uma íntima relação com o ciclo menstrual e *Ligou* (F-5) é capaz de tratar distúrbios menstruais como dismenorreia e menstruação irregular decorrentes da estagnação do *qi* ou de estase de sangue. Por causa de sua capacidade de tratar depressão, ele está especialmente indicado quando esse sintoma acompanha distúrbios menstruais.

O Fígado tem as funções de dispersar o *qi* e nutrir os tendões. É interessante notar que em comum com vários outros pontos do canal do Fígado, *Ligou* (F-5) está indicado para inflexibilidade e dor na região lombar, refletindo a importância clínica da patologia do Fígado (ver *Xingjian* F-2) em alguns distúrbios dessa área.

Finalmente, o *Great Compendium of Acupuncture and Moxibustion* dá indicações específicas para excesso e deficiência dos pontos *luo* de conexão. No caso de *Ligou* (F-5), essas indicações são ereção persistente (excesso); prurido súbito dos órgãos genitais (deficiência).

Combinações

- Micção difícil e emissão seminal: *Ligou* (F-5), *Lougu* (BP-7), *Zhongji* (REN-3), *Chengfu* (B-36) e *Zhiyin* (B-67) (*Supplementing Life*).
- Menstruação irregular: *Ligou* (F-5) e *Yinbao* (F-9) (*Supplementing Life*).
- *Qi* [estagnado] na garganta como se (obstruída por) um pólipo: *Ligou* (F-5) e *Shaofu* (C-8) (*Thousand Ducat Formulas*).

- Palpitações por susto com *qi* diminuído: *Ligou* (F-5), *Shenmen* (C-7) e *Juque* (REN-14) (*Supplementing Life*).
- Inchaço da parte inferior do abdome: *Ligou* (F-5), *Jingmen* (VB-25) e *Zhongfeng* (F-4) (*Supplementing Life*).

Zhongdu (F-6) – capital central

Ponto xi *em fenda do canal do Fígado.*

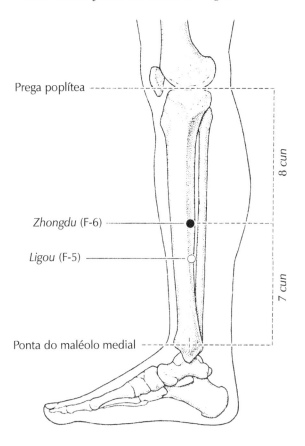

Localização

- 7 *cun* acima da proeminência do maléolo medial, imediatamente atrás da borda medial da tíbia, na depressão entre a borda medial da tíbia e o músculo gastrocnêmio.

Nota de localização

- Divida a distância entre a ponta do maléolo medial e a prega poplítea pelo meio e localize *Zhongdu* (F-6) 0,5 *cun* abaixo do ponto médio.

Inserção da agulha

Inserção perpendicular com 0,5 a 1 *cun*.
Inserção oblíqua voltada para cima em direção ao abdome de 1 a 2 *cun*.

Ações

- Dispersa o *qi* do Fígado e regula o *jiao* inferior.
- Regula o sangue.
- Drena umidade.

Indicações

- Distúrbio *shan*, dor na região inferior do abdome, dor no hipogástrio, diarreia, fluxo persistente de lóquios, hemorragia uterina.
- Obstrução dolorosa por umidade com incapacidade de andar, flacidez e emagrecimento das pernas, entorpecimento do corpo, entorpecimento das mãos e pés, sensação de frio nas partes inferiores das pernas com incapacidade de ficar muito tempo em pé, sensação de calor nas plantas dos pés.

Comentários

Zhongdu (F-6) é o ponto *xi* em fenda do canal do Fígado. É nos pontos *xi* em fenda que o *qi* e o sangue, que fluem com relativa superficialidade ao longo dos canais a partir dos pontos *jing* poço, se juntam e penetram mais profundamente. Os pontos *xi* em fenda de modo geral estão indicados no tratamento de condições agudas e dor, enquanto os pontos *xi* em fenda dos canais *yin* têm uma ação adicional de tratar distúrbios do sangue. Apesar do *status* de *Zhongdu* (F-6) como ponto *xi* em fenda, entretanto, além de tratar o fluxo persistente de lóquios e hemorragia uterina, ele tem relativamente poucas indicações desse tipo.

O *Classic of the Jade Dragon* recomenda *Zhongdu* (F-6) para entorpecimento do corpo e entorpecimento das mãos e pés. O *Investigation into Points along the Channels* recomenda este ponto para flacidez e emagrecimento das pernas, e o *Thousand Ducat Formulas* para calor nas plantas dos pés, que juntos refletem uma imagem clínica de distúrbio de atrofia decorrente de umidade-calor. Na prática clínica moderna, entretanto, *Zhongdu* (F-6) é raramente usado, e pela escassez de combinações clássicas para esse ponto, parece que esse sempre foi o caso.

Combinações

- Edema dos quatro membros: *Zhongdu* (F-6), *Hegu* (IG-4), *Quchi* (IG-11), *Zhongzhu* (SJ-3), *Yemen* (SJ-2), *Xingjian* (F-2), *Neiting* (E-44), *Sanyinjiao* (BP-6) e *Yinlingquan* (BP-9) (*Great Compendium*).
- Distúrbio *shan* por frio-umidade: *Zhongdu* (F-6), *Daju* (E-2) e *Diji* (BP-8) (*Systematic Classic*).

Xiguan (F-7) – articulação do joelho

Localização

- Atrás e abaixo do côndilo medial da tíbia, 1 *cun* atrás de *Yinlingquan* (BP-9).

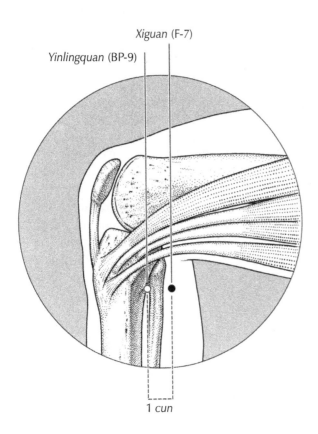

Nota de localização

- Localizar *Yinlingquan* (BP-9) na depressão situada no ângulo formado pelo côndilo medial da tíbia e a borda posterior da tíbia, e depois localizar *Xiguan* (F-7) 1 *cun* atrás.

Inserção da agulha

Inserção perpendicular de 1 a 2 *cun*.

Ações

- Dispersa vento-umidade.
- Beneficia o joelho e relaxa os tendões.

Indicações

- Inchaço e dor no joelho, dor no aspecto interno do joelho que se irradia para a patela, vento no joelho da garça azul, obstrução dolorosa por vento, dor por vento na articulação do tigre branco, dificuldade de dobrar e estender o joelho, frio-umidade extravasando para baixo.
- Dor abdominal, dor na garganta.

Combinações

- Distúrbio do joelho e abaixo do joelho: aplicar moxa em *Xiguan* (F-7), *Dubi* (E-35), *Zusanli* (E-36) e *Yanglingquan* (VB-34) (*Supplementing Life*).
- Vermelhidão, inchaço e dor nos joelhos: *Xiguan* (F-7), *Weizhong* (B-40), *Zusanli* (E-36) e *Yinshi* (E-33) (*Great Compendium*).
- Vermelhidão, inchaço e dor dos joelhos com incapacidade de andar: *Xiguan* (F-7) e *Xiyan* (MN-LE-16) (*Song of the Jade Dragon*).
- Dor no aspecto medial do joelho: *Xiguan* (F-7), e *Ququan* (F-8) (*Supplementing Life*).

Ququan (F-8) – nascente na curva

Ponto he mar *e ponto água do canal do Fígado.*

Localização

- Logo acima da extremidade medial da prega poplítea, na depressão à frente dos tendões do músculo semitendinoso e do músculo semimembranoso, cerca de 1 cun à frente de *Yingu* (R-10).

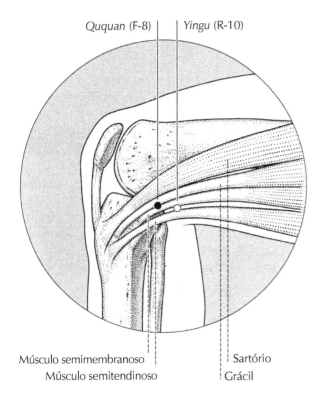

Músculo semimembranoso
Músculo semitendinoso
Sartório
Grácil

Nota de localização

- É útil dobrar o joelho para localizar a prega poplítea e identificar os tendões dos músculos semitendinoso e semimembranoso, embora o ponto possa ser subsequentemente agulhado com um travesseiro embaixo da perna em semiflexão.
- O tendão semitendinoso, que fica atrás do músculo semimembranoso, é o mais proeminente dos dois tendões.

Inserção da agulha

Inserção perpendicular ou ligeiramente para trás com 1 a 1,5 *cun*.

Ações

- Dispersa umidade-calor do *jiao* inferior.
- Beneficia os órgãos genitais.
- Revigora o sangue e beneficia o útero.
- Nutre o sangue e o *yin*.

Indicações

- Inchaço e prurido nos órgãos genitais, dor nos órgão genitais, dor no pênis, impotência, emissão seminal, emissão seminal associada à taxação sexual.
- Micção difícil, retenção de urina, enurese.
- Diarreia contendo alimentos não digeridos, diarreia contendo sangue e pus, falta de prazer em comer.
- Prolapso uterino, massas abdominais, em mulheres, decorrentes de estase de sangue, massas (*zheng jia*) do hipogástrio, infertilidade decorrente de estase de sangue, amenorreia, inchaço do hipogástrio, distúrbio *shan*, dor no abdome e na região costal lateral, dor umbilical.
- Distúrbio maníaco, dor de cabeça, tontura visual, sangramento nasal, vermelhidão, calor, inchaço e dor dos olhos, dispneia.
- Dor no joelho, inchaço e dor da patela, frio e dor do joelho e da parte inferior da perna, dor na parte interna da coxa, dor extrema do corpo.

Comentários

Ququan (F-8) é o ponto *he* mar e ponto água do canal do Fígado. Os pontos *he* mar dos três canais *yin* da perna, todos pontos água, compartilham a propriedade comum de drenar umidade e umidade-calor do *jiao* inferior. *Yingu* (R-10) predominantemente drena umidade-calor do sistema urogenital (dominado pelos Rins) enquanto que *Yinlingquan* (BP-9), em virtude da íntima relação entre Baço e umidade, é capaz de tratar todos os distúrbios por umidade do *jiao* inferior. Por causa da íntima relação entre o canal do Fígado e os órgãos genitais, *Ququan* (F-8) basicamente drena umidade-calor do Fígado que afunda nessa região.

A umidade-calor do Fígado pode ser decorrente de (1) combinação de calor estagnado do Fígado e umidade do Baço; (2) invasão de umidade-calor externa, ou (3) consumo excessivo de alimentos gordurosos e de álcool. Quando a umidade-calor extravasa para o canal do Fígado, pode dar origem a prurido, inchaço e dor dos órgãos genitais. Se a umidade-calor agita o "portão da essência", pode haver emissão seminal. O Fígado domina os tendões e, de acordo com o *Essential Questions*[16], "Os órgãos genitais são o local de reunião dos tendões". Se a umidade-calor afundar na região genital, pode causar impotência decorrente da flacidez, muito semelhante ao fato da umidade-calor que pode causar distúrbio de atrofia. *Ququan* (F-8) está basicamente indicado para esses tipos de excesso de emissão seminal e impotência, mas em vista de sua ação secundária de nutrir o Fígado (ver a seguir), ele pode ser usado em casos de deficiência, como por exemplo, o *Great*

Compendium of Acupuncture and Moxibustion recomenda *Ququan* (F-8) para emissão seminal associada à taxação sexual.

A ação de drenar umidade-calor de *Ququan* (F-8) se estende à bexiga (micção difícil ou retenção de urina), e aos intestinos (diarreia contendo alimentos não digeridos, bem como diarreia contendo sangue e pus).

O Fígado armazena o sangue que flui para o vaso da Concepção e para o vaso de Penetração e daí para o útero para se tornar sangue menstrual, e seu *qi* é responsável pelo livre fluxo da menstruação. Quando o *qi* do Fígado se estagna, portanto, o sangue menstrual pode também se estagnar. *Ququan* (F-8) está indicado em várias fontes clássicas para estase de sangue no útero que dá origem a infertilidade, massas abdominais e amenorreia. Clinicamente, a combinação de umidade-calor e estase de sangue é geralmente encontrada nos distúrbios ginecológicos, já que o sangue estagnado pode gerar calor enquanto a presença de umidade-calor pode obstruir o sangue. A ação de *Ququan* (F-8) nesses dois fatores patogênicos torna-o particularmente adequado para tratar essa desarmonia dual. O prolapso uterino resulta predominantemente da deficiência de *qi* ou de umidade-calor e *Ququan* (F-8), sendo particularmente indicado para essa última condição.

Como ponto água do canal do Fígado, *Ququan* (F-8) liga o Fígado à sua "mãe", os Rins. Portanto, ele tem uma função secundária de "gerar água para submergir a madeira" e nutrir o *yin* e o sangue do Fígado. Ele pode ser usado para ajudar a controlar o *yang* do Fígado em casos de dor de cabeça e tontura visual, e para nutrir o *yin* e o sangue em distúrbios menstruais. Deve-se dizer que o grau em que *Ququan* (F-8) é considerado importante para nutrir o Fígado varia consideravelmente entre os diferentes acupunturistas. Um exame de suas indicações e combinações tradicionais, entretanto, revela que historicamente ele tem sido usado basicamente para padrões de excesso. Finalmente, *Ququan* (F-8) é usado para distúrbios locais e é indicado para inchaço, dor e frio da articulação do joelho e área ao redor.

Combinações

- Prurido nos órgãos genitais: *Ququan* (F-8) e *Yinjiao* (REN-7) (*Supplementing Life*).
- Retenção de urina e dor no pênis: *Ququan* (F-8) e *Xingjian* (F-2) (*Supplementing Life*).
- Emissão seminal: *Ququan* (F-8), *Zhiyin* (B-67) e *Zhongji* (REN-3) (*Supplementing Life*).
- Emissão seminal com sonhos: *Ququan* (F-8) (cem cones de moxa), *Zhongfeng* (F-4), *Taichong* (F-3), *Zhiyin* (B-67), *Geshu* (B-17), *Pishu* (B-20), *Sanyinjiao* (BP-6), *Shenshu* (B-23), *Guanyuan* (REN-4) e *Sanjiaoshu* (B-22) (*Great Compendium*).
- Prolapso uterino: *Ququan* (F-8), *Shuiquan* (R-5), *Zhaohai* (R-6) e *Shenmai* (B-2) (*Supplementing Life*).
- Prolapso uterino: *Ququan* (F-8), *Zhaohai* (R-6) e *Dadun* (F-1) (*Great Compendium*).
- Prolapso uterino: *Ququan* (F-8), *Taichong* (F-3), *Zhaohai* (R-6) e *Shaofu* (C-8) (*Great Compendium*).
- Dor na parte inferior do abdome em decorrência dos sete tipos de distúrbio *shan*: *Ququan* (F-8), *Zhaohai* (R-6) e *Sanyinjiao* (BP-6) (*Ode of Xi-hong*).
- Dor na região umbilical: *Ququan* (F-8), *Zhongfeng* (F-4) e *Shuifen* (REN-9) (*Great Compendium*).
- Diarreia com fezes finas, distúrbio disentérico com sangue nas fezes: *Ququan* (F-8) e *Taichong* (F-3) (*Thousand Ducat Formulas*).
- Dor de cabeça e tontura: *Ququan* (F-8), *Kunlun* (B-60), *Feiyang* (B-58), *Qiangu* (ID-2), *Shaoze* (ID-1) e *Tongli* (C-5) (*Thousand Ducat Formulas*).
- Todas as doenças por vento, obstrução dolorosa, de atrofia e inversão: *Ququan* (F-8) e *Dazhu* (B-11) (*Song to Keep up your Sleeve*).
- Dor no aspecto medial do joelho: *Ququan* (F-8) e *Xiguan* (F-7) (*Supplementing Life*).
- Contração dos tendões e dificuldade de flexionar e estender o joelho, com incapacidade para andar: *Ququan* (F-8), *Liangqiu* (E-34) e *Xiyangguan* (VB-33) (*Thousand Ducat Formulas*).

Yinbao (F-9) – embalagem yin

Localização

- Diretamente acima do epicôndilo medial do fêmur, 4 *cun* acima de *Ququan* (F-8), na fenda entre o músculo vasto medial e o músculo sartório.

Nota de localização

- Localizar a altura de uma patela (2 *cun*) acima da borda superior da patela, na depressão sen-

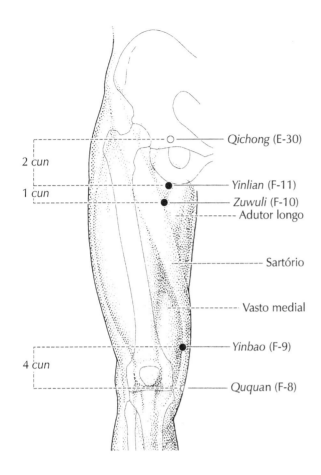

sível entre o músculo vasto medial e o músculo sartório, diretamente acima de *Ququan* (F-8).

Inserção da agulha

Inserção perpendicular ou oblíqua 1 a 2 *cun*.

Ação

- Ajusta a menstruação e regula o *jiao* inferior.

Indicações

- Menstruação irregular, distúrbios da menstruação, micção difícil, retenção de urina, enurese.
- Dor lombossacral que se estende para a parte inferior do abdome.

Combinação

- Menstruação irregular: *Yinbao* (F-9) e *Ligou* (F-5) (*Supplementing Life*).

Zuwuli (F-10) – cinco milhas da perna

Localização

- 3 *cun* abaixo de *Qichong* (E-30) na borda anterior do músculo adutor longo.

Nota de localização

- *Qichong* (E-30) fica na parte inferior do abdome, 2 *cun* ao lado da linha média, no mesmo nível da borda superior da sínfise púbica (*Qugu* – REN-2).
- Medir os 3 *cun* com a largura de uma mão abaixo de *Qichong* (E-30).
- O tendão de origem do adutor longo surge a partir do osso púbico e é identificado como o tendão mais proeminente na virilha.

Inserção da agulha

Inserção perpendicular ou oblíqua de 0,5 a 1,5 *cun*.

Ação

- Dispersa a umidade-calor e beneficia o *jiao* inferior.

Indicações

- Micção difícil, retenção de urina, enurese, prurido dos órgãos genitais, inchaço e dor nos testículos, plenitude do abdome, plenitude na parte inferior do abdome.
- Sonolência por taxação de vento, respiração difícil, tosse.

Combinações

- Sonolência sem nenhuma vontade de mover os quatro membros: *Zuwuli* (F-10), *Sanyangluo* (SJ-8), *Tianjing* (SJ-10), *Lidui* (E-45) e *Sanjian* (IG-3) (*Thousand Ducat Formulas*).
- Icterícia com febre baixa periódica: *Zuwuli* (F-10) e *Zhongfeng* (F-4) (*Thousand Ducat Formulas*).

Yinlian (F-11) – canto yin

Localização
- 2 *cun* abaixo de *Qichong* (E-30) na borda anterior do músculo adutor longo.

Nota de localização
- *Qichong* (E-30) fica na parte inferior do abdome, 2 *cun* ao lado da linha média, no mesmo nível da borda superior da sínfise púbica (*Qugu* – REN-2).
- O tendão de origem do adutor longo surge do osso púbico e é identificado como o tendão mais proeminente da virilha.

Inserção da agulha
Inserção perpendicular ou oblíqua de 0,5 a 1,5 *cun*.

Ação
- Beneficia o útero.

Indicações
- Infertilidade, menstruação irregular, dor na parte interna da coxa e no joelho.

Comentários
- Muitos textos clássicos recomendam a *moxibustão* nesse ponto para o tratamento de infertilidade.

Jimai (F-12) – pulso urgente

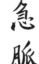

Localização
- 1 *cun* abaixo e 2,5 *cun* ao lado de *Qugu* (REN-2), na prega da virilha, medial à veia femoral.

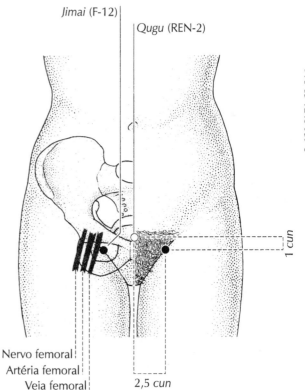

Nota de localização
Localizar a pulsação da artéria femoral na virilha, aproximadamente no ponto médio entre a sínfise púbica e a espinha ilíaca superior anterior. A veia femoral passa ao longo do aspecto medial da artéria e seu diâmetro tem aproximadamente a largura de um dedo. *Jimai* (F-12) é, então, localizado medialmente à veia na prega da virilha.

Inserção da agulha
Inserção medial, ligeiramente oblíqua 0,5 a 0,8 *cun*.

Precaução: deve-se tomar cuidado para evitar a penetração da agulha na veia femoral. O *Essential Questions* aconselha que este ponto deve ser tratado pela *moxibustão* em vez de ser agulhado. Textos modernos, entretanto, dizem que a *moxibustão* é contraindicada por causa da proximidade desse ponto com os vasos femorais e pelos púbicos, e que o ponto deve ser tratado com inserção de agulha.

Ação
- Elimina frio do canal do Fígado e beneficia o *jiao* inferior.

Indicações

- Dor nos órgãos genitais, dor no pênis, inchaço nos testículos, prolapso uterino.
- Dor no hipogástrio, distúrbio *shan*, dor na parte interna da coxa.

Comentários

Jimai (F-12) foi mencionado pela primeira vez no *Essential Questions*. Não há discussão sobre ele, entretanto, nem no *Systematic Classic of Acupuncture and Moxibustion* e nem no *Great Compendium of Acupuncture and Moxibustion* que se refere aos "treze pontos do canal do Fígado".

Zhangmen (F-13) – portão da plenitude

Ponto mu *frontal do Baço*.
Ponto hui *de encontro do zang*.
Ponto de encontro dos canais do Fígado e da Vesícula Biliar.

Localização

- Diretamente anterior e inferior à extremidade livre da décima primeira costela.

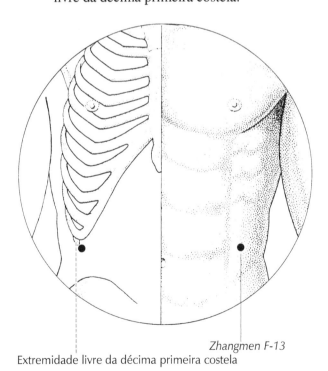

Zhangmen F-13
Extremidade livre da décima primeira costela

Nota de localização

- Para localizar a extremidade livre da décima primeira costela, primeiro coloque toda a mão no abdome superior e com delicada pressão do dedo palpe para baixo, ao longo da margem costal, até à extremidade da décima primeira costela; está localizado logo acima do nível do umbigo.
- Esse ponto geralmente situa-se na ou perto da linha média axilar, que é desenhada verticalmente descendo do ápice da axila (*Jiquan* – C-1).

Inserção da agulha

Inserção medial, transversal ou oblíqua ou lateral (ao longo da linha da costela) 0,5 a 1 *cun*.
Precaução: a inserção perpendicular profunda pode danificar um fígado ou baço aumentado de volume.

Ações

- Harmoniza o fígado e o baço.
- Regula os *jiao* médio e inferior.
- Fortifica o baço.
- Espalha-se no fígado e regula o *qi*.

Indicações

- Lesão no estômago e no baço por excessiva indulgência ao comer, distensão focal, distensão e dor do abdome, distensão em tambor, massas abdominais (*ji jiu*), constrição esofágica, vômito, dor no coração com vômito, falta de prazer em comer, alimento não digerido (nas fezes), borborigmos, diarreia, constipação, emagrecimento e icterícia, micção frequente com secreção túrbida esbranquiçada.
- Plenitude no peito e região costal lateral, dor nas costelas, súbita dificuldade em respirar, incapacidade de manter a respiração, dispneia, tosse, edema por cálculos.
- Fraqueza nos quatro membros, *qi* como "porquinho correndo" com distensão do abdome, diminuição do *qi* com contrafluxo invertido.
- Agitação e calor com boca seca, propensão à ira, propensão ao medo, marcha desvairada, epilepsia.

- Frio e dor na espinha lombar, rigidez na espinha, dor lombar com incapacidade de se virar e curvar a cintura, incapacidade de levantar o braço e o ombro.

Comentários

Zhangmen (F-13), localizado a meio caminho entre os *jiao* médio e inferior, é tanto um ponto do canal do Fígado e ponto *mu* frontal do Baço. O termo "*mu*" significa reunir ou coletar, e é nos pontos *mu* frontais que o *qi* dos *zangfu* e se concentra na superfície anterior do corpo. *Zhangmen* (F-13) é portanto um ponto importante para harmonizar a relação entre Fígado e Baço, e entre os *jiao* médio e inferior, com ênfase no distúrbios do abdome e dos intestinos.

De acordo com o *Standards of Patterns and Treatments*, "A essência dos cinco *zang* é toda transportada a partir do Baço". Como origem do *qi* pós-natal, considera-se que o Baço e o Estômago tenham um papel central entre os *zangfu* transformando e distribuindo a essência do alimento e da bebida em todo o corpo. Por essa razão, pode-se dizer que o Baço domina os *zang* e o Estômago os *fu*. A estreita relação entre *Zhangmen* (F-13) e o Baço, portanto, reflete-se ainda em seus *status* como ponto *hui* de encontro dos *zang*, da mesma forma *Zhongwuan* (REN-12), o ponto *mu* frontal do Estômago também é o ponto *hui* de encontro dos *fu*.

O Fígado tende aos padrões de excesso e o Baço à deficiência. A desarmonia Fígado-Baço pode se originar do Fígado, quando a estagnação do *qi* invade de forma agressiva, obstrui e suprime o transporte e a função de transformação do Baço, ou do Baço, quando a deficiência de *qi* do Baço é incapaz de resistir à invasão do exuberante *qi* do Fígado. Esse processo se reflete quando se diz: "A ira é dura, os *zangfu* são moles; o que é duro lesa facilmente o que é mole"; e pela observação de Zhang Jing-yue: "Se a ira ocorrer durante ou após comer, ela lesa o Estômago e o Baço"[17]. A origem da desarmonia Fígado-Baço, portanto, pode ser uma condição de excesso do Fígado ou uma condição deficiente do Baço, ou uma combinação das duas. Uma característica dessa desarmonia é a flutuação da gravidade dos sintomas com alterações no estado emocional, e a tendência da estagnação do *qi* do Fígado ou deficiência do Baço a predominar em diferentes momentos. *Zhangmen* (F-13), que é capaz tanto de regular o *qi* do Fígado como de tonificar o Baço, é o ponto principal no abdome para tratar todas as graduações de desarmonia Fígado-Baço que dão origem a sintomas, como propensão à ira, distensão e dor abdominal, borborigmo, diarreia e perda de apetite. Distingue-se diarreia devido à desarmonia de Fígado-Baço por duas características principais. A primeira é que a diarreia, muitas vezes, é precedida por distensão e dor, sendo ambas aliviadas após passagem das fezes. A segunda é que a diarreia com frequência alterna-se com constipação, para a qual esse ponto também é indicado. Esse padrão é encontrado com frequência na síndrome do intestino irritável e distúrbios intestinais pré-menstruais.

Zhangmen (F-13) também pode ser usado para desarmonia do Baço sem complicações do Fígado, ou desarmonia do Fígado sem Complicações do Baço. Por sua ação de fortificar o Baço, ele é indicado para a fraqueza dos membros, emagrecimento, lesão de Estômago e Baço decorrente de excessiva indulgência no comer, e a diarreia que contém alimentos não digeridos. Por resolver a estagnação do *qi* do Fígado, é capaz de tratar constrição esofágica, plenitude do tórax, distensão focal, dor na região costal lateral e constipação.

Se a estagnação do *qi* do Fígado levar à estase do sangue, pode haver massas abdominais e (em termos da medicina ocidental) aumento de volume do fígado e/ou do baço. Se a estagnação do *qi* do Fígado transformar-se em fogo, pode haver agitação e calor com boca seca, marcha desvairada e propensão à ira. Se o Fígado estiver deficiente, haverá propensão ao medo. Se o *qi* do Fígado invadir o Estômago ou Pulmão, e prejudicar sua função de descensão, haverá vômito, tosse ou dispneia. Por sua dupla ação sobre o Fígado e o Baço, *Zhangmen* (F-13) também é capaz de drenar a umidade ou umidade-calor dos *jiao* médio e inferior com sintomas tais como icterícia e micção frequente com secreção túrbida esbranquiçada.

O canal do Fígado é interior-exteriormente acoplado ao canal da Vesícula Biliar que controla os lados do corpo e facilita o virar-se e o curvar-se. *Zhangmen* (F-13), um ponto de encontro dos canais do Fígado e da Vesícula Biliar, localiza-se perto da cintura e da região lombar e é indicado para a rigidez da espinha, dor lombar e incapacidade de se virar e curvar a cintura. O *Great Compendium of Acupuncture and Moxibustion* recomenda o *Zhangmen* (F-13) para frio e dor na espinha lombar, enquanto Sun Si-miao no *Thousand Ducat Formulas* é mais específico e recomenda-o para o frio e espinha lombar dolorosa em homens.

Finalmente, *Zhangmen* (F-13) é indicado para o padrão de *qi* como "porquinho correndo" que surge da estagnação grave do *qi*. De acordo com o *Essentials from Golden Cabinet* "o distúrbio de *qi* como 'porquinho correndo' surge do abdome inferior; ele se precipita para a garganta com tal ferocidade que o paciente sente como se estivesse prestes a morrer. Ele ataca e então cede. É produzido pelo medo e o susto". O *qi* como "porquinho correndo" surge quando o *qi* estagnado do Fígado se transforma em calor ou quando a deficiência *yang* do Rim leva ao acúmulo de frio no *jiao* inferior. Em ambos os casos, o *qi* é violentamente descarregado e se precipita para cima ao longo do vaso de Penetração. Na prática clínica, o *qi* como "porquinho correndo" pode ser encontrado em inúmeras variantes, todas elas envolvendo uma sensação de precipitação, geralmente para cima, ao longo do tronco, costas ou membros. Geralmente é acompanhado por sensações de intensa ansiedade.

Combinações

- Invasão da diarreia por frio ou umidade (*dong*) contendo alimento não digerido: *Zhangmen* (F-13) e *Shenshu* (B-23) (*Thousand Ducat Formulas*).
- Borborigmos, distensão abdominal e diarreia aquosa: *Zhangmen* (F-13), *Sanjiaoshu* (B-22), *Xiaochangshu* (B-27), *Xialiao* (B-34) e *Yishe* (B-49) (*Thousand Ducat Formulas*).
- Vômito: *Zhangmen* (F-13), *Zhongwan* (REN-12) e *Geshu* (B-17) (*Thousand Ducat Formulas*).
- Constipação: *Zhangmen* (F-13), *Taibai* (BP-3) e *Zhaohai* (R-6) (*Great Compendium*).
- Constipação: *Zhangmen* (F-13), *Taibai* (BP-3), *Zhaohai* (R-6) e *Zhigou* (SJ-6) (*Great Compendium*).
- Dor na região costal lateral: *Zhangmen* (F-13) e *Danshu* (B-19) (*Thousand Ducat Formulas*).
- Dor na região costal lateral: *Zhangmen* (F-13), *Gongsun* (BP-4), *Zhigou* (SJ-6) e *Yanglingquan* (VB-34) (*Complete Collection*).
- Dor na região costal lateral: *Zhangmen* (F-13), *Zhigou* (SJ-6) e *Waiguan* (SJ-5) (*Great Compendium*).
- Edema por cálculos no abdome superior: aplicar moxa em *Zhangmen* (F-13), *Qichong* (E-30), *Rangu* (R-2) e *Siman* (R-14) (*Thousand Ducat Formulas*).
- *Qi* como "porquinho correndo": *Zhangmen* (F-13), *Shimen* (REN-5) e *Sanyinjiao* (BP-6) (*Thousand Ducat Formulas*).
- Insônia: *Zhangmen* (F-13) e *Qichong* (E-30) (*Supplementing Life*).
- Rigidez na espinha lombar com incapacidade de se virar: *Zhangmen* (F-13) e *Ciliao* (B-32) (*Supplementing Life*).

Qimen (F-14) – portão do ciclo

Ponto mu frontal do Fígado.
Ponto de encontro dos canais do Fígado e do Baço com o vaso de ligação do yin.

Localização

- Na linha do mamilo, no sexto espaço intercostal, 4 *cun* laterais à linha média.

Nota de localização

- Localizar primeiro a cartilagem costal da segunda costela, que está ao nível do ângulo esternal, em seguida localizar o segundo espaço intercostal abaixo dele e contar até o sexto espaço.

Sexto espaço intercostal

Qimen (F-14)

- Note que há outro ponto conhecido como "*Qimen* inferior" localizado na linha mamilar, 4 *cun* laterais à linha média na margem inferior da décima costela.

Inserção da agulha

Inserção oblíqua medial ou lateral 0,5 a 1 *cun*.

Precaução: inserção perpendicular profunda ou oblíqua acarreta risco substancial de causar pneumotórax.

Ações

- Espalha-se para o Fígado e regula o *qi*.
- Revigora o sangue e dispersa as massas.
- Harmoniza o Fígado e o Estômago.

Indicações

- Dor, distensão e plenitude no peito, massas (*ji, ju*) na região costal lateral, dor na região costal lateral, muitos suspiros, dor cortante no coração, distensão e dor na mama, agitação e calor no peito, tosse, dispneia, abdome aumentado e rígido com dificuldade para respirar.
- Distensão epigástrica e dor, regurgitação ácida, vômito e soluços, vômito de fluido após comer, súbito distúrbio de tumulto, desejo de comer apesar da dificuldade na ingestão, distensão abdominal e diarreia aquosa, rigidez do epigástrio, hipogástrio e abdome.
- Lesão por frio que leva a calor que entra na câmara do sangue, delírio maníaco, calafrios alternados e febre, sangramento uterino, distúrbios pós-parto, rubor facial, tetania, boca seca.
- Malária, icterícia, cálculos biliares, consumpção e distúrbio da sede, *qi* como "porquinho correndo", rigidez e dor de cabeça e no pescoço, tontura visual.

Comentários

Qimen (F-14) é o último ponto do canal do Fígado e de fato o último ponto na grande circulação do *qi* que começa em *Zhongfu* (P-1) e atravessa os doze canais, completando um ciclo nesse ponto. Isso se reflete em seu nome "Portão do Ciclo".

Qimen (F-14) é o ponto um frontal do Fígado. O termo "*mu*" significa reunir ou coletar, e é nos pontos *mu* frontal que o *qi* dos *zangfu* se reúne e se concentra na superfície anterior do corpo. É na região desse ponto que o canal do Fígado se espalha através da região costal lateral, diafragma e peito. Sua principal esfera de ação, portanto, é na regulação do fluxo livre de *qi* nessas áreas e, ao contrário de *Zhangmen* (F-13), que se focaliza nos *jiao* médio e inferior, *Qimen* (F-14) age principalmente nos *jiao* médio e superior.

O *Spiritual Pivot*[18] declara "Com a ira, o *qi* rebela-se para cima e acumula-se no peito". Se o *qi* do Fígado estiver obstruído no peito ou na região costal lateral, haverá dor, distensão ou plenitude, ao passo que se o *qi* do Fígado invadir o Pulmão e obstruir sua função de descensão, dará origem a tosse, suspiros e dispneia. O canal tendinoso do Fígado une-se com a mama e toda a região da mama é fortemente influenciada pelo Fígado. Se o *qi* do Fígado estiver obstruído na região da mama, portanto, haverá dor, distensão e até massas, as quais podem flutuar com o ciclo menstrual, sendo mais pronunciadas nos dias que precedem imediatamente a menstruação. *Qimen* (F-14) é um importante ponto adjacente no tratamento dessa condição comum.

A íntima relação entre *qi* e sangue está claramente expressa nas palavras: "*Qi* é o comandante do sangue ... quando o *qi* se move, o sangue se move". A estagnação prolongada ou severa do *qi*, portanto, levará à estase de sangue, o que se manifesta como rigidez ou massas com dor cortante no peito, na região costal lateral, abdome ou hipogástrio. *Qimen* (F-14) também é especificamente indicado para dor cortante ou penetrante no coração, refletindo seu *status* como ponto de encontro do canal do Fígado com o vaso de Ligação do *yin*. De acordo com *O Clássico das Dificuldades*[19]: "Quando o vaso de ligação do *Yin* está doente, resultará em dor no Coração".

De acordo com Zhang Jing-yue: "Se a ira ocorrer durante ou após comer, ela lesará o Estômago e o Baço"[17]. Essa observação vital enfatiza a grande importância atribuída a um estado de espírito pacífico e harmonioso durante as refeições. Se, ao contrário, houver perturbação, conflito, frustração, ressentimento ou ira manifesta, isso pode se desafogar no sistema digestivo. Se o *qi* do Fígado invadir de forma transversa o Estômago dessa maneira e prejudicar sua função de descensão, o *qi* do Estômago se estagnará ou se rebelará para cima levando a distensão e dor epigástrica, regurgitação ácida, vômito e soluços. *Qimen* (F-14) é um ponto local essencial no tratamento desse padrão de desarmonia Fígado-Estômago. Se o *qi* do Fígado invadir transversalmente o Baço e prejudicar o transporte do Baço e a função de transformação, haverá distensão abdominal e diarreia, embora *Qimen* (F-14) seja menos usado clinicamente nessa situação que o *Zhangmen* (F-13).

Uma indicação específica de *Qimen* (F-14) é "a lesão por frio que leva ao calor que penetra na câmara do sangue". Isso se refere ao ataque e penetração do frio durante a menstruação ou após o parto. O frio transforma-se em calor e dá origem a febre alternada e calafrios, rigidez e plenitude abdominal inferior, no peito e na região costal lateral, bem como à clara consciência durante o dia com distúrbio da fala à noite. Esse padrão foi descrito pela primeira vez no *Treatise on Injury by Cold*, de Zhang Zhong-jing, que recomendou a administração de *Xiao Chai Hu Tang* (decoção de *Bupleurum* menor) e inserção de agulha em *Qimen* (F-14), especialmente no caso de delírio maníaco. O autor Xu Xue-shi, da dinastia Tang, um estudioso das obras de Zhang Zhong-jing, em sua discussão do *Treatise on Injury by Cold* disse: "Quanto ao calor que penetra na câmara do sangue nas mulheres, quando *Xiao Chai Hu* é muito lento, agulhar *Qimen* (F-14)". *Qimen* (F-14) também é indicado para sangramento uterino.

Finalmente, assim como *Zhangmen* (F-134), *Qimen* (F-14) é um importante ponto no tratamento do *qi* como "porquinho correndo" (veja *Zhangmen* – F-13, para uma discussão mais completa).

Combinações

- Dor no coração com respiração curta: *Qimen* (F-14), *Changqiang* (DU-1), *Tiantu* (REN-22), *Xiabai* (P-14) e *Zhongchong* (PC-9) (*Thousand Ducat Formulas*).
- Dor penetrante no coração: *Qimen* (F-14) e *Burong* (E-19) (*Thousand Ducat Formulas*).
- Dor no peito: *Qimen* (F-14), *Feishu* (B-13), *Yunmen* (P-2), *Zhongfu* (P-1), *Yinbai* (BP-1), *Hunmen* (B-47) e *Daling* (PC-7) (*Thousand Ducat Formulas*).
- Calor no peito: *Qimen* (F-14) e *Quepen* (E-12) (*Thousand Ducat Formulas*).
- Dor no peito decorrente lesão por frio: *Qimen* (F-14) e *Daling* (PC-7) (*Great Compendium*).
- Dispneia com incapacidade de andar: *Qimen* (F-14), *Zhongwan* (REN-12) e *Shanglian* (IG-9) (*Great Compendium*).

- Rebelião do *qi* com tosse, plenitude no peito, respiração curta com dor que se irradia para as costas: 50 cones de moxa cada em *Qimen* (F-14) e *Juque* (REN-14) (*Thousand Ducat Formulas*).
- Distensão da região costal lateral: *Qimen* (F-14), *Guanyuan* (REN-4) e *Shaoshang* (P-11) (*Thousand Ducat Formulas*).
- Ingestão difícil: *Qimen* (F-14), *Yanggang* (B-48), *Shaoshang* (P-11) e *Laogong* (PC-8) (*Thousand Ducat Formulas*).
- Sangramento pós-parto: *Qimen* (F-14) e *Xiangu* (E-43) (*Supplementing Life*).
- *Qi* como "porquinho correndo" em mulheres: *Qimen* (F-14), *Guanyuan* (REN-4), *Zhongji* (REN-3), *Sanyinjiao* (BP-6), *Shimen* (REN-5) e *Xuehai* (BP-10) (*Supplementing Life*).
- Rigidez da nunca devido a lesão por frio: *Qimen* (F-14) e *Wenliu* (IG-7) (*One Hundred Symptoms*).
- Ereção involuntária com micção difícil: *Dadun* (F-1), *Qimen* (F-14), *Yingu* (R-10), *Weizhong* (B-40) e *Weyang* (B-39) (*Supplementing Life*)

NOTAS

1 *Essential Questions*, Cap. 68.

2 *O Clássico das Dificuldades*, 68ª Dificuldade.

3 *Spiritual Pivot*, Cap. 8.

4 *Essential Questions*, Cap. 5.

5 Fei Bo Xiong em *Surplus Parts of Pure Medicine* citado em *Health Preservation and Rehabilitation*, Publishing House of Shanghai College of Traditional Chinese Medicine, p. 72.

6 *Common Sayings on Gerontology*, de Cao Tong, citado em *Health Preservation and Rehabilitation*, Publishing House of Shanghai College of Traditional Chinese Medicine, p. 66.

7 *Spiritual Pivot*, Cap. 46.

8 *Spiritual Pivot*, Cap. 78.

9 Ma Dan-yang foi o originador de *Song of the Eleven Heavenly Star Points*. Apareceu impresso pela primeira vez no século XII d.C. em *Classic of the Jade Dragon*. Xu Feng incluiu esse texto em sua obra *Complete Collection of Acupuncture and Moxibustion* e acrescentou um décimo segundo ponto, *Taichong* (F-3) e deu a seguinte indicação: vento de epilepsia por susto, distensão da garganta e do Coração, ambas as pernas incapazes de andar, os sete *shan*, edema e propensão à curvatura lateral do testículo, visão obscurecida e dor lombar.

10 *Spiritual Pivot*, Cap. 8.

11 *Spiritual Pivot*, Cap. 17.

12 *Essential Questions*, Cap. 10.

13 *Spiritual Pivot*, Cap. 78.

14 *Essential Questions*, Cap. 45.

15 *Spiritual Pivot*, Cap. 8.

16 *Essential Questions*, Cap. 45.

17 *Complete Book* of *Jing*-yue (*Jing Yue Quart Shu*), de Zhang Jing-yue, 1986, Shanghai Scientific Publishing House, Shanghai p. 415. Publicado pela primeira vez em 1624. Citado em *The Practice of Chinese Medicine*, Maciocia, G., Churchill Livingstone.

18 *Spiritual Pivot*, Cap. 46.

19 *O Clássico das Dificuldades*, 29ª Dificuldade.

Vaso da Concepção

17

任脈經穴

TRAJETO PRIMÁRIO DO VASO DA CONCEPÇÃO

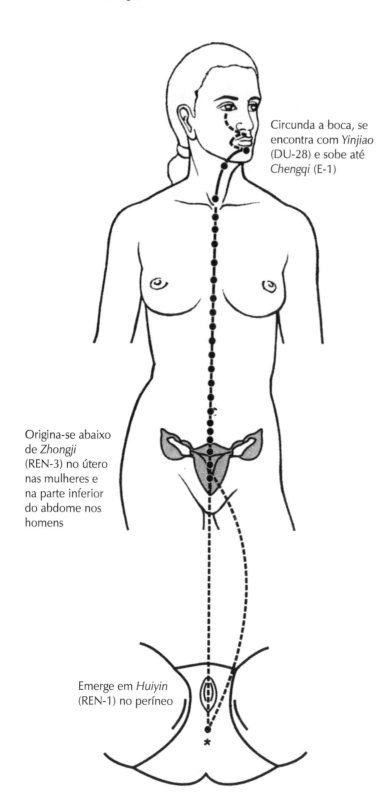
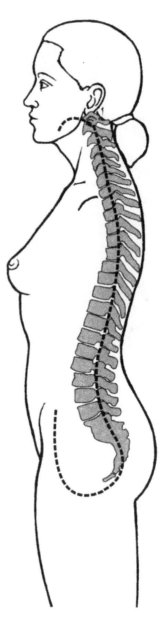

Circunda a boca, se encontra com *Yinjiao* (DU-28) e sobe até *Chengqi* (E-1)

Origina-se abaixo de *Zhongji* (REN-3) no útero nas mulheres e na parte inferior do abdome nos homens

Emerge em *Huiyin* (REN-1) no períneo

Um ramo origina-se na cavidade pélvica e sobe ao longo da coluna

Trajeto primário do vaso da Concepção

- Origina-se (abaixo de *Zhongji* – REN-3) no útero nas mulheres e na parte inferior do abdome nos homens e emerge em *Huiyin* (REN-1) no períneo.
- Sobe ao longo da linha média do abdome, tórax, garganta e maxilar, terminando em *Chengjiang* (REN-24).
- A porção interna do canal circunda a boca, conecta-se com o vaso Governador em *Yinjiao* (DU-28) e termina abaixo do olho em *Chengqi* (E-1).

Um ramo

- Origina-se na cavidade pélvica, penetra na coluna e sobe ao longo das costas.

Nota

- *Changqiang* (DU-1) é classificado como ponto de encontro dos vasos da Concepção e Governador, embora as ilustrações do trajeto primário do vaso da Concepção normalmente não mostrem isso.

Vaso luo de conexão do vaso da Concepção

- Desce a partir de *Jiuwei* (REN-15) e se dispersa sobre o abdome.

Discussão

O vaso da Concepção é um dos oito vasos extraordinários, mas juntamente com o vaso Governador, é excepcional entre esses oito vasos no fato de ter seus próprios pontos de acupuntura. Por essa razão, os vasos da Concepção e Governador amiúde são incluídos entre os doze canais primários (e juntos conhecidos como os catorze canais). Os outros seis vasos extraordinários não têm pontos próprios, passando, em vez disso, através dos pontos dos catorze canais.

O vaso da Concepção é conhecido principalmente como o vaso que sobe ao longo da linha média da parte anterior do corpo. Mas como a descrição anterior mostra, entretanto, um ramo penetra na coluna e sobe ao longo das costas, enquanto um ramo do vaso Governador também sobe ao longo da linha média da parte anterior do corpo. Li Shi-zhen, portanto, disse: "Os vasos da Concepção e Governador são

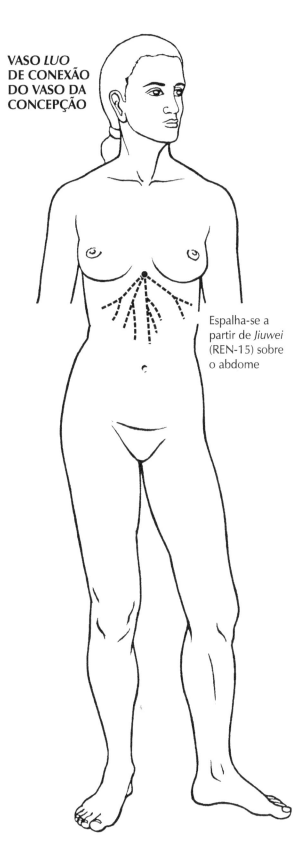

VASO *LUO* DE CONEXÃO DO VASO DA CONCEPÇÃO

Espalha-se a partir de *Jiuwei* (REN-15) sobre o abdome

como a meia-noite e o meio-dia, são o eixo polar do corpo... há uma fonte e dois ramos, um vai para a frente e o outro para a parte de trás do corpo... Quando tentamos dividir esses ramos, vemos que *yin* e *yang* são inseparáveis. Quando tentamos vê-los como um, vemos que é um todo indivisível"[1].

No que se refere ao trajeto do vaso da Concepção, é importante notar o seguinte:

- De acordo com o *Spiritual Pivot*[2], o vaso da Concepção origina-se no útero nas mulheres.
- O canal primário circunda a boca e termina abaixo do olho.

As ações dos pontos do vaso da Concepção podem ser resumidas da seguinte forma:

- Tratar distúrbios da área local onde estão situados. Todos os pontos do vaso da Concepção abaixo do umbigo tratam distúrbios da micção e da defecação, doenças genitais, estagnação na parte inferior do abdome e doenças uterinas e menstruais. *Shenque* (REN-8) e *Shuifen* (REN-9) tratam distúrbios dos intestinos e do abdome. De *Xiawan* (REN-10) até *Xuanji* (REN-21), todos os pontos do vaso da Concepção tratam estagnação e rebelião do *qi* do Estômago, mesmo quando se localizam no tórax. De *Shangwan* (REN-13) para cima, a maioria dos pontos trata distúrbios do coração, e de *Juque* (REN-14) para cima, do tórax e do pulmão.
- Localizados na superfície anterior macia, flexível e *yin* do corpo, os pontos do vaso da Concepção permitem o acesso direto aos *zangfu*. Seis dos pontos *mu* frontais estão localizados neste canal (*Zhongji* – REN-3: Bexiga; *Guanyuan* – REN-4: Intestino Delgado; *Shimen* – REN-5: *Sanjiao*; *Zhongwan* – REN-12: Estômago; *Juque* – REN-14: Coração; *Shanzhong* – REN-17: Pericárdio). Na maioria dos casos, há pontos fundamentalmente importantes para regular seus respectivos *zangfu*.
- A parte inferior do abdome é o local do *dantian* (campo de cinábrio), a residência das energias mais profundas do corpo. *Guanyuan* (REN-4) e *Qihai* (REN-6) estão, portanto, entre os pontos de tonificação e nutrição mais importantes do corpo. Juntamente com *Shenque* (REN-8), eles são capazes de resgatar o *yang* e restaurar a consciência em casos de colapso do *yang*.

- É importante notar que embora o vaso da Concepção propriamente dito suba ao longo da linha média do abdome e do tórax, a maioria dos pontos do vaso da Concepção nessas regiões tem uma forte ação de descensão, particularmente em relação às funções do Pulmão e do Estômago. Portanto, todos os pontos de *Shuifen* (REN-9) até *Xuanji* (REN-21) estão indicados para rebelião do *qi* do Estômago se manifestando como náusea, vômito, ingestão difícil, etc., enquanto todos os pontos de *Jiuwei* (REN-15) até *Tiantu* (REN-22) estão indicados para rebelião do *qi* do Pulmão se manifestando como tosse, dispneia, plenitude do tórax, etc.

Huiyin (REN-1) – encontro do yin

Ponto de encontro dos vasos da Concepção, Penetrador e Governador. Ponto fantasma de Sun Si-miao.

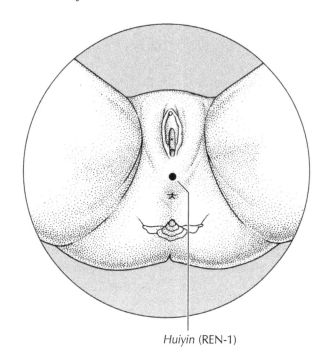

Huiyin (REN-1)

Localização

- No períneo, no ponto médio entre o ânus e a bolsa escrotal nos homens, e entre o ânus e a comissura labial posterior nas mulheres.

Nota de localização

- Nos homens, pode ser necessário levantar o escroto para se ver o ponto.

Inserção da agulha

Inserção perpendicular 0,5 a 1 *cun*.

Nota: de acordo com o *Great Compendium of Acupuncture and Moxibustion*, a inserção de agulha neste ponto está contraindicada.

Precaução: é contraindicado na gravidez.

Ações

- Regula o *yin* anterior e posterior.
- Drena umidade-calor.
- Acalma o espírito.
- Promove o ressuscitamento e revive do afogamento.

Indicações

- Dificuldade de micção e defecação, enurese, emissão seminal, impotência, doenças genitais, transpiração dos órgãos genitais, dor na cabeça do pênis, sensação de frio na cabeça do pênis, inchaço dos testículos, inchaço e dor da vagina, prolapso do reto, hemorroidas, dor no ânus e na uretra, sensação de calor na uretra, prurido e dor no períneo, distúrbio *shan*.
- Amenorreia, menstruação irregular, prolapso uterino.
- Coma, sufocação por água (afogamento), depressão maníaca.
- Dor na pele do abdome, prurido da pele do abdome.

Comentários

Huiyin (REN-1) (encontro do *yin*) deriva seu nome da sua localização na área entre o ânus e a genitália externa (os dois *yin* inferiores) e do fato de o períneo ser onde os vasos da Concepção e Penetrador se encontram (com o vaso Governador). Também fica diretamente abaixo e em oposição a *Baihui* (DU-20) (o ponto para onde todos os *yang* convergem) e por isso o local profundo, escuro,

oculto e protegido onde o *yin* se encontra. Isto se reflete na importância de *Huiyin* (REN-1) na prática do *gigong*. Na prática da rotação do pequeno circuito celestial, o *qi* é focalizado no *dantian* inferior (campo de cinábrio), dirigido para *Huiyin* (REN-1) e depois para *Changqiang* (DU-1) para, então, ser dirigido até *Baihui* (DU-20) no vaso Governador e depois descer pelo vaso da Concepção até retornar ao *dantian* inferior.

Historicamente, houve certa discussão sobre a hipótese de *Huiyin* (REN-1) e não *Jiuwei* (REN-15) ser o ponto *luo* de conexão do vaso da Concepção. O *Spiritual Pivot*[3] refere-se ao ponto *luo* de conexão do vaso da Concepção como *Weiyi* (abrigo da cauda), um nome alternativo para *Jiuwei* (REN-15), e dá sintomas de excesso (dor na pele do abdome) e deficiência (prurido da pele do abdome). Clássicos que vieram posteriormente, incluindo *Systematic Classic of Acupuncture and Moxibustion* e *Great Compendium of Acupuncture and Moxibustion* se referem ao ponto *luo* de conexão do vaso da Concepção como *Pingyi* (abrigo plano), um nome alternativo para *Huiyin* (REN-1), e atribui esses sintomas de excesso e deficiência a este ponto. *Huiyin* (REN-1) como ponto *luo* de conexão do vaso da Concepção reflete uma boa simetria com *Chengqiang* (DU-1) como o ponto *luo* de conexão do vaso Governador.

Huiyin (REN-1) tem uma forte ação sobre as regiões geniturinária e anal, especialmente nos distúrbios decorrentes de umidade-calor, e é indicado para dor e inchaço genital, bem como para distúrbios urinários recalcitrantes. Infelizmente, por conta de sua localização, é clinicamente menos usado do que poderia.

Huiyin (REN-1), sob seu nome alternativo de *Gicang* (depósito do fantasma) é um dos "treze pontos fantasmas" de Sun Si-miao, usado no tratamento de epilepsia e distúrbio maníaco. O *Supplement to the Thousand Ducat Formulas* de fato especificou que, nos homens, *Yinxiafeng* (extra) deve ser agulhado, enquanto nas mulheres *Yumentou* (extra), localizado na comissura labial posterior, deve ser agulhado. Os dois pontos correspondem mais ou menos a *Huiyin* (REN-1).

Finalmente, *Huiyin* (REN-1) é indicado (por exemplo, no *Great Compendium of Acupunture and Moxibustion*) para ressuscitação por afogamento e dizem que tem a capacidade de promover a expulsão de água dos pulmões.

Combinações

- Inchaço súbito, vermelhidão e dor da vagina: *Huiyin* (REN-1), *Zhongji* (REN-3) e *Sanyinjiao* (BP-6) (*Great Compendium*).
- Os cinco tipos de hemorroidas: *Huiyin* (REN-1), *Weizhong* (B-40), *Chengshan* (B-57), *Feiyang* (B-58), *Yangfu* (VB-38), *Fuliu* (R-7), *Taichong* (F-3), *Xianxi* (VB-43), *Qihai* (REN-6) e *Changqiang* (DU-1) (*Great Compendium*).

Qugu (REN-2) – osso curvado

Ponto de encontro do vaso da Concepção com o canal do Fígado.

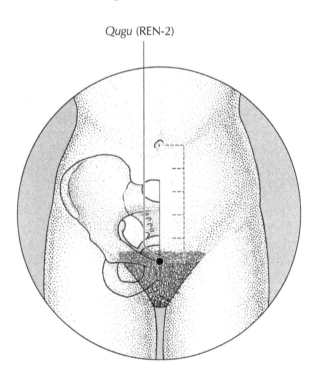

Qugu (REN-2)

Localização

- Na linha média da parte inferior do abdome, na borda superior da sínfise púbica, 5 *cun* abaixo do umbigo.

Inserção da agulha

Inserção perpendicular com 0,5 a 1 *cun*.

Precaução: a inserção profunda fará a agulha penetrar em uma bexiga cheia, que, portanto, deverá ser esvaziada antes do tratamento.

Ações

- Beneficia a micção.
- Regula o *jiao* inferior.
- Aquece e revigora os rins.

Indicações

- Gotejamento de urina e fluxo de urina hesitante, micção difícil, retenção de urina em decorrência de pressão do feto, enurese, os cinco tipos de disfunção urinária dolorosa.
- Plenitude, distensão e dor da parte inferior do abdome, dor aguda na parte inferior do abdome, distúrbio *shan* doloroso.
- Impotência, emissão seminal, umidade e prurido do escroto, contração do pênis, secura e dor dos órgãos genitais.
- Leucorreia vermelha e branca, menstruação irregular, dismenorreia.
- Deficiência e exaustão dos cinco *zang*, deficiência e desgaste com frio extremo.

Comentários

Qugu (REN-2) age basicamente sobre as regiões geniturinárias, sendo capaz de tratar várias doenças urinárias, da região inferior do abdome, sexuais, genitais e ginecológicas. Sua importância no tratamento desses distúrbios, entretanto, é eclipsada por pontos vizinhos, como *Qichong* (E-30) e *Zhongji* (REN-3).

Combinações

- Incapacidade de urinar: *Qugu* (REN-2), *Shimen* (REN-5), *Guanyuan* (REN-4), *Zhongji* (REN-3) e *Sanyinjiao* (BP-6) (*Supplementing Life*).
- Leucorreia vermelha e branca: *Qugu* (REN-2) (7 cones de moxa), *Taichong* (F-3), *Guanyuan* (REN-4), *Fuliu* (R-7), *Sanyinjiao* (BP-6), *Tianshu* (E-25) (cem cones de moxa) (*Compilation*).
- Epilepsia por susto, anda como louco e loucura: *Qugu* (REN-2), *Xingjian* (F-2), *Jinsuo* (DU-8) e *Yingu* (R-10) (*Thousand Ducat Formulas*).

Zhongji (REN-3) – polo do meio

Ponto mu frontal da Bexiga.
Ponto de encontro do vaso da Concepção com os canais do Baço, Fígado e Rim.

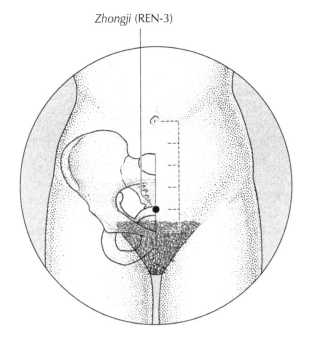

Zhongji (REN-3)

Localização

- Na linha média da parte inferior do abdome, 4 *cun* abaixo do umbigo e 1 *cun* acima da sínfise púbica.

Inserção da agulha

Inserção perpendicular de 0,5 a 1 *cun*.

Precaução: a inserção profunda fará a agulha penetrar em uma bexiga cheia, que, portanto, deve ser esvaziada antes do tratamento.

Ações

- Beneficia a bexiga, regula a transformação do *qi* e drena umidade-calor.
- Drena umidade e trata leucorreia.
- Beneficia o útero e regula a menstruação.
- Dispersa a estagnação e beneficia o *jiao* inferior.
- Fortifica os rins.

Indicações

- Dor intensa na parte inferior do abdome com retenção de urina (na gravidez), micção frequente, urina escura, dor na uretra, os cinco tipos de disfunção urinária dolorosa, edema.
- Prurido genital com sensação de calor, dor dos órgãos genitais, leucorreia vermelha e branca, emissão seminal, emissão seminal com sonhos.
- Dor e inchaço no portão da criança (colo do útero), infertilidade, menstruação irregular, amenorreia, menorragia, prolapso uterino, massas abdominais (*zheng jia*), retenção da placenta, retenção de lóquios, fluxo persistente de lóquios.
- Massas abaixo do umbigo, dor espasmódica abaixo do umbigo, os sete tipos de distúrbio *shan*, sensação de frio na parte inferior do abdome, sensação de calor no abdome, dor intensa súbita da parte inferior do abdome e das costas.
- Acúmulo de *qi* frio subindo para invadir o Coração, ascensão de *qi* como "porquinho correndo" ao Coração causando incapacidade de respirar.
- Dor lombar, deficiência do *yang qi*, origem inferior (*yuan*) deficiente, perda da consciência, fome com incapacidade de comer.

Comentários

Zhongji (REN-3) é o ponto *mu* frontal da Bexiga e um ponto de encontro do vaso da Concepção com os canais do Baço, Fígado e Rim. O termo *"mu"* significa reunir ou coletar, e os pontos *mu* frontais são onde o *qi* dos *zangfu* se reúne e se concentra na superfície anterior do corpo. *Zhongji* (REN-3), portanto, tem uma ação direta sobre o *fu* Bexiga. Os distúrbios urinários caracterizados por retenção, dor, frequência e urgência de micção podem ser por excesso ou deficiência. Os padrões de excesso incluem acúmulo de umidade ou umidade-calor e estagnação de *qi* e podem estar complicados pela presença de cálculos ou sangramento. Os padrões de deficiência basicamente envolvem a deficiência do *qi* e do *yang*. Em decorrência de sua habilidade em regular a função de transformação do *qi* da Bexiga, drenar umidade e calor e fortalecer os Rins, *Zhongji* (REN-3) é um ponto essencial no tratamento de uma série de distúrbios urinários envolvendo qualquer uma dessas desarmonias. Na prática clínica, entretanto, *Zhongji* (REN-3) tem preferência para padrões de excesso, enquanto *Guanyuan* (REN-4) tem preferência para padrões de deficiência. Em virtude de sua capacidade de promover o fluxo livre da micção, *Zhongji* (REN-3) também é indicado para edema.

A capacidade de *Zhongji* (REN-3) em drenar a umidade e o calor se estende para a região genital, onde é um ponto importante para prurido, inchaço e dor, bem como para leucorreia e emissão seminal.

O *Great Compendium of Acupuncture and Moxibustion* recomenda especificamente *Zhongji* (REN-3) para dor e inchaço do colo do útero.

O Baço controla o sangue, o Fígado armazena o sangue e os Rins e o vaso da Concepção dominam o útero e a concepção. *Zhongji* (REN-3), como ponto de encontro desses canais, é capaz de regular o útero e a menstruação e é basicamente indicado para padrões de excesso que dão origem a massas abdominais (*zheng jia*), menstruação irregular ou ausente, infertilidade e especialmente retenção da placenta e dos lóquios.

Os três canais *yin* da perna (Baço, Fígado e Rim) passam através e dominam a região inferior do abdome. Como ponto de encontro do vaso da Concepção com esses três canais, *Zhongji* (REN-3), portanto, tem uma forte ação sobre a região inferior do abdome de modo geral, predominantemente para padrões de excesso que envolvem estagnação e acúmulo de frio ou calor. Ele é indicado para massas, distúrbio *shan* e dor espasmódica intensa e para sensação de calor e frio no abdome.

Zhongji (REN-3) também é usado para a condição conhecida como *qi* como "porquinho correndo", particularmente quando decorrente de deficiência do *yang* do Rim com invasão de frio. De acordo com o *Essentials from the Golden Cabinet*, "O distúrbio de 'porquinho correndo' surge da região inferior do abdome; a sensação sobe até a garganta com tal violência que o paciente pensa estar prestes a morrer. É uma sensação que vem e desaparece. É desencadeada por medo e susto".

Finalmente, *Zhongji* (REN-3) é indicado para deficiência do *yang qi* e para deficiência da origem inferior (*yuan*). Entretanto, as propriedades de tonificação de *Guanyuan* (REN-4) são tão grandes que, na prática clínica, este último ponto é quase invariavelmente usado para esse propósito. À semelhança de *Guanyuan* (REN-4), *Zhongji* (REN-3) também é indicado para dor lombar, refletindo o princípio de selecionar pontos da região anterior do corpo para tratar a região posterior.

Combinações

- Incapacidade de urinar: *Zhongji* (REN-3), *Qugu* (REN-2), *Shimen* (REN-5), *Guanyuan* (REN-4) e *Sanyinjiao* (BP-6) (*Supplementing Life*).
- Micção difícil e emissão seminal: *Zhongji* (REN-3), *Ligou* (F-5), *Lougu* (BP-7), *Chengfu* (B-36) e *Zhiyin* (B-67) (*Supplementing Life*).
- Emissão seminal: *Zhongji* (REN-3), *Zhiyin* (B-67) e *Ququan* (F-8) (*Supplementing Life*).
- Dor no pênis: *Zhongji* (REN-3), *Taixi* (R-3), *Yuji* (P-10) e *Sanyinjiao* (BP-6) (*Great Compendium*).
- Inchaço, vermelhidão e dor súbitos da vagina: *Zhongji* (REN-3), *Huiyin* (REN-1) e *Sanyinjiao* (BP-6) (*Great Compendium*).
- Infertilidade: *Zhongji* (REN-3) e *Zigong* (M-TA-18) (*Great Compendium*).
- Hemorragia uterina: *Zhongji* (REN-3) e *Zigong* (M-TA-18) (*Great Compendium*).
- Hemorragia uterina incessante: *Zhongji* (REN-3), *Shimen* (REN-5), *Zigong* (M-TA-18) e *Shenshu* (B-23) (*Great Compendium*).
- Menstruação irregular: *Zhongji* (REN-3), *Sanyinjiao* (BP-6), *Daimai* (VB-26), *Qihai* (REN-6) e *Shenshu* (B-23) (*Great Compendium*).
- Menstruação inibida: *Zhongji* (REN-3), *Sanyinjiao* (BP-6) e *Zulinqi* (VB-41) (*Great Compendium*).
- Infertilidade: *Zhongji* (REN-3) e *Shangqiu* (BP-5) (*Great Compendium*).
- Retenção da placenta: reduzir *Zhongji* (REN-3) e *Sanyinjiao* (BP-6) (*Great Compendium*).
- Retenção da placenta: *Zhongji* (REN-3) e *Jianjing* (VB-21) (*Great Compendium*).
- Retenção da placenta: *Zhongji* (REN-3), *Jianjing* (VB-21) e *Sanyinjiao* (BP-6) (*Meeting the Source*).
- Diarreia incessante: *Zhongji* (REN-3), *Tianshu* (E-25) e *Zhongwan* (REN-12) (*Great Compendium*).

Guanyuan (REN-4) – *portão da origem*

Ponto mu *frontal do Intestino Delgado.*
Ponto de encontro do vaso da Concepção com os canais do Baço, Fígado e Rim.

Localização

- Na linha média da parte inferior do abdome, 3 *cun* abaixo do umbigo e 2 *cun* acima da sínfise púbica.

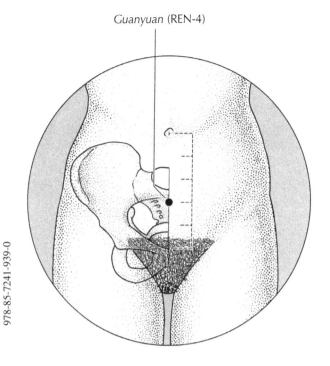

Guanyuan (REN-4)

Inserção da agulha

Inserção perpendicular com 0,5 a 1 *cun*, ou inserção oblíqua voltada para baixo, 1 a 1,5 *cun*.

Precaução: a inserção profunda pode perfurar uma bexiga cheia que, portanto, deve ser esvaziada antes do tratamento.

Ações

- Fortalece o *qi* original e beneficia a essência.
- Tonifica e nutre os rins.
- Aquece e fortalece o baço.
- Beneficia o útero e ajuda a concepção.
- Regula o *jiao* inferior e beneficia a bexiga.
- Regula o *qi* do Intestino Delgado.
- Restaura o colapso.

Indicações

- Deficiência do rim, taxação do rim, fraqueza da região lombar e das pernas, dor na região lombar e dos ossos e articulações das pernas nas pessoas de meia-idade e idosas, aversão ao frio nas costas, ouvidos deficientes, escurecimento gradual da face, medo, pavor, medo que leva à consumpção por deficiência, úlceras ósseas profundas decorrentes de medo, micção frequente, enurese, emissão seminal, turvação branca, impotência.
- Infertilidade, infertilidade com sensação de frio na vagina, amenorreia, hemorragia durante a gravidez, fluxo persistente de lóquios, dor abdominal pós-parto, leucorreia vermelha e branca.
- Calor por taxação, consumpção por deficiência com tosse, febre periódica com tosse de sangue, dispneia com incapacidade de se deitar, dispneia por deficiência do rim, insônia, tontura, tontura por vento, dor de cabeça, distúrbio de desgaste e emagrecimento.
- Letargia e falta de força, emaciação dos quatro membros a despeito de comer demais, cansaço dos quatro membros, fraqueza do *qi* do Baço, alimentos não digeridos (nas fezes), diarreia, distúrbio disentérico, incontinência das fezes nos idosos, eructação, vômito de fleuma.
- Retenção de urina decorrente de pressão fetal, retenção de urina, urina escura, disfunção urinária dolorosa por cálculo, os cinco tipos de disfunção urinária dolorosa, sangue na urina, dor em queimação ao urinar, edema que leva à dor da região costal lateral.
- *Qi* frio entrando na parte inferior do abdome dando origem a dor, acúmulo de frio com deficiência, *qi* como "porquinho correndo" subindo até o coração, plenitude na parte inferior do abdome, dor nas costas e dor espasmódica abaixo do umbigo que gradualmente se irradia para os órgãos genitais, distúrbio *shan* doloroso súbito, calor intenso no hipogástrio.
- Distúrbio da perturbação súbita, acidente vascular cerebral, peso no corpo como uma montanha, tremor das mãos.

Comentários

Guanyuan (REN-4) é um dos principais pontos de acupuntura para promover e estimular o *qi* original, beneficiar a essência, fortalecer o *yang* do Rim e nutrir o *yin* do Rim. Assim como *Guanyuan* (portão da origem), vários dos diversos nomes dados a esse ponto refletem suas propriedades de tonificação profunda, como por exemplo, *Mingmen* (portão da vida), *Huangzhiyuan* (origem do *huang*), *Xuehai* (mar de sangue), *Qihai* (mar de *qi*), *Dahai* (grande mar) e logicamente *Dantian* (campo de cinábrio). De acordo com o pensamento chinês clássico, o *dantian* inferior, localizado na parte inferior do abdome e que se estende de *Yinjiao* (REN-7) até *Guanyuan* (REN-4), é a residência das energias mais profundas do corpo e a fonte de todo movimento. De acordo com *O Clássico das Dificuldades*[4], "O *qi* dinâmico que se move entre os Rins é [a base] da vida humana, a fonte dos cinco *zang* e dos seis *fu*, a raiz dos doze canais, a porta da respiração e a origem do *Sanjiao*". De acordo com o *Discourse into the Origins and Development of Medicine*[5], "O *qi* original é distribuído para os cinco *zang* e forma a essência dos cinco *zang*. Onde é o local de origem do *qi* original? Os taoístas acreditam que seja o *dantian*".

Devido à sua localização no coração do *dantian* inferior (campo de cinábrio) e à sua íntima relação com o *qi* original e, portanto, com a essência, *Guanyuan* (REN-4) é um ponto indispensável para tonificar e nutrir os rins. Esta ação fica extremamente clara pela longa lista de indicações clássicas encontradas em um livro-texto para deficiência do rim. Os rins dominam os ossos e a região lombar e *Guanyuan* (REN-4) é indicado para fraqueza, dor e sensação de frio da região lombar e das pernas, especialmente em pessoas de meia-idade e idosas. Em casos graves, a deficiência do rim pode dar origem a ouvidos deficientes, tez escurecida e taxação do rim. De acordo com o *Essential Questions*[6], "o medo esgota a essência". O medo está intimamente ligado aos rins, e o medo prolongado pode lesar e agredir os rins e a essência, enquanto a deficiência do rim pode fazer com que o indivíduo fique propenso a sentir um medo arraigado. O poderoso efeito que o medo pode ter sobre o corpo reflete-se em fontes clássicas que atribuem até mesmo úlceras ósseas profundas e consumpção por deficiência a essa etiologia. Quando os Rins estão deficientes e falham em dominar a Bexiga, pode haver frequência urinária ou enurese. Em todos esses casos, *Guanyuan* (REN-4) é de fundamental importância. *Guanyuan* (REN-4) também é usado para a condição conhecida como *qi* como "porquinho correndo", especialmente quando decorrente de deficiência do *yang* do Rim com invasão de frio. De acordo com o *Essentials from the Golden Cabinet*, "O distúrbio do 'porquinho correndo' surge na parte inferior do abdome; ele sobe até a garganta com tal violência que o paciente sente que está prestes a morrer. Ele ataca e depois cede. É provocado por medo e susto". Esse padrão não só pode ser induzido por medo, mas quando o *qi* sobe dessa forma, ele pode provocar uma ansiedade incontrolável e pânico.

O Baço controla o sangue, o Fígado armazena o sangue e os Rins e o vaso da Concepção dominam o útero e a concepção. *Guanyuan* (REN-4), também conhecido como *Sanjiejiao* (tripla intersecção), é um ponto de encontro do vaso da Concepção com esses três canais e é um ponto essencial para regular o útero e promover a fertilidade. Quando a deficiência do Rim leva à deficiência e frio daquilo que é conhecido como o "palácio da criança" (ou seja, o útero), nas mulheres, pode haver infertilidade, amenorreia e leucorreia por frio. A importância desse ponto para ajudar a concepção se reflete nos seus outros nomes alternativos, como por exemplo, *Zihu* (porta do infante) e *Zigong* (palácio do infante). Se a deficiência do fogo do Rim provocar frio e fraqueza no "portão da essência" nos homens, pode haver emissão seminal e impotência.

De acordo com o *True Lineage of Medicine*[7], "Quando a origem (*yuan*) do Rim é abundante, então a vida é longa, quando a origem (*yuan*) do Rim está em declínio, a vida é curta". Por esta razão, os terapeutas da preservação tradicional da saúde na China recomendam a aplicação regular de moxibustão em *Guanyuan* (REN-4) mais tarde na vida.

A forte e nutritiva ação de *Guanyuan* (REN-4) não se limita só aos Rins. Como os Rins são a raiz tanto do *yin* quanto do *yang* do corpo, e "o *qi* original é distribuído aos cinco *zang* e forma a essência dos cinco *zang*", *Guanyuan* (REN-4) pode ser usado no tratamento de qualquer deficiência profunda dos *zangfu*, independentemente de ser *qi*, sangue, *yin* ou *yang*. Portanto, por exemplo, quando o *yin* dos Rins e do Pulmão está deficiente, *Guanyuan* (REN-4) pode ser usado para tratar calor por taxação, consumpção por deficiência com tosse, febre periódica com tosse de sangue, dispneia por deficiência do Rim, dispneia com incapacidade de se deitar e distúrbio de emagrecimento e sede. Quando o fogo do Rim falha em fornecer calor suficiente para a função de transporte e transformação do Baço, pode haver diarreia crônica, incontinência das fezes nos idosos, letargia, fraqueza dos quatro membros e alimentos não digeridos (nas fezes).

A ação de *Guanyuan* (REN-4) não se limita à tonificação da deficiência, entretanto. Se o frio externo invadir a parte inferior do abdome, e particularmente o canal do Fígado, especialmente quando há deficiência de *yang* de base, pode haver dor espasmódica intensa abdominal que se irradia para os órgãos genitais e distúrbio *shan* doloroso súbito. Esses sintomas são comumente atribuídos à desarmonia do Intestino Delgado (dor do *qi* do Intestino Delgado) e este é o principal significado do *status* de *Guanyuan* (REN-4) como ponto *mu* frontal do Intestino Delgado.

Quando a umidade-calor obstrui a Bexiga, pode haver vários tipos de distúrbios urinários caracterizados por frequência, urgência, dor e urina escura ou sanguinolenta, bem como sensação intensa de calor no hipogástrio. *Guanyuan* (REN-4) pode ser usado para drenar esses fatores patogênicos em excesso. De acordo com Zhu Dan-xi, "Quando os Rins estão deficientes, a Bexiga gera calor", enquanto o *General Treatise on the Aetiology and Symptomatology of Diseases*[8] diz: "Sempre que houver disfunção urinária dolorosa, há deficiência do Rim e calor na Bexiga". *Guanyuan* (REN-4) está especialmente indicado quando, como em geral é o caso, a deficiência e o excesso coexistem e há deficiência subjacente do Rim. *Guanyuan* (REN-4) também é um ponto importante no tratamento de distúrbios pós-parto, como dor e fluxo persistente de lóquios, o que também é geralmente decorrente de uma combinação de deficiência e excesso.

Finalmente, devido à sua poderosa habilidade de restaurar o *yang*, *Guanyuan* (REN-4) é usado para tratar colapso de *yang* caracterizado por calafrios, falta de ar, pulso mínimo, transpiração profusa e inconsciência. Nesses casos, *Guanyuan* (REN-4), em combinação com *Qihai* (REN-6) e *Shenque* (REN-8), é tratado com moxibustão contínua indireta.

Combinações

- Tontura por vento e dor de cabeça: *Guanyuan* (REN-4), *Fengmen* (B-12), *Kunlun* (B-60), *Tianyou* (SJ-16) e *Guanchong* (SJ-1) (*Thousand Ducat Formulas*).
- Calor no corpo com dor de cabeça que vem e vai: *Guanyuan* (REN-4) e *Shendao* (DU-11) (*Thousand Ducat Formulas*).
- Distensão da região costal lateral: *Guanyuan* (REN-4), *Qimen* (F-14) e *Shaoshang* (P-11) (*Thousand Ducat Formulas*).
- Sensação de calor e dor no hipogástrio: *Guanyuan* (REN-4), *Weizhong* (B-40), *Zhaohai* (R-6) e *Taixi* (R-3) (*Thousand Ducat Formulas*).
- Plenitude abdominal que se irradia para as costas, inchaço unilateral e afundamento do testículo: *Guanyuan* (REN-4) (3 cones de moxa) e *Dadun* (F-1) (7 cones de moxa) (*Great Compendium*).
- *Qi* como "porquinho correndo" em mulheres: *Guanyuan* (REN-4), *Zhongji* (REN-3), *Sanyin-*

jiao (BP-6), *Shimen* (REN-5), *Xuehai* (BP-10) e *Qimen* (F-14) (*Supplementing Life*).
- Fluxo urinário vermelho e hesitante: *Guanyuan* (REN-4), *Zhibian* (B-54), *Qihai* (REN-6) e *Yanggang* (B-48) (*Supplementing Life*).
- Incapacidade de urinar: *Guanyuan* (REN-4), *Shimen* (REN-5), *Zhongji* (REN-3), *Qugu* (REN-2) e *Sanyinjiao* (BP-6) (*Supplementing Life*).
- Urina escura: *Guanyuan* (REN-4), *Qihai* (REN-6), *Taixi* (R-3), *Yingu* (R-10), *Shenshu* (B-23) e *Pangguangshu* (B-28) (*Great Compendium*).
- Incontinência fecal: *Guanyuan* (REN-4) e *Dachangshu* (B-25) (*Great Compendium*).
- Dificuldade de defecar: *Guanyuan* (REN-4), *Dazhong* (R-4), *Zhongliao* (B-33), *Chengjin* (B-56), *Taichong* (F-3), *Chengshan* (B-57), *Taixi* (R-3) e *Zhongwan* (REN-12) (*Supplementing Life*).
- Diarreia incessante e distúrbio disentérico: *Guanyuan* (REN-4) e *Taixi* (R-3) (*Thousand Ducat Formulas*).

Shimen (*REN-5*) – portão da pedra 石門

Ponto mu *frontal do* Sanjiao.

Localização

- Na linha média da parte inferior do abdome, 2 *cun* abaixo do umbigo e 3 *cun* acima da sínfise pubiana.

Inserção da agulha

Inserção perpendicular de 0,8 a 1,5 *cun*.

Nota: de acordo com vários textos clássicos, a moxibustão e a inserção de agulha são contraindicadas neste ponto durante a gravidez.

Precaução: a inserção profunda pode penetrar na cavidade peritoneal.

Ações

- Movimenta e beneficia as passagens da água.
- Regula o *qi* e alivia a dor.
- Regula o útero.

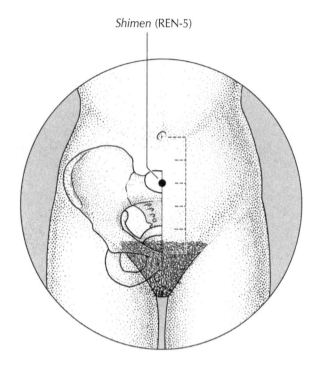

Shimen (REN-5)

Indicações

- Micção difícil, micção difícil decorrente de lesão por frio, retenção de urina, disfunção urinária dolorosa por *qi*, disfunção urinária dolorosa por sangue, urina escura, edema.
- Diarreia, alimentos não digeridos (nas fezes), distúrbio disentérico, vômito com sangue com incapacidade de comer.
- Dor em contorção na parte inferior do abdome, distúrbio *shan* com dor intensa periumbilical, distensão da parte inferior do abdome, retração dos testículos, prurido genital, inchaço do pênis que dá origem a dor na parte inferior do abdome e na região lombar, *qi* como "porquinho correndo" atacando o coração.
- Fluxo persistente de lóquios, massas abdominais, sangramento uterino, rigidez como pedra da parte inferior do abdome, doenças das mamas, leucorreia.
- Taxação por deficiência, origem (*yuan*) da parte inferior deficiente e fria.

Comentários

Shimen (REN-5) é o ponto *mu* frontal do *Sanjiao*. O termo *"mu"* significa reunir ou coletar, e os pontos mu frontais são onde o *qi* dos *zangfu* se junta e se concentra na superfície anterior do corpo. O *Essential Questions* diz: "o *Sanjiao* é o oficial encarregado de drenar e controlar as passagens da água"[9], O *Clássico das Dificuldades* diz: "o *Sanjiao* é a passagem da água e do grão"[10] e o *Classic of Categories* declara: "quando o *jiao* inferior não é tratado, há distúrbio da água nos intestinos e na Bexiga". *Shimen* (REN-5) é indicado para estagnação dos líquidos caracterizada por micção difícil ou retenção de urina, disfunção urinária dolorosa e edema, bem como para diarreia, alimentos não digeridos nas fezes e distúrbio disentérico.

Shimen (REN-5) também é capaz de regular a estagnação de *qi* e aliviar a dor na parte inferior do abdome e na região genital e está fortemente indicado no tratamento de condições como dor em contorção da parte inferior do abdome, distúrbio *shan* com dor intensa periumbilical, distensão abdominal e retração, inchaço e dor dos órgãos genitais.

No chinês coloquial, a mulher que é infértil é conhecida como "mulher de pedra", e o nome *Shimen* significa "portão da pedra" ou "porta da pedra". Um nome alternativo para este ponto é *Jueyun* (infertilidade). Esses nomes se referem à única qualidade classicamente atribuída a este ponto de induzir a esterilidade. Textos como *Great Compendium of Acupuncture and Moxibustion*, *Systematic Classic of Acupuncture and Moxibustion*, *Illustrated Classic of Acupuncture Points on the Bronze Man* e *Illustrated Supplement to the Classic of Categories* alertam, todos, para o fato de que a inserção de agulha neste ponto pode tornar uma mulher infértil para toda a vida. Textos modernos de acupuntura, entretanto, não fazem menção deste alerta. O efeito de *Shimen* (REN-5) para regular a função do útero e de ajustar a menstruação também está ilustrado por suas indicações para fluxo persistente de lóquios, massas abdominais, sangramento uterino e leucorreia.

Finalmente, embora indicado para taxação por deficiência e origem (*yuan*) inferior deficiente e fria, quando comparado com seus pontos vizinhos *Guanyuan* (REN-4) e *Qihai* (REN-6), é notável a ausência de indicações para deficiência de *Shimen* (REN-5), sendo indicado principalmente para padrões de excesso.

Combinações

- Incapacidade de urinar: *Shimen* (REN-5), *Guanyuan* (REN-4), *Sanyinjiao* (BP-6), *Zhongji* (REN-3) e *Qugu* (REN-2) (*Supplementing Life*).

- Rigidez e dor na parte inferior do abdome que se irradia para os órgãos genitais com incapacidade de urinar: *Shimen* (REN-5), *Weiyang* (B-39) e *Yinjiao* (REN-7) (*Supplementing Life*).
- Dor no hipogástrio que se irradia para os órgãos genitais: *Shimen* (REN-5) e *Shangqiu* (BP-5) (*Thousand Ducat Formulas*).
- Dor espasmódica do hipogástrio: *Shimen* (REN-5) e *Shuifen* (REN-9) (*Thousand Ducat Formulas*).
- Distúrbio *shan* hipogástrico: *Shimen* (REN-5), *Tianshu* (E-25), *Shenque* (REN-8) e *Qihai* (REN-6) (*Thousand Ducat Formulas*).
- Distúrbio *shan* umbilical: *Shimen* (REN-5), *Shenque* (REN-8) e *Tianschu* (E-25) (*Supplementing Life*).
- Mulheres que tiveram muitos filhos: *Shimen* (REN-5) e *Sanyinjiao* (BP-6) (*Great Compendium*).
- Hemorragia uterina profusa: *Shimen* (REN-5) e *Yinjiao* (REN-7) (*Supplementing Life*).
- Hemorragia uterina incessante: *Shimen* (REN-5), *Zhongji* (REN-3), *Zigong* (M-TA-18) e *Shenshu* (B-23) (*Great Compendium*).
- *Qi* como "porquinho correndo": *Shimen* (REN-5), *Zhangmen* (F-13) e *Sanyinjiao* (BP-6) (*Thousand Ducat Formulas*).
- *Qi* como "porquinho correndo" em mulheres: *Shimen* (REN-5), *Zhongji* (REN-3), *Guanyuan* (REN-4), *Qimen* F-14), *Sanyinjiao* (BP-6) e *Xuehai* (BP-10) (*Supplementing Life*).

Qihai *(REN-6) – mar de* qi

Localização

- Na linha média da parte inferior do abdome, 1,5 *cun* abaixo do umbigo e 3,5 *cun* acima da sínfise pubiana.

Inserção da agulha

Inserção perpendicular de 0,8 a 1,5 *cun*.
Precaução: a agulha inserida muito profundamente pode penetrar na cavidade peritoneal.

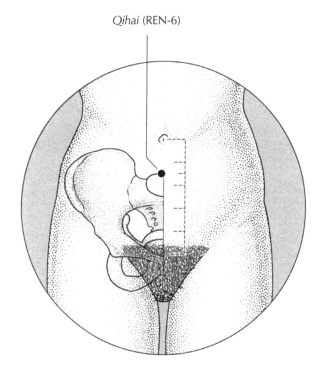

Qihai (REN-6)

Ações

- Estimula o *qi* original.
- Tonifica o *qi*.
- Tonifica os rins e fortalece o *yang*.
- Resgata o colapso do *yang*.
- Regula o *qi* e harmoniza o sangue.

Indicações

- Deficiência dos *zang* com esgotamento do *qi*, deficiência do *qi* original, colapso súbito do *yang*, pulso lento e pequeno, deficiência do *yin* com colapso súbito do *yang*, perda da consciência decorrente de acidente vascular cerebral, todos os tipos de doença crônica do *qi* que não responde ao tratamento, extenuação dos músculos e do corpo, debilidade e fraqueza dos músculos, falha de fechamento da fontanela em bebês, ataque ascendente do *qi* dos cinco *zang*.
- Impotência, emissão seminal, prolapso do útero, prolapso do reto.
- Deficiência e frio do *jiao* inferior, inversão por contracorrente dos quatro membros, doença por frio com face escura, diarreia, distúrbio disentérico, urina branca e turva, urina escura, micção hesitante, enurese na infância.
- Hemorragia uterina, fluxo persistente dos lóquios, sangramento pós-parto, menstruação

- irregular, dismenorreia, leucorreia branca e vermelha, infertilidade.
- Os sete tipos de distúrbio *shan*, dor em contorção no umbigo, massas abdominais (*zheng jia*), distensão abdominal, dor e sensação de frio abaixo do umbigo, retração dos testículos.
- Fixação dos olhos para cima, constipação, dor súbita do coração, dispneia, entorse lombar.

Comentários

Qihai (REN-6), à semelhança de *Guanyuan* (REN-4), também é conhecido pelo nome de "*Dantian*" (campo de cinábrio). Isto reflete sua localização no centro vital do corpo, onde as energias mais profundas são armazenadas e geradas, e que desempenha um papel essencial no tratamento de doenças e nas práticas do *qigong* e de artes marciais chinesas. Para uma discussão mais detalhada do *dantian*, veja comentários de *Guanyuan* (REN-4).

O nome *Qihai* (mar de *qi*) enfatiza a principal diferença entre *Qihai* (REN-6) e *Guanyuan* (REN-4). Embora os dois tenham uma poderosa ação de tonificação dos rins, o ponto forte de *Qihai* (REN-6) é gerar *qi* e *yang* e ele não compartilha as qualidades de nutrir o *yin* e o sangue de *Guanyuan* (REN-4).

De acordo com o *Great Compendium of Acupuncture and Moxibustion*, *Qihai* (REN-6) é indicado para deficiência do *qi* original e para deficiência do *qi* de todos os cinco *zang*. De fato, considera-se o *qi* original como sendo a base para a formação e para a atividade de todos os *zangfu*. Este conceito é explicado em *O Clássico das Dificuldades*[11], que declara: "O *qi* dinâmico que se movimenta entre os Rins é [a base] da vida humana, a fonte dos cinco *zang* e dos seis *fu*, a raiz dos doze canais, a porta da respiração e a origem do *Sanjiao*", e no *Discourse into the Origins and Development of Medicine*[12], que diz: "O *qi* original é distribuído aos cinco *zang* e forma a essência dos cinco *zang*". O *qi* original é formado da combinação dos *qi* pré e pós-celestial. Em comparação com *Zusanli* (E-36), que tonifica a fonte do *qi* pós-celestial no Estômago e no Baço, *Qihai* (REN-6) ativa e mobiliza o *qi* pré-celestial armazenado nos Rins. Portanto, é indicado para a maior variação possível de distúrbios envolvendo deficiência e esgotamento de *qi*. Pelo fato de promover o *qi* pré-celestial, *Qihai* (REN-6) é capaz de estimular o *qi* pós-celestial do Estômago e do Baço e por isso, é indicado para emaciação e debilidade dos músculos e diarreia. Pelo fato de aquecer e firmar o *yang* do Rim, *Qihai* (REN-6) é capaz de tratar impotência, emissão seminal, doença por frio e face escura. Pelo fato de promover o *qi* central, *Qihai* (REN-6) é capaz de tratar prolapso do reto e do útero. Suas propriedades de restaurar o *qi* e o *yang* são tão fortes que ele é um ponto vital para resgatar o *yang*, em casos de colapso com pulso lento e pequeno. Para este propósito, administra-se moxibustão intensa por meio de cone de moxa ou por cones grandes de moxa mediados por fatias frescas de gengibre ou pedaço de acônito. Zhu Dan-xi, da dinastia Jin-Yuan, descreve um caso de "depleção do *yin* seguida por expiração súbita do *yang*" com transpiração profusa, respiração fraca, incontinência urinária e pulso arrítmico, irregular e largo. Ele aplicou moxa em *Qihai* (REN-6) "com cones de moxa do tamanho do dedo mínimo. Quando o décimo oitavo cone de moxa foi queimado, a mão direita do paciente conseguiu se mover. Mais três cones de moxa e os lábios do paciente começaram a se mover um pouco". Ele também descreve um caso de diarreia violenta resultando em perda da consciência e respiração extremamente fraca como se a pessoa estivesse prestes a morrer. A moxa foi aplicada em *Qihai* (REN-6) sem demora[13]. A capacidade de *Qihai* (REN-6) em tratar distúrbios de deficiência profunda também se reflete na designação que o *Spiritual Pivot*[14] faz dele como sendo o ponto *shu* do "*Huang*". O *huang*, que se refere à área logo acima do diafragma e também aparece no nome de *Gaohuangshu* (B-43), envolve uma das regiões mais profundas e mais vitais do corpo.

É importante enfatizar que em decorrência de sua íntima relação com o *qi*, *Qihai* (REN-6) é igualmente importante no tratamento de doenças por estagnação de *qi* que afetam o *jiao* inferior. Ele é indicado para distensão e dor do abdome, constipação, estagnação de *qi* decorrente de frio patogênico que dá origem a retração dos testículos e para dor por frio no abdome. Como o "*qi* é o mestre do sangue", *Qihai* (REN-6) também é indicado para massas abdominais, independentemente de serem decorrentes de estagnação de *qi* ou de estase de sangue.

Por suas ações duais de tonificar e regular o *qi*, *Qihai* (REN-6) é capaz de tratar uma variedade de distúrbios ginecológicos. O sangramento uterino, o fluxo persistente de lóquios e o sangramento pós-parto podem ser decorrentes de falha do *qi* em conter o sangue, e juntamente com menstruação irregular e dismenorreia, também pode haver estase de sangue, como sequela de hemorragia ou como consequência de estagnação de *qi*.

Combinações

- Dispneia rápida aflitiva: *Qihai* (REN-6) e *Xuanji* (REN-21) (*Ode of the Jade Dragon*).
- Impotência: *Qihai* (REN-6), *Mingmen* (DU-4), *Shenshu* (B-23) e *Rangu* (R-2) (*Illustrated Supplement*).
- Turvação branca e emissão seminal crônica: *Qihai* (REN-6) e *Sanyinjiao* (BP-6) (*One Hundred Symptoms*).
- Palpitações e insônia: *Qihai* (REN-6), *Sanyinjiao* (BP-6) e *Daju* (E-27) (*Supplementing Life*).
- Menstruação irregular: *Qihai* (REN-6), *Zhongji* (REN-3), *Daimai* (VB-26), *Shenshu* (B-23) e *Sanyinjiao* (BP-6) (*Great Compendium*).
- Dor por coágulo de sangue pós-parto: *Qihai* (REN-6) e *Sanyinjiao* (BP-6) (*Great Compendium*).
- Dismenorreia: *Qihai* (REN-6) e *Xiaochangshu* (B-27) (*Supplementing Life*).
- Leucorreia branca e vermelha: *Qihai* (REN-6), *Guanyuan* (REN-4), *Jianshi* (PC-5), *Baihuanshu* (B-30), *Daimai* (VB-26) e *Sanyinjiao* (BP-6) (*Great Compendium*).
- Distúrbio disentérico vermelho (sanguinolento): *Qihai* (REN-6), *Neiguan* (PC-6), *Tianshu* (E-25), *Neiting* (E-44), *Yinbai* (BP-1) e *Zhaohai* (R-6) (*Great Compendium*).
- Sangue nas fezes: *Qihai* (REN-6), *Zhongwan* (REN-12) e *Zusanli* (E-36) (*Glorious Anthology*).
- Fluxo urinário vermelho e hesitante: *Qihai* (REN-6), *Guanyuan* (REN-4), *Zhibian* (B-54) e *Yanggang* (B-48) (*Supplementing Life*).
- Urina escura: *Qihai* (REN-6), *Guanyuan* (REN-4), *Taixi* (R-3), *Yingu* (R-10), *Shenshu* (B-23) e *Pangguangshu* (B-28) (*Great Compendium*).
- Micção obstruída: *Qihai* (REN-6), *Sanyinjiao* (BP-6) e *Yinlingquan* (B-9), seguidos por *Yingu* e *Daling* (PC-7) (*Great Compendium*).
- Os cinco tipos de disfunção urinária dolorosa, com incapacidade de urinar: *Qihai* (REN-6) e *Dadun* (F-1) (*Thousand Ducat Formulas*).
- Os cinco tipos de disfunção urinária dolorosa: *Qihai* (REN-6) e *Xuehai* (BP-10) (*Great Compendium*).
- Dor periumbilical: *Qihai* (REN-6), *Shuifen* (REN-9) e *Shenque* (REN-8) (*Great Compendium*).

Yinjiao (REN-7) – intersecção yin

Ponto de encontro dos vasos da Concepção e Penetrador com o canal do Rim.

Localização

- Na linha média da parte inferior do abdome, 1 *cun* abaixo do umbigo e 4 *cun* acima da sínfise pubiana.

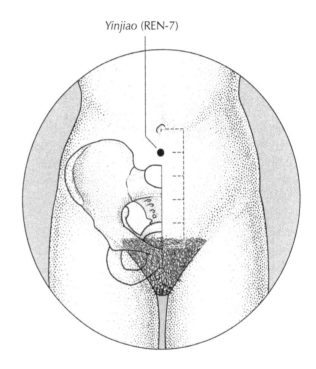

Yinjiao (REN-7)

Inserção da agulha

Inserção perpendicular de 0,8 a 1,5 *cun*.
Precaução: a inserção profunda pode fazer com que a agulha penetre na cavidade peritoneal.

Ações

- Regula a menstruação.
- Beneficia a parte inferior do abdome e a região genital.

Indicações

- Hemorragia uterina, menstruação irregular, amenorreia, infertilidade, leucorreia, fluxo persistente de lóquios, doenças da mama.

- Rigidez e dor do abdome que se irradia para os órgãos genitais, retração dos testículos, distúrbio *shan* doloroso, distúrbio *shan* por frio, transpiração dos órgãos genitais, prurido por umidade dos órgãos genitais, dor no hipogástrio, sensação de calor abaixo do umbigo, dor e frio ao redor do umbigo.
- Retenção de urina e de fezes, incapacidade de urinar, urina escura, edema, distúrbio da perturbação súbita, borborigmos.
- Dor na coluna lombar, contração da coluna lombar e dos joelhos, falha de fechamento da fontanela.
- Hemorragia nasal, *qi* como "porquinho correndo", vômito com sangue, dor no tórax e na região costal lateral.

Comentários

Yinjiao (REN-7) (intersecção *yin*) é um ponto de encontro dos vasos da Concepção e Penetrador com o canal do Rim, todos apresentando uma íntima relação com o útero. O vaso da Concepção, conhecido como o "mar dos canais *yin*" e o vaso Penetrador, conhecido como o "mar de sangue", originam-se, ambos, no útero nas mulheres e a maturação desses vasos depende do desenvolvimento dos Rins. O *Essential Questions*[15] declara: "Na idade de 14 anos, o *tian gui*[16] amadurece, o vaso da Concepção flui e o vaso Penetrador se enche, a menstruação vem de acordo com o tempo deles e, assim, a concepção é possível". Os distúrbios da menstruação podem ser por excesso ou deficiência, decorrentes de frio ou calor, por patógenos externos ou por desarmonia interior. Devido à íntima relação de *Yinjiao* (REN-7) com o útero, entretanto, ele pode ser usado para tratar distúrbios como menstruação irregular, amenorreia, hemorragia uterina, fluxo persistente de lóquios ou infertilidade decorrente de qualquer etiologia.

O vaso da Concepção emerge no períneo e sobe através da região genital, enquanto o vaso Penetrador emerge em *Qichong* (E-30) e sobe pela parte inferior do abdome. Os dois canais, portanto, têm uma forte influência na parte inferior do abdome e nos órgãos genitais, e *Yinjiao* (REN-7) é indicado para distúrbios como dor, retração, prurido e inchaço dos órgãos genitais, distúrbio *shan* e dor abdominal e umbilical.

Finalmente, à semelhança de vários pontos que afetam o vaso Penetrador, *Yinjiao* (REN-7) é indicado para *qi* como "porquinho correndo" (ver *Qichong* (E-30).

Combinações

- Hemorragia uterina profusa: *Yinjiao* (REN-7) e *Shimen* (REN-5) (*Supplementing Life*).
- Infertilidade: *Yinjiao* (REN-7) e *Shimen* (REN-5) (*One Hundred Symptoms*).
- Prurido dos órgãos genitais: *Yinjiao* (REN-7) e *Ququan* (F-8) (*Supplementing Life*).
- Rigidez e dor na parte inferior do abdome que se irradia para os órgãos genitais com incapacidade de urinar: *Yinjiao* (REN-7), *Shimen* (REN-5) e *Weiyang* (B-39) (*Supplementing Life*).
- Língua com fissuras e com sangramento: *Yinjiao* (REN-7), *Neiguan* (PC-6) e *Taichong* (F-3) (*Miscellaneous Diseases*).

Shenque (REN-8) – portão do espírito

Localização

- No centro do umbigo.

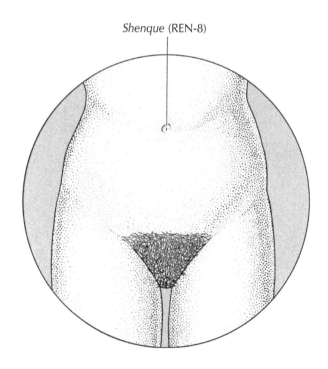

Inserção da agulha

É contraindicada a inserção de agulha nesse ponto, que é normalmente tratado com moxibustão ou com massagem. A moxibustão pode ser indireta (bastão de moxa) ou mediada por substâncias como sal, gengibre fatiado, alho esmagado ou pedaço de acônito.

Ações

- Aquece o *yang* e resgata o colapso.
- Aquece e harmoniza os intestinos.

Indicações

- Perda da consciência por acidente vascular cerebral, colapso do *yang qi*, perda da consciência.
- Frio por deficiência do abdome, diarreia incessante, borborigmos, diarreia nos idosos ou em pessoas deficientes, diarreia infantil após amamentação, prolapso do reto, distúrbio da perturbação súbita, dor ao redor do umbigo, edema e distensão em tambor.
- Distensão abdominal e retenção de urina no pós-parto de mulheres, infertilidade decorrente de frio no sangue.
- Disfunção urinária dolorosa de *qi*, epilepsia por vento, opistótono.

Comentários

Shenque (REN-8) localiza-se no centro do umbigo. *Shen* é traduzido como espírito, enquanto *Que* literalmente se refere à torre de guarda acima dos portões que protegem uma cidade. Este ponto também é conhecido como *Qishe* (residência do *qi*) ou *Qihe* (junção do *qi*). Esses vários nomes refletem a importância do umbigo como (1) o ponto de entrada e o ponto de saída do espírito, (2) a fonte da nutrição fetal e (3) na idade mais avançada, um ponto importante para resgatar o *qi* ou o *yang*.

Shenque (REN-8) é um dos dois únicos pontos (com *Ruzhong* – E-17) considerados proibidos de serem agulhados na prática clínica atual, e é tratado exclusivamente com moxibustão intensa ou com massagem. Quando se aplica moxibustão, ela pode ser na forma indireta com bastão de moxa ou por meio de cones grandes de moxa colocados sobre um monte de sal, fatias de gengibre, bolo de acônito, etc.

Shenque (REN-8) tem duas ações principais. Primeira, é um importante ponto para aquecer e resgatar o *yang*, em casos de colapso decorrente de frio extremo ou esgotamento súbito e intenso do *yang*, como por exemplo, por acidente vascular cerebral por deficiência ou por choque. Segunda, ele é capaz de aquecer um "abdome frio e deficiente", e é indicado para diarreia incessante, diarreia em bebês que amamentam, diarreia nos idosos e deficientes, borborigmos, dor umbilical e prolapso do reto decorrente de deficiência do *yang* do Baço.

Combinações

- Borborigmos e diarreia: *Shenque* (REN-8), *Shuifen* (REN-9) e *Sanjian* (IG-3) (*Great Compendium*).
- Diarreia com fezes finas: *Shenque* (REN-8), *Taichong* (F-3) e *Sanyinjiao* (BP-6) (*Great Compendium*).
- Prolapso do reto: *Shenque* (REN-8), *Baihui* (DU-20) e *Pangguangshu* (B-28) (*Compilation*).
- Distúrbio *shan* umbilical: *Shenque* (REN-8), *Tianshu* (E-25) e *Shimen* (REN-5) (*Supplementing Life*).
- Dor periumbilical: *Shenque* (REN-8), *Shuifen* (REN-9) e *Zhongfeng* (F-4) (*Supplementing Life*).
- Dor periumbilical: *Shenque* (REN-8), *Shuifen* (REN-9) e *Qihai* (REN-6) (*Great Compendium*).
- Distúrbio *shan* hipogástrico: *Shenque* (REN-8), *Shimen* (REN-5), *Tianshu* (E-25) e *Qihai* (REN-6) (*Thousand Ducat Formulas*).
- Edema com distensão e plenitude do *qi*: *Shenque* (REN-8) e *Fuliu* (R-7) (*Great Compendium*).

Shuifen (REN-9) – separação da água

Localização

- Na linha média do abdome, 1 *cun* acima do umbigo e 7 *cun* abaixo do ângulo esternocostal.

Nota de localização

- Para localizar o ângulo esternocostal, ver página 71.

Inserção da agulha

Inserção perpendicular com 0,8 a 1,5 *cun*.

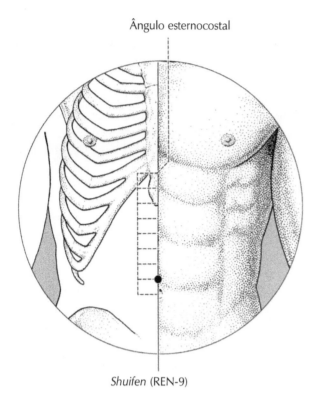

Shuifen (REN-9)

Nota: de acordo com o *Illustrated Classic of Acupuncture Points on the Bronze Man*, e com o *Illustrated Supplement to the Classic of Categories*, a inserção de agulha nesse ponto é contraindicada em casos de "doença da água", devendo-se usar, em vez disso, farta moxibustão. A moxibustão é contraindicada na gravidez.

Precaução: em pacientes magros, a inserção profunda pode fazer com que a agulha penetre na cavidade peritoneal.

Ações

- Regula as passagens da água e trata edema.
- Harmoniza os intestinos e dispersa acúmulo.

Indicações

- Doenças da água, edema.
- Deficiência e distensão dos intestinos e do Estômago, borborigmos, falta de prazer em comer, regurgitação ácida, vômito depois de comer, distúrbio da perturbação súbita com cólicas, abdome inchado e duro como um tambor, dor periumbilical que sobe até o tórax e o coração e causa dificuldade para respirar.
- Sangramento nasal, falha de fechamento da fontanela, tetania, tendões contraídos, rigidez da coluna lombar.

Comentários

Como seu nome sugere, *Shuifen* (REN-9) (separação da água) tem forte ação sobre a transformação e a distribuição dos líquidos e é particularmente indicado para edema. De acordo com o *Great Compendium of Acupuncture and Moxibustion*, *Shuifen* (REN-9) está localizado sobre o Intestino Delgado que tem a função de "separar o claro do turvo" e enviar os líquidos para a Bexiga e os resíduos sólidos para o Intestino Grosso para serem excretados. Esta função do Intestino Delgado é dominada pelo Baço e pelos Rins, e *Shuifen* (REN-9) é particularmente indicado para edema *yin* decorrente de deficiência do Baço e/ou dos Rins, especialmente edema da região abdominal. Muitos textos antigos especificam que no tratamento de edema, esse ponto deve ser tratado com moxibustão e não com agulha.

A deficiência da função dos intestinos pode dar origem a estagnação intensa e causar rebelião do *qi* do Estômago porque bloqueia sua descensão. *Shuifen* (REN-9) é indicado para distensão e dor do abdome, inchaço como de tambor e rigidez no abdome, dor periumbilical que sobe até o tórax e o coração causando dificuldade de respirar, perda de apetite, regurgitação ácida e vômito.

A ação de *Shuifen* (REN-9) em tratar esses tipos de acúmulo de água, *qi* e alimentos reflete sua capacidade de harmonizar a região intestinal e promover a livre circulação em vez de tonificar diretamente o baço ou os rins.

Combinações

- Edema: *Shuifen* (REN-9) e *Fuliu* (R-7) (*Song of Points*).
- Edema ao redor da região umbilical: *Shuifen* (REN-9) e *Yinlingquan* (B-9) (*One Hundred Symptoms*).
- Edema do abdome com distensão como de tambor: *Shuifen* (REN-9) e *Jianli* (REN-11) (método de redução) (*Secrets of the Celestial Star*).
- Dor espasmódica do hipogástrio: *Shuifen* (REN-9) e *Shimen* (REN-5) (*Thousand Ducat Formulas*).

- Dor periumbilical: *Shuifen* (REN-9), *Shenque* (REN-8) e *Qihai* (REN-6) (*Great Compendium*).
- Dor periumbilical: *Shuifen* (REN-9), *Shenque* (REN-8) e *Zhongfeng* (F-4) (*Supplementing Life*).
- Dor na região umbilical: *Shuifen* (REN-9), *Zhongfeng* (F-4) e *Ququan* (F-8) (*Great Compendium*).
- Falta de prazer em comer: *Shuifen* (REN-9), *Diji* (BP-8), *Yinlingquan* (B-9), *Youmen* (R-21) e *Xiaochangshu* (B-27) (*Supplementing Life*).

Xiawan (REN-10) – cavidade inferior

Ponto de encontro do vaso da Concepção com o canal do Baço.

Localização

- Na linha média do abdome, 2 *cun* acima do umbigo e 6 *cun* abaixo do ângulo esternocostal.

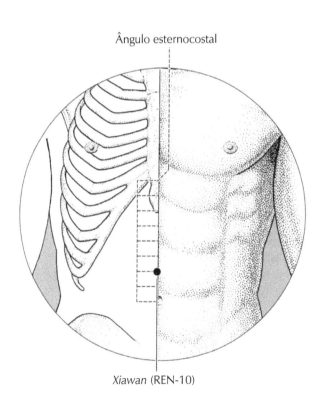

Nota de localização

- Para localizar o ângulo esternocostal, ver página 71.

Inserção da agulha

Inserção perpendicular com 0,8 a 1,5 *cun*.

Precaução: em pacientes magros, a inserção profunda pode fazer com que a agulha penetre na cavidade peritoneal. De acordo com o *Illustrated Supplement to the Classic of Categories*, a moxibustão é contraindicada durante a gravidez.

Ações

- Harmoniza o estômago e regula o *qi*.
- Dispersa a estagnação de alimentos.

Indicações

- Plenitude abdominal, rigidez abdominal, dor epigástrica, náusea e vômito após comer, distensão focal, alimentos não digeridos (nas fezes), falta de prazer em comer, *qi* frio dos seis fu.
- Pulso filiforme faltando força, emaciação, urina escura.

Comentários

Xiawan (REN-10) (cavidade inferior) também é conhecido como *Xiaguan* (controlador inferior). Considerava-se tradicionalmente que esse ponto afetava a porção inferior do estômago, enquanto *Shangwan* (REN-13) (cavidade superior) afetava a parte superior. Entre esses dois pontos está *Zhongwan* (REN-12) (cavidade do meio). O *Spiritual Pivot*[17] afirma: "Quando há ingestão difícil e obstrução no diafragma, é uma indicação de que o patógeno está no Estômago. Quando o distúrbio está na cavidade superior, então se deve agulhar *Shangwan* (REN-13) para conter a rebelião e promover a descensão. Quando o distúrbio está na cavidade inferior, então se deve agulhar *Xiawan* (REN-10) para promover a dispersão e o movimento". O *Song more Precious than Jade* afirma: "quando o Estômago está frio, *Xiawan* (REN-10) é excelente", enquanto o *Systematic Classic of Acupuncture and Moxibustion* afirma: "*Xiawan* (REN-10) é o principal ponto para ser usado quando os alimentos e as bebidas não são digeridos e regurgitam após a ingestão".

O principal emprego desse ponto é em casos de estagnação de alimentos com sintomas como plenitude abdominal, dor epigástrica, náusea e vômito após comer, falta de apetite e alimentos não digeridos nas fezes,

Combinações

- Alimentos não digeridos (nas fezes), vômito imediatamente após ingestão: primeiro agulhar *Xiawan* (REN-10) e depois reduzir *Zusanli* (E-36) (*Thousand Ducat Formulas*).
- Alimentos não digeridos (nas fezes): *Xiawan* (REN-10), *Zusanli* (E-36), *Liangmen* (E-21), *Sanyinjiao* (BP-6), *Dachangshu* (B-25), *Sanjiaoshu* (B-22) e *Xuanshu* (DU-5) (*Supplementing Life*).
- Borborigmos: *Xiawan* (REN-10) e *Xiangu* (E-43) (*One Hundred Symptoms*).
- Rigidez no abdomen: *Xiawan* (REN-10) e *Zhongwan* (REN-12) (*Ode of Spiritual Brightness*).

Jianli (REN-11) – fortalecer o interior

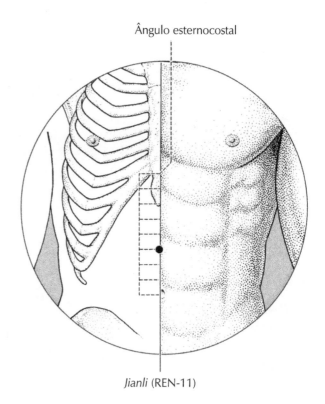

Jianli (REN-11)

Localização

- Na linha media do abdome, 3 *cun* acima do umbigo e 5 *cun* abaixo do ângulo esternocostal.

Nota de localização

- Para localizar o ângulo esternocostal, ver página 71.

Inserção da agulha

Inserção perpendicular com 0,8 a 1,5 *cun*.
Precaução: a inserção profunda em pacientes magros pode fazer com que a agulha penetre na cavidade peritoneal.

Ação

- Harmoniza o *jiao* médio e regula o *qi*.

Indicações

- Distensão abdominal, dor nos intestinos, vômito, falta de prazer em comer, distúrbio da perturbação súbita, dor no coração, edema do corpo.

Combinações

- Opressão no tórax: *Jianli* (REN-11) e *Neiguan* (PC-6) (*One Hundred Symptoms*).
- Edema do abdome com distensão como de tambor: *Jianli* (REN-11) (reduzir) e *Shuifen* (REN-9) (*Secrets of the Celestial Star*).

Zhongwan (REN-12) – cavidade do meio

Ponto mu *frontal do Estômago.*
Ponto hui *de encontro dos* fu.
Ponto de encontro do vaso da Concepção com os canais do Intestino Delgado, Sanjiao e Estômago.

Localização

- Na linha média do abdome, 4 *cun* acima do umbigo e no ponto médio entre o umbigo e o ângulo esternocostal.

Nota de localização

- Para localizar o ângulo esternocostal, ver página 71.

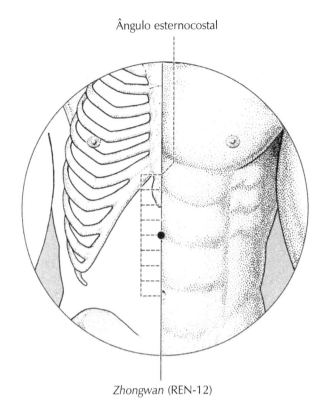

Ângulo esternocostal

Zhongwan (REN-12)

Inserção da agulha

Inserção perpendicular com 0,8 a 1,5 *cun*.

Precaução: em pacientes magros, a inserção profunda pode fazer com que a agulha penetre na cavidade peritoneal.

Ações

- Harmoniza o *jiao* médio e descende a rebelião.
- Tonifica o estômago e fortalece o baço.
- Regula o *qi* e alivia a dor.

Indicações

- Todas as doenças do estômago e do baço, agressão interna ao estômago e ao baço, dor e plenitude epigástrica, ingestão difícil, come pouco, mas se sacia facilmente, náusea, refluxo do estômago, vômito, vômito com sangue, distensão abdominal, dor intensa do abdome, plenitude abdominal súbita, distensão e plenitude focal, dor do baço, rigidez e dor da região costal lateral.
- Transtorno por preocupação, ansiedade e por pensar demais, transtorno ocasionado pelas sete emoções levando à dor epigástrica.
- Diarreia, alimentos não digeridos (nas fezes), distúrbio disentérico vermelho e branco, dificuldade de evacuar, calor no intestino delgado, urina escura, distúrbio da perturbação súbita.
- Taxação por deficiência, tez amarelada, tontura com sangue pós-parto.
- Dor no coração, agitação crônica e aguda de vento na infância, perda da consciência, depressão maníaca, epilepsia, remexe a língua.
- Corpo frio, odor nojento de queimado no nariz, *qi* como "porquinho correndo", malária por calor, dispneia.

Comentários

Zhongwan (REN-12) (cavidade do meio), também conhecido como *Zhongguan* (controlador do meio), é o ponto *mu* frontal do Estômago e o ponto *hui* de encontro dos *fu*. O termo "*mu*" significa reunir ou juntar, e é nos pontos *mu* frontais que o *qi* dos *zangfu* se reúne na superfície anterior do corpo. Como o Estômago e o Baço são as origens do *qi* pós-celestial, considera-se que esses órgãos desempenhem um papel central entre os *zangfu*, transformando e distribuindo a essência dos alimentos e das bebidas ingeridas por todo o corpo. Por esta razão, pode-se dizer que o Estômago domina os *fu* e o Baço, os *zang*. A íntima relação de *Zhongwan* (REN-12) com o Estômago, portanto, se reflete ainda mais na sua condição de ponto *hui* de encontro dos *fu*, da mesma forma que *Zhangmen* (F-13), o ponto *mu* frontal do Baço, também é o ponto *hui* de encontro dos *zang*.

Zhongwan (REN-12) é o principal ponto do abdome para regular a função do Estômago. O *Investigation into Points along the Channels* simplesmente declara que *Zhongwan* (REN-12) pode tratar "todas as doenças do Estômago e do Baço". Em comparação com pontos vizinhos como *Liangmen* (E-21), *Shangwan* (REN-13) e *Xiawan* (REN-10), que estão predominantemente indicados para padrões de excesso, *Zhongwan* (REN-12) é igualmente aplicável em distúrbios caracterizados tanto por excesso quanto por deficiência.

O Estômago é o "mar de água e grão" e suas principais funções são receber os alimentos e as bebidas, "decompor e amadurecê-los" e depois promover a descensão dos produtos transformados. Os distúrbios do Estômago podem ser por deficiência ou excesso, frio ou calor, patógenos externos ou desarmonia interna. Independentemente da etiologia,

562 – VASO DA CONCEPÇÃO

a desarmonia do Estômago sempre se manifesta no distúrbio de uma ou mais dessas funções. Se o Estômago falhar em receber alimentos e bebidas, haverá incapacidade de comer e ingestão difícil; se o Estômago falhar em "decompor e amadurecer" e em promover a descensão, haverá plenitude, distensão e dor; se o *qi* do Estômago se rebelar para cima, haverá náusea, vômito, refluxo do Estômago e soluço.

Os métodos tradicionais chineses de preservação de saúde reconhecem há muito tempo a importância da harmonia emocional para o funcionamento normal do Estômago. A dissipação constante do *qi* resultante de preocupação, ansiedade e de pensar demais pode esgotar o Estômago e o Baço e prejudicar a função do Estômago. Qualquer excesso de uma das sete emoções pode resultar em estagnação do *qi* que, por sua vez, agride o Estômago e leva à dor epigástrica. As mais danosas emoções são raiva, frustração ou ressentimento, particularmente se vivenciadas durante a alimentação. Nesse momento, o *qi* está concentrado no Estômago, fazendo com que este órgão fique particularmente suscetível à estagnação do *qi*. Em todos esses casos, *Zhongwan* (REN-12) é um ponto fundamental. Na prática, a dor ou distensão epigástrica decorrente da estagnação do *qi* do Fígado pode ser acompanhada por dor ou distensão na região costal lateral. *Zhongwan* (REN-12) não só é indicado para esse sintoma, mas também a sensação provocada pela inserção de agulha nesse ponto em geral é transmitida para essa área.

O Estômago e o Baço estão intimamente relacionados. De acordo com o *Treatise on the Spleen and Stomach*, escrito por Li Dong-yuan, "quando a deficiência do Estômago dá origem à falha do *taiyin* em receber [o que naturalmente faz], o ponto *mu* do *Yangming* do pé (*Zhongwan* [REN-12]) fará o trabalho". Isto realça a importante ação secundária de *Zhongwan* (REN-12) de fortalecer o Baço em casos de deficiência. Ele é indicado para diarreia, alimentos não digeridos (nas fezes), taxação por deficiência, tontura pós-parto e tez amarelada.

Finalmente, *Zhongwan* (REN-12) é citado no *Song of the Nine Needles for Returning the Yang* para o tratamento de colapso do *yang* caracterizado por perda da consciência, aversão ao frio, contracorrente de frio dos membros, lábios arroxeados, etc.

Combinações

- Vômito: *Zhongwan* (REN-12), *Geshu* (B-17) e *Zhangmen* (F-13) (*Thousand Ducat Formulas*).

- Vômito de saliva clara (aquosa): *Zhongwan* (REN-12), *Shanzhong* (REN-17), *Daling* (PC-7) e *Laogong* (PC-8) (*Great Compendium*).

- Estagnação de alimentos na parte média do abdome, dor penetrante que não cessa: *Zhongwan* (REN-12), *Gongsun* (BP-4), *Jiexi* (E-41) e *Zusanli* (E-36) (*Complete Collection*).

- Dor abdominal: *Zhongwan* (REN-12), *Neiguan* (PC-6) e *Zusanli* (E-36) (*Great Compendium*).

- Rigidez no abdome: *Zhongwan* (REN-12) e *Xiawan* (REN-10) (*Ode of Spiritual Brightness*).

- Rigidez e dor na região costal lateral: *Zhongwan* (REN-12) e *Chengman* (E-20) (*Thousand Ducat Formulas*).

- Massas abdominais no hipogástrio decorrentes de estagnação de *qi* e de estase de sangue que são duras e grandes como uma placa, com distensão epigástrica e alimentos não digeridos (nas fezes): *Zhongwan* (REN-12) e *Sanjiaoshu* (B-22) (*Thousand Ducat Formulas*).

- Alimentos não digeridos (nas fezes): *Zhongwan* (REN-12) e *Sanyinjiao* (BP-6) (*Supplementing Life*).

- Diarreia incessante: *Zhongwan* (REN-12), *Tianshu* (E-25) e *Zhongji* (REN-3) (*Great Compendium*).

- Sangue nas fezes: *Zhongwan* (REN-12), *Zusanli* (E-36) e *Qihai* (REN-6) (*Glorious Anthology*).

- Dificuldade de evacuar: *Zhongwan* (REN-12), *Dazhong* (R-4), *Zhongliao* (B-33), *Guanyuan* (REN-4), *Chengjin* (B-56), *Taichong* (F-3), *Chengshan* (B-57) e *Taixi* (R-3) (*Supplementing Life*).

- Todas as doenças de fleuma, vento na cabeça, dispneia e tosse, todos os tipos de *tanyin* (fleuma-líquido): *Zhongwan* (REN-12) e *Fenglong* (E-40) (*Ouline of Medicine*).

- Dispneia com incapacidade de andar: *Zhongwan* (REN-12), *Qimen* (F-14) e *Shanglian* (IG-9) (*Great Compendium*).

- Icterícia com fraqueza nos quatro membros: *Zhongwan* (REN-12) e *Zusanli* (E-36) (*Classic of the Jade Dragon*).

- Icterícia por deficiência do Baço: *Zhongwan* (REN-12) e *Wangu* (ID-4) (*Ode of the Jade Dragon*).

Shangwan (REN-13) – cavidade superior

上脘

Ponto de encontro do vaso da Concepção com os canais do Estômago e do Intestino Delgado.

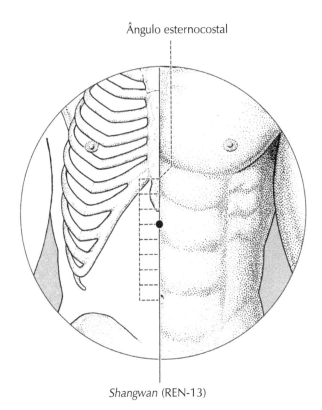

Shangwan (REN-13)

Localização
- Na linha média do abdome, 5 *cun* acima do umbigo e 3 *cun* abaixo do ângulo esternocostal.

Nota de localização
- Para localizar o ângulo esternocostal, ver página 71.

Inserção da agulha
Inserção perpendicular de 0,8 a 1,5 *cun*.
Precaução: em pacientes magros, a inserção profunda pode fazer com que a agulha penetre na cavidade peritoneal.

Ações
- Harmoniza o estômago e regula o *qi*.
- Descende a rebelião e alivia o vômito.
- Regula o coração.

Indicações
- Náusea, vômito, taxação por deficiência, vômito de sangue, ingestão difícil, refluxo do estômago, distúrbio da perturbação súbita, dor abdominal, distensão e plenitude abdominal, massas abdominais (*ji ju*), dor do baço, alimentos não digeridos (nas fezes), borborigmos.
- Dor súbita do coração, sensação de calor e agitação no coração, palpitações por susto.
- Calor no corpo com ausência de transpiração, doença febril, icterícia.
- Epilepsia por vento, muita fleuma, *qi* como "porquinho correndo", tontura visual.

Comentários
Shangwan (REN-13) (cavidade superior) também é conhecido como *Shangguan* (controlador superior). A tradição chinesa considerava que esse ponto afetava a porção superior do Estômago enquanto *Xiawan* (REN-10) (cavidade inferior) afetava a porção inferior. Entre esses dois pontos está *Zhongwan* (REN-12) (cavidade do meio). O *Spiritual Pivot*[18] afirma: "Quando há ingestão difícil e obstrução no diafragma, é uma indicação que o patógeno está no Estômago. Quando o distúrbio está na cavidade superior, então agulhar *Shangwan* (REN-13) para conter a rebelião e fazê-la descer. Quando o distúrbio está na cavidade inferior, então agulhar *Xiawan* (REN-10) para dispersar e movê-la". *Shangwan* (REN-13) é indicado para rebelião do *qi* do Estômago, que se manifesta como náusea, vômito, vômito de sangue e refluxo do estômago, e para estagnação no epigástrio e no abdome, que se manifesta como dor, distensão, plenitude e massas.

O vaso da Concepção ascende pelo meio do tórax, enquanto *Shangwan* (REN-13) é um ponto de encontro do vaso da Concepção com os canais do Estômago e do Intestino Delgado. Esses dois canais conectam-se com o Coração por meio de seus trajetos primários e secundários. *Shangwan* (REN-13) é indicado (e incluído em combinações clássicas) para calor, agitação e dor do coração e palpitações. Na prática clínica, entretanto, *Juque* (REN-14), o ponto seguinte ao longo do canal e o ponto *mu* frontal do Coração, é mais usado para distúrbios do coração.

Combinações

- Vômito de sangue e hemorragia externa espontânea: Shangwan (REN-13), Pishu (B-20), Ganshu (B-18) e Yinbai (BP-1) (*Great Compendium*).
- Vômito de sangue: Shangwan (REN-13), Burong (E-19) e Daling (PC-7) (*Thousand Ducat Formulas*).
- Vômito: Shangwan (REN-13), Burong (E-19) e Daling (PC-7) (*Supplementing Life*).
- Os nove tipos de dor no coração: Shangwan (REN-13) e Zhongwan (REN-12) (*Ode of the Jade Dragon*).
- Dor insuportável no coração: Shangwan (REN-13) e Daling (PC-7) (*Thousand Ducat Formulas*).
- Distensão e plenitude no coração e no abdome: Shangwan (REN-13) e Juque (REN-14) (*Supplementing Life*).
- Agitação maníaca: Shangwan (REN-13) e Shenmen (C-7) (*One Hundred Symptoms*).

Juque (REN-14) – grande portão

Ponto mu frontal do Coração.

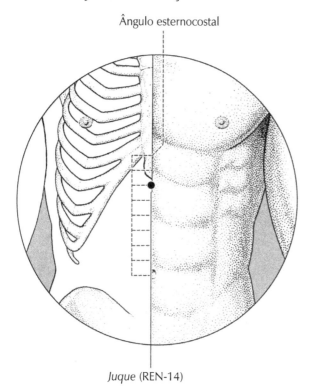

Juque (REN-14)

Localização

- Na linha média do abdome, 6 *cun* acima do umbigo e 2 *cun* abaixo do ângulo esternocostal.

Nota de localização

- Em alguns pacientes, o processo xifoide pode se estender até esse ponto.
- Para localizar o ângulo esternocostal, ver página 71.

Inserção da agulha

Inserção perpendicular de 0,5 a 1 *cun*, ou inserção oblíqua voltada para baixo de 1 a 1,5 *cun*.

Precaução: (1) a inserção profunda, especialmente em pacientes magros, pode lesar o lobo esquerdo do fígado ou o coração, se algum desses órgãos estiver aumentado; (2) a inserção oblíqua, voltada para cima em direção ao coração, é contraindicada em todos os casos.

Ações

- Regula o coração e alivia a dor.
- Descende o *qi* do Pulmão e desata o tórax.
- Transforma a fleuma e acalma o espírito.
- Harmoniza o estômago e descende a rebelião.

Indicações

- Dor no coração, dor súbita no coração, dor no coração decorrente de frio, lesão por frio que provoca agitação do coração, dor no tórax que se irradia para as costas, dor no tórax que se irradia para a região costal lateral, acúmulo de fleuma no tórax, rebelião do *qi*, tosse, plenitude do tórax com respiração curta, escarro de sangue.
- Distúrbio maníaco, depressão maníaca, aversão ao fogo, tendência a praguejar e a repreender os outros, fala com raiva e de modo desatinado, raiva, desorientação, perda da consciência, epilepsia com vômito de espuma, palpitações por susto, memória fraca, agitação e calor.
- Distúrbio da perturbação súbita, distensão abdominal, dor abdominal súbita, distensão focal, refluxo do estômago, regurgitação ácida, obstrução do diafragma, icterícia, icterícia aguda, distúrbio *shan*, distensão e plenitude da

parte inferior do abdome, dor decorrente de vermes nematódeos.

- Interação exagerada das cinco fases, *qi* diminuído, doença febril, espasmo clônico.

Comentários

De acordo com o *Essential Questions*, é nos pontos *mu* frontais que o *qi* dos *zangfu* se reúne e se concentra, e *Juque* (REN-14), o ponto *mu* frontal do Coração, é indicado para distúrbios do *zang* Coração e do espírito. O *Introduction to Medicine* escrito por Li Ting, da dinastia Ming, declara que *Juque* (REN-14) trata os "nove tipos de dor no Coração". De acordo com os princípios, "sem movimento há dor" e "onde há subnutrição, há dor", a dor no Coração sempre envolve estagnação de *qi* e de sangue ou deficiência de *qi*, sangue, *yin* ou *yang*. Na prática clínica, esses padrões de excesso e deficiência amiúde se combinam, e mesmo quando a manifestação é de excesso (por exemplo, estase de sangue ou obstrução de sangue por fleuma), a raiz pode envolver deficiência. Independentemente da etiologia ou do padrão, como ponto *mu* frontal do Coração, *Juque* (REN-14) é o principal ponto local para esses distúrbios, e particularmente, conforme muitas fontes clássicas informam, quando há ataque de frio no coração. Ele também é indicado para dor no tórax, especialmente quando se irradia para as costas, um sintoma do que é conhecido como obstrução dolorosa torácica. Este distúrbio, caracterizado por estase de fleuma e sangue e de circulação deficiente do *yang qi*, também pode atrapalhar a função do pulmão, resultando em tosse e respiração curta.

Qualquer desarmonia do Coração pode dar origem à perturbação do espírito, contudo, o mais grave ocorre quando a fleuma obscurece os portais do Coração. No contexto das indicações tradicionais para *Juque* (REN-14), quando só a fleuma predomina, pode haver memória fraca, desorientação, perda de consciência ou epilepsia com vômito de espuma, mas se a fleuma estiver combinada com calor, haverá várias manifestações de distúrbio maníaco, como falar com raiva e de maneira desatinada, grande raiva e fúria, tendência a praguejar e a repreender os outros, etc. Ou então, se: (1) o sangue do Coração estiver deficiente, (2) houver estase de sangue impedindo a nutrição adequada do Coração com sangue fresco, (3) a deficiência do *yin* do Coração ou a transformação de estase de sangue gerar calor que agita o espírito, pode haver ansiedade, palpitações e sensação nervosa

e agitada no epigástrio (abaixo do coração). *Juque* (REN-14) é o principal ponto local para o tratamento desses distúrbios.

O trajeto principal do vaso da Concepção sobe do períneo até a região da boca. Apesar desse movimento ascendente do canal, os pontos do vaso da Concepção no tórax e no abdome têm forte ação sobre a descensão do *qi*, especialmente do Pulmão e do Estômago. Este movimento descendente se reflete na prática de *gigong* chamada de "pequeno circuito celestial", que faz o *qi* subir pelo vaso Governador e descer pelo vaso da Concepção. Localizado na região entre o Pulmão e o Estômago, *Juque* (REN-14) tem forte ação em controlar o *qi* rebelde nesses dois *zangfu*.

No que se refere ao pulmão, *Juque* (REN-14) é indicado para rebelião do *qi* que se manifesta como tosse e plenitude do tórax com respiração curta. No que se refere ao estômago, *Juque* (REN-14) é capaz de regular a rebelião do *qi* que se manifesta como náusea, reflexo do estômago, vômito e regurgitação ácida, e estagnação do *qi* que dá origem a distensão abdominal, constrição esofágica, distensão focal e obstrução do diafragma.

Finalmente, o *Great Compendium of Acupuncture and Moxibustion* recomenda *Juque* (REN-14) para interação exagerada das cinco fases. Esta indicação extremamente abrangente em geral é interpretada como um reflexo do estado do coração, do qual *Juque* (REN-14) é ponto *mu* frontal, como governador soberano de todos os *zangfu*.

Combinações

- Agitação do Coração: *Juque* (REN-14) e *Xinshu* (B-15) (*Supplementing Life*).
- Agitação e plenitude do Coração: *Juque* (REN-14) e *Yindu* (R-19) (*Supplementing Life*).
- Distensão e plenitude no Coração e no abdome: *Juque* (REN-14) e *Shangwan* (REN-13) (*Supplementing Life*).
- Palpitações por susto com *qi* diminuído: *Juque* (REN-14), *Shenmen* (C-7) e *Ligou* (F-5) (*Supplementing Life*).
- Desorientação do Coração: *Juque* (REN-14), *Tianjing* (SJ-10) e *Xinshu* (B-15) (*Great Compendium*).
- Distúrbio maníaco, delírio, fúria e praguejamento: *Juque* (REN-14) e *Zhubin* (R-9) (*Thousand Ducat Formulas*).
- Rebelião do *qi* com tosse, plenitude do tórax e respiração curta com dor que se irradia para

as costas: 50 cones de moxa em cada *Juque* (REN-14) e *Qimen* F-14) (*Thousand Ducat Formulas*).
- Tosse: *Juque* (REN-14), *Shanzhong* (REN-17) e *Quepen* (E-12) (*Thousand Ducat Formulas*).
- Vômito com plenitude do tórax: *Juque* (REN-14), *Shufu* (R-27), *Shencang* (R-25) e *Lingxu* (R-24) (*Thousand Ducat Formulas*).
- Distúrbio da perturbação súbita: *Juque* (REN-14), *Guanchong* (SJ-1), *Zhigou* (SJ-6), *Gongsun* (BP-4) e *Jiexi* (E-41) (*Systematic Classic*).
- Dor do diafragma por acúmulo de líquido que é difícil suportar: *Juque* (REN-14) e *Shanzhong* (REN-17) (*One Hundred Symptoms*).

Jiuwei (REN-15) – cauda da pomba-rola

Ponto luo de conexão do vaso da Concepção.

Localização

- Na linha média do abdome, 7 *cun* acima do umbigo e 1 *cun* abaixo do nível do ângulo esternocostal.

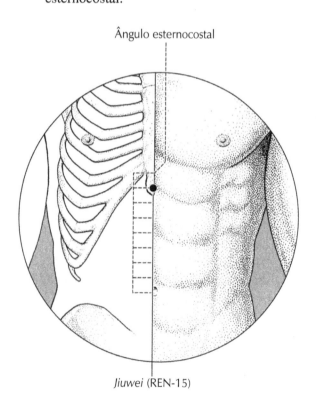

Jiuwei (REN-15)

Nota de localização

- Muitas fontes localizam esse ponto abaixo do processo xifoide. Na prática, entretanto, a extensão do processo xifoide varia consideravelmente e esse ponto pode cair no processo xifoide propriamente dito.
- Para localizar o ângulo externo-costal, ver página 71.

Inserção da agulha

Inserção oblíqua voltada para baixo com 0,5 a 1 *cun*.

Nota: de acordo com vários textos clássicos, a moxibustão é contraindicada nesse ponto.

Precaução: (1) a inserção profunda da agulha, especialmente em indivíduos magros, pode lesar o lobo esquerdo do fígado ou o coração, caso estes órgãos estejam aumentados. (2) É contraindicada em todos os casos a inserção oblíqua voltada para cima em direção ao coração.

Ações

- Regula o Coração e acalma o espírito.
- Descende o *qi* do Pulmão e desata o tórax.

Indicações

- Os cinco tipos de epilepsia, mania, andar como louco, cantar como louco, aversão ao som das pessoas conversando, palpitações por susto.
- Sensação opressiva no coração, dor no tórax, excesso de suspiros, dor que se irradia do coração para as costas.
- Dor na pele do abdome, prurido na pele do abdome.
- Sibilos, dispneia, plenitude do tórax, tosse, tosse com sangue, *qi* diminuído, som esteroroso na garganta, obstrução dolorosa da garganta, inchaço da garganta.
- Ingestão difícil, refluxo do estômago, prolapso do reto, doença febril, dor de cabeça unilateral que se estende até o canto externo do olho, atividade sexual excessiva que leva a esgotamento em jovens.

Comentários

Jiuwei (REN-15) é o ponto *luo* de conexão do vaso da Concepção, de onde o *qi* deste canal se dispersa e se espalha pelo abdome. O nome de *Jiuwei* (REN-15) (cauda da pomba-rola) reflete a forma do processo xifoide, parecido com a cauda de um pombo, em que as costelas formam as asas. Na verdade, historicamente existe uma certa discussão sobre o fato de *Huiyin* (REN-1), e não *Jiuwei* (REN-15), ser o ponto *luo* de conexão do vaso da Concepção. O *Spiritual Pivot*[19] se refere ao ponto *luo* de conexão do vaso da Concepção como *Weiyi* (abrigo da cauda), um nome alternativo para *Jiuwei* (REN-15), e dá sintomas de excesso (dor na pele do abdome) e deficiência (prurido na pele do abdome). Clássicos mais recentes, entretanto, incluindo os livros *Systematic Classic of Acupuncture and Moxibustion* e *Great Compendium of Acupuncture and Moxibustion* se referem ao ponto *luo* de conexão do vaso da Concepção como *Pingyi* (abrigo plano), um nome alternativo para *Huiyin* (REN-1), e atribui esses sintomas de excesso e deficiência a esse ponto. *Huiyin* (REN-1), e não *Jiuwei* (REN-15), como ponto *luo* de conexão do vaso da Concepção, refletiria uma exata simetria com *Chengqiang* (DU-1) como ponto *luo* de conexão do vaso Governador.

À semelhança de *Juque* (REN-14), o ponto *mu* frontal do Coração, *Jiuwei* (REN-15) tem poderosa ação para acalmar o espírito em casos de fleuma obscurecendo o Coração (epilepsia, mania, cantar e andar como louco e aversão ao som das pessoas conversando), bem como regular a estagnação de *qi* e de sangue na região do Coração que dá origem a opressão e dor. Também à semelhança de *Juque* (REN-14), *Jiuwei* (REN-15) é capaz de regular e descender o *qi* do Pulmão em casos de sibilos, tosse, dispneia, etc.

No *Spiritual Pivot*[20], *Jiuwei* (REN-15) é relacionado como ponto *yuan* do "*gao*". Este termo, o mesmo *gao* de *Gaohuangshu* (B-43), refere-se à área abaixo do coração, enquanto "*huang*" se refere à área acima do diafragma. Dizem que, quando uma doença entra no *gaohuang*, ela é difícil de ser curada. O livro *Master Zuo-jiu's Tradition of the Spring and Autumn Annals*[21], uma das referências mais antigas da acupuntura, conta que o Príncipe de Jin estava gravemente doente e procurou o famoso médico Yi Huan. Depois de examinar o paciente, o Dr. Huan declarou que a doença tinha se estabelecido na região do *gaohuang* (entre o coração e o diafragma) e por isso "ela não pode ser purificada, não pode ser alcançada (pela inserção de agulhas), as ervas não penetram nela, não há nada que possa ser feito". A despeito da declaração feita no *Spiritual Pivot* de que o *gao* se origina em *Jiuwei* (REN-15), entende-se normalmente que esse ponto não trata doenças profundas e crônicas de deficiência, sendo as únicas indicações relevantes "*qi* diminuído" e "atividade sexual em excesso que leva ao esgotamento em jovens".

Combinações

- Os cinco tipos de epilepsia: *Jiuwei* (REN-15), *Houxi* (ID-3) e *Shenmen* (C-7) (*Song More Precious than Jade*).
- Tosse e escarro de sangue: *Jiuwei* (REN-15), *Ganshu* (B-18), *Quepen* (E-12), *Xinshu* (B-15) e *Juque* (REN-14) (*Supplementing Life*).
- Prolapso do reto em crianças: aplicar moxa em *Jiuwei* (REN-15) e *Baihui* (DU-20) (*Ode of Xi-hong*).
- Prolapso do reto: *Jiuwei* (REN-15) e *Baihui* (DU-20) (*One Hundred Symptoms*).
- Distúrbio disentérico: *Jiuwei* (REN-15) e *Baihui* (DU-20) (*Ode of Spiritual Brightness*).
- Doença febril com dor de cabeça unilateral: *Jiuwei* (REN-15) e *Xuanli* (VB-6) (*Thousand Ducat Formulas*).

Zhongting (REN-16) – pátio central

Localização

- Na linha média do esterno, no nível do ângulo esternocostal.

Nota de localização

- Para localizar o ângulo esternocostal, ver página 71.
- Esse ponto fica no mesmo nível do quinto espaço intercostal, na linha mamilar.

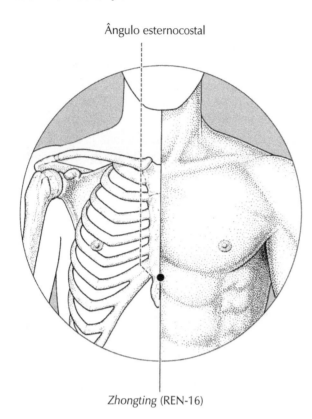

Zhongting (REN-16)

Shanzhong (REN-17) – centro do tórax

Ponto mu *frontal do Pericárdio.*
Ponto hui *de encontro do* qi.
Ponto do mar *de* qi.
Ponto de encontro do vaso da Concepção com os canais do Baço, Rim, Intestino Delgado e Sanjiao.

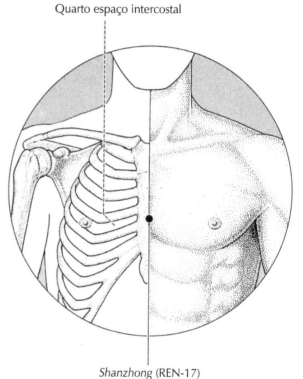

Shanzhong (REN-17)

Inserção da agulha

Inserção transversal voltada para cima ou para baixo ao longo da linha média com 0,5 *cun*.

Ações

- Desata o tórax.
- Regula o estômago e descende a rebelião.

Indicações

- Plenitude do tórax e da região costal lateral, constrição esofágica, ingestão difícil, vômito depois de comer, vômito de leite materno em recém-nascidos, frio e dor do umbigo.

Combinações

- Vômito: *Zhongting* (REN-16), *Shufu* (R-27) e *Yishe* (B-49) (*Supplementing Life*).
- Constrição esofágica com ingestão difícil e vômito: *Zhongting* (REN-16) e *Zhongfu* (P-1) (*Thousand Ducat Formulas*).
- Ingestão difícil: *Zhongting* (REN-16), *Zigong* (REN-19) e *Danshu* (B-19) (*Thousand Ducat Formulas*).

Localização

- Na linha média do esterno, em uma depressão situada no mesmo nível da junção do quarto espaço intercostal e o esterno.

Nota de localização

- Primeiro localizar a cartilagem costal da segunda costela que fica no mesmo nível do ângulo esternal e depois localizar o segundo espaço intercostal abaixo dela e contar para baixo até o quarto espaço.
- Esse ponto pode ser localizado diretamente entre os mamilos nos homens.

Inserção da agulha

Inserção transversal voltada para cima ou para baixo ao longo do canal de 0,5 a 1 *cun*.

Inserção transversal voltada para o lado em direção à mama com 1 a 1,5 *cun*, para distúrbios das mamas.

Nota: de acordo com vários textos clássicos, a inserção de agulha é contraindicada.

Ações

- Regula o *qi* e desata o tórax.
- Descende a rebelião do Pulmão e do Estômago.
- Beneficia o *qi* fundamental.
- Beneficia as mamas e promove a lactação.

Indicações

- Respiração curta com rebelião do *qi*, incapacidade de falar, dispneia, sibilos, som estertoroso na garganta, tosse, asma, plenitude e opressão do tórax e do diafragma, obstrução do tórax, dor no tórax e no coração, tosse com sangue, obstrução dolorosa no tórax, abscesso do pulmão com tosse e expectoração purulenta.
- Ingestão difícil, regurgitação ácida, constrição esofágica, vômito de saliva espumosa (aquosa).
- Lactação insuficiente, abscesso da mama, distensão e dor da mama.
- Bócio, obstrução dolorosa por vento, perda da consciência.

Comentários

Shanzhong (REN-17) também é conhecido como *Shangqihai* (mar de *qi* superior) e *Danzhong* (outro nome para o pericárdio). Esses nomes alternativos refletem a condição de *Shanzhong* (REN-17) como o ponto *hui* de encontro do *qi* e como ponto *mu* frontal do Pericárdio. O termo "*mu*" significa reunir ou coletar, e é nos pontos *mu* frontais que o *qi* dos *zangfu* se reúne e se concentra na superfície anterior do corpo.

De acordo com o *Spiritual Pivot*[22], *Shanzhong* (REN-17) é o "mar de *qi*" (ligação com *Dazhui* – DU-14, *Yamen* – DU-15 e *Renying* – E-9). Essa passagem afirma: "Quando o mar de *qi* está em excesso, há plenitude do tórax, urgência de respiração e tez avermelhada. Quando o mar de *qi* está deficiente, há

pouca energia insuficiente para falar". Essas indicações refletem a capacidade de *Shanzhong* (REN-17) em regular o *qi* no tórax, bem como em tratar falta de ar com incapacidade de falar. O *Spiritual Pivot*[23] afirma que o *qi* fundamental se acumula no "mar superior", com seu trajeto inferior fluindo para baixo até *Qichong* (E-30) e seu trajeto superior penetrando nas vias respiratórias. Localizado no centro do tórax, *Shanzhong* (REN-17) tem um forte efeito sobre o *qi* fundamental, que por sua vez, supervisiona as funções do Pulmão de dominar o *qi* e controlar a respiração e a fala, e a função do Coração de governar o sangue e os vasos sanguíneos. De acordo com o *Illustrated Supplement to the Classic of Categories*[24], *Shanzhong* (REN-17) pode tratar "todos os tipos de ascensão de *qi* e dispneia". Quando o Pulmão falha em descender o *qi* e controlar a respiração, independentemente de ser decorrente de ataque por patógenos externos ou de desarmonia interna, haverá várias manifestações de acúmulo ou de rebelião do *qi*, como tosse, dispneia, sibilos, asma e plenitude e opressão do tórax. *Shanzhong* (REN-17) é um importante ponto local para aliviar esse acúmulo de *qi* no tórax e descender a rebelião do *qi* do Pulmão. Quando o *qi* fundamental estiver deficiente, então o *qi* tanto do Pulmão quanto do Coração ficará deficiente. No Pulmão, haverá respiração curta, e se o *qi* do Coração falhar em mover o sangue e os vasos sanguíneos no tórax, haverá obstrução dolorosa no tórax e dor do Coração e no tórax com plenitude e opressão. *Shanzhong* (REN-17) é um dos principais pontos para regular o *qi* fundamental.

A ação de *Shanzhong* (REN-17) em descender a rebelião de *qi* se estende até o *jiao* médio, sendo capaz de restaurar a harmonia ao Estômago em casos de ingestão difícil, regurgitação ácida, constrição esofágica e vômito.

Localizado no ponto médio entre as mamas, *Shanzhong* (REN-17) é um ponto fundamental no tratamento de lactação insuficiente. De acordo com o *Observations of Women* escrito por Zhang Jing-yue, "O *qi* e o sangue nos vasos da Concepção e Governador em mulheres se transformam em sangue menstrual quando eles descem e em leite quando sobem; a produção insuficiente de leite ou o atraso da produção de leite após o parto são decorrentes de deficiência de *qi* e sangue", enquanto o livro *Literati's Care of Parents* afirma: "Choro, pranto, pesar, raiva ou depressão levam à obstrução das passagens de leite". Essas duas citações ilustram os dois principais padrões de base da lactação insuficiente, a saber:

- Deficiência de *qi*.
- Estagnação de sangue e *qi*. Em qualquer dos casos, *Shanzhong* (REN-17) pode ser usado em combinação com outros pontos adequados, e em geral é citado juntamente com *Shaoze* (ID-1) em combinações clássicas. Da mesma forma, *Shanzhong* (REN-17) é amiúde usado clinicamente no tratamento de distensão e dor da mama e abscesso da mama. Sempre que qualquer um desses distúrbios mamários for unilateral, a agulha em *Shanzhong* (REN-17) pode ser voltada para o lado afetado para induzir a sensação do *qi* na mama, mas se o distúrbio for bilateral, a agulha poderá ser voltada primeiramente para um lado e depois para o outro.

Combinações

- Dispneia e tosse: *Shanzhong* (REN-17) e *Tiantu* (REN-22) (*Ode of the Jade Dragon*).
- Tosse: *Shanzhong* (REN-17), *Quepen* (E-12) e *Juque* (REN-14) (*Thousand Ducat Formulas*).
- Tosse por rebelião do *qi*: *Shanzhong* (REN-17), *Tianchi* (PC-1), *Tiantu* (REN-22), *Jiexi* (E-41) e *Huagai* (ID-15) (*Supplementing Life*).
- Asma, incapacidade de dormir à noite e mente agitada: *Shanzhong* (REN-17) e *Tiantu* (REN-22) (*Song of the Jade Dragon*).
- Respiração curta e dificuldade de tomar fôlego com incapacidade de falar: *Shanzhong* (REN-17) e *Huagai* (REN-20) (*Thousand Ducat Formulas*).
- Plenitude abdominal, respiração curta com som estertoroso: aplicar moxa em *Shanzhong* (REN-17), *Zhongfu* (P-1) e *Shenque* (REN-8) (*Thousand Ducat Formulas*).
- Obstrução dolorosa no tórax, dor no coração e plenitude do coração e do abdome: *Shanzhong* (REN-17) e *Tianjing* (SJ-10) (*Supplementing Life*).
- Dor no diafragma por acúmulo de líquido difícil de suportar: *Shanzhong* (REN-17) e *Juque* (REN-14) (*One Hundred Symptoms*).
- Vômito de fleuma e saliva aquosa, tontura que não cessa: *Shanzhong* (REN-17), *Yangxi* (IG-5), *Gongsun* (BP-4) e *Fenglong* (E-40) (*Complete Collection*).
- Vômito de saliva clara (aquosa): *Shanzhong* (REN-17), *Zhongwan* (REN-12), *Daling* (PC-7) e *Laogong* (PC-8) (*Great Compendium*).
- Ausência de lactação: aplicar moxa em *Shanzhong* (REN-17) e reforçar *Shaoze* (ID-1) (*Great Compendium*).
- Ausência de lactação: *Shanzhong* (REN-17), *Shaoze* (ID-1) e *Hegu* (IG-4) (*Great Compendium*).

Yutang (REN-18) – átrio de Jade

Localização

- Na linha média do esterno, no mesmo nível da junção do terceiro espaço intercostal e o esterno.

Nota de localização

- Primeiramente localizar a cartilagem costal da segunda costela, que fica no mesmo nível do

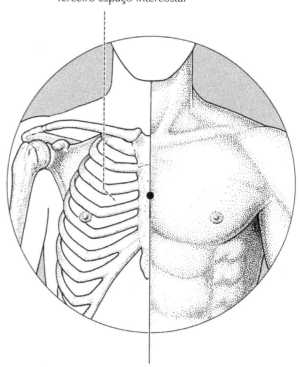

Yutang (REN-18)

ângulo esternal, e depois localizar o segundo espaço intercostal abaixo dela e contar para baixo até o terceiro espaço.

Inserção da agulha

Inserção transversal voltada para cima ou para baixo ao longo do canal de 0,5 a 1 *cun*.

Ações

- Desata o tórax.
- Regula e descende o *qi*.

Indicações

- Dor no tórax e no esterno, agitação com tosse, ascensão do *qi*, plenitude do tórax com dificuldade de respirar, sibilos e dispneia, fleuma frio.
- Vômito, ingestão difícil.
- Obstrução dolorosa da garganta, inchaço da garganta, inchaço e dor das mamas, dor na região costal lateral.

Combinações

- Tosse com rebelião do *qi* e agitação: *Yutang* (REN-18), *Zigong* (REN-19) e *Taixi* (R-3) (*Thousand Ducat Formulas*).
- Agitação do coração e vômito: *Yutang* (REN-18) e *Youmen* (R-21) (*One Hundred Symptoms*).
- Dor óssea: *Yutang* (REN-18), *Zigong* (REN-19) e *Geshu* (B-17) (*Supplementing Life*).

Zigong (REN-19) – palácio roxo

Localização

- Na linha média do esterno, no mesmo nível da junção do segundo espaço intercostal com o esterno.

Nota de localização

- Localizar a cartilagem costal da segunda costela que fica no mesmo nível do ângulo esternal e depois localizar o segundo espaço intercostal abaixo dela.

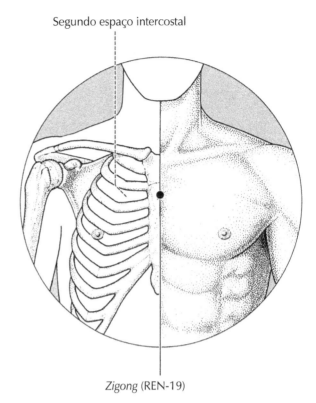

Segundo espaço intercostal

Zigong (REN-19)

Inserção da agulha

Inserção transversal voltada para cima ou para baixo ao longo do canal de 0,5 a 1 *cun*.

Ações

- Desata o tórax.
- Regula e descende o *qi*.

Indicações

- Dor no tórax, dor no esterno, tosse, tosse com sangue, saliva como cola branca.
- Vômito com ascensão do *qi*, ingestão difícil, agitação, obstrução dolorosa, dor óssea.

Combinações

- Tosse com rebelião do *qi* e agitação: *Zigong* (REN-19), *Yutang* (REN-18) e *Taixi* (R-3) (*Thousand Ducat Formulas*).
- Ingestão difícil: *Zigong* (REN-19), *Zhongting* (REN-16) e *Danshu* (B-19) (*Thousand Ducat Formulas*).
- Dor óssea: *Zigong* (REN-19), *Yutang* (REN-18) e *Geshu* (B-17) (*Supplementing Life*).

Huagai (REN-20) – dossel magnífico

Localização

- Na linha média do esterno, no mesmo nível da junção do primeiro espaço intercostal e o esterno.

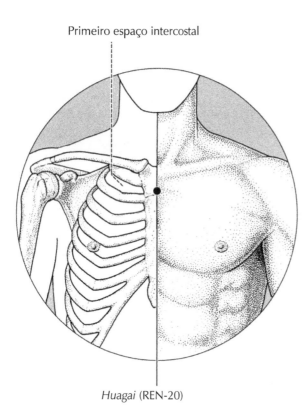

Nota de localização

- Primeiramente localizar a cartilagem costal da segunda costela, que fica no mesmo nível do ângulo esternal, e depois localizar o primeiro espaço intercostal acima dela.

Inserção da agulha

Inserção transversal voltada para cima ou para baixo ao longo do canal de 0,5 a 1 *cun*.

Ações

- Desata o tórax.
- Regula e descende o *qi*.

Indicações

- Dispneia, sibilos, asma, tosse, rebelião do *qi*, dispneia com incapacidade de falar, dor e plenitude do tórax e da região costal lateral.
- Ingestão difícil.

Combinações

- Respiração curta e dificuldade de tomar fôlego com incapacidade de falar: *Huagai* (REN-20) e *Shanzhong* (REN-17) (*Thousand Ducat Formulas*).
- Dor crônica da região costal lateral: *Huagai* (REN-20) e *Qihu* (E-13) (*One Hundred Symptoms*).

Xuanji (REN-21) – eixo de Jade

Localização

- Na linha média do manúbrio do esterno, no ponto médio entre *Huagai* (REN-20) e *Tiantu* (REN-22).

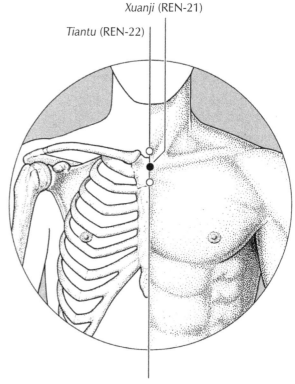

Inserção da agulha

Inserção transversal voltada para baixo de 0,5 a 1 *cun*.

Ações

- Descende o *qi* do Estômago e dispersa o acúmulo de alimentos.
- Desata o tórax e descende o *qi* do Pulmão.
- Beneficia a garganta.

Indicações

- Acúmulo no estômago, ingestão difícil.
- Dor e plenitude do tórax e da região costal lateral, tosse, rebelião do *qi*, sibilos, dispneia com incapacidade de falar.
- Som estertoroso na garganta, obstrução dolorosa da garganta.

Comentários

A combinação de *Xuanji* (REN-21) e *Zusanli* (E-36) há muito tempo é considerada notável para tratar acúmulo de alimentos no Estômago. Embora *Xuanji* (REN-21) compartilhe com muitos pontos do vaso da Concepção a capacidade de regular o Estômago, é interessante notar a declaração em *Ode to Elucidate Mysteries*: "Céu, terra e homem são os três poderes. *Baihui* (DU-20)...ecoa o céu, *Xuanji* (REN-21)...ecoa o homem e *Yongquan* (R-1)...ecoa a terra". Quando esta divisão tríplice é aplicada ao corpo, o céu corresponde ao *jiao* superior que absorve o *qi* celestial, a terra corresponde ao *jiao* inferior e especialmente aos Rins, enquanto o "homem", ficando entre o céu e a terra, corresponde ao *jiao* médio e, portanto, ao Estômago.

A forte ação de descensão desse ponto se estende ao Pulmão e ele é indicado para rebelião do *qi* do Pulmão que dá origem a tosse, sibilos e dispneia.

Combinações

- Lesão interna por acúmulo de alimentos no estômago: *Xuanji* (REN-21) e *Zusanli* (E-36) (*Miscellaneous Diseases*).
- Acúmulo no estômago: *Xuanji* (REN-21) e *Zusanli* (E-36) (*Ode of Xi-hong*).
- Obstrução no estômago por alimentos: *Xuanji* (REN-21) e *Zusanli* (E-36) (*Heavenly Star Points*).
- Dispneia rápida e aflitiva: *Xuanji* (REN-21) e *Qihai* (REN-6) (*Ode of the Jade Dragon*).
- Plenitude do tórax com rigidez do pescoço: *Xuanji* (REN-21) e *Shencang* (R-25) (*One Hundred Symptoms*).

Tiantu (REN-22) – proeminência celestial

Ponto de encontro do vaso da Concepção e do vaso de ligação yin.
Ponto janela do céu.

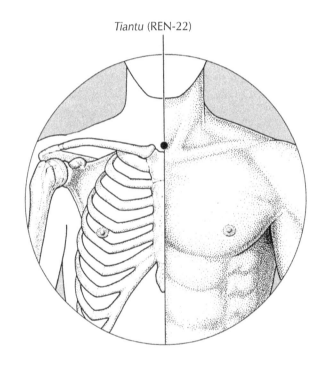

Tiantu (REN-22)

Localização

- Na linha média, no centro da fossa supraesternal, 0,5 *cun* acima da incisura supraesternal.

Inserção da agulha

Inserção perpendicular de 0,3 *cun*.

Com o pescoço estendido (remover o travesseiro da cabeça), agulhar primeiro perpendicularmente de 0,2 a 0,3 *cun* e depois direcionar a agulha para baixo ao longo da borda posterior do manúbrio do esterno de 0,5 a 1 *cun*.

Precaução: este segundo método não deve ser executado por acupunturistas sem experiência clínica sob supervisão.

Ações

- Descende a rebelião do *qi* e alivia tosse e sibilos.
- Beneficia a garganta e a voz.

Indicações

- Obstrução no tórax, plenitude do tórax, obstrução do *qi* com dor no coração, dor no coração e nas costas, rebelião do *qi* com tosse, asma, dispneia súbita, impossibilidade de respirar, abscesso do pulmão com tosse e expectoração purulenta e sanguinolenta.
- Som estertoroso na garganta, acúmulo de fleuma na garganta, *qi* como caroço de ameixa, ulceração da garganta que impede comer, inchaço da garganta, sensação de frio na garganta, garganta seca, abundância de escarro, obstrução dolorosa da garganta, voz estridente, perda súbita da voz, impossibilidade de falar, inchaço do pescoço, bócio.
- Constrição esofágica, vômito, icterícia.
- Veias verde-arroxeadas abaixo da língua, sangramento nasal, sensação de calor na pele da face, face vermelha, inchaço na parte posterior do pescoço e no ombro, calafrios e febre, sensação de calor da pele do abdome, urticária, entorpecimento da carne do corpo.

Comentários

Em comum com muitos pontos do vaso da Concepção, *Tiantu* (REN-22) tem uma forte ação para descender o *qi*. Localizado entre os pulmões e abaixo da garganta, sua principal aplicação é no tratamento de uma ampla variedade de distúrbios que afetam essas duas áreas.

Tiantu (REN-22) há muito tempo é reconhecido como um importante ponto para tratar distúrbios do pulmão, por exemplo, o *Essential Questions*[25] recomenda-o para rebelião do *qi*, impossibilidade de respirar e respiração curta. Assim como outros pontos situados na porção superior do tórax (por exemplo, *Zhongfu* – P-1), *Tiantu* (REN-22) é usado principalmente para tratar padrões de excesso caracterizados por rebelião do *qi* do Pulmão, incluindo tosse, asma, dispneia súbita, incapacidade de respirar e abscesso do pulmão com tosse com secreção purulenta e sanguinolenta.

No que se refere aos distúrbios da garganta, *Tiantu* (REN-22) pode ser usado praticamente em qualquer situação clínica, desde secura, sensação de frio, inchaço e dor, até *qi* em caroço de ameixa e ulceração grave que impede o comer. É também um ponto importante para distúrbios da voz incluindo voz estridente, perda da voz e incapacidade de falar. Na prática clínica moderna, a aplicação mais comum desse ponto é no tratamento de sibilos e asma, especialmente quando acompanhados por acúmulo de fleuma na garganta.

Tiantu (REN-22) é um ponto de encontro do vaso da Concepção com o vaso de Ligação *Yin*. O vaso de Ligação *Yin* sobe pela região do tórax e, de acordo com *O Clássico das Dificuldades*[26], "quando só o vaso de Ligação *Yin* está acometido, haverá dor no Coração". *Tiantu* (REN-22) é especificamente indicado para obstrução do *qi* com dor no coração e dor do coração e nas costas.

Finalmente, *Tiantu* (REN-22) é um dos dez pontos listados no Capítulo 2 do *Spiritual Pivot* que ficaram conhecidos como pontos janela do céu (para uma explicação mais detalhada, ver página 44). O capítulo ilustra muitas ações características desses pontos na capacidade que tem de tratar bócio, rebelião do *qi* do Pulmão e do Estômago e início súbito de distúrbios (perda súbita da voz).

Combinações

- Tosse por rebelião do *qi*: *Tiantu* (REN-22), *Shanzhong* (REN-17), *Tianchi* (PC-1), *Jiexi* (E-41) e *Huagai* (ID-15) (*Supplementing Life*).
- Asma, incapacidade de dormir à noite e mente agitada: *Tiantu* (REN-22) e *Shanzhong* (REN-17) (*Song of the Jade Dragon*).
- Dispneia e tosse: *Shanzhong* (REN-17) e *Tiantu* (REN-22) (*Ode of the Jade Dragon*).
- Tosse que atinge a voz (voz rouca): *Tiantu* (REN-22) e *Feishu* (B-13) (*One Hundred Symptoms*).
- Perda da voz: *Tiantu* (REN-22), *Lingdao* (C-4), *Yingu* (R-10), *Fuliu* (R-7), *Fenglong* (E-40) e *Rangu* (R-2) (*Illustrated Supplement*).
- Perda súbita da voz com trismo: *Tiantu* (REN-22), *Lingdao* (C-4) e *Tianshuang* (ID-16) (*Supplementing Life*).
- Dor e inchaço da garganta: *Tiantu* (REN-22), *Shaoshang* (P-11) e *Hegu* (IG-4) (*Great Compendium*).

- Dor no coração com respiração curta: *Tiantu* (REN-22), *Qimen* (F-14), *Changqiang* (DU-1), *Xindai* (P-4) e *Zhongchong* (PC-9) (*Thousand Ducat Formulas*).
- Sensação de calor na pele da face: *Tiantu* (REN-22) e *Tianshuang* (ID-16) (*Supplementing Life*).

Lianquan (REN-23) – nascente do canto

Ponto de encontro do vaso da Concepção com o vaso de Ligação yin.

Localização
- Na linha média anterior do pescoço, na depressão acima do osso hioide.

Nota de localização
- Correr um dedo delicadamente ao longo da parte de baixo do queixo em direção à garganta até cair na depressão profunda logo à frente do osso hioide.
- O osso hioide é prontamente localizado como a estrutura óssea palpável mais alta na linha média da garganta e passa transversalmente acima da proeminência laríngea; esse ponto fica localizado em sua borda superior.

Inserção da agulha

Inserção oblíqua na direção de *Baihui* (DU-20) de 0,5 a 1,2 *cun*.

Nota: de acordo com vários textos modernos, a moxibustão é contraindicada nesse ponto.

Ações
- Beneficia a língua.
- Descende o *qi* e alivia a tosse.

Indicações
- Inchaço abaixo da língua com dificuldade de falar, perda súbita da voz, perda da voz após acidente vascular cerebral, contração da raiz da língua com dificuldade de comer, protrusão da língua, abundância de escarro, secura da boca, sede, úlceras na boca, trismo.
- Tosse, rebelião do *qi*, dispneia, dor no tórax, vômito de espuma.

Comentários

Lianquan (REN-23), um ponto de encontro do vaso da Concepção com o vaso de Ligação *yin* e localizado na raiz da língua, é muito usado clinicamente no tratamento de perda da voz e rigidez da língua após acidente vascular cerebral. *Lianquan* (REN-23) também pode ser usado para regular a produção de líquidos na boca, no caso de abundância de escarro ou para secura na boca e sede. Para essa finalidade, a agulha é direcionada alternadamente para os pontos extraordinários *Jinjin* (M-CP-20) e *Yuye* (M-CP-20) localizados abaixo da língua.

Combinações
- Inchaço embaixo da língua com dificuldade de falar, protrusão da língua com baba: *Lianquan* (REN-23), *Rangu* (R-2) e *Yingu* (R-10) (*Thousand Ducat Formulas*).
- Inchaço e dor embaixo da língua: *Lianquan* (REN-23) e *Zhongchong* (PC-9) (*One Hundred Symptoms*).

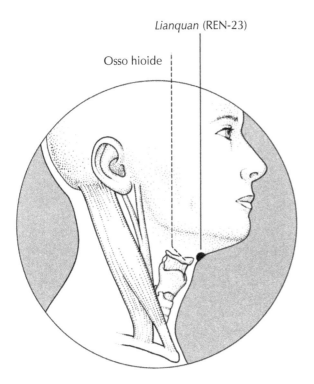

- Inchaço da língua com dificuldade de falar: *Lianquan* (REN-23), *Jinjin* (M-CP-20) e *Yuye* (M-CP-20) (*Great Compendium*).
- Tosse com rebelião do *qi*, dispneia, vômito de espuma e dentes cerrados: *Lianquan* (REN-23), *Futu* (IG-18), *Tianrong* (ID-17), *Pohu* (B-42), *Qishe* (E-11) e *Yixi* (B-45) (*Thousand Ducat Formulas*).

Chengjiang (REN-24) – recipiente de líquidos

Ponto de encontro do vaso da Concepção com o vaso Governador e com os canais do Intestino Grosso e do Estômago.

Ponto fantasma de Sun Si-miao.

Localização

- Acima do queixo, na depressão no centro do sulco mentolabial.

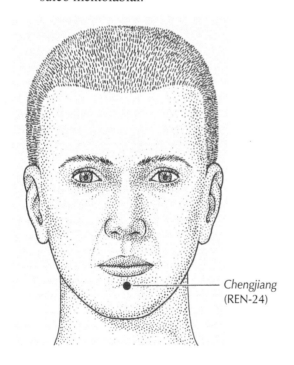

Nota de localização

- O sulco mentolabial corre horizontalmente, aproximadamente no ponto médio entre o queixo e o lábio inferior.

Inserção da agulha

Inserção transversal oblíqua voltada de 0,2 a 0,3 *cun* para cima.

Inserção transversal ao longo do lábio inferior para unir com *Dicang* (E-4).

Ações

- Extingue vento e beneficia a face.
- Regula o vaso da Concepção.

Indicações

- Hemiplegia, desvio da boca e do olho, trismo, epilepsia por vento, rigidez da cabeça e da nuca, tetania, depressão maníaca.
- Dor e entorpecimento da face, inchaço da face, dor dos dentes e das gengivas, perda súbita da voz, lábios arroxeados, produção excessiva de saliva aquosa, boca seca, distúrbio de emagrecimento e sede com grande desejo de beber água, sangramento nasal.
- Urina escura, transpiração, distúrbio *shan* em homens, massas abdominais (*zheng jia*) em mulheres.

Comentários

Chengjiang (REN-24) é um ponto de encontro do vaso da Concepção com os canais *Yangming* da mão e do pé (Intestino Grosso e Estômago). O canal *Yangming* domina a região facial, *Chengjiang* (REN-24) está localizado logo abaixo da boca e o vaso da Concepção propriamente dito circunda a boca, conecta-se com o vaso Governador em *Yinjiao* (DU-28) e termina abaixo do olho em *Chengqi* (E-1). A principal aplicação clínica de *Chengjiang* (REN-24), portanto, é no tratamento de distúrbios faciais, especialmente dor e entorpecimento da face e desvio da boca e do olho (ou seja, paralisia facial). A paralisia facial pode ser decorrente de vento externo, que ataca e obstrui os canais da face, ou de vento interno que ascende e provoca subnutrição dos canais. Esses dois padrões correspondem de forma mais ou menos exata à paralisia facial do sistema nervoso periférico e central na medicina moderna. No tratamento desse distúrbio, *Chengjiang* (REN-24) é normalmente unido através da inserção por transfixação a pontos como *Dicang* (E-4) ou *Jiache* (E-6). A capacidade de *Chengjiang* (REN-24) para extinguir vento, especialmente na região da face e do maxilar, estende-se para o tratamento de hemiplegia, trismo e epilepsia.

Como seu nome "recipiente de líquido" sugere, *Chengjiang* (REN-24) é capaz de afetar a produção de líquidos na boca e é indicado para produção excessiva de saliva aquosa, boca seca e distúrbio de emagrecimento e sede com grande desejo de beber água.

Chengjiang (REN-24) é um ponto de encontro do vaso da Concepção e do vaso Governador e fica diretamente oposto ao pescoço, que é atravessado pelo vaso Governador. Vários clássicos, como *Ode of the Essentials of Understanding*, recomenda-o para rigidez e dor da nuca e do pescoço.

Como ponto terminal do vaso da Concepção, *Chengjiang* (REN-24) é indicado para distúrbios da porção inferior do canal, como urina escura, distúrbio *shan* em homens e massas abdominais em mulheres. Finalmente, *Chengjiang* (REN-24) foi incluído sob o nome alternativo de *Guishi* (mercado do fantasma) por Sun Si-miao entre seus "treze pontos fantasmas" para o tratamento de epilepsia e depressão maníaca.

Combinações

- Desvio da boca e do olho: *Chengjiang* (REN-24), *Hegu* (IG-4), *Jiache* (E-6), *Dicang* (E-4), *Renzhong* (DU-26) e *Tinghui* (VB-2) (*Illustrated Supplement*).
- Trismo após acidente vascular cerebral: reduzir *Chengjiang* (REN-24), *Hegu* (IG-4), *Jiache* (E-6), *Renzhong* (DU-26) e *Baihui* (DU-20) (*Great Compendium*).
- Perda da voz: *Chengjiang* (REN-24) e *Fengfu* (DU-16) (*Supplementing Life*).
- Sangramento nasal incessante: *Chengjiang* (REN-24) e *Weizhong* (B-40) (*Systematic Classic*).
- Distúrbio do emagrecimento e sede com grande desejo de beber água: *Chengjiang* (REN-24), *Yishe* (B-49), *Rangu* (R-2) e *Guanchong* (SJ-1) (*Thousand Ducat Formulas*).
- Distúrbio do emagrecimento e sede: *Chengjiang* (REN-24), *Jinjin* (M-CP-20), *Yuye* (M-CP-20), *Renzhong* (DU-26), *Lianquan* (REN-23), *Quchi* (IG-11), *Laogong* (PC-8),

Taichong (F-3), *Xingjian* (F-2), *Shangqiu* (BP-5), *Rangu* (R-2) e *Yinbai* (BP-1) (*Great Compendium*).
- Úlceras na boca: *Chengjiang* (REN-24) e *Laogong* (PC-8) (*Compilação*).
- Rigidez e dor na cabeça e na nuca com dificuldade de rotação: *Chengjiang* (REN-24) e *Fengfu* (DU-16) (*Song of the Jade Dragon*).

NOTAS

1 Traduzido por Giovanni Maciocia.

2 *Spiritual Pivot*, Cap. 65.

3 *Essential Questions*, Cap. 10.

4 *O Clássico das Dificuldades*, 8ª Dificuldade.

5 *Discourse into the Origin and Development of Medicine* by Xu Da-cun, 1704.

6 *Essential Questions*, Cap. 39.

7 *True Lineage of Medicine* de Yu Tian-min, dinastia Ming.

8 *General Treatise on the Aetiology and Symptomatology of Diseases* by Chao Yuan-fang.

9 *Essential Questions*, Cap. 8.

10 *O Clássico das Dificuldades*, 31ª Dificuldade.

11 *O Clássico das Dificuldades*, 8ª Dificuldade.

12 *Discourse into the Origin and Development of Medicine* by Xu Da-cun, 1704.

13 *The Heart & Essence of Dan-xi's Methods of Treatment*, tradução de Zhu Dan-xí s Dan Xi Zhi Fa Xin Yao, Blue Poppy Press, pp. 9 e 102.

14 *Spiritual Pivot*, Cap. 1.

15 *Essential Questions*, Cap. 1.

16 *Tian Gui*: veja glossário.

17 *Spiritual Pivot*, Cap. 19.

18 Ibid.

19 *Spiritual Pivot*, Cap. 10.

20 *Spiritual Pivot*, Cap. 1.

21 Citado em *Celestial Lancets* de Lu Gwei-Djen & Joseph Needham, p. 78, Cambridge University Press.

22 *Spiritual Pivot*, Cap. 33.

23 *Spiritual Pivot*, Cap. 75.

24 *Illustrated Supplement to The Classic of Categories* de Zhang Jie bin.

25 *Essential Questions*, Cap. 58.

26 *O Clássico das Dificuldades*, 29ª Dificuldade.

Vaso Governador | 18

督脈經穴

TRAJETO PRIMÁRIO DO VASO GOVERNADOR   PRIMEIRO RAMO DO VASO GOVERNADOR

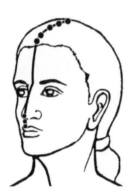
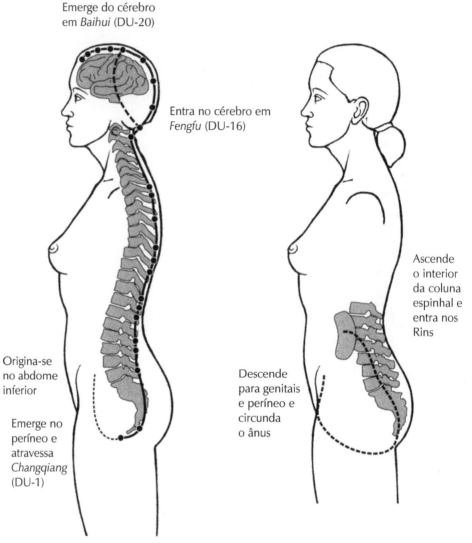

Trajeto primário do vaso Governador

- Origina-se na parte inferior do abdome e emerge no períneo.
- Passa por *Changqiang* (DU-1) e segue na parte posterior, ao longo da linha média do sacro, e na parte interna da coluna, até *Fengfu* (DU-16), na nuca.
- Penetra no cérebro.
- Sobe até o vértice da cabeça em *Baihui* (DU-20).
- Desce ao longo da linha média da cabeça até a ponte do nariz e o filtro, em *Renzhong* (DU-26).
- Termina na junção do lábio superior e a gengiva.

Nota: *Huiyin* (REN-1) e *Chengjiang* (REN-24) são classificados como pontos de encontro do vaso Governador com o vaso da Concepção.

Primeiro ramo

- Origina-se na parte inferior do abdome.
- Desce até os órgãos genitais e o períneo.
- Circunda o ânus.
- Sobe pelo interior da coluna.
- Penetra nos rins.

Segundo ramo

- Origina-se na parte inferior do abdome.
- Circunda os órgãos genitais.
- Sobe até o meio do umbigo.

SEGUNDO RAMO DO VASO GOVERNADOR

TERCEIRO RAMO DO VASO GOVERNADOR

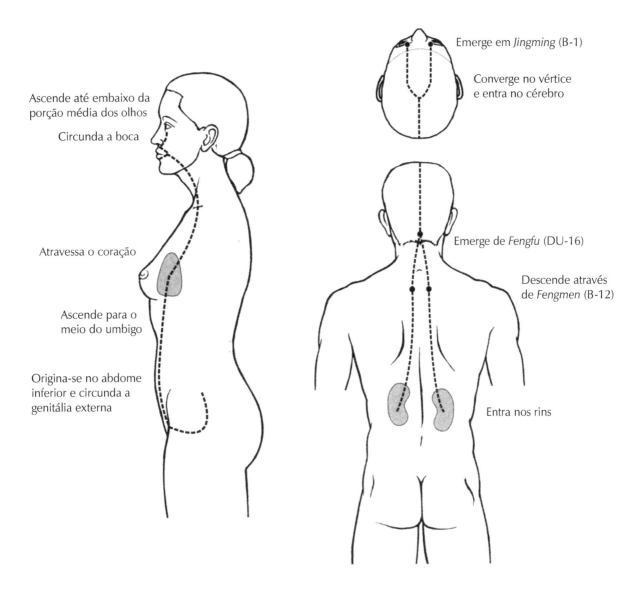

- Passa pelo coração.
- Sobe até a garganta.
- Circunda a boca.
- Sobe até abaixo do meio dos olhos.

Terceiro ramo

- Emerge em *Jingming* (B-1).
- Segue o canal da Bexiga, bilateralmente, ao longo da fronte.
- Ramos bilaterais convergem no vértice e penetram no cérebro.
- O canal único emerge em *Fengfu* (DU-16).
- Em seguida, divide-se novamente, descendo através de *Fengmen* (B-12), ao longo de cada lado da coluna, até os rins.

Vaso luo *de conexão do vaso Governador*

- Nasce em *Changqiang* (DU-1) e sobe bilateralmente ao longo das laterais da coluna até a nuca e se espalha sobre o occipício.
- Na região escapular, conecta-se com o canal da Bexiga e passa pela coluna.

Discussão

O vaso Governador é um dos oito vasos extraordinários, mas juntamente com o vaso da Concepção é excepcional entre esses oito no fato de ter seus próprios pontos de acupuntura. Por essa razão, os

VASO *LUO* DE CONEXÃO DO VASO GOVERNADOR

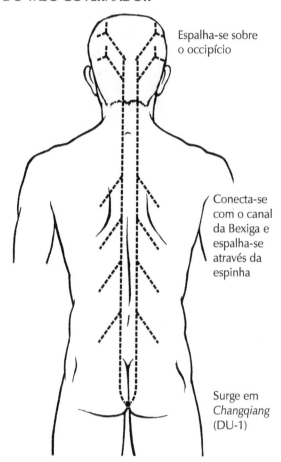

Espalha-se sobre o occipício

Conecta-se com o canal da Bexiga e espalha-se através da espinha

Surge em *Changqiang* (DU-1)

- O canal primário sobe pelo interior da coluna e ao longo da coluna.
- O canal primário penetra no cérebro em *Fengfu* (DU-16) e no vértice (*Baihui* – DU-20).
- O canal primário penetra nos rins.
- O canal primário passa pelo coração.
- O canal primário circunda o ânus.
- O canal primário circunda os órgãos genitais.
- O canal *luo* de conexão se espalha pelo occipício.

Em consequência dos vários trajetos do vaso Governador e de sua relação com Rins, Coração e cérebro, podemos resumir as ações dos pontos do vaso Governador da seguinte forma:

- Tratamento de doenças do ânus, do reto e dos intestinos. O vaso Governador circunda a região anal e os pontos inferiores desse canal (*Changqiang* – DU-1 a *Xuanshu* – DU-5), bem como *Renzhong* (DU-26), acima, tratam doenças como hemorroidas, prolapso do reto e distúrbios intestinais.
- Tratamento de doenças dos órgãos genitais, do sistema urinário e do útero. O trajeto anterior do vaso Governador circunda os órgãos genitais, e os pontos *Changqiang* (DU-1) a *Mingmen* (DU-4) tratam doenças como disfunção urinária dolorosa, retenção ou dificuldade urinária, emissão seminal, leucorreia e distúrbio menstrual.
- Tratamento de distúrbios da coluna. O vaso Governador sobe pela coluna, e seus pontos tratam distúrbios da coluna, predominantemente em seus níveis correspondentes.
- Tratamento de doenças febris e redução de calor no corpo. O vaso Governador é o "mar dos canais *yang*" e seus pontos são eficazes para reduzir o calor *yang* que se manifesta como calor no corpo, febre e, especialmente, malária.
- Tratamento de doenças dos *zangfu*. Como o vaso Governador sobe ao longo da coluna, seus pontos têm a capacidade de tratar doenças dos *zangfu* correspondentes à sua localização. Essa correspondência não reflete exatamente os pontos *shu* dorsais. Por exemplo, *Jinsuo* (DU-8) (que fica no mesmo nível de *Ganshu* – B-18, o ponto *shu* dorsal do Fígado) trata desarmonia do Fígado, e os pontos *Shendao* (DU-11) (no mesmo nível de *Xinshu* – B-15, o ponto *shu* dorsal do Coração) e *Shenzhu* (DU-12) (no mesmo nível de *Feishu* – B-13, o ponto *shu*

vasos Governador e da Concepção são amiúde incluídos nos doze canais primários (e juntos conhecidos como os quatorze canais). Os outros seis vasos extraordinários não têm pontos próprios, passando por pontos dos quatorze canais.

O vaso Governador é compreendido principalmente como o canal que sobe pela coluna até o cérebro. Como mostra a descrição anterior, entretanto, seu segundo ramo sobe pela parte anterior do corpo, enquanto um ramo do vaso da Concepção surge na cavidade pélvica, penetra na coluna e sobe ao longo das costas. Li Shi-zhen, portanto, disse: "O vaso da Concepção e o vaso Governador são como a meia-noite e o meio-dia, eles são o eixo polar do corpo... há uma fonte e dois ramos, um vai para a frente e o outro para as costas do corpo... Quando tentamos dividi-los, vemos que o *yin* e o *yang* são inseparáveis. Quando tentamos vê-los como um, vemos que é um todo indivisível"[1].

No que se refere ao trajeto do vaso Governador, é importante notar que:

dorsal do Pulmão) tratam doenças do Coração e do Pulmão, respectivamente. *Zhiyang* (DU-9), entretanto, que fica abaixo da sétima vértebra torácica e no mesmo nível de *Geshu* (B-17), trata doenças do Estômago e do Baço. Há também um sistema de correspondência mencionado no *Essential Questions*[2], que foi abandonado em textos subsequentes, onde diz que, por exemplo, *Zhiyang* (DU-9) trata calor no Rim; *Lingtai* (DU-10), calor no Baço; *Shendao* (DU-11), calor no Fígado, etc.

- Tratamento de distúrbios de vento externo ou interno. O vento é um patógeno *yang*, e o vaso Governador é o "mar dos canais *yang*". Muitos de seus pontos são de importância vital no tratamento de vento externo (especialmente *Dazhui* – DU-14 e *Fengfu* – DU-16), enquanto a partir de *Jinsuo* (DU-8) para cima, a maioria dos pontos tem uma forte ação para pacificar vento interno que dá origem a distúrbios como olhos fixos para cima, opistótono, trismo, tontura, vento na cabeça, acidente vascular cerebral, espasmo e especialmente epilepsia.

- Tratamento de distúrbios dos órgãos dos sentidos. De *Yamen* (DU-15) para cima, os pontos do vaso Governador tratam distúrbios de língua, olhos, face e, especialmente, nariz, através do qual o canal primário desce.

- Tratamento de distúrbios do *zang* Coração, basicamente dor e palpitações. Isto pode ser explicado pela passagem da porção anterior do vaso Governador pelo Coração.

- Tratamento de distúrbios do cérebro e do espírito. É notável como muitos pontos do vaso Governador são indicados para o tipo de desarmonia normalmente associada ao Coração e ao espírito, como depressão maníaca, comportamento maníaco, agitação, memória fraca, desorientação, palpitações, insônia, perda da consciência e epilepsia (ver especialmente *Baihui* – DU-20 e *Shenting* – DU-24). Há aqui, de fato, uma aparente contradição na teoria da medicina chinesa. O conceito de que o espírito fica alojado no Coração é logicamente um axioma da medicina chinesa e atestado em vários clássicos. O *Spiritual Pivot* diz: "O Coração controla os vasos; os vasos são a residência do espírito"[3], "Quando o sangue e o *qi* já estão em harmonia, o *qi* nutritivo e o *qi* defensivo já se comunicando e os cinco *zang* já formados, o espírito vai residir no Coração"[4],

e "O Coração é o grande mestre dos cinco *zang* e dos seis *fu* e a residência do espírito essencial"[5]. Enquanto o *Essential Questions* diz: "O Coração armazena o espírito"[6]. Ao mesmo tempo, há a ideia de que o espírito se concentra na cabeça e no cérebro, como diz o *Essential Questions*: "a cabeça é a residência da inteligência"[7]. O *Ten Works on Practice Toward the Attainment of Truth* diz: "O cérebro é o ancestral da forma do corpo e o local de encontro dos cem espíritos"[8]. O *Daoist Internal Mirror* diz: "O cérebro é o portal ancestral do corpo, a capital onde os dez mil espíritos se encontram"[9]. Sun Si-miao, no *Thousand Ducat Formulas* diz: "A cabeça é o líder supremo, o local onde o espírito do homem se concentra". Li Shi-zhen diz: "O cérebro é a residência do espírito original". E o *Essentials of Materia Medica* diz: "Toda a memória de uma pessoa reside no cérebro"[10].

Três fatores principais podem ajudar a esclarecer esta dificuldade teórica: (1) diferentes tradições na medicina chinesa, (2) a influência da medicina moderna, e (3) a inter-relação entre Coração, sangue, essência, cérebro e espírito.

Diferentes tradições na medicina chinesa

Tanto antes quanto depois do surgimento do *Yellow Emperor's Inner Classic*, havia diferentes tradições dentro dos amplos campos da medicina chinesa, da prática espiritual e da preservação da saúde. Em épocas anteriores ao *Inner Classic*, uma percepção mais estrutural do corpo humano colocava o cérebro como órgão principal encarregado da atividade mental[11]. Depois do *Inner Classic*, quando o estudo da medicina divergiu e ficou mais independente de suas raízes taoístas, uma visão mais funcional do corpo se desenvolveu, baseada na predominância dos cinco *zang* e dos seis *fu* e de suas correspondências (especialmente as correspondências das cinco fases), o cérebro sendo "relegado" à condição de um *fu* extra e o Coração se tornando o soberano do corpo e a residência do espírito. Esta divergência se reflete no *Essential Questions*, que diz: "Eu compreendo que há alguns taoístas que têm uma compreensão completamente diferente da natureza de um *zang* e de um *fu*. Alguns dizem que o cérebro e a medula são *zang*... enquanto outros pensam neles como *fu*. Quando se deparam com um ponto de vista diferente, eles insistem que apenas a sua interpretação é a correta"[12]. Textos taoístas esotéricos subsequentes influenciaram fortemente certos grandes médicos das dinastias Tang, Yuan e Ming, como Sun Si-miao, Zhang Jing-yue e Li Shi-zhen[13]. Suas compreensões do papel do cérebro e do principal canal de acupuntura a influenciá-lo, o vaso Governador, novamente entraram no corpo da teoria da medicina chinesa. Ao mesmo tempo, nenhum desses médicos contestou a teoria do Coração e do espírito como sendo essencialmente contraditória à teoria do espírito no cérebro.

Influência da medicina moderna

Durante a dinastia Qing e da era republicana, o conhecimento da anatomia ocidental começou a se infiltrar na China. Um autor que foi considerado como influenciado por esses desenvolvimentos foi Wang Qing-ren, que no capítulo *On the Brain* [Sobre o Cérebro] (do livro *Correcting the Errors of Medicine*, 1830) declarou: "a inteligência e a memória dependem do cérebro"[14]. O livro de Wang foi publicado e distribuído juntamente com o livro *A New Treatise on Anatomy*, uma tradução de textos médicos ocidentais básicos escritos por um missionário médico inglês chamado Benjamin Hobson e por seu assistente Chen Xiu-tang.

Inter-relação de Coração, Rins, essência, cérebro e espírito

O *Spiritual Pivot*[15] afirma: "O cérebro é o mar da medula" e é um princípio básico da medicina chinesa o conceito de que os Rins produzem a medula para preencher o cérebro. A relação dos Rins com a medula está intimamente ligada com a função do Rim de armazenar a essência, que nutre o cérebro e a medula espinhal. Todos os aspectos do organismo humano originam-se da reunião da essência dos pais. O *Spiritual Pivot*[16] diz: "A essência é a fonte da vida, quando as duas essências se unem [literalmente: lutam contra si], o espírito é formado", e o *Classic of Categories* diz: "As duas essências, uma *yin* e uma *yang*, se unem... para formar a vida; a essência da mãe e a do pai se unem para formar o espírito"[17]. Em outras palavras, a essência pré-natal, originada dos pais, está intimamente relacionada com os Rins e o cérebro, e é a origem da existência do ser humano e da fonte original do espírito. Este é o significado das declarações feitas por Li Shi-zen: "O cérebro é a residência do espírito original". É também o significado da declaração encontrada no livro *A Record of Nourishing Xing and Extending Ming*: "Espírito, ou seja, a essência. Se conseguimos preservar a essência, então o espírito será brilhante; se o espírito for brilhante, haverá vida longa"[18]. Ao mesmo tempo, vários autores enfatizaram a relação entre o cérebro e o Coração, que é um reflexo da relação vital entre os Rins e o Coração, água e fogo. O livro *Differentiation and Treatment of Disease* afirma: "O espírito do ser humano reside no Coração, e a essência do Coração depende completamente dos Rins. Portanto, o cérebro é o depósito do espírito original, o mar da medula essencial e é de onde vem a memória"[19]. E o clássico taoísta *Collected Wisdom by Master Magic Sword* afirma: "O *qi* do Coração está conectado com o palácio *Niwan* acima"[20]. *Niwan* ("bola pegajosa" ou "palácio da bola de barro") na tradição taoísta é o palácio central entre os nove palácios do cérebro, onde todos os vários espíritos se encontram, e é considerado o local da base material do espírito. *Niwan* é discutido em vários clássicos taoístas, como, por exemplo: "A origem do espírito-essência no cérebro também é chamado *Niwan*" e "O espírito todo que se expressa na face tem sua origem no *Niwan*"[21] e "No alto do corpo humano, há *tiangu Niwan*, onde o espírito é armazenado... *tiangu*, ou seja, o palácio original, a residência do espírito original, onde existe o brilho mental e espiritual, o aspecto mais importante do espírito"[22].

O vaso Governador em seu trajeto anterior passa pelo Coração, e em seu trajeto posterior penetra no cérebro. Esta ligação entre o cérebro e o Coração foi discutida por Cheng Xing-gan, que disse: "Quando a medula está cheia, o pensamento é claro. O pensar em demasia provoca fogo no Coração que queima o cérebro... a medula está assentada na essência e se conecta para baixo com o vaso Governador; quando o *ming men* aquece e nutre, a medula fica cheia"[23].

Concluindo, o vaso Governador é o canal que medeia o cérebro e o Coração. Clinicamente, muitos de seus pontos podem ser usados para tratar uma variedade de distúrbios psicoemocionais, da mesma forma que pontos dos doze canais principais podem ser usados, especialmente os pontos do Coração e do Pericárdio. Se tentarmos ser mais precisos sobre o uso dos pontos do vaso Governador, podemos sugerir que (1) suas indicações geralmente refletem padrões de excesso de desarmonia do espírito, como depressão maníaca, e (2) eles estão especialmente indicados quando os distúrbios psicoemocionais estão acompanhados por plenitude e desconforto da cabeça, tontura, distúrbio da consciência e epilepsia.

Changqiang (DU-1) – longo e forte

Ponto luo *de conexão do vaso Governador.*
Ponto de encontro do vaso Governador com o vaso da Concepção e com os canais da Vesícula Biliar e do Rim.

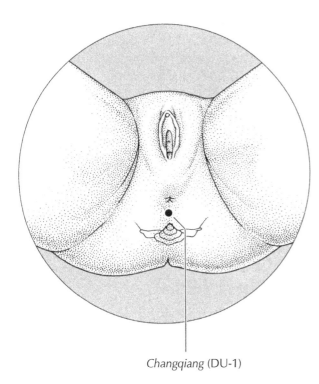

Changqiang (DU-1)

Localização
- Na linha média, no ponto médio entre a extremidade do cóccix e o ânus.

Nota de localização
- Esse ponto pode ser localizado e agulhado com o paciente estando: (1) deitado de bruços, (2) deitado de lado com os joelhos, ou (3) primeiro sentado nos calcanhares e depois indo para a frente e repousando o peso da parte superior do corpo nos cotovelos com a cabeça sobre as mãos.

Inserção da agulha
Inserção perpendicular de 0,5 a 1 *cun*.

Ações
- Trata hemorroidas.
- Beneficia os dois *yin* inferiores.
- Ativa o canal e alivia a dor.
- Acalma o espírito.

Indicações
- Hemorroidas, os cinco tipos de hemorroidas, hemorroidas crônicas, dificuldade de evacuar, diarreia por frio ou umidade (*dong*), sangue nas fezes, prolapso do reto.
- Os cinco tipos de disfunção urinária dolorosa, dificuldade de urinar, emissão seminal decorrente de medo e susto.
- Dor na região lombar, sensação de peso no sacro, peso na cabeça, tremor da cabeça, rigidez da coluna, dor no Coração.
- Mania, epilepsia por susto, olhos fixos para cima, andar como louco, tetania, espasmo clônico, vômito de sangue.

Comentários

Changqiang (DU-1) é o primeiro ponto e o ponto *luo* de conexão do vaso Governador, e todas as suas indicações refletem os trajetos e as funções dos trajetos do canal principal e *luo* de conexão do vaso Governador.

O vaso Governador circunda o ânus, e *Changqiang* (DU-1) é um importante ponto local no tratamento de hemorroidas, prolapso do reto e distúrbios da defecação. O vaso Governador penetra nos Rins e seu trajeto anterior circunda os órgãos genitais. *Changqiang* (DU-1) está, portanto, indicado também para vários distúrbios da micção como disfunção urinária dolorosa, micção difícil e retenção de urina, como também para taxação sexual e sintoma incomum de emissão seminal induzida por medo e susto, emoções que são classicamente consideradas como sendo capazes de lesar os Rins e o Coração.

O vaso Governador sobe ao longo de toda a extensão da coluna vertebral e penetra no cérebro, enquanto seu canal *luo* de conexão se espalha no occipício. Além de estar indicado para dor lombar e sacral e rigidez da coluna, *Changqiang* (DU-1) também é indicado para peso da cabeça. O *Spiritual Pivot*[24] dá indicações específicas para distúrbios do canal *luo* de conexão do vaso Governador. Se houver excesso, há rigidez da coluna, e se houver deficiência, há peso na cabeça e tremor da cabeça.

Embora o Coração seja o mais citado como sendo a residência do espírito, desde seus primeiros anos, a medicina chinesa foi capaz de manter a crença concomitante de que a cabeça e o cérebro também influenciam o espírito (ver discussão introdutória anteriormente). Portanto, o *Essential Questions*[25] afirma: "a cabeça é a residência da inteligência". E Sun Si-miao, no livro *Thousand Ducat Formulas* afirma: "A cabeça é o líder supremo, o local onde o espírito do homem se concentra". Como o vaso Governador penetra no cérebro e seu trajeto anterior sobe pelo Coração, *Changqiang* (DU-1) é indicado para manifestações do espírito perturbado como mania, andar como louco e epilepsia por susto, bem como para dor do Coração.

De acordo com a teoria do *qigong*, há três portões importantes ou passagens (*sanguan*) na prática da circulação do *qi* através do vaso Governador. Esses portões, através dos quais é mais difícil circular o *qi*, são a passagem do cóccix (*Weiluguan*), na região de *Changqiang* (DU-1); a passagem lombar (*Jiajiguan*), na região de *Mingmen* (DU-4); e a passagem occipital (*Yuzhenwan*), na região de *Yuzhen* (B-9).

Changqiang (DU-1) tem recebido uma enorme variedade de nomes. Seu nome mais conhecido, *Changqiang* (longo e forte), parece se referir ao vaso Governador (do qual é o primeiro ponto), que é longo e forte, ou à capacidade deste ponto em fazer o pênis longo e forte. Outros nomes incluem *Longhuxue* (ponto dragão e tigre), *Chaotiandian* (pico para olhar para o céu) e *Shangtianti* (escadaria para o céu).

Combinações

- Os cinco tipos de hemorroidas: *Changqiang* (DU-1), *Weizhong* (B-40), *Chengshan* (B-57), *Feiyang* (B-58), *Yangfu* (VB-38), *Fuliu* (R-7), *Taichong* (F-3), *Xiaxi* (VB-43), *Qihai* (REN-6) e *Huiyin* (REN-1) (*Great Compendium*).
- Os nove tipos de hemorroidas (com sangramento): *Changqiang* (DU-1) e *Chengshan* (B-57) (*Song of the Jade Dragon*).
- Hemorroidas crônicas: *Changqiang* (DU-1), *Erbai* (M-MS-29) e *Chengshan* (B-57) (*Great Compendium*).
- Prolapso do reto e hemorroidas: *Changqiang* (DU-1), *Erbai* (M-MS-29), *Baihui* (DU-20) e *Zhishi* (B-52) (*Great Compendium*).
- Prolapso do reto: *Changqiang* (DU-1), *Dachangshu* (B-25), *Baihui* (DU-20), *Jianjing* (VB-21), *Hegu* (IG-4) e *Qichong* (E-30) (*Compilation*).
- Prolapso do reto em crianças: *Changqiang* (DU-1), *Baihui* (DU-20) e *Dachangshu* (B-25) (*Great Compendium*).
- Dificuldade para urinar e defecar, gotejamento e retenção de urina: *Changqiang* (DU-1) e *Xiaochangshu* (B-27) (*Thousand Ducat Formulas*).
- Constipação por calor, constipação de *qi*: primeiro agulhar *Changqiang* (DU-1) e depois *Dadun* (F-1) e *Yanglingquan* ((VB-34) (*Song of Points*).
- Vento intestinal (sangue nas fezes): *Changqiang* (DU-1) e *Chengshan* (B-57) (*One Hundred Symptoms*).
- Epilepsia por susto na infância: *Changqiang* (DU-1) e *Shenzhu* (DU-12) (*Supplementing Life*).
- Convulsões epilépticas na infância, vômito e diarreia, susto e medo: *Changqiang* (DU-1) e *Qimai* (SJ-18) (*Systematic Classic*).
- Dor no Coração com respiração curta: *Changqiang* (DU-1), *Qimen* (F-14), *Tiantu* (REN-22), *Xiabai* (P-4) e *Zhongchong* (PC-9) (*Thousand Ducat Formulas*).

Yaoshu *(DU-2)* – shu *lombar*

Localização

- Na linha média, no hiato sacrococcígeo.

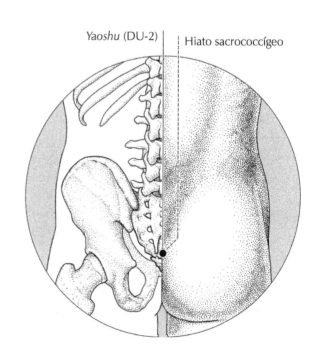

Nota de localização

- O hiato sacrococcígeo fica localizado entre os cornos do sacro e do cóccix, na depressão abaixo do quarto processo espinhoso sacral, se este for palpável. Note, entretanto, que o hiato sacrococcígeo pode, às vezes, se estender até o nível do terceiro forame sacral.

Inserção da agulha

Inserção oblíqua para cima de 0,5 a 1 *cun*.

Ações

- Beneficia a região lombar e as pernas.
- Dispersa vento-umidade.

Indicações

- Dor no sacro, dor na região lombar e nos quadris com incapacidade de flexionar e estender, dor lombar que se irradia para o pé, obstrução dolorosa por frio com entorpecimento da perna.
- Menstruação irregular, leucorreia vermelha e branca, urina escura, hemorroidas.
- Malária morna com ausência de transpiração, epilepsia, lesão por frio com calor incessante nos quatro membros.

Comentários

O emprego clínico de *Yaoshu* (DU-2) é tratar dor nas regiões sacral e lombar, especialmente quando ela se irradia para os quadris e para as pernas.

De acordo com o *Essential Questions*[26], *Yaoshu* (DU-2) é um dos "oito pontos para drenar calor das extremidades" (embora de fato apenas sete estejam relacionados), a saber, *Yunmen* (P-2), *Jianyu* (IG-15), *Weizhong* (B-40) e *Yaoshu* (DU-2), e é indicado para "lesão por frio com calor incessante nos quatro membros".

Combinações

- Rigidez e dor da região lombar: *Yaoshu* (DU-2), *Weizhong* (B-40), *Yongquan* (R-1), *Xiaochangshu* (B-27) e *Pangguangshu* (B-28) (*Great Compendium*).
- Rigidez da região lombar e das costas com incapacidade de dobrar para o lado: *Yaoshu* (DU-2) e *Feishu* (B-13) (*Great Compendium*).

- Obstrução dolorosa por vento frio, que é difícil de ser curada: *Yaoshu* (DU-2) e *Huantiao* (VB-30) (*Ode of Xi-hang*).
- Entorpecimento das pernas: *Yaoshu* (DU-2) e *Fengfu* (DU-16) (*Thousand Ducat Formulas*).
- Malária: *Yaoshu* (DU-2) e *Dazhui* (DU-14) (*Supplementing Life*).

Yaoyangguan (DU-3) – portão yang lombar

Localização

- Na linha média da região posterior inferior, na depressão abaixo do processo espinhoso da quarta vértebra lombar.

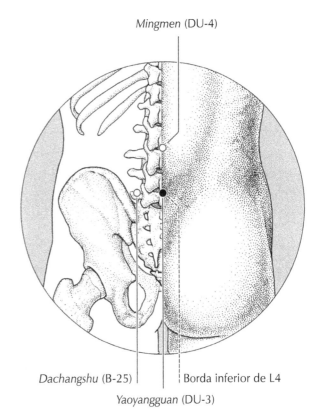

Mingmen (DU-4)
Dachangshu (B-25)
Borda inferior de L4
Yaoyangguan (DU-3)

Nota de localização

- Este ponto fica localizado um espaço intercostal abaixo da linha que liga os pontos mais altos das duas cristas ilíacas (no mesmo nível da borda inferior da vértebra L3).

Inserção da agulha

Inserção perpendicular com 0,5 a 1 *cun*.

Precaução: o canal vertebral fica entre 1,25 a 1,75 *cun* abaixo da superfície cutânea, variando de acordo com a constituição física.

Ações

- Dispersa vento-umidade.
- Beneficia a região lombar e as pernas.
- Regula o *jiao* inferior.

Indicações

- Incapacidade de dobrar e estender os joelhos, dor no aspecto externo do joelho, obstrução dolorosa por vento com entorpecimento, contração dos tendões, incapacidade de andar, dor na região entre as pernas e da região lombar decorrente de lesão por taxação.
- Emissão seminal, impotência, turvação branca, distúrbios da menstruação, leucorreia.

Comentário

O principal uso clínico de *Yaoyangguan* (DU-3) é no tratamento de distúrbios duais da região lombar e das pernas, sendo um dos principais pontos nas costas propriamente ditas que trata distúrbios do membro inferior.

Mingmen (DU-4) – portão da vida

Localização

- Na linha média da parte inferior das costas, na depressão abaixo do processo espinhoso da segunda vértebra lombar.

Nota de localização

- Este ponto fica localizado um espaço intervertebral, acima da linha que liga os pontos mais altos das duas cristas ilíacas (no mesmo nível da borda inferior da vértebra L3).

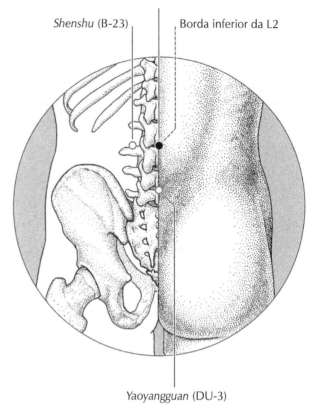

Inserção da agulha

Inserção perpendicular de 0,5 a 1 *cun*.

Precaução: o canal vertebral fica entre 1,25 e 1,75 *cun* abaixo da superfície cutânea, variando de acordo com a constituição física.

Nota: de acordo com vários textos clássicos, a moxibustão é contraindicada nesse ponto nos pacientes com menos de 20 anos de idade.

Ações

- Dispersa calor.
- Regula o vaso Governador.
- Tonifica os Rins.
- Beneficia a coluna lombar.

Indicações

- Calor no corpo como fogo, ausência de transpiração, ossos fumegantes, calor dos cinco *zang*, malária com alternância de calafrios e febre.
- Tremor da cabeça com boca aberta, tinidos, tontura, opistótono, dor de cabeça lancinante, epilepsia na infância, medo e susto.

- Emissão seminal, turbação branca, leucorreia vermelha e branca, distúrbio *shan*.
- Prolapso do reto, hemorroidas, sangue nas fezes.
- Rigidez da coluna lombar, dor da coluna lombar que se irradia para o abdome, dor lombar por deficiência do Rim, todos os tipos de dor lombar decorrentes de deficiência, rigidez da coluna com incapacidade de dobrar e estender as costas, obstrução dolorosa por frio das mãos e pés.

Comentários

O *Clássico das Dificuldades*[27] declara: "À esquerda, está o Rim, à direita, está o *ming men*". Enquanto de acordo com Zhang Jing-yue: "O *ming men* reside entre os Rins". A localização exata do *ming men* (portão da vida) é apresentada de modo diferente em diferentes épocas, mas como seu nome explica, *Mingmen* (DU-4), localizado entre os pontos *shu* dorsais do Rim, é um importante ponto para influenciar o *ming men* e o fogo ministerial com o qual está intimamente relacionado. Além de influenciar o fogo do *ming men*, *Mingmen* (DU-4) é um ponto do vaso Governador, que é conhecido como o "mar dos canais *yang*", e, portanto, tem um forte efeito regulador sobre o *yang qi* e sobre a porção exterior do corpo. Essas duas considerações ajudam a explicar o fato de que as indicações dadas para *Mingmen* (DU-4) nos textos clássicos enfatizam o tratamento de distúrbios por calor, independentemente de serem internos ou externos, por excesso ou deficiência. *Mingmen* (DU-4) é capaz de drenar calor que se manifesta como "calor no corpo como fogo", distúrbio do osso fumegante e malária. De acordo com *O Clássico das Dificuldades*, o fogo ministerial é a "raiz dos cinco *zang*". *Mingmen* (DU-4) está especificamente indicado para calor dos cinco *zang* e compartilha essa indicação especial com *Xinshu* (B-15), o ponto *shu* dorsal do Coração, que domina o fogo soberano.

Outro nome para esse ponto é *Jinggong* (palácio da essência). O vaso Governador sobe pelo canal vertebral e penetra no cérebro (mar da medula), bem como penetra nos Rins. *Mingmen* (DU-4) é indicado para manifestações da deficiência da essência do Rim, como tremor da cabeça, tinidos e tontura, e isso reflete a capacidade de *Mingmen* (DU-4) para fortalecer os Rins e abrir o vaso Governador e ajudar na ascensão da essência. De acordo com *O Clássico das Dificuldades*[28]: "Quando o vaso Governador está acometido, podem ocorrer sintomas como opistótono e desmaio". *Mingmen* (DU-4) é capaz de pacificar o vento no vaso Governador, o que se reflete em indicações como opistótono, dor de cabeça lancinante e epilepsia.

O vaso Governador domina a coluna vertebral, o pilar do corpo, e como reflete sua localização, *Mingmen* (DU-4) tem sua ação mais poderosa na região lombar. Ele pode ser usado para rigidez e inflexibilidade da coluna lombar e é fortemente indicado em fontes clássicas para dor lombar decorrente de qualquer tipo de deficiência, especialmente dos Rins.

De acordo com *O Clássico das Dificuldades*[29]: "O *ming men* é a residência da essência... e armazena o sêmen nos homens e se conecta com o útero nas mulheres". O trajeto anterior do vaso Governador circula os órgãos genitais, e *Mingmen* (DU-4) é indicado para distúrbios como emissão seminal, turvação branca e leucorreia.

O vaso Governador circunda o ânus, e à semelhança de vários dos pontos inferiores desse canal, *Mingmen* (DU-4) é indicado para prolapso do reto, hemorroidas e sangue nas fezes.

Apesar da percepção comum de *Mingmen* (DU-4) como principal ponto para tonificar e aquecer o fogo do *ming men*, é notável que não haja indicações clássicas claras para deficiência do *yang* do Rim (comparado, por exemplo, com *Shenshu* – B-23, *Guanyuan* – REN-4 e *Qihai* – REN-6). O interessante, entretanto, é que as combinações clássicas para esse ponto enfatizam muito mais suas propriedades de tonificar o *yang* (ver a seguir).

Finalmente, de acordo com a teoria do *qigong*, há três importantes portões ou passagens (*sanguan*) na prática da circulação do *qi* através do vaso Governador. Esses portões, através dos quais é mais difícil circular o *qi*, são a passagem do cóccix (*Weiluguan*), na região de *Changqiang* (DU-1); a passagem lombar (*Jiajiguan*), na região de *Mingmen* (DU-4); e a passagem occipital (*Yuzhenwan*), na região de *Yuzhen* (B-9).

Combinações

- Calor no corpo como fogo e dor de cabeça lancinante: *Mingmen* (DU-4) e *Zhongchong* (PC-9) (*Supplementing Life*).
- Dor lombar nos idosos: *Mingmen* (DU-4) e *Shenshu* (B-23) (*Compilação*).

- Incontinência urinária e fecal nos idosos: aplicar moxa em *Mingmen* (DU-4) e *Shenshu* (B-23) (*Ode of the Jade Dragon*).
- Impotência: *Mingmen* (DU-4), *Shenshu* (B-23), *Qihai* (REN-6) e *Rangu* (R-2) (*Illustrated Supplement*).

Xuanshu (DU-5) – eixo suspenso

Localização

- Na linha média da parte inferior das costas, na depressão abaixo do processo espinhoso da primeira vértebra lombar.

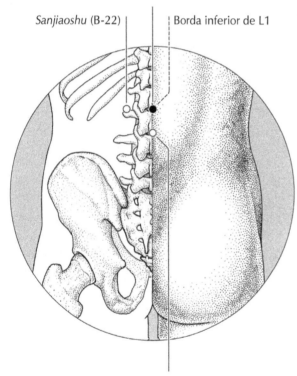

Nota de localização

- Este ponto fica localizado dois espaços intercostais acima da linha que une os pontos mais altos das duas cristas ilíacas (no mesmo nível da borda inferior de L3).

Inserção da agulha

Inserção perpendicular de 0,5 a 1 *cun*.

Precaução: o canal vertebral fica entre 1,25 e 1,75 *cun* abaixo da superfície cutânea, variando de acordo com a constituição física.

Ações

- Beneficia a coluna lombar.
- Beneficia o *jiao* inferior.

Indicações

- Rigidez da coluna lombar com incapacidade de flexionar e estender.
- Alimentos não digeridos (nas fezes), diarreia, *qi* como "porquinho correndo", distúrbio *shan*, retração dos testículos.

Combinação

- Alimentos não digeridos (nas fezes): *Xuanshu* (DU-5), *Zusanli* (E-36), *Dachangshu* (B-25), *Sanyinjiao* (BP-6), *Xiawan* (REN-10), *Sanjiaoshu* (B-22) e *Liangmen* (E-21) (*Supplementing Life*).

Jizhong (DU-6) – centro da coluna

Localização

- Na linha média das costas, na depressão abaixo do processo espinhoso da décima primeira vértebra torácica.

Nota de localização

- Este ponto fica localizado a quatro espaços intervertebrais acima da linha que une os pontos mais altos das duas cristas ilíacas (no mesmo nível da borda inferior de L3).

Inserção da agulha

Inserção perpendicular oblíqua para cima de 0,5 a 1 *cun*.

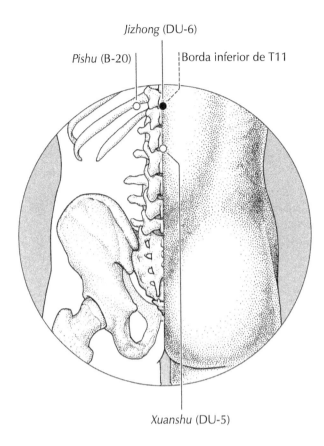

Precaução: o canal vertebral fica entre 1,25 e 1,75 *cun* abaixo da superfície cutânea, variando de acordo com a constituição física.

Nota: de acordo com vários textos clássicos, a moxibustão é contraindicada nesse ponto.

Ações

- Fortifica o Baço e drena umidade.
- Beneficia a coluna.

Indicações

- Plenitude abdominal com falta de prazer em comer, massas abdominais (*ji ju*), icterícia, diarreia, diarreia com incapacidade de comer, sangue nas fezes, os cinco tipos de hemorroidas, prolapso do reto em crianças.
- Rigidez da coluna lombar, epilepsia por vento, doença febril com calor.

Combinação

- Epilepsia por vento: *Jizhong* (DU-6) e *Yongquan* (R-1) (*Supplementing Life*).

Zhongshu (DU-7) – eixo central

Localização

- Na linha média das costas, na depressão abaixo do processo espinhoso da décima vértebra torácica.

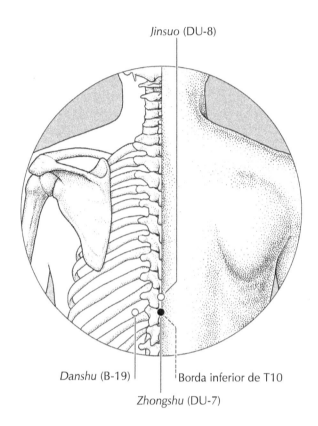

Nota de localização

- Esse ponto localiza-se a cinco espaços intervertebrais acima da linha que une os pontos mais altos das duas cristas ilíacas (no mesmo nível da borda inferior de L3).

Inserção da agulha

Inserção perpendicular oblíqua para cima de 0,5 a 1 *cun*.

Precaução: o canal vertebral fica entre 1,25 e 1,75 *cun* abaixo da superfície cutânea, variando de acordo com a constituição física.

Nota: de acordo com o *Illustrated Supplement to the Classic of Categories*, a moxibustão é contraindicada nesse ponto.

Ações

- Beneficia a coluna.
- Beneficia o *jiao* médio.

Indicações

- Dor na região lombar e nas costas.
- Plenitude abdominal, falta de desejo de comer, icterícia, amenorreia.

Jinsuo (DU-8) – contração do tendão

Localização

- Na linha média das costas, na depressão abaixo do processo espinhoso da nona vértebra torácica.

Nota de localização

- Esse ponto fica localizado seis espaços intervertebrais acima da linha que une os pontos mais altos das duas cristas ilíacas (no mesmo nível da borda inferior de L3).

Inserção da agulha

Inserção oblíqua para cima de 0,5 a 1 *cun*.

Precaução: o canal vertebral fica entre 1,25 e 1,75 *cun* abaixo da superfície cutânea, variando de acordo com a constituição física.

Ações

- Acalma o Fígado, pacifica vento e alivia o espasmo.
- Acalma o espírito.

Indicações

- Olhos fixos para cima, espasmo clônico, epilepsia, epilepsia por susto na infância, rigidez e contração da coluna, dor no coração.
- Mania, andar como louco, fala incessante, icterícia, raiva agredindo o Fígado.

Comentários

O nome desse ponto (contração do tendão) e sua localização no mesmo nível de *Ganshu* (B-18), o ponto *shu* dorsal do Fígado, esclarece sua função. Primeiramente, ele é indicado para uma ampla variedade de distúrbios, resultantes da ascensão do vento do Fígado e caracterizados por movimento anormal, rigidez, contração e espasmo dos tendões (olhos fixos para cima, espasmo clônico, epilepsia, etc.).

Em segundo lugar, de acordo com o *Investigation into Points Along the Channels*, *Jinsuo* (DU-8) pode ser selecionado para "raiva agredindo o Fígado" e suas indicações clássicas também incluem mania, andar como louco e fala incessante, sinais de estagnação do *qi* do Fígado se transformando em fogo e perturbando o Coração e o espírito.

Combinações

- Epilepsia por susto, andar como louco e loucura: *Jinsuo* (DU-8), *Qugu* (REN-2), *Yingu*

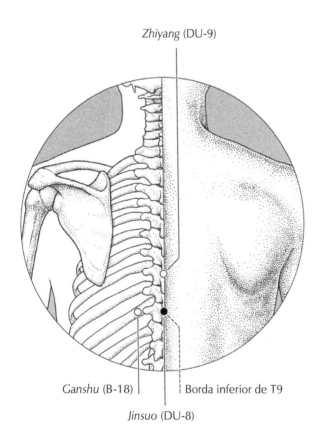

(R-10) e *Xingjian* (F-2) (*Thousand Ducat Formulas*).
• Rigidez da coluna: *Jinsuo* (DU-8) e *Shuidao* (E-28) (*One Hundred Symptoms*).

Zhiyang (DU-9) – alcançando o yang

Localização
• Na linha média das costas, na depressão abaixo do processo espinhoso da sétima vértebra torácica.

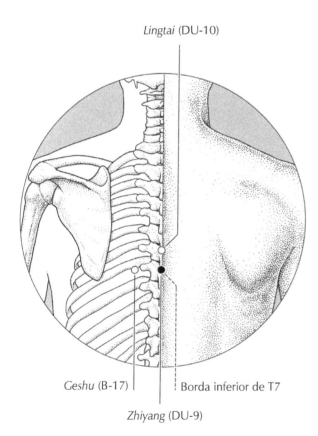

Nota de localização
• Esse ponto localiza-se sete espaços intervertebrais abaixo da C7. Para localizar C7, ver página 70.

Inserção da agulha
Inserção oblíqua para cima de 0,5 a 1 *cun*.

Precaução: o canal vertebral fica entre 1,25 e 1,75 *cun* abaixo da superfície da pele, variando de acordo com a constituição física.

Ações
• Fortifica o Baço, drena umidade e regula o *jiao* médio.
• Trata icterícia.
• Solta o tórax.

Indicações
• Frio no Estômago, incapacidade de comer, consumpção, borborigmos, peso e dor nos quatro membros, fraqueza nos quatro membros com mal-estar no corpo todo decorrente de patógeno externo calor ou frio, *qi* diminuído, dificuldade em falar.
• Os cinco tipos de icterícia, plenitude no tórax e na região costal lateral, tosse, dispneia, calor nos Rins.
• Dor na coluna lombar, rigidez da coluna.

Comentários

Zhiyang (DU-9) fica localizado no mesmo nível de *Geshu* (B-17) (*shu* do diafragma). O diafragma separa o *jiao* médio do *jiao* superior e *Zhiyang* (DU-9) age nessas duas áreas. De fato, outro nome para esse ponto é *Feidi* (base do pulmão), novamente refletindo sua localização na intersecção desses dois *jiao*.

No *jiao* médio, ele é capaz de tonificar e aquecer o Estômago e o Baço (frio no Estômago, incapacidade de comer, emaciação), bem como drenar umidade ou umidade-calor, especialmente de origem externa (peso nos quatro membros e mal-estar geral do corpo). Na prática clínica moderna, este ponto é muito enfatizado no tratamento de icterícia e era classicamente indicado para os cinco tipos de icterícia.

No *jiao* superior, ele é capaz de desatar o tórax (plenitude do tórax e da região costal lateral, tosse e dispneia), e em comum com muitos pontos do vaso Governador, é indicado para rigidez da coluna e dor lombar.

Finalmente, no *Essential Questions*[30], *Zhiyang* (DU-9) é indicado para calor nos Rins. Esta indicação claramente caiu em desuso e não foi mais mencionada em textos subsequentes.

Combinação

- Icterícia: *Zhiyang* (DU-9), *Yinlingquan* (BP-9), *Zusanli* (E-36), *Riyue* (VB-24), *Danshu* (B-19) e *Yanggang* (B-48).

Lingtai (DU-10) – torre do espírito

Localização

- Na linha média das costas, na depressão abaixo do processo espinhoso da sexta vértebra torácica.

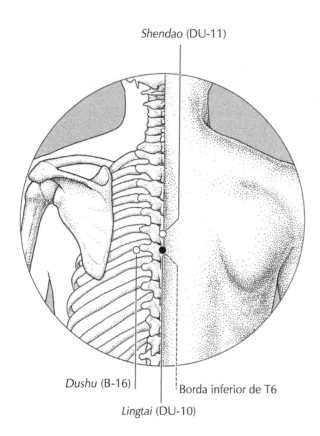

Nota de localização

- Esse ponto fica localizado a seis espaços intervertebrais abaixo de C7. Para localizar C7, ver página 70.

Inserção da agulha

Inserção oblíqua para cima com 0,5 a 1 *cun*.

Nota: de acordo com vários textos clássicos, a inserção de agulha é contraindicada nesse ponto.

Precaução: o canal vertebral fica entre 1,25 e 1,75 *cun* abaixo da superfície cutânea, variando de acordo com a constituição física.

Ações

- Alivia a tosse e os sibilos.
- Dispersa calor e desintoxica veneno.

Indicações

- Dispneia, asma, tosse crônica, tosse crônica por vento frio.
- Calor no Baço, consumpção por taxação com osso fumegante, carbúnculos e furúnculos, cabeças de prego.
- Dor nas costas, rigidez no pescoço.

Comentários

O nome *Lingtai* (torre do espírito) é um termo tradicional para o Coração e veio a denotar a faculdade de raciocínio. Originou-se com a construção da torre do espírito pelo imperador Wen Wang como um ponto de vantagem para sobreviver a tudo que ficasse abaixo dele. A despeito desse nome e do fato de *Lingtai* (DU-10) estar localizado uma vértebra abaixo de *Xinshu* (B-15), o ponto *shu* dorsal do Coração, não há indicações ou combinações que reflitam esta associação em nenhum dos principais clássicos.

Lingtai (DU-10) é um ponto empírico no tratamento de furúnculo e furúnculo da linfangite, bem como de lesões purulentas pequenas e duras, profundamente enraizadas em forma de cravo, e é usado para esse propósito na prática clínica moderna. Também é indicado no *Essential Questions*[31] para calor no Baço. Essa indicação claramente caiu em desuso e não foi mais mencionada em textos subsequentes.

Combinação

- Furúnculo: *Lingtai* (DU-10), *Shenzhu* (DU-12), *Ximen* (PC-4), *Hegu* (IG-4) e *Weizhong* (B-40).

Shendao (DU-11) – trajeto do espírito

Localização

- Na linha média da parte superior das costas, na depressão abaixo do processo espinhoso da quinta vértebra torácica.

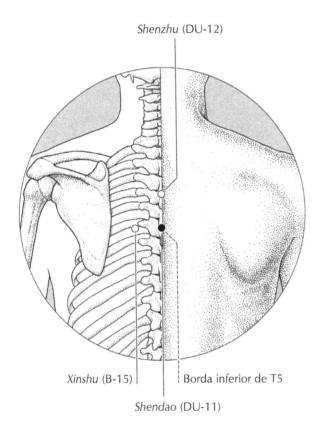

Nota de localização

- Esse ponto fica localizado a cinco espaços intervertebrais abaixo de C7. Para localizar C7, ver página 70.

Inserção da agulha

Inserção oblíqua para cima de 0,5 a 1 *cun*.

Nota: de acordo com vários textos clássicos, a inserção de agulha é contraindicada nesse ponto.

Precaução: o canal vertebral fica entre 1,25 e 1,75 *cun* abaixo da superfície da pele, variando de acordo com a constituição física.

Ações

- Tonifica o Coração e o Pulmão e acalma o espírito.
- Dispersa calor e pacifica vento.

Indicações

- Tristeza e ansiedade, memória fraca, palpitações por susto, desorientação, timidez com respiração curta, falta de *qi*, consumpção por taxação.
- Epilepsia por vento na infância, espasmo clônico, agitação de vento por susto na infância, trismo.
- Febre decorrente de agressão por frio com dor de cabeça que vem e vai, calor no corpo, tosse e dispneia por calor, malária, tontura, calor no Fígado.
- Dor e sensação de frio na parte superior das costas.

Comentários

Shendao (DU-11) (trajeto do espírito) localiza-se na parte superior das costas, na região do Pulmão, no mesmo nível de *Xinshu* (B-15), o ponto *shu* dorsal do Coração. O Pulmão domina o *qi* e o Coração armazena o espírito, e, juntos, são ativados pelo *qi* fundamental. *Shendao* (DU-11) é indicado para deficiência do *qi* fundamental e subnutrição do Coração e do espírito que dá origem a indicações como falta de *qi*, timidez com respiração curta, palpitações, desorientação, memória fraca e tristeza e ansiedade.

Em comum com muitos pontos desse canal, *Shendao* (DU-11) também é capaz de pacificar o vento gerado internamente que sobe ao longo do vaso Governador e dá origem a distúrbios, como epilepsia, espasmo clônico, agitação de vento na infância por susto e trismo.

Finalmente, *Shendao* (DU-11) é indicado para uma variedade de sintomas de calor incluindo febre, calor no corpo, dispneia por calor e, de acordo com o *Essential Questions*[32], calor no Fígado. Esta última indicação claramente caiu em desuso e não foi mais mencionada em textos subsequentes.

Combinações

- Memória fraca: *Shendao* (DU-11), *Youmen* (R-21), *Lieque* (P-7) e *Gaohuangshu* (B-43) (*Supplementing Life*).

- Tristeza, ansiedade e desorientação: *Shendao* (DU-11), *Xinshu* (B-15) e *Tianjing* (SJ-10) (*Supplementing Life*).
- Palpitações por susto: *Shendao* (DU-11), *Yemen* (SJ-2), *Tianjing* (SJ-10) e *Baihui* (DU-20) (*Supplementing Life*).
- Ataques frequentes de epilepsia por vento: *Shendao* (DU-11) e *Xinshu* (B-15) (*One Hundred Symptoms*).
- Calor no corpo com dor de cabeça que vem e vai: *Shendao* (DU-11) e *Guanyuan* (REN-4) (*Thousand Ducat Formulas*).

Shenzhu (DU-12) – pilar do corpo

Localização

- Na linha média da parte superior das costas, na depressão abaixo do processo espinhoso da terceira vértebra torácica.

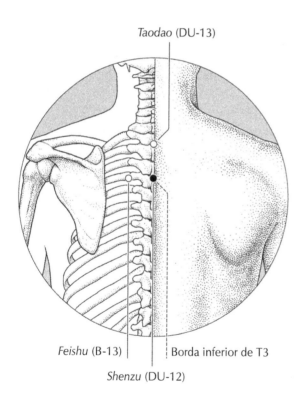

Taodao (DU-13)
Feishu (B-13) | Borda inferior de T3
Shenzu (DU-12)

Nota de localização

- Este ponto fica localizado a três espaços intervertebrais abaixo de C7. Para localizar C7, ver página 70.

Inserção da agulha

Inserção perpendicular oblíqua para cima com 0,5 a 1 *cun*.

Precaução: o canal vertebral fica entre 1,25 e 1,75 *cun* abaixo da superfície da pele, variando de acordo com a constituição física.

Ações

- Dispersa calor do Pulmão e do Coração.
- Acalma o espírito.
- Pacifica o vento.

Indicações

- Calor no tórax, dispneia, tosse súbita com dor lombar, calor no corpo, boca seca, agitação com sede, dor de cabeça e transpiração.
- Andar como louco, delírio, visão de fantasmas, fúria com desejo de matar pessoas.
- Epilepsia por susto na infância, espasmo clônico, opistótono, cabeça de prego.

Comentários

Desde a época do *Essential Questions*[33] se dizia que *Shenzhu* (DU-12) era capaz de dispersar calor do tórax, e isto é reforçado por muitas indicações encontradas em textos clássicos subsequentes. *Shenzhu* (DU-12), localizado abaixo da terceira vértebra torácica no mesmo nível de *Feishu* (B-13), o ponto *shu* dorsal do Pulmão, é capaz de dispersar calor do Pulmão que dá origem à tosse, dispneia e febre. De acordo com o *Warp and Woof of Warm Febrile Diseases*: "O Pulmão e o Coração estão mutuamente conectados; quando há calor no Pulmão, é mais fácil sua entrada no Coração". Esta passagem ajuda a explicar a razão pela qual *Shenzhu* (DU-12) também é indicado para calor no Coração que dá origem a manifestações de padrões de excesso como andar como louco, delírio e fala com desatino, "visão de fantasmas" e fúria com desejo de matar. Essa capacidade de dispersar calor do Pulmão e acalmar o espírito em padrões de excesso pode ser oposta à ação do ponto anterior, *Shendao* (DU-11), que é basicamente indicado para padrões de deficiência do Coração e do Pulmão.

Como muitos outros pontos deste canal, *Shenzhu* (DU-12) também é capaz de pacificar vento no vaso Governador e é indicado para epilepsia e espasmo clônico.

Combinações

- Loucura: *Shenzhu* (DU-12) e *Benshen* (VB-13) (*One Hundred Symptoms*).
- Epilepsia por susto na infância: *Shenzhu* (DU-12) e *Changqiang* (DU-1) (*Supplementing Life*).
- Opistótono, espasmo clônico, epilepsia e dor de cabeça: *Shenzhu* (DU-12), *Wuchu* (B-5), *Weizhong* (B-40), *Weiyang* (B-39) e *Kunlun* (B-60) (*Thousand Ducat Formulas*).

Taodao (DU-13) – caminho da alegria

Ponto de encontro do vaso Governador com o canal da Bexiga.

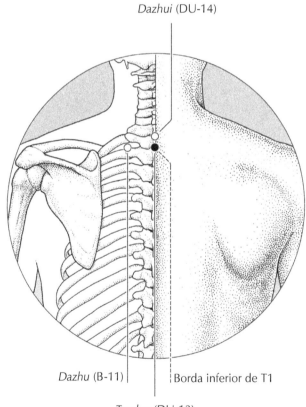

Localização

- Na linha média da parte superior das costas, na depressão abaixo do processo espinhoso da primeira vértebra torácica.

Nota de localização

- Este ponto fica localizado um espaço intervertebral abaixo de C7. Para localizar C7, ver página 70.

Inserção da agulha

Inserção perpendicular oblíqua para cima de 0,5 a 1 *cun*.

Precaução: o canal vertebral fica entre 1,25 e 1,75 *cun* abaixo da superfície da pele, variando de acordo com a constituição física.

Ações

- Dispersa calor e trata malária.
- Regula o vaso Governador.

Indicações

- Malária, malária crônica, calafrios e febre, ausência de transpiração, distúrbio do osso fumegante.
- Rigidez da coluna, peso na cabeça, tontura visual, espasmo clônico, agitação e plenitude, infelicidade e desorientação.

Comentários

O vaso Governador é o "mar dos canais *yang*" e muitos de seus pontos são eficazes para reduzir o calor *yang* no corpo, incluindo doenças febris e, mais especialmente, a malária. Tanto na prática clínica tradicional quando na moderna, *Taodao* (DU-13) é um importante ponto no tratamento de malária, independentemente de ser aguda ou crônica. Isto se deve principalmente à sua capacidade de dispersar calor do vaso Governador e essa ação se reflete também nas indicações de calafrios e febre e distúrbio do osso fumegante.

Como muitos pontos do vaso Governador, *Taodao* (DU-13) é capaz de regular o canal e dispersar vento e é indicado para rigidez da coluna, peso na cabeça e espasmo clônico.

Finalmente, como seu nome "caminho da alegria" sugere, *Taodao* (DU-13) é indicado para infelicidade e desorientação.

Combinações

- Febre sazonal: *Taodao* (DU-13) e *Feishu* (B-13) (*Glorious Anthology*).

- Dor de cabeça: *Taodao* (DU-13), *Houxi* (ID-3), *Tianzhu* (B-10), *Dazhu* (B-11) e *Kongzui* (P-6) (*Thousand Ducat Formulas*).
- Tontura visual, diminuição da visão com dor ocular violenta: *Taodao* (DU-13), *Tianzhu* (B-10) e *Kunlun* (B-60) (*Supplementing Life*).

Dazhui (DU-14) – grande vértebra 大椎

Ponto de encontro do vaso Governador com os seis canais yang da mão e do pé.
Ponto do mar de qi.

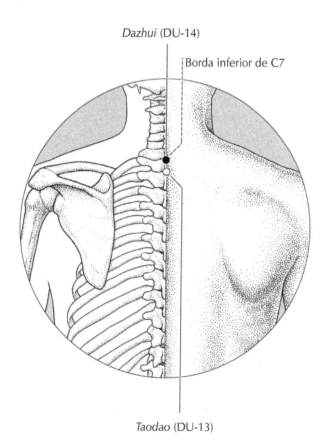

Dazhui (DU-14)
Borda inferior de C7
Taodao (DU-13)

Localização

- Na linha média da base do pescoço, na depressão abaixo do processo espinhoso da sétima vértebra cervical.

Nota de localização

- Para localizar (C7), ver página 70.

Inserção da agulha

Inserção perpendicular oblíqua para cima com 0,5 a 1 *cun*.

Precaução: o canal vertebral fica entre 1,25 e 1,75 *cun* abaixo da superfície da pele, variando de acordo com a constituição física.

Ações

- Expele vento e firma o exterior.
- Dispersa calor.
- Trata malária.
- Tonifica a deficiência.
- Pacifica vento.

Indicações

- Agressão por frio que provoca febre alta com agitação e vômito, aversão ao vento com calafrios, calafrios e febre, malária por calor, malária crônica, obstrução dolorosa da garganta, plenitude do tórax e da região costal lateral com dispneia.
- Transpiração por deficiência, transpiração noturna, distúrbio do osso fumegante, calor nos ossos, falta de força, respiração curta com incapacidade de falar, as cinco taxações e as sete agressões, taxação por vento, dor nas cem articulações.
- Epilepsia, agitação de vento crônica e aguda da infância por susto, hipertensão, insônia, vômito de sangue, sangramento nasal que não cessa.
- Rigidez da coluna, rigidez da nuca e do pescoço com incapacidade de virar a cabeça.

Comentários

O vaso Governador é conhecido como o "mar dos canais *yang*" e *Dazhui* (DU-14) é o ponto de encontro do vaso Governador com os seis canais *yang* da mão e do pé. Em consequência, *Dazhui* (DU-14) tem uma forte ação para (1) dispersar fatores patogênicos do exterior e firmar a porção *yang* exterior do corpo, (2) dispersar calor *yang*, e (3) tonificar o *qi* e o *yang*.

Quanto os fatores patogênicos externos atacam o corpo, eles normalmente se alojam primeiramente na porção exterior, conhecida nas teorias dos seis canais e dos quatro níveis de doenças febris como o estágio *taiyang* e do nível defensivo, respectivamente. Os sintomas típicos desse padrão são calafrios e febre, aversão ao vento, calafrios e obstrução dolorosa na garganta. Se o patógeno penetrar para o interior (estágio *yangming* ou nível do *qi*), haverá febre alta com agitação. Se o patógeno residir entre o exterior e o interior (estágio *shaoyang*), haverá alternância de calafrios e febre, padrão sintetizado pela malária. *Dazhui* (DU-14) é único em sua capacidade de dispersar patógenos de todos os três estágios. Zhang Zhong-jing, no *Treatise on Injury by Cold*, que discute alguns pontos de acupuntura, recomenda a inserção de agulha em *Dazhui* (DU-14) em combinação com *Feishu* (B-13) e *Ganshu* (B-18) para o tratamento de padrões sobrepostos de *taiyang* e *shaoyang*.

De acordo com o autor Zhang Jing-yue, da dinastia Ming, a "malária é uma doença exógena... apenas na condição de uma saúde delicada ou de tensão acumulada ou estresse, a pessoa fica propensa a ser atacada pelo fator patogênico malárico". Por sua capacidade de dispersar fatores patogênicos do *shaoyang* e tonificar o *qi* e o *yang*, *Dazhui* (DU-14) é ideal para tratar a raiz e a manifestação da malária.

Dazhui (DU-14) é um dos principais pontos de acupuntura para tratar distúrbios de transpiração. A transpiração por deficiência surge quando o vento patogênico ataca o exterior e provoca desarmonia do *qi* nutritivo e do *qi* defensivo, ou quando o *qi* defensivo está deficiente e incapaz de firmar e controlar os poros. Por sua capacidade de tonificar o *qi* e de regular o exterior, *Dazhui* (DU-14) é capaz de tratar essas duas formas de transpiração por deficiência. A transpiração noturna e o distúrbio do osso fumegante são vistos com mais frequência em padrões de deficiência de *yin* com calor, e, neste caso, a ação de *Dazhui* (DU-14) é controlar os poros e dispersar o calor, bem como tonificar a deficiência.

Bailao (cem taxações) é outro nome para esse ponto encontrado no *Glorious Anthology of Acupuncture and Moxibustion* e outros clássicos. Esse nome claramente ilustra a capacidade de *Dazhui* (DU-14) em tratar deficiência e esgotamento do corpo todo, que se manifesta como falta de força, as cinco taxações e as sete agressões. Outra indicação que reflete a capacidade de *Dazhui* (DU-14) em tonificar e fortalecer o corpo é na respiração curta com incapacidade de falar. Isto é explicado no *Spiritual Pivot*[34], que classifica *Dazhui* (DU-14) (juntamente com *Renying* – E-9, *Shanzhong* – REN-17 e *Yamen* – DU-15) como um ponto do "mar do *qi*". Essa passagem afirma:

"Quando o mar de *qi* está deficiente, há pouca energia, insuficiente para falar".

De acordo com o *Treatment Strategies for Assorted Syndromes*[35]: "A síndrome de obstrução dolorosa... é decorrente de deficiência do *qi* nutritivo e defensivo e do espaço entre a pele e os músculos estarem abertos, permitindo, assim, que vento-frio-umidade montem na deficiência". Não só a deficiência de base pode tornar a pessoa propensa à obstrução dolorosa dessa forma, mas também se o vento-umidade patogênico penetrar nos ossos e nas articulações, com o tempo pode haver esgotamento. *Dazhui* (DU-14), que é capaz de expelir vento, regular os poros e tonificar o *qi*, é especialmente indicado para a dor nas cem articulações (ou seja, todas as articulações) e para taxação por vento (obstrução dolorosa crônica levando a esgotamento do *qi* e do sangue).

Como muitos pontos do vaso Governador, *Dazhui* (DU-14) é capaz de pacificar vento interno (epilepsia e agitação de vento crônica por susto na infância) e de beneficiar toda a coluna, particularmente a região do pescoço. Na prática clínica, *Dazhui* (DU-14) é geralmente agulhado com a agulha direcionada para um ou outro ombro, quando a dor no pescoço se irradia lateralmente.

Depois de ascender até o vértice da cabeça, o vaso Governador desce pela linha média do nariz. *Dazhui* (DU-14) é indicado para sangramento nasal que não cessa, uma indicação que reflete a prática popular de colocar uma chave ou outro pedaço de metal frio, ou uma esponja fria, na parte posterior do pescoço para interromper o sangramento nasal.

Combinações

- Malária com muito calor e pouco frio: *Dazhui* (DU-14), *Houxi* (ID-3), *Jianshi* (PC-5) e *Quchi* (IG-11) (*Great Compendium*).
- Malária com muito frio e pouco calor: *Dazhui* (DU-14), *Houxi* (ID-3) e *Quchi* (IG-11) (*Great Compendium*).
- Malária: *Dazhui* (DU-14) e *Yaoshu* (DU-2) (*Supplementing Life*).
- Agressão por frio com grande calor que não cessa: reduzir *Dazhui* (DU-14), *Quchi* (IG-11), *Xuanzhong* (VB-39), *Zusanli* (E-36), *Yongquan* (R-1) e *Hegu* (IG-4) (*Great Compendium*).
- Malária por frio no Baço: *Dazhui* (DU-14), *Jianshi* (PC-5) e *Rugen* (E-18) (*Great Compendium*).

- Transpiração espontânea: *Dazhui* (DU-14), *Fuliu* (R-7) e aplicar moxa em *Gaohuangshu* (B-43) (*Divine Moxibustion*).
- Sangramento nasal: *Dazhui* (DU-14) e *Yamen* (DU-15) (*Secrets of the Master of Cinnabar Creek*).

Yamen (DU-15) – portão da mudez

Ponto de encontro do vaso Governador e do vaso de Ligação yang.
Ponto do mar de qi.

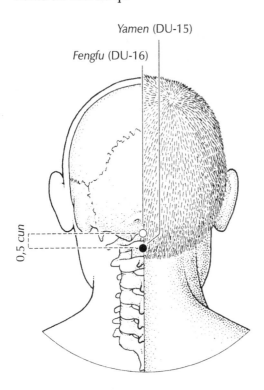

Localização

- Na linha média da nuca, na depressão situada 0,5 *cun* abaixo de *Fengfu* (DU-16), abaixo do processo espinhoso da primeira vértebra cervical (impalpável).

Nota de localização

- A linha posterior do cabelo fica 1 *cun* abaixo de *Fengfu* (DU-16). Localizar *Yamen* (DU-15) no ponto médio, ou seja, 0,5 *cun* acima da linha posterior do cabelo.

Inserção da agulha

Inserção perpendicular ligeiramente para baixo com 0,5 a 1 *cun*.

Nota: de acordo com vários textos clássicos, a moxibustão é contraindicada nesse ponto.

Precaução: o canal vertebral fica entre 1,5 e 2 *cun* abaixo da superfície da pele, variando de acordo com a constituição física. A inserção perpendicular profunda está, portanto, estritamente contraindicada, da mesma forma que a inserção oblíqua para cima em direção ao cérebro.

Ações

- Beneficia a língua e trata mudez.
- Elimina vento.
- Beneficia o pescoço e a coluna.

Indicações

- Rigidez da língua com incapacidade de falar, perda da voz, língua em flor de lótus, flacidez da língua.
- Peso na cabeça, vento na cabeça, perda de consciência por acidente vascular cerebral, epilepsia, espasmo clônico, depressão maníaca, perda de consciência, todos os tipos de calor *yang* e exuberância de *qi*.
- Ausência de transpiração, calafrios e febre, sangramento nasal que não cessa.
- Rigidez no pescoço, rigidez na coluna, entorse na coluna.

Comentários

Yamen (DU-15), na parte posterior do pescoço e logo acima da linha do cabelo, fica diretamente oposto à raiz da língua, e de acordo com o *Great Compendium of Acupuncture and Moxibustion*, um canal a partir de *Yamen* (DU-15) (portão da mudez) prende-se na raiz da língua. O *Spiritual Pivot*[36] relaciona *Yamen* (DU-15) como um ponto do "mar de *qi*" e afirma: "Quando o mar de *qi* está deficiente, há pouca energia, insuficiente para falar". Já na época do *Systematic Classic of Acupuncture and Moxibustion*, e reafirmado em textos subsequentes, dizia-se que a moxibustão nesse ponto poderia provocar mudez na pessoa, enquanto a inserção de agulha nesse ponto curaria a mudez. Essas referências clássicas forneceram a base para as reivindicações feitas durante os turbulentos anos da Revolução Cultural de que a inserção profunda de agulha em *Yamen* (DU-15) teria efeitos quase milagrosos no tratamento de crianças surdo-mudas. Como muitas das reivindicações radicais feitas durante esse período, esta foi desacreditada depois de algum tempo e, na verdade, ficou confirmado que muitos pacientes sofreram lesão da medula espinhal pela inserção excessivamente profunda da agulha. Apesar dessa reserva, *Yamen* (DU-15) é um dos poucos pontos de acupuntura indicados classicamente para perda da voz e mudez, bem como para rigidez e flacidez da língua, e para a condição conhecida como língua em flor de lótus (distensão e proeminência dos vasos sanguíneos abaixo da língua), situações estas que podem impedir a linguagem normal. O *Great Compendium of Acupuncture and Moxibustion* aconselha o uso de *Yamen* (DU-15) para "todos os tipos de calor *yang* e exuberância do *qi*", enquanto o *Secrets of a Border Official* diz que esse ponto "drena todo *yang qi* e calor". Nesse contexto, é interessante notar que muitos distúrbios da língua mencionados surgem em decorrência de calor excessivo e exuberância do *yang*.

A segunda principal ação de *Yamen* (DU-15) é eliminar vento externo ou interno que dá origem a sintomas, como vento na cabeça, torcicolo, perda da consciência, epilepsia, espasmo clônico e calafrios e febre com ausência de transpiração. Além disso, a localização desse ponto no pescoço, e o trajeto do vaso Governador através da coluna, fazem dele um ponto adequado para o tratamento de torcicolo e rigidez da coluna decorrentes de qualquer etiologia.

À semelhança de *Dazhui* (DU-14), *Yamen* (DU-15) também é indicado para sangramento nasal que não cessa.

Finalmente, *Yamen* (DU-15) é citado no *Song of the Nine Needles for Returning the Yang* para o tratamento de colapso do *yang* caracterizado por perda da consciência, aversão ao frio, contracorrente de frio dos membros, lábios arroxeados, etc.

Combinações

- Perda da voz: *Yamen* (DU-15) e *Kongzui* (P-6) (*Supplementing Life*).
- Perda súbita da voz: *Yamen* (DU-15) e *Sanyangluo* (SJ-8) (*Supplementing Life*).
- Flacidez da língua com incapacidade de falar: *Yamen* (DU-15) e *Guanchong* (SJ-1) (*One Hundred Symptoms*).
- Acidente vascular cerebral, flacidez da língua e perda súbita da voz: *Yamen* (DU-15) e *Fengfu* (DU-16) (*Golden Mirror*).
- Rigidez na língua: *Yamen* (DU-15), *Shaoshang* (P-11), *Yuji* (P-10), *Erjian* (IG-2), *Zhongchong* (PC-9), *Yingu* (R-10) e *Rangu* (R-2) (*Great Compendium*).
- Peso na cabeça: *Yamen* (DU-15), *Tongtian* (B-7) e *Fuyang* (B-59) (*Supplementing Life*).
- Sangramento nasal: aplicar moxa em *Yamen* (DU-15) e *Dazhui* (DU-14) (*Secrets of the Master of Cinnabar Creek*).

Fengfu (DU-16) – palácio do vento

Ponto de encontro do vaso Governador com o vaso de Ligação yang.
Ponto mar da medula.
Ponto janela do céu.
Ponto fantasma de Sun Si-miao.

Localização

- Na linha média da nuca, na depressão imediatamente abaixo da protuberância occipital externa.

Nota de localização

- A protuberância occipital externa é encontrada como a proeminência óssea na base do crânio na linha média, embora em alguns indivíduos ela possa ser difícil de ser sentida.
- Este ponto fica aproximadamente 1 *cun* acima da linha posterior do cabelo.

Inserção da agulha

Inserção perpendicular ligeiramente para baixo de 0,5 a 1 *cun*.

Nota: de acordo com vários textos clássicos, a moxibustão é contraindicada nesse ponto.

Precaução: o canal vertebral fica entre 1,5 e 2 *cun* abaixo da superfície cutânea, variando de acordo com a constituição física. A inserção perpendicular profunda ou oblíqua para cima é, portanto, estritamente contraindicada.

Ações

- Elimina vento.
- Nutre o mar da medula e beneficia a cabeça e o pescoço.
- Acalma o espírito.

Indicações

- Peso no corpo com aversão ao frio, calafrios por frio com transpiração, inchaço e dor de garganta, obstrução dolorosa por vento, todos os tipos de doença por vento, agressão por vento.
- Dor de cabeça, vento na cabeça, as cem doenças da cabeça, tontura visual, tontura, visão turva, sangramento nasal, olhos fixos para cima, perda súbita da voz, incapacidade súbita de falar após acidente vascular cerebral, entorpecimento das pernas, hemiplegia, hipertensão.
- Mania, fala incessante, anda como louco e desejo de cometer suicídio, tristeza e medo com palpitações por susto.
- Dificuldade para respirar, calor no tórax, vômito incessante, icterícia.
- Dor no pescoço com incapacidade de virar a cabeça, torcicolo.

Comentários

No *Essential Questions*[37], o Imperador Amarelo diz: "Eu ouvi que o vento é o começo das cem doen-

ças; qual é o método de tratá-lo com acupuntura?" Seu conselheiro Qi Bo responde: "O vento entra do exterior dando origem a calafrios, transpiração, dor de cabeça, peso no corpo e aversão ao frio. O tratamento é agulhar *Fengfu* (DU-16)".

O vento, que pode ser de origem externa ou interna, é um fator patogênico *yang* que, portanto, tende a afetar as porções externa e superior (*yang*) do corpo. O vento externo agride predominantemente a cabeça e a porção superficial do corpo, enquanto o vento interno se agita para cima e perturba a parte alta do corpo. O vaso Governador é conhecido como o "mar dos canais *yang*" e, embora muitos de seus pontos sejam eficazes para eliminar tanto vento externo quanto vento interno, *Fengfu* (DU-16) (palácio do vento) é notável para esse propósito. Sua importância no tratamento dos dois tipos de distúrbio por vento é enfatizada no *Investigation into Points along the Channels*, escrito pelo autor da dinastia Ming, Yan Zhen-shi, que disse que *Fengfu* (DU-16) é indicado para "todos os tipos de doença por vento".

Quando o vento patogênico invade a porção externa do corpo e prejudica a capacidade do *qi* defensivo em aquecer a pele, haverá aversão ao frio e calafrios. Se o *qi* defensivo estiver deficiente e o vento patogênico atacar, o padrão conhecido como desarmonia do *qi* nutritivo e do *qi* defensivo pode sobrevir, caracterizado por calafrios e tremor acompanhados por transpiração. A aplicação de *Fengfu* (DU-16) no tratamento deste padrão em particular de distúrbio de vento de *taiyang* é enfatizada no *Treatise on Injury by Cold*, que diz: "No distúrbio *taiyang*, inicialmente prescrever *Gui Zhi Tang* (decocção de galho de canela). Se isso causar agitação, agulhar *Fengchi* (VB-20) e *Fengfu* (DU-16) e depois (novamente) prescrever *Gui Zhi Tang*. A recuperação sobrevirá". Se o vento patogênico entrar nos canais e colaterais e penetrar nas articulações, pode haver dor e dolorimento migratórios, situação conhecida como "obstrução dolorosa por vento". Em todos esses casos, *Fengfu* (DU-16) é indicado.

Fengfu (DU-16) é de igual importância no tratamento de vento interno que se origina da desarmonia dos *zangfu*, particularmente o Fígado, e sobe até pescoço, cabeça e cérebro. Ele é, portanto, indicado para dor de cabeça, vento na cabeça, tontura, visão turva, olhos fixos para cima e acidente vascular cerebral. *Fengfu* (DU-16) não só é capaz de descender vento patogênico da cabeça nesses casos, mas também é um ponto importante para nutrir o cérebro. De acordo com o *Spiritual Pivot*[38], *Fengfu* (DU-16) é um ponto do mar da medula: "Seu ponto acima é o topo da cabeça; abaixo está *Fengfu*" e "Quando o mar da medula está em excesso, há leveza do corpo e muita força e a pessoa excede o nível normal; quando o mar da medula está insuficiente, há sensação de redemoinho no cérebro, tontura, tinidos, dor na parte inferior das pernas, deficiência da visão, indolência e desejo de dormir". O abrangente efeito de *Fengfu* (DU-16) sobre a região da cabeça é enfatizado ainda mais pela declaração feita por Sun Si-miao no *Thousand Ducat Formulas* de que *Fengfu* (DU-16) trata "as cem doenças da cabeça", e pelo nome alternativo de *Xingxing* (cabeça vazia) dado a esse ponto no clássico *Song to Keep up your Sleeve*.

Devido à localização de *Fengfu* (DU-16) na região do pescoço, o eixo da cabeça, bem como à sua capacidade de eliminar vento e nutrir o mar da medula, *Fengfu* (DU-16) é um importante ponto no tratamento de dor de cabeça, vento na cabeça e distúrbios do pescoço. O termo tradicional vento na cabeça tem dois significados principais. Primeiramente, é usado para se referir a dores de cabeça intensas, prolongadas e recorrentes (por exemplo, enxaqueca) que são recalcitrantes ao tratamento, em contraste com um único incidente de dor de cabeça. Em segundo lugar, o termo descreve uma condição originada do ataque de vento externo que invade os canais da cabeça e dá origem à dor de cabeça, tontura e desvio da boca e do olho. Embora seja basicamente indicado para dor de cabeça occipital (região do *taiyang*), conforme seria esperado por sua localização, *Fengfu* (DU-16) é um ponto de encontro do vaso Governador com o vaso de Ligação *yang*. Este vaso extraordinário também liga todos os canais *yang*, e especificamente conecta-se com pontos importantes para dor de cabeça, como *Benshen* (VB-13) até *Fengchi* (VB-20), no aspecto lateral da cabeça, e com *Touwei* (E-8), na fronte. *Fengfu* (DU-16) pode, portanto, ser agulhado nas dores de cabeça da região *shaoyang* (temporal) ou *yangming* (frontal) quando o patógeno principal é o vento. No que se refere ao pescoço, a capacidade de *Fengfu* (DU-16) em beneficiar essa região é enfatizada no *Great Compendium of Acupuncture and Moxibustion* que conta como o grande médico do século II, Hua Tuo, tratou o Imperador Wu da era dos Três Reinos de torcicolo. Conta-se que assim que Hua Tuo agulhou *Fengfu* (DU-16), o Imperador foi curado.

É um reflexo da teoria do *yin-yang* que, quando o excesso se acumula no topo do corpo, há geralmente uma deficiência correspondente abaixo, e isto é confirmado na declaração encontrada no clássico *Song to Keep up your Sleeve*: "quando as pernas e os pés estão acometidos, escolher *Fengfu* (DU-16)". A capacidade de *Fengfu* (DU-16) em tratar entorpecimento das pernas reflete o princípio declarado no *Yellow Emperor's Inner Classic*[39] que diz: "Quando a doença está abaixo, selecionar [pontos] de cima".

Embora o Coração seja citado com frequência como residência do espírito, desde o seu começo, a medicina chinesa (particularmente a tradição taoísta) foi capaz de manter a crença concomitante de que a cabeça e o cérebro também influenciavam o espírito. Portanto, o *Essential Questions*[40] afirmou: "a cabeça é a residência da inteligência", Sun Si-miao declarou no *Thousand Ducat Formulas*: "A cabeça é o supremo líder, o local onde o espírito do homem se concentra" e Li Shi-zhen disse: "O cérebro é a residência do espírito original". O vaso Governador penetra no cérebro em *Fengfu* (DU-16), também considerado um marco da sua borda inferior, enquanto outro ramo do vaso passa através do Coração. *Fengfu* (DU-16), portanto, é indicado para vários distúrbios mentais, como mania, fala incessante com impossibilidade de repousar, andar como louco e desejo de cometer suicídio, bem como tristeza e medo com palpitações por susto. Ele foi incluído sob o nome alternativo de *Guizhen* (Travesseiro do Fantasma) por Sun Si-miao em seus "treze pontos fantasmas" para o tratamento de distúrbio maníaco e epilepsia.

Finalmente, *Fengfu* (DU-16) é um dos dez pontos listados no capítulo 2 do *Spiritual Pivot* que ficaram conhecidos como pontos janela do céu (para uma discussão mais detalhada, ver página 44). Ele compartilha com outros pontos desse grupo a capacidade de (1) tratar dor de cabeça e tontura, (2) descender o *qi* rebelde (vômito), (3) tratar distúrbios da garganta, (4) beneficiar os órgãos dos sentidos (olhos, nariz e língua) e (5) tratar início súbito de distúrbios (incapacidade súbita de falar após acidente vascular cerebral, perda súbita da voz).

Combinações

- "No distúrbio *taiyang*, inicialmente prescrever *Gui Zhi Tang* (decocção de galho de canela). Se isso causar agitação, agulhar *Fengchi* (VB-20) e *Fengfu* (DU-16) e, depois, prescre-

ver novamente *Gui Zhi Tang*. A recuperação seguir-se-á" (*Treatise on Injury by Cold*).
- Os cem distúrbios decorrentes de agressão por frio: *Fengfu* (DU-16) e *Fengchi* (VB-20) (*Ode of Xi-hong*).
- Dor de garganta: *Fengfu* (DU-16), *Tianchuang* (ID-16) e *Laogong* (PC-8) (*Thousand Ducat Formulas*).
- Perda da voz: *Fengfu* (DU-16) e *Chengjiang* (REN-24) (*Supplementing Life*).
- Acidente vascular cerebral, flacidez da língua e perda súbita da voz: *Fengfu* (DU-16) e *Yamen* (DU-15) (*Golden Mirror*).
- Dor nos olhos com incapacidade de enxergar: *Fengfu* (DU-16), *Fengchi* (VB-20), *Naohu* (DU-17), *Yuzhen* (B-9) e *Shangxing* (DU-23) (*Thousand Ducat Formulas*).
- Rinite com sangramento nasal: *Fengfu* (DU-16), *Erjian* (IG-2) e *Yingxiang* (IG-20) (*Great Compendium*).
- Rigidez e dor no pescoço com incapacidade de virar a cabeça: *Fengfu* (DU-16) e *Yinjiao* (DU-28) (*Supplementing Life*).
- Rigidez e dor na cabeça e na nuca com dificuldade de rotação: *Fengfu* (DU-16) e *Chengjiang* (REN-24) (*Song of the Jade Dragon*).
- Mania, fala incessante sem descanso: *Fengfu* (DU-16), *Kunlun* (B-60) e *Shugu* (B-67) (*Thousand Ducat Formulas*).
- Anda como louco com desejo de cometer suicídio: *Fengfu* (DU-16) e *Feishu* (B-13) (*Thousand Ducat Formulas*).
- Andar como louco: *Fengfu* (DU-16) e *Yanggu* (ID-5) (*Great Compendium*).
- Entorpecimento das pernas: *Fengfu* (DU-16) e *Yaoshu* (DU-2) (*Thousand Ducat Formulas*).

Naohu (DU-17) – porta do cérebro

Ponto de encontro do vaso Governador com o canal da Bexiga.

Localização

- Na parte posterior da cabeça, na linha média, 1,5 *cun* diretamente acima de *Fengfu* (DU-16), na depressão diretamente acima da protuberância occipital externa.

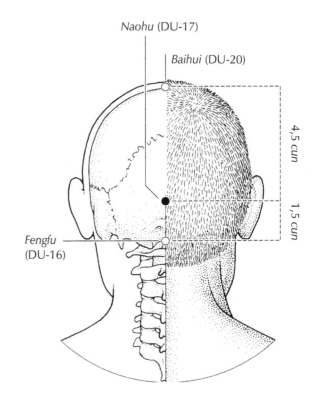

Nota de localização

- Este ponto pode ser localizado na junção do quarto inferior com os três quartos superiores da linha que une *Fengfu* (DU-16) a *Baihui* (DU-20).

Inserção da agulha

Inserção transversal voltada para cima ou para baixo de 0,5 a 1 *cun*.

Nota: de acordo com vários textos clássicos, a inserção de agulha e a moxibustão são contraindicadas nesse ponto.

Ações

- Elimina vento e alivia a dor.
- Beneficia os olhos.
- Acalma o espírito.

Indicações

- Peso na cabeça, vento na cabeça, aversão ao vento na cabeça, tontura por vento, inchaço e dor na cabeça, dor na face, face vermelha, rigidez e dor do pescoço.

- Diminuição da visão, miopia, dor no olho, lacrimejamento excessivo, olhos amarelados, icterícia.
- Mania, epilepsia, espasmo clônico, trismo, perda da voz, sangramento da raiz da língua, bócio, calafrios e febre, transpiração, dor nos ossos.

Combinações

- Dor e peso na cabeça: *Naohu* (DU-17), *Tongtian* (B-7) e *Naokong* (VB-19) (*Thousand Ducat Formulas*).
- Olhos amarelados: *Naohu* (DU-17), *Danshu* (B-19), *Yishe* (B-49) e *Yanggang* (B-48) (*Supplementing Life*).
- Dor nos olhos com incapacidade de enxergar: *Naohu* (DU-17), *Fengchi* (VB-20), *Yuzhen* (B-9), *Fengfu* (DU-16) e *Shangxing* (DU-23) (*Thousand Ducat Formulas*).
- Loucura com vômito: *Naohu* (DU-17), *Luoque* (B-8), *Zhubin* (R-9), *Yanggu* (ID-5), *Houding* (DU-19), *Qiangjian* (DU-18) e *Yuzhen* (B-9) (*Thousand Ducat Formulas*).

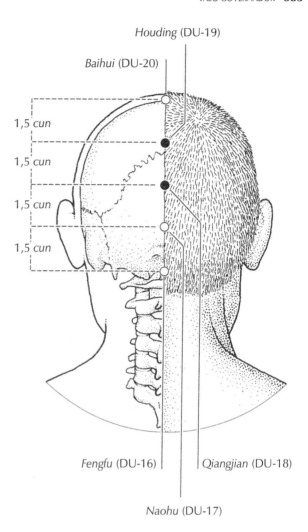

Qiangjian (DU-18) – espaço invencível

Localização

- Na parte posterior da cabeça, na linha média, 1,5 *cun* diretamente acima de *Naohu* (DU-17), no ponto médio entre *Fengfu* (DU-16) e *Baihui* (DU-20).

Nota de localização

- Este ponto pode ser localizado no ponto médio da linha que une *Fengfu* (DU-16) e *Baihui* (DU-20).

Inserção da agulha

Inserção transversal de 0,5 a 1 *cun*.

Ações

- Pacifica o vento e alivia a dor.
- Acalma o espírito.

Indicações

- Dor de cabeça, tontura com agitação, náusea e vômito de saliva espumosa (aquosa), rigidez no pescoço com incapacidade de virar a cabeça.
- Epilepsia, tremor da cabeça, andar como louco, insônia, depressão maníaca, espasmo clônico.

Comentários

Como é muitas vezes o caso, um ponto como *Qiangjian* (DU-18), considerado pouco importante na prática clínica moderna, era claramente considerado um ponto muito importante em textos clássicos, tendo em vista várias combinações tradicionais. Ele compartilha com muitos pontos da região da cabeça, particularmente com seus pontos vizinhos do vaso Governador (*Naohu* – DU-17 e *Houding* – DU-19), a capacidade de pacificar o vento interior e acalmar o espírito. Entretanto, era aplicado principalmente para dor penetrante insuportável na cabeça.

Combinações

- Dor de cabeça difícil de suportar: *Qiangjian* (DU-18) e *Fenglong* (E-40) (*One Hundred Symptoms*).
- Dor penetrante da cabeça com incapacidade de virar a cabeça: *Qiangjian* (DU-18) e *Touqiaoyin* (VB-11) (*Supplementing Life*).
- Dor penetrante na cabeça com incapacidade de virar a cabeça: *Qiangjian* (DU-18) e *Zuqiaoyin* (VB-44) (*Thousand Ducat Formulas*).
- Desvio da boca com incapacidade de falar: *Qiangjian* (DU-18), *Chengqi* (E-1), *Sibai* (E-2), *Juliao* (E-3), *Kouheliao* (IG-19), *Shangguan* (VB-3), *Daying* (E-5), *Quanliao* (ID-18), *Fengchi* (VB-20), *Yingxiang* (IG-20) e *Renzhong* (DU-26) (*Supplementing Life*).
- Agitação do coração: *Qiangjian* (DU-18), *Baihui* (DU-20) e *Chengguang* (B-6) (*Supplementing Life*).
- Convulsões epilépticas, andar como louco, incapacidade de dormir, agitação do coração: *Qiangjian* (DU-18), *Zanzhu* (B-2), *Xiaohai* (ID-8) e *Houxi* (ID-3) (*Thousand Ducat Formulas*).

Houding (DU-19) – atrás da coroa

Localização

- Na parte posterior da cabeça, na linha média, 1,5 *cun* diretamente acima de *Qiangjian* (DU-18) e 1,5 *cun* atrás de *Baihui* (DU-20).

Nota de localização

- Este ponto pode ser localizado na junção dos três quartos inferiores com o quarto superior da linha que une *Fengfu* (DU-16) e *Baihui* (DU-20).

Inserção da agulha

Inserção transversal de 0,5 a 1 *cun*.

Ações

- Elimina o vento e alivia a dor.
- Acalma o espírito.

Indicações

- Rigidez e dor na cabeça e no pescoço, dor de cabeça unilateral, dor no vértice, tontura por vento, aversão ao vento e ao frio, obstrução dolorosa com transpiração.
- Andar como louco, convulsões epilépticas.

Combinações

- Tontura por vento: *Houding* (DU-19), *Yuzhen* (B-9) e *Hanyan* (VB-4) (*Supplementing Life*).
- Tontura por vento e dor de cabeça unilateral: *Houding* (DU-19), *Hanyan* (VB-4) e *Qianding* (DU-21) (*Thousand Ducat Formulas*).
- Dor no pescoço com aversão ao vento-frio: *Houding* (DU-19) e *Waiqiu* (VB-36) (*Supplementing Life*).
- Dor na cabeça e na nuca: *Houding* (DU-19), *Baihui* (DU-20) e *Hegu* (IG-4) (*Great Compendium*).
- Dor na cabeça e nos olhos: *Houding* (DU-19), *Tongli* (C-5) e *Baihui* (DU-20) (*Supplementing Life*).

Baihui (DU-20) – cem encontros

Ponto de encontro do vaso Governador com os canais de Bexiga, Vesícula Biliar, Sanjiao e Fígado.
Ponto mar da medula.

Localização

- No vértice da cabeça, na linha média, na depressão localizada 5 *cun* atrás da linha do cabelo anterior e 7 *cun* acima da linha do cabelo posterior. Outra medida desse ponto é 8 *cun* atrás da glabela e 6 *cun* acima da protuberância occipital externa.

Nota de localização

- Coloque as extremidades das palmas das mãos (bem na junção com os punhos) nas linhas anterior e posterior do cabelo e estenda os dedos médios um em direção ao outro; *Baihui* (DU-20) fica 1 *cun* à frente de onde os dedos médios se encontram.

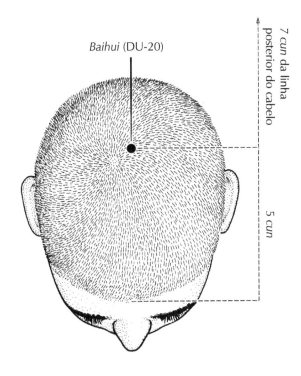

Baihui (DU-20)

7 cun da linha posterior do cabelo

5 cun

- Acidente vascular cerebral, hemiplegia, opistótono, tetania, perda da consciência, vômito de espuma, epilepsia por vento, trismo.
- Prolapso do reto, prolapso do útero.
- Agitação e opressão, sensação de calor e opressão do coração, palpitações por susto, memória fraca, tristeza e choro com desejo de morrer, mania.
- Obstrução do nariz, secreção nasal, sangramento nasal, incapacidade de sentir o gosto de um alimento ou bebida.
- Vermelhidão da face após consumo de álcool, calor no corpo, malária.

Comentários

O nome *Baihui* (DU-20) (cem encontros) reflete o local desse ponto no topo da cabeça, que é o encontro de todo o *yang qi* do corpo e sua capacidade, de acordo com o *Classic of Supplementing Life with Acupuncture and Moxibustion*, de tratar as "cem doenças". Como muitos pontos de acupuntura, *Baihui* (DU-20) também recebeu vários nomes alternativos em textos clássicos, que refletem diferentes aspectos de sua natureza. O nome *Sanyangwuhui* (cinco encontros dos três *yang*) enfatiza que *Baihui* (DU-20) é o ponto de encontro do vaso Governador com os três canais *yang* da Bexiga, Vesícula Biliar e *Sanjiao*, e também com o canal do Fígado. Outro nome, *Niwangong* (bola de lama), refere-se ao aspecto material do espírito, que fica localizado no cérebro (ver também *Shenting* – DU-24), e, por conta disso, *Baihui* (DU-20) é às vezes considerado o local do *dantian* superior (campo de cinábrio). Outros nomes incluem *Tianshan* (montanha do céu), refletindo sua localização no ponto mais alto do corpo, e *Guimen* (portão do fantasma), refletindo sua influência sobre distúrbios psicoemocionais.

Baihui (DU-20) localiza-se no ápice da cabeça, o ponto mais alto e, por isso, mais *yang* do corpo. Por isso, tem um profundo efeito para regular o *yang*, tanto para descender o *yang* excessivo quanto para ascender o *yang* deficiente. O vento interior é um patógeno *yang* caracterizado por um movimento ascendente vigoroso e normalmente é gerado quando o movimento de ascensão e de dispersão do Fígado excede seus limites normais. *Baihui* (DU-20), o encontro do vaso Governador com o canal do Fígado, é capaz de fazer descer manifestações de vento interno e de ascensão do *yang*, como acidente vascular cerebral, tontura, tinidos, dor de cabeça, vento na

- Se a linha anterior for indistinta, coloque as extremidades das palmas das mãos na glabela e na protuberância occipital externa e estenda os dedos médios um em direção ao outro; *Baihui* (DU-20) fica 1 *cun* atrás de onde os dedos médios se encontram.
- Trace uma linha ao longo do eixo longo do ouvido (do ponto médio do lobo até o ponto médio do ápice), em direção ligeiramente posterior ao topo da cabeça, onde *Baihui* (DU-20) pode ser encontrado.

Inserção da agulha

Inserção transversal de 0,5 a 1 *cun*.

Ações

- Pacifica o vento e controla o *yang*.
- Ascende o *yang* e retrocede o prolapso.
- Beneficia a cabeça e os órgãos dos sentidos.
- Nutre o mar da medula.
- Beneficia o cérebro e acalma o espírito.

Indicações

- Vento na cabeça, dor de cabeça unilateral, dor no vértice, peso na cabeça, tontura, tontura por vento, tontura visual, tinidos, olhos protrusos, cegueira, hipertensão, hipotensão.

cabeça, dor no vértice, opistótono, trismo e perda da consciência. Vários clássicos diferentes declaram que *Baihui* (DU-20) deve ser submetido à sangria nesses padrões de excesso. A enorme capacidade deste ponto em fazer descer o excesso da cabeça não deve obscurecer sua importância em nutrir o cérebro. De acordo com o *Spiritual Pivot*[41], *Baihui* (DU-20) é um ponto mar da medula: "Seu ponto acima é o topo da cabeça; abaixo está *Fengfu*" e "Quando o mar da medula está em excesso, então, há leveza do corpo e muita força e o eu da pessoa excede o nível normal; quando o mar da medula está insuficiente, há sensação de torvelinho no cérebro, tinidos, dor na parte inferior das pernas, tontura, diminuição da visão, indolência e desejo de dormir".

Além de tratar distúrbios da parte mais alta do corpo, *Baihui* (DU-20) é capaz de erguer o afundamento do *yang* na extremidade inferior do vaso Governador que provoca prolapso do reto. Esta ação de levantar o *yang* estendida na prática clínica moderna para o tratamento de prolapso do útero e da vagina. Para esse propósito, *Baihui* (DU-20) é geralmente submetido à moxibustão. Zhu Dan-xi recomenda a aplicação de três cones de moxa em *Baihui* (DU-20) para doença crônica com deficiência de *qi* e diarreia incessante[42]. Todas essas indicações refletem o princípio declarado no *Yellow Emperor's Inner Classic*[43], que diz: "Quando a doença está abaixo, selecionar [pontos] de cima".

Este efeito de ascender o *yang* é enfatizado na prática de *qigong*. A atenção se concentra no *dantian* superior (*Baihui* – DU-20 ou *Yintang* – M-CP-3) em casos de afundamento do *qi*, aversão ao vento e frio na cabeça, hipotensão, etc., mas é contraindicado em casos de *yang* excessivo, fogo ou vento. De acordo com *Ode to Elucidate Mysteries*: "Céu, terra e homem são os três poderes. *Baihui* (DU-20)... ecoa o céu, *Xuanji* (REN-21) ... ecoa o homem e *Yongquan* (R-1) ... ecoa a terra". É pela abertura de *Baihui* (DU-20) que podemos absorver melhor a energia do céu, e através da concentração em *Yongquan* (R-1) que podemos fundamentar a energia da terra. Está fortemente enfatizado, entretanto, que uma vez que o *yang* tem a tendência natural a subir para a cabeça, a maioria das pessoas deve primeiro dominar o afundamento do *qi* para o *dantian* inferior, na parte inferior do abdome, ou em *Yongquan* (R-1), e circular o *qi* através do pequeno circuito celestial (os vasos Governador e da Concepção) antes de se concentrar excessivamente no *dantian* superior.

Um dos grupos de indicações mais impressionantes encontrados nos textos clássicos para *Baihui* (DU-20) é o dos distúrbios do espírito e do Coração, como, por exemplo, calor e opressão no Coração, palpitações por susto, memória fraca, desorientação, tristeza e choro com desejo de morrer, etc. Conforme visto em detalhes na discussão introdutória do vaso Governador (anteriormente), isso reflete a parte em comum entre as diferentes teorias da medicina chinesa sobre a residência do espírito, em que algumas escolas enfatizam o Coração e outras, o cérebro. O *Essential Questions*, por exemplo, declara: "O Coração armazena o espírito"[44] e "A cabeça é a residência da inteligência"[45]. Conforme declarado anteriormente, o vaso Governador e em particular *Baihui* (DU-20) têm uma relação especialmente próxima com o cérebro. Ao mesmo tempo, o trajeto anterior do vaso Governador sobe através do Coração. O vaso Governador, portanto, pode ser visto como o canal que integra essas duas teorias, e *Baihui* (DU-20) pode ser selecionado especialmente quando um distúrbio psicoemocional se manifesta com indicações de desarmonia do Coração (palpitações, opressão, etc.) e da cabeça e do cérebro (peso na cabeça, epilepsia, tontura, etc.).

A partir de *Baihui* (DU-20), o vaso Governador começa a descer pela linha média da parte anterior da cabeça, atravessando o nariz. Esse ponto, portanto, é indicado para uma variedade de distúrbios nasais, incluindo secreção, obstrução e sangramento.

Finalmente, de acordo com o *Spiritual Pivot*[46], *Baihui* (DU-20) está incluído na lista de um grupo de 25 pontos para tratamento de dor de cabeça causada por inversão do *qi* (fluxo desordenado ou contrário do *qi*): *Qiangjian* (DU-18), *Houding* (DU-19), *Baihui* (DU-20), *Qianding* (DU-21), *Xinhui* (DU-22), *Wuchu* (B-5), *Chengguang* (B-6), *Tongtian* (B-7), *Luoque* (B-8), *Yuzhen* (B-9), *Toulinqi* (VB-15), *Muchuang* (VB-16), *Zhengying* (VB-17), *Chengling* (VB-18) e *Naokong* (VB-19).

Combinações

- Sonolência: *Baihui* (DU-20) e *Xinhui* (DU-22) (*Supplementing Life*).
- Sonolência: *Baihui* (DU-20), *Tianjing* (SJ-10), *Erjian* (IG-2), *Sanjian* (IG-3), *Taixi* (R-3), *Zhaohai* (R-6), *Lidui* (E-4) e *Ganshu* (B-18) (*Great Compendium*).
- Palpitações por susto: *Baihui* (DU-20), *Shendao* (DU-11), *Tianjing* (SJ-10) e *Yemen* (SJ-2) (*Supplementing Life*).

- Agitação do Coração: *Baihui* (DU-20), *Qiangjian* (DU-18) e *Chengguang* (B-6) (*Supplementing Life*).
- Mania: *Baihui* (DU-20), *Jianshi* (PC-5), *Fuliu* (R-7), *Yingu* (R-10) e *Zusanli* (E-36) (*Illustrated Supplement*).
- Tendência ao choro excessivo: *Baihui* (DU-20) e *Renzhong* (DU-26) (*Great Compendium*).
- Epilepsia por vento com olhos fixos para cima: *Baihui* (DU-20), *Kunlun* (B-60) e *Sizhukong* (SJ-23) (*Great Compendium*).
- Vento na cabeça: *Baihui* (DU-20), *Naokong* (VB-19) e *Tianzhu* (B-10) (*Supplementing Life*).
- Vento na cabeça: *Baihui* (DU-20), *Xiaxi* (VB-43), *Shangxing* (DU-23), *Qianding* (DU-21), *Yanggu* (ID-5), *Hegu* (IG-4), *Guanchong* (SJ-1) e *Kunlun* (B-60) (*Great Compendium*).
- Vento na cabeça unilateral ou generalizado: *Baihui* (DU-20), *Qianding* DU-21), *Shenting* (DU-24), *Shangxing* (DU-23), *Sizhukong* (SJ-23), *Fengshi* (VB-20), *Hegu* (IG-4), *Zanzhu* (B-2) e *Touwei* (E-8) (*Great Compendium*).
- Dor na cabeça e nos olhos: *Baihui* (DU-20), *Tongli* (C-5) e *Houding* (DU-19) (*Supplementing Life*).
- Dor na cabeça e na nuca: *Baihui* (DU-20), *Houding* (DU-19) e *Hegu* (IG-4) (*Great Compendium*).
- Trismo após acidente vascular cerebral: *Baihui* (DU-20), *Renzhong* (DU-26), *Jiache* (E-6), *Chengjiang* (REN-24) e *Hegu* (IG-4) (*Great Compendium*).
- Para a maioria dos tipos de dor aguda de garganta: primeiramente inserir agulha em *Baihui* (DU-20) e depois em *Taichong* (F-3), *Zhaohai* (R-6) e *Sanyinjiao* (BP-6) (*Ode of Xi-hong*).
- Tinidos: *Baihui* (DU-20), *Tinggong* (ID-19), *Tinghui* (VB-2), *Ermen* (SJ-21), *Luoque* (B-8), *Yangxi* (IG-5), *Qiangu* (ID-2), *Houxi* (ID-3), *Wangu* (ID-4), *Zhongzhu* (SJ-3), *Yemen* (SJ-2), *Shangyang* (IG-1) e *Shenshu* (B-23) (*Great Compendium*).
- Obstrução do nariz com incapacidade de distinguir um perfume de um odor fétido: *Baihui* (DU-20), *Shangxing* (DU-23), *Xinhui* (DU-22) e *Chengguang* (B-6) (*Supplementing Life*).
- Congestão nasal: *Baihui* (DU-20), *Yuzhen* (B-9), *Toulinqi* (VB-15), *Shangxing* (DU-23) e *Danyang* (Extra)[47] (*Supplementing Life*).
- Distúrbio disentérico: *Baihui* (DU-20) e *Jiuwei* (REN-15) (*Ode of Spiritual Brightness*).
- Prolapso do reto em crianças: *Baihui* (DU-20), *Changqiang* (DU-1) e *Dachangshu* (B-25) (*Great Compendium*).
- Prolapso do reto em crianças: primeiro aplicar moxa em *Baihui* (DU-20) e depois *Jiuwei* (REN-15) (*Ode of Xi-hong*).
- Prolapso do reto: *Baihui* (DU-20), *Dachangshu* (B-25), *Changqiang* (DU-1), *Jianjing* (VB-21), *Hegu* (IG-4) e *Qichong* (E-30) (*Compilation*).
- Prolapso do reto: *Baihui* (DU-20), *Shenque* (REN-8) e *Pangguangshu* (B-28) (*Compilation*).
- Prolapso do reto e hemorroidas: *Baihui* (DU-20), *Erbai* (M-MS-29), *Zhishi* (B-52) e *Changqiang* (DU-1) (*Great Compendium*).

Qianding (DU-21) – em frente à coroa

Localização

- Na parte superior da cabeça, na linha média, 1,5 *cun* diretamente à frente de *Baihui* (DU-20) e 3,5 *cun* atrás de linha anterior do cabelo.

Nota de localização

- Divida a distância entre *Baihui* (DU-20) e a linha anterior do cabelo em três terços. *Qianding* (DU-21) fica ligeiramente atrás da junção do primeiro com o segundo terço.

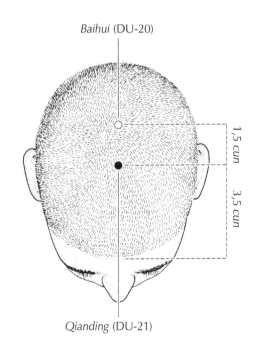

- Se a linha anterior do cabelo for indistinta, localizar o ponto 3 *cun* acima da glabela e 5 *cun* atrás de *Baihui* (DU-20).

Inserção da agulha

Inserção transversal de 0,5 a 1 *cun*.

Precaução: esse ponto não deve ser agulhado em bebês cuja fontanela ainda não tenha se fechado.

Ações

- Elimina vento e trata convulsões.
- Beneficia a cabeça.

Indicações

- Vento na cabeça, tontura, visual, epilepsia por vento, epilepsia por susto na infância, vento agudo e crônico por susto na infância, espasmo clônico.
- Dor e inchaço do vértice, inchaço e vermelhidão da face, edema, aversão ao vento-frio, secreção nasal copiosa e clara.

Combinações

- Epilepsia por susto na infância: *Qianding* (DU-21), *Xinhui* (DU-22), *Benshen* (VB-13) e *Tianzhu* (B-40) (*Supplementing Life*).
- Tontura por vento e dor de cabeça unilateral: *Qianding* (DU-21), *Houding* (DU-19) e *Hanyan* (VB-4) (*Thousand Ducat Formulas*).
- Vento na cabeça unilateral ou generalizado: *Qianding* (DU-21), *Baihui* (DU-20), *Shenting* (DU-24), *Shangxing* (DU-23), *Sizhukong* (SJ-23), *Fengchi* (VB-20), *Hegu* (IG-4), *Zanzhu* (B-2) e *Touwei* (E-8) (*Great Compendium*).
- Incapacidade de falar após acidente vascular cerebral: *Qianding* (DU-21) e *Shenting* (DU-24) (*Song of the Jade Dragon*).
- Inchaço súbito da face: *Qianding* (DU-21), *Xinhui* (DU-22), *Shangxing* (DU-23), *Xiangu* (E-43) e *Gongsun* (BP-4) (*Supplementing Life*).
- Vermelhidão e inchaço da face: *Qianding* (DU-21), *Xinhui* (DU-22), *Shangxing* (DU-23), *Naohu* (DU-17) e *Fengchi* (VB-20) (*Thousand Ducat Formulas*).
- Inchaço da face por deficiência: *Qianding* (DU-21) e *Renzhong* (DU-26) (*One Hundred Symptoms*).

Xinhui (DU-22) – encontro da fontanela

Localização

- Na parte superior da cabeça, na linha média, 2 *cun* atrás da linha anterior do cabelo.

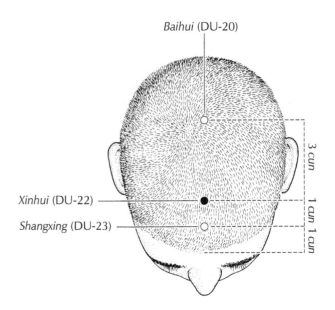

Nota de localização

- Divida a distância entre *Baihui* (DU-20) e a linha anterior do cabeço ao meio e localize *Xinhui* (DU-22), 0,5 *cun* à frente desse ponto médio.
- Localizar o ponto 1 *cun* atrás de *Shangxing* (DU-23).
- Se a linha anterior do cabelo for indistinta, localizar o ponto 3 *cun* acima da glabela e 5 *cun* à frente de *Baihui* (DU-20).

Inserção da agulha

Inserção transversal de 0,5 a 1 *cun*.

Precaução: esse ponto não deve ser agulhado em bebês cuja fontanela ainda não tenha se fechado.

Ações

- Beneficia o nariz.
- Elimina vento e beneficia a cabeça.

Indicações

- Sangramento nasal, congestão nasal, incapacidade de distinguir o perfume do mau cheiro, secreção nasal excessiva em crianças, dor no nariz, pólipos nasais.
- Vento na cabeça, dor de cabeça crônica, deficiência e frio no cérebro, dor de cabeça violenta decorrente de consumo excessivo de álcool, tontura, tontura visual, vento crônico e agudo por susto na infância.
- Tez azul-esverdeada (*qing*), face vermelha e inchada, inchaço na pele da cabeça, caspa.
- Sonolência, palpitações por susto.

Comentários

Como é normalmente o caso, um ponto como *Xinhui* (DU-22), considerado de mínima importância na prática clínica moderna, era claramente considerado mais importante em textos clássicos, tendo em vista as muitas indicações e combinações clássicas. Ele compartilha com muitos pontos da região da cabeça a capacidade de pacificar vento interno e tratar vários distúrbios da cabeça. Sua aplicação em distúrbios do nariz, entretanto, fica ofuscada por *Shangxing* (DU-23), e, em casos de vento na cabeça, dor de cabeça e tontura, por *Baihui* (DU-20).

Combinações

- Sonolência: *Xinhui* (DU-22) e *Baihui* (DU-20) (*Supplementing Life*).
- Epilepsia por susto na infância: *Xinhui* (DU-22), *Qianding* (DU-21), *Benshen* (VB-13) e *Tianzhu* (B-10) (*Supplementing Life*).
- Vento na cabeça: *Xinhui* (DU-22) e *Yuzhen* (B-9) (*One Hundred Symptoms*).
- Vento na cabeça e tontura: *Xinhui* (DU-22), *Shenting* (DU-24) e *Shangxing* (DU-23) (*Supplementing Life*).
- Obstrução do nariz com incapacidade de distinguir perfume de mau cheiro: *Xinhui* (DU-22), *Shangxing* (DU-23), *Baihui* (DU-20) e *Chengguang* (B-6) (*Supplementing Life*).

Shangxing (DU-23) – 上星
estrela superior

Ponto fantasma de Sun Si-miao.

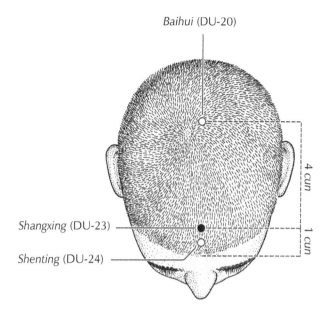

Localização

- Na parte superior da cabeça, na linha média, 1 *cun* atrás da linha anterior do cabelo e 0,5 *cun* atrás de *Shenting* (DU-24).

Nota de localização

- Se a linha anterior do cabelo for indistinta, localizar o ponto 3 *cun* acima da glabela e 5 *cun* à frente de *Baihui* (DU-20).

Inserção da agulha

Inserção transversal com 0,5 a 1 *cun*.

Ações

- Beneficia o nariz e os olhos.
- Elimina vento, beneficia a cabeça e a face e dispersa o inchaço.
- Acalma o espírito.

Indicações

- Obstrução e secreção nasal, obstrução nasal acompanhada de dor de cabeça, incapacidade de distinguir o cheiro agradável do mau cheiro, pólipos nasais, secreção nasal clara, rinite, sangramento incessante do nariz e da boca.
- Tontura visual, dor nos olhos, miopia, vermelhidão e inchaço da face, inchaço da face por

612 – VASO GOVERNADOR

deficiência, inchaço da pele da cabeça, vento na cabeça.

- Malária, doença febril com ausência de transpiração, depressão maníaca.

Comentários

Depois de passar sobre o vértice da cabeça, o vaso Governador desce através do nariz. *Shangxing* (DU-23), localizado diretamente acima do nariz, é uma posição de comando para regular a mais ampla variedade de distúrbios nasais e, clinicamente, é um importante ponto no tratamento de obstrução e secreção nasal, dor por sinusite, rinite, incapacidade de sentir cheiro, sangramento nasal e pólipos nasais.

Um nome alternativo para esse ponto é *Mingtang* (salão de claridade), refletindo o fato de que desde épocas mais remotas, *Shangxing* (DU-23) também era considerado valioso no tratamento de distúrbios oculares, incluindo miopia, dor ocular, deficiência visual e tontura visual. Isto pode ser explicado pela proximidade desse ponto com a região ocular e pelo fato de que o trajeto anterior do vaso Governador sobe até abaixo do meio do olho. O interessante é que vários textos clássicos alertam para o fato de que, se esse ponto for tratado com moxibustão excessiva, o *yang* ascenderá e provocará falta de clareza da visão.

Vários outros nomes desse ponto refletem sua condição como um dos "treze pontos fantasmas" listados no *Supplement of the Thousand Ducat Formulas* de Sun Si-miao para o tratamento de distúrbio maníaco e epilepsia. Esses nomes incluem *Guitang* (salão do fantasma), *Guigong* (palácio do fantasma) e *Shentang* (salão do espírito).

Finalmente, *Shangxing* (DU-23) é indicado para vários tipos de inchaço na região superior, incluindo vermelhidão e inchaço na face, inchaço na face por deficiência e inchaço na pele da cabeça.

Combinações

- Obstrução do nariz com incapacidade de distinguir o cheiro agradável do mau cheiro: *Shangxing* (DU-23), *Baihui* (DU-20), *Xinhui* (DU-22) e *Chengguang* (B-6) (*Supplementing Life*).
- Congestão nasal com incapacidade de distinguir o odor agradável do mau cheiro: *Shangxing* (DU-23), *Yingxiang* (IG-20), *Wuchu* (B-5) e *Kouheliao* (IG-19) (*Great Compendium*).

- Congestão nasal: *Shangxing* (DU-23), *Yuzhen* (B-9), *Baihui* (DU-20), *Toulinqi* (VB-15) e *Danyang* (extra)[47] (*Supplementing Life*).
- Obstrução e secreção nasal: *Shangxing* (DU-23) e *Tongtian* (B-7) (*Song of Primary Points of the Fourteen Channels*).
- Sangramento nasal: *Shangxing* (DU-23) e *Kouheliao* (IG-19) (*Song of Points*).
- Dor ocular: *Shangxing* (DU-23), *Yangxi* (IG-5), *Erjian* (IG-2), *Daling* (PC-7), *Sanjian* (IG-3) e *Qiangu* (ID-2) (*Great Compendium*).
- Dor no globo ocular: *Shangxing* (DU-23) e *Neiting* (E-44) (*Great Compendium*).
- Dor nos olhos com incapacidade de enxergar: *Shangxing* (DU-23), *Fengchi* (VB-20), *Naohu* (DU-17), *Yuzhen* (B-9) e *Fengfu* (DU-16) (*Thousand Ducat Formulas*).
- Tontura visual: *Shangxing* (DU-23), *Shenting* (DU-24), *Yongquan* (R-1), *Yixi* (B-45), *Yuji* (P-10) e *Dadu* (BP-2) (*Supplementing Life*).
- Tontura: *Shangxing* (DU-23), *Fengchi* (VB-20) e *Tianzhu* (B-10) (*Glorious Anthology*).
- Vento na cabeça e tontura: *Shangxing* (DU-23), *Shenting* (DU-24) e *Xinhui* (DU-22) (*Supplementing Life*).
- Vento na cabeça: *Shangxing* (DU-23), *Baihui* (DU-20), *Xiaxi* (VB-43), *Qianding* (DU-21), *Yanggu* (ID-5), *Hegu* (IG-4), *Guanchong* (SJ-1) e *Kunlun* (B-60) (*Great Compendium*).
- Inchaço súbito da face: *Shangxing* (DU-23), *Xinhui* (DU-22), *Qianding* (DU-21), *Xiangu* (E-43) e *Gongsun* (BP-4) (*Supplementing Life*).
- Vermelhidão e inchaço da face: *Shangxing* (DU-23), *Xinhui* (DU-22), *Qianding* (DU-21), *Naohu* (DU-17) e *Fengchi* (VB-20) (*Thousand Ducat Formulas*).

Shenting *(DU-24)* – 神庭 *pátio do espírito*

Ponto de encontro do vaso Governador com os canais de Bexiga e Estômago.

Localização

- Na parte superior da cabeça, na linha média, 0,5 *cun* atrás da linha anterior do cabelo e 0,5 *cun* à frente de *Shangxing* (DU-23).

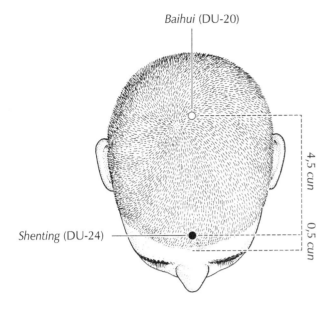

Nota de localização

- Se a linha anterior do cabelo estiver indistinta, localizar o ponto 3 *cun* acima da glabela e 5 *cun* à frente de *Baihui* (DU-20).

Inserção da agulha

- Inserção transversal com 0,5 a 1 *cun*.

Nota: de acordo com vários textos clássicos, a inserção de agulha é contraindicada nesse ponto.

Ações

- Beneficia o cérebro e acalma o espírito.
- Elimina vento e beneficia a cabeça.
- Beneficia o nariz e os olhos.

Indicações

- Depressão maníaca, subir em lugares altos e cantar, tirar as roupas e correr, imitar a fala de outras pessoas, palpitações por susto, insônia, perda da consciência, remexer a língua.
- Olhos fixos para cima, opistótono, epilepsia por vento, tontura por vento acompanhada por vômito, vômito com agitação e plenitude, tontura, vento na cabeça, dor de cabeça com calafrios e febre, sensação de frio na cabeça.
- Secreção nasal clara e incessante, congestão e secreção nasal, sangramento nasal, lacrimejamento, falta de clareza visual, dispneia.

Comentários

Shenting (DU-24) (pátio do espírito) também é conhecido como *Tianting* (pátio do céu). Como vários pontos do vaso Governador, ele tem uma forte ação para acalmar o espírito e tratar epilepsia e distúrbio maníaco. É indicado forte e precisamente para o tratamento das pessoas que se despem, sobem em lugares altos, cantam e imitam a fala dos outros. A ação dos pontos do vaso Governador sobre o espírito pode ser explicada de três maneiras. Primeira, de todos os canais, o vaso Governador tem a relação mais íntima com o cérebro. Conforme explicado na discussão introdutória do vaso Governador (ver anteriormente), a cabeça e o cérebro eram considerados entre as tradições anteriores ao *Inner Classic* e as taoístas como o sítio do espírito, e uma causa dos distúrbios mentais era tradicionalmente considerada como o vento penetrando no cérebro através do vaso Governador. Segunda, o trajeto anterior do vaso Governador penetra no Coração, e, assim, liga fortemente o cérebro ao Coração, considerado com mais frequência como a residência do espírito. Terceira, o distúrbio maníaco é caracterizado por calor, e os pontos do vaso Governador, "mar dos canais *yang*", são importantes para dispersar o calor patogênico do corpo todo. No que se refere a *Shenting* (DU-24), em particular, dizia-se que ele tinha acesso direto a *Niwan* (bola de lama), também conhecido como *Huangting* (pátio amarelo). O *Niwan*, na tradição taoísta, é o palácio central dos nove palácios do cérebro e é considerado como o local da base material do espírito. O *Classic on the Central Void in the Inner Sphere* declarou: "A origem da essência-espírito no cérebro também é chamada de *Niwan*" e "O espírito todo que se expressa na face tem sua origem no *Niwan*"[48], enquanto o clássico taoísta *Collected Wisdom by Master Magic Sword* afirmou: "O *qi* do Coração está conectado com o Palácio *Niwan* acima"[49].

A segunda principal ação de *Shenting* (DU-24) é pacificar o vento interno em ascensão patológica (olhos fixos para cima, tontura e epilepsia) e dispersar o vento patogênico externo (vento na cabeça, dor de cabeça com calafrios e febre e sensação de frio na cabeça). Sendo *Shenting* (DU-24) um ponto de encontro do vaso Governador com o canal do Estômago, ele é especificamente indicado para tontura por vento acompanhada por vômito e para vômito com agitação e plenitude.

Finalmente, à semelhança de *Shangxing* (DU-23), *Shenting* (DU-24) é indicado para vários distúrbios nasais e oculares, incluindo secreção nasal clara e incessante, congestão e secreção nasal, sangramento nasal, lacrimejamento e falta de clareza visual. É interessante notar, entretanto, que vários clássicos incluindo o *Systematic Classic of Acupuncture and Moxibustion* e o *Illustrated Classic of Acupuncture Points on the Bronze Man* alertam que a inserção de agulha é contraindicada nesse ponto, já que pode provocar efeitos adversos como lesão à visão ou mania.

Combinações

- Loucura com vômito de espuma: *Shenting* (DU-24), *Duiduan* (DU-27) e *Chengjiang* (REN-24) (*Systematic Classic*).
- Epilepsia por vento: *Shenting* (DU-24), *Suliao* (DU-25) e *Yongquan* (R-1) (*Great Compendium*).
- Incapacidade de falar após acidente vascular cerebral: *Shenting* (DU-24) e *Qianding* (DU-21) (*Song of the Jade Dragon*).
- Vento na cabeça unilateral ou generalizado: *Shenting* (DU-24), *Baihui* (DU-20), *Qianding* (DU-21), *Shangxing* (DU-23), *Sizhukong* (SJ-23), *Fengchi* (VB-20), *Hegu* (IG-4), *Zanzhu* (B-2) e *Touwei* (E-8) (*Great Compendium*).
- Vento na cabeça e tontura: *Shenting* (DU-24), *Shangxing* (DU-23) e *Xinhui* (DU-22) (*Supplementing Life*).
- Tontura visual: *Shenting* (DU-24), *Shangxing* (DU-23), *Yongquan* (R-1), *Yixi* (B-45), *Yuji* (P-10) e *Dadu* (BP-2) (*Supplementing Life*).
- Rinite com secreção nasal clara: *Shenting* (DU-24), *Fengmen* (B-12), *Hegu* (IG-4), *Zanzhu* (B-2), *Yingxiang* (IG-20), *Zhiyin* (B-67) e *Futonggu* (R-20) (*Thousand Ducat Formulas*).
- Lacrimejamento: *Shenting* (DU-24) e *Xingjian* (F-2) (*Supplementing Life*).

Suliao (DU-25) – fenda branca

Localização

- Na linha média, na ponta do nariz.

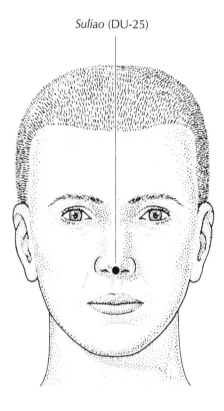

Suliao (DU-25)

Inserção da agulha

Inserção perpendicular de 0,2 a 0,3 *cun*.

Inserção transversal voltada para cima de 0,5 a 1 *cun*.

Picar para sangrar.

Nota: de acordo com vários textos clássicos, a moxibustão é contraindicada nesse ponto.

Ação

- Beneficia o nariz.

Indicações

- Secreção nasal copiosa, rinite, incapacidade de distinguir um odor agradável de um mau cheiro, obstrução nasal, úlceras nasais, sangramento nasal, nariz de bebedor, pólipos nasais, dispneia, hipotensão.

Comentários

Nos últimos tempos, descobriu-se que esse ponto é eficaz para reduzir a intoxicação alcoólica porque redireciona a rota da eliminação do fígado para o pulmão, com isso, aumentando o volume de álcool presente no ar exalado. Outra pesquisa recente mostrou que esse ponto é mais eficaz que *Renzhong* (DU-26) para restaurar a perda da consciência.

Combinação

- Epilepsia por vento: *Suliao* (DU-25), *Shenting* (DU-24) e *Yongquan* (R-1) (*Great Compendium*).

Renzhong (DU-26) – 人中
meio do homem

Ponto de encontro do vaso Governador com os canais de Intestino Grosso e Estômago. Ponto fantasma de Sun Si-miao.

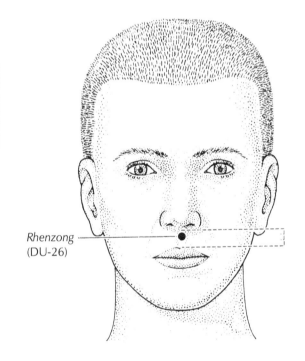

Rhenzong (DU-26)

Localização

- Acima do lábio superior, na linha média, na junção do terço superior com os dois terços inferiores do filtro.

Nota de localização

- O filtro é o sulco acentuado sobre a linha média, entre a base do nariz e a margem do lábio superior.

Inserção da agulha

Inserção oblíqua voltada para cima de 0,3 a 0,5 *cun*.

Ações

- Restaura a consciência e acalma o espírito.
- Beneficia a face e o nariz e expulsa o vento.
- Beneficia a coluna e trata entorse lombar agudo.

Indicações

- Perda súbita da consciência, coma, agitação aguda e crônica de vento na infância por susto, perda da consciência por acidente vascular cerebral, trismo, desvio da face e da boca, dor de cabeça com calafrios e febre, hipertensão.
- Depressão maníaca, epilepsia, riso inapropriado, riso inesperado e choro.
- Sangramento nasal incessante, secreção nasal clara, secreção nasal constante com dificuldade de respirar, incapacidade de distinguir um odor agradável de um mau cheiro.
- Distúrbio do emagrecimento e sede, beber água sem limite, edema do corpo, inchaço da face com lábios trêmulos, icterícia.
- Rigidez e dor da coluna, entorse e dor da coluna lombar.

Comentários

O nome desse ponto (meio do homem) reflete o local desse ponto próximo à junção do vaso Governador com o vaso da Concepção, e entre o nariz e a boca. O vaso Governador, que governa todos os canais *yang*, e o nariz, que recebe o *qi* celestial, correspondem, ambos, ao céu (*yang*). O vaso da Concepção, que governa todos os canais *yin*, e a boca, que recebe o sustento terreno, correspondem, ambos, à terra (*yin*). De acordo com a cosmologia chinesa, o "homem" fica entre o céu e a terra, e *Renzhong* (DU-26) é considerado o ponto que estabelece a conexão entre os dois.

Quando a interação harmoniosa de *yin* e *yang* é perdida, e eles começam a se separar, há perda da consciência (sendo a morte a manifestação final dessa separação). *Renzhong* (DU-26) (juntamente com *Neiguan* – PC-6) foi um dos dois pontos acrescentados por comentaristas recentes aos "quatro pontos de comando" de Gao Wu, fazendo os "seis pontos de comando". Nesse agrupamento dos pontos de acupuntura mais essenciais, *Renzhong* (DU-26) foi indicado para ressuscitação, e é o ponto de acupuntura único mais importante para restaurar a consciência e restabelecer a harmonia *yin-yang*. Em qualquer tipo de desmaio ou perda da consciência, incluindo o choque pela agulha, *Renzhong* (DU-26) pode ser agulhado ou pressionado vigorosamente (obliquamente para cima em direção à base do nariz). *Ode of the Golden Needle* recomenda especificamente a inserção de agulha em *Renzhong* (DU-26) e em *Zusanli* (E-36) para tontura após inserção de agulha (choque pela agulha).

O poderoso efeito de *Renzhong* (DU-26) para restaurar a consciência reflete-se em seu efeito igualmente forte para acalmar a mente. O vaso Governador penetra no cérebro e se conecta com o Coração (através de seu trajeto anterior). *Renzhong* (DU-26) é um importante ponto no tratamento de distúrbios psicoemocionais graves, e é indicado em textos clássicos para riso impróprio e inesperado e para choro. A importância de *Renzhong* (DU-26) no tratamento de distúrbio maníaco e epilepsia reflete-se em sua inclusão, sob o nome alternativo de *Guigong* (palácio do fantasma), entre os "treze pontos fantasmas" de Sun Si-miao para o tratamento de distúrbio maníaco e epilepsia. De acordo com *Ode of Xi-hong*, "a capacidade de *Renzhong* (DU-26) em tratar distúrbio maníaco é suprema; os treze pontos fantasmas não devem ser negligenciados".

Renzhong (DU-26) é um ponto de encontro do vaso Governador com os canais *yangming* da mão e do pé (Intestino Grosso e Estômago), que dominam a face e o nariz. É, portanto, indicado para vários distúrbios do nariz, incluindo obstrução, secreção, sangramento e perda do olfato, bem como para inchaço da face e distúrbios por vento, como desvio da face e da boca e trismo.

De acordo com o *Yellow Emperor's Inner Classic*[50]: "Quando a doença está abaixo, selecionar [pontos] de cima". *Renzhong* (DU-26), localizado próximo do final do vaso Governador, é, portanto, um ponto clinicamente importante no tratamento de entorse da coluna lombar, que é atravessada pela porção inferior do vaso Governador e próxima de sua origem. É normalmente selecionado quando a dor é aguda e na linha média, e agulhado com o paciente em pé e girando e dobrando a cintura.

Combinações

- Perda da consciência por acidente vascular cerebral: *Renzhong* (DU-26), *Zhongchong* (PC-9) e *Hegu* (IG-4); se esse procedimento não for eficaz, agulhar *Yamen* (DU-15) e *Dadun* (F-1) (*Great Compendium*).
- Perda da consciência por insolação: *Renzhong* (DU-26), *Hegu* (IG-4), *Neiting* (E-44), *Baihui* (DU-20), *Zhongji* (REN-3) e *Qihai* (REN-6) (*Great Compendium*).
- Tendência ao choro excessivo: *Renzhong* (DU-26) e *Baihui* (DU-20) (*Great Compendium*).
- Riso frequente: *Renzhong* (DU-26), *Lieque* (P-7), *Yangxi* (IG-5) e *Daling* (PC-7) (*Great Compendium*).
- Loucura: *Renzhong* (DU-26) e *Yinjiao* (DU-28) (*Systematic Classic*).
- Epilepsia: *Renzhong* (DU-26) e *Jianshi* (PC-5) (*Ode of Spiritual Brightness*).
- Secreção nasal com incapacidade de distinguir o odor agradável do mau cheiro: *Renzhong* (DU-26) e *Tianyou* (SJ-16) (*Thousand Ducat Formulas*).
- Inchaço da face por deficiência: *Renzhong* (DU-26) e *Qianding* (DU-21) (*One Hundred Symptoms*).
- Desvio da boca e do olho: *Renzhong* (DU-26), *Jiache* (E-6), *Dicang* (E-4), *Chengjiang* (REN-24), *Tinghui* (VB-2) e *Hegu* (IG-4) (*Illustrated Supplement*).
- Trismo após acidente vascular cerebral: *Renzhong* (DU-26), *Jiache* (E-6,) *Baihui* (DU-20), *Chengjiang* (REN-24) e *Hegu* (IG-4) (*Great Compendium*).
- Dor na região lombar e na perna: *Renzhong* (DU-26) e *Weizhong* (B-40) (*Great Compendium*).
- Dor na região lombar e na região costal lateral decorrentes de entorse: *Renzhong* (DU-26), *Chize* (P-5) e *Weizhong* (B-40) ... depois agulhar *Kunlun* (B-60), *Shugu* (B-65), *Zhigou* (SJ-6) e *Yanglingquan* (VB-34) (*Great Compendium*).

Duiduan *(DU-27)* – extremidade da boca

Localização

- Na linha média, na junção da margem do lábio superior com o filtro.

chuang (VB-16), *Zhengying* (VB-17) e *Ermen* (SJ-21) (*Thousand Ducat Formulas*).
* Vômito de espuma: *Duiduan* (DU-27), *Shaohai* (C-3) e *Benshen* (VB-13) (*Supplementing Life*).
* Sangramento nasal incessante: *Duiduan* (DU-27), *Kouheliao* (IG-19) e *Laogong* (PC-8) (*Supplementing Life*).

Yinjiao (DU-28) – intersecção da gengiva

Ponto de encontro do vaso Governador com o vaso da Concepção e com o canal do Estômago.

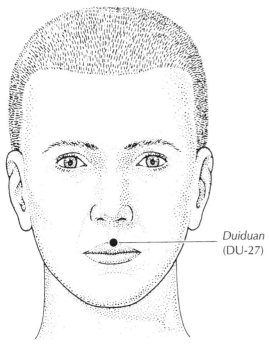

Duiduan (DU-27)

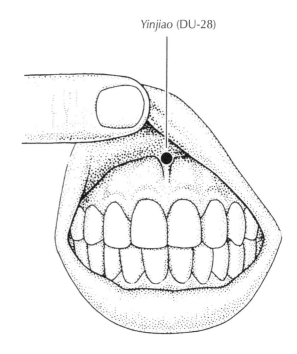

Yinjiao (DU-28)

Nota de localização
* O filtro é o sulco acentuado encontrado na linha média entre a base do nariz e a margem do lábio superior.

Inserção da agulha
Inserção oblíqua voltada para cima de 0,2 a 0,3 *cun*.

Ações
* Dispersa calor, gera líquido e beneficia a boca.
* Acalma o espírito.

Indicações
* Ulceração da boca, mau hálito, dor nas gengivas, língua seca, distúrbio do emagrecimento e sede com muita vontade de beber água, inchaço e rigidez dos lábios, sangramento nasal incessante, congestão nasal.
* Depressão maníaca, epilepsia, trismo.
* Urina escura, vômito de espuma.

Combinações
* Rigidez dos lábios e dor por cárie dentária no maxilar superior: *Duiduan* (DU-27), *Mu-*

Localização
* Dentro da boca, no frênulo superior, na junção do lábio superior com a gengiva.

Nota de localização
* O frênulo superior é a faixa de tecido fibroso da linha média que conecta o lábio superior com a gengiva.

618 – VASO GOVERNADOR

Inserção da agulha

Inserção oblíqua voltada para cima de 0,2 a 0,3 *cun*.

Picar para sangrar.

Ações

- Dispersa calor e beneficia as gengivas.
- Beneficia o nariz e os olhos.

Indicações

- Vermelhidão, inchaço e dor nas gengivas, erosão nas gengivas, sangramento nas gengivas.
- Pólipos nasais, úlceras nasais, congestão nasal, dor na fronte e na glabela.
- Lacrimejamento excessivo, vermelhidão, prurido e dor no canto interno do olho, dor nos olhos e falta de clareza da visão, obstrução visual superficial.
- Face vermelha com agitação, icterícia, rigidez do pescoço com incapacidade de virar a cabeça.

Combinações

- Rigidez e dor no pescoço com incapacidade de virar a cabeça: *Yinjiao* (DU-28) e *Fengfu* (DU-16) (*Supplementing Life*).
- Loucura: *Yinjiao* (DU-28) e *Renzhong* (DU-26) (*Systematic Classic*).

NOTAS

1 Traduzido por Giovanni Maciocia.

2 *Essential Questions*, Cap. 32.

3 *Spiritual Pivot*, Cap. 8.

4 *Spiritual Pivot*, Cap. 54.

5 *Spiritual Pivot*, Cap. 71.

6 *Essential Questions*, Cap. 62.

7 *Essential Questions*, Cap. 17.

8 *Ten Works on Practice Toward the Attainment of Truth* (Xiuzhen Shishu), um compêndio sobre *qigong* com 64 volumes, originado na dinastia Qing; o editor e a data exata da publicação são desconhecidos. Esse texto combina importantes obras taoístas sobre a prática de *qigong* nas dinastias Sui, Tang e Song, incluindo o *Classic on the Central Void in the Inner Sphere* (Huangting Neijing Jing). Passagem traduzida por Heiner Fruehauf.

9 *Daoist Internal Mirror* (Neijing). Não faz parte do *Yellow Emperor's Inner Classic*, mas sim da obra Che Sheng Ba Bian, escrita por Liu Sijing por volta de 1647. Passagem traduzida por Heiner Fruehauf.

10 *Essentials of Materia Medica*, por Wang Ang, 1694.

11 Por exemplo, *Guanzi*, um texto de meditação do século IV a.C.

12 *Essential Questions*, Cap. 11. Passagem traduzida por Heiner Fruehauf.

13 Alguns historiadores médicos também são de opinião de que o contato com missionários jesuítas pode ter feito parte do renascimento da teoria do cérebro como centro da consciência. Wang Qing-ren, no capítulo "On the Brain" (em *Correcting the Errors of Medicine*, 1830), citou três pessoas que tiveram anteriormente essa mesma opinião sobre o cérebro: Li Shi-zhen, Jin Sheng e Wang Ang. Jin Sheng foi um amigo dos missionários jesuítas na corte Ming, no século XVI, e um convertido ao catolicismo romano, enquanto Wang Ang foi um colega próximo. Veja Andrews, B.J., *Wang Qingren and the History of Chinese Anatomy*, Journal of Chinese Medicine, nº 36, maio de 1991.

14 B.J. Andrews em *Wang Qingren and the History of Chinese Anatomy*, Journal of Chinese Medicine, nº 36, maio de 1991, entretanto, acredita que o contato de Wang Qing-reri com a medicina ocidental não é comprovado, e sua refutação das teorias clássicas chinesas foi muito influenciada pelo movimento de "pesquisas de evidências" radical então prevalente entre os estudiosos chineses.

15 *Spiritual Pivot*, Cap. 33.

16 *Spiritual Pivot*, Cap. 8.

17 *Classic of Categories* (Lei Jing), de Zhang Jie-bin, People's Health Publishing House, Beijing, 1982, p. 49. Publicado pela primeira vez em 1624. Passagem traduzida por Giovanni Maciocia.

18 *A Record of Nourishing Xing and Extending Ming* (Yang Xing Yan Ming Lu) escrito por Tao Hong-jing, 456-536. Esta era uma compilação de diferentes teorias sobre a vida alimentar em moda naquela época. Passagem traduzida por Heiner Fruehauf.

19 *Differentiation and Treatment of Disease* (Lei Zheng Zhi Zai), escrito por Lin Pei-qin, em 1839. Passagem traduzida por Heiner Fruehauf.

20 *Collected Wisdom by Master Magic Sword* (Ling Jian Zi), atribuído ao taoísta Mestre Xu Sun, da dinastia Jin. Um capítulo desse livro descreve como o Mestre Xu matou um demônio maligno oculto no corpo de uma cobra, decapitando-a com uma espada (*jian*) mágica (*ling*). Os verdadeiros autores reais do livro eram membros da Escola Zhengming de Taoísmo, os quais o escreveram durante a dinastia Song, no final do século X. Passagem traduzida por Heiner Fruehauf.

21 Ambos do *Classic on the Central Void in the Inner Sphere* (Huangting Neijing Jing). O Huangting Jing é dividido em Neijing Jing e

Waijing Jing. Ambos os livros foram transmitidos pelas dinastia Jin (século IX ou antes). Estudioso taoísta e adepto de Wei Fu-ren. Suas origens, porém, remontam a Lao Zi. Passagens traduzidas por Heiner Fruehauf.

22 *Zheng Li Lun*. Passagem traduzida por Heiner Fruehauf.

23 Traduzido por Giovanni Maciocia.

24 *Spiritual Pivot*, Cap. 10.

25 *Essential Questions*, Cap. 17.

26 *Essential Questions*, Cap. 61.

27 *O Clássico das Dificuldades,* 38ª Dificuldade.

28 *O Clássico das Dificuldades,* 29ª Dificuldade.

29 *O Clássico das Dificuldades,* 36ª Dificuldade.

30 *Essential Questions* , Cap. 32.

31 Ibid.

32 Ibid.

33 Ibid.

34 *Spiritual Pivot* Cap. 33.

35 *Treatment Strategies for Assorted Syndromes* (Lei Zheng Zhi Cai), de Lin Pei-qin, 1839, citado em *The Practice of Chinese Medicine*, de Giovanni Maciocia, Churchill Livingstone, 1994, p. 561.

36 *Spiritual Pivot*, Cap. 33.

37 *Essential Questions*, Cap. 60.

38 *Spiritual Pivot*, Cap. 33.

39 *Spiritual Pivot*, Cap. 9, e *Essential Questions*, Cap. 70.

40 *Essential Question* , Cap. 17.

41 *Spiritual Pivot*, Cap. 33.

42 *The Heart & Essence of Dan-xi's Methods of Treatment*, uma tradução do Dan Xi Zhi Fa Xin Yao, de Zhu Dan-xi, Blue Poppy Press, p. 99.

43 *Spiritual Pivot*, Cap. 9, e *Essential Questions*, Cap. 70.

44 *Essential Questions*, Cap. 62.

45 *Essential Questions*, Cap. 17.

46 *Spiritual Pivot*, Cap. 24.

47 0,5 *cun* posterior a *Toulinqi* (VB-15).

48 Ambos do *Classic on the Central Void in the Inner Sphere*. Passagens traduzidas por Heiner Fruehauf.

49 *Collected Wisdom by Master Magic Sword*. Passagem traduzida por Heiner Fruehauf.

50 *Spiritual Pivot*, Cap. 9, e *Essential Questions*, Cap. 70.

Pontos Extraordinários 19

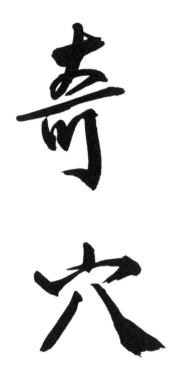

Pontos extraordinários da cabeça e pescoço

Sishencong (M-CP-1) – quatro espíritos alertas

Localização

- Quatro pontos no vértice do couro cabeludo, agrupados ao redor de *Baihui* (DU-20) e localizados 1 *cun* à frente, atrás e nas laterais dele.

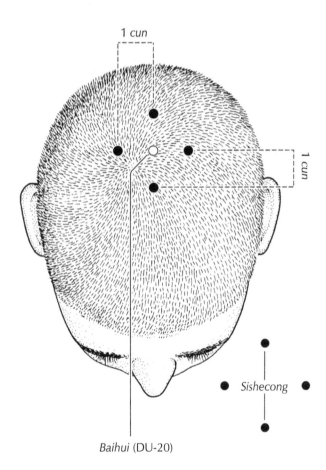

Sishecong

Baihui (DU-20)

Nota de localização

- A distância entre *Baihui* (DU-20) e a linha anterior do cabelo é 5 *cun*. Se a linha anterior do cabelo for indistinta, a distância entre *Baihui* (DU-20) e a glabela é medida em 8 *cun*.

Inserção da agulha

Inserção transversal de 0,5 a 1,5 *cun*.

Ações

- Acalma o espírito.
- Pacifica vento.
- Beneficia os olhos e os ouvidos.

Indicações

- Acidente vascular cerebral, epilepsia, depressão maníaca, insônia, memória fraca.
- Dor de cabeça unilateral e generalizada, tontura, surdez, distúrbios oculares.

Comentário

Os quatros pontos *Sishencong* foram discutidos pela primeira vez no *Sagelike Prescriptions from the Taiping Era* (século X d.C.). Como o nome sugere (quatro espíritos alertas), esses quatro pontos são capazes de pacificar o vento interno que sobe para perturbar a cabeça e o cérebro (acidente vascular cerebral, epilepsia, tontura, etc.) e acalmar o espírito (depressão maníaca, insônia, etc.). Na prática clínica, esses pontos são usados como grupo, todos os quatro sendo agulhados juntos ou agulhados por transfixação a partir de *Baihui* (DU-20).

Yintang (M-CP-3) – hall da impressão

Localização

- Na glabela, no ponto médio entre as extremidades mediais das sobrancelhas.

Inserção da agulha

Com os dedos de uma mão, puxe a pele sobre o ponto e com a outra mão, insira a agulha transversalmente voltada para baixo ou para o lado de 0,3 a 0,5 *cun*.

Ações

- Pacifica o vento e acalma o *shen*.
- Beneficia o nariz.
- Ativa o canal e alivia a dor.

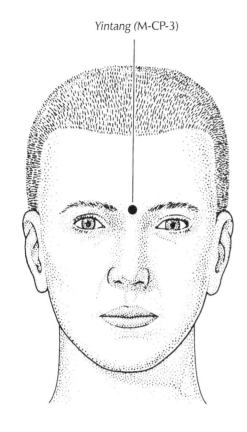

Yintang (M-CP-3)

Indicações

- Agitação de vento crônico e agudo por susto na infância, espasmo por susto, dor de cabeça frontal, tontura, tontura após parto, insônia, agitação e inquietação.
- Congestão e secreção nasal, rinite, sangramento nasal, distúrbios dos olhos, hipertensão, dor na face.

Comentários

O ponto extraordinário *Yintang* (M-CP-3) foi discutido pela primeira vez no *Essential Questions*. É curioso, entretanto, que um ponto tão importante e usado com tanta frequência não tenha sido classificado como um ponto do vaso Governador, em cujo trajeto se localiza. Estando entre as sobrancelhas, na área atribuída ao "terceiro olho" por muitas culturas tradicionais, *Yintang* (M-CP-3) tem sido considerado por algumas autoridades de *qigong* como o local do *dantian* superior.

Yintang (M-CP-3) é comumente usado em quatro situações clínicas: (1) como um ponto poderoso e eficaz para acalmar o espírito no tratamento de insônia, ansiedade e agitação; (2) para ativar o canal e aliviar a dor no tratamento de dor de cabeça frontal; (3) para beneficiar o nariz no tratamento de congestão e secreção nasal, rinite, sinusite, sangramento nasal, etc. e (4) para pacificar vento no tratamento de agitação de vento crônica e aguda na infância decorrente de susto (convulsões infantis).

Combinações

- Vento na cabeça após intoxicação: *Yintang* (M-CP-3), *Zanzhu* (B-2) e *Zusanli* (E-36) (*Great Compendium*).
- Insônia: *Yintang* (M-CP-3), *Shenmen* (C-7) e *Sanyinjiao* (BP-6).
- Hipertensão: *Yintang* (M-CP-3), *Quchi* (IG-11) e *Zusanli* (E-36).
- Dor de cabeça: *Yintang* (M-CP-3), *Fengchi* (VB-20), *Taiyang* (M-CP-9) e *Hegu* (IG-4).
- Rinite: *Yintang* (M-CP-3), *Yingxiang* (IG-20) e *Hegu* (IG-4).

Yuyao (M-CP-6) – cintura do peixe

Localização

- No centro da sobrancelha, na depressão diretamente acima da pupila, quando os olhos estão direcionados para a frente.

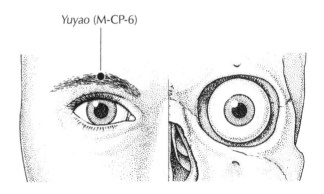

Yuyao (M-CP-6)

Nota de localização

- *Yuyao* (M-CP-6) fica tradicionalmente localizado ao lado da incisura supraorbitária da qual emerge o nervo supraorbitário.

Inserção da agulha

Inserção transversal com direção medial ou lateral de 0,5 a 1 *cun*.

Ações

- Beneficia os olhos.
- Relaxa os tendões e alivia a dor.

Indicação

- Vermelhidão, inchaço e dor dos olhos, obstrução visual superficial, espasmo das pálpebras, queda das pálpebras, dor de cabeça frontal.

Comentário

Este ponto apareceu pela primeira vez no *Classic of the Jade Dragon*. Na prática clínica normalmente é selecionado no tratamento de dor supraorbitária e doenças dos olhos e das pálpebras e é estimulado com inserção por transfixação a partir de *Yangbai* (VB-14) ou de *Zanzhu* (B-2).

Qiuhou (M-CP-8) – atrás da bola

Localização

- Ao longo da borda inferior da órbita, na junção do quarto lateral com os três quartos mediais da margem infraorbitária.

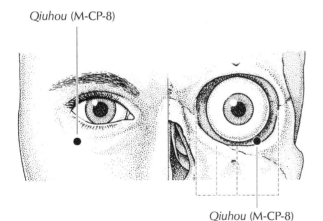

Qiuhou (M-CP-8)

Qiuhou (M-CP-8)

Inserção da agulha

Peça ao paciente que feche os olhos e olhe para cima. Use um dedo para empurrar o globo ocular para cima e insira a agulha, primeiro ligeiramente para baixo e depois perpendicularmente, entre o globo ocular e a parede inferior da órbita, de 0,5 a 1 *cun*.

Precaução: (1) a agulha deve ser inserida lentamente sem ser puxada, empurrada ou girada; (2) ao retirar a agulha, imediatamente pressione o local com firmeza com um chumaço de algodão por cerca de 1min para prevenir hematoma; (3) este método de inserção de agulha não deve ser executado por aqueles que não receberam supervisão clínica apropriada.

Ação

- Beneficia os olhos.

Indicação

- Todas as doenças oculares.

Comentário

Qiuhou (M-CP-8) é um acréscimo moderno aos pontos extraordinários e é usado no tratamento de uma ampla variedade de doenças oculares, incluindo miopia, inflamação ou atrofia do nervo óptico, glaucoma, retinite pigmentosa e estrabismo convergente.

Taiyang (M-CP-9) – sol (yang supremo)

Localização

- Na têmpora, na depressão sensível aproximadamente 1 *cun* atrás do ponto médio entre a extremidade lateral da sobrancelha e o canto externo do olho.

Inserção da agulha

Inserção perpendicular com 0,5 a 0,8 *cun*.

Inserção transversal voltada para trás em direção a *Shuaigu* (VB-8), de 1 a 1,5 *cun*.

Inserção oblíqua voltada para a frente de 0,3 a 0,5 *cun*.

Picar para sangrar.

PONTOS EXTRAORDINÁRIOS - **625**

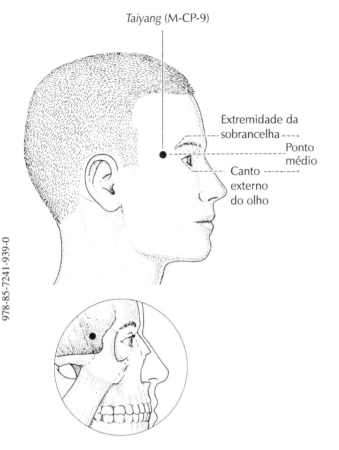

Taiyang (M-CP-9) é agulhado com frequência ou picado para sangrar em duas situações clínicas: (1) no tratamento de dor de cabeça unilateral e tontura, caso em que geralmente ele é unido a *Shuaigu* (VB-8); e (2) no tratamento de doenças dos olhos como vermelhidão, inchaço e dor. *Ode of the Jade Dragon* recomenda a sangria dos dois *Taiyang* (M-CP-9) para diminuição da visão e surpreendentemente também a inserção de agulha em combinação com *Shaoze* (ID-1) para inchaço das mamas.

Combinações

- Distúrbios dos olhos: *Taiyang* (M-CP-9), *Jingming* (B-1) e *Yuwei* (M-CP-7) (*Ode of the Jade Dragon*).
- Vermelhidão, inchaço e dor insuportável nos dois olhos com fotofobia: agulhar *Jingming* (B-1) e *Yuwei* (M-CP-7) e fazer sangria em *Taiyang* (M-CP-9) (*Song of the Jade Dragon*).
- Inchaço nas mamas: *Taiyang* (M-CP-9) e *Shaoze* (ID-1) (*Ode of the Jade Dragon*).

Ações

- Elimina vento e dispersa calor.
- Reduz o inchaço e cessa a dor.
- Ativa o *qi* e o sangue e alivia a dor.

Indicações

- Dor de cabeça unilateral, tontura, dor de dente, neuralgia do trigêmeo.
- Distúrbios dos olhos, diminuição da visão, vermelhidão e inchaço dos olhos, dor nos olhos, desvio da boca e do olho.

Comentários

Taiyang (M-CP-9) é um dos pontos extraordinários mais importantes e mais usados. Foi discutido pela primeira vez no *Sagelike Prescriptions from the Taiping Era* (século X d.C.), mas, considerando sua importância na tradição das artes marciais (como ponto vital onde um golpe pode ser fatal), é quase certo que já era conhecido muito antes dessa época.

Erjian (M-CP-10) – ponta da orelha

Localização

- Quando a orelha é dobrada para frente, esse ponto fica no ápice da orelha.

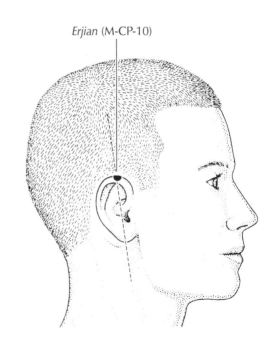

Nota de localização

- Dobre a orelha de forma que a parte posterior da hélice superior cubra diretamente a parte anterior da hélice superior. Tome cuidado para não empurrar toda a orelha para a frente.

Inserção da agulha

Inserção perpendicular de 0,1 *cun* ou picar para sangrar.
Três a cinco cones de moxibustão.

Ações

- Dispersa calor e dissipa o inchaço.
- Beneficia os olhos e a garganta.

Indicação

- Vermelhidão, inchaço e dor dos olhos, obstrução visual superficial, dor e inchaço na garganta, caxumba, dor de cabeça unilateral, febre alta.

Comentário

Este ponto foi discutido pela primeira vez no *Great Compendium of Acupuncture and Moxibustion*, que recomendava a aplicação de cinco cones de moxa para o tratamento de obstrução visual superficial.

Bitong (M-CP-14) – penetrando no nariz

Localização

- No ponto mais alto do sulco nasolabial.

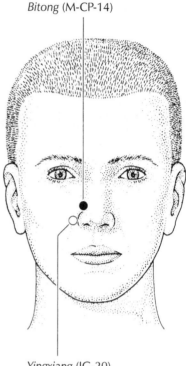

Bitong (M-CP-14)

Yingxiang (IG-20)

Nota de localização

- Corra o dedo ao longo do sulco nasolabial até cair na depressão imediatamente abaixo do osso nasal.

Inserção da agulha

Inserção transversal em direção à ponte do nariz de 0,3 a 0,5 *cun*.

Ação

- Beneficia o nariz.

Indicação

- Rinite, rinite alérgica, congestão e secreção nasal, sangramento nasal, pólipos nasais.

Comentário

Bitong (M-CP-14) é um acréscimo moderno aos pontos extraordinários sendo geralmente usado para o tratamento de distúrbios nasais, em especial com método de transfixação a partir de *Yingxiang* (IG-20).

Combinação

- Rinite crônica: *Bitong* (M-CP-14), *Hegu* (IG-4), *Shangxing* (DU-23) e *Tongtian* (B-7).

Bailao (M-CP-30) – cem taxações

Localização

- Na parte posterior do pescoço, 2 *cun* acima de *Dazhui* (DU-14), 1 *cun* ao lado da linha média.

Nota de localização

- A distância entre a borda inferior do processo espinhoso de C7 e a linha posterior do cabelo é de 3 *cun*.

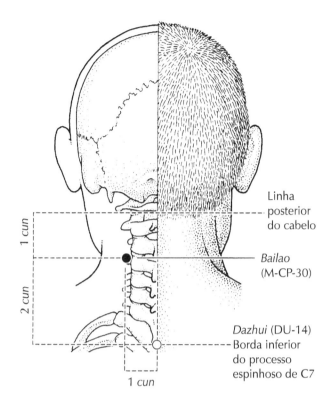

Inserção da agulha

Inserção perpendicular de 0,5 a 0,8 *cun*.

Ações

- Transforma fleuma e dissipa nódulos.
- Cessa a tosse e acalma a dispneia.

Indicação

- Escrofulose, tosse, dispneia, consumpção do pulmão, transpiração noturna, transpiração espontânea, distúrbio do osso fumegante com febre que sobe e desce alternadamente, rigidez e dor do pescoço.

Comentário

Esse ponto foi discutido pela primeira vez em *Compilation of Acupuncture and Moxibustion*. Note que o nome *Bailao* (cem taxações) também é um nome alternativo para *Dazhui* (DU-14).

Combinação

- Escrofulose: *Bailao* (M-CP-30) e moxa em *Zhoujian* (M-MS-46) cem vezes (*Compilação*).

Anmian (M-CP-54) – sono pacífico

Localização

- Atrás da orelha, no ponto médio entre *Fengchi* (VB-20) e *Yifeng* (SJ-17).

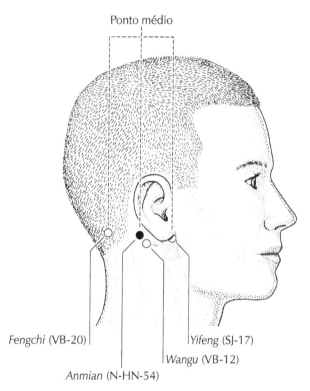

Nota de localização

- Esse ponto é encontrado próximo de *Wangu* (VB-12), mas atrás e ligeiramente acima dele.

Inserção da agulha

Inserção perpendicular de 0,5 a 1 *cun*.

Ação

- Acalma o espírito e pacifica o Fígado.

Indicação

- Insônia, agitação e inquietação, palpitações, epilepsia, tontura, dor de cabeça, tinidos, hipertensão.

Comentário

Anmian (M-CP-54) é um acréscimo moderno aos pontos extraordinários, sendo geralmente usado para o tratamento de insônia. Localiza-se próximo de *Wangu* (VB-12) que é da mesma forma indicado para insônia, bem como para mania e agitação do coração.

Combinação

- Insônia: *Anmian* (M-CP-54), *Neiguan* (PC-6) e *Sanyinjiao* (BP-6).

Jiachengjiang (M-CP-18) – adjacente ao recipiente de líquidos

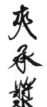

Localização

- 1 *cun* ao lado de *Chengqiang* (REN-24), sobre o forame mentoniano.

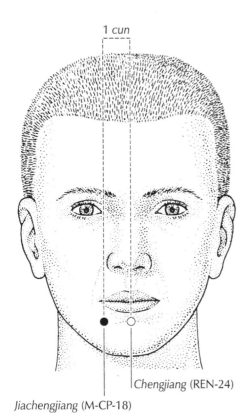

Chengjiang (REN-24)
Jiachengjiang (M-CP-18)

Inserção da agulha

Inserção perpendicular oblíqua em sentido medial ou para baixo dentro do forame mentoniano, de 0,3 a 0,5 *cun*.

Inserção transversal de 0,5 a 1,5 *cun*.

Ação

- Elimina vento, ativa *qi* e sangue e alivia a dor.

Indicação

- Desvio da boca e do olho, dor na face, dor de dente, inchaço nas gengivas, icterícia.

Comentário

O ponto *Jiachengqiang* (M-CP-18) foi mencionado pela primeira vez no *Thousand Ducat Prescriptions*. Clinicamente, é mais usado para paralisia facial e neuralgia do trigêmeo.

Jinjin Yuye (M-CP-20) – líquido dourado e líquido de Jade

Localização

- Esses dois pontos ficam localizados nas veias de cada lado do frênulo da língua, *Jinjin* à esquerda e *Yuye* à direita.

Nota de localização

- A língua deve ser retraída para se localizar e tratar esses pontos. Se for preciso, o acupunturista deve empurrar a língua usando uma gaze ou espátula de madeira.

Inserção da agulha

Picar para sangrar.

Haiquan (M-CP-37)

Yuye (M-CP-20) *Jinjin (M-CP-20)*

Ações

- Dispersa calor e reduz o inchaço.
- Gera líquidos.
- Beneficia a língua.

Indicações

- Língua em flor de lótus, dor e inchaço na língua, úlceras na boca, obstrução dolorosa na garganta, perda da voz, perda da voz após acidente vascular cerebral.
- Distúrbio do emagrecimento e sede, vômito, náusea e vômito da gravidez, diarreia.

Comentário

Esses pontos foram mencionados pela primeira vez no *Essential Questions*. Vários séculos depois, Sun Si-miao escreveu no *Thousand Ducat Formulas*: "O inchaço súbito na língua, à semelhança da bexiga inflada de um porco, obstrui a respiração e pode matar o paciente, se não for tratada prontamente. Picar os dois grandes vasos de cada lado do frênulo". Embora não sejam muito usados na prática clínica em decorrência de sua localização abaixo da língua, esses pontos podem ser usados em distúrbios graves e recalcitrantes da língua, incluindo rigidez desta e dificuldade de falar após acidente vascular cerebral. Outros distúrbios para os quais esses pontos podem ser considerados são boca ressecada associada a distúrbio de emagrecimento e sede, assim como náusea e vômitos intensos e incessantes da gravidez.

Combinação

- Inchaço na língua com dificuldade para falar: *Jinjin* (M-CP-20), *Yuye* (M-CP-20) e *Lianquan* (REN-23) (*Great Compendium*).

Haiquan (M-CP-37) – nascente do mar

Localização

- No centro do frênulo da língua, entre *Jinjin* e *Yuye* (M-CP-20).

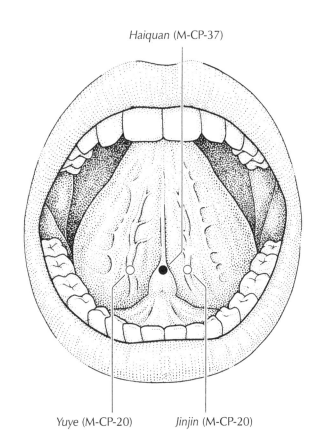

Haiquan (M-CP-37)

Yuye (M-CP-20) *Jinjin (M-CP-20)*

Nota de localização

- A língua deve ser retraída para se localizar e tratar esse ponto. Se for preciso, o acupunturista deve empurrá-la usando uma gaze ou espátula de madeira. Se for usado o método de inserção mais profunda, a língua, então, descansa sobre a agulha com a boca fechada.

Inserção da agulha

De 0,1 a 0,2 *cun* ou picar para sangrar; 1,5 *cun* em direção a *Yamen* (DU-15).

Ações

- Dispersa calor e reduz o inchaço.
- Gera líquidos.
- Beneficia a língua.

Indicações

- Peso, inchaço e dor na língua, língua em flor de lótus em crianças, paralisia facial.
- Distúrbio do emagrecimento e sede, vômito, dor abdominal, diarreia, soluço.

Comentário

Esse ponto, também conhecido como *Guifeng* (selo do fantasma), foi incluído por Sun Si-miao entre seus "treze pontos fantasmas" para o tratamento de distúrbio maníaco e epilepsia. Embora não seja muito usado na prática clínica moderna por sua localização, ele está indicado principalmente para distúrbios agudos ou persistentes da língua e para paralisia facial. O *Spiritual Pivot* alerta contra a inserção "excessiva" de agulha, já que pode provocar hemorragia incessante e perda da voz.

Combinações

- Língua em for de lótus, inchaço e distensão, calor extremo com dificuldade de falar: *Haiquan* (M-CP-37), *Shixuan* (M-MS-1), *Jinjin* e *Yuye* (M-CP-20) (*Great Compendium*).
- Mariposa na garganta: *Haiquan* (M-CP-37), *Shaoshang* (P-11) e *Hegu* (IG-4) (*Great Compendium*).

Pontos extraordinários do dorso e cintura

Dingchuan (M-DC-1) – acalma a dispneia

Localização

- 0,5 a 1 *cun* ao lado da depressão abaixo do processo espinhoso da sétima vértebra cervical (*Dazhui* – DU-14).

Inserção da agulha

Inserção perpendicular oblíqua em direção à coluna, de 0,5 a 1 *cun*.

Ação

- Acalma a dispneia e os sibilos e cessa a tosse.

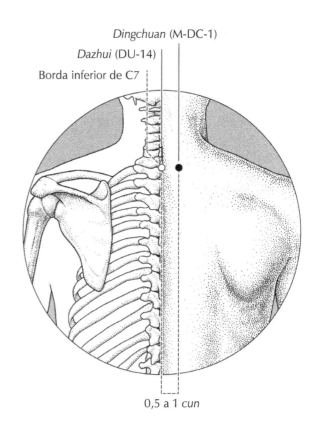

Dingchuan (M-DC-1)
Dazhui (DU-14)
Borda inferior de C7
0,5 a 1 *cun*

Indicação

- Asma, sibilos, tosse, urticária, dor na parte superior do dorso.

Comentário

Dingchuan (M-DC-1) é um acréscimo moderno aos pontos extraordinários, e é um dos principais pontos para o tratamento de quadro agudo de sibilos, dispneia e asma.

Combinação

- Asma aguda: *Dingchuan* (M-DC-1), *Tiantu* (REN-22) e *Kongzui* (P-6).

Huanmen (M-DC-6) – portão do sofrimento

Localização

- 1,5 *cun* ao lado da proeminência do processo espinhoso da quinta vértebra torácica (T5).

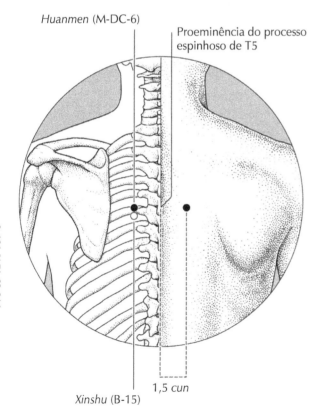

Huanmen (M-DC-6)
Proeminência do processo espinhoso de T5
1,5 cun
Xinshu (B-15)

Ações

- Nutre o *yin* e dispersa calor.
- Tonifica o *qi*.

Indicação

- As cinco taxações e as sete agressões, distúrbio do osso fumegante, febre alternante, transpiração noturna, agitação e calor, falta de apetite, peso nos membros, fadiga, falta de força, tosse, dispneia.

Combinação

- As cem síndromes de taxação por deficiência: aplicar moxa em *Huanmen* (M-DC-6), *Gaohuangshu* (B-43) e as quatro flores (*Geshu* – B-17 e *Danshu* – B-19). (*Compilation*).

Weiguanxianshu (M-DC-12) – controlador inferior do shu do Estômago

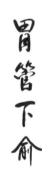

Localização

- 1,5 *cun* ao lado da borda inferior do processo espinhoso da oitava vértebra torácica (T8).

Nota de localização

- Localizar no ponto visível mais alto dos músculos paraespinhais.

Inserção da agulha

Inserção oblíqua em direção à coluna, 0,5 a 1 *cun*, ou inserção transversal oblíqua com 1 a 1,5 *cun*.

Precaução: a inserção perpendicular ou oblíqua em direção contrária à coluna acarreta risco substancial de causar pneumotórax.

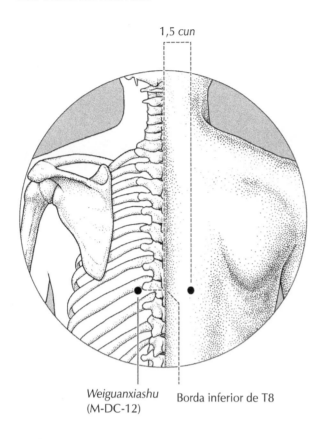

Weiguanxiashu (M-DC-12) — Borda inferior de T8

Ação
- Dispersa calor e gera líquido.

Indicação
- Distúrbio do emagrecimento e sede, garganta seca, dor no tórax e na região costal lateral, dor epigástrica, vômito.

Comentário

Esse ponto, atualmente conhecido como *Yishu* (*Shu* do Pâncreas), foi mencionado pela primeira vez no *Thousand Ducat Formulas*. Era recomendado por Sun Si-miao para distúrbio de emagrecimento e sede (ou seja, diabetes melito) com sintoma concomitante de secura da garganta.

Combinação
- Distúrbio do emagrecimento e sede e secura da garganta: *Weiguanxiashusanxue* (ou seja, *Weiguanxianshu* [M-DC-12] mais o ponto encontrado abaixo do processo espinhoso da oitava vértebra torácica), 100 cones de moxa (*Thousand Ducat Formulas*).

Yaoyan (M-DC-24) – olhos lombares

Localização
- Na depressão aproximadamente 3,5 *cun* ao lado da borda inferior de L4 (*Yaoyangguan* – DU-3).

Nota de localização

Os "olhos" a que o nome desse ponto se refere são as depressões visíveis encontradas em muitas pessoas, situadas à distância da largura de uma mão em cada lado da coluna lombar, abaixo do nível da crista ilíaca.

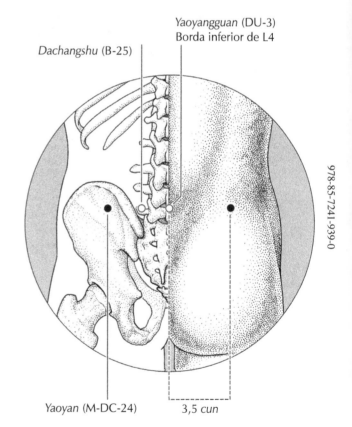

Dachangshu (B-25) — *Yaoyangguan (DU-3)* Borda inferior de L4 — *Yaoyan (M-DC-24)* — 3,5 *cun*

Inserção da agulha

Inserção perpendicular de 1 a 1,5 *cun*.

Ação
- Fortalece os rins e beneficia a região lombar.

Indicação

- Dor lombar por deficiência do rim, dor lombar, consumpção.

Comentário

Esse ponto foi mencionado pela primeira vez no *Song to Keep up your Sleeve*. Geralmente, é selecionado como ponto local para dor lombar aguda ou crônica de qualquer etiologia.

Combinação

- Dor lombar: sete cones de moxa em *Yaoyan* (M-DC-24) (*Song to Keep up your Sleeve*).

Shiqizhuixia (M-DC-25) – abaixo da décima sétima vértebra

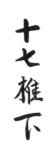

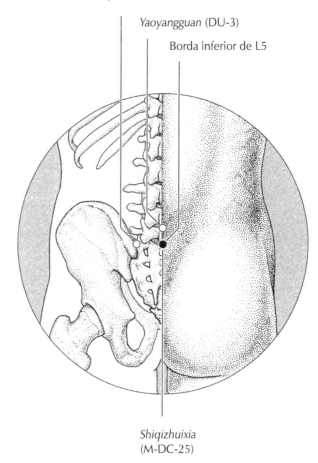

Shiqizhuixia (M-DC-25)

Localização

- Na linha média da parte inferior do dorso, na depressão abaixo do processo espinhoso da quinta vértebra lombar.

Nota de localização

- Deslize um dedo para cima, ao longo da linha média do sacro até cair na depressão significativa abaixo da coluna lombar.

Inserção da agulha

Inserção perpendicular com 0,5 a 1 *cun*.
Precaução: o canal vertebral fica entre 1,25 a 1,75 *cun* abaixo da superfície cutânea, variando de acordo com a constituição física.

Ações

- Tonifica os rins e promove a micção.
- Ativa o *qi* e o sangue e alivia a dor.

Indicação

- Dor na região lombar e nas pernas, micção difícil, feto pressionando a bexiga.

Comentário

Shiqizhuixia (M-DC-25) foi mencionado pela primeira vez no *Supplement to the Thousand Ducat Formulas*. Está entre os pontos mais usados para dor crônica das costas e é muito comum estar dolorido à palpação. Pode ser usado em padrões de deficiência e excesso, e na situação clínica frequentemente encontrada em que há os dois padrões concomitantemente.

Combinação

- Dor lombar crônica: *Shiqizhuixia* (M-DC-25), *Guanyuanshu* (B-26), *Baohuang* (B-53) e *Weizhong* (B-40).

Huatuojiaji (M-DC-35) – pontos paravertebrais de Hua Tuo

Localização

- 0,5 a 1 *cun* o lado das depressões abaixo dos processos espinhosos das doze vértebras torácicas e das cinco vértebras lombares.

Nota de localização

- Na prática clínica, os pontos localizados 0,5 a 1 *cun* ao lado das depressões abaixo dos processos espinhosos das sete vértebras cervicais são usados como pontos *Huatuojiaji* adicionais.

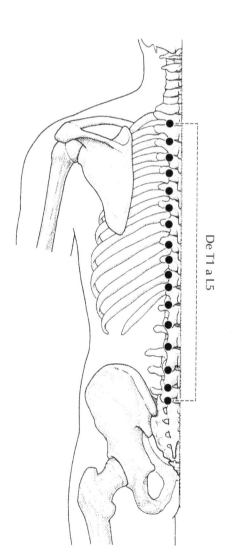

Inserção da agulha

Inserção perpendicular oblíqua em direção à coluna de 0,5 a 1 *cun*.

Nota: a intenção de agulhar esses pontos é estimular o nervo espinhal apropriado. A localização superficial do ponto é escolhida 0,5 a 1 *cun* ao lado da linha média, de acordo com a profundidade e o ângulo da inserção da agulha. Em alguns pacientes, a linha de inserção mais perpendicular facilitará o acesso a esses pontos, e em outros, será mais oblíqua.

Ação

- Regula e harmoniza os cinco *zang* e os seis *fu*.

Indicações

- Os pontos da primeira à quarta vértebra torácica tratam distúrbios do pulmão e do membro superior.
- Os pontos da quarta à sétima vértebra torácica tratam distúrbios do coração.
- Os pontos da sétima à décima vértebra torácica tratam distúrbios do fígado e da vesícula biliar.
- Os pontos da décima à décima segunda vértebra torácica tratam distúrbios do baço e do estômago.
- Os pontos da primeira à segunda vértebra lombar tratam distúrbios dos rins.
- Os pontos da terceira à quinta vértebra lombar tratam distúrbios da bexiga, do intestino grosso e do intestino delgado, útero e membros inferiores.
- Os pontos da primeira à sétima vértebra cervical tratam distúrbios locais do pescoço.
- Todos os *Huatuojiaji* (M-DC-35) tratam herpes-zóster no nível do segmento nervoso afetado.
- Todos os *Huatuojiaji* (M-DC-35) tratam dor e rigidez da área local.

Comentário

Os pontos *Huatuojiaji* (M-DC-35) foram mencionados pela primeira vez em *Song to Keep Up Your Sleeve*. Sua descoberta é atribuída ao grande médico da dinastia Han Hua Tuo que, segundo dizem, preferia esses pontos aos pontos *shu* dorsais.

Pontos extraordinários do tórax e do abdome

Sanjiaojiu (M-TA-23) – triângulo da moxibustão

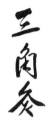

Localização

- Na parte inferior do abdome. Desenhe um triângulo equilátero cujo ápice fique no umbigo (*Shenque* – REN-8) e os lados sejam iguais ao comprimento do sorriso do paciente. Esses pontos ficam localizados nas três pontas do triângulo.

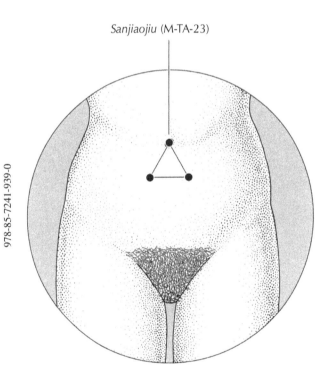

Sanjiaojiu (M-TA-23)

Nota de localização

- É útil contar ao paciente como esses pontos são localizados. Isso invariavelmente fará com que o paciente sorria, quando, então, o sorriso poderá ser medido.

Inserção da agulha

Esses pontos são tratados apenas com moxibustão, seja indireta, mediada com pedaço de gengibre, alho amassado, bolo de acônito, etc., ou com cones colocados diretamente sobre a pele.

Ações

- Regula o *qi* e alivia a dor.
- Cessa a diarreia.

Indicação

- Diarreia crônica, dor abdominal, dor ao redor do umbigo, distúrbio *shan*, *qi* como "porquinho correndo", subindo a partir do umbigo.

Comentário

Sanjiaojiu (M-TA-23), também conhecido como *Qipang* (Lateral do Umbigo) foi descrito pela primeira vez no *Great Compendium of Acupuncture and Moxibustion* que recomenda esse ponto para o tratamento de distúrbio *shan*, que recomendava que o ponto esquerdo de base deve ser tratado com moxibustão, quando o distúrbio está do lado direito, e vice-versa. Os três pontos podem ser tratados para diarreia crônica.

Zigong (M-TA-18) – palácio da criança (útero)

Localização

- Na parte inferior do abdome, 3 *cun* ao lado da linha média, no mesmo nível de *Zhongji* (REN-3).

Nota de localização

- *Zhongji* (REN-3) fica na linha média da parte inferior do abdome, 4 *cun* abaixo do umbigo e 1 *cun* acima da sínfise púbica. *Zigong* (M-TA-18) localiza-se a largura de uma mão ao lado deste ponto.

Inserção da agulha

Inserção perpendicular com 0,8 a 1,2 *cun*.

Para prolapso do útero, dirija a agulha de *Zigong* (M-TA-18) em direção a *Qugu* (REN-2) através da camada muscular.

Em seguida, gire a agulha até que ela fique envolvida pelas fibras musculares e firmemente dirija-a para cima e para fora. Fixe-a na pele com uma fita adesiva nessa posição por 20 a 30min.

Ações

- Levanta e regula o *qi*.
- Regula a menstruação e alivia a dor.

Indicação

- Prolapso do útero, infertilidade, menstruação irregular, hemorragia uterina.

Comentário

Zigong (M-TA-18) foi mencionado pela primeira vez no *Great Compendium of Acupuncture and Moxibustion*.

Combinações

- Infertilidade: *Zigong* (M-TA-18) e *Zhongji* (REN-3) (*Great Compendium*).
- Hemorragia uterina: *Zigong* (M-TA-18) e *Zhongji* (REN-3) (*Great Compendium*).
- Hemorragia uterina incessante: *Zigong* (M-TA-18), *Zhongji* (REN-3), *Shimen* (REN-5) e *Shenshu* (B-23) (*Great Compendium*).

Tituo (N-CA-4) – levantamento e sustentação

Localização

- Na parte inferior do abdome, 4 *cun* ao lado da linha média, no mesmo nível de *Guanyuan* (REN-4).

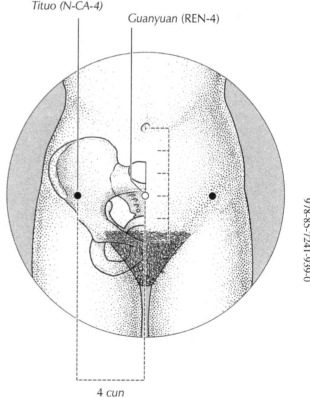

Nota de localização

- *Guanyuan* (REN-4) fica na linha média da parte inferior do abdome, 3 *cun* abaixo do umbigo e 2 *cun* acima da sínfise púbica. Localizar *Tituo* (N-CA-4) 4 *cun* ao lado desse ponto, medialmente ao aspecto anterior e superior da espinha ilíaca.

Inserção da agulha

Inserção perpendicular com 0,8 a 1,2 *cun*.

Para prolapso do útero, o seguinte método pode ser empregado: insira a agulha em *Tituo* (N-CA-4) em direção a *Qugu* (REN-2) através da camada muscular.

Em seguida, gire a agulha até que ela envolva as fibras musculares e firmemente dirija-a para cima e para fora. Fixe a agulha na pele com fita adesiva nessa posição por 20 a 30min.

Ação

- Levanta e regula o *qi*.

Indicação

- Prolapso do útero, dismenorreia, distensão e dor abdominal.

Comentário

Tituo (N-CA-4) é um acréscimo moderno aos pontos extraordinários e é um dos principais pontos para o tratamento de prolapso uterino.

Combinação

- Prolapso do útero: *Tituo* (N-CA-4), *Baihui* (DU-20), *Zusanli* (E-36) e *Sanyinjiao* (BP-6).

Pontos extraordinários do membro superior
Shixuan (M-MS-1) – dez difusões

Localização

- Nas pontas dos dez dedos das mãos, aproximadamente 0,1 *cun* da unha.

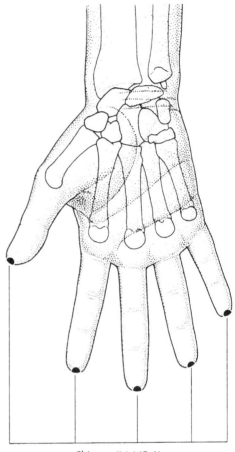

Shixuan (M-MS-1)

Inserção da agulha

Picar para sangrar. Esse procedimento pode ser seguido por moxibustão.

Ação

- Abre os portais e restaura a consciência, drena o calor e pacifica o vento.

Indicação

- Perda da consciência, acidente vascular cerebral, insolação, doença febril, inchaço e dor de garganta, mariposa na garganta, vento agudo na infância por susto, espasmo clônico, epilepsia, mania, vômito, diarreia, entorpecimento e dor dos dedos das mãos.

Comentário

Os pontos *Shixuan* (M-MS-1) foram discutidos pela primeira vez no *Thousand Ducat Formulas* escrito pelo grande médico do século VII Sun Si-miao. Eles são usados quase que exclusivamente para condições agudas como perda da consciência (incluindo a fase aguda do acidente vascular cerebral), epilepsia, insolação, etc. São normalmente submetidos a sangria, um procedimento que pode ocasionalmente ser seguido por moxibustão.

Sifeng (M-MS-9) – quatro suturas

Localização

- Na superfície palmar da mão, nos pontos médios das dobras transversas das articulações interfalangianas proximais dos dedos indicador, médio, anelar e mínimo.

Nota de localização

- Na maioria dos indivíduos, há duas dobras nas articulações interfalangianas proximais. Neste caso, *Sifeng* (M-MS-9) fica localizado na dobra que é mais proeminente na flexão dessas articulações.

Inserção da agulha

Picar para sangrar e apertar até que surja um líquido amarelo-esbranquiçado.

Ação

- Fortalece o baço e dissipa o acúmulo.

Indicação

- Disfunção nutricional na infância, distúrbio do acúmulo na infância, diarreia na infância, coqueluche.

Comentários

Sifeng (M-MS-9) é um importante agrupamento de pontos muito usado no tratamento de uma ampla variedade de distúrbios digestivos infantis. São indicados para dois padrões importantes conhecidos como disfunção nutricional da infância (*shao er gan*) e distúrbio de acúmulo da infância (*shao er ji shi*). O primeiro se refere à desnutrição decorrente de várias etiologias. Seus sintomas incluem emagrecimento, tez amarelada, digestão deficiente, cabelos secos, esgotamento e abdome aumentado. O segundo, o distúrbio de acúmulo na infância, corresponde mais ou menos ao padrão de estagnação de alimentos nos adultos e é considerado o principal fator em várias doenças, como constipação, dor abdominal, parasitas intestinais, vômito, diarreia, tosse e asma.

O método de inserção da agulha usado nesses pontos é muito específico. Os pontos são picados e apertados até que saiam algumas gotas de um líquido amarelo claro.

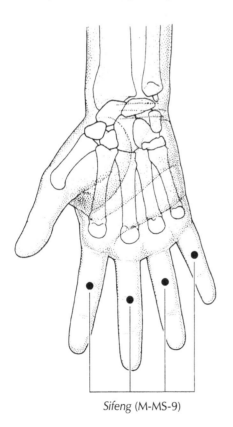

Sifeng (M-MS-9)

Baxie (M-MS-22) – oito patógenos

Localização

- Quando a mão é fechada, seis desses pontos ficam na depressão entre as cabeças metacárpicas, proximais em relação às margens da membrana.

Os dois outros pontos ficam equidistantes entre os metacárpicos do polegar e do dedo indicador, proximais às margens da membrana.

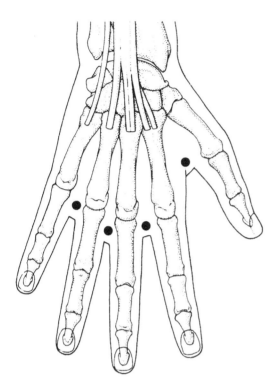

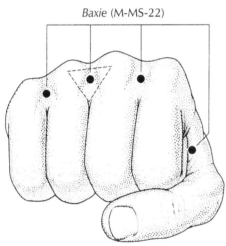

Baxie (M-MS-22)

Nota de localização

- Para ajudar na localização dos primeiros seis pontos descritos anteriormente, desenhe na mão fechada um triângulo equilátero entre as proeminências das cabeças metacárpicas e a extremidade proximal da dobra visível formada pelo espaço da membrana. Os pontos ficam no centro desses triângulos.

Inserção da agulha

Inserção perpendicular ao longo da linha entre as diáfises dos ossos metacarpianos de 0,5 a 1 *cun*.

Ação

- Dispersa o calor e dissipa o inchaço.

Indicações

- Entorpecimento, rigidez, vermelhidão, inchaço, espasmo e dor nos dedos da mão e na mão, obstrução dolorosa dos dedos das mãos.
- Dor de cabeça, dor de dente, dor e inchaço na garganta, vermelhidão e inchaço nos olhos, doença febril.

Comentário

Esses pontos foram discutidos pela primeira vez no *Essential Questions* que recomendava a sangria neles para o tratamento de malária. O nome *Baxie* (oito patógenos), entretanto, só surgiu no *Great Compendium of Acupuncture and Moxibustion*. Na prática clínica moderna, quase sempre são usados para o tratamento de dor, inchaço, rigidez, entorpecimento ou espasmo dos dedos das mãos e da área ao redor. Para distúrbios dos dedos anelar, médio e indicador, os pontos de qualquer um dos lados do dedo são agulhados. Para distúrbios do dedo mínimo, o ponto entre os dedos mínimo e anelar é agulhado em combinação com pontos como *Qiangu* (ID-2) e *Houxi* (ID-3). Para distúrbios do polegar, o ponto entre o polegar e o dedo indicador é agulhado em combinação com pontos como *Lieque* (P-7) e *Yuji* (P-10).

Yaotongxue (N-EU-19) – ponto da dor lombar

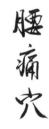

Localização

- No dorso da mão, dois pontos localizados entre o segundo e terceiro e entre o quarto e o quinto ossos metacarpianos, na depressão que fica imediatamente distal às bases dos metacarpianos.

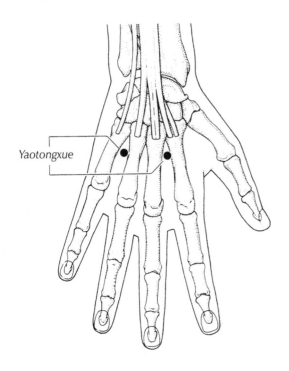

Luozhen (M-MS-24) – torcicolo

Localização

- No dorso da mão, na depressão logo acima da segunda e da terceira articulações metacarpofalangianas.

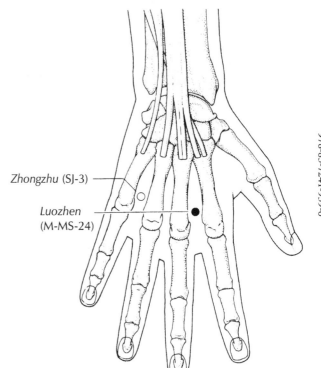

Nota de localização

- Deslize um dedo em sentido proximal ao longo do dorso da mão em direção ao punho, no sulco entre os ossos metacárpicos até alcançar a depressão sensível que fica logo acima da junção dos metacárpicos.

Inserção da agulha

Inserção perpendicular de 0,5 a 1 *cun*.

Ação

- Revigora o *qi* e o sangue na região lombar.

Indicação

- Entorse lombar agudo.

Comentário

Yaotongxue (N-UE-19) é um ponto geralmente usado para entorse agudo da região lombar. É normalmente selecionado quando a dor situa-se em qualquer um dos lados da linha média e os pontos do lado afetado são manipulados enquanto, ao mesmo tempo, pedimos ao paciente que gire, curve-se e se dobre para os lados. Note que esse ponto também é conhecido como *Yaotongdian* (ponto da dor lombar).

Nota de localização

- *Luozhen* (M-MS-24) é normalmente localizado e agulhado com a mão frouxamente fechada.
- Este ponto pode ser localizado no ápice de um triângulo equilátero formado por ele e as proeminências das articulações metacarpofalangianas dos dedos indicador e médio.
- Também se considera que esse ponto se situe no dorso da mão em oposição a *Laogong* (PC-8).

Inserção da agulha

Inserção perpendicular ou oblíqua voltada para cima de 0,5 a 1 *cun*.

Ação

- Revigora o *qi* e o sangue na região do pescoço.

Indicações

- Rigidez e dor no pescoço, incapacidade de virar a cabeça, dor de cabeça, dor no ombro e no braço.
- Dor do epigástrio, diarreia, vento agudo e crônico por susto na infância.

Comentário

Luozhen (M-MS-24) é geralmente selecionado para dor aguda e rigidez do pescoço. O ponto no lado afetado é manipulado enquanto pedimos ao paciente que flexione, estenda e gire o pescoço.

Erbai (M-MS-29) – dois brancos

Localização

- No aspecto flexor do antebraço, 4 *cun* acima de Daling (PC-7), em cada lado do tendão do flexor radial do carpo.

Nota de localização

- Há dois pontos; um fica no aspecto ulnar do tendão do flexor radial do carpo e entre este tendão e o tendão do músculo palmar longo, caso este esteja presente, enquanto o outro fica no aspecto radial do tendão do flexor radial do carpo.
- Divida a distância entre a prega cubital e *Daling* (PC-7) em três terços e localize esse ponto na junção dos dois terços proximais e o terço distal.

Inserção da agulha

Inserção perpendicular de 0,5 a 1 *cun* ou inserção oblíqua proximal de 1 a 1,5 *cun*.

Ação

- Trata prolapso do reto e hemorroidas.

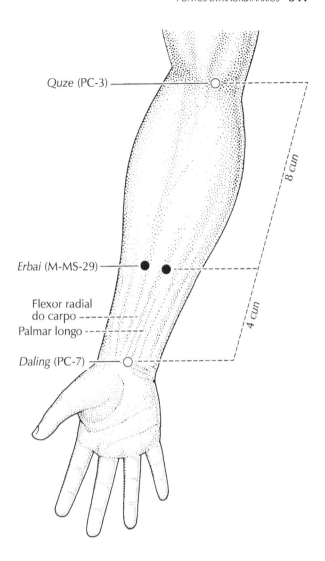

Indicação

- Hemorroidas, prolapso do reto, prurido do ânus, sangue nas fezes, tenesmo.

Comentário

Esse ponto apareceu pela primeira vez no *Classic of the Jade Dragon* e é usado, desde então, para o tratamento de hemorroidas e prolapso retal.

Combinações

- Hemorroidas crônicas: *Erbai* (M-MS-29), *Chengshan* (B-57) e *Changqiang* (DU-1) (*Great Compendium*).
- Prolapso do reto e hemorroidas: *Erbai* (M-MS-29), *Baihui* (DU-20), *Zhishi* (B-52) e *Changqiang* (DU-1) (*Great Compendium*).

Zhoujian (M-MS-46) – ponta do cotovelo

肘尖

Localização
- Na ponta do processo olecrânio da ulna.

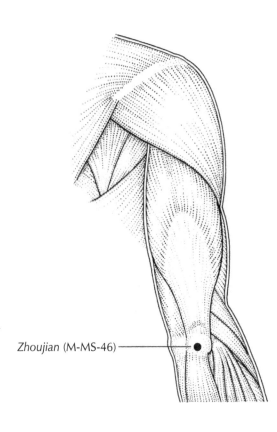

Zhoujian (M-MS-46)

Inserção da agulha
Esse ponto é tratado apenas com moxibustão.

Ação
- Transforma fleuma e dissipa o inchaço.

Indicação
- Escrofulose, carbúnculos e furúnculos, úlceras profundas, abscesso intestinal.

Comentário
Esse ponto foi discutido pela primeira vez no *Thousand Ducat Formulas*, particularmente em relação ao tratamento de abscesso intestinal. Há muito tempo é usado para escrofulose, um termo basicamente empregado para descrever nódulos situados nas laterais do pescoço, mas também para nódulos nas axilas e na região inguinal. O texto *Introduction to Medicine* recomenda a aplicação de moxibustão no ponto Zhoujian (M-MS-46) direito para a escrofulose no lado esquerdo e vice-versa.

Jianqian (M-MS-48) – frente do ombro

肩前

Localização
- No aspecto anterior da articulação do ombro, no ponto médio entre a prega axilar anterior e Jianyu (IG-15).

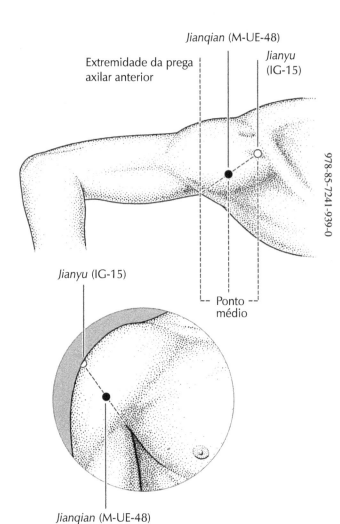

Nota de localização

- É comum esse ponto estar doloroso à palpação.

Inserção da agulha

Inserção perpendicular de 1 a 1,5 *cun*.
Inserção oblíqua ou oblíquo-transversal em sentido distal em direção ao cotovelo de 2 a 3 *cun*.

Ação

- Ativa o *qi* e o sangue e beneficia a articulação do ombro.

Indicação

- Rigidez e dor do aspecto anterior do ombro, entorpecimento, paralisia e imobilidade da articulação do ombro.

Comentário

Jianqian (M-MS-48), também conhecido como *Jianneiling* (monte interno do ombro) é agulhado se estiver dolorido, para dor na porção anterior da articulação do ombro. Na prática clínica, é geralmente combinado com outros pontos importantes para tratamento do ombro como *Jianyu* (IG-15), *Juliao* (IG-16), *Jianliao* (SJ-14) e *Naoshu* (ID-10).

Pontos extraordinários do membro inferior

Baichongwo (M-MI-34) – esconderijo dos cem insetos

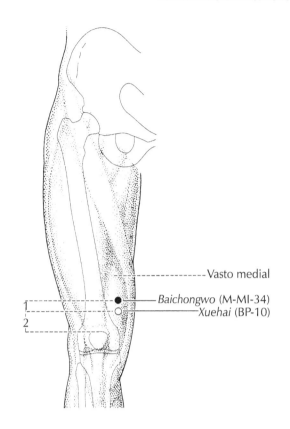

Localização

- 3 *cun* acima da borda superior da patela, em uma depressão dolorida na saliência do músculo vasto medial.

Nota de localização

- Este ponto fica 1 *cun* acima de *Xuehai* (BP-10).

Inserção da agulha

Inserção perpendicular ou oblíqua de 1 a 1,5 *cun*.

Ações

- Dispersa calor do sangue.
- Elimina vento e drena umidade.

Indicação

- Feridas na região inferior, erupção por vento, prurido na pele.

Comentário

Esse ponto foi discutido pela primeira vez no *Great Compendium of Acupuncture and Moxibustion*. Estando próximo de *Xuehai* BP-10, um importante ponto para o tratamento de doenças cutâneas, *Baichongwo* (M-MI-34) é considerado um ponto especial para aliviar o prurido intenso.

Heding (M-MI-27) – 鶴頂 pico da garça azul

Localização

- Na depressão situada no ponto médio da borda superior da patela.

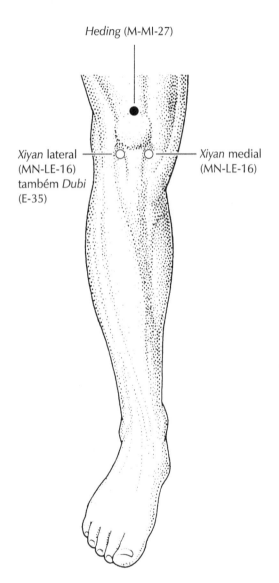

Inserção da agulha

Inserção perpendicular de 0,5 a 1 cun.

Ação

- Ativa o qi e o sangue e beneficia a articulação do joelho.

Indicação

Vento no joelho da garça azul, inchaço e dor no joelho, qi da perna, fraqueza no joelho e na perna.

Comentário

Heding (M-MI-27) é um valioso ponto secundário no tratamento de distúrbios da articulação do joelho, e é amiúde selecionado em combinação com pontos como *Xiyan* (MN-LE-16), *Xuehai* (BP-10), *Liangqiu* (E-34), *Yanglingquan* (VB-34) e *Yinlingquan* (BP-9).

Xiyan (MN-LE-16) – 膝眼 olhos do joelho

Localização

- No joelho, nas depressões formadas quando o joelho é fletido, imediatamente abaixo da patela e medial e lateralmente ao ligamento patelar.

Nota de localização

- *Xiyan* (MN-LE-16) lateral é idêntico a *Dubi* (E-35).

Inserção da agulha

Com o joelho flexionado e apoiado por um travesseiro redondo.

Inserção perpendicular voltada para *Weizhong* (B-40), de 1 a 2 cun.

Inserção oblíqua em direção medial e superior, atrás da patela, de 1 a 2 cun.

Inserção por transfixação entre os dois *Xiyan* (MN-LE-16), atrás do ligamento patelar.

Ação

- Dispersa vento-umidade, reduz o inchaço e alivia a dor.

Indicação

- Inchaço e dor na articulação do joelho, dificuldade de flexionar e estender o joelho, fraqueza na

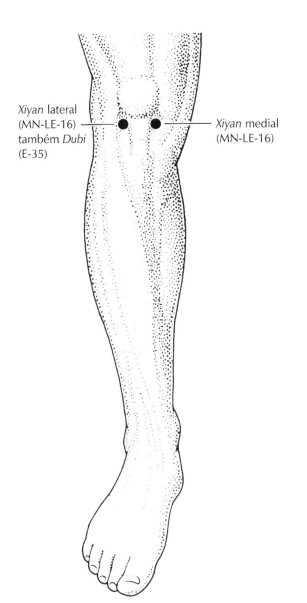

Xiyan lateral (MN-LE-16) também *Dubi* (E-35)

Xiyan medial (MN-LE-16)

Combinação

- Vermelhidão, inchaço e dor nos joelhos com incapacidade de andar: *Xiyan* (MN-LE-16) e *Xiguan* (F-7) (*Song of the Jade Dragon*).

Lanweixue (M-MI-13) – *ponto do apêndice*

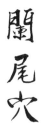

Localização

- Aproximadamente 2 *cun* abaixo de *Zusanli* (E-36), na perna direita.

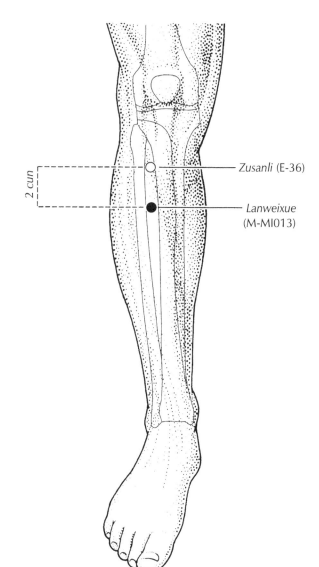

Zusanli (E-36)

Lanweixue (M-MI013)

2 *cun*

articulação do joelho, entorpecimento do joelho, entorpecimento no membro inferior, distúrbio de atrofia do membro inferior, *qi* da perna.

Comentário

Os pontos *Xiyan* (MN-LE-16) foram discutidos pela primeira vez no texto do século VIII *Necessities of a Frontier Official*. O ponto *Xiyan* (MN-LE-16) lateral corresponde a *Dubi* (E-35), enquanto o ponto *Xiyan* (MN-LE-16) medial é um ponto fora do canal. Usados juntos, são pontos essenciais para o tratamento de todos os distúrbios dos joelhos, independentemente de serem por deficiência ou excesso, calor ou frio, e formam a base de qualquer prescrição para tratar distúrbios da articulação do joelho e dos tecidos ao redor.

Nota de localização

- A localização exata desse ponto é determinada pela palpação cuidadosa para identificar o ponto de máximo dolorimento.

Inserção da agulha

Inserção perpendicular de 1 a 1,5 *cun*.

Ação

- Ativa o *qi* e o sangue e dispersa calor e fogo tóxico do Intestino Grosso.

Indicação

- Apendicite aguda e crônica, paralisia do membro inferior, pé caído, indigestão.

Comentário

O ponto *Lanweixue* (M-MI-13) é famoso por sua aplicação no tratamento de apendicite aguda e crônica. Na maioria dos casos, ele se torna dolorido quando o apêndice está inflamado e de fato, pode realizar um papel secundário no diagnóstico dessa condição. *Lanweixue* (M-MI-13) é um dos poucos pontos que só existem no lado direito do corpo.

Combinação

- Apendicite aguda: *Lanweixue* (M-MI-13), *Shangjuxu* (E-37) (esquerdo), *Tianshu* (E-25), *Quchi* (IG-11).

Dannangxue (M-MI-23) – ponto da vesícula biliar

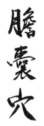

Localização

- Entre 1 e 2 *cun* abaixo de *Yanglingquan* (VB-34) na perna direita.

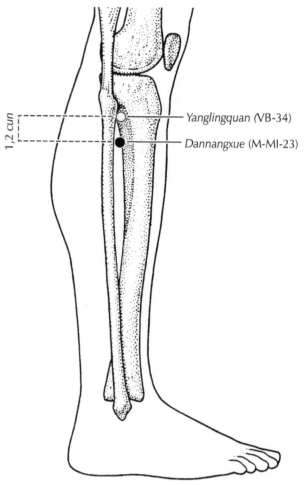

Nota de localização

- A localização exata desse ponto é determinada pela palpação cuidadosa para identificar o ponto de máximo dolorimento.
- *Yanglingquan* (VB-34) fica localizado abaixo do aspecto lateral do joelho, na depressão dolorida situada aproximadamente a 1 *cun* à frente e abaixo da cabeça da fíbula.

Inserção da agulha

Inserção perpendicular de 1 a 1,5 *cun*.

Ação

- Dispersa calor e drena umidade.

Indicação

- Colecistite aguda e crônica, colelitíase aguda e crônica, doença do ducto biliar, ascaridíase biliar, distensão e dor na região costal lateral, paralisia e entorpecimento do membro inferior.

Comentário

O ponto *Dannangxue* (M-MI-23) é famoso por sua aplicação no tratamento de colecistite e colelitíase aguda e crônica. Na maioria dos casos, ele fica dolorido quando a vesícula biliar está inflamada e, de fato, pode fazer um papel secundário no diagnóstico dessas condições. *Dannangxue* (M-MI-23) é um dos poucos pontos de acupuntura que só existem em um lado do corpo.

Combinação

- Dor aguda de colelitíase: *Dannangxue* (M-MI-23), *Yanglingquan* (VB-34) (esquerdo), *Qimen* (F-14) (direito), *Burong* (E-19) (direito), *Zhongwan* (REN-12), *Hegu* (IG-4) e *Taichong* (F-3).

Bafeng (M-MI-8) – 八風
oito ventos

Localização

- No dorso do pé, entre dos dedos dos pés, 0,5 *cun* acima da margem da membrana.

Nota de localização

- Esses oito pontos incluem *Xingjian* (F-2), *Neiting* (E-44) e *Xiaxi* (VB-43).

Inserção da agulha

Inserção oblíqua voltada para cima, de 0,5 a 1 *cun*.

Indicação

- *Qi* da perna, inchaço e dor do dorso do pé, malária, dor de cabeça, menstruação irregular.

Comentário

Os pontos que compreendem *Bafeng* (M-MI-8) foram mencionados pela primeira vez no *Essential Questions*[1], embora só tenham recebido esse nome

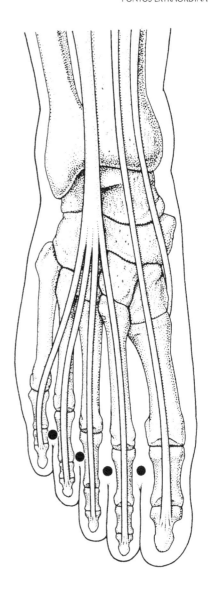

de *Bafeng* (oito ventos) no clássico da dinastia Ming *The Great Compendium of Acupuncture and Moxibustion*. O livro *Thousand Ducat Formulas* de Sun Si-miao os chamou de Bachong (oito precipitações), refletindo a sensação dinâmica do *qi* induzida pela inserção de agulha nesses pontos distais do pé. Embora indicados para malária no *Essential Questions*, e para menstruação irregular no *Compilation of Acupuncture and Moxibustion*, esse grupo de pontos é basicamente usado para distúrbios dos pés da mesma forma que os pontos *Baxie* (M-MS-22) são usados para distúrbios dos dedos das mãos. Deve-se notar, entretanto, que três dos *Bafeng* (M-MI-8) correspondem aos pontos de acupuntura (*Xiaxi* –VB-43, *Neiting* – E-44 e *Xingjian* – F-2).

NOTA

1 *Essential Questions*, Cap. 36.

Principais pontos da região do olho

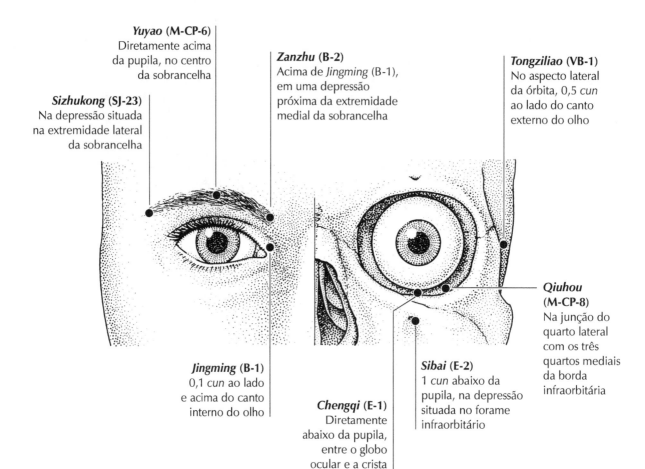

Principais pontos da face

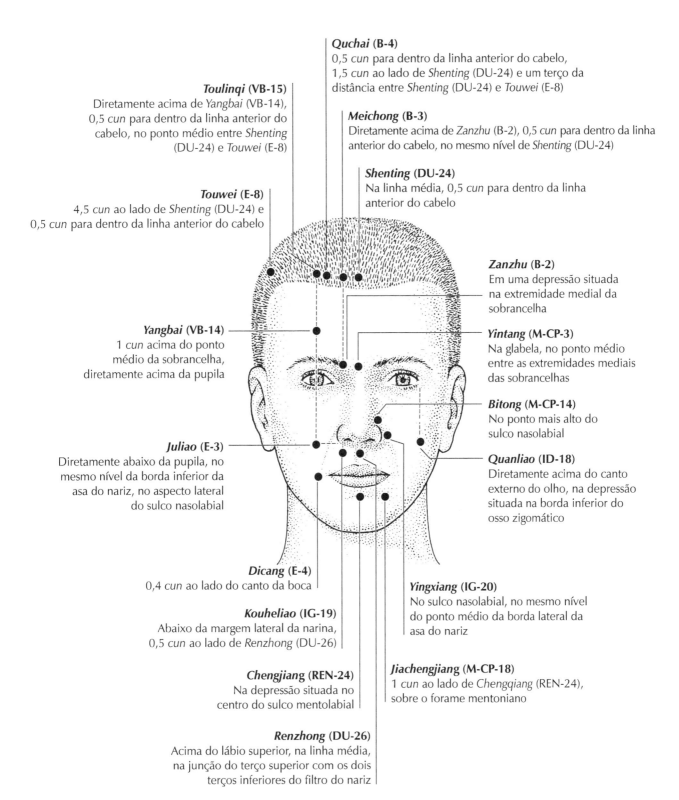

650 – ILUSTRAÇÕES DE ÁREAS

Principais pontos da lateral da cabeça

Touwei (E-8)
No ponto de encontro de uma linha horizontal traçada 0,5 *cun* para dentro da linha anterior do cabelo com uma linha vertical traçada 0,5 *cun* para dentro da linha do cabelo da têmpora

Xiaguan (E-7)
Na borda inferior do arco zigomático, na depressão à frente do processo condiloide da mandíbula

Shangguan (VB-3)
Em uma depressão acima da borda superior do arco zigomático, diretamente acima de *Xiaguan* (E-7)

Taiyang (M-CP-9)
Na depressão dolorida situada aproximadamente 1 *cun* atrás do ponto médio entre a extremidade lateral da sobrancelha e o canto externo do olho

Shuaigu (VB-8)
Na leve depressão situada 1 *cun* diretamente acima do ápice da orelha

Tianchong (VB-9)
Na depressão situada 0,5 *cun* atrás de *Shuaigu* (VB-8)

Tongziliao (VB-1)
Na depressão situada no aspecto lateral da margem orbitária, aproximadamente 0,5 *cun* ao lado do canto externo do olho

Jiaosun (SJ-20)
Diretamente no mesmo nível do ápice da orelha

Ermen (SJ-21)
Na depressão à frente da incisura supratrágica e ligeiramente acima do processo condiloide da mandíbula

Tinggong (ID-19)
Na depressão situada entre o meio do trago e o processo condiloide da mandíbula

Wangu (VB-12)
Na depressão logo atrás e abaixo do processo mastoide

Tinghui (VB-2)
Na depressão situada entre a incisura intertrágica atrás e o processo condiloide da mandíbula à frente

Yifeng (SJ-17)
Atrás do lobo da orelha, entre o ramo da mandíbula e o processo mastoide, na depressão logo acima do processo transverso palpável da primeira vértebra cervical

978-85-7241-939-0

Principais pontos do topo da cabeça

Tongtian (B-7)
1,5 *cun* atrás de *Chengguang* (B-6), 1 *cun* à frente e 1,5 *cun* ao lado de *Baihui* (DU-20)

Baihui (DU-20)
Na linha média, 5 *cun* atrás da linha anterior do cabelo e 7 *cun* acima da linha posterior do cabelo

Luoque (B-8)
1,5 *cun* atrás de *Tongtian* (B-7)

Chengling (VB-18)
Em uma linha curva traçada entre *Toulinqi* (VB-15) e *Fengchi* (VB-20), seguindo o contorno do crânio, 1,5 *cun* atrás de *Zhengying* (VB-17)

Qianding (DU-21)
Na linha média, 1,5 *cun* à frente de *Baihui* (DU-20) e 3,5 *cun* para dentro da linha anterior do cabelo

Zhengying (VB-17)
Em uma linha curva traçada entre *Toulinqi* (VB-15) e *Fengchi* (VB-20), seguindo o contorno do crânio, 1,5 *cun* atrás de *Muchuang* (VB-16)

Xinhui (DU-22)
Na linha média, 1,5 *cun* à frente de *Qianding* (DU-21) e 2 *cun* para dentro da linha anterior do cabelo

Chengguang (B-6)
1,5 *cun* atrás de *Wuchu* B-5, 2,5 *cun* para dentro da linha do cabelo

Muchuang (VB-16)
Em uma linha curva traçada entre *Toulinqi* (VB-15) e *Fengchi* (VB-20), seguindo o contorno do crânio, 1,5 *cun* atrás de *Toulinqi* (VB-15)

Wuchu (B-5)
0,5 *cun* atrás de *Quchai* (B-4), 1,5 *cun* ao lado de *Shangxing* (DU-23)

Shangxing (DU-23)
Na linha média, 1 *cun* para dentro da linha anterior do cabelo

Toulinqi (VB-15)
Diretamente acima de *Yangbai* (VB-14), 0,5 *cun* para dentro da linha anterior do cabelo, no ponto médio entre *Shenting* (DU-24) e *Touwei* E-8

Shenting (DU-24)
Na linha média, 0,5 *cun* para dentro da linha anterior do cabelo

Quchai (B-4)
0,5 *cun* para dentro da linha do cabelo, 1,5 *cun* ao lado de *Shenting* (DU-24)

Zanzhu (B-2)
Acima do canto interno do olho, em uma depressão situada na sobrancelha

Meichong (B-3)
0,5 *cun* para dentro da linha do cabelo, diretamente acima de *Zanzhu* (B-2)

Principais pontos da parte posterior da cabeça

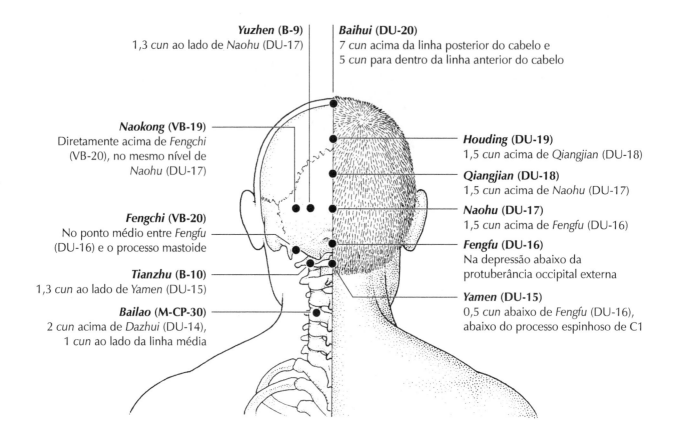

Principais pontos da região do pescoço

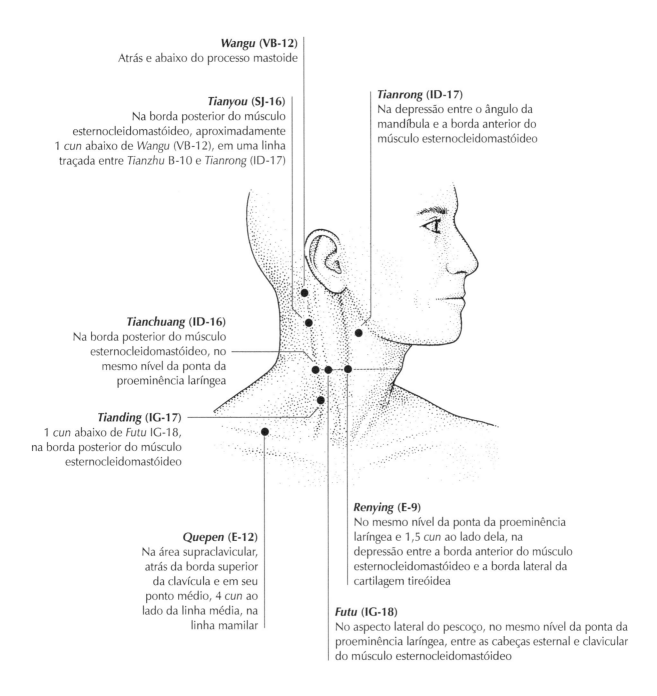

Principais pontos da região do ombro e do aspecto lateral do braço

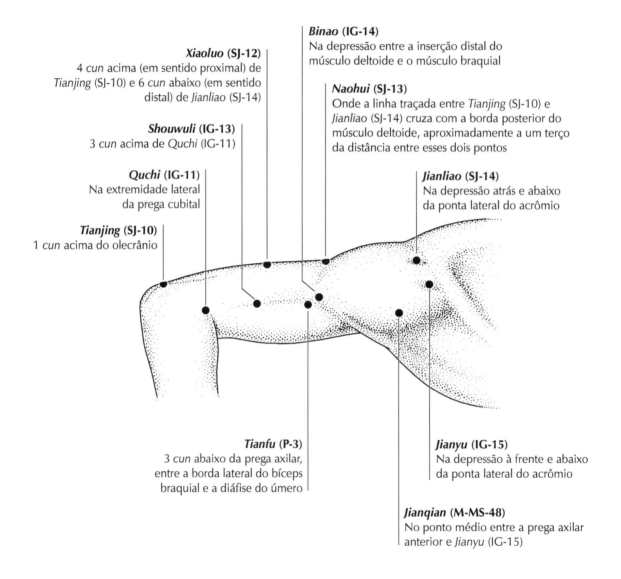

Xiaoluo (SJ-12)
4 cun acima (em sentido proximal) de Tianjing (SJ-10) e 6 cun abaixo (em sentido distal) de Jianliao (SJ-14)

Shouwuli (IG-13)
3 cun acima de Quchi (IG-11)

Quchi (IG-11)
Na extremidade lateral da prega cubital

Tianjing (SJ-10)
1 cun acima do olecrânio

Binao (IG-14)
Na depressão entre a inserção distal do músculo deltoide e o músculo braquial

Naohui (SJ-13)
Onde a linha traçada entre Tianjing (SJ-10) e Jianliao (SJ-14) cruza com a borda posterior do músculo deltoide, aproximadamente a um terço da distância entre esses dois pontos

Jianliao (SJ-14)
Na depressão atrás e abaixo da ponta lateral do acrômio

Tianfu (P-3)
3 cun abaixo da prega axilar, entre a borda lateral do bíceps braquial e a diáfise do úmero

Jianyu (IG-15)
Na depressão à frente e abaixo da ponta lateral do acrômio

Jianqian (M-MS-48)
No ponto médio entre a prega axilar anterior e Jianyu (IG-15)

Principais pontos do braço

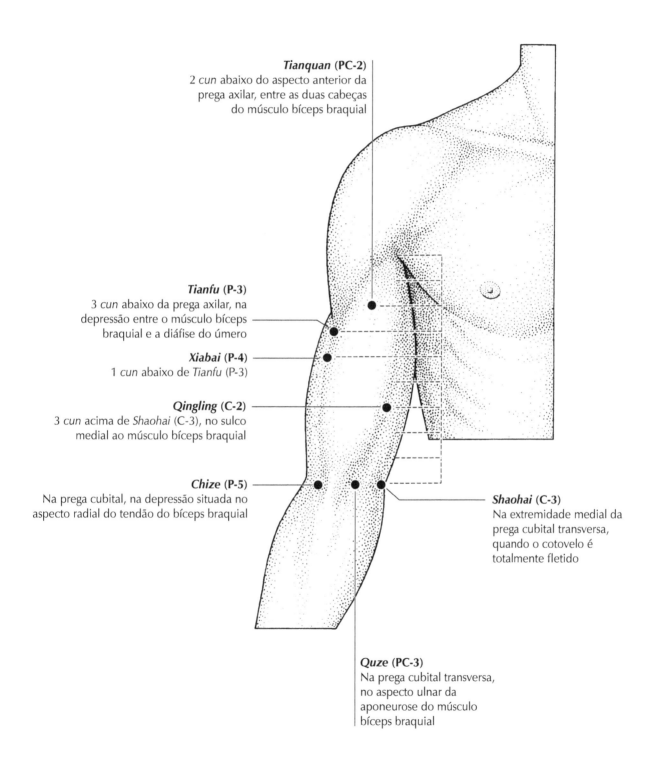

Principais pontos do aspecto lateral do antebraço

Tianjing (SJ-10)
Quando o cotovelo está fletido, este ponto localiza-se na depressão situada 1 *cun* acima do olecrânio

Xiaohai (ID-8)
Na depressão entre a ponta do processo do olecrânio da ulna e a ponta do epicôndilo medial do úmero

Sidu (SJ-9)
Na depressão entre o rádio e a ulna, em uma linha traçada entre *Yangchi* (SJ-4) e o epicôndilo lateral do úmero, 7 *cun* acima de *Yangchi* (SJ-4)

Zhizheng (ID-7)
Em uma linha que liga *Yanggu* (ID-5) e *Xiaohai* ID-8, 5 *cun* acima de *Yanggu* (ID-5), no sulco entre a borda anterior da ulna e o ventre muscular do flexor ulnar do carpo

Waiguan (SJ-5)
2 *cun* acima de *Yangchi* (SJ-4), na depressão entre o rádio e a ulna, no aspecto radial dos tendões do extensor comum dos dedos

Yanglao (ID-6)
Quando a palma da mão é colocada no tórax, este ponto localiza-se no aspecto dorsal da cabeça da ulna, em uma fenda situada no aspecto radial e no mesmo nível do ponto mais alto do processo estiloide da ulna

Yanggu (ID-5)
Na borda ulnar do pulso, na depressão entre a cabeça da ulna e o osso triquetro

Wangu (ID-4)
Na borda ulnar da mão, na depressão entre a base do quinto osso metacárpico e o osso triquetro

Quchi (IG-11)
No cotovelo, no ponto médio entre *Chize* (P-5) e o epicôndilo lateral do úmero, na extremidade lateral da prega cubital transversa

Shousanli (IG-10)
No aspecto radial do antebraço, 2 *cun* abaixo de *Quchi* (IG-11), na linha que liga *Quchi* (IG-11) com *Yangxi* (IG-5)

Shanglian (IG-9)
No aspecto radial do antebraço, 3 *cun* abaixo de *Quchi* (IG-11), na linha que liga *Quchi* (IG-11) com *Yangxi* (IG-5)

Xialian (IG-8)
No aspecto radial do antebraço, 4 *cun* abaixo de *Quchi* (IG-11), na linha que liga *Quchi* (IG-11) com *Yangxi* (IG-5)

Wenliu (IG-7)
5 *cun* acima de *Yangxi* (IG-5) na linha que liga *Yangxi* (IG-5) com *Quchi* (IG-11)

Sanyangluo (SJ-8)
4 *cun* acima de *Yangchi* (SJ-4), na depressão entre o rádio e a ulna, no aspecto radial do músculo extensor comum dos dedos

Pianli (IG-6)
3 *cun* acima de *Yangxi* (IG-5), na linha que liga *Yangxi* (IG-5) com *Quchi* (IG-11)

Zhigou (SJ-6)
3 *cun* acima de *Yangchi* (SJ-4), na depressão entre o rádio e a ulna, no aspecto radial do músculo extensor comum dos dedos

Yangxi (IG-5)
No aspecto radial do pulso, no centro da depressão formada pelos tendões do extensor longo do polegar e o extensor curto do polegar (tabaqueira anatômica)

Yangchi (SJ-4)
No dorso do pulso, no mesmo nível da articulação do punho, na depressão entre os tendões do extensor comum dos dedos e o extensor do dedo mínimo

Principais pontos do aspecto medial do antebraço

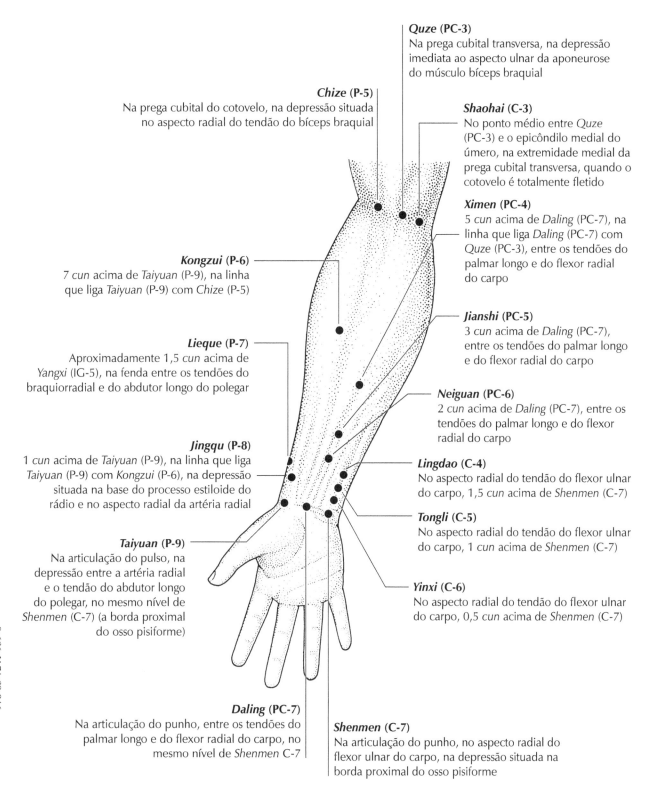

Quze (PC-3)
Na prega cubital transversa, na depressão imediata ao aspecto ulnar da aponeurose do músculo bíceps braquial

Chize (P-5)
Na prega cubital do cotovelo, na depressão situada no aspecto radial do tendão do bíceps braquial

Shaohai (C-3)
No ponto médio entre Quze (PC-3) e o epicôndilo medial do úmero, na extremidade medial da prega cubital transversa, quando o cotovelo é totalmente fletido

Ximen (PC-4)
5 cun acima de Daling (PC-7), na linha que liga Daling (PC-7) com Quze (PC-3), entre os tendões do palmar longo e do flexor radial do carpo

Kongzui (P-6)
7 cun acima de Taiyuan (P-9), na linha que liga Taiyuan (P-9) com Chize (P-5)

Jianshi (PC-5)
3 cun acima de Daling (PC-7), entre os tendões do palmar longo e do flexor radial do carpo

Lieque (P-7)
Aproximadamente 1,5 cun acima de Yangxi (IG-5), na fenda entre os tendões do braquiorradial e do abdutor longo do polegar

Neiguan (PC-6)
2 cun acima de Daling (PC-7), entre os tendões do palmar longo e do flexor radial do carpo

Jingqu (P-8)
1 cun acima de Taiyuan (P-9), na linha que liga Taiyuan (P-9) com Kongzui (P-6), na depressão situada na base do processo estiloide do rádio e no aspecto radial da artéria radial

Lingdao (C-4)
No aspecto radial do tendão do flexor ulnar do carpo, 1,5 cun acima de Shenmen (C-7)

Tongli (C-5)
No aspecto radial do tendão do flexor ulnar do carpo, 1 cun acima de Shenmen (C-7)

Taiyuan (P-9)
Na articulação do pulso, na depressão entre a artéria radial e o tendão do abdutor longo do polegar, no mesmo nível de Shenmen (C-7) (a borda proximal do osso pisiforme)

Yinxi (C-6)
No aspecto radial do tendão do flexor ulnar do carpo, 0,5 cun acima de Shenmen (C-7)

Daling (PC-7)
Na articulação do punho, entre os tendões do palmar longo e do flexor radial do carpo, no mesmo nível de Shenmen C-7

Shenmen (C-7)
Na articulação do punho, no aspecto radial do flexor ulnar do carpo, na depressão situada na borda proximal do osso pisiforme

Principais pontos do dorso da mão

Yangchi (SJ-4)
No dorso do punho, no mesmo nível da articulação do punho, na depressão entre os tendões do extensor comum dos dedos e do extensor do dedo mínimo

Yanggu (ID-5)
Na borda ulnar do punho, na depressão entre a cabeça da ulna e o osso triquetro

Yangxi (IG-5)
No aspecto radial do punho, no centro da depressão formada pelos tendões do extensor longo do polegar e do extensor curto do polegar (tabaqueira anatômica)

Wangu (ID-4)
Na borda ulnar da mão, na depressão entre a base do quinto osso metacárpico e o osso triquetro

Yaotongxue (N-EU-19)
No dorso da mão, dois pontos localizados entre o segundo e o terceiro e o quarto e o quinto ossos metacárpicos, na depressão que fica imediatamente abaixo das bases dos metacárpicos

Houxi (ID-3)
Na borda ulnar da mão, na depressão substancial acima da cabeça do quinto osso metacárpico

Hegu (IG-4)
No dorso da mão, entre o primeiro e o segundo ossos metacárpicos, no ponto médio do segundo osso metacárpico e próximo da sua borda radial

Qiangu (ID-2)
Na borda ulnar do dedo mínimo, em uma depressão logo abaixo da articulação metacarpofalangiana

Sanjian (IG-3)
No aspecto radial do dedo indicador, na depressão substancial acima da cabeça do segundo osso metacárpico

Yemen (SJ-2)
Entre os dedos anelar e mínimo, 0,5 *cun* acima da margem da membrana

Erjian (IG-2)
Na borda radial do dedo indicador, em uma depressão logo abaixo da articulação metacarpofalangiana

Shaoze (ID-1)
No aspecto dorsal do dedo mínimo, na junção das linhas traçadas ao longo da borda ulnar da unha e da base da unha, aproximadamente 0,1 *cun* a partir do canto da unha

Shangyang (IG-1)
No aspecto dorsal do dedo indicador, na junção das linhas traçadas ao longo da borda radial da unha e da base da unha, aproximadamente 0,1 *cun* do canto da unha

Shaochong (C-9)
No aspecto dorsal do dedo mínimo, na junção das linhas traçadas ao longo da borda radial da unha e da base da unha, aproximadamente 0,1 *cun* do canto da unha

Luozhen (M-MS-24)
No dorso da mão, na depressão logo acima da segunda e terceira articulações metacarpofalangianas

Guanchong (SJ-1)
No aspecto dorsal do dedo anelar, na junção das linhas traçadas ao longo da borda ulnar da unha e da base da unha, aproximadamente 0,1 *cun* do canto da unha

Zhongzhu (SJ-3)
No dorso da mão, na depressão logo acima da quarta e quinta articulações metacarpofalangianas

Principais pontos da palma da mão

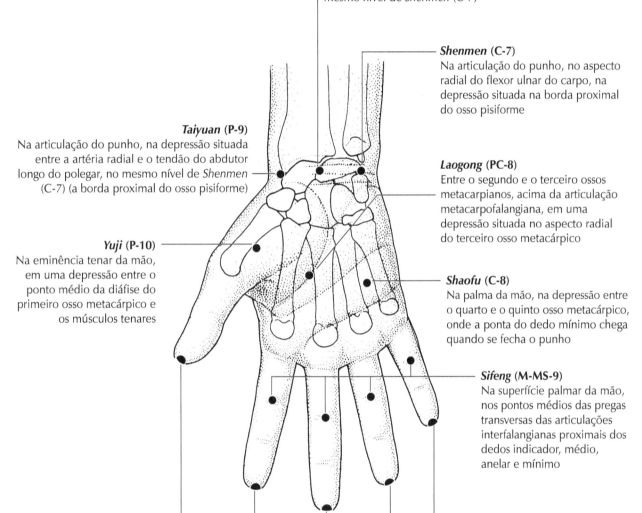

Principais pontos do tórax

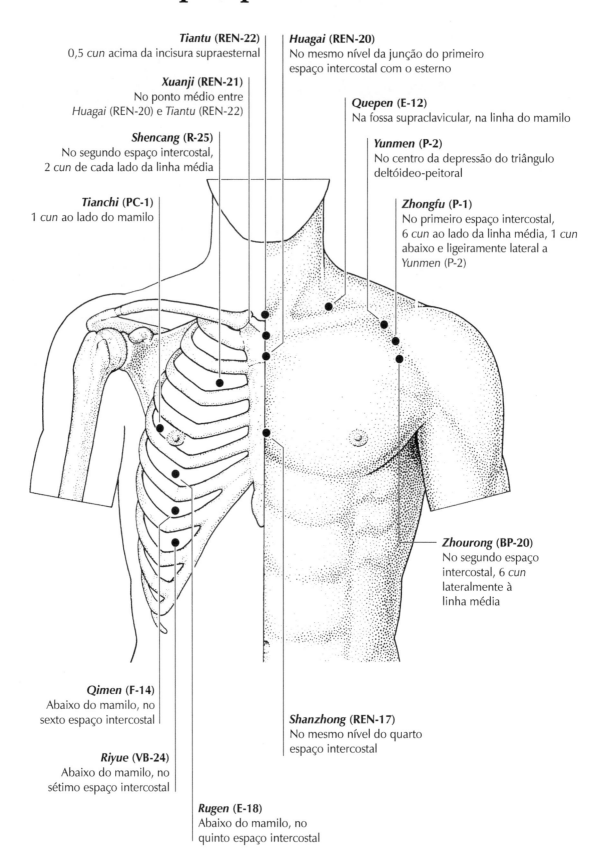

Principais pontos da parte superior do abdome

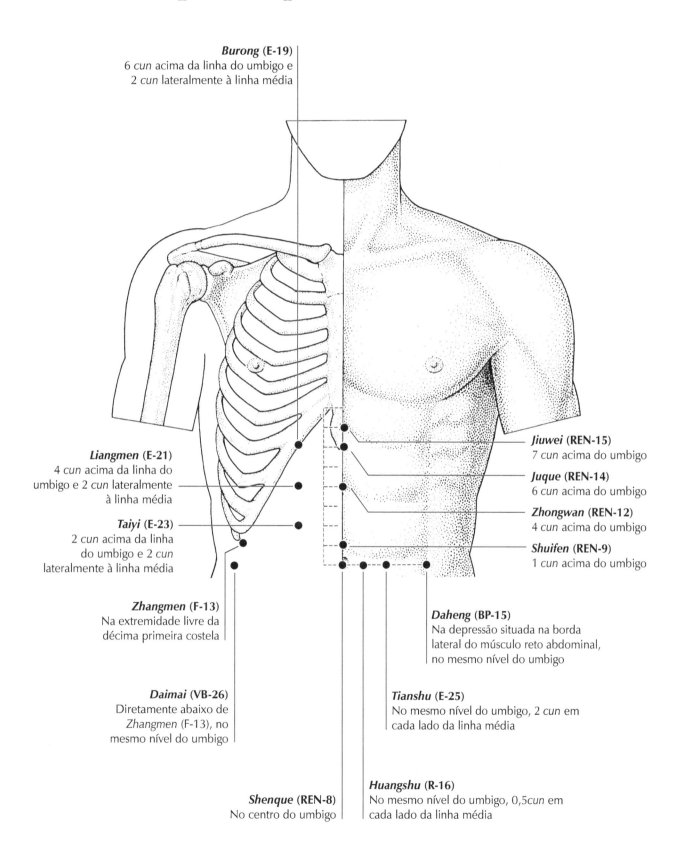

Principais pontos da parte inferior do abdome

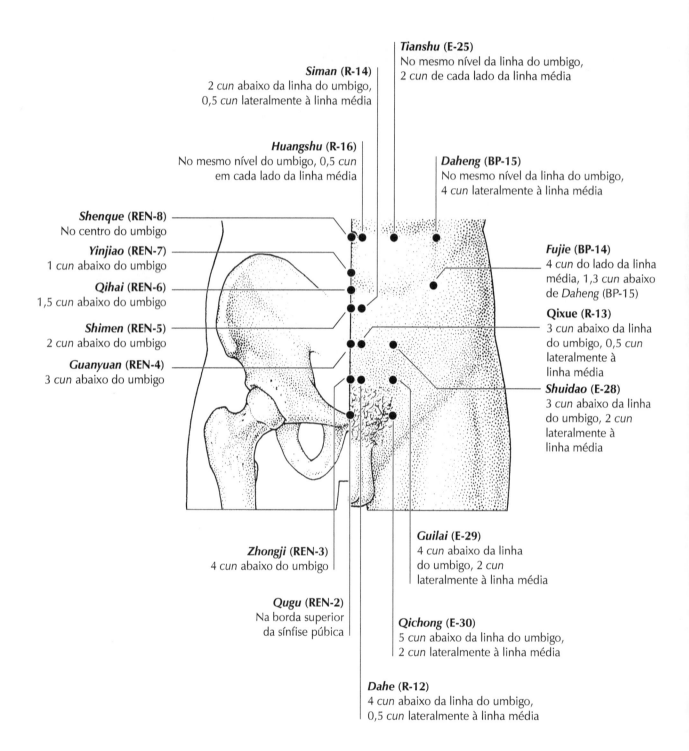

Principais pontos da parte superior das costas

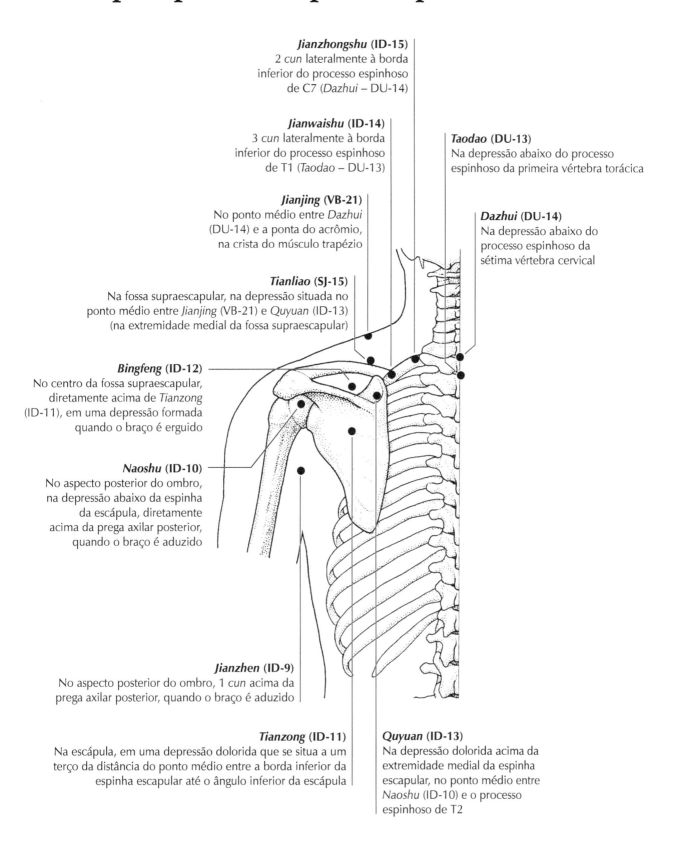

Jianzhongshu (ID-15)
2 *cun* lateralmente à borda inferior do processo espinhoso de C7 (*Dazhui* – DU-14)

Jianwaishu (ID-14)
3 *cun* lateralmente à borda inferior do processo espinhoso de T1 (*Taodao* – DU-13)

Taodao (DU-13)
Na depressão abaixo do processo espinhoso da primeira vértebra torácica

Jianjing (VB-21)
No ponto médio entre *Dazhui* (DU-14) e a ponta do acrômio, na crista do músculo trapézio

Dazhui (DU-14)
Na depressão abaixo do processo espinhoso da sétima vértebra cervical

Tianliao (SJ-15)
Na fossa supraescapular, na depressão situada no ponto médio entre *Jianjing* (VB-21) e *Quyuan* (ID-13) (na extremidade medial da fossa supraescapular)

Bingfeng (ID-12)
No centro da fossa supraescapular, diretamente acima de *Tianzong* (ID-11), em uma depressão formada quando o braço é erguido

Naoshu (ID-10)
No aspecto posterior do ombro, na depressão abaixo da espinha da escápula, diretamente acima da prega axilar posterior, quando o braço é aduzido

Jianzhen (ID-9)
No aspecto posterior do ombro, 1 *cun* acima da prega axilar posterior, quando o braço é aduzido

Tianzong (ID-11)
Na escápula, em uma depressão dolorida que se situa a um terço da distância do ponto médio entre a borda inferior da espinha escapular até o ângulo inferior da escápula

Quyuan (ID-13)
Na depressão dolorida acima da extremidade medial da espinha escapular, no ponto médio entre *Naoshu* (ID-10) e o processo espinhoso de T2

Principais pontos da parte inferior das costas

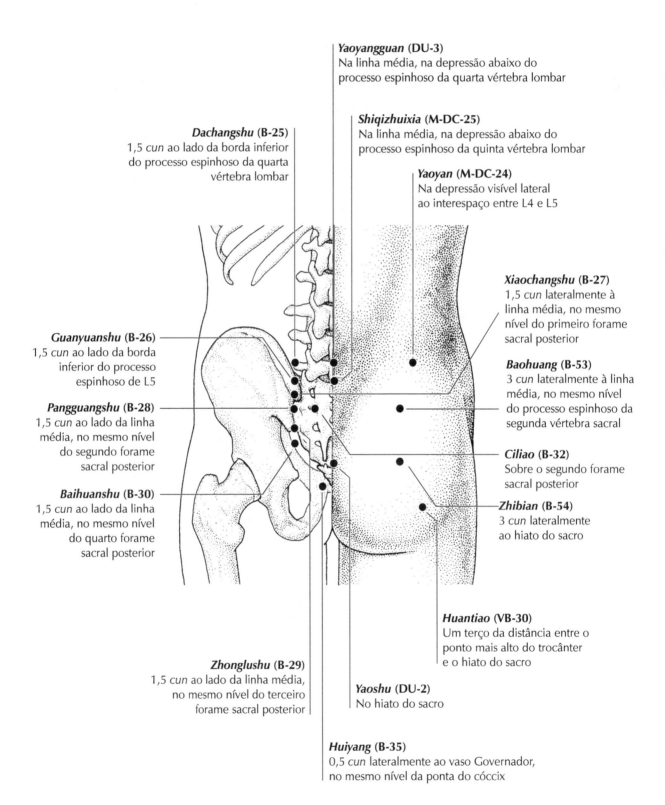

Pontos das costas
(vaso Governador e canal da Bexiga)

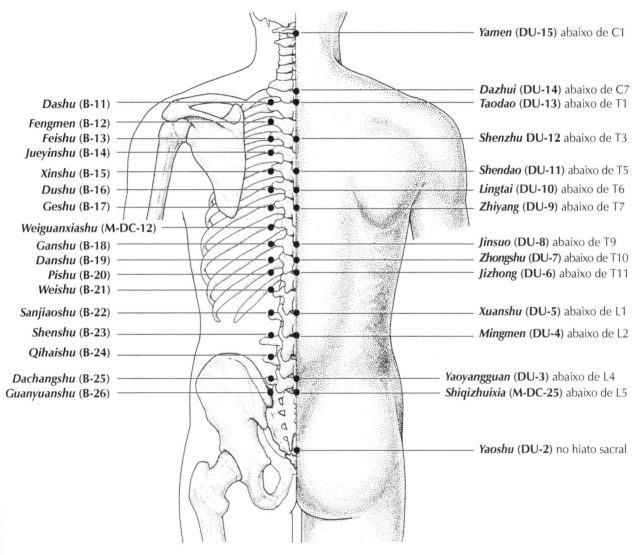

Principais pontos do aspecto anterior da coxa

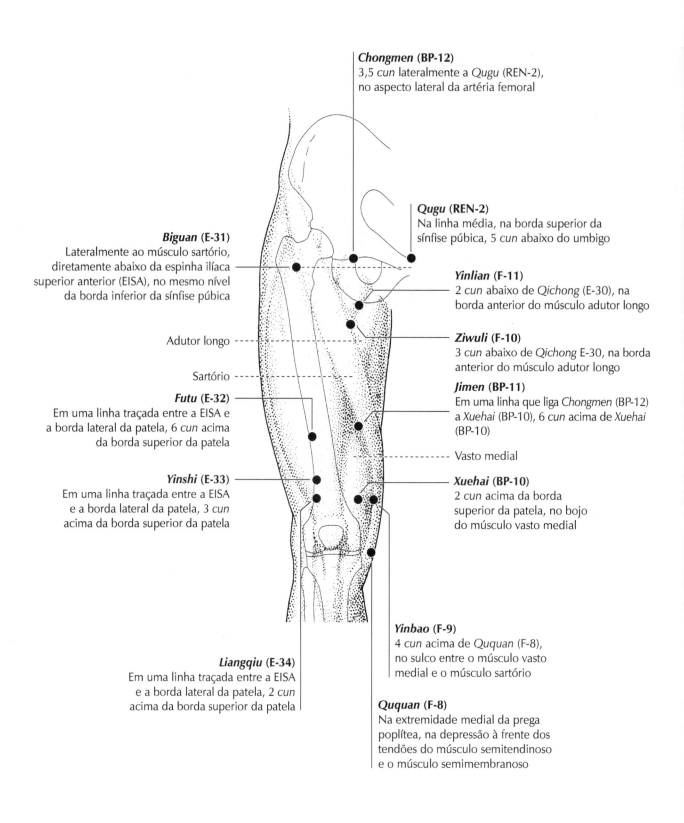

Principais pontos do aspecto anterior da perna

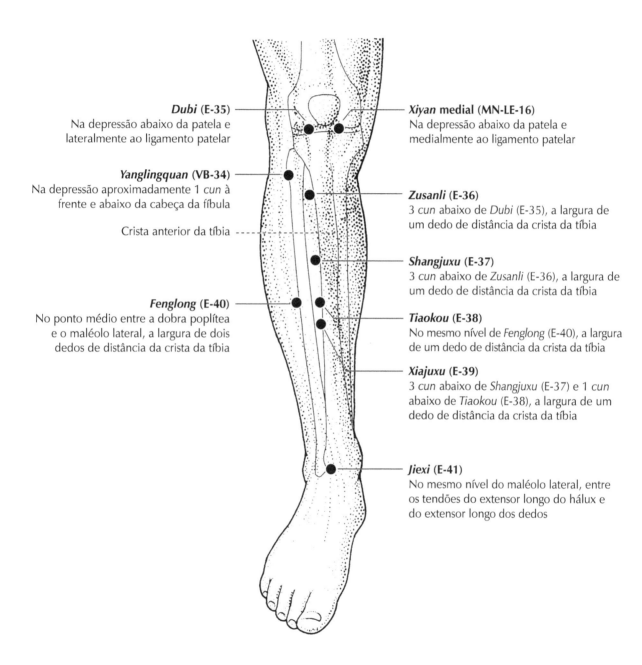

Principais pontos do aspecto lateral da perna

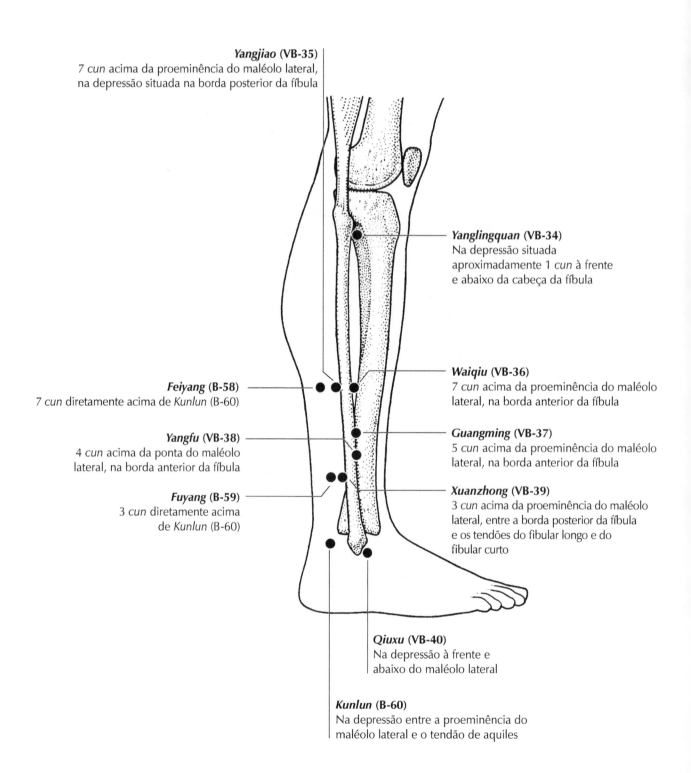

Principais pontos do aspecto medial da perna

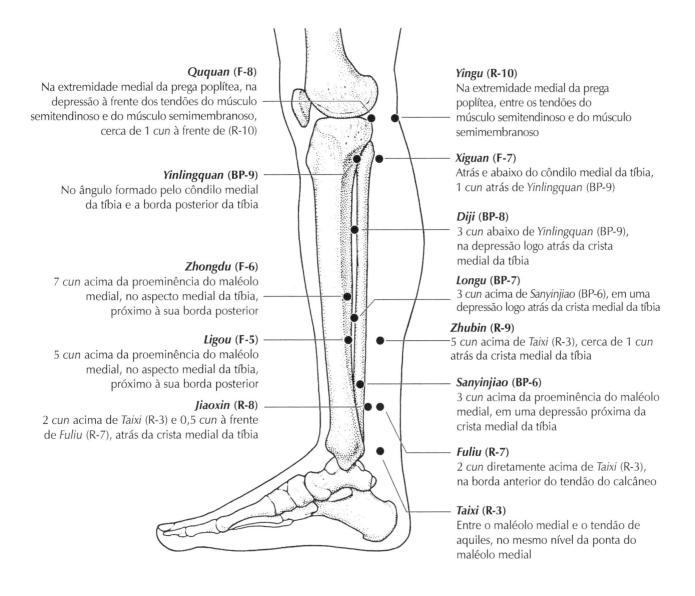

Ququan (F-8)
Na extremidade medial da prega poplítea, na depressão à frente dos tendões do músculo semitendinoso e do músculo semimembranoso, cerca de 1 cun à frente de (R-10)

Yinlingquan (BP-9)
No ângulo formado pelo côndilo medial da tíbia e a borda posterior da tíbia

Zhongdu (F-6)
7 cun acima da proeminência do maléolo medial, no aspecto medial da tíbia, próximo à sua borda posterior

Ligou (F-5)
5 cun acima da proeminência do maléolo medial, no aspecto medial da tíbia, próximo à sua borda posterior

Jiaoxin (R-8)
2 cun acima de Taixi (R-3) e 0,5 cun à frente de Fuliu (R-7), atrás da crista medial da tíbia

Yingu (R-10)
Na extremidade medial da prega poplítea, entre os tendões do músculo semitendinoso e do músculo semimembranoso

Xiguan (F-7)
Atrás e abaixo do côndilo medial da tíbia, 1 cun atrás de Yinlingquan (BP-9)

Diji (BP-8)
3 cun abaixo de Yinlingquan (BP-9), na depressão logo atrás da crista medial da tíbia

Longu (BP-7)
3 cun acima de Sanyinjiao (BP-6), em uma depressão logo atrás da crista medial da tíbia

Zhubin (R-9)
5 cun acima de Taixi (R-3), cerca de 1 cun atrás da crista medial da tíbia

Sanyinjiao (BP-6)
3 cun acima da proeminência do maléolo medial, em uma depressão próxima da crista medial da tíbia

Fuliu (R-7)
2 cun diretamente acima de Taixi (R-3), na borda anterior do tendão do calcâneo

Taixi (R-3)
Entre o maléolo medial e o tendão de aquiles, no mesmo nível da ponta do maléolo medial

Principais pontos do aspecto lateral do pé

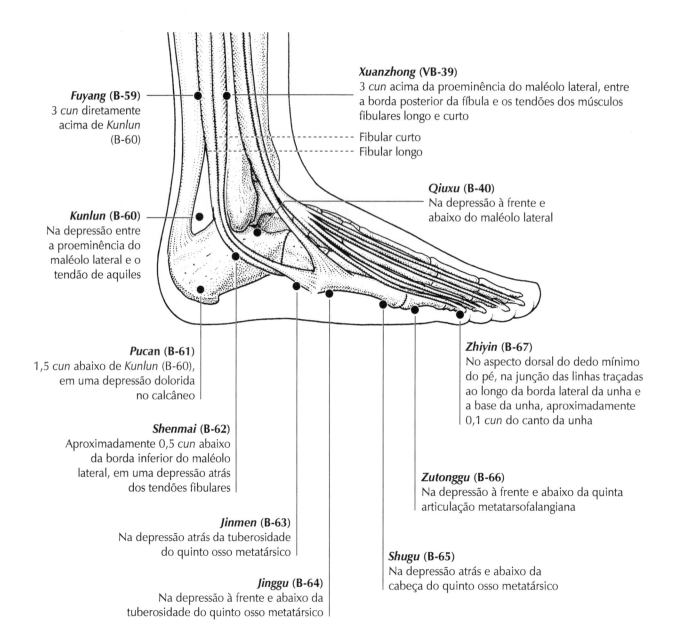

Fuyang (B-59)
3 cun diretamente acima de Kunlun (B-60)

Kunlun (B-60)
Na depressão entre a proeminência do maléolo lateral e o tendão de aquiles

Pucan (B-61)
1,5 cun abaixo de Kunlun (B-60), em uma depressão dolorida no calcâneo

Shenmai (B-62)
Aproximadamente 0,5 cun abaixo da borda inferior do maléolo lateral, em uma depressão atrás dos tendões fibulares

Jinmen (B-63)
Na depressão atrás da tuberosidade do quinto osso metatársico

Jinggu (B-64)
Na depressão à frente e abaixo da tuberosidade do quinto osso metatársico

Xuanzhong (VB-39)
3 cun acima da proeminência do maléolo lateral, entre a borda posterior da fíbula e os tendões dos músculos fibulares longo e curto

Fibular curto
Fibular longo

Qiuxu (B-40)
Na depressão à frente e abaixo do maléolo lateral

Zhiyin (B-67)
No aspecto dorsal do dedo mínimo do pé, na junção das linhas traçadas ao longo da borda lateral da unha e a base da unha, aproximadamente 0,1 cun do canto da unha

Zutonggu (B-66)
Na depressão à frente e abaixo da quinta articulação metatarsofalangiana

Shugu (B-65)
Na depressão atrás e abaixo da cabeça do quinto osso metatársico

Principais pontos do aspecto medial do pé

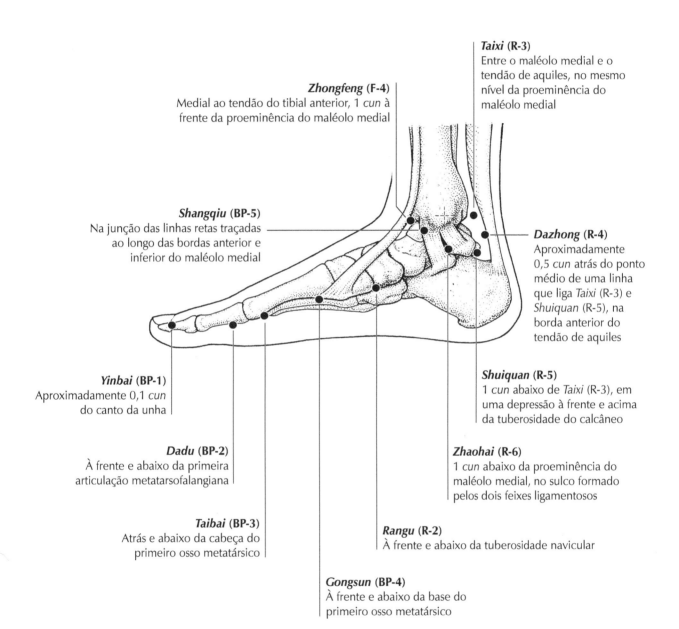

Taixi (R-3)
Entre o maléolo medial e o tendão de aquiles, no mesmo nível da proeminência do maléolo medial

Zhongfeng (F-4)
Medial ao tendão do tibial anterior, 1 cun à frente da proeminência do maléolo medial

Shangqiu (BP-5)
Na junção das linhas retas traçadas ao longo das bordas anterior e inferior do maléolo medial

Dazhong (R-4)
Aproximadamente 0,5 cun atrás do ponto médio de uma linha que liga Taixi (R-3) e Shuiquan (R-5), na borda anterior do tendão de aquiles

Yinbai (BP-1)
Aproximadamente 0,1 cun do canto da unha

Shuiquan (R-5)
1 cun abaixo de Taixi (R-3), em uma depressão à frente e acima da tuberosidade do calcâneo

Dadu (BP-2)
À frente e abaixo da primeira articulação metatarsofalangiana

Zhaohai (R-6)
1 cun abaixo da proeminência do maléolo medial, no sulco formado pelos dois feixes ligamentosos

Taibai (BP-3)
Atrás e abaixo da cabeça do primeiro osso metatársico

Rangu (R-2)
À frente e abaixo da tuberosidade navicular

Gongsun (BP-4)
À frente e abaixo da base do primeiro osso metatársico

Principais pontos do peito do pé

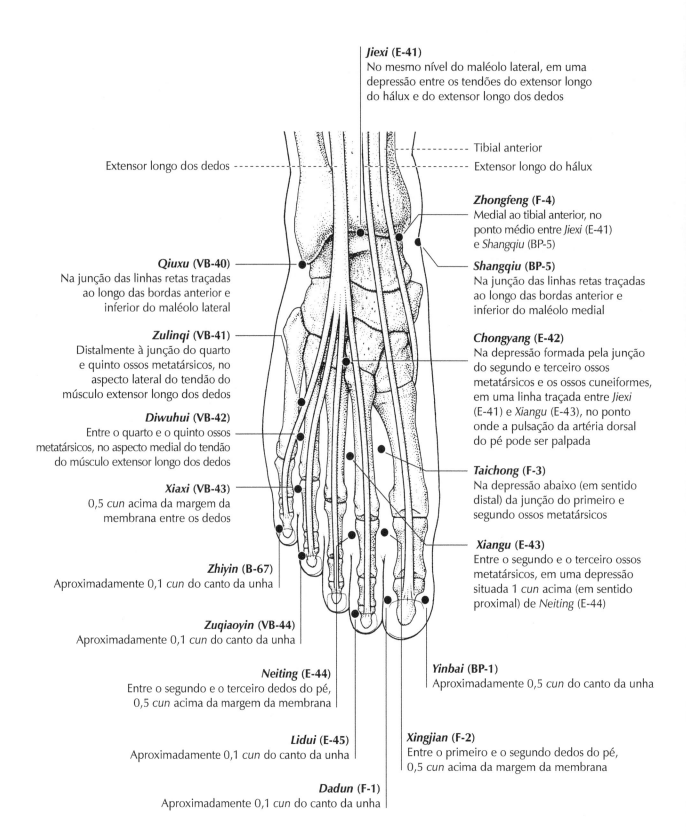

Jiexi (E-41)
No mesmo nível do maléolo lateral, em uma depressão entre os tendões do extensor longo do hálux e do extensor longo dos dedos

Tibial anterior
Extensor longo do hálux
Extensor longo dos dedos

Zhongfeng (F-4)
Medial ao tibial anterior, no ponto médio entre Jiexi (E-41) e Shangqiu (BP-5)

Qiuxu (VB-40)
Na junção das linhas retas traçadas ao longo das bordas anterior e inferior do maléolo lateral

Shangqiu (BP-5)
Na junção das linhas retas traçadas ao longo das bordas anterior e inferior do maléolo medial

Zulinqi (VB-41)
Distalmente à junção do quarto e quinto ossos metatársicos, no aspecto lateral do tendão do músculo extensor longo dos dedos

Chongyang (E-42)
Na depressão formada pela junção do segundo e terceiro ossos metatársicos e os ossos cuneiformes, em uma linha traçada entre Jiexi (E-41) e Xiangu (E-43), no ponto onde a pulsação da artéria dorsal do pé pode ser palpada

Diwuhui (VB-42)
Entre o quarto e o quinto ossos metatársicos, no aspecto medial do tendão do músculo extensor longo dos dedos

Taichong (F-3)
Na depressão abaixo (em sentido distal) da junção do primeiro e segundo ossos metatársicos

Xiaxi (VB-43)
0,5 *cun* acima da margem da membrana entre os dedos

Xiangu (E-43)
Entre o segundo e o terceiro ossos metatársicos, em uma depressão situada 1 *cun* acima (em sentido proximal) de Neiting (E-44)

Zhiyin (B-67)
Aproximadamente 0,1 *cun* do canto da unha

Zuqiaoyin (VB-44)
Aproximadamente 0,1 *cun* do canto da unha

Neiting (E-44)
Entre o segundo e o terceiro dedos do pé, 0,5 *cun* acima da margem da membrana

Yinbai (BP-1)
Aproximadamente 0,5 *cun* do canto da unha

Lidui (E-45)
Aproximadamente 0,1 *cun* do canto da unha

Xingjian (F-2)
Entre o primeiro e o segundo dedos do pé, 0,5 *cun* acima da margem da membrana

Dadun (F-1)
Aproximadamente 0,1 *cun* do canto da unha

Regiões do corpo alcançadas pelos canais

Ânus

- O canal divergente da Bexiga.
- O vaso Governador.

Axila

- O canal divergente do Pulmão.
- O canal tendinoso do Pulmão penetra no tórax abaixo da axila.
- O canal primário do Coração emerge da axila.
- O canal tendinoso do Coração se prende na axila.
- O canal divergente do Coração.
- O canal divergente do Intestino Delgado.
- O canal tendinoso do Intestino Delgado se prende na axila.
- O canal tendinoso da Bexiga cruza por baixo da axila.
- O canal primário do Pericárdio arqueia sobre a axila.
- O canal tendinoso do Pericárdio se prende abaixo da axila.
- O canal primário da Vesícula Biliar desce até o aspecto anterior da axila.
- O canal tendinoso da Vesícula Biliar passa anteriormente à axila.
- O vaso de Motilidade *yang* passa pela prega axilar posterior.

Baço

- O canal primário do Estômago.
- O canal divergente do Estômago.
- O canal primário do Baço.

Bexiga

- O canal primário da Bexiga.
- O canal divergente da Bexiga.
- O canal primário do Rim.

Boca

- O canal divergente do Estômago emerge na boca.
- O canal tendinoso do Estômago sobe até a boca.

Circunda a boca

- O vaso Governador.
- O vaso da Concepção.

Passa pelo canto da boca

- O canal primário do Intestino Delgado.
- O canal primário do Estômago.
- O vaso de Motilidade *yin*.
- O vaso de Motilidade *yang*.

Bochecha

- O canal primário do Intestino Grosso.
- O canal *luo* de conexão do Intestino Grosso.
- O canal tendinoso do Intestino Grosso.
- O canal primário do Estômago.
- O canal primário do Coração.
- O canal primário do Intestino Delgado.
- O canal tendinoso da Bexiga se prende ao osso da face (zigomático).
- O canal primário do *Sanjiao*.
- O canal divergente da Vesícula Biliar.
- O canal tendinoso da Vesícula Biliar.
- O canal primário do Fígado.
- O vaso de Motilidade *yang*.

Calcanhar

- O canal tendinoso da Bexiga se prende no calcanhar.
- O canal *luo* de conexão do Rim circula o calcanhar.
- O canal primário do Rim penetra no calcanhar.
- O canal divergente do Rim prende-se no calcanhar.
- O canal tendinoso do Rim prende-se no calcanhar.
- Um ramo do vaso de Penetração passa no calcanhar.
- O vaso de Motilidade *yang* origina-se no calcanhar em *Shenmai* (B-62).
- O vaso de Ligação *yang* origina-se próximo ao calcanhar em *Jinmen* (B-63).

Cérebro

- O canal primário da Bexiga.
- O vaso Governador.
- O vaso de Motilidade *yin*.
- O vaso de Motilidade *yang*.

Coluna vertebral

- Os seis canais *yang* se encontram com o vaso Governador em *Dazhui* (DU-14).
- O canal divergente do Intestino Grosso.
- O canal tendinoso do Intestino Grosso se adere à parte superior da coluna torácica.
- O canal tendinoso do Estômago.
- O canal tendinoso do Baço.

- O canal primário da Bexiga desce ao longo da coluna.
- O canal divergente da Bexiga sobe ao longo da coluna.
- O canal tendinoso da Bexiga sobe lateralmente ao longo da coluna até a nuca.
- O canal primário do Rim passa através da coluna.
- O canal *luo* de conexão do Rim se espalha nas vértebras lombares.
- O canal tendinoso do Rim segue internamente para as vértebras espinhais e sobe pelo aspecto interno da coluna até a nuca.
- O canal primário da Vesícula Biliar.
- O canal primário do *Sanjiao*.
- O vaso Governador sobe pelo interior da coluna vertebral.
- Um ramo do vaso Governador desce de cada lado da coluna até os Rins.
- O canal *luo* de conexão Governador sobe bilateralmente ao longo da coluna e subsequentemente se enfia através da coluna no nível da escápula.
- O vaso da Concepção penetra na coluna e sobe ao longo das costas.
- Um ramo do vaso de Penetração sobe por dentro da coluna vertebral.

Coração

- O canal divergente do Estômago.
- O canal primário do Baço.
- O canal primário do Coração se origina no Coração e emerge do sistema de vasos sanguíneos ao redor do Coração.
- O canal *luo* de conexão do Coração.
- O canal divergente do Coração.
- O canal primário do Intestino Delgado.
- O canal divergente do Intestino Delgado.
- O canal divergente da Bexiga se dispersa na região cardíaca.
- O canal primário do Rim.
- O canal *luo* de conexão do Pericárdio.
- O canal divergente da Vesícula Biliar.
- Um ramo do vaso Governador.

Costelas

- O canal primário do Pulmão emerge em *Zhongfu* (P-1).
- O canal tendinoso do Pulmão converge para a região das costelas flutuantes.
- O canal tendinoso do Estômago passa através das costelas inferiores.

- O canal primário do Baço passa através das costelas laterais.
- O canal tendinoso do Baço se prende nas costelas.
- O canal primário do Pericárdio emerge na região costal 3 *cun* abaixo da prega axilar anterior.
- O canal tendinoso do Pericárdio se dispersa sobre os aspectos anterior e posterior das costelas.
- O canal primário da Vesícula Biliar desce ao longo do interior das costelas.
- O canal divergente da Vesícula Biliar cruza por entre as costelas inferiores.
- O canal tendinoso da Vesícula Biliar sobe através das costelas.
- O canal primário do Fígado se espalha na região costal e no hipocôndrio.
- O vaso da Cintura se origina na região de *Zhangmen* (F-13).
- O vaso de Motilidade *yang* passa através da região costal lateral posterior.
- O vaso de Ligação *yin* sobe pelas costelas até *Qimen* (F-14).

Cotovelo

- O canal primário do Pulmão vai até a fossa cubital.
- O canal tendinoso do Pulmão se prende no centro do cotovelo.
- O canal primário do Intestino Grosso vai até o aspecto lateral do cotovelo em *Quchi* (IG-11).
- O canal tendinoso do Intestino Grosso se prende no aspecto lateral do cotovelo.
- O canal primário do Coração vai até o cotovelo.
- O canal tendinoso do Coração se prende no aspecto medial do cotovelo.
- O canal primário do Intestino Delgado vai até o aspecto medial do cotovelo.
- O canal tendinoso do Intestino Delgado se prende no côndilo medial do úmero.
- O canal primário do Pericárdio vai até a fossa cubital do cotovelo.
- O canal tendinoso do Pericárdio se prende no aspecto medial do cotovelo.
- O canal primário do *Sanjiao*.
- O canal *luo* de conexão do *Sanjiao*.
- O canal tendinoso do *Sanjiao* se prende na ponta do cotovelo.

Dedos da mão

- O ramo primário do Pulmão segue até o dedo indicador.

- O canal primário do Intestino Grosso se origina no dedo indicador.
- O canal tendinoso do Intestino Grosso se origina no dedo indicador.
- O canal primário do Coração se origina no dedo mínimo.
- O canal tendinoso do Coração se origina no dedo mínimo.
- O canal primário do Intestino Delgado se origina no dedo mínimo.
- O canal tendinoso do Intestino Delgado se origina no dorso do dedo mínimo.
- O canal primário do Pericárdio segue da palma da mão ao longo do dedo médio e termina em sua extremidade em *Zhongchong* (PC-9).
- Um ramo do canal primário do Pericárdio se origina na palma da mão em *Laogong* (PC-8) e segue pelo aspecto radial do dedo anelar até sua ponta em *Guanchong* (SJ-1).
- O canal tendinoso do Pericárdio se origina na ponta do dedo médio.
- O canal primário do *Sanjiao* se origina no aspecto ulnar da ponta do quarto dedo.
- O canal tendinoso do *Sanjiao* se origina no aspecto ulnar da ponta do quarto dedo.

Dedos dos pés

- Um ramo do canal tendinoso do Estômago se origina nos três dedos médios.

Hálux

- Um ramo do canal primário do Estômago.
- O canal primário do Baço.
- O canal tendinoso do Baço.
- Um ramo do canal primário da Vesícula Biliar.
- O canal primário do Fígado.
- O canal tendinoso do Fígado.
- Um ramo do vaso de Penetração.

Segundo dedo

- O canal primário do Estômago.

Dedo médio

- Um ramo do canal primário do Estômago.

Quarto dedo

- O canal primário da Vesícula Biliar.
- O canal tendinoso da Vesícula Biliar origina-se no quarto dedo do pé.

Dedo mínimo

- O canal primário da Bexiga.
- O canal tendinoso da Bexiga.

- O canal primário do Rim.
- O canal tendinoso do Rim.

Dentes e gengivas

- O canal primário do Intestino Grosso penetra nas gengivas dos dentes inferiores.
- O canal *luo* de conexão do Intestino Grosso se conecta com os dentes.
- O canal primário do Estômago desce e penetra na gengiva superior.
- O canal tendinoso do Intestino Delgado sobe através dos dentes.
- O vaso Governador termina na junção do lábio superior com a gengiva.

Diafragma

- O canal tendinoso do Pulmão se espalha sobre o diafragma.
- O canal tendinoso do Pericárdio se prende no diafragma.

Todos os seguintes canais cruzam o diafragma

- O canal primário do Pulmão.
- O canal primário do Intestino Grosso.
- O canal primário do Estômago.
- O canal primário do Baço.
- O canal primário do Coração.
- O canal tendinoso do Coração.
- O canal primário do Intestino Delgado.
- O canal primário do Rim.
- O canal primário do Pericárdio.
- O canal primário do *Sanjiao*.
- O canal primário da Vesícula Biliar.
- O canal primário do Fígado.

Esôfago

- O canal divergente do Estômago.
- O canal primário do Baço.
- O canal primário do Coração.
- O canal primário do Intestino Delgado.
- O canal divergente da Vesícula Biliar.

Estômago/jiao *médio*

- O canal primário do Pulmão se origina no *jiao* médio (Estômago) e sobe até o óstio cárdico do Estômago.
- O canal primário do Estômago penetra no Estômago.
- Um ramo do canal primário do Estômago se origina do óstio pilórico do Estômago.

- O canal divergente do Estômago.
- O canal primário do Baço.
- O canal *luo* de conexão do Baço.
- O canal primário do Intestino Delgado.
- O canal primário do Pericárdio desce através do *jiao* médio.
- O canal primário *Sanjiao* desce através do *jiao* médio.
- O canal divergente *Sanjiao* desce através do *jiao* médio.
- O canal primário do Fígado passa ao redor do Estômago.

Face

- O canal primário do Coração.
- O canal divergente do Coração emerge na face.
- O canal divergente da Vesícula Biliar se dispersa na face.

Fígado

- O canal primário do Rim.
- O canal primário da Vesícula Biliar.
- O canal divergente da Vesícula Biliar.
- O canal primário do Fígado.

Fossa supraclavicular

- O canal divergente do Pulmão.
- O canal tendinoso do Pulmão.
- O canal primário do Intestino Grosso.
- O canal divergente do Intestino Grosso.
- O canal primário do Estômago.
- O canal tendinoso do Estômago.
- O canal primário do Intestino Delgado.
- O canal tendinoso da Bexiga.
- O canal primário do *Sanjiao*.
- O canal divergente do *Sanjiao*.
- O canal primário da Vesícula Biliar.
- O canal tendinoso da Vesícula Biliar.
- O vaso de Motilidade *yin*.

Fronte

- O canal tendinoso do Intestino Grosso cruza a têmpora e chega até o canto da fronte.
- O canal primário da Bexiga sobe ao longo da fronte.
- O canal tendinoso do Intestino Delgado.
- O canal tendinoso do *Sanjiao* prende-se no canto da fronte.
- O canal primário da Vesícula Biliar sobe até o canto da fronte.

- O canal primário do Fígado sobe através da fronte até o vértice onde intersecta o vaso Governador em *Baihui* (DU-20).
- Um ramo do vaso Governador segue o canal da Bexiga bilateralmente ao longo da fronte.
- O vaso de Motilidade *yang* sobe até a fronte.
- O vaso de Ligação *yang* sobe até a fronte em *Benshen* (VB-13).

Garganta

- O canal primário do Pulmão.
- O canal divergente do Pulmão.
- O canal divergente do Intestino Grosso.
- O canal primário do Estômago.
- O canal *luo* de conexão do Estômago.
- O canal divergente do Baço.
- O canal divergente do Coração.
- O canal primário do Rim.
- O canal divergente do Pericárdio.
- O canal primário do Fígado sobe ao longo do aspecto posterior da garganta.
- O vaso Governador.
- O vaso da Concepção.
- O vaso de Penetração.
- O vaso de Motilidade *yin*.
- O vaso de Ligação *yin* cruza o vaso da Concepção em *Tiantu* (REN-22) e *Lianquan* (REN-23).

Gengivas (ver Dentes e gengivas)

Intestinos

O canal *luo* de conexão do Baço se conecta com os intestinos.

Intestino Grosso

- O canal primário do Pulmão.
- O canal divergente do Pulmão.
- O canal primário do Intestino Grosso.
- O canal divergente do Intestino Grosso.

Intestino Delgado

- O canal primário do Coração.
- O canal primário do Intestino Delgado.
- O canal divergente do Intestino Delgado.

Joelho

Aspecto lateral

- O canal tendinoso do Estômago.
- O canal tendinoso da Bexiga.

- O canal primário da Vesícula Biliar.
- O canal tendinoso da Vesícula Biliar.

Aspecto medial

- O canal primário do Baço.
- O canal tendinoso do Baço.
- O canal tendinoso do Rim.
- O canal primário do Fígado.
- O canal tendinoso do Fígado.

Aspecto anterior

- O canal primário do Estômago.

Aspecto posterior (fossa poplítea)

- O canal primário da Bexiga.
- O canal divergente da Bexiga se separa do canal primário na fossa poplítea.
- Um ramo do canal tendinoso da Bexiga sobe até o aspecto lateral da fossa poplítea.
- Um ramo do canal tendinoso da Bexiga sobe até o aspecto medial da fossa poplítea.
- O canal primário do Rim passa através do aspecto medial da fossa poplítea.
- O canal divergente do Rim se separa do canal primário do Rim na fossa poplítea.
- Um ramo do vaso de Penetração.

Lábios

- O canal primário do Intestino Grosso arqueia ao redor do lábio superior.
- O canal primário do Estômago circunda os lábios.
- O canal primário do Fígado circula a superfície interna dos lábios.
- O vaso Governador desce até o filtro e termina na junção do lábio superior com a gengiva.
- O vaso de Penetração circula ao redor dos lábios.

Língua

- O canal primário do Baço se espalha sobre a superfície inferior da língua.
- O canal divergente do Baço penetra na língua.

Raiz da língua

- O canal *luo* de conexão do Coração.
- O canal tendinoso da Bexiga.
- O canal primário do Rim.
- O canal divergente do Rim.
- O canal tendinoso do *Sanjiao*.

Mama

- O canal divergente do Intestino Grosso.
- O canal primário do Estômago desce ao longo da linha mamilar.
- O canal tendinoso do Coração segue medialmente através da região da mama.
- O canal primário do *Sanjiao* se dispersa a meio caminho entre as mamas em *Shanzhong* (REN-17).
- O canal tendinoso da Vesícula Biliar.

Mandíbula

- O canal *luo* de conexão do Intestino Grosso.
- O canal primário do Estômago.
- O canal tendinoso do Estômago.
- O canal tendinoso do Intestino Delgado.
- O canal tendinoso do *Sanjiao*.
- O canal primário da Vesícula Biliar.
- O canal divergente da Vesícula Biliar.
- O vaso de Concepção.
- O vaso de Ligação *yang*.

Mastoide

- O canal tendinoso do Intestino Delgado.
- O canal tendinoso da Bexiga.
- O canal primário da Vesícula Biliar.

Nádegas

- O canal primário da Bexiga cruza a nádega e se une com *Huantiao* (VB-30).
- O canal tendinoso da Bexiga se prende à nádega.
- O canal primário da Vesícula Biliar emerge na nádega em *Huantiao* (VB-30).

Nariz

- O canal primário do Estômago começa dentro do nariz em *Yingxiang* (IG-20) e sobe até a raiz do nariz.
- O canal tendinoso do Estômago prende-se abaixo do nariz.
- O canal tendinoso da Bexiga se prende na ponte do nariz.
- O canal primário do Fígado sobe até a nasofaringe.
- O vaso Governador desce ao longo da linha média da cabeça até a ponte do nariz.

Aspecto lateral do nariz

- O canal primário do Intestino Grosso.
- O canal tendinoso do Intestino Grosso.

678 – REGIÕES DO CORPO ALCANÇADAS PELOS CANAIS

- O canal divergente do Estômago.
- O canal primário do Intestino Delgado.
- O canal tendinoso da Bexiga.
- O canal tendinoso da Vesícula Biliar.
- O vaso de Motilidade *yang*.
- O vaso de Motilidade *yin*.

Occipício

- O canal tendinoso da Bexiga prende-se no osso occipital.
- O canal tendinoso do Rim prende-se no osso occipital.
- O canal primário da Vesícula biliar.
- O canal *luo* de conexão Governador se espalha sobre o occipício.

Olho

- O canal primário do Estômago sobe até o ângulo medial do olho e desce lateralmente ao longo da crista infraorbitária.
- O canal divergente do Estômago conecta-se com o olho.
- O canal tendinoso do Estômago se junta com o canal tendinoso da Bexiga formando uma rede muscular ao redor do olho (o canal tendinoso da Bexiga forma a "rede superior" do olho e o canal tendinoso do Estômago forma a "rede inferior" do olho).
- O canal primário do Coração conecta-se com os tecidos ao redor do olho.
- O canal *luo* de conexão do Coração vai até o olho.
- O canal divergente do Coração conecta-se com o canal do Intestino Delgado no ângulo interno do olho.
- O canal primário do Intestino Delgado vai até o ângulo interno e o ângulo externo do olho.
- O canal tendinoso do Intestino Delgado se conecta com o ângulo externo do olho.
- O canal primário da Bexiga origina-se no ângulo interno do olho.
- O canal tendinoso da Bexiga circula o olho.
- O canal primário *Sanjiao* sobe até o aspecto inferior do olho.
- O canal primário *Sanjiao* termina no ângulo externo do olho em *Sizhukong* (SJ-23).
- O canal tendinoso do *Sanjiao* vai até o ângulo externo do olho.
- O canal primário da Vesícula Biliar se origina no ângulo externo do olho, um ramo termina

atrás do ângulo externo do olho e um ramo sobe até a região infraorbitária.
- O canal divergente da Vesícula Biliar conecta-se com o olho.
- O canal tendinoso da Vesícula Biliar se prende no ângulo externo do olho.
- O canal primário do Fígado se liga com os tecidos ao redor do olho.
- O vaso Governador sobe até abaixo do meio do olho e emerge em *Jingming* (B-1).
- O vaso da Concepção termina abaixo do olho em *Chengqi* (E-1).
- O vaso de Motilidade *yang* passa para o ângulo interno do olho e se comunica com o vaso de Motilidade *yin* e com o canal da Bexiga em *Jingming* (B-1).
- O vaso de Motilidade *yin* cruza o vaso de Motilidade *yang* e o canal da Bexiga no ângulo interno do olho em *Jingming* (B-1).

Ombro

- O canal primário do Pulmão emerge em *Zhongfu* (P-1).
- O canal tendinoso do Pulmão segue lateralmente ao ombro, anteriormente a *Jianyu* (IG-15).
- O canal tendinoso do Intestino Grosso.
- O canal primário do Intestino Delgado sobe até o aspecto posterior da articulação do ombro.
- O canal divergente do Intestino Delgado.
- O canal primário *Sanjiao* sobe até o ombro em *Jianliao* (SJ-14).
- O canal *luo* de conexão do *Sanjiao*.
- O canal tendinoso do *Sanjiao*.
- O canal primário da Vesícula Biliar.
- O vaso de Ligação *yang*.
- O vaso de Motilidade *yang* ziguezagueia através do ápice do ombro.

Encontra-se em Jianyu (IG-15)

- O canal primário do Intestino Grosso.
- O canal divergente do Intestino Grosso.
- O canal *luo* de conexão do Intestino Delgado.
- O canal tendinoso da Bexiga.

Orelha/ouvido

- O canal *luo* de conexão do Intestino Grosso penetra no ouvido e se une ao "*zong mai*" (onde os canais do Intestino Grosso, Estômago, Intestino Delgado, Vesícula Biliar e *Sanjiao* se juntam).

- O canal primário do Estômago sobe anterior-mente à orelha.
- O canal tendinoso do Estômago se prende em frente à orelha.
- O canal primário do Intestino Delgado penetra no ouvido em *Tinggong* (ID-19).
- O canal tendinoso do Intestino Delgado se separa atrás da orelha, penetra no ouvido, emerge acima da orelha e passa anteriormente à orelha.
- O canal tendinoso da Bexiga se prende atrás da orelha.
- O canal divergente do Pericárdio emerge atrás da orelha.
- O canal primário *Sanjiao* sobe até o aspecto posterior da orelha e circula por trás da orelha, e um ramo se separa atrás da orelha e penetra no ouvido e emerge em frente à orelha.
- O canal tendinoso do *Sanjiao* sobe anterior-mente à orelha.
- O canal primário da Vesícula Biliar passa por trás da orelha, emerge por trás da orelha e penetra no ouvido em *Yifeng* (SJ-17), emergin-do em frente à orelha (cruzando o canal do Intestino Delgado em *Tinggong* – ID-19 e o canal do Estômago em *Xiaguan* – E-7).
- O canal tendinoso da Vesícula Biliar.
- O vaso de Ligação *yang*.

Órgãos genitais

- O canal tendinoso do Estômago se prende na região pélvica sobre os órgãos genitais.
- O canal tendinoso do Baço se converge nos órgãos genitais externos.
- O canal tendinoso do Rim se prende nos órgãos genitais.
- O canal primário da Vesícula Biliar circunda os órgãos genitais e corre superficialmente ao longo da margem dos pelos púbicos.
- O canal primário do Fígado circunda os órgãos genitais.
- O canal tendinoso do Fígado se conecta com os outros canais tendinosos nos órgãos genitais.
- O canal *luo* de conexão do Fígado sobe até os órgãos genitais.
- O vaso Governador circunda os órgãos genitais externos.
- O vaso de Motilidade *yin* sobe até os órgãos genitais externos.

Palma da mão

- O canal *luo* de conexão do Pulmão segue o canal do Pulmão na palma da mão e se espalha através da eminência tenar.
- O canal tendinoso do Pulmão se prende na eminência tenar.
- O canal primário do Coração segue através da palma da mão.
- O canal primário do Pericárdio segue através da palma da mão.
- Um ramo do canal primário do Pericárdio surge da palma da mão em *Laogong* (PC-8).

Pé

- O canal primário do Estômago se separa no dorso do pé em *Chongyang* (E-42) e segue até *Yinbai* (BP-1).
- O canal tendinoso do Estômago se prende no dorso do pé.
- O canal primário do Baço segue ao longo do aspecto medial do pé.
- O canal tendinoso do Baço sobe pelo pé.
- O canal primário do Rim cruza a sola do pé até *Yongquan* (R-1).
- O canal *luo* de conexão da Vesícula Biliar desce e se dispersa no dorso do pé.
- O canal primário da Vesícula biliar segue a superfície dorsal do pé.
- O canal primário do Fígado corre ao longo do pé.
- O canal divergente do Fígado se separa do canal primário no dorso do pé.
- O vaso de Penetração termina na sola do pé.

Pericárdio

- O canal *luo* de conexão do Rim sobe até (um ponto abaixo do) o Pericárdio.
- O canal primário do Pericárdio.
- O canal *luo* de conexão do Pericárdio.
- O canal primário *Sanjiao*.
- O canal *luo* de conexão *Sanjiao*.

Períneo

- O vaso Governador.
- O vaso da Concepção.
- O vaso de Penetração.

Pescoço

- O canal primário do Intestino Grosso.
- O canal tendinoso do Intestino Grosso.
- O canal *luo* de conexão do Estômago.

- O canal primário do Intestino Delgado.
- O canal tendinoso do Estômago.
- O canal tendinoso do Intestino Delgado.
- O canal primário da Bexiga se divide em dois ramos na nuca.
- O canal divergente da Bexiga.
- O canal tendinoso da Bexiga.
- O canal divergente do Rim.
- O canal tendinoso do Rim.
- O canal primário do *Sanjiao*.
- O canal tendinoso do *Sanjiao* liga-se ao canal tendinoso do Intestino Delgado na nuca.
- O canal primário da Vesícula Biliar.
- O canal primário do Fígado.
- O canal *luo* de conexão do vaso Governador sobe bilateralmente ao longo das laterais da coluna até a nuca.
- O vaso Governador sobe ao longo do interior da coluna até *Fengfu* (DU-16) na nuca.
- O vaso de Motilidade *yang*.
- O vaso de Ligação *yang*.

Pulmão

- O canal primário do Pulmão.
- O canal divergente do Pulmão.
- O canal primário do Intestino Grosso.
- O canal divergente do Intestino Grosso.
- O canal primário do Coração.
- O canal primário do Rim.
- O canal primário do Fígado.

Quadril

- O canal tendinoso do Estômago sobe e se prende na articulação do quadril.
- O canal tendinoso do Baço se prende na região anterior do quadril.
- O canal primário da Vesícula Biliar penetra profundamente no quadril em *Huantiao* (VB-30).
- O canal divergente da Vesícula Biliar cruza sobre a articulação do quadril.
- O vaso de Motilidade *yang* sobe até o quadril em *Juliao* (VB-29).
- O vaso de Ligação *yang* passa através da região do quadril.

Região parietal

- O canal primário da Vesícula Biliar.
- O vaso de Motilidade *yang*.

Rins

- O canal primário da Bexiga.
- O canal divergente da Bexiga.

- O canal primário do Rim.
- O canal divergente do Rim.
- O vaso Governador.

Sacro

- O canal primário da Bexiga.
- O canal primário do Rim.
- O canal primário da Vesícula Biliar.
- O canal tendinoso da Vesícula Biliar.
- O vaso Governador.

Têmpora

- O canal tendinoso do Intestino Grosso cruza a têmpora e vai até o canto da fronte.
- O canal primário do Estômago sobe dentro da linha do cabelo da região temporal até *Touwei* (E-8).
- O canal primário da Bexiga desce até as têmporas, encontrando o canal da Vesícula Biliar de *Qubin* (VB-7) até *Xuanlu* (VB-5).
- O canal primário do *Sanjiao* vai até as têmporas, encontrando o canal da Vesícula Biliar em *Xuanli* (VB-6) e *Hanyan* (VB-4).
- O canal tendinoso do *Sanjiao*.
- O canal tendinoso da Vesícula Biliar desce a partir da têmpora.

Tórax

- O canal divergente do Pulmão passa anteriormente ao canal do Coração no tórax.
- O canal tendinoso do Pulmão penetra no tórax abaixo da axila, emerge da fossa supraclavicular e depois desce novamente para o tórax.
- O grande canal *luo* de conexão do Baço se espalha pelo tórax e pela região costal lateral.
- O canal tendinoso do Baço se espalha no tórax e a partir do interior do tórax, um ramo se adere à coluna.
- O canal divergente do Coração penetra no tórax e se conecta com o Coração.
- O canal tendinoso do Coração vai até o centro do tórax.
- O canal primário do Pericárdio se origina no centro do tórax.
- O canal *luo* de conexão do *Sanjiao* converge com o canal do Pericárdio no tórax.

Dispersa-se no Tórax

- O canal primário do Rim.
- O canal tendinoso do Pericárdio.
- O canal divergente do *Sanjiao*.
- O vaso de Penetração.

Sobe pelo Tórax

- O canal tendinoso do Estômago.
- O canal tendinoso da Bexiga.
- O vaso da Concepção.
- O vaso de Motilidade *yin*.

Desce no Tórax

- O canal divergente do Intestino Grosso.
- O canal primário da Vesícula Biliar.

Umbigo

- O canal tendinoso do Baço.
- O canal tendinoso do Coração.
- O vaso Governador.
- O vaso da Concepção.

Útero

- O vaso da Concepção.
- O vaso de Penetração.

Vértice

- O canal primário da Bexiga.
- O canal divergente do *Sanjiao*.
- O canal tendinoso da Vesícula Biliar.
- O canal primário do Fígado.
- O vaso Governador.

Vesícula Biliar

- O canal primário da Vesícula Biliar.
- O canal divergente da Vesícula Biliar.
- O canal primário do Fígado.

DINASTIAS CHINESAS

Dinastia Xia		Séculos XXI – XVI c. a.e.c.	**Dinastias do Norte e do Sul**	Qi do Norte	550 – 577 e.c.
Dinastia Shang		Séculos XVI – XI c. a.e.c.		Wei do Oeste	535 – 556 e.c.
Dinastia Zhou	Dinastia Zhou do Oeste	Século XI – 771 a.e.c.		Zhou do Norte	557 – 581 e.c.
	Dinastia Zhou do Leste	770 – 256 a.e.c.	**Dinastia Sui**		581 – 618 e.c.
	Período Primavera e Verão	770 – 476 a.e.c.	**Dinastia Tang**		618 – 907 e.c.
	Estados Rivais	475 – 221 a.e.c.	**Cinco Dinastias**	Liang Tardia	907 – 923 e.c.
Dinastia Qin		221 – 207 a.e.c.		Tang Tardia	923 – 936 e.c.
Dinastia Han	Han do Oeste	206 a.e.c. – 24 e.c.		Jin Tardia	936 – 946 e.c.
	Han do Leste	25 – 220 e.c.		Han Tardia	947 – 950 e.c.
Três Reinos	Wei	220 – 265 e.c.		Zhou Tardia	951 – 960 e.c.
	Shu Han	221 – 263 e.c.	**Dinastia Song**	Dinastia Song do Norte	960 – 1127 e.c.
	Wu	222 – 280 e.c.		Dinastia Song do Sul	1127 – 1279 e.c.
Dinastia Jin do Oeste		265 – 316 e.c.	**Dinastia Liao**		916 – 1125 e.c.
Dinastia Jin do Leste		317 – 420 e.c.	**Dinastia Jin**		1115 – 1234 e.c.
Dinastias do Norte e do Sul	Dinastias do Sul	Song	420 – 479 e.c.	**Dinastia Yuan**	1271 – 1368 e.c.
		Qi	479 – 502 e.c.	**Dinastia Ming**	1368 – 1644 e.c.
		Liang	502 – 557 e.c.	**Dinastia Qing**	1644 – 1911 e.c.
		Chen	557 – 589 e.c.	**República da China**	1912 – 1949 e.c.
	Dinastias do Norte	Wei do Norte	386 – 534 e.c.	**República Popular da China**	1949 e.c.
		Wei do Leste	534 - 550 e.c.		

a.e.c. = antes da era comum; c. = aproximadamente; e.c. = era comum.

Bibliografia

Abreviações

As abreviações de nomes dos textos clássicos usadas neste livro são apresentadas a seguir nas combinações dos pontos:

- Classic of Supplementing Life with Acupuncture and Moxibustion (*Supplementing Life*).
- Compilation of Acupuncture and Moxibustion (*Compilation*).
- Complete Collection of Acupuncture and Moxibustion (*Complete Collection*).
- Illustrated Classic of Acupuncture Points on the Bronze Man (*Bronze Man*).
- Illustrated Supplement to the Classic of Categories (*Illustrated Supplement*).
- Methods of Acupuncture and Moxibustion from the Golden Mirror of Medicine (*Golden Mirror*).
- Ode of One Hundred Symptoms (*One Hundred Symptoms*).
- Precious Mirror of Oriental Medicine (*Precious Mirror*).
- Principles of Divine Moxibustion (*Divine Moxibustion*).
- Song of Ma Dan Yang's Twelve Heavenly Star Points (*Heavenly Star Points*).
- Song of Points for Miscellaneous Diseases (*Miscellaneous Diseases*).
- Song of the Primary Points of the Fourteen Channels (*Song of Points*).
- The Classic of Categories (*Classic of Categories*).
- The Glorious Anthology of Acupuncture and Moxibustion (*Glorious Anthology*).
- The Great Compendium of Acupuncture and Moxibustion (*Great Compendium*).
- The Secrets of the Celestial Star (*Celestial Star*).
- The Systematic Classic of Acupuncture and Moxibustion (*Systematic Classic*).
- Yellow Emperor's Inner Classic, Essential Questions (*Essential Questions*).
- Yellow Emperor's Inner Classic, Spiritual Pivot (*Spiritual Pivot*).

Textos de origem

- *Achieving Longevity by Guarding the Source* (Shôu shi bâo yuan)
  壽世保元
  Gong Ting Xian, 17 Century.
- *Book of Bian Que's Secrets* (Biàn que xïn shu)
  扁鵲心書
  Dou Cai, Song, 1146.
- *Case Histories from the Guide to Clinical Patterns* (Lin zhèng zhi nân yi àn)
  臨証指南醫案
  Ye Gui, Qing, 1766.
- *Classic of the Jade Dragon (Bian Que's Spiritual Guide to Acupuncture and Moxibustion, Jade Dragon Classic)* (Yù lóng jïng/Biǎn què shēn yïng zhēn jiǔ yu lóng jïng)
  玉龍經 (扁鵲神應針灸玉龍經)
  Wang Guo Rui, Yuan, 1329.
- *Compilation of Acupuncture and Moxibustion* (Zhĕn jiu ji chéng)
  針灸集成
  Liao Run Hong, Qing, 1874.
- *Comprehensive Medicine According to Master Zhang* (Zhàng dî yi tông)
  張氏醫通
  Zhang Lu Zhuan, Qing, 1695.
- *Confucians' Duties to Their Parents* (Rú mén shì qïn)
  儒門事親
  Zhang Cong Zheng, Jin-Tartar, 1228.
- *Correcting Errors in Medicine* (Yî lin gai cuô)
  醫林改錯
  Wang Qing Ren, Qing, 1830.

686 – BIBLIOGRAFIA

- *Discourse into the Origin and Development of Medicine* (Yī xué yuán liu lūn)
  醫學源流論
  Xu Da Cun, Qing, 1704.
- *Disease Mechanisms According to Master Sha* (Bìng jī shā zhuàn)
  病機沙篆
  Anon.
- *Essential Questions* (Sù wèn)
  素問
  Ver *Yellow Emperor's Inner Classic*.
- *Essential Readings from the Medical Tradition* (Yī zōng bì dú)
  醫宗必讀
  Li Zhong Zi, Ming, 1637.
- *Essentials from the Golden Cabinet* (Jīn guì yào luè)
  金匱要略
  Zhang Zhong Jing, Eastern Han.
- *General Treatise on the Aetiology and Symptomatology of Disease* (Zhū bìng yuán hòu lùn)
  諸病源候論
  Chao Yuan Fang, Sui, 610.
- *Guide to the Classic of Acupuncture* (Zhēn jīng zhǐ nán)
  針經指南
  Dou Han Qing, Jin-Yuan, 1241.
- *Helpful Questions in Medical Cases* (Wèn zhāi yī àn)
  問齋醫案
  Anon.
- *Illustrated Classic of Acupuncture Points on the Bronze Man* (Tóng rén zhēn jiǔ shū xué tú jīng)
  銅人針灸俞穴圖經
  Wang Wei Yi, Song, 1026.
- *Illustrated Supplement to the Classic of Categories* (Lèi jīng tú yì)
  類經圖翼
  Zhang Jie Bin, Ming, 1624.
- *Introduction to Medicine* (Yī xué rù mén)
  醫學入門
  Li Yan, Ming, 1575.
- *Investigation into Points along the Channels* (Xún jīng kǎo xué biān)
  循經考穴編
  Provavelmente por Yan Zhen Shi, Ming, c. 1575.
- *Laws for Physicians* (Yī mén fǎ lù)
  醫門法律
  Yu Chang, Qing, 1658.
- *Medical Revelations* (Yī xué xīn wù)
  醫學心悟
  Cheng Guo Peng, Qing, 1732.

- *Meeting the Source of Acupuncture and Moxibustion* (Zhēn jiǔ féng yuán)
  針灸逢源
  Li Xue Chuan, Qing.
- *Method of Moxibustion at Gaohuangshu* (Gāo huāng shū jiǔ fǎ)
  膏肓俞灸法
  Zhuang Zhuo, Song, 1128.
- *Methods of Acupuncture and Moxibustion from the Golden Mirror of Medicine* (Yī zōng jīn jiàn cì jiǔ xīn fǎ)
  醫宗金鑑刺灸心法
  Wu Qian, Qing, 1742.
- *Ode of One Hundred Symptoms* (Bǎi zhèng fù)
  百症賦
  Gao Wu, Ming, 1529.
- *Ode of Spiritual Brightness* (Líng guāng fù)
  靈光賦
  Registrado pela primeira vez em *The Complete Collection of Acupuncture and Moxibustion*, Xu Feng, Ming, c. 1439.
- *Ode of the Essentials of Understanding* (Tōng xuán zhī yào fù)
  通玄指要賦
  Registrado pela primeira vez em *The Great Compendium of Acupuncture and Moxibustion*, Yang Ji Zhou, Ming, 1601.
- *Ode of the Golden Needle* (Jīn zhēn fù)
  金針賦
  Registrado pela primeira vez em *The Complete Collection of Acupuncture and Moxibustion*, Xu Feng, Ming, c. 1439.
- *Ode of the Jade Dragon* (Yù lóng fù)
  玉龍賦
  Registrado pela primeira vez em *The Glorious Anthology of Acupuncture*, Gao Wu, Ming, 1529.
- *Ode of the Obstructed River* (Lán jiāng fù)
  攔江賦
  Registrado pela primeira vez em *The Glorious Anthology of Acupuncture and Moxibustion*, Gao Wu, Ming, 1529.
- *Ode of Xi Hong* (Xi hŏng fù)
  攔江賦
  Registrado pela primeira vez em *The Complete Collection of Acupuncture and Moxibustion*, Xu Feng, Ming, c. 1439.
- *Ode to Elucidate Mysteries* (Biāo yôu fù)
  標幽賦
  Registrado pela primeira vez em *The Guide to Acupuncture and Moxibustion, Song*, 241.
- *Outline of Medicine* (Yī xué gang mù)
  醫學綱目
  Lou Ying, Ming, 1565.

- *Precious Mirror of Oriental Medicine* (Dōng yī bǎo jiàn)
  東醫寶鑑
  Xu Sun (Korean), 1611.
- *Principles of Divine Moxibustion* (Shén jiǔ jīng lùn)
  神灸經論
  Wu Yang Cheng, Qing.
- *Sagelike Prescriptions from the Taiping Era* (Tài píng shèng huì fāng)
  太平聖惠方
  Wang Huai Yin, Song, 987.
- *Secrets of a Frontier Official* (Wài tái mì yào)
  外台秘要
  Wang Tao, Tang, 752.
- *Secrets of the Master of Cinnabar Creek* (Dān xī xīn fǎ)
  丹溪心法
  Zhu Zhen Xiang, Yuan, 1347.
- *Song More Precious Than Jade* (Shèng yù gē)
  胜玉歌
  Registrado pela primeira vez em *The Great Compendium of Acupuncture and Moxibustion*, Yang Ji Zhou, Ming, 1601.
- *Song of Ma Dan Yang's Twelve Heavenly Star Points* (Mǎ dān yáng tīan xīng shé èr xué gē)
  馬丹陽天星十二穴歌
  Registrado pela primeira vez em *Bian Que's Spiritual Guide to Acupuncture and Moxibustion, Jade Dragon Classic,* Wang Guo Rui, Yuan, 1329.
- *Song of Points for Miscellaneous Diseases* (Zá bìng xué fǎ gē)
  雜病穴法歌
  Registrado pela primeira vez em *The Glorious Anthology of Acupuncture and Moxibustion*, Gao Wu, Ming, 1529.
- *Song of the Jade Dragon* (Yù lóng gē)
  玉龍歌
  Registrado pela primeira vez em *Bian Que's Spiritual Guide to Acupuncture and Maxibustion, Jade Dragon Classic*, Wang Guo Rui, Yuan, 1329.
- *Song of the Nine Needles for Returning the Yang* (Húi yáng jiǔ zhēn xué)
  回陽九針穴
  Registrado pela primeira vez em *The Glorious Anthology of Acupuncture and Moxibustion*, Gao Wu, Ming, 1529.
- *Song of the Primary Points of the Fourteen Channels* (Shí sì jīng yào xué zhǔ zhì gē)
  十四經要穴主治歌

- *Song to Keep Up Your Sleeve* (Zhǒu hòu gī)
  肘後歌
  Registrado pela primeira vez em *The Glorious Anthology of Acupuncture and Moxibustion*, Gao Wu, Ming, 1529.
- *Spiritual Pivot* (Líng shū)
  靈樞
  Ver *Yellow Emperor's Inner Classic.*
- *Standards of Patterns and Treatments* (Zhèng zhì zhǔn shéng)
  証治准繩
  Wang Ken Tang, Ming, 1602.
- *Supplement to the Thousand Ducat Formulas* (Qiān jīn yí fāng)
  千金翼方
  Sun Si Miao, Tang, c. 682.
- *Systematic Differentiation of Warm Diseases* (Wēn bìng tiáo biàn)
  溫病條辨
  Wu Ju Tong, 1798.
- *The Classic of Categories* (Lèi jīng)
  類經
  Zhang Jie Bin, Ming, 1624.
- *The Classic of Difficulties* (Nán jīng)
  難經
  Anon., Han.
- *The Classic of Supplementing Life with Acupuncture and Moxibustion* (Zhēn jiǔ zī shēng jīng)
  針灸資生經
  Wang Zhi Zhong, Song, 1220.
- *The Classic of the Pulse* (Mài jīng)
  脈經
  Wang Shu He, Jin, c. 300.
- *The Complete Collection of Acupuncture and Moxibustion* (Zhēn jiǔ dà quán)
  針灸大全
  Xu Feng, Ming, c. 1439.
- *The Complete Works of Jing Yue* (Jǐng yuè quán shū)
  景岳全書
  Zhang Jie Bing (Jing Yue), Ming, 1624.
- *The Glorious Anthology of Acupuncture and Moxibustion* (Zhēn jiǔ jù yīng)
  針灸聚英
  Gao Wu, Ming, 1529.
- *The Great Compendium of Acupuncture and Moxibustion* (Zhēn jiǔ dà chéng)
  針灸大成
  Yang Ji Zhou, Ming, 1601.

688 – BIBLIOGRAFIA

- *The Secrets of the Heavenly Star* (Tiān xīng mì jué)
  天星秘訣
- *The Systematic Classic of Acupuncture and Moxibustion* (Zhēn jiǔ jiá yǐ jīng)
  針灸甲乙經
  Huang Fu Mi, Jin, 282.
- *Thousand Ducat Formulas* (Qiān jīn yào fāng)
  千金要方
  Sun Si Miao, Tang, 625.
- *Treatise on Disorders of Blood* (Xué zhèng lūn)
  血証論
  Tang Rong Chuan, Qing, 1884.
- *Treatise on Epidemic Warm Febrile Disease* (Wēn yì lùn)
  溫疫論
  Wu You Ke, 1642.
- *Treatise on Injury by Cold* (Shāng hán lùn)
  傷寒論
  Zhang Zhong Jing, Eastern Han.
- *Treatise on the Spleen and Stomach* (Pí wèi lùn)
  脾胃論
  Li Ao, Song, 1249.
- *True Lineage of Medicine* (Yī xué zhèng chuán)
  醫學正傳
  Yu Tuan, Ming, 1515.
- *Warp and Woof of Warm Febrile Disease* (Wēn rè jīng wěi)
  溫熱經緯
  Wang Meng Ying, Qing, 1852.
- *Yellow Emperor's Inner Classic* (Huáng dì neì jīng)
  黃帝內經
  (Consiste em *Spiritual Pivot* e *Essential Questions*).

Textos dos tradutores

- *A Complete Contemporary Handbook on the Practical Use of Chinese Herbs in External Medicine* (Dāng dài zhōng yào wai zhì lín chuáng da quán)
  當代中葯外治臨床大全
  Jia Yi Jiang *et al.*, China Traditional Chinese Medical Press, 1991.
- *A Concise Dictionary of Classical Chinese* (Jiǎn míng gǔ hàn yú cí diǎn)
  簡明古漢語詞典
  Shi Dong, Yunnan People's Press, 1985.

- *Acupuncture and Moxibustion* (Zhēn jiǔ xué)
  針灸學
  He Shu Huai, Traditional Chinese Medical Classics Press, 1986.
- *Acupuncture and Moxibustion* (Zhēn jiǔ xué)
  針灸學
  Nanjing College of Traditional Chinese Medicine People's Medical Press, 1985.
- *Acupuncture Points* (Zhēn jiǔ yū xué xué)
  針灸腧穴學
  Yang Jia San *et al.*, Shanghai Science and Technology Press, 1989.
- *Collected Explanations on Points* (Jīng xué shì yì huí jiě)
  經穴釋义彙解
  Zhang Cheng Xing, Shanghai Translation Publishing Company, 1984.
- *Commentary on the Systematic Classic of Acupuncture and Moxibustion* (Zhēn jiǔ jiā yǐ jīng jiào shì)
  針灸甲乙經校釋
  Shandong College of Traditional Chinese Medicine People's Medical Press, 1979.
- *Common Terms of Traditional Chinese Medicine in English* (Hàn yīng cháng yòng zhōng yī yào cí huì)
  漢英常用中醫葯詞彙
  Xie Zhu Fan *et al.*, Beijing Medical College, 1980.
- *Concise Dictionary of Traditional Chinese Medicine* (Jiǎn míng zhōng yī cí diǎn)
  簡明中醫辭典
  College of Traditional Chinese Medical Research *et al.*, Joint Publishing Co. Hong Kong, 1979.
- *Dictionary of Acupuncture and Moxibustion* (Zhēn jiǔ xué cí diǎn)
  針灸穴辭典
  Wang Xue Tai *et al.*, Shanghai Science and Technology Press, 1987.
- *Differentiation and Diagnosis of Symptoms in Traditional Chinese Medicine* (Zhōng yī zhèng zhuàng jiàn bié zhěn duàn xué)
  中醫症狀鑑別診斷學
  Zhao Jin Duo *et al.*, People's Medical Press, 1985.
- *Essential Compilations from the Treatise on the Spleen and Stomach* (Pí weì lùn zǔan yaò)
  脾胃論纂要
  Shanxi College of Traditional Chinese Medicine, Shanxi Science and Technology Press, 1983.

- *Encyclopaedia of Traditional Chinese Medicine* (Zhōng yī dà cí diǎn)
  中醫大辭典
  Li Yong Chun *et al.*, People's Medical Press, 1986.
- *Great Fundamentals of the Yellow Emperor's Inner Classic* (Huáng dì nèi jīng tài sù)
  黄帝內經太素
  Yang Shang Shan, People's Medical Press, 1965.
- *History of Chinese Acupuncture and Moxibustion* (Zhōng guó zhēn jiǔ shǐ)
  中國針灸史
  Dun Shi Yu, Tianjin Science and Technology Press, 1989.
- *Point Combinations of Chinese Acupuncture and Moxibustion* (Zhōng guó zhēn jiǔ chǔ fāng xué)
  中國針灸處方學
  Xiao Shao Qing, Ningxia People's Press, 1986.
- *Practice of External Traditional Chinese Medicine* (Shí yòng zhōng yī wài kē xué)
  實用中醫外科學
  Gu Bai Hua *et al.*, Shanghai Science and Technology Press, 1985.
- *Practice of Internal Traditional Chinese Medicine* (Shí yòng zhōng yī nèi kē xué)
  實用中醫內科學
  Huang Wen Dong *et al.*, Shanghai Science and Technology Press, 1985.
- *Practical Foundations of Traditional Chinese Medicine* (Shí yòng zhōng yī jī chǔ xúe)
  實用中醫基礎學
  Li De Xin, Liaoning Science and Technology Press, 1985.
- *Questions and Answers in Traditional Chinese Medicine* (Zhōng yī xué wèn dá shàng hé xià cè)
  中醫學問答上和下冊
  Yang Yi Ye, People's Medical Press, 1985.
- *Quintessential Compilation on Chinese Acupuncture and Moxibustion* (Zhōng guó zhēn jiǔ huì cuì)
  中國針灸薈萃
  Wang Xue Tai *et al.*, Hunan Science and Technology Press, 1988.
- *Skin Disease in Traditional Chinese Medicine* (Zhōng yī pí fū bìng xué)
  中醫皮膚病學
  Zhu Ren Kang, People's Medical Press, 1979.
- *Terminology of Traditional Chinese Medicine* (Cháng yòng zhōng yī míng cí shù yù)
  常用中醫明詞術語
  Sung J. Liao *et al.*, Hunan Science and Technology Press, 1983.
- *The Great Compendium of Acupuncture and Moxibustion Elucidated* (Zhēn jiǔ dà chéng jiào shì)
  針灸大成校釋
  Heilongjiang College of Research on Native Medicinal Plants *et al.*, People's Medical Press, 1984.
- *The Yellow Emperor's Inner Classic, Spiritual Pivot, Corrected and Annotated Version* (Huáng dì nei jīng líng shū jiaò zhù yǔ dì)
  黄帝內經靈樞校注語諦
  Dun Ai Chun, Tianjin Science and Technology Press, 1989.
- *Treatment with Traditional Chinese Moxibustion* (Zhōng guó jiǔ liáo xué)
  中國灸療學
  Zhang Feng Run *et al.*, People's Medical Press, 1989.
- *Wu's Annotations to the Essential Questions of the Inner Classic* (Nei jīng sù wèn wú zhù)
  內經素問吳注
  Wu Kun, Ming Dynasty, Shandong Science and Technology Press, 1984.

Textos em inglês

- *A Colour Atlas of Surface Anatomy*
  Backhouse, Kenneth e Hutchings, Ralph
  Wolfe Medical Publications Ltd, 1991.
- *Acupuncture, A Comprehensive Text*
  O'Connor, John e Bensky, Dan (trans.)
  Shanghai College of Traditional Medicine, Eastland Press, 1981.
- *Acupuncture Cases from China, A Digest of Difficult and Complicated Case Histories*
  Dengbu, Zhang
  Churchill Livingstone, 1994.
- *Acupuncture in the Treatment of Children*
  Scott, Julian
  Eastland Press, 1991.
- *An Outline of Chinese Acupuncture*
  Academy of Traditional Chinese Medicine
  Foreign Languages Press, Beijing, 1975.
- *Anatomical Atlas of Acupuncture Points*
  Co-Operative Group of Shandong Medical College e Shandong College of Traditional Chinese Medicine
  Shandong Science and Technology Press, Ji-nan, China, 1982.

- *Anatomy of the Human Body*
  Lockhart, L.D.; Hamilton, G.F.; Fyfe, F.W.
  Faber and Faber Limited, 1959.
- *Anatomy, Regional and Applied*
  Last, R.J.
  Churchill Livingstone, 1978.
- *Celestial Lancets*
  A History and Rationale of Acupuncture and
  Moxa
  Cwei-Djen, Lu e Needham, Joseph
  Cambridge University Press, 1980.
- *Chinese Acupuncture and Moxibustion*
  Mao-liang, Qiu
  Churchill Livingstone, 1993.
- *Chinese Acupuncture and Moxibustion*
  Xinnong, Cheng (ed.)
  Foreign Languages Press, Beijing, 1987.
- *Churchill's Illustrated Medical Dictionary*
  Churchill Livingstone, 1989.
- *Essentials of Chinese Acupuncture*
  Beijing College of Traditional Chinese Medicine et. al., Foreign Languages Press, Beijing, 1980.
- *Extra Treatises Based on Investigation and Enquiry*
  A Translation of Zhu Dan-xi's Ge Zhi Yu Lun
  Shou-zhong, Yang e Wu-jin, Duan
  Blue Poppy Press, 1994.
- *Fluid Physiology and Pathology in Traditional Chinese Medicine*
  Clavey, Steven
  Churchill Livingstone, 1995.
- *Fundamentals of Chinese Acupuncture*
  Ellis, Andrew; Wiseman, Nigel; Boss, Ken
  Paradigm Publications, 1988.
- *Glossary of Chinese Medical Terms & Acupuncture Points*
  Wiseman, Nigel; Boss, Ken
  Paradigm Publications.
- *Grant's Atlas of Anatomy*
  Boileau Grant, J.C.
  The Williams & Wilkins Co., 1972.
- *Grasping the Wind*
  An exploration into the meaning of Chinese acupuncture point names
  Ellis, Andrew; Wiseman, Nigel; Boss, Ken
  Paradigm Publications, 1989.

- *Health Preservation and Rehabilitation*
  Enqin, Zhang (ed.)
  Publishing House of Shanghai College of Traditional Chinese Medicine, 1988.
- *Illustrated Dictionary of Chinese Acupuncture*
  Zhang Rui-fu and Wu Xiu-fen (compiled)
  Sheep's Publications (HK) Ltd. & People's Medical Publishing House, China.
- *Li Dong-yuan's Treatise on the Spleen and Stomach*
  A Translation of the Pi Wei Lun
  Shou-zhong, Yang e Jian-yong, Li
  Blue Poppy Press, 1993.
- *Master Hun's Classic of the Central Viscera*
  A Translation of Hua Tuo's Zhong Zang Jing
  Shou-zhong, Yang
  Blue Poppy Press, 1993.
- *Surface Anatomy*
  The Anatomical Basis of Clinical Examination
  Lumley, John S.
  Churchill Livingstone, 1990.
- *The English-Chinese Encyclopaedia of Practical Traditional Chinese Medicine*
  Xiangcai, Xu (ed.)
  Medical Qigong, Higher Education Press, Beijing, 1989.
- *The Foundations of Chinese Medicine*
  A Comprehensive Text for Acupuncturists and Herbalists
  Maciocia, Giovanni
  Churchill Livingstone, 1989.
- *The Heart and Essence of Dan-xi's Methods of Treatment*
  A Translation of Zhu Dan-xi's Dan Xi Zhi Fa Xin Yao Shou-zhong, Yang
  Blue Poppy Press, 1993.
- *The Location of Acupoints*
  State Standard of the People's Republic of China
  State Administration of Traditional Chinese Medicine
  Foreign Languages Press, Beijing, 1990.
- *The Practice of Chinese Medicine*
  The Treatment of Diseases with Acupuncture and Chinese Herbs
  Maciocia, Giovanni
  Churchill Livingstone, 1994.

Glossário

Glossário da Terminologia

Este glossário tem dois objetivos: (1) explicar algumas das terminologias mais difíceis usadas neste texto e (2) apresentar aos leitores os termos chineses originais.

Agitação do Coração (xīn fán 心煩) Um estado ansioso e intranquilo da mente que normalmente é acompanhado por sensação opressiva quente ou morna no tórax.

Agitação e inquietação (fán zào 煩躁) Quando usados em conjunto, os termos agitação e inquietação denotam um estado mental intranquilo, nervoso e ansioso. A agitação normalmente é acompanhada por uma sensação opressiva de calor no tórax, enquanto a inquietação sugere um movimento nervoso e inquieto dos membros. A implicação é que agitação normalmente é gerada por calor interno, enquanto a inquietação surge de invasão externa de calor.

Água restringindo o tórax (shuǐ jié xiōng 水結胸) Acúmulo de líquido no tórax e na região costal levando a dor abaixo do coração, com plenitude e rigidez à palpação.

Alma corpórea (pò 魄).

Alma etérea (hún 魂)

Atrofia do Pulmão (fèi wěi 肺痿) Distúrbio crônico de deficiência em que se diz que os pulmões ficam murchos e encolhidos, da mesma forma que os membros se encolhem na síndrome de atrofia. Os sintomas e sinais clínicos incluem tosse persistente e dispneia com expectoração de muco grosso, pegajoso e espumoso, emagrecimento, desânimo, secura na boca, na garganta e nos lábios, febre que sobe e desce, secura e falta de viço na pele e nos pelos do corpo e pulso rápido e deficiente. A maioria dos casos é decorrente de deficiência de *yin* com chamejar de fogo.

Cabeça com vento e trovão (léi tóu fēng 雷頭風) Tipo de dor de cabeça que é basicamente decorrente de ataque de vento, ou de fleuma-fogo que gera vento. A dor de cabeça tende a ser intensa com som atroador na cabeça. Pode ser acompanhada por inchaço e calor da face e da cabeça.

Cabeça de prego (dīng chuāng 疔瘡) Lesão purulenta pequena e dura, bem profunda, em forma de cravo. A cabeça de prego é basicamente decorrente de dieta irregular ou de vento externo e fogo tóxico que invadem a porção superficial do corpo. A condição tende a se desenvolver muito rapidamente com dor localizada intensa, vermelhidão e inchaço, amiúde acompanhados por febre.

Choro melancólico falando de fantasma (bēi kū guǐ yǔ 悲哭鬼語).

Cinco acúmulos (wǔ jī 五積) Um grupo de distúrbios caracterizados principalmente pela formação de massas (subjetivas ou objetivas) no tórax ou no abdome. São diferenciadas em cinco tipos, de acordo com o modo de desenvolvimento, mecanismo da doença, localização e natureza: acúmulo do Coração, acúmulo do Fígado, acúmulo do Pulmão, acúmulo do Baço e acúmulo do Rim.

Cinco palmas agitadas e quentes (wǔ xīn fā rè 五心煩熱) Sensação de calor sentida nas palmas das mãos e plantas dos pés, normalmente acompanhada por calor e agitação no tórax. Este sintoma é basicamente decorrente de deficiência de *yin* com chamejar de fogo, embora também possa ser visto em casos de deficiência de sangue ou de calor estagnado ou como sequela de distúrbios febris.

Cinco taxações (wǔ láo 五勞) De acordo com o *Spiritual Pivot* (Cap. 18), as cinco taxações são: (1) uso excessivo dos olhos que lesa o sangue; (2) ficar deitado em excesso lesando o *qi*; (3) ficar sentado em excesso lesando a carne; (4) ficar em pé excessivamente lesando os ossos; e (5) andar em excesso lesando os tendões. Nos textos mais recentes, o termo cinco taxações também foi usado para se referir à taxação dos cinco *zang*, a saber: (1) taxação do Coração, envolvendo principalmente dano ao sangue do Coração; (2) taxação do Baço decorrente do comer excessivamente ou de excesso de preocupações e de compenetração que agridem o Baço; (3) taxação do Pulmão envolvendo depleção do *qi* ou do *yin* do Pulmão; (4) taxação do Rim envolvendo lesão ao *qi* do Rim por excesso de atividade sexual; (5) taxação do Fígado envolvendo lesão ao *qi* do Fígado por excitação mental com sinais como visão turva, dor no tórax e no hipocôndrio, músculos e tendões flácidos e dificuldade de movimentar-se.

Congestão e secreção nasal (bi yuān 鼻淵).

Constrição esofágica (yē gé 噎膈; gé 膈; yē sāi 噎塞; yē zhōng 噎中; gé yān 膈咽) Esta condição caracteriza-se por sensação de bloqueio da garganta ao engolir e/ou bloqueio mais abaixo no nível do diafragma. Em casos avançados, o alimento ingerido fica entalado entre a garganta e o diafragma ou então, é vomitado logo após a ingestão. A constrição esofágica surge como resultado de coerção emocional que leva à estagnação do *qi*, raiva excessiva ou consumo excessivo de álcool ou alimentos ricos e doces que geram fleuma. Normalmente é diferenciada em: (1) estagnação de *qi* e fleuma; (2) bloqueio do calor com esgotamento dos líquidos; (3) estase de sangue; (4) consumpção do *qi* e do *yang*.

Consumpção do Pulmão (fèi láo 肺癆) Doença crônica caracterizada por emagrecimento progressivo, tosse com expectoração contendo estrias de sangue, febre baixa que vem e vai, transpiração noturna, letargia, etc. Corresponde à tuberculose pulmonar.

Contracorrente por inversão (jué nì 厥逆) (1) Frieza nos quatro membros por inversão (frio intenso de uma parte do membro ou de todo o membro); (2) dor intensa no tórax e no abdome com frieza súbita nas pernas e nos pés, agitação e incapacidade de comer; (3) uma forma de dor de cabeça crônica.

Contracorrente por inversão dos quatro membros (sì jué nì 厥氣) Termo abrangente usado para designar frio nas mãos e nos pés que surge como resultado da interrupção do fluxo do *qi*. Pode ser decorrente de deficiência (por exemplo, deficiência do *yang* em que a sensação de frio tende a subir nos membros em direção aos cotovelos ou aos joelhos), ou de excesso (por exemplo, estagnação de calor ou de *qi*, caso em que apenas as pontas das extremidades são afetadas).

Demência (dāi bing 呆病, dāi 呆, chī dāi 痴呆, bái chī 白痴) Distúrbio decorrente de fleuma-umidade que obscurece os portais do Coração. É causado principalmente por: (1) estagnação do *qi* do Fígado em decorrência de depressão emocional que age em excesso sobre o Baço e o Estômago, ou (2) lesão ao Baço e ao Estômago em decorrência de dieta ou estilo de vida inadequados. As manifestações clínicas são muitas e variadas e incluem incapacidade ou ficar sem vontade de falar, comer ou beber por dias a fio, negligência em relação à aparência e à limpeza, choro e riso inadequados, permanecer na mesma posição por horas a fio, comportamento estranho e obsessivo, etc.

Depressão maníaca (diān kuáng 癲狂) Termo abrangente para insanidade e transtorno mental que inclui desde o comportamento depressivo (*dian*) até episódios maníacos (*kuang*). O comportamento depressivo inclui depressão, melancolia, aversão a falar ou fala incoerente, murmúrio para si mesmo e movimentos lentos. O comportamento maníaco inclui movimentos e discurso frenéticos e selvagens, alucinações, sentimentos de força ilimitada, comportamento violento, insônia, etc. A maioria dos casos é decorrente de acúmulo de fleuma ou de fleuma-calor no Coração que perturba o espírito.

Desorientação (huǎng hū 恍惚) Termo usado para descrever um estado mental atrapalhado. O paciente fica aturdido, confuso e incapaz de executar tarefas básicas. Origina-se principalmente de tensão emocional prolongada, patógenos externos que lesam o interior ou excesso de preocupação que agride o *qi* do Coração e perturba a mente.

Diarreia com fezes finas (táng xiè 溏泄)

Diarreia contendo alimentos não digeridos (sūn xiè 飧泄; shǔi gǔ li 水谷利) Diarreia com alimentos não digeridos nas fezes. A causa mais comum é a deficiência do *yang* do Baço, mas também pode ser decorrente de invasão externa de vento, umidade, frio ou calor.

Diarreia da quinta hora (wǔ gēng xiè 五更泄)

Diarreia decorrente de lesão por alimentos (shí xiè 食泄)

Diarreia instável (huá xiè 滑泄) Diarreia crônica que dá origem ao colapso descendente do *qi*, que, por sua vez, leva a sintomas como diarreia incessante (noturna e diurna), apetite diminuído, contracorrente por inversão dos quatro membros ou edema dos membros, sensação generalizada de frio, respiração curta, emagrecimento e febre por deficiência. Normalmente é diferenciada nos tipos por calor e por frio.

Diarreia líquida (zhù xiè 注泄; shǔi xiè 水瀉, 水泄; xiè zhù 泄注; zhù xià 注下) Diarreia com a consistência da água. Normalmente é diferenciada nos tipos por umidade, por frio ou por calor.

Diarreia por frio ou umidade (*dong*) (dòng xiè 洞泄) Este termo tem dois significados: (1) diarreia por frio que ocorre logo após comer acompanhada por alimentos não digeridos nas fezes; (2) diarreia decorrente de invasão do Baço por umidade que leva a diarreia líquida frequente ou passagem frequente de fezes soltas acompanhada por saburra da língua espessa e oleosa e pulso deslizante (rú 濡), etc.

Disfunção nutricional infantil (xiǎo ér gān jī 小兒疳積) Desnutrição decorrente de vários distúrbios. As manifestações incluem tez pálida, emagrecimento, dificuldade de digestão, cabelos sem vida, abdome aumentado com veias pronunciadas, esgotamento e desânimo.

Disfunção urinária dolorosa (lín zhèng 淋症) Termo geral que se refere à dificuldade, urgência e frequência para urinar. A micção é acompanhada por certo grau de dor na uretra e, em alguns casos, no hipogástrio. O gotejamento de urina em geral se segue à micção. A disfunção urinária dolorosa normalmente é classificada em um dos cinco tipos, dependendo da apresentação: (1) disfunção urinária dolorosa de *qi*; (2) disfunção urinária dolorosa de sangue; (3) disfunção urinária dolorosa com pedra (ou areia); (4) disfunção urinária dolorosa turva; e (5) disfunção urinária dolorosa por taxação. Note que a disfunção

urinária dolorosa por calor não está incluída nesta classificação, basicamente porque, na prática, considera-se que ela esteja presente na maioria dos tipos de disfunção urinária dolorosa.

Distensão em tambor (gǔ zhàng 鼓脹; gǔ 臌; gǔ zhàng 臌脹) Distúrbio caracterizado por inchaço semelhante a um tambor e distensão do abdome com uma rede de veias acentuadas e salientes claramente visíveis. Se presente, o edema dos membros geralmente é brando, enquanto a icterícia normalmente é acentuada. Os fatores etiológicos principais incluem tensão emocional prolongada que leva à estagnação, dieta irregular, consumo excessivo de álcool e doença parasitária crônica. O dano subsequente ao Baço e ao Fígado causado por um dos fatores anteriormente mencionados dará origem a estagnação do *qi*, estase de sangue, acúmulo de umidade e má circulação dos líquidos.

Distensão focal (pǐ qì 痞氣) Distensão focal é um dos cinco acúmulos que pertencem ao Baço. Caracteriza-se por sensação de um nódulo localizado, semelhante a uma taça voltada para cima no epigástrio ou no tórax, acompanhada por sensação de distensão e plenitude. Surge em consequência de estagnação da circulação do *qi*, normalmente por deficiência do *qi* do Baço. À medida que a condição progride, há atrofia dos músculos, fraqueza nos membros e, com o tempo, icterícia.

Distúrbio da perturbação súbita (huò luàn 霍亂) Distúrbio caracterizado por início súbito de diarreia e vômito intensos e simultâneos, acompanhados por desconforto e dor abdominal. Está associado principalmente a alimentos impuros, lesão por frio, calor de verão e umidade ou *qi* epidêmico.

Distúrbio de atrofia (wěi zhèng 痿證) Distúrbio caracterizado basicamente por flacidez e fraqueza dos membros. Em casos mais graves e com o passar do tempo, há perda crescente do controle sobre o movimento dos membros, perda progressiva do tônus muscular, enfraquecimento e atrofia.

Distúrbio de possessão dos três cadáveres (sān shī zǒu zhù 三尸走疰)

Distúrbio disentérico (lí jì 痢疾; xià li 下痢, lí 痢) Este termo é usado para descrever uma variedade de doenças que variam de disenteria aguda a distúrbios crônicos como colite ulcerativa e doença de Crohn.

Os principais sintomas são diarreia várias vezes ao dia, com quantidades relativamente pequenas de fezes, acompanhada de dor abdominal e tenesmo. É comum haver pus, muco ou sangue misturados com as fezes. Se houver predominância de pus ou de muco, chama-se disenteria branca (bái lí 白痢). Se o sangue predominar, chama-se disenteria vermelha (chì lí 赤痢). Esta condição é normalmente diferenciada em diarreia do tipo excesso e do tipo deficiência complicada com tipo excesso. É basicamente decorrente de umidade-calor, calor, toxicidade epidêmica ou estagnação de alimentos. As formas crônicas são decorrentes principalmente de deficiência do *yang* do Baço e do Rim com frio, normalmente complicadas com calor.

Distúrbio do acúmulo na infância (xiǎo ér jī shí 小兒積食)

Distúrbio do emagrecimento e sede (xiāo kě 消渴) Distúrbio caracterizado por excesso de sede, fome e micção, bem como por perda progressiva de peso e consumpção. De modo geral, corresponde ao diabetes melito.

Distúrbio do osso fumegante (gǔ zhēng 骨蒸) Sensação febril sentida pelo paciente como se emanasse de dentro dos ossos e da medula. Normalmente é decorrente de deficiência de *yin* com fogo chamejando e acompanhada por febre que sobe e desce, transpiração noturna, agitação e inquietação, insônia, sensação de calor das palmas das mãos, dispneia e urina escura.

Distúrbio do *zang* inquieto (zàng zào 臟躁) Distúrbio mental episódico, que ocorre mais em mulheres e se caracteriza por uma variedade de sintomas, como agitação, inquietação, opressão do tórax, sono perturbado, irritabilidade, comportamento grosseiro e impetuoso, discurso anormal, bocejar frequente e espreguiçamento, desorientação, preocupação, pesar, choro, suspiros e até convulsões sem perda completa da consciência. Considera-se normalmente que a causa seja frustração emocional que prejudica o livre fluxo do *qi* do Fígado, ou preocupação que agride o *yin* e o sangue do Coração. Historicamente, essa condição também estava associada especificamente à deficiência de sangue no útero, traçando um paralelo com o conceito ocidental original de histeria que é como zàng zào é às vezes traduzido.

Distúrbio por susto súbito em crianças (xiǎo ér kè wǔ 小兒客忤) Um distúrbio que ocorre em crianças e decorre de fraqueza ou imaturidade do *qi* do espírito. Ao levar um susto (por exemplo, ao ver um estranho ou ouvir de repente um barulho inesperado ou não familiar), a criança de repente se torna muito assustada e começa a chorar. O vento-fleuma gerado pelo choque vai subsequentemente atrapalhar o Baço e o Estômago, dando origem a vômito, diarreia e dor abdominal, e finalmente a espasmo clônico.

Distúrbio *shan* (shàn 疝) Há três definições gerais para este termo: (1) a protrusão de um órgão ou tecido através de uma abertura abdominal; (2) dor intensa no abdome acompanhada por constipação e retenção de urina ou micção difícil; (3) um termo geral que denota doença nos órgãos genitais externos, testículos e escroto.

Dor lombar por taxação de vento (fēng láo yāo tòng 風勞腰痛) Dor lombar decorrente de ataque e lesão por fatores patogênicos externos que se alojam nas costas e com o tempo levam à deficiência.

Edema em pedra (shí shuǐ 石水) Uma forma de edema decorrente principalmente de frio *yin* do Fígado e dos Rins, com estagnação e acúmulo de líquidos no *jiao* inferior. Os sintomas incluem inchaço do hipogástrio que fica duro como pedra, distensão e dor abaixo das regiões costais laterais, plenitude do abdome e pulso profundo.

Epilepsia por susto na infância (xiǎo ér jīng xián 小兒驚癇) Este termo tem dois significados: (1) uma forma de epilepsia vista em crianças que é desencadeada por susto súbito; (2) vento agudo por susto na infância.

Erisipela [toxina de cinábrio] (dān dú 丹毒) Distúrbio cutâneo que corresponde, de modo geral, à erisipela e à celulite na medicina ocidental. Inicialmente, há uma lesão por calor em queimação bem circunscrita e na cor vermelho vivo que se espalha rapidamente. É acompanhada por calafrios e febre, dor de cabeça e sede. Em casos graves, o fogo tóxico invade o interior levando a febre alta, agitação e inquietação, delírio, discurso incoerente, náusea e vômito. Essa condição afeta basicamente a cabeça e a face ou os membros inferiores. Quando afeta a região superior, é principalmente decorrente de vento-calor que se transforma em fogo; quando está na região inferior, é principalmente decorrente de umidade-calor se transformando em fogo.

Erupção por vento (fēng zhěn 風疹) Distúrbio cutâneo que ocorre principalmente no inverno e na primavera em crianças entre um e cinco anos. É decorrente da invasão de vento-calor externo que fica bloqueado na porção superficial do Pulmão (pele). As lesões consistem basicamente de pápulas e máculas rosa ou vermelho-pálidas. A condição desaparece em um a três dias.

Escrofulose (lǔo li 瘰癧) Termo usado basicamente para designar nódulos nas laterais do pescoço, mas também inclui a axila e a região inguinal. Os nódulos pequenos são conhecidos como lǔo (瘰), os grandes como li (癧). Surgem em consequência de: (1) deficiência do *yin* do Pulmão e do Rim; (2) estagnação prolongada do *qi* do Fígado; e (3) fogo por deficiência que condensa os líquidos corporais, formando fleuma. Nos estágios iniciais do distúrbio, surgem pequenos nódulos do tamanho de um grão de feijão que não são nem quentes e nem dolorosos. À medida que a doença evolui, os nódulos geralmente aumentam, formam um padrão linear e se tornam firmes e imóveis. Se os nódulos se romperem, normalmente é secretado um líquido claro. Ocasionalmente, um líquido mais grosso (como caldo de feijão) é exonerado. Nos casos crônicos, forma-se uma fístula com exsudação contínua.

Espasmo clônico (chì zòng, chè zòng 瘛瘲) Distúrbio caracterizado por contrações musculares breves, seguidas imediatamente por relaxamento muscular. É visto em uma variedade de condições incluindo: (1) doença febril decorrente de invasão de patógenos externos na qual o calor intenso lesa o *yin*, levando a agitação de vento e fogo e acúmulo de fleuma-fogo; (2) epilepsia e tétano caracterizados por vento-fleuma e fleuma-fogo; (3) calor do verão que agride o *qi* e os líquidos corporais.

Espírito (shén 神).

Essência (jīng 精) A base material vital do corpo humano que mantém as atividades fundamentais da vida. Inclui a essência do Rim (essência pré-celestial) e a essência da água e grão (essência pós-celestial).

Fala maníaca sobre fantasmas (kuáng guǐ yǔ 狂鬼語).

Febre por taxação (láo rè 勞熱) Uma forma de febre associada a padrões de deficiência por taxação, frequentemente acompanhada por distúrbio do osso

fumegante, agitação e calor das cinco palmas, secura da boca, etc. É basicamente decorrente de deficiência de *yin* com fogo chamejando, embora outras possibilidades incluam deficiência do *yang*, do sangue ou do *qi*.

Febre que sobe e desce (cháo rè 潮熱) Sensação febril (subjetiva ou objetiva), que ocorre a intervalos regulares, quase sempre à tarde e ao anoitecer. Embora os casos de deficiência sejam mais frequentes na prática, essa condição também pode surgir como consequência de padrões de excesso.

Golpes no Coração (zhēng chōng 怔忡) Uma forma de palpitações severas. A pulsação e os batimentos tendem a ser intensos e podem em geral ser sentidos em uma ampla área que varia do tórax até o umbigo. É uma condição considerada mais grave e avançada do que outras formas de palpitações (palpitações e palpitações por susto), a partir das quais geralmente essa condição se desenvolve.

Ingestão difícil (shí bú xià 食不下; yǐn shí bú xià 飲食不下; bú xià shí 不下食)

Insuficiência de *qi* do espírito (shén qì bù zú 神氣不足).

Interstícios (còu lǐ 腠理).

Inversão por calor (rè jué 熱厥) Uma forma de padrão de inversão. Há dois tipos: (1) padrão de inversão decorrente de calor excessivo que esgota o *yin*; (2) padrão de inversão decorrente de calor intenso que cria estagnação do *yang* no interior e, por isso, falha em chegar até o exterior.

Inversão por frio (hán jué 寒厥) Uma forma de padrão de inversão (ver *Contracorrente por inversão*) que surge como resultado de deficiência do *yang* e excesso de *yin*.

Língua em flor de lótus (zhòng shé 重舌; zǐ shé 子舌; zhòng shé fēng 重舌風; lían hūa shé 蓮花舌) Condição caracterizada por distensão e protrusão de vasos sanguíneos arroxeados ou vermelho-escuros abaixo da língua. Pode haver formação de pequenos crescimentos, lembrando línguas pequenas, daí o nome alternativo de língua de bebê (子舌). Esses pequenos crescimentos podem se juntar e formar crescimentos maiores que lembram flores de lótus. Os sintomas sistêmicos podem incluir febre que sobe e desce, dor de cabeça com rigidez no pescoço, dificuldade para engolir os alimentos, incapacidade de falar e baba. Com o tempo, pode haver erosão. Esta condição normalmente é atribuída a umidade-calor do Coração e do Baço composta de ataque de vento externo.

Língua flácida (shé huǎn 舌緩) O início súbito de uma língua mole ou sem força acompanhado por fala rouca e fleumática e incapacidade de falar de modo coerente. É basicamente decorrente de vento-fleuma obstruindo os canais.

Manchas branco-arroxeadas por vento (pitiríase versicolor) (zǐ baí diàn fēng 紫白癜風)

Mariposa na garganta (rǔ è 乳蛾; hóu è 喉蛾) Condição de vermelhidão, inchaço e dor unilateral ou bilateral das amígdalas que normalmente é acompanhada por mau hálito, constipação, calafrios e febre e saburra da língua espessa e oleosa. O pus branco-amarelado é claramente visível na superfície das amígdalas. A mariposa na garganta é basicamente decorrente de: (1) estagnação de calor no Estômago e no Pulmão; (2) fogo tóxico; (3) estagnação de qi e sangue; (4) fleuma velha e fogo do Fígado bloqueando e formando estase de sangue (sangue maligno); (5) depleção do *yin* do Fígado e do Rim com fogo flamejando.

Massas (zhēng jiǎ jī jù 癥瘕 積聚) Termo coletivo para massas abdominais. Considera-se que as massas se desenvolvam como resultado de estagnação emocional, depressão e frustração ou por lesão interna por alimentos. Esses fatores, por sua vez, provocam lesão do Fígado e do Baço e, com o tempo, insuficiência do *qi* correto. Os termos zhēng e jī (癥積) se referem a massas duras e imóveis com dor localizada que normalmente estão associadas a distúrbio dos *zang* e do sangue. Os termos jiǎ e jù (瘕聚) referem-se a massas de forma indefinida, que tendem a se acumular e a se dissipar com relativa rapidez, dando origem a dor sem local fixo. Normalmente estão associadas a distúrbio dos *fu* e do *qi*. De um modo geral, entretanto, nos textos clássicos, esses termos são encontrados combinados, como por exemplo, zhēng jiǎ e jī jù, refletindo o padrão clínico geralmente encontrado de combinação de estagnação de *qi* com estase de sangue. As massas zhēng jiǎ (癥瘕) ocorrem principalmente no *jiao* inferior e estão intimamente associadas a distúrbios ginecológicos, enquanto massas jī jù (積聚) tendem a ocorrer no *jiao* médio e estão intimamente associadas a distúrbios digestivos.

Massas abdominais (ver Massas).

Massas uterinas (ver Massas).

Método de associação corrente e cadeado (liàn sǔo pèi xué fǎ 鏈鎖配穴法)

Micção difícil (xiǎo biàn bú lì 小便不利) Dificuldade de passar quantidades diminuídas de urina.

Micção obstruída (lóng bi 癃閉; lóng 癃; bì lóng 閉癃) Fluxo urinário reduzido, com dificuldade na micção. Em casos brandos (lóng 癃), há dificuldade de passar urina, que sai em gotas. Em casos graves (bi 閉), há total retenção de urina.

Mordida da língua (niè shé 囓舌, 嚙舌, 齧舌)

Nódulos em sabre (mǎ dāo 馬刀) Tumores escrofulosos que surgem no corpo em forma de um sabre.

Obstrução dolorosa (bi 痺) Distúrbio caracterizado por obstrução da circulação do *qi* (basicamente decorrente de penetração de vento, frio e umidade) que provoca dor. A dor ocorre com mais frequência nos músculos, tendões, articulações e ossos, embora qualquer parte do corpo possa ser afetada, incluindo os órgãos internos. Em termos da medicina moderna, corresponde a doença reumática e artrítica.

Obstrução dolorosa da garganta (hóu bi 喉痺; 喉閉) Termo geral para inchaço, congestão e dor de garganta. O termo sugere que o distúrbio seja relativamente brando e que não evoluirá para uma condição crítica. Os sintomas concomitantes podem incluir sensação branda de bloqueio, rouquidão da voz, calafrios e febre, etc. A obstrução dolorosa da garganta pode surgir como resultado de lesão por patógenos externos (principalmente vento-calor) ou por desarmonia interna (principalmente deficiência de *yin*).

Obstrução dolorosa do Coração (xīn bi 心痺) Uma forma de padrão de obstrução dolorosa (bi) que afeta o *zang*. Pode ser decorrente de: (1) patógenos externos que se alojam no corpo por um longo período e, com o tempo, se alojam no Coração; ou (2) excesso de ponderação que agride e esgota o *qi* e o sangue do Coração e predispõe à agressão repetida de patógenos externos que podem, então, facilmente invadir o Coração. O resultado é a obstrução do *qi* do Coração e dos canais do tórax. Os sintomas incluem sensação de opressão no tórax, palpitações, dor no coração, dispneia súbita, propensão a se assustar facilmente, garganta seca, eructação e pulso profundo e filiforme.

Obstrução dolorosa no tórax (xiōng bi 胸痹) Dor, abafamento e opressão no tórax (e mama), normalmente decorrentes de: (1) fraqueza da circulação do *yang qi* no tórax, (2) obstrução por fleuma, ou (3) estase de sangue.

Obstrução interna do olho (nèi zhàng 內障).

Obstrução visual superficial (mù yi 目翳; yì zhàng 翳障; mu zhōng yì zhāng 目中翳障) Crescimento membranoso fino no globo ocular que impede a visão.

Os oito métodos terapêuticos (bā fǎ 八法) O uso terapêutico dos pontos confluentes dos oito canais extraordinários.

Palpitações por susto (jīng jì 驚悸) Palpitações que podem ser desencadeadas por susto ou em que o susto pode ser um sintoma concomitante.

Pensamento (yi 意).

Perda da fala, incapacidade de falar (yán yǔ bù néng 言語不能)

Perda da voz (shī yīn 失音; shī yīn bù yǔ 失音不語; yīn yǎ 音啞; yīn bing 瘖病; wú yīn 無音).

Protrusão da língua (shé zòng 舌縱; shēn shé 伸舌) A língua fica para fora da boca e o paciente acha difícil ou impossível colocá-la para dentro. Geralmente vem acompanhada por uma sensação ardente de calor na língua e distúrbio mental. Considera-se que essa condição seja decorrente principalmente de fleuma-calor agitando o Coração.

***Qi* correto** (zhèng qì 正氣) (1) A totalidade do *qi* da pessoa que deriva do *qi* pré e pós-celestial (também conhecido como *qi* verdadeiro, zhēn qì 真氣); (2) em comparação com *qi* patogênico, denota a resistência geral do corpo à doença.

***Qi* da perna** (jiǎo qì 腳氣) Distúrbio caracterizado por entorpecimento, dor e fraqueza das pernas e dos pés. Ou então, pode haver espasmo, inchaço, vermelhidão e calor nas pernas e nos pés. Em casos graves, o patógeno ataca mais profundamente, afetando o

abdome e o Coração, caso em que também há desconforto do abdome, vômito, falta de apetite, palpitações, opressão no tórax, dispneia, desorientação e fala desordenada. O *qi* da perna é basicamente decorrente de ataque externo de umidade patogênica e vento tóxico ou então, decorrente de consumo excessivo de alimentos gordurosos e ricos que geram umidade e calor que lentamente fluem para baixo nas pernas.

***Qi* defensivo** (wèi qì 衛氣) Uma forma de *yang qi* que circula por fora dos canais na porção externa, superficial do corpo. Suas principais funções são: defender o corpo contra fatores patogênicos externos, aquecer o corpo e controlar a abertura e o fechamento dos poros.

***Qi* diminuído** (shǎo qì 少氣) Termo abrangente usado para indicar fraqueza e debilidade da voz, respiração curta e desânimo geral. Embora teoricamente essa condição possa surgir da fraqueza do *qi* de qualquer um dos *zang*, está principalmente associada a deficiência do *qi* do Pulmão.

***Qi* do grão** (gǔ qì 谷氣)

***Qi* em caroço de ameixa** (méi hé qì 梅核氣) Sensação subjetiva de um caroço obstruindo a garganta. Os esforços para expulsá-lo por meio da tosse ou de engoli-lo são inúteis. Fica geralmente exacerbado por perturbação emocional e diminui pelo relaxamento e tranquilidade emocional. É muitas vezes acompanhado por sensação de opressão no tórax, suspiros frequentes, náusea e depressão. O *qi* em caroço de ameixa corresponde ao globo histérico da medicina moderna.

***Qi* em contracorrente** (nì qì 逆氣) *Qi* que flui ao contrário de sua direção normal. Este termo é às vezes usado para designar o mesmo que rebelião do *qi* ou *qi* rebelde (shàng qì 上氣) do Pulmão ou do Estômago, ou como termo geral para designar movimento anormal do *qi*, como por exemplo, nos membros, onde se manifesta como frio decorrente do *qi* que aquece não estar chegando às extremidades (ver *Contracorrente por inversão*).

***Qi* em inversão** (jué qì 厥氣) Fluxo de *qi* desordenado e contrário.

***Qi* fundamental** (zōng qì 宗氣) Formado pela combinação da essência dos alimentos e dos líquidos ingeridos com o *qi* do ar. Pelo fato de nutrir o Pulmão e o Coração, esse *qi* tem duas ações principais: (1) controla a respiração e a voz e (2) circula o sangue.

***Qi* nutritivo** (yíng qì 營氣) Forma de *yin qi* que circula dentro dos vasos do corpo. Suas principais funções incluem a nutrição do corpo e a formação de sangue.

***Qi* original** (yuán qì 原氣; 元氣) Denota o *yin* original e o *yang* original do corpo. Origina-se nos Rins e é formado da essência pré-celestial, embora seja dependente da nutrição da essência pós-celestial derivada do Estômago e do Baço. O *qi* original é armazenado no "campo de cinábrio" (Dāntián 丹田) e flui para todas as partes do corpo através do *Sanjiao*, se reunindo nos pontos *yuan* fonte e agindo como fonte de toda transformação e movimento do corpo e como o promotor da atividade dos *zangfu*.

***Qi* patogênico** (xíe qì 邪氣) (1) Fatores causadores de doença que se originam fora do corpo, a saber, vento, frio, umidade, secura, fogo, calor do verão e *qi* pestilento epidêmico; (2) termo geral para todos os fatores causadores de doenças.

Quatro pontos de comando (sì zǒng xué 四總穴) Um agrupamento de pontos anterior à dinastia Ming, que surgiu impresso pela primeira vez no *The Glorious Anthology of Acupuncture and Moxibustion* pelo autor da dinastia Ming Gao Wu. Os quatro pontos de comando são: *Zusanli* (E-36) para distúrbios do abdome; *Weizhong* (B-40) para distúrbios da região lombar e das costas; *Lieque* (P-7) para distúrbios da cabeça e da nuca; *Hegu* (IG-4) para distúrbios da face e da boca. Os seis pontos de comando foram derivados dos quatro pontos de comando de Gao Wu por comentaristas que vieram depois e que acrescentaram *Neiguan* (PC-6) para distúrbios do tórax e da região costal lateral e *Renzhong* (DU-26) para resgatar situações urgentes.

Remexe a língua (nòng shé 弄舌; tu shé 吐舌; shū shé 舒舌) Distúrbio em que a língua é repetidamente colocada para fora da boca e depois imediatamente colocada de volta para dentro, se movendo para cima e para baixo, para esquerda e para a direita, como a língua de uma cobra. É mais comum em padrões de calor acumulado no Baço e no Coração, embora também seja diferenciada em calor por deficiência do Baço e do Rim. É frequentemente vista durante o curso de uma doença febril ou de um ataque epilép-

tico, e é quase sempre acompanhada por língua vermelha inchada, ulceração da língua e sede com desejo de líquidos frios.

Rigidez na língua (shé qiáng 舌強) Rigidez na língua e perda da capacidade de controlar movimentos finos da língua. É geralmente acompanhada por dificuldade de falar ou por total incapacidade de formar palavras de modo coerente sendo encontrada com mais frequência como sequela de acidente vascular cerebral.

Rinite (bí qiú 鼻鼽) Secreção nasal clara normalmente acompanhada por nariz entupido, prurido no nariz e espirros. Geralmente é decorrente de deficiência do *qi* do Pulmão que resulta na capacidade enfraquecida do *qi* defensivo em firmar o exterior que, por sua vez, facilita a invasão de vento externo.

Sangue maligno (è xué 惡血).

Seis extremos (lìu jí 六极) Termo coletivo para seis tipos de distúrbios por extrema deficiência. De acordo com o *Thousand Ducat Formulas*, os seis extremos são: (1) extremo de *qi*; (2) extremo de vaso; (3) extremo de tendão; (4) extremo de carne; (5) extremo de osso; e (6) extremo de essência.

Seis pontos de comando (lìu zǒng xué 六极) Ver *Quatro pontos de comando*.

Sete agressões (qī shāng 七傷) *Os sete fatores causadores de doenças*: (1) lesão ao Baço por comer em excesso; (2) lesão ao Fígado por excesso de raiva; (3) lesão aos Rins por excesso de trabalho e de carregar peso, bem como por passar longos períodos de tempo sentado em chão úmido; (4) lesão ao Pulmão por frio ou retenção de líquido frio; (5) lesão ao Coração por ansiedade e preocupação prolongadas, bem como excesso de compenetração; (6) lesão ao corpo por vento, chuva, frio e calor de verão e (7) lesão às emoções por grande medo e pavor. *Um termo coletivo para as sete manifestações de Rins deficientes em homens*: (1) órgãos genitais frios; (2) impotência; (3) urgência abdominal; (4) emissão seminal; (5) insuficiência da essência (sêmen) com umidade dos órgãos genitais; (6) sêmen ralo; (7) frequência de micção, gotejamento de urina ou micção interrompida.

Taxação por deficiência (xū láo 虛勞) Um termo geral usado para descrever uma variedade de distúrbios associados a lesão e esgotamento do *qi*, do sangue e dos *zangfu*. A etiologia inclui deficiência do *qi* pré ou pós-celestial, doença prolongada, dieta incorreta, atividade sexual excessiva, tratamento inapropriado. Os sintomas e sinais variam de acordo com a gravidade e a localização da deficiência.

Taxação por vento (fēng láo 風勞) Um distúrbio em que o vento-frio exterior entra e se aloja nos canais e colaterais, dando origem à obstrução dolorosa. Se não tratada ou grave, o patógeno entrará mais profundamente alcançando o *fu* e subsequentemente o *zang*. A consequente lesão ao *qi* e ao sangue eventualmente levará à taxação.

Taxação sexual (fáng láo 房勞; nǚ láo 女勞; fáng shì shāng 房室傷) Exaustão decorrente de depleção dos Rins por atividade sexual excessiva.

Tetania (jìng 痙) Distúrbio caracterizado por rigidez e inflexibilidade do pescoço e das costas, trismo, espasmos dos membros, opistótono, etc. Pode ser diferenciado nos tipos por excesso ou por deficiência. O tipo por excesso resulta principalmente dos patógenos vento, umidade, frio, fleuma e fogo que estagna e obstrui os canais e colaterais. O tipo por deficiência resulta principalmente de transpiração excessiva, perda de sangue, deficiência de *qi* e de sangue ou de depleção dos líquidos, dando origem a desnutrição dos tendões e geração de vento interno por deficiência.

Tian gui (tiān gǔi 天癸) (1) A substância essencial responsável por promover crescimento, desenvolvimento e a função de reprodução, bem como em manter o ciclo menstrual e a gravidez; é formada pela essência combinada dos pais e se desenvolve lentamente com complementação constante do *qi* pós-celestial; (2) no *Classic of Categories* tiān gǔi é usado como termo alternativo para *qi* original; (3) ocasionalmente usado como nome alternativo para menstruação.

Tontura por vento (fēng xuàn 風眩; fēng tóu xuàn 風頭眩) (1) Tipo de tontura decorrente de deficiência de base que predispõe à invasão de vento, que, por sua vez, penetra no cérebro dando origem a tontura, visão turva e vômito; em casos graves, pode haver tontura contínua, dor no corpo e até colapso; (2) no *Thousand Ducat Formulas*, o termo tontura por vento é usado para designar epilepsia.

Tontura visual (mù xuàn 目眩) Tipo de tontura que inicialmente começa com visão turva para depois evoluir para tontura. É o contrário de tontura do vértice (diān xuàn 巔眩), termo que designa tontura seguida por visão turva.

Turvação branca (bái zhuó 白濁) (1) Urina branca turva; (2) secreção uretral esbranquiçada; mesmo havendo dor durante a micção e fluxo urinário hesitante, a urina propriamente dita não é turva.

Urgência abdominal (lǐ jí 裡急) Câimbras e dores abdominais e necessidade urgente de defecar, vistas com mais frequência no distúrbio disentérico. O termo é normalmente usado em combinação na frase: "urgência abdominal e tenesmo" (li jí hóu zhóng 裡急後重).

Vento na cabeça (tóu fēng 子舌) (1) Dores de cabeça intensas, prolongadas e repetitivas (por exemplo, a enxaqueca), que são recalcitrantes ao tratamento, ao contrário de um único incidente de dor de cabeça; considera-se que a causa principal dessas dores de cabeça seja a invasão externa de vento-frio ou de vento-calor que se aloja na cabeça ou a estagnação de fleuma e/ou de sangue que obstrui os canais; (2) uma condição derivada de ataque de vento externo que invade os canais da cabeça e dá origem a dor de cabeça, tontura e desvio da boca e do olho.

Vento no cérebro (nǎo fēng 腦風) Uma forma de vento na cabeça que se caracteriza por aversão ao frio no pescoço e nas costas e uma sensação de frio na cabeça e no cérebro acompanhada por dor intensa, que é difícil de suportar.

Vento no joelho da garça-azul (hè xī fēng 鶴膝風) Também conhecido por uma variedade de nomes incluindo "vento migratório no joelho", "articulação da garça-azul" e "olhos do vento no joelho". O distúrbio caracteriza-se por inchaço e aumento de um ou dos dois joelhos com subsequente atrofia da área acima e abaixo deles, assemelhando-se, assim, às pernas de uma garça-azul.

Vento por susto na infância (xiǎo ér jīng fēng 小兒驚風) Um distúrbio de crianças e bebês caracterizado por espasmos convulsivos dos membros e perda da consciência. É geralmente subdividido em vento agudo e crônico por susto. O vento agudo por susto na infância é muito mais comum e geralmente se desenvolve durante o curso de uma doença aguda como disenteria ou meningite. Normalmente há início rápido de temperatura muito elevada, grande inquietação, vermelhidão na face e nos lábios, respiração ruidosa, trismo, rigidez e dor no pescoço e nas costas que progridem para espasmos convulsivos, opistótono e finalmente perda da consciência. O vento crônico por susto na infância é um termo reservado aos distúrbios caracterizados por ataques periódicos lentos e fracos de espasmos convulsivos. Geralmente é acompanhado por ligeira elevação da temperatura, tez pálida e letargia geral.

Vento umbilical na infância (xiǎo ér qí fēng 小兒臍風, qí fēng 臍風, fēng Chù 風搐, qì rì feng 七日風, qì rì kǒu jìn 七日口噤) Convulsões, opistótono e trismo após infecção do umbigo no recém-nascido.

Vontade (zhì 志)

Índice dos Nomes dos Pontos em Chinês

*Os nomes em **negrito** são alternativos*

Ānmián – N-HN-54 (Sono Pacífico) 安眠

Bāfēng – M-MI-8 (Oito Ventos) 八風
Bǎichóngwò – M-MI-34 (Esconderijo dos Cem Insetos) 百蟲窩
Báihuánshū – B-30 (*Shu* do Anel Branco) 白環俞
Bǎihuì – DU-20 (Cem Encontros) 百會
Bǎiláo – M-CP-30 (Cem Taxações) 百勞
Bǎiláo – **DU-14 (Cem Taxações)** 百勞
Bāohuāng – B-53 (Vitalidade da Bexiga) 胞肓
Bāomén – **E-28 (Portão do Útero)** 胞門
Bāomén – **R-13 (Portão do Útero)** 胞門
Bāxié – M-MS-22 (Oito Patógenos) 八邪
Běnshén – VB-13 (Raiz do Espírito) 本神
Bìguān – E-31 (Portão da Coxa) 髀關
Bìnǎo – IG-14 (Braço Superior) 臂臑
Bǐngfēng – ID-12 (Agarrando o Vento) 秉風
Bítōng – M-CP-14 (Penetrando no Nariz) 鼻通
Bùláng – R-22 (Corredor da Caminhada) 步廊
Bùróng – E-19 (Não contido) 不容

Chángqiáng – DU-1 (Longo e Forte) 長強
Cháotiāndiān – **DU-1 (Pico para Olhar para o Céu)** 朝天巔
Chéngfú – B-36 (Apoio e Suporte) 承扶
Chéngguāng – B-6 (Recebendo a Luz) 承光
Chéngjiāng – REN-24 (Recipiente de Líquidos) 承漿
Chéngjīn – B-56 (Apoio dos Tendões) 承筋
Chénglíng – VB-18 (Apoio do Espírito) 承靈
Chéngmǎn – E-20 (Plenitude que Sustenta) 承滿
Chéngqì – E-1 (Recipiente das Lágrimas) 承泣
Chéngshān – B-57 (Apoio da Montanha) 承山
Chǐzé – P-5 (Pântano Cubital) 尺澤
Chōngmén – BP-12 (Portão de Precipitação) 沖門
Chōngyáng – E-42 (Precipitação do *Yang*) 沖陽
Ciliáo – B-32 (Segunda Fenda) 次髎

Dǎbāo – BP-21 (Grande Embalagem) 大包
Dǎchángshū – B-25 (*Shu* do Intestino Grosso) 大腸俞
Dǎdū – BP-2 (Grande Metrópole) 大都
Dǎdūn – F-1 (Grande Monte) 大敦
Dǎhǎi – **REN-4 (Grande Mar)** 大海
Dǎhè – R-12 (Grande Iluminação) 大赫
Dǎhéng – BP-15 (Grande Horizontal) 大橫
Dǎimǎi – VB-26 (Vaso da Cintura) 帶脈
Dǎjù – E-27 (O Grande) 大巨
Dǎlíng – PC-7 (Grande Monte) 大陵
Dǎnmù – **VB-23 (*Mu* da Vesícula Biliar)**
Dǎnnángxué – M-MI23 (Ponto da Vesícula Biliar) 膽囊穴
Dǎnshū – B-19 (*Shu* da Vesícula Biliar) 膽俞
Dāntián – **REN-4 (Campo de Cinábrio)** 丹田
Dǎyíng – E-5 (Grandes Boas-vindas) 大迎
Dǎzhōng – R-4 (Grande Sino) 大鍾
Dǎzhù – B-11 (Grande Barca) 大杼
Dǎzhuī – DU-14 (Grande Vértebra) 大椎
Dìcāng – E-4 (Celeiro da Terra) 地倉
Dìchōng – **R-1 (Explosão da Terra)** 地沖
Dìchōng – **R-1 (Passagem da Terra)** 地衝
Dìji – BP-8 (Pivô da Terra) 地機
Dìngchuǎn – M-DC-1 (Acalma a Dispneia) 定喘
Dìwǔhùi – VB-42 (Cinco Encontros da Terra) 地五會
Dúbí – E-35 (Nariz de Bezerro) 犢鼻
Duìduān – DU-27 (Extremidade da Boca) 兌端
Dūshū – B-16 (*Shu* do Governador) 督俞

Èrbái – M-MS-29 (Dois Brancos) 二白
Ěrhéliáo – SJ-22 (Fenda da Harmonia do Ouvido) 耳和髎
Èrjiān – IG-2 (Segundo Espaço) 二間
Ěrjiān – M-CP-10 (Ponta da Orelha) 耳尖
Ěrmén – SJ-21 (Portão do Ouvido) 耳門

Fèidǐ – **DU-9 (Base do Pulmão)** 肺底
Fēihǔ – **SJ-6 (Tigre Voador)** 飛虎

702 – ÍNDICE DOS NOMES DOS PONTOS EM CHINÊS

Fèishū – B-13 (*Shu* do Pulmão) 肺俞

Fēiyáng – B-58 (Ascendendo) 飛揚

Fēngchí – VB-20 (Lago do Vento) 風池

Fēngfǔ – DU-16 (Palácio do Vento)

Fēnglóng – E-40 (Saliência Abundante) 豐隆

Fēngmén – B-12 (Portão do Vento) 風門

Fēngshì – VB-31 (Mercado do Vento) 風市

Fùāi – BP-16 (Pesar do Abdome) 腹哀

Fúbái – VB-10 (Branco Flutuante) 浮白

Fùfēn – B-41 (Ramo Preso) 附分

Fùjié – BP-14 (Nó do Abdome) 腹結

Fùliū – R-7 (Corrente que Retorna) 復溜

Fǔshè – BP-13 (Moradia do *Fu*) 府舍

Fùtōnggǔ – R-20 (Vale de Conexão do Abdome) 腹通谷

Fútù – E-32 (Coelho de Tocaia) 伏兔

Fútú – IG-18 (Apoia a Proeminência) 扶突

Fúxī – B-38 (Fissura Flutuante) 浮郄

Fùyáng – B-59 (*Yang* do Peito do Pé) 跗陽

Gānshū – B-18 (*Shu* do Fígado) 肝俞

Gāohuāngshū – B-43 (*Shu* da Região Vital) 膏肓俞

Géguān – B-46 (Portão do Diafragma) 膈關

Géshū – B-17 (*Shu* do Diafragma) 膈俞

Gōngsūn – BP-4 (Avô Neto) 公孫

Guānchōng – SJ-1 (Passagem Precipitada) 關衝

Guāngmíng – VB-37 (Luz Brilhante) 光明

Guānmén – E-22 (Portão da Passagem) 關門

Guānyuán – REN-4 (Portão da Origem) 關元

Guānyuánshū – B-26 (*Shu* do Portão de Origem) 關元俞

Guǐcáng – REN-1 (Depósito do Fantasma) 鬼藏

Guǐchuáng – E-6 (Cama do Fantasma) 鬼床

Guǐgōng – DU-23 (Palácio do Fantasma) 鬼宮

Guǐgōng – DU-26 (Palácio do Fantasma) 鬼宮

Guǐlái – E-29 (Retorno) 歸來

Guǐlěi – BP-1 (Fortaleza do Fantasma) 鬼壘

Guǐlù – PC-8 (Estrada do Fantasma) 鬼路

Guǐshì – REN-24 (Mercado do Fantasma) 鬼市

Guǐtáng – DU-23 (Salão do Fantasma) 鬼堂

Guǐtuǐ – IG-11 (Perna do Fantasma) 鬼腿

Guǐxié – E-36 (Mal do Fantasma) 鬼邪

Guǐxìn – P-11 (Fé do Fantasma) 鬼信

Guǐxīn – PC-7 (Coração do Fantasma) 鬼心

Guǐzhěn – DU-16 (Travesseiro do Fantasma) 鬼枕

Hǎiquán – M-CP-37 (Nascente do Mar) 海泉

Hánfǔ – VB-33 (Mansão do Frio) 寒府

Hǎnyǎn – VB-4 (Serenidade do Maxilar) 頷厭

Hèdǐng – M-MI-27 (Pico da Garça Azul) 鶴頂

Hégǔ – IG-4 (Vale Unificador) 合谷

Hénggǔ – R-11 (Osso Púbico) 橫骨

Héyáng – B-55 (Confluência do *Yang*) 合陽

Hòudǐng – DU-19 (Atrás da Coroa) 後頂

Hòuxī – ID-3 (Riacho Posterior) 後谿

Huágǎi – REN-20 (Dossel Magnífico) 華蓋

Huāngmén – B-51 (Portão dos Órgãos Vitais) 肓門

Huāngshū – R-16 (*Shu* dos Órgãos Vitais) 肓俞

Huāngzhīyuán – REN-4 (Origem do Huang) 肓之原

Huǎnmén – M-DC-6 (Portão do Sofrimento) 患門

Huántiào – VB-30 (Círculo do Salto) 環跳

Huáròumén – E-24 (Portão da Carne Escorregadia) 滑肉門

Huátúojiājǐ – M-DC-35 (Pontos Paravertebrais de Hua Tuo) 華佗夾脊

Huìyáng – B-35 (Encontro do *Yang*) 會陽

Huìyīn – REN-1 (Encontro do *Yin*) 會陰

Huìzōng – SJ-7 (Encontro Ancestral) 會宗

Húnmén – B-47 (Portão da Alma Etérea) 魂門

Jiáchē – E-6 (Osso da Mandíbula) 頰車

Jiǎchéngjiāng – M-CP-18 (Adjacente ao Recipiente dos Líquidos) 夾承漿

Jiānjǐng – VB-21 (Poço do Ombro) 肩井

Jiānliáo – SJ-14 (Fenda do Ombro) 肩髎

Jiǎnlǐ – REN-11 (Fortalece o Interior) 建里

Jiānqián – M-MS-48 (Frente do Ombro) 肩前

Jiānshǐ – PC-5 (Mensageiro Intermediário) 間使

Jiānwǎishū – ID-14 (*Shu* da Parte Externa do Ombro) 肩外俞

Jiānyú – IG-15 (Osso do Ombro) 肩髃

Jiānzhēn – ID-9 (Ombro Verdadeiro) 肩貞

Jiānzhōngshū – ID-15 (*Shu* da Parte Média do Ombro) 肩中俞

Jiǎosūn – SJ-20 (Ângulo Mínimo) 角孫

Jiāoxìn – R-8 (Crença na Troca) 交信

Jiěxī – E-41 (Divisor de Águas) 解谿

Jímǎi – F-12 (Pulso Urgente) 急脈

Jímén – BP-11 (Portão de Filtragem) 箕門

Jīnggōng – DU-4 (Palácio da Essência) 精宮

Jīnggōng – B-52 (Palácio da Essência) 精宮

Jīnggǔ – B-64 (Osso Capital) 京骨

Jīngmén – VB-25 (Portão Capital) 京門

Jīngmíng – B-1 (Olhos Brilhantes) 睛明

Jīngqú – P-8 (Calha do Canal) 經渠

Jīnjīn – M-CP-20 (Líquido Dourado) 金津

Jīnmén – B-63 (Portão Dourado) 金門

Jīnsuō – DU-8 (Contração do Tendão) 筋縮

Jíquán – C-1 (Nascente Suprema) 極泉

Jiūwěi – REN-15 (Cauda da Pomba-rola) 鳩尾

Jǐzhōng – DU-6 (Centro da Coluna) 脊中

Juéyīnshū – B-14 (*Shu* do *Jueyin*) 厥陰俞

ÍNDICE DOS NOMES DOS PONTOS EM CHINÊS – **703**

Juéyùn – **REN-5 (Infertilidade)** 絕孕
Jùgǔ – IG-16 (Grande Osso) 巨骨
Jùliáo – E-3 (Grande Fenda) 巨髎
Jūliáo – VB-29 (Fenda Imóvel) 居髎
Jùquè – REN-14 (Grande Portão) 巨闕

Kǒngzuì – P-6 (Abertura Máxima) 孔最
Kǒuhéliáo – IG-19 (Fenda do Grão da Boca) 口禾髎
Kùfáng – E-14 (Depósito) 庫房
Kūnlún – B-60 (Montanhas *Kunlun)* 昆侖

Lánwěixué – M-MI-13 (Ponto do Apêndice) 闌尾穴
Láogōng – PC-8 (Palácio do Trabalho) 勞宮
Liángmén – E-21 (Portão do Feixe de Luz) 梁門
Liángqiū – E-34 (Cume da Colina) 梁丘
Liánquán – REN-23 (Nascente do Canto) 廉泉
Lìduì – E-45 (Troca Exata) 厲兌
Lièquē – P-7 (Sequência Quebrada) 列缺
Lǐgōu – F-5 (Canal da Minhoca) 蠡溝
Língdào – C-4 (Caminho do Espírito) 靈道
Língtái – DU-10 (Torre do Espírito) 靈台
Língxū – R-24 (Ruína do Espírito) 靈墟
Lónghǔxué – **DU-1 (Ponto do Dragão e do Tigre)** 龍虎穴
Lòugǔ – BP-7 (Vale Gotejante) 漏谷
Luòquè – B-8 (Conexão Declinada) 絡卻
Luòzhěn – M-MS-24 (Torcicolo) 落枕
Lúxí – SJ-19 (Descanso do Crânio) 顱息

Méichōng – B-3 (Torrencial das Sobrancelhas) 眉衝
Mìngguān – **BP-17 (Portão da Vida)** 命關
Mìngmén – DU-4 (Portão da Vida) 命門
Míngtáng – **DU-23 (Salão da Claridade)** 明堂
Mùchuāng – VB-16 (Janela do Céu) 目窗

Nǎohù – DU-17 (Porta do Cérebro) 腦戶
Nǎohuì – SJ-13 (Encontro da Parte Superior do Braço) 臑會
Nǎokōng – VB-19 (Oco do Cérebro) 腦空
Nāoshū – ID-10 (*Shu* da Parte Superior do Braço) 臑俞
Nèiguān – PC-6 (Passagem Interna) 內關
Nèitíng – E-44 (Pátio Interno) 內庭

Pángguāngshū – B-28 (*Shu* da Bexiga) 膀胱俞
Piānlì – IG-6 (Passagem do Desvio) 偏歷
Píngyì – **REN-1 (Abrigo Plano)** 平翳
Píshū – B-20 (*Shu* do Baço) 脾俞
Pòhù – B-42 (Porta da Alma Corpórea) 魄戶
Púcān – B-61 (Respeito do Criado) 僕參

Qiándǐng – DU-21 (Em frente à Coroa) 前頂
Qiángjiān – DU-18 (Espaço Inflexível) 強間

Qiángǔ – ID-2 (Vale Dianteiro) 前谷
Qìchōng – E-30 (*Qi* Precipitado) 氣衝
Qìhǎi – REN-6 (Mar de *Qi*) 氣海
Qìhǎishū – B-24 (*Shu* do Mar de *Qi*) 氣海俞
Qìhé – **REN-8 (Junção do *Qi*)** 氣合
Qìhú – E-13 (Porta do *Qi*) 氣戶
Qīmǎi – SJ-18 (Vaso do Espasmo) 瘈脈
Qímén – F-14 (Portão do Ciclo) 期門
Qīnglěngyuān – SJ-11 (Abismo Claro e Frio) 清冷淵
Qīnglíng – C-2 (Espírito Verde) 青靈
Qìshè – E-11 (Residência do *Qi*) 氣舍
Qìshé – **REN-8 (Residência do *Qi*)** 氣舍
Qiúhòu – M-CP-8 (Atrás da Bola) 球後
Qiūxū – VB-40 (Monte de Ruínas) 丘墟
Qìxué – R-13 (Caverna do *Qi*) 氣穴
Quánliáo – ID-18 (Fenda da Maçã do Rosto) 顴髎
Qūbìn – VB-7 (Curva da Têmpora) 曲鬢
Qūchāi – B-4 (Curva Tortuosa) 曲差
Qūchí – IG-11 (Lago na Curva) 曲池
Quēpén – E-12 (Vale Vazio) 缺盆
Qūgǔ – REN-2 (Osso Curvo) 曲骨
Qūquán – F-8 (Nascente na Curva) 曲泉
Qūyuán – ID-13 (Parede Tortuosa) 曲垣
Qūzé – PC-3 (Pântano na Curva) 曲澤

Rángǔ – R-2 (Vale Flamejante) 然谷
Rényíng – E-9 (Boas-vindas do Homem) 人迎
Rénzhōng – DU-26 (Meio do Homem) 人中
Rìyué – VB-24 (Sol e Lua) 日月
Rǔgēn – E-18 (Raiz da Mama) 乳根
Rǔzhōng – E-17 (Meio da Mama) 乳中

Sānjiān – IG-3 (Terceiro Espaço) 三間
Sānjiǎojiǔ – M-TA-23 (Triângulo da Moxabustão) 三角灸
Sānjiāoshū – B-22 (*Shu* do *Sanjiao*) 三焦俞
Sānjiéjiāo – **REN-4 (Tripla Intersecção)** 三結交
Sānyángluò – SJ-8 (Três *Luo Yang*) 三陽絡
Sānyángwǔhuí – **DU-20 (Cinco Encontros dos Três *Yang*)** 三陽五會
Sānyīnjiāo – BP-6 (Interseção dos Três *Yin*) 三陰交
Shàngguān – VB-3 (Acima da Articulação) 上關
Shǎngguǎn – **REN-13 (Controlador Superior)** 上管
Shángjùxū – E-37 (Grande Vazio Superior) 上巨虛
Shǎnglián – IG-9 (Ângulo Superior) 上廉
Shǎngliáo – B-31 (Fenda Superior) 上髎
Shǎngqìhǎi – **REN-17 (Mar do *Qi* Superior)** 上氣海
Shāngqiū – BP-5 (Monte *Shang*) 商丘
Shāngqū – R-17 (Curva *Shang*) 商曲
Shǎngtiāntī – **DU-1 (Escadaria para o Céu)** 上天梯
Shǎngwǎn – REN-13 (Cavidade Superior) 上脘

704 – ÍNDICE DOS NOMES DOS PONTOS EM CHINÊS

Shăngxīng – DU-23 (Estrela Superior) 上星
Shāngyáng – IG-1 (*Shang Yang*) 商陽
Shānzhōng – REN-17 (Centro do Tórax) 膻中
Shăochōng – C-9 (Precipitação Menor) 少沖
Shăofŭ – C-8 (Palácio Menor) 少府
Shăohăi – C-3 (Mar Menor) 少海
Shăoshāng – P-11 (*Shang* Menor) 少商
Shăozé – ID-1 (Pântano Menor) 少澤
Shéncáng – R-25 (Armazém do Espírito) 神藏
Shéndăo – DU-11 (Caminho do Espírito) 神道
Shénfēng – R-23 (Selo do Espírito) 神封
Shēnmăi – B-62 (Vaso de Extensão) 申脈
Shénmén – C-7 (Portão do Espírito) 神門
Shénquè – REN-8 (Portão do Espírito) 神門
Shènshū – B-23 (*Shu* do Rim) 腎俞
Shéntáng – B-44 (Salão do Espírito) 神堂
Shéntáng – DU-23 (Salão do Espírito) 神堂
Shéntíng – DU-24 (Pátio do Espírito) 神庭
Shēnzhù – DU-12 (Pilar do Corpo) 身柱
Shídòu – BP-17 (Cavidade do Alimento) 身柱
Shíguān – R-18 (Passagem da Pedra) 石關
Shímén – REN-5 (Portão da Pedra) 石門
Shíqīzhuīxiă – M-DC-25 (Abaixo da Décima
　　Sétima Vértebra) 十七椎下
Shíxuān – M-MS-1 (Dez Difusões) 十宣
Shŏusānlĭ – IG-10 (Três Milhas do Braço) 手三里
Shŏuwŭlĭ – IG-13 (Cinco Milhas do Braço) 手五里
Shuăigŭ – VB-8 (Vale Dominante) 率谷
Shūfŭ – R-27 (Mansão do *Shu*) 俞府
Shùgŭ – B-65 (Osso de Contenção) 束骨
Shuĭdăo – E-28 (Passagem da Água) 水道
Shuĭfēn – REN-9 (Separação da Água) 水分
Shuĭquán – R-5 (Fonte de Água) 水泉
Shuĭtú – E-10 (Proeminência da Água) 水突
Sìbái – E-2 (Quatro Brancos) 四白
Sìdú – SJ-9 (Quatro Rios) 四瀆
Sìfèng – M-MS-9 (Quatro Suturas) 四縫
Sìmăn – R-14 (Quatro Plenitudes) 四滿
Sìshéncōng – M-CP-1 (Quatro Espíritos
　　Alertas) 四神聰
Sīzhúkōng – SJ-23 (Buraco do Bambu de Seda) 絲竹空
Sùliáo – DU-25 (Fenda Branca) 素髎

Tăibái – BP-3 (Branco Supremo) 太白
Tăichōng – F-3 (Grande Precipitação) 太沖
Tăixī – R-3 (Riacho Supremo) 太谿
Tăiyáng M-CP-9 (Sol/Supremo *Yang*) 太陽
Tăiyĭ – E-23 (Unidade Suprema) 太乙
Táiyuán – P-9 (Abismo Supremo) 太淵
Táodăo – DU-13 (Caminho da Alegria) 陶道
Tiānchí – PC-1 (Lago Celestial) 天池

Tiānchōng – VB-9 (Precipitação Celestial) 天沖
Tiānchuāng – ID-16 (Janela Celestial) 天牕
Tiāndĭng – IG-17 (Tripé do Céu) 天鼎
Tiānfŭ – P-3 (Palácio do Céu) 天府髎
Tiānjĭng – SJ-10 (Poço Celestial) 天井
Tiānliáo – SJ-15 (Fenda Celestial) 天
Tiānquán – PC-2 (Nascente Celestial) 天泉
Tiānróng – ID-17 (Aparência Celestial) 天容
Tiānshū – E-25 (Pivô Celestial) 天樞
Tiāntíng – DU-24 (Pátio do Céu) 天庭
Tiāntú – REN-22 (Proeminência Celestial) 天突
Tiānwŭhuì – E-9 (Cinco Encontros
　　do Céu) 天五會
Tiānxī – BP-18 (Riacho Celestial) 天谿
Tiānyŏu – SJ-16 (Janela do Céu) 天牖
Tiānzhù – B-10 (Pilar Celestial) 天柱
Tiānzōng – ID-11 (Encontro Celestial) 天宗
Tiáokŏu – E-38 (Abertura das Linhas) 條口
Tīnggōng – ID-19 (Palácio da Audição) 聽宮
Tīnghuì – VB-2 (Encontro da Audição) 聽會
Títūo – N-CA-4 (Levantamento e Sustentação) 提托
Tōnglĭ – C-5 (Penetrando no Interior) 通里
Tōngtiān – B-7 (Conexão Celestial) 通天
Tóngzĭliáo – VB-1 (Fenda da Pupila) 瞳子髎
Tóulínqì – VB-15 (Governador das Lágrimas da
　　Cabeça) 頭臨泣
Tóuqiăoyīn – VB-11 (Portais *Yin* da Cabeça) 頭竅陰
Tóuwéi – E-8 (Ligação da Cabeça) 頭維

Wàiguān – SJ-5 (Passagem Externa) 外關
Wàilíng – E-26 (Colina Externa) 外陵
Wàiqiū – VB-36 (Monte Externo) 外丘
Wángŭ – VB-12 (Processo Mastoide) 完骨
Wàngŭ – ID-4 (Osso do Pulso) 腕骨
Wèicāng – B-50 (Celeiro do Estômago) 胃藏
Wéidăo – VB-28 (Trajeto de Ligação) 胃藏
Wèiguănxiăshū – M-DC-12 (*Shu* Inferior do
　　Controlador do Estômago) 胃管下俞
Wèishū – B-21 (*Shu* do Estômago) 胃俞
Wĕiyáng – B-39 (Fora da Curva) 委陽
Wĕiyì – REN-15 (Abrigo da Cauda) 尾翳
Wĕizhōng – B-40 (Meio da Curva) 委中
Wēnliū – IG-7 (Fluxo Quente) 溫溜
Wŭchù – B-5 (Quinto Lugar) 五處
Wŭshū – VB-27 (Cinco Pivôs) 五樞
Wūyì – E-15 (Tela da Sala) 屋翳

Xiábái – P-4 (Apertando o Branco) 俠白
Xiăguān – E-7 (Abaixo da Articulação) 下關
Xiàguăn – REN-10 (Controlador Inferior) 下管
Xiăjùxū – E-39 (Grande Vazio Inferior) 下巨虛
Xiălián – IG-8 (Ângulo Inferior) 下廉

ÍNDICE DOS NOMES DOS PONTOS EM CHINÊS – 705

Xiǎliáo – B-34 (Fenda Inferior) 下髎
Xiàngǔ – E-43 (Vale Afundado) 陷谷
Xiǎochángshū – B-27 (*Shu* do Intestino Delgado) 小腸俞
Xiǎohǎi – ID-8 (Mar Pequeno) 小海
Xiāoluò – SJ-12 (Rio *Luo* de Dispersão) 消濼
Xiǎwǎn – REN-10 (Cavidade Inferior) 下脘
Xīyángguān – VB-33 (Portão *Yang* do Joelho) 膝陽關
Xiáxī – VB-43 (Riacho Pinçado) 俠谿
Xīguān – F-7 (Articulação do Joelho) 膝關
Xīmén – PC-4 (Portão do *Xi* em Fenda) 郄門
Xíngjiān – F-2 (Movendo-se Entre) 行間
Xīngxīng – DU-16 (Cabeça Vazia) 惺惺
Xìnhuì – DU-22 (Encontro da Fontanela) 囟會
Xīnshū – B-15 (*Shu* do Coração) 心俞
Xiōngxiāng – BP-19 (Vila do Tórax) 胸鄉
Xīyǎn – MN-LE-16 (Olhos do Joelho) 膝眼
Xuánjī – REN-21 (Pivô de Jade) 璇璣
Xuánlí – VB-6 (Cabelo Suspenso) 懸厘
Xuánlú – VB-5 (Crânio Suspenso) 懸顱
Xuánshū – DU-5 (Eixo Suspenso) 懸俞
Xuánzhōng – VB-39 (Sino Suspenso) 懸鐘
Xuèxī – B-40 (*Xi* em Fenda do Sangue) 血郄
Xuèhǎi – BP-10 (Mar de Sangue) 血海

Yǎmén – DU-15 (Portão da Mudez) 啞門
Yángqiāo – B-62 (*Yang Qiao*) 陽蹻
Yángbái – VB-14 (Branco *Yang*) 陽白
Yángchí – SJ-4 (Lago *Yang*) 陽池
Yángfǔ – VB-38 (Socorro *Yang*) 陽輔
Yánggāng – B-48 (Elo da Chave do *Yang*) 陽綱
Yánggǔ – ID-5 (Vale *Yang*) 陽谷
Yángjiāo – VB-35 (Interseção *Yang*) 陽交
Yǎnglǎo – ID-6 (Apoio do Idoso) 養老
Yánglíngquán – VB-34 (Nascente da Colina *Yang*) 陽陵泉
Yángxī – IG-5 (Riacho *Yang*) 陽谿
Yāoshū – DU-2 (*Shu* Lombar) 腰俞
Yāotòngxué – N-MS-19 (Ponto da Dor Lombar) 腰痛穴
Yāoyǎn – M-DC-24 (Olhos Lombares) 腰眼
Yāoyángguān – DU-3 (Portão *Yang* Lombar) 腰陽關
Yèmén – SJ-2 (Portão Líquido) 腋門
Yìfēng – SJ-17 (Proteção do Vento) 翳風
Yǐnbái – BP-1 (Branco Oculto) 隱白
Yīnbāo – F-9 (Embalagem *Yin*) 陰包
Yīndū – R-19 (Metrópole *Yin*) 陰都
Yīngchuāng – E-16 (Janela da Mama) 膺窗
Yīngǔ – R-10 (Vale *Yin*) 陰谷
Yíngxiāng – IG-20 (Fragrância Bem-vinda) 迎香
Yīnjiāo – REN-7 (Intersecção *Yin*) 陰交
Yínjiāo – DU-28 (Intersecção da Gengiva) 齦交

Yīnlián – F-11 (Canto *Yin*) 陰廉
Yīnlíngquán – BP-9 (Nascente *Yin* da Colina) 陰陵泉
Yīnmén – B-37 (Portão da Abundância) 殷門
Yīnshì – E-33 (Mercado *Yin*) 陰市
Yìntáng – M-CP-3 (Salão da Impressão) 印堂
Yīnxī – C-6 (Fenda *Yin*) 陰郄
Yìshè – B-49 (Moradia do Pensamento) 意舍
Yīxǐ – B-45 (*Yi Xi*) 譩譆
Yǒngquán – R-1 (Nascente que Jorra) 涌泉
Yōumén – R-21 (Portão Oculto) 幽門
Yuānyè – VB-22 (Abismo da Axila) 淵腋
Yújì – P-10 (Borda do Peixe) 魚際
Yúnmén – P-2 (Portão da Nuvem) 雲門
Yùtáng – REN-18 (Salão de Jade) 玉堂
Yúyāo – M-CP-6 (Cintura do Peixe) 魚腰
Yùyè – M-CP-20 (Líquido de Jade) 玉液
Yùzhěn – B-9 (Travesseiro de Jade) 玉枕
Yùzhōng – R-26 (Tórax Confortável) 彧中

Zǎnzhú – B-2 (Bambu Recolhido) 攢竹
Zhāngmén – F-13 (Portão da Conclusão) 章門
Zhǎohǎi – R-6 (Mar Brilhante) 照海
Zhéjīn – VB-23 (Tendões do Flanco) 輒筋
Zhèngyíng – VB-17 (Nutrição Correta) 正營
Zhìbiān – B-54 (Limite da Ordem) 秩邊
Zhīgōu – SJ-6 (Canal do Braço) 支溝
Zhìshì – B-52 (Residência da Vontade) 志室
Zhìyáng – DU-9 (Alcançando o *Yang*) 至陽
Zhìyīn – B-67 (Alcançando o *Yin*) 至陰
Zhīzhèng – ID-7 (Ramo do Correto) 支正
Zhōngchōng – PC-9 (Precipitação do Meio) 中衝
Zhōngdú – VB-32 (Canal do Meio) 中瀆
Zhōngdū – F-6 (Capital Central) 中都
Zhōngfēng – F-4 (Selo do Meio) 中封
Zhōngfǔ – P-1 (Palácio do Meio) 中府
Zhōngguān – REN-12 (Controlador do Meio) 中管
Zhōngjí – REN-3 (Polo do Meio) 中極
Zhōngliáo – B-33 (Fenda do Meio) 中髎
Zhōnglǚshū – B-29 (*Shu* da Parte Média da Coluna) 中膂俞
Zhōngshū – DU-7 (Pivô Central) 中樞
Zhōngtíng – REN-16 (Pátio Central) 中庭
Zhōngwǎn – REN-12 (Cavidade do Meio) 中脘
Zhōngzhù – R-15 (Fluxo do Meio) 中注
Zhōngzhǔ – SJ-3 (Ilhota Central) 中渚
Zhǒujiān – M-MS-46 (Ponta do Cotovelo) 肘尖
Zhǒuliáo – IG-12 (Fenda do Cotovelo) 肘髎
Zhōuróng – BP-20 (Glória Envolvente) 周榮
Zhúbīn – R-9 (Casa do Hóspede) 築賓
Zǐgōng – REN-19 (Palácio Roxo) 紫宮
Zǐgōng – M-TA-18 (Palácio da Criança/Útero) 子宮

706 – ÍNDICE DOS NOMES DOS PONTOS EM CHINÊS

Zǐgōng – **REN-4 (Palácio da Criança/Útero)** 子宮
Zǐhù – **E-28 (Porta da Criança)** 子戶
Zǐhù – **R-13 (Porta da Criança)** 子戶
Zúlínqì – VB-41 (Governador das Lágrimas
   do Pé) 足臨泣

Zúqiǎoyīn – VB-44 (Portais Yin do Pé) 足竅陰
Zúsānlǐ – E-36 (Três Milhas da Perna) 足三里
Zútōnggǔ – B-66 (Vale de Conexão
   do Pé) 足通谷
Zúwǔlǐ – F-10 (Cinco Milhas da Perna) 足五里

Índice dos Nomes dos Pontos em Português

*Os nomes em **negrito** são alternativos*

Abaixo da Articulação (*Xiaguan* – E-7)
Abaixo da Décima Sétima Vértebra (*Shiqizhuixia* – M-DC-25)
Abertura das Linhas (*Tiaokou* – E-38)
Abertura Máxima (*Kongzui* – P-6)
Abismo Claro e Frio (*Qinglengyuan* – SJ-11)
Abismo da Axila (*Yuanye* – VB-22)
Abismo Supremo (*Taiyuan* – P-9)
Abrigo da Cauda (*Weiyi* – REN-15)
Abrigo Plano (*Pingyi* – REN-1)
Acalma a Dispneia (*Dingchuan* – M-DC-1)
Acima da Articulação (*Shangguan* – VB-3)
Adjacente ao Recipiente dos Líquidos (*Jiachengjiang* – M-CP-18)
Agarrando o Vento (*Bingfeng* – ID-12)
Alcançando o *Yang* (*Zhiyang* – DU-9)
Alcançando o *Yin* (*Zhiyin* – B-67)
Ângulo Inferior (*Xialian* – IG-8)
Ângulo Mínimo (*Jiaosun* – SJ-20)
Ângulo Superior (*Shanglian* – IG-9)
Aparência Celestial (*Tianrong* – ID-17)
Apertando o Branco (*Xiabai* – P-4)
Apoia a Proeminência (*Futu* – IG-18)
Apoio da Montanha (*Chengshan* – B-57)
Apoio do Espírito (*Chengling* – VB-18)
Apoio do Idoso (*Yanglao* – ID-6)
Apoio dos Tendões (*Chengjin* – B-56)
Apoio e Suporte (*Chengfu* – B-36)
Armazém do Espírito (*Shencang* – R-25)
Articulação do Joelho (*Xiguan* – F-7)
Ascendendo (*Feiyang* – B-58)
Atrás da Bola (*Qiuhou* – M-CP-8)
Atrás da Coroa (*Houding* – DU-19)
Avô Neto (*Gongsun* – BP-4)

Bambu Recolhido (*Zanzhu* – B-2)
Base do Pulmão (*Feidi* – DU-9)

Boas-vindas do homem (*Renying* – E-9)
Borda do Peixe (*Yuji* – P-10)
Braço Superior (*Binao* – IG-14)
Branco Flutuante (*Fubai* – VB-10)
Branco Oculto (*Yinbai* – BP-1)
Branco Supremo (*Taibai* – P-3)
Branco *Yang* (*Yangbai* – VB-14)
Buraco do Bambu de Seda (*Sizhukong* – SJ-23)

Cabeça Vazia (*Xingxing* – DU-16)
Cabelo Suspenso (*Xuanli* – VB-6)
Calha do Canal (*Jingqu* – P-8)
Cama do Fantasma (*Guichuang* – E-6)
Caminho da Alegria (*Taodao* – DU-13)
Caminho do Espírito (*Lingdao* – C-4)
Caminho do Espírito (*Shendao* – DU-11)
Campo de Cinábrio (*Dantian* – REN-4)
Canal da Minhoca (*Ligou* – F-5)
Canal do Braço (*Zhigou* – SJ-6)
Canal do Meio (*Zhongdu* – VB-32)
Canto *Yin* (*Yinlian* – F-11)
Capital Central (*Zhongdu* – F-6)
Casa do Hóspede (*Zhubin* – R-9)
Cauda da Pomba-rola (*Jiuwei* – REN-15)
Caverna do *Qi* (*Qixue* – R-13)
Cavidade do Alimento (*Shidou* – BP-17)
Cavidade do Meio (*Zhongwan* – REN-12)
Cavidade Inferior (*Xiawan* – REN-10)
Cavidade Superior (*Shangwan* – REN-13)
Celeiro da Terra (*Dicang* – E-4)
Celeiro do Estômago (*Weicang* – B-50)
Cem Encontros (*Baihui* – DU-20)
Cem Taxações (*Bailao* – DU-14)
Cem Taxações (*Bailao* – M-CP-30)
Centro da Coluna (*Jizhong* – DU-6)
Centro do Tórax (*Shanzhong* – REN-17)
Cinco Encontros da Terra (*Diwuhui* – VB-42)
Cinco Encontros do Céu (*Tianwuhui* – E-9)

708 – ÍNDICE DOS NOMES DOS PONTOS EM PORTUGUÊS

Cinco Encontros dos Três *Yang*
  (*Sanyangwuhui* – **DU-20**)
Cinco Milhas da Perna (*Zuwuli* – F-10)
Cinco Milhas do Braço (*Shouwuli* – IG-13)
Cinco Pivôs (*Wushu* – VB-27)
Cintura do Peixe (*Yuyao* – M-CP-6)
Círculo do Salto (*Huantiao* –VB-30)
Coelho de Tocaia (*Futu* – E-32)
Colina Externa (*Wailing* – E-26)
Conexão Celestial (*Tongtian* – B-7)
Conexão Declinada (*Luoque* – B-8)
Confluência do *Yang* (*Heyang* – B-55)
Contração do Tendão (*Jinsuo* – DU-8)
Controlador do Meio (Zhongguan – REN-12)
Controlador Inferior (Xiaguan – REN-10)
Controlador Superior (Shangguan – REN-13)
Coração do Fantasma (Guixin – PC-7)
Corredor da Caminhada (*Bulang* – R-22)
Corrente que Retorna (*Fuliu* – R-7)
Crânio Suspenso (*Xuanlu* – VB-5)
Crença na Troca (*Jiaoxin* – R-8)
Cume da Colina (*Liangqiu* – E-34)
Curva da Têmpora (*Qubin* – VB-7)
Curva *Shang* (*Shangqu* – R-17)
Curva Tortuosa (*Quchai* – B-4)

Depósito (*Kufang* – E-14)
Depósito do Fantasma (Guicang – REN-1)
Descanso do Crânio (*Luxi* – SJ-19)
Dez Difusões (*Shixuan* – M-MS-1)
Divisor de Águas (*Jiexi* –E-41)
Dois Brancos (*Erbai* – M-MS-29)
Dossel Magnífico (*Huagai* – REN-20)

Eixo Suspenso (*Xuanshu* – DU-5)
Elo da Chave do *Yang* (*Yanggang* – B-48)
Em frente à Coroa (*Qianding* – DU-21)
Embalagem *Yin* (*Yinbao* – F-9)
Encontro Ancestral (*Huizong* – SJ-7)
Encontro Celestial (*Tianzong* – ID-11)
Encontro da Audição (*Tinghui* – VB-2)
Encontro da Fontanela (*Xinhui* – DU-22)
Encontro da Parte Superior do Braço
  (*Naohui* – SJ-13)
Encontro do *Yang* (*Huiyang* – B-35)
Encontro do *Yin* (*Huiyin* – REN-1)
Escadaria para o Céu (Shangtianti – DU-1)
Esconderijo dos Cem Insetos (*Baichongwo* –
  M-MI-34)
Espaço Inflexível (*Qiangjian* – DU-18)
Espírito Verde (*Qingling* – C-2)

Estrada do Fantasma (Guilu – PC-8)
Estrela Superior (*Shangxing* – DU-23)
Explosão da Terra (Dichong – R-1)
Extremidade da Boca (*Duiduan* – DU-27)

Fé do Fantasma (*Guixin* – P-11)
Fenda Branca (*Suliao* – DU-25)
Fenda Celestial (*Tianliao* – SJ-15)
Fenda da Harmonia do Ouvido (*Erheliao* – SJ-22)
Fenda da Maçã do Rosto (*Quanliao* – ID-18)
Fenda da Pupila (*Tongziliao* – VB-1)
Fenda do Cotovelo (*Zhouliao* – IG-12)
Fenda do Grão da Boca (*Kouheliao* – IG-19)
Fenda do Meio (*Zhongliao* – B-33)
Fenda do Ombro (*Jianliao* – SJ-14)
Fenda Imóvel (*Juliao* – VB-29)
Fenda Inferior (*Xialiao* – B-34)
Fenda Superior (*Shangliao* – B-31)
Fenda *Yin* (*Yinxi* – C-6)
Fissura Flutuante (*Fuxi* – B-38)
Fluxo do Meio (*Zhongzhu* – R-15)
Fluxo Quente (*Wenliu* – IG-7)
Fonte de Água (*Shuiqua*n – R-5)
Fora da Curva (*Weiyang* – B-39)
Fortalece o Interior (*Jianli* – REN-11)
Fortaleza do Fantasma (Guilei – BP-1)
Fragrância Bem-vinda (*Yingxiang* – IG-20)
Frente do Ombro (*Jianqian* – M-MS-48)

Glória Envolvente (*Zhourong* – BP-20)
Governador das Lágrimas da Cabeça
  (*Toulinqi* – VB-15)
Governador das Lágrimas do Pé (*Zulinqi* – VB-41)
Grande Barca (*Dazhu* – B-11)
Grande Embalagem (*Dabao* – BP-21)
Grande Fenda (*Juliao* – E-3)
Grande Horizontal (*Daheng* – BP-15)
Grande Iluminação (*Dahe* – R-12)
Grande Mar (Dahai – REN-4)
Grande Metrópole (*Dadu* – BP-2)
Grande Monte (*Dadun* – F-1)
Grande Monte (*Daling* – PC-7)
Grande Osso (*Jugu* – IG-16)
Grande Portão (*Juque* – REN-14)
Grande Precipitação (*Taichong* – F-3)
Grande Sino (*Dazhong* – R-4)
Grande Vazio Inferior (*Xiajuxu* – E-39)
Grande Vazio Superior (*Shangjuxu* – E-37)
Grande Vértebra (*Dazhui* – DU-14)
Grandes Boas-vindas (*Daying* – E-5)

978-85-7241-939-0

Ilhota Central (*Zhongzhu* – SJ-3)
Infertilidade (*Jueyun* – REN-5)
Intersecção da Gengiva (*Yinjiao* – DU-28)
Intersecção dos Três *Yin* (*Sanyinjiao* – BP-6)
Intersecção *Yang* (*Yangjiao* – VB-35)
Intersecção *Yin* (*Yinjiao* – REN-7)

Janela Celestial (*Tianchuang* – ID-16)
Janela da Mama (*Yingchuang* – E-16)
Janela do Céu (*Muchuang* – VB-16)
Janela do Céu (*Tianyou* – SJ-16)
Junção do *Qi* (*Qihe* – REN-8)

Lago Celestial (*Tianchi* – PC-1)
Lago do Vento (*Fengchi* – VB-20)
Lago na Curva (*Quchi* – IG-11)
Lago *Yang* (*Yangchi* – SJ-4)
Levantamento e Sustentação (*Tituo* – N-CA-4)
Ligação da Cabeça (*Touwei* – E-8)
Limite da Ordem (*Zhibian* – B-54)
Líquido de Jade (*Yuye* – M-CP-20)
Líquido Dourado (*Jinjin* – M-CP-20)
Longo e Forte (*Changqiang* – DU-1)
Luz Brilhante (*Guangming* – VB-37)

Mal do Fantasma (*Guixie* – E-36)
Mansão do Frio (*Hanfu* – VB-33)
Mansão do *Shu* (*Shufu* – R-27)
Mar Brilhante (*Zhaohai* – R-6)
Mar de *Qi* (*Qihai* – REN-6)
Mar de Sangue (*Xuehai* – BP-10)
Mar do *Qi* Superior (*Shangqihai* – REN-17)
Mar Menor (*Shaohai* – C-3)
Mar Pequeno (*Xiaohai* – ID-8)
Meio da Curva (*Weizhong* – B-40)
Meio da Mama (*Ruzhong* – E-17)
Meio do Homem (*Renzhong* – DU-26)
Mensageiro Intermediário (*Jianshi* – PC-5)
Mercado do Fantasma (*Guishi* – REN-24)
Mercado do Vento (*Fengshi* – VB-31)
Mercado *Yin* (*Yinshi* – E-33)
Metrópole *Yin* (*Yindu* – R-19)
Montanhas *Kunlun* (*Kunlun* – B-60)
Monte de Ruínas (*Qiuxu* – VB-40)
Monte Externo (*Waiqiu* – VB-36)
Monte *Shang* (*Shangqiu* – BP-5)
Moradia do *Fu* (*Fushe* – BP-13)
Moradia do Pensamento (*Yishe* – B-49)
Movendo-se Entre (*Xingjian* – F-2)
***Mu* da Vesícula Biliar (*Danmu* – VB-23)**

Não Contido (*Burong* – E-19)
Nariz de Bezerro (*Dubi* – E-35)
Nascente Celestial (*Tianquan* – PC-2)
Nascente da Colina *Yang* (*Yanglingquan* – VB-34)
Nascente do Canto (*Lianquan* – REN-23)
Nascente do Mar (*Haiquan* – M-CP-37)
Nascente na Curva (*Ququan* –F-8)
Nascente que Jorra (*Yongquan* – R-1)
Nascente Suprema (*Jiquan* – C-1)
Nascente *Yin* da Colina (*Yinlingquan* – BP-9)
Nó do Abdome (*Fujie* – BP-14)
Nutrição Correta (*Zhengying* – VB-17)

O Grande (*Daju* – E-27)
Oco do Cérebro (*Naokong* – VB-19)
Oito Patógenos (*Baxie* – M-MS-22)
Oito Ventos (*Bafeng* – M-MI-8)
Olhos Brilhantes (*Jingming* – B-1)
Olhos do Joelho (*Xiyan* – MN-LE-16)
Olhos Lombares (*Yaoyan* – M-DC-24)
Ombro Verdadeiro (*Jianzhen* – ID-9)
Origem do *Huang* (*Huangzhiyuan* – REN-4)
Osso Capital (*Jinggu* – B-64)
Osso Curvo (*Qugu* – REN-2)
Osso da Mandíbula (*Jiache* – E-6)
Osso de Contenção (*Shugu* – B-65)
Osso do Ombro (*Jianyu* – IG-15)
Osso do Pulso (*Wangu* – ID-4)
Osso Púbico (*Henggu* – R-11)

Palácio da Audição (*Tinggong* – ID-19)
Palácio da Criança/Útero (*Zigong* – M-TA-18)
Palácio da Criança/Útero (*Zigong* – REN-4)
Palácio da Essência (*Jinggong* – B-52)
Palácio da Essência (*Jinggong* – DU-4)
Palácio do Céu (*Tianfu* – P-3)
Palácio do Fantasma (*Guigong* – DU-23)
Palácio do Fantasma (*Guigong* – DU-26)
Palácio do Meio (*Zhongfu* – P-1)
Palácio do Trabalho (*Laogong* – PC-8)
Palácio do Vento (*Fengfu* – DU-16)
Palácio Menor (*Shaofu* – C-8)
Palácio Roxo (*Zigong* – REN-19)
Pântano Cubital (*Chize* – P-5)
Pântano Menor (*Shaoze* – ID-1)
Pântano na Curva (*Quze* – PC-3)
Parede Tortuosa (*Quyuan* – ID-13)
Passagem da Água (*Shuidao* – E-28)
Passagem da Pedra (*Shiguan* – R-18)
Passagem da Terra (*Dichong* – R-1)
Passagem do Desvio (*Pianli* – IG-6)

710 – ÍNDICE DOS NOMES DOS PONTOS EM PORTUGUÊS

Passagem Externa (*Waiguan* – SJ-5)
Passagem Interna (*Neiguan* – PC-6)
Passagem Precipitada (*Guanchong* – SJ-1)
Pátio Central (*Zhongting* – REN-16)
Pátio do Céu (*Tianting* – DU-24)
Pátio do Espírito (*Shenting* – DU-24)
Pátio Interno (*Neiting* – E-44)
Penetrando no Interior (*Tongli* – C-5)
Penetrando no Nariz (*Bitong* – M-CP-14)
Perna do Fantasma (*Guitui* – IG-11)
Pesar do Abdome (*Fuai* – BP-16)
Pico da Garça Azul (*Heding* – M-MI-27)
**Pico para Olhar para o Céu
(*Chaotiandian* – DU-1)**
Pilar Celestial (*Tianzhu* – B-10)
Pilar do Corpo (*Shenzhu* – DU-12)
Pivô Celestial (*Tianshu* – E-25)
Pivô Central (*Zhongshu* – DU-7)
Pivô da Terra (*Diji* – BP-8)
Pivô de Jade (*Xuanji* – REN-21)
Plenitude que Sustenta (*Chengman* – E-20)
Poço Celestial (*Tianjing* – SJ-10)
Poço do Ombro (*Jianjing* – VB-21)
Polo do Meio (*Zhongji* – REN-3)
Ponta da Orelha (*Erjian* – M-CP-10)
Ponta do Cotovelo (*Zhoujian* – M-MS-46)
Ponto da Dor Lombar (*Yaotongxue* – N-UE-19)
Ponto da Vesícula Biliar (*Dannangxue* – M-MI-23)
Ponto do Apêndice (*Lanweixue* – M-MI-13)
Ponto do Dragão e do Tigre (*Longhuxue* – DU-1)
Pontos Paravertebrais de *Hua Tuo* (*Huatuojiaji* –
M-DC-35)
Porta da Alma Corpórea (*Pohu* – B-42)
Porta da Criança (*Zihu* – E-28)
Porta da Criança (*Zihu* – R-13)
Porta do Cérebro (*Naohu* – DU-17)
Porta do *Qi* (*Qihu* – E-13)
Portais *Yin* da Cabeça (*Touqiaoyin* – VB-11)
Portais *Yin* do Pé (*Zuqiaoyin* – VB-44)
Portão Capital (*Jingmen* – VB-25)
Portão da Abundância (*Yinmen* – B-37)
Portão da Alma Etérea (*Hunmen* – B-47)
Portão da Carne Escorregadia (*Huaroumen* – E-24)
Portão da Conclusão (*Zhangmen* – F-13)
Portão da Coxa (*Biguan* – E-31)
Portão da Mudez (*Yamen* – DU-15)
Portão da Nuvem (*Yunmen* – P-2)
Portão da Origem (*Guanyuan* – REN-4)
Portão da Passagem (*Guanmen* – E-22)
Portão da Pedra (*Shimen* – REN-5)
Portão da Vida (*Mingguan* – BP-17)

Portão da Vida (*Mingmen* – DU-4)
Portão de Filtragem (*Jimen* – BP-11)
Portão de Precipitação (*Chongmen* – BP-12)
Portão do Ciclo (*Qimen* – F-14)
Portão do Diafragma (*Geguan* – B-46)
Portão do Espírito (*Shenmen* – C-7)
Portão do Espírito (*Shenque* – REN-8)
Portão do Feixe de Luz (*Liangmen* – E-21)
Portão do Ouvido (*Ermen* – SJ-21)
Portão do Sofrimento (*Huanmen* – M-DC-6)
Portão do Útero (*Baomen* – E-28)
Portão do Útero (*Baomen* – R-13)
Portão do Vento (*Fengmen* – B-12)
Portão do *Xi* em Fenda (*Ximen* – PC-4)
Portão dos Órgãos Vitais (*Huangmen* – B-51)
Portão Dourado (*Jinmen* – B-63)
Portão Líquido (*Yemen* – SJ-2)
Portão Oculto (*Youmen* – R-21)
Portão *Yang* do Joelho (*Xiyangguan* – VB-33)
Portão *Yang* Lombar (*Yaoyangguan* – DU-3)
Precipitação Celestial (*Tianchong* – VB-9)
Precipitação do Meio (*Zhongchong* – PC-9)
Precipitação do *Yang* (*Chongyang* – E-42)
Precipitação Menor (*Shaochong* – C-9)
Processo Mastoide (*Wangu* – VB-12)
Proeminência Celestial (*Tiantu* – REN-22)
Proeminência da Água (*Shuitu* – E-10)
Proteção do Vento (*Yifeng* – SJ-17)
Pulso Urgente (*Jimai* – F-12)

Qi Precipitado (*Qichong* – E-30)
Quatro Brancos (*Sibai* – E-2)
Quatro Espíritos Alertas (*Sishencong* – M-CP-1)
Quatro Plenitudes (*Siman* – R-14)
Quatro Rios (*Sidu* – SJ-9)
Quatro Suturas (*Sifeng* – M-MS-9)
Quinto Lugar (*Wuchu* – B-5)

Raiz da Mama (*Rugen* – E-18)
Raiz do Espírito (*Benshen* – VB-13)
Ramo do Correto (*Zhizheng* – ID-7)
Ramo Preso (*Fufen* – B-41)
Recebendo a Luz (*Chengguang* – B-6)
Recipiente das Lágrimas (*Chengqi* – E-1)
Recipiente de Líquidos (*Chengjiang* – REN-24)
Residência da Vontade (*Zhishi* – B-52)
Residência do *Qi* (*Qishe* – E-11)
Residência do *Qi* (*Qishe* – REN-8)
Respeito do Criado (*Pucan* – B-61)
Retorno (*Guilai* – E-29)
Riacho Celestial (*Tianxi* – BP-18)

ÍNDICE DOS NOMES DOS PONTOS EM PORTUGUÊS - 711

Riacho Pinçado (*Xiaxi* – VB-43)
Riacho Posterior (*Houxi* – ID-3)
Riacho Supremo (*Taixi* – R-3)
Riacho *Yang* (*Yangxi* – IG-5)
Rio *Luo* de Dispersão (*Xiaoluo* – SJ-12)
Ruína do Espírito (*Lingxu* – R-24)

Salão da Claridade (*Mingtang* – DU-23)
Salão da Impressão (*Yintang* – M-CP-3)
Salão de Jade (*Yutang* – REN-18)
Salão do Espírito (*Shentang* – B-44)
Salão do Espírito (*Shentang* – DU-23)
Salão do Fantasma (*Guitang* – DU-23)
Saliência Abundante (*Fenglong* – E-40)
Segunda Fenda (*Ciliao* – B-32)
Segundo Espaço (*Erjian* – IG-2)
Selo do Espírito (*Shenfeng* – R-23)
Selo do Meio (*Zhongfeng* – F-4)
Separação da Água (*Shuifen* – REN-9)
Sequência Quebrada (*Lieque* – P-7)
Serenidade do Maxilar (*Hanyan* – VB-4)
Shang Menor (*Shaoshang* – P-11)
Shang Yang (*Shangyang* – IG-1)
Shu da Bexiga (*Pangguangshu* – B-28)
Shu da Parte Externa do Ombro
  (*Jianwaishu* – ID-14)
Shu da Parte Média da Coluna
  (*Zhonglushu* – B-29)
Shu da Parte Média do Ombro
  (*Jianzhongshu* – ID-15)
Shu da Parte Superior do Braço (*Naoshu* – ID-10)
Shu da Região Vital (*Gaohuangshu* – B-43)
Shu da Vesícula Biliar (*Danshu* – B-19)
Shu do Anel Branco (*Baihuanshu* – B-30)
Shu do Baço (*Pishu* – B-20)
Shu do Coração (*Xinshu* – B-15)
Shu do Diafragma (*Geshu* – B-17)
Shu do Estômago (*Weishu* – B-21)
Shu do Fígado (*Ganshu* – B-18)
Shu do Governador (*Dushu* – B-16)
Shu do Intestino Delgado (*Xiaochangshu* – B-27)
Shu do Intestino Grosso (*Dachangshu* – B-25)
Shu do *Jueyin* (*Jueyinshu* – B-14)
Shu do Mar de *Qi* (*Qihaishu* – B-24)
Shu do Portão de Origem (*Guanyuanshu* – B-26)
Shu do Pulmão (*Feishu* – B-13)
Shu do Rim (*Shenshu* – B-23)
Shu do *Sanjiao* (*Sanjiaoshu* – B-22)
Shu dos Órgãos Vitais (*Huangshu* – R-16)
Shu Inferior do Controlador do Estômago (*Wei-guanxiashu* – M-DC-12)

Shu Lombar (*Yaoshu* – DU-2)
Sino Suspenso (*Xuanzhong* – VB-39)
Socorro *Yang* (*Yangfu* – VB-38)
Sol e Lua (*Riyue* – VB-24)
Sol/Supremo *Yang* (*Taiyang* – M-CP-9)
Sono Pacífico (*Anmian* – N-HN-54)

Tela da Sala (*Wuyi* – E-15)
Tendões do Flanco (*Zhejin* – VB-23)
Terceiro Espaço (*Sanjian* – IG-3)
Tigre Voador (*Feihu* – SJ-6)
Tórax Confortável (*Yuzhong* – R-26)
Torcicolo (*Luozhen* – M-MS-24)
Torre do Espírito (*Lingtai* – DU-10)
Torrencial das Sobrancelhas (*Meichong* – B-3)
Trajeto de Ligação (*Weidao* – VB-28)
Travesseiro de Jade (*Yuzhen* – B-9)
Travesseiro do Fantasma (*Guizhen* – DU-16)
Três *Luo Yang* (*Sanyangluo* – SJ-8)
Três Milhas da Perna (*Zusanli* – E-36)
Três Milhas do Braço (*Shousanli* – IG-10)
Triângulo da Moxibustão (*Sanjiaojiu* –
  M-TA-23)
Tripé do Céu (*Tianding* – IG-17)
Tripla Intersecção (*Sanjiejiao* – REN-4)
Troca Exata (*Lidui* – E-45)

Unidade Suprema (*Taiyi* – E-23)

Vale Afundado (*Xiangu* – E-43)
Vale de Conexão do Abdome (*Futonggu* – R-20)
Vale de Conexão do Pé (*Zutonggu* – B-66)
Vale Dianteiro (*Qiangu* – ID-2)
Vale Dominante (*Shuaigu* – VB-8)
Vale Flamejante (*Rangu* – R-2)
Vale Gotejante (*Lougu* – BP-7)
Vale Unificador (*Hegu* – IG-4)
Vale Vazio (*Quepen* – E-12)
Vale *Yang* (*Yanggu* – ID-5)
Vale *Yin* (*Yingu* – R-10)
Vaso da Cintura (*Daimai* – VB-26)
Vaso de Extensão (*Shenmai* – B-62)
Vaso do Espasmo (*Qimai* – SJ-18)
Vila do Tórax (*Xiongxiang* – BP-19)
Vitalidade da Bexiga (*Baohuang* – B-53)

Xi em Fenda do Sangue (*Xuexi* – B-40)

Yang do Peito do Pé (*Fuyang* – B-59)
Yang Qiao (*Yangqiao* – B-62)
Yi Xi (*Yixi* – B-45)

Índice das Indicações

Este é um índice das indicações encontradas para cada ponto. Veja também o Índice Remissivo.

Abdome
- Frio: BP-6, BP-16, B-35
- Frio e dor: BP-9
- Frio com plenitude: BP-12
- Câimbras: B-18
- Desconforto após comer: F-4
- Aumentado e duro, com dificuldade em respirar: F-14
- Calor em: E-30
- Sensação de calor no: REN-3
- Sensação de calor da pele do: REN-22
- Prurido na pele do: REN-1
- Sensação do *qi* se movendo no: E-22
- Inchado e duro como um tambor: REN-9
- Inchaço de água do: SP-17
- Frio por deficiência do: REN-8

Abdome, parte inferior do (ver também Abdome, Hipogástrio)
- Distensão/plenitude: IG-8, E-27, E-28, E-44, B-39, B-40, R-1, F-2, F-5, F-10, REN-4, REN-5, REN-14
- Rigidez: VB-40
- Calor no: R-15, VB-23, VB-24, F-1
- Sensação de calor ou de frio no: R-6
- Rigidez como de uma pedra: REN-5

Abdome, parte inferior, dor: E-39, BP-9, BP-11, BP-15, ID-8, B-18, B-27, B-34, R-14, R-21, VB-25, VB-27, VB-28, F-6
- Aguda: REN-2
- E fria: BP-15, REN-3, REN-4
- E distensão: SJ-10, REN-2
- E inchaço com incapacidade de urinar: E-36
- E inchaço: F-4
- Em mulheres: VB-26
- Intensa com micção obstruída (na gravidez): REN-3
- Súbita e intensa com dor nas costas: REN-3
- Espasmódica: B-25, REN-5
- Com incapacidade de urinar em mulheres grávidas: R-1

Abdominais, massas: E-25, BP-6, BP-8, BP-12, BP-13, B-18, B-20, B-21, B-22, B-26, B-28, R-17, F-2, F-8, F-13, DU-6, REN-3, REN-5, REN-6, REN-13, REN-24

Abdominal, distensão: P-1, P-5, IG-7, E-19, E-20, E-21, E-26, E-37, E-41, BP-1, BP-2, BP-3, BP-5, BP-6, BP-9, BP-17, B-8, B-15, B-16, B-26, B-29, B-33, B-45, B-48, B-53, R-3, R-10, R-14, R-20, R-27, VB-24, VB-25, F-2, REN-6, REN-11, REN-12, REN-14
- E constipação: BP-14
- E plenitude: E-22, E-43, B-49, REN-13
- E micção obstruída em mulheres após parto: REN-8
- E inchaço: F-1
- E diarreia líquida: F-14
- Após comer: E-41
- Com borborigmos: R-7
- Com *qi* diminuído: E-32
- Com distensão da região costal lateral: BP-8
- Com emagrecimento: B-22
- Com plenitude do epigástrio: B-21
- Com respiração dificultosa: E-25
- Sem vontade de comer: E-42

Abdominal, distensão e dor: IG-11, E-33, E-36, BP-4, B-20, B-25, R-16, R-19, F-13, *Tituo* (N-CA-4)

Abdominal, dor: IG-8, IG-9, IG-10, E-22, E-23, E-25, E-37, E-38, E-43, E-44, BP-3, BP-8, BP-12, B-11, B-24, B-48, B-60, R-5, R-10, R-13, R-21, PC-5, SJ-6, VB-36, F-7, REN-13, *Haiquan* (M-CP-37), *Sanjiaojiu* (M-TA-23)
- Cortante: E-40, BP-3, R-16
- Branda: PC-6

714 – ÍNDICE DAS INDICAÇÕES

- Da pele do abdome: REN-1
- Insuportável: R-18
- Intensa: E-26, REN-12
- Súbita: REN-14
- Em contorção: E-30, R-19
- Com incapacidade de comer: P-10
- Com dor na região costal lateral: R-3, F-8

Abdominal, plenitude: BP-7, B-28, B-50, F-10, DU-7, REN-10
- E dor: BP-13
- Em crianças com incapacidade de comer ou beber: VB-39
- Súbita: E-30, REN-12
- Com plenitude do abdome e da região costal lateral: B-17
- Com incapacidade de se deitar: E-30
- Sem vontade de comer: DU-6
- Com dor no abdome e na região costal lateral: IG-8

Abdominal, rigidez: REN-10
- E rigidez no hipogástrio: B-52
- Com massas (*ji ju*): B-28
- Com dor irradiando-se para os órgãos genitais: REN-7

Acidente vascular cerebral (ver também Hemiplegia, Boca, desvio da): IG-10, IG-15, E-36, B-15, B-23, B-40, PC-6, PC-8, PC-9, VB-2, VB-13, VB-15, VB-21, VB-40, F-2, DU-16, DU-20, REN-4, *Shixuan* (M-MS-1), *Sishencong* (M-CP-1)
- Com incapacidade de falar e hemiplegia: B-62
- Obstrução do *qi* após AVC levando ao enfraquecimento da respiração: PC-5

Agitação: P-4, E-23, E-41, BP-1, BP-2, R-1, R-4, PC-4, PC-7, REN-19
- E plenitude: C-8, ID-4, B-14, R-24, R-25, VB-39, DU-13
- E plenitude do tórax: P-5, IG-11
- E plenitude do Coração: B-3, B-4
- E plenitude ao comer ou beber: VB-8
- E calor no corpo: E-36, B-4, REN-14
- E calor no tórax: F-14
- E calor nas mãos e nos pés: VB-11, VB-44
- E calor com boca seca: F-13
- E opressão: IG-11, E-8, B-14, DU-20
- E opressão no tórax: SJ-15
- E inquietação: B-14, PC-3, PC-5, *Anmian* (N-HN-54), *Yintang* (M-CP-3)

- No tórax e do diafragma: PC-1
- No Coração: P-5, P-10, C-7, ID-8, B-67, PC-9, VB-12
- No Coração com tosse e dispneia: P-11
- No Coração com plenitude e vômito: B-6, R-4
- No Coração sem vontade de comer: VB-6
- No Coração com respiração curta: B-27
- Quando está com fome e tontura quando está saciado: BP-2
- Com sensação de queimação do Coração: C-5
- Com tosse: REN-18
- Com dor no Coração acompanhada por pulso áspero: P-9
- Com dor no Coração: ID-1
- Com sede: E-27, BP-5, C-1, PC-3, DU-12

Álcool
- Lesão por álcool com vômito: VB-8

Alimento
- Massas alimentares (*ji*): PC-6
- Estagnação aguda de alimentos: IG-2

Alopecia: B-16

Alternância de calafrios e febre (ver Calafrios e febre)

Amenorreia: IG-4, IG-11, E-26, E-29, BP-6, BP-10, R-5, R-6, R-8, R-13, VB-26, VB-43, F-3, F-8, DU-7, REN-1, REN-3, REN-4, REN-7
- Súbita: E-30

Andar como louco: E-23, ID-5, ID-8, B-8, B-9, F-13, DU-19
- Com desejo de cometer suicídio: B-13

Ansiedade: B-15, VB-39
- Com excesso de pensamento: REN-12

Ânus
- Dor no ânus e na uretra: REN-1
- Prurido: *Erbai* (M-MS-29)

Apendicite
- Apendicite aguda e crônica: *Lanweixue* (M-MI-13)

Apreensão: PC-5, PC-6, PC-8

Articulações
- Flacidez nas cem articulações: BP-21

ÍNDICE DAS INDICAÇÕES – **715**

- Vento na articulação com transpiração: VB-4
- Dor nas: BP-3, SJ-5, VB-38, DU-14
- Relaxamento das articulações e incapacidade de movimentar o cotovelo: ID-7
- Rigidez das articulações: B-46
- Dor migratória das articulações: VB-38
- Vento na articulação do tigre branco: B-63, F-7

As sete agressões e os seis extremos: B-33

Ascite: IG-6

Asma: P-1, P-2, P-3, P-4, P-5, P-6, P-7, P-8, P-9, IG-18, E-9, E-13, E-40, ID-17, B-13, B-23, B-42, B-43, B-44, R-2, R-3, R-4, R-22, R-23, R-24, R-25, R-26, PC-6, VB-23, DU-10, REN-17, REN-20, REN-22, *Dingchuan* (M-DC-1)

Aversão ao fogo: REN-14

Aversão ao frio (ver Frio)

Aversão ao som de pessoas conversando: E-37, E-44, VB-17, REN-15

Axila
- Contração: B-45
- Dor: C-1, C-2, C-3, B-39, PC-1, SJ-6, VB-38, VB-42
- Inchaço: B-19, B-36, B-56, PC-5, PC-6, PC-7, VB-15, VB-22, VB-39, VB-40, VB-41, F-3

Baba-se: E-4, E-39, ID-1, B-46, R-26
- Após acidente vascular cerebral: PC-5

Baço
- Deficiência do Baço e do Estômago: E-37, BP-3, BP-6, B-43
- Deficiência do Baço e do Estômago e frio com vômito incessante: PC-6
- Desarmonia do Baço e do Estômago: PC-6
- Deficiência do *qi* do Baço e do Estômago com distensão e plenitude: PC-6
- Icterícia por deficiência: ID-4
- Deficiência: BP-5, REN-4
- Deficiência com corpo pesado: BP-6
- Diarreia: E-25
- Calor no Baço: DU-10
- Dor do Baço: BP-6, VB-21, REN-12, REN-13
- *Qi* frio: B-20

Bexiga, frio na: E-28

Boca
- Secura: P-5, IG-1, IG-2, E-19, B-13, B-18, B-27, PC-3, SJ-1, SJ-4, F-14, DU-12, REN-23, REN-24
- Erosão da: ID-1, PC-8
- Alimentos e bebidas vazam da: E-4
- Calor na: C-9, ID-1, R-3, R-4
- Incapacidade de abrir: R-18
- Incapacidade de abrir após acidente vascular cerebral: E-6
- Dor: E-41, E-42
- Atrofia e contração dos músculos ao redor da: VB-12
- Desvio da boca: IG-6, IG-10, IG-19, IG-20, E-3, E-4, E-5, E-45, B-6, B-7, B-8, B-62, R-20, SJ-22, F-2, F-3
- Desvio da boca e do olho: P-7, IG-2, E-1, E-2, E-6, E-7, E-42, E-44, ID-18, SJ-17, VB-1, VB-2, VB-3, VB-4, VB-8, VB-12, VB-13, VB-14, VB-20, REN-24, *Jiachengjiang* (M-CP-18), *Taiyang* (M-CP-9)

Bocejo: P-8, P-9, E-5, E-44, BP-6, B-20
- E gemido por tristeza: C-5
- Bocejo e espreguiçamento: P-7, B-17

Bochecha

Bochecha, dor (e inchaço) na: E-4, ID-3, ID-16, SJ-5, SJ-10, SJ-17
- E na face: E-7
- E na região submandibular: VB-43
- Na parte inferior da bochecha: IG-1, IG-2
- Que se irradia para o ouvido: ID-4

Bochecha, inchaço na: IG-6, E-6, E-7, ID-8, ID-17
- E na região submandibular: ID-11, VB-7, VB-41
- Que se irradia para o ouvido: ID-2, VB-12

Bócio: P-1, P-2, P-3, IG-11, IG-14, IG-15, IG-16, IG-17, IG-18, E-9, E-10, E-11, ID-16, ID-17, B-7, B-8, B-13, R-9, PC-5, SJ-13, VB-9, VB-10, VB-11, VB-20, VB-21, F-4, DU-17, REN-17, REN-22

Borborigmos: IG-3, IG-9, E-19, E-20, E-21, E-22, E-25, E-36, E-37, E-43, E-44, BP-3, BP-4, BP-5, BP-6, BP-7, BP-17, B-16, B-21, B-22, B-23,

716 – ÍNDICE DAS INDICAÇÕES

B-25, B-32, B-34, B-47, B-48, B-53, R-16, R-19, PC-6, VB-25, F-3, F-13, DU-9, REN-7, REN-8, REN-9, REN-13

- Com dor abdominal: IG-7
- Com frio no centro: E-36
- Com edema: IG-6
- Com dor penetrante: BP-3
- Com diarreia líquida: E-16

Braço

- Distúrbio de atrofia: SJ-10
- Distúrbio de atrofia do braço e das pernas: VB-12
- Contração: E-32
- Contração e entorpecimento: IG-15
- Contração com dificuldade de flexionar e estender: ID-4
- Incapacidade de erguer: P-5, P-6, IG-13, IG-14, IG-15, IG-16, E-12, ID-2, ID-9, SJ-2, SJ-13, VB-10, VB-22, VB-29, F-13
- Entorpecimento: IG-10, IG-11, IG-12, IG-14, E-12, C-1, C-3, ID-1, ID-12
- Obstrução dolorosa: P-11, SJ-10
- Paralisia: IG-10, PC-3, SJ-5, SJ-8, SJ-14
- Inchaço: IG-11, E-18, SJ-5
- Fraqueza: IG-14, ID-10

Cabeça

- Fria com transpiração copiosa: B-9
- Frio, sensação de, na metade da cabeça: B-9
- Frio, sensação de: DU-24
- Impossibilidade de virar: IG-15, *Luozhen* (M-MS-24)
- Vermelhidão e inchaço do canto da fronte: SJ-19
- Vermelhidão da cabeça e do corpo: B-23
- Estremecimento da: B-64, VB-12, DU-1, DU-18
- Estremecimento da, com boca aberta: DU-4
- Inchaço da cabeça e da face: BP-4, VB-16
- Inchaço da pele da: DU-22, DU-23
- Inchaço do vértice: B-4
- As cem doenças da: DU-16
- Tremor da: PC-3

Cabeça, calor na: E-45, B-56, B-57, B-58, B-60, B-64

Cabeça, dor de: P-6, P-10, IG-4, IG-5, IG-7, IG-8, IG-9, E-2, E-8, E-9, E-36, E-40, ID-1, ID-4, ID-7, ID-8, ID-16, B-3, B-4, B-5, B-10, B-11, B-12, B-19, B-22, B-40, B-60, B-61, B-62, B-65, PC-1, PC-6, PC-9, SJ-1, SJ-2, SJ-5, SJ-11, SJ-12, SJ-16,

SJ-18, SJ-19, SJ-21, SJ-22, SJ-23, VB-1, VB-3, VB-5, VB-7, VB-9, VB-10, VB-11, VB-12, VB-13, VB-15, VB-16, VB-17, VB-18, VB-19, VB-20, VB-36, VB-39, VB-41, VB-42, VB-43, VB-44, F-2, F-3, F-8, DU-16, DU-18, REN-4, *Anmian* (N-HN-54), *Bafeng* (M-MI-8), *Baxie* (M-MS-22), *Luozhen* (M-MS-24)

- E tontura: C-5, B-58, R-3
- E rigidez no pescoço e na nuca: P-7
- E transpiração: DU-12
- E tontura por vento: C-3
- Bilateral: ID-3
- Violenta: B-11
- Violenta decorrente de consumo excessivo de álcool: DU-22
- Crônica: IG-5, DU-22
- Frontal: IG-5, E-41, B-2, SJ-5, *Yintang* (M-CP-3), *Yuyao* (M-CP-6)
- Em crianças durante alimentação: B-45
- Lateral e na linha média: B-62
- Occipital: B-9, B-65, B-67
- De toda a cabeça: IG-4
- Unilateral: P-7, IG-4, ID-3, SJ-3, SJ-5, SJ-10, SJ-19, SJ-23, VB-4, VB-6, VB-8, VB-17, VB-37, VB-38, VB-40, DU-19, DU-20, *Erjian* (M-CP-10), *Taiyang* (M-CP-9)
- Unilateral e generalizada: VB-20, *Sishencong* (M-CP-1)
- Unilateral se estendendo para o canto externo do olho: VB-5, VB-6, REN-15
- Unilateral com peso: VB-19
- Lancinante: B-64, PC-7, DU-4
- Lancinante com calafrios e febre: E-8
- Trovão: B-62, SJ-5
- Vértice: B-3, B-4, B-6, B-7, B-67, R-1
- Dor de cabeça por vento: B-23
- Dor de cabeça por vento-frio: VB-14
- Dor de cabeça por vento-fleuma: E-40
- Com agitação: VB-44
- Com calafrios e febre: DU-24, DU-26
- Com tremor por frio: C-2
- Com calor no corpo : VB-4

Cabeça, dor na

- E nos olhos: B-5
- No canto da fronte (área de *Touwei* – E-8): VB-8
- Na fronte: BP-3, VB-14, DU-28
- No occipício e na fronte: VB-15
- No occipício: VB-41
- No vértice : SJ-5, VB-41, DU-19, DU-20

978-85-7241-939-0

- Nas têmporas: SJ-3
- Penetrante: VB-44
- Com peso: B-10, SJ-22
- Com peso e pés frios: B-64
- Com dor nas costas: B-58
- Com dor no pescoço, aversão ao vento e ausência de transpiração: B-9
- Com rigidez e dor do pescoço: PC-6, F-14, DU-19
- Com rigidez da nuca: REN-24
- Com inchaço: DU-17
- Com inchaço do vértice: DU-21

Cabeça, peso na: E-32, B-5, B-7, B-59, B-61, B-66, B-67, SJ-19, VB-8, VB-10, DU-1, DU-13, DU-15, DU-17, DU-20
- E no pescoço: B-9
- Como uma pedra: B-61
- Com dor da região submandibular: SJ-11
- Com calor no corpo: B-23

Cabeça, vento na: P-9, IG-8, E-41, C-5, B-2, B-10, B-11, B-62, R-6, SJ-5, SJ-16, SJ-18, SJ-22, SJ-23, VB-8, VB-14, VB-15, VB-19, VB-20, VB-41, DU-15, DU-16, DU-17, DU-20, DU-21, DU-22, DU-23, DU-24
- Com dor nos dois pontos: *Taiyang* (M-CP-9), VB-4
- Com dor atrás da orelha: VB-12
- Com dor que é difícil de suportar: B-9

Cabeças de prego: IG-7, B-40, DU-10, DU-12
- Nas costas: IG-11, B-65

Câimbras: B-18, B-57, B-67
- E dor das pernas: VB-40
- Dos pés e das mãos: R-6

Calafrios e febre (ver também Doença Febril, Vento): P-1, P-7, P-11, IG-3, IG-4, E-16, E-36, BP-9, ID-3, ID-4, ID-5, ID-10, ID-15, ID-17, B-9, B-16, B-58, B-59, B-62, B-64, B-65, SJ-1, SJ-3, SJ-5, SJ-10, SJ-12, SJ-13, SJ-15, VB-3, VB-10, VB-20, VB-22, VB-25, VB-34, VB-38, DU-13, DU-14, DU-15, DU-17, REN-2
- Alternando-se: B-22, B-23, B-40, F-14
- Decorrente de lesão por frio: ID-1, ID-9
- Persistente: BP-9
- Com ausência de transpiração: VB-16
- Com rigidez do pescoço e impossibilidade em virar a cabeça: ID-14

- Com transpiração: E-12
- Com inchaço do pescoço: VB-40
- Com vômito: BP-5

Calcanhar, dor: E-39, BP-4, B-56, B-57, B-60, B-61, R-3, R-4

Calor
- Todos os tipos de calor *yang* e exuberância do *qi*: DU-15
- Restringindo os três *jiao*: E-28
- Interno, com sede: F-3
- Calor por taxação: REN-4
- Calor por deficiência: P-10

Calor no corpo: P-10, BP-12, B-13, B-22, B-48, B-65, VB-19, F-2, DU-11, DU-12, DU-20
- No *jiao* médio: VB-6
- No médio (*jiao*) com propensão à fome: E-36
- Como fogo: C-9, PC-7, PC-9, SJ-1, DU-4
- Com dor abdominal: E-30
- Com ausência de transpiração: SJ-15, REN-13
- Com agitação e plenitude: BP-3
- Com dor de cabeça e incapacidade de dormir: SJ-19
- Com face e olhos amarelados: B-49

Canela
- Frio: E-45
- Calor na canela: F-2
- Dor: E-37, E-38, BP-6
- Obstrução dolorosa: E-34

Carbúnculo e Furúnculo: IG-7, PC-7, VB-21, DU-10, *Zhoujian* (M-MS-46)
- Nas costas: B-12, B-65

Cárie dentária: SJ-20, SJ-21

Carne
- Dor na carne e nos ossos: B-17
- Dor na carne e prurido da pele: B-13

Caspa: DU-22

Caxumba: P-11, IG-4, E-5, E-6, ID-2, SJ-5, SJ-17, VB-2, *Erjian* (M-CP-10)

Cérebro
- Vento: IG-9, VB-18, VB-19
- Dor no: E-36
- Deficiência e frio no: DU-22

718 – ÍNDICE DAS INDICAÇÕES

Choro (ver também Tristeza): P-3, DU-20
- Com pesar: P-5, B-15, PC-7
- Durante a noite em crianças: PC-9

Cinco fases, ação mútua excessiva das: REN-14

Cinco palmos agitados e quentes: B-45, R-6, PC-4

Cinco *Zang*
- Deficiência e esgotamento: REN-2
- Deficiência e esgotamento dos, com emissão seminal: R-11
- Calor nos: DU-4
- Calor nos cinco *zang* e seis *fu*: SJ-5
- Taxação dos: B-23

Cóccix, dor: B-30, B-35, B-60

Colapso: B-8, B-11
- Do *yang qi*: REN-6, REN-8
- Ao se levantar de repente: B-7, B-9
- Deficiência do *yin* com colapso súbito do *yang*: REN-6

Colo do útero
- Dor e inchaço no portão da criança (colo do útero): REN-3

Coluna arqueada: B-13
- Da lombar provocando flacidez e falta de força nos tendões do pescoço: VB-20

Coluna vertebral (ver também Dorso, Cóccix, Sacro)
- Dificuldade de curvar e estender: B-46
- Incapacidade de virar: B-29
- Dor: B-18
- Dor no nível do Coração: SJ-3
- Dor e inflexibilidade: B-46, DU-26
- Rigidez: B-5, B-11, B-17, F-13, DU-4
- Entorse: DU-15
- Inflexibilidade: R-18, DU-1, DU-9, DU-13, DU-14, DU-15
- Inflexibilidade e contração: DU-8
- Fraqueza: VB-25
- Inflexibilidade e dor da parte inferior da coluna e da nádega: B-28

Coma: PC-8, DU-26, REN-1

Comer (ver também Ingestão Difícil)
- Come muito, mas permanece magro: B-20, B-23, B-25

- Come pouco, mas fica saciado facilmente: REN-12
- Excessivamente: BP-5
- Desejo de comer a despeito da ingestão difícil: F-14
- Dificuldade em mastigar: VB-2
- Dificuldade de engolir: E-9
- Impossibilidade de mastigar: E-6, ID-18
- Impossibilidade de comer e beber: B-25, R-27
- Impossibilidade de comer: E-4, B-17, VB-8, DU-9
- Impossibilidade de sentir o gosto do alimento ou da bebida: E-13, DU-20
- Falta de apetite: E-19, E-20, E-21, E-22, E-23, E-25, E-36, E-45, BP-6, BP-8, B-20, B-21, R-24, *Huanmen* (M-DC-6)
- Sem vontade de comer: B-48, B-64, R-22, R-23, VB-28, VB-39, F-4, F-8, F-13, DU-7, ou de beber: E-39, BP-1, BP-4, BP-9, SJ-1, REN-9, REN-10

Concepção (ver Infertilidade)

Consciência, perda de: P-7, P-11, IG-1, IG-19, E-36, E-45, BP-1, C-9, B-2, B-7, B-42, B-61, B-63, R-1, PC-8, PC-9, VB-15, F-1, F-2, DU-15, DU-20, DU-24, DU-26, REN-3, REN-8, REN-12, REN-14, REN-17, *Shixuan* (M-MS-1)
- Por acidente vascular cerebral: P-11, IG-1, C-9, ID-1, R-1, F-1, DU-15, DU-26, REN-6, REN-8

Constipação: E-22, E-25, E-37, E-40, E-41, E-44, BP-2, BP-3, BP-5, BP-13, BP-15, BP-16, B-25, B-26, B-27, B-28, B-32, B-33, B-34, B-39, B-51, B-56, B-57, R-1, R-4, R-6, R-7, R-14, R-15, R-16, R-17, R-18, SJ-5, SJ-6, VB-27, VB-34, F-1, F-2, F-3, F-13, REN-6

Consumpção: E-37, B-13, B-43, DU-11, REN-4, *Yaoyan* (M-DC-24)

Coração (ver também Agitação, Respiração curta, Tórax)
- Acúmulo de *qi* frio ascendendo para invadir: REN-3
- Frio, sensação de frio abaixo: ID-1
- Distúrbios do: PC-2
- Distúrbios da frequência e do ritmo: C-5, PC-6
- Susto: B-62
- Rigidez e distensão abaixo: B-32, B-51
- Opressão do, com ausência de transpiração: PC-9, SJ-1, SJ-15

978-85-7241-939-0

- Opressiva, sensação opressiva do: REN-15
- Palpitações: P-4, P-7, E-36, BP-6, C-1, C-5, C-6, C-7, C-8, C-9, B-14, B-15, B-62, B-64, R-4, R-20, R-24, R-26, PC-2, PC-3, PC-5, PC-6, PC-7, F-2, *Anmian* (N-HN-54)
- Susto, palpitações por: E-27, E-41, C-5, C-6, C-7, C-8, B-15, B-19, PC-6, SJ-2, SJ-10, VB-9, VB-19, F-5, DU-11, DU-20, DU-22, DU-24, REN-13, REN-14, REN-15
- Obstrução dolorosa: C-1
- Obstrução dolorosa com medo e pavor: P-10
- Golpes no Coração: C-5, C-7, C-9, B-43, PC-6, PC-7
- Golpes, sensação de, abaixo do Coração: PC-3
- Deficiência do *qi* em crianças: B-15
- Calor e agitação, sensação de, no Coração: REN-13
- Calor e opressão, sensação de, no Coração: DU-20
- Assustado e cauteloso pela deficiência: B-15

Coração, dor: P-4, P-5, E-19, BP-2, BP-4, BP-14, C-3, C-4, C-6, C-7, C-9, B-14, B-15, B-16, B-17, B-64, R-1, R-20, PC-2, PC-3, PC-4, PC-6, PC-7, PC-8, PC-9, SJ-1, DU-1, DU-8, REN-11, REN-12, REN-14
- Abaixo do Coração: F-2
- Cortante: F-14
- Decorrente de frio: REN-14
- Decorrente de obstrução do *qi*: REN-22
- Em mulheres: R-21
- Ao comer: B-17
- Irradiando-se para as costas: B-60, REN-15
- Penetrante: C-6, B-17, R-2, R-3
- Súbita: E-36, PC-5, PC-6, SJ-6, F-1, REN-6, REN-13, REN-14
- Súbita com dor no abdome: P-2
- Com pulso em corda: F-3
- Com agitação do Coração: C-5
- Com plenitude do tórax: SJ-4
- Com dor e opressão do tórax: SJ-6
- Com dor nas costas: REN-22
- Com dor no Fígado: F-2
- Com ânsia de vômito: C-1
- Com vômito: P-8, PC-4, F-13

Coração, plenitude do
- E agitação abaixo do Coração: R-19, R-21
- E distensão abaixo do Coração: P-11, IG-13, BP-9
- E distensão do abdome: E-36, BP-6, ID-19, VB-39
- Com transpiração: P-11

Corpo
- Dor nos ossos e nas articulações de todo o: B-47
- Umidade: E-40
- Prurido no corpo e na face: SJ-3
- Sensação opressiva do: R-6
- Moleza e peso do: E-40
- Inchaço: P-3, E-15
- Magro mesmo comendo muito: B-21
- Dor: BP-21, B-10, B-17, B-46, VB-43, F-8
- Dor e prurido em todo o corpo como se estivesse sendo picado por insetos: IG-11

Costelas (ver também Região Costal Lateral)
- Dor das costelas: SJ-5, VB-24, F-13

Cotovelo
- Dificuldade em levantar: P-5, IG-5, C-9, VB-44
- Consumpção e fraqueza no: IG-11
- Frio e dor no cotovelo e no braço: C-1
- Vermelhidão e inchaço: ID-6, SJ-3, F-3
- Frio de inversão no cotovelo e no braço: C-1
- Obstrução dolorosa: SJ-6
- Dolorimento e peso no cotovelo e no punho: SJ-5

Cotovelo e do braço, entorpecimento do: IG-13, B-41, SJ-5

Cotovelo, contração do: P-10, IG-10, ID-3, ID-7, SJ-5
- E do braço: C-4
- E da axila: C-8

Cotovelo, dor no: P-5, IG-8, IG-12, C-3, ID-1, ID-11, PC-7, SJ-10, VB-34
- E no braço: PC-3
- E na axila: ID-8
- E no ombro: IG-11, SJ-1
- E na parte superior do braço: P-6, C-5, PC-6
- Que se irradia para o ombro: SJ-10
- Dor no aspecto interno do cotovelo e do braço: PC-5

Coxa
- Contração dos músculos da: E-31
- Sensação de calor da parte interna: B-55
- Inchaço do aspecto lateral: B-37
- Inchaço da coxa e do joelho: E-31, E-38, BP-13, B-37, B-59, B-65

720 – ÍNDICE DAS INDICAÇÕES

- Dor da coxa e do joelho: E-33, VB-30, F-11
- Dor da coxa e da canela: E-36
- Dor do aspecto externo: B-38
- Dor do aspecto interno: BP-5, BP-10, R-10, F-8, F-12

Dedos das mãos
- Contração do dedo mínimo ou da mão: C-8
- Contração: IG-4, C-5
- Contração dos cinco dedos: P-6, IG-3, IG-5, ID-4, SJ-2, SJ-3, F-3
- Distúrbios do dedo mínimo: ID-1, ID-2
- Sensação de calor na área entre os dedos anelar e mínimo: E-39
- Prurido e entorpecimento: ID-2
- Entorpecimento e calor: IG-1
- Entorpecimento ou dor: *Shixuan* (M-MS-1)
- Entorpecimento, rigidez, vermelhidão, inchaço, espasmo e dor: *Baxie* (M-MS-22)
- Dor: C-4, ID-3, ID-7, SJ-5
- Obstrução dolorosa: IG-15, *Baxie* (M-MS-22)
- Dor intensa em todos os dedos da mão: ID-7

Dedos dos pés
- Contração dos: VB-43
- Erosão por umidade e fissuras entre eles: VB-43
- Dificuldade de flexionar e estender: E-43
- Incapacidade de flexionar e estender: B-58
- Dor nos: SJ-5
- Dor e contração nos: VB-41
- Dor nos dedos dos pés com incapacidade de ficar em pé: R-1
- Distúrbios no hálux: E-41, BP-2

Defecação difícil: B-28, B-34, B-36, B-52, B-54, B-60, R-3, R-19, F-3, F-4, DU-1, REN-12

Defecação irregular: B-46, B-47, B-48

Defecação ou micção difícil: B-30, R-8

Deficiência
- E frio no *jiao* inferior: REN-6
- Todos os tipos: B-43
- E cansaço com extremo frio: REN-2
- Nos idosos: R-6
- Do *yang qi*: REN-3
- Calor de deficiência por taxação: B-13

Demência: C-7, B-15, R-4

Dente, dor de: P-7, P-9, P-10, IG-2, IG-5, IG-6, IG-11, E-3, E-4, E-6, E-7, E-42, E-44, E-45, ID-3, ID-8, ID-19, B-14, B-63, R-3, SJ-2, SJ-5, SJ-8, SJ-12, SJ-20, SJ-21, SJ-23, VB-2, VB-4, VB-5, VB-9, VB-10, VB-12, VB-41, *Baxie* (M-MS-22), *Jiachengjiang* (M-CP-18), *Taiyang* (M-CP-9)
- Acompanhada por calafrios e febre: C-3
- E dor das gengivas: SJ-17, REN-24
- E dor na boca: IG-7
- Por cárie dentária: IG-3, IG-5
- Dos dois maxilares, superior e inferior: ID-5
- Do maxilar inferior: IG-1, IG-3, IG-4, E-5, E-44, B-40, SJ-9, SJ-17
- Do maxilar superior: E-44, B-60, VB-3, VB-16, VB-17
- Com inchaço da bochecha: IG-10, ID-18

Dentes (ver também Dor de dente, Cárie dentária)
- Cerrados: ID-17
- Cerrados, por acidente vascular cerebral: ID-16
- Frio: IG-6
- Ranger dos dentes: VB-37
- Cárie: IG-6, E-42, ID-8, R-7

Depressão (ver também Depressão Maníaca): C-5, F-5

Depressão Maníaca: IG-5, E-23, E-24, E-36, E-40, E-42, E-45, BP-1, BP-4, BP-5, C-7, C-9, ID-3, ID-7, ID-16, B-8, B-15, B-17, B-18, B-62, B-64, B-65, R-9, R-10, PC-8, VB-19, VB-21, F-1, DU-15, DU-18, DU-23, DU-24, DU-26, DU-27, REN-1, REN-12, REN-14, REN-24, *Sishencong* (M-CP-1)

Desejos
- De silêncio: E-44
- De fechar a porta e permanecer em casa: R-4

Desorientação: C-7, B-8, B-15, R-20, VB-2, DU-11, DU-20, REN-14
- E esquecimento: P-3

Despe-se e corre: E-40, E-42, E-45, DU-24

Diafragma (obstrução, opressão, dor): IG-6, E-18, BP-17, REN-14

Diarreia (ver também Distúrbio disentérico, Fezes): P-5, E-20, E-22, E-23, E-25, E-37, E-39, E-44, BP-2, BP-3, BP-4, BP-6, BP-7, BP-9, B-20, B-21, B-22, B-24, B-26, B-27, B-28, B-34, B-35, B-47,

B-48, B-65, R-7, R-8, R-10, R-14, R-15, R-16, R-17, R-20, R-21, PC-3, PC-6, SJ-18, VB-29, F-6, F-13, DU-5, DU-6, REN-4, REN-5, REN-6, REN-12, *Luozhen* (M-MS-24), *Jinjin/Yuye* (M-CP-20), *Haiquan* (M-CP-37), *Shixuan* (M-MS-1)
- Diarreia na infância: *Sifeng* (M-MS-9)
- Frio ou umidade (*dong*): IG-3, BP-15, B-23, B-25, VB-25, F-2, DU-1
- Crônica: E-36, *Sanjiaojiu* (M-TA-23)
- Contendo alimentos não digeridos: IG-8, E-37, E-39, B-33, F-3, F-8
- Decorrente de ataque de frio no inverno: E-37
- Decorrente de frio no abdome: BP-14
- Das cinco horas (do cantar do galo): B-23
- Nos idosos ou em pessoas deficientes: REN-8
- Incessante: R-13, REN-8
- Infantil após amamentação: REN-8
- Persistente com alimentos não digeridos (nas fezes): E-25
- Solta: E-21, B-49
- Súbita: BP-1, BP-9
- Súbita com alimentos não digeridos nas fezes: BP-9
- Líquida: BP-5, B-32, B-37, VB-39
- Com dor abdominal: B-28
- Com fezes finas: BP-8, F-3

Diarreia com sangue (e pus): BP-3, B-24, F-8

Diarreia e distúrbio disentérico: E-36, BP-14, F-3

Dificuldade em se curvar: B-28

Discurso, fala
- Ofensivo: E-36
- Desenvolvimento atrasado da fala: B-15
- Fala hesitante: PC-5
- Fala deficiente: BP-5
- Incapacidade de falar após acidente vascular cerebral: PC-6
- Incapacidade de falar: E-1, C-5, R-2, PC-9, REN-17, REN-22
- Fala incessante: B-10, DU-8, DU-16
- Perda da fala: E-4, SJ-17, VB-7
- Perda da fala após acidente vascular cerebral: VB-20, VB-21, DU-16
- Imita a fala de outras pessoas: DU-24
- Perda da fala: C-5

Disfunção nutricional infantil: P-10, IG-4, B-20, B-21, B-50, PC-9, *Sifeng* (M-MS-9)

Disfunção urinária dolorosa (*lin*): BP-11, BP-12, B-32, B-33, B-34, B-39, B-67, PC-5, PC-6, F-1, F-2, F-3
- Sangue: BP-10, R-6, R-7, REN-5
- Calor: E-30
- *Qi*: BP-9, BP-10, R-8, REN-5, REN-8
- Cálculo: REN-4
- Os cinco tipos de: BP-6, BP-10, R-7, R-8, R-11, R-16, VB-39, F-1, F-3, F-4, DU-1, REN-2, REN-3, REN-4
- Turva: E-25, B-28, B-61

Dismenorreia: E-25, E-26, E-28, BP-6, BP-8, BP-10, B-24, B-25, B-30, B-31, B-32, B-34, R-5, R-6, R-8, PC-5, F-5, REN-2, REN-6, *Tituo* (N-CA-4)
- Dor de sangue e *qi* em mulheres: B-62

Dispneia: P-1, P-3, P-4, P-5, P-7, P-8, P-9, IG-9, IG-20, E-10, E-11, E-12, E-13, E-14, E-15, E-18, E-19, E-40, BP-1, BP-21, B-3, B-4, B-7, B-11, B-12, B-13, B-42, B-44, B-45, B-60, R-1, R-2, R-3, R-22, R-25, R-26, R-27, SJ-19, VB-18, VB-23, F-8, F-13, F-14, DU-9, DU-10, DU-12, DU-24, DU-25, REN-6, REN-12, REN-15, REN-17, REN-20, REN-23, *Bailao* (M-CP-30), *Huanmen* (M-DC-6)
- E tosse: IG-1, R-26, PC-3
- Crônica com tosse: B-23
- Deficiente: E-36
- Decorrente de *qi* diminuído: R-4
- Súbita: REN-22
- Com agitação e plenitude: E-8
- Com dificuldade em andar: E-37
- Com calor no corpo: C-7
- Com incapacidade de se deitar: P-2, BP-9, REN-4
- Com incapacidade de falar: REN-20, REN-21
- Com incapacidade de ficar em pé por muito tempo: E-36

Distensão em tambor: E-25, BP-4, B-20, F-13

Distensão focal (*pi*): B-18, B-20, R-21, PC-6, F-13, REN-10, REN-12, REN-14

Distúrbio da perturbação súbita: P-10, IG-10, E-9, E-25, E-36, BP-2, BP-4, BP-6, BP-9, BP-12, BP-13, B-21, B-50, B-52, B-57, R-6, PC-3, PC-5, PC-7, PC-9, SJ-1, SJ-6, F-14, REN-4, REN-7, REN-8, REN-11, REN-12, REN-13, REN-14
- Contração e dor dos músculos da panturrilha no: VB-34
- Contração dos tendões no: VB-35

722 – ÍNDICE DAS INDICAÇÕES

- Com dor abdominal: B-40
- Com dor cardíaca: C-6
- Com cólicas: E-18, E-41, B-38, B-56, B-59, B-61, B-63, R-1, REN-9
- Com mãos e pés frios por contracorrente: BP-3

Distúrbio da possessão dos três cadáveres: B-42

Distúrbio de atrofia (veja também as áreas específicas): IG-10, BP-3, B-24, B-25, VB-39

Distúrbio disentérico (ver também Diarreia): IG-4, IG-11, E-22, E-25, E-37, E-39, E-44, BP-3, BP-4, BP-8, BP-9, BP-15, BP-16, B-20, B-22, B-25, B-27, B-29, B-35, B-40, R-7, R-8, R-14, R-15, R-21, PC-3, REN-4, REN-5, REN-6, REN-12

Distúrbio do acúmulo na infância: *Sifeng* (M-MS-9)

Distúrbio do emagrecimento e sede: E-33, ID-4, B-13, B-26, B-27, B-28, B-49, R-2, R-3, SJ-4, DU-26, F-14, REN-4, *Jinjin/Yuye* (M-CP-20), *Haiquan* (M-CP-37), *Weiguanxiashu* (M-DC-12)
- Com vontade de beber água: F-2, DU-27, REN-24
- Com micção frequente: B-23

Distúrbio do osso fumegante: C-6, B-17, B-19, B-43, R-27, VB-21, DU-4, DU-10, DU-13, DU-14, *Huanmen* (M-DC-6)
- Com febre que sobe e desce: *Bailao* (M-CP-30)

Distúrbio *Shan*: E-23, E-25, E-26, E-27, E-28, E-30, E-32, E-36, BP-5, BP-6, BP-9, BP-12, BP-13, B-18, B-29, B-30, B-32, B-34, R-1, R-2, R-6, R-8, R-9, R-10, R-11, R-14, VB-26, VB-28, VB-29, F-1, F-3, F-4, F-5, F-6, F-8, F-12, DU-4, DU-5, REN-1, REN-14, REN-24, *Sanjiaojiu* (M-TA-23)
- Frio: E-33, B-55, R-3, R-16, VB-27, F-2, F-4, F-5, REN-7
- Dor: BP-6, BP-14, B-27, VB-25, REN-2, REN-4, REN-5, REN-7
- Súbito: B-63, VB-40, F-1
- Súbito em crianças: F-3
- Os sete tipos de: E-29, F-1, F-2, REN-3, REN-6
- Distúrbio *shan* umbilical em bebês: R-9
- Distúrbio *shan* umbilical com dor localizada que avança periodicamente até o Coração: E-25

Doenças da água: REN-9

Doenças das oito regiões nas mulheres: E-32

Dor de ouvido: IG-5, E-7, ID-16, SJ-5, SJ-19, VB-11, VB-12, VB-43
- Atrás da orelha: SJ-18
- À frente da orelha: P-11, IG-11
- Com vermelhidão e inchaço: SJ-5, SJ-17
- Com inchaço da raiz do ouvido: SJ-5

Dor no braço: IG-4, IG-16, C-8, C-9, ID-5, PC-1, SJ-2, SJ-8
- E ombro: IG-10
- No antebraço: SJ-9
- No aspecto medial do braço: P-3, P-4, P-9, PC-2
- Na parte superior do braço e do cotovelo: ID-8
- Na parte superior do braço e do ombro: P-5
- Na parte superior do braço como se estivesse deslocado: ID-6

Dor no olho: IG-8, E-44, C-5, C-9, ID-6, B-4, B-9, B-15, B-45, B-67, R-19, SJ-5, SJ-6, SJ-10, SJ-11, VB-1, VB-11, VB-14, VB-18, VB-37, DU-17, DU-23, *Taiyang* (M-CP-9)
- Aguda: IG-3
- Violenta: E-8, ID-2, B-9, B-10, B-60
- No canto externo: VB-5, VB-6, VB-15, VB-38, VB-41, VB-43, VB-44
- Originando-se no canto interno: B-62, B-67
- Com prurido das pupilas: VB-14
- Com prurido e vermelhidão: VB-42
- Com incapacidade de fechar os olhos: E-5
- Com incapacidade de enxergar: SJ-16
- Com falta de clareza da visão: DU-28
- Com lacrimejamento: ID-2
- Com vermelhidão nos olhos: P-9, IG-6, IG-11, E-2, ID-3, B-65, SJ-3, SJ-23, VB-15, VB-20, F-2
- Com inchaço nos olhos: IG-4, IG-5, IG-14, E-1, E-43, ID-5, B-1, B-2, B-60, SJ-5, SJ-6, VB-1, VB-16, VB-19, VB-40, VB-41, VB-44, F-3, F-8

Dorso (veja também região Lombar, Sacro, Coluna Vertebral)
- Inflexibilidade com impossibilidade de se virar: F-5
- Rigidez e dificuldade de movimento de extensão: B-62
- Corcunda em crianças: B-13

Dorso, dor no: B-17, B-44, B-47, B-49, B-50, B-52, DU-10, VB-27

- E dor em contorção abaixo do umbigo, que gradualmente se irradia para os órgãos genitais: REN-4
- E frio no dorso e nos joelhos: B-31
- E contração: B-21
- E sensação de frio na parte superior do dorso: DU-11
- E no quadril: VB-32
- E no ílio: VB-28
- E na perna: VB-29
- E no ombro: P-1, P-2, ID-3, B-13, B-43
- E nas laterais do corpo: B-64
- E na nuca com incapacidade de virar a cabeça: SJ-12
- Que se irradia para a cabeça: B-41
- Na parte superior do dorso *Dingchuan* (M-DC-1)
- Com aversão ao frio: B-46

Eczema: BP-6, BP-10, B-40, VB-30
- Lacrimejamento agudo da face: IG-2
- E tínea na mão: PC-8
- Da mão: PC-7
- Do escroto: BP-11

Edema: IG-6, E-12, E-22, E-25, E-28, E-36, E-43, BP-4, BP-6, BP-7, BP-8, BP-9, B-20, B-22, B-23, B-50, B-52, B-53, R-6, R-7, R-14, VB-8, VB-29, DU-21, REN-3, REN-5, REN-7, REN-9
- E distensão em tambor: B-21, DU-26, REN-8, REN-11
- Abaixo do joelho: VB-38
- Na face: P-1, P-9, E-40, E-42, E-43, VB-20
- Na face com lábios trêmulos: E-41, DU-26
- Nos quatro membros: BP-2, R-7, VB-43
- No membro inferior: R-7
- Pedra: E-30, R-14, PC-2, F-13
- Que leva à dor da região costal lateral: REN-4
- Os cinco tipos: R-7
- Com abdome aumentado: E-33

Ejaculação precoce: E-27, B-23, B-52, R-3

Emaciação: B-43, R-3, F-3, DU-9, REN-10
- E icterícia: F-13
- Em mulheres devido a intercurso sexual durante a menstruação: B-23
- Dos quatro membros a despeito de comer muito: REN-4
- Dos músculos do corpo: REN-6
- Com distúrbios de taxação: VB-19

Emissão seminal: P-7, E-27, E-29, BP-6, BP-7, BP-8, BP-9, B-15, B-23, B-27, B-28, B-30, B-31, B-36, B-43, B-54, B-67, R-2, R-3, R-6, R-7, R-11, R-12, R-14, SJ-18, SJ-19, F-4, F-8, DU-3, DU-4, REN-1, REN-2, REN-3, REN-4, REN-6
- Associada à taxação sexual: F-8
- Decorrente de medo e pavor: DU-1
- Decorrente de deficiência por taxação: IG-15, F-4
- Decorrente de insuficiência do *qi*: F-3
- Com sonhos: BP-6, B-23, B-30, B-43, B-52, F-4, REN-3
- Noturna: R-2

Entorpecimento: E-38, SJ-14, VB-32, VB-34
- E contração dos músculos da coxa: E-32
- E dor das mãos e dos pés: SJ-5
- E dor das pernas: R-3
- E dor na coxa e no joelho: VB-34
- No corpo: VB-37, F-4, F-6
- Na nádega: B-38
- Na carne do corpo: REN-22
- Nos quatro membros: IG-9, SJ-3
- Na mão: SJ-6
- Nas mãos e dos pés: F-6
- Na cabeça: F-3
- Nos lábios e da face: E-4
- Na região lombar estendendo-se para os pés: B-32
- No ombro: SJ-10
- No ombro e do braço: ID-6
- Com incapacidade de erguer a mão e o pé: ID-9

Enurese (ver também Micção): P-5, E-22, BP-6, BP-9, BP-11, C-5, C-7, C-8, B-23, B-26, B-27, B-28, B-32, B-39, B-40, R-3, R-6, R-11, VB-34, VB-41, F-1, F-2, F-3, F-8, F-9, F-10, REN-1, REN-2, REN-4
- Na infância: REN-6

Epigástrica, dor: P-6, E-19, E-20, E-21, E-23, E-24, E-34, E-36, E-42, BP-2, BP-3, BP-4, BP-5, B-16, B-17, B-18, B-21, B-51, R-16, R-19, PC-5, PC-6, PC-9, VB-24, F-3, F-14, REN-10, REN-12, *Luozhen* (M-MS-24), *Weiguanxiashu* (M-DC-12)
- E no Coração: BP-3
- Decorrente de agressão pelas sete emoções: REN-12
- Penetrante: PC-6

Epigástrio
- Frio no: R-16
- Distensão no: BP-3
- Rigidez no: F-14

Epilepsia: P-5, P-7, E-40, E-41, BP-4, C-3, C-6, C-7, C-8, C-9, ID-2, ID-3, ID-8, ID-19, B-3, B-5, B-8, B-9, B-10, B-13, B-15, B-18, B-40, B-58, B-60, B-62, B-63, B-64, R-1, R-20, PC-4, PC-5, PC-6, PC-7, PC-8, SJ-2, SJ-7, SJ-10, SJ-13, VB-4, VB-9, VB-12, VB-13, VB-15, VB-16, VB-20, VB-34, F-1, F-2, F-3, F-13, DU-2, DU-8, DU-14, DU-15, DU-17, DU-18, DU-19, DU-26, DU-27, REN-12, REN-15, *Anmian* (N-HN-54), *Shixuan* (M-MS-1), *Sishencong* (M-CP-1)
- Dia, durante o: B-62
- Susto: IG-16, C-9, DU-1
- Noite, durante a: R-6
- Vento, epilepsia: DU-6, DU-20, DU-21, DU-24, REN-8, REN-13, REN-24
- Com espuma na boca: SJ-23
- Com vômito de espuma: REN-14

Epilepsia, infância (infantil): B-2, B-10, B-60, B-61, SJ-18, SJ-19, DU-4, DU-11

Epilepsia, susto na infância: P-7, BP-5, VB-13, DU-8, DU-12, DU-21

Erisipelas: IG-11, BP-10, B-40

Eructação: P-9, E-36, E-43, BP-7, BP-17, B-46, F-5
- E vômito de fleuma: REN-4
- Com distensão e plenitude abdominal: E-41

Escápula, dor: ID-2, ID-8, ID-9, ID-11, B-11, SJ-10

Escrofulose: IG-10, IG-11, IG-13, IG-14, IG-15, IG-16, IG-17, IG-18, E-5, E-9, E-10, E-11, E-12, C-1, C-2, C-3, ID-8, ID-10, SJ-5, SJ-6, SJ-10, SJ-13, SJ-16, SJ-17, VB-21, VB-23, VB-38, VB-41, *Bailao* (M-CP-30), *Zhoujian* (M-MS-46)
- Da axila: VB-22
- Do pescoço: ID-17, PC-1, PC-5

Esôfago
- Constrição do: P-10, E-18, BP-4, B-17, B-22, B-43, B-44, F-13, REN-14, REN-16, REN-17, REN-22
- Dor: BP-17

Espasmo clônico: P-5, P-6, IG-11, E-3, E-36, E-41, C-4, ID-1, ID-4, ID-5, ID-8, B-5, B-11, B-20, B-56, B-59, B-67, PC-5, SJ-10, SJ-17, SJ-18, SJ-22, VB-3, VB-4, VB-26, VB-27, DU-1, DU-8, DU-11, DU-12, DU-13, DU-15, DU-17, DU-18, DU-21, REN-14, *Shixuan* (M-MS-1)

Espirros: IG-4, IG-20, B-2, B-12, VB-4, VB-6
- Tendência a espirrar: P-5

Estômago
- Acúmulo no Estômago: REN-21
- Lesão no Estômago e no Baço por comer em excesso: F-13
- Lesão interna no Estômago e no Baço: REN-12
- Frio: BP-4, VB-8, DU-9
- Frio e distensão: B-21, B-23
- Frio e debilidade: B-21
- Calor no Estômago: E-37, VB-39
- Calor com delírio: E-41
- Dor: PC-7
- Refluxo: B-17, B-21, REN-12, REN-13, REN-14, REN-15
- Todas as doenças do Estômago e do Baço: REN-12

Face (ver também Tez)
- Queimação da: F-2
- Contração dos músculos da: E-4
- Desvio da face e do olho: SJ-23
- Desvio da face e da boca: IG-4, IG-7, DU-26
- Escurecimento gradual da: REN-4
- Sensação de calor na pele: ID-16, REN-22
- Prurido: SJ-19
- Edema da: E-5, E-37, VB-25, DU-23
- Dor: E-44, ID-18, B-2, VB-3, VB-14, DU-17, REN-24, *Jiachengjiang* (M-CP-18), *Yintang* (M-CP-3)
- Amarelada: BP-5

Face, inchaço na: IG-4, E-25, E-45, BP-5, B-7, SJ-16, REN-24
- E nos olhos: VB-35
- E na cabeça: VB-34
- E na parte inferior da bochecha: E-5
- Com prurido: IG-20
- Com dor: IG-7, E-42

Face, vermelha: E-9, C-7, ID-18, SJ-3, VB-21, F-14, DU-17, REN-22
- Após consumo de álcool: DU-20
- Com ausência de transpiração: C-5, SJ-3
- Com agitação: DU-28
- Com dor na bochecha: B-2, B-9
- Com calor na face: B-23, PC-6
- Com lacrimejamento: SJ-2
- Com inchaço na face: DU-21, DU-22, DU-23, VB-5, VB-6

ÍNDICE DAS INDICAÇÕES – **725**

- Com olhos vermelhos: E-41
- Com olhos amarelados: PC-5

Fantasma
- Fala de fantasmas e cadáveres flutuantes: P-3
- Mal do fantasma: PC-5
- Fala sobre fantasma: E-32
- Vê fantasmas: IG-5, IG-7, E-40, E-41, B-10, B-61, DU-12

Febre (ver Doença febril)

Febre, doença febril (ver também Calafrios e Febre, Calor no corpo, Vento): IG-2, E-45, ID-1, ID-7, B-11, B-13, PC-3, PC-5, PC-6, PC-8, PC-9, SJ-1, SJ-3, SJ-5, SJ-8, SJ-15, VB-44, REN-13, REN-14, REN-15, *Baxie* (M-MS-22), *Erjian* (M-CP-10), *Shixuan* (M-MS-1)
- Acompanhada por transpiração que se mantém por dias: PC-8
- Decorrente de lesão por frio com dor de cabeça que vem e vai: DU-11
- Alta que não abaixa: IG-11
- Baixa: F-3, F-4
- Taxação: P-5
- Que começa com peso na cabeça: BP-3
- Que não se dissipa: BP-2
- Que sobe e desce: P-5, B-13, B-17, B-19, *Huanmen* (M-DC-6)
- Que sobe e desce com tosse de sangue: REN-4
- Com ausência de transpiração: P-6, P-8, IG-1, IG-4, IG-5, E-36, E-41, E-42, E-43, E-44, E-45, BP-1, BP-2, ID-2, ID-3, ID-4, ID-5, B-6, B-10, B-17, B-40, B-45, B-58, R-7, PC-1, PC-6, SJ-1, SJ-2, SJ-4, SJ-6, VB-5, VB-6, VB-20, VB-37, VB-43, DU-23
- Febril: VB-20, DU-6
- Com agitação ou inquietação: IG-5, C-9, PC-7, PC-9, SJ-1, VB-5
- Com falta de ar: P-8
- Com plenitude e opressão e impossibilidade de se deitar: BP-3
- Com dor de cabeça: SJ-3
- Com cabeça pesada e dor na fronte: E-36
- Com dor no pescoço e na região lombar e sede: ID-7
- Com sangramento nasal: BP-1

Felicidade, grande: E-40

Feto (ver Gravidez)

Fezes (ver também Constipação, Diarreia, Distúrbio Disentérico, Intestinos)
- Secas: R-15, R-16
- Sangue nas fezes: IG-8, E-44, BP-1, BP-4, B-17, B-20, B-25, B-34, B-35, R-21, PC-6, PC-8, F-3, DU-1, DU-4, DU-6, *Erbai* (M-MS-29)
- Sangue e muco nas fezes: B-27
- Sangue e pus nas fezes: E-39, BP-16, R-7
- Alimentos não digeridos nas fezes: E-21, E-36, BP-3, BP-4, BP-5, BP-6, BP-16, BP-17, B-20, B-21, B-22, B-23, B-25, B-43, B-53, B-66, R-20, F-13, DU-5, REN-4, REN-5, REN-10, REN-12, REN-13

Ficar em pé (ver também Sentar-se)
- Incapacidade de ficar em pé após sentar-se: B-59
- Incapacidade de ficar em pé por muito tempo: E-38, B-11, B-57

Fígado
- Calor no: DU-11
- Dor do Fígado e do Coração: F-3
- Lóquios (ver Gravidez)

Flatulência: E-36

Fleuma R-26
- Frio: REN-18
- Copiosa: E-40, REN-13
- Doença: B-43
- Tontura: VB-8
- No tórax: REN-14
- Na boca que parece cola: R-3
- Na garganta: BP-18, REN-22
- Tontura por inversão: SJ-5
- Malária com tremor por frio: E-22
- Dor no diafragma por *qi*: VB-8
- Mania por fleuma-fogo: B-43

Fome
- Excessiva: E-45
- Com impossibilidade de comer: E-41, B-21, REN-3
- Sem vontade de comer: E-36, BP-3

Fontanela, falha no fechamento: REN-6, REN-7, REN-9

Força, falta de: DU-14

Fossa poplítea
- Contração dos tendões da: B-38, B-40

Fossa supraclavicular
- Sensação de calor e dor da: ID-9
- Inchaço da: SJ-16

726 – ÍNDICE DAS INDICAÇÕES

- Dor na: P-2, P-9, E-12, SJ-15, VB-15, VB-38, VB-41

Fotofobia: B-1

Frio (ver também Calafrios e Febre, Doença Febril, Calafrios, Vento)
- Acúmulo de frio em mulheres que dá origem à taxação: B-23
- Ataque de, com grande sede: IG-4
- Corpo: REN-12
- Corpo, com muitos suspiros: BP-5
- Contracorrente do pé e da mão: BP-6
- Muito: B-50
- Da parte inferior do corpo: B-58
- *Qi* dos seis *fu*: REN-10
- Incapacidade de se aquecer mesmo usando muita roupa: VB-14

Frio, aversão ao (ver também Vento): P-1, P-10, E-5, E-44, B-17, B-42, B-50, VB-16
- E dor nas costas: B-64
- Nas costas: REN-4
- Com dor de cabeça: B-1

Frio, lesão por: SJ-5, VB-20
- Provocando agitação do Coração: REN-14
- Provocando frio por contracorrente nas mãos e nos pés: BP-2
- Provocando calor no Estômago: E-30
- Provocando calor que penetra na câmara do sangue: F-14
- Provocando calor com febre persistente: VB-39
- Provocando febre alta com agitação e vômito: DU-14
- Provocando taxação: VB-39
- Provocando calor persistente nos membros: P-2
- Com ausência de transpiração: VB-20
- Com calor nos quatro membros: B-40, DU-2
- Com calor que não se dissipa: IG-15
- Com frio por inversão das mãos e dos pés: R-3
- Com febre residual que não cede: IG-11
- Com rigidez na cabeça e no pescoço: B-12
- Com água atando o tórax e a região costal lateral: IG-2, IG-3
- Sem transpiração: B-11

Fronte (ver Cabeça, Face)

Furúnculos (ver Carbúnculos)

Garganta
- Abscesso: C-4
- Frio, sensação de: REN-22
- Garra, sensação de uma garra na garganta: F-2
- Mariposa na garganta na infância: P-11, IG-4
- Distensão da: F-3
- Seca: P-9, P-10, IG-6, C-9, R-6, PC-7, VB-34, F-4, REN-22, *Weiguanxiashu* (M-DC-12)
- Seca com agitação e sede: F-2
- Seca com vontade de beber água: F-3
- Seca, sem vontade de beber água: C-7
- Seca e dor da garganta: B-19
- Rouquidão decorrente de frio na garganta: ID-16
- Mariposa: *Shixuan* (M-MS-1)
- Obstrução da: IG-3, ID-17, SJ-9
- Dor: C-8, ID-16, PC-8, F-3, F-7
- Dor que impede a deglutição: ID-2, R-1, R-4
- Dor e inchaço: P-6, IG-18, E-9, E-10, E-11, E-40, ID-8, R-6, SJ-2, SJ-6, SJ-10, DU-16, *Baxie* (M-MS-22), *Erjian* (M-CP-10), *Shixuan* (M-MS-1)

Garganta, obstrução dolorosa: P-1, P-2, P-5, P-7, P-8, P-10, P-11, IG-1, IG-2, IG-3, IG-4, IG-5, IG-6, IG-11, IG-17, E-12, E-39, E-44, E-45, C-5, C-7, C-9, ID-1, ID-2, ID-4, ID-17, B-11, B-13, B-17, B-40, R-1, R-2, PC-7, SJ-1, SJ-3, SJ-4, SJ-16, VB-1, VB-10, VB-11, VB-12, VB-20, VB-35, VB-38, VB-39, VB-40, VB-44, F-2, DU-14, REN-15, REN-18, REN-21, REN-22, *Jinjin/Yuye* (M-CP-20)
- Com incapacidade de falar: E-36
- Com perda da voz: IG-7
- Com perda súbita da voz: E-40
- Com transpiração: SJ-10
- *Qi* em caroço de ameixa: E-40, C-8, R-6, PC-5, F-5
- Som estertoroso no tórax e na garganta: PC-1
- Som estertoroso na garganta: IG-17, IG-18, R-4, REN-15, REN-17, REN-21, REN-22
- Dolorida: P-8, P-11, B-57, R-3, SJ-9
- Inchaço: P-3, ID-3, REN-15, REN-18, REN-22
- Inchaço com dificuldade para falar: B-10

Gengivas
- Sangramento: SJ-2, DU-28
- Distúrbios: E-6
- Erosão e inchaço: C-3, DU-28
- Dor: SJ-2, DU-27
- Inchaço: ID-8, VB-16, *Jiachengjiang* (M-CP-18)
- Inchaço e dor: E-7, SJ-20, VB-9, DU-28

Genitais, órgãos (Ver também Pênis, Testículos, Vagina)
- Doenças dos: REN-1
- Prurido: P-10, C-8, B-35, R-2, R-6, R-8, F-5, F-10, REN-3, REN-5
- Retração: F-1
- Inchaço: B-60
- Inchaço e prurido: F-8
- Prurido do escroto: R-10

Genital, dor: P-7, BP-6, BP-9, C-8, B-23, B-36, B-54, B-55, R-10, R-11, R-12, F-3, F-8, F-12, REN-3
- E secura: REN-2
- E prurido: BP-10, B-31, F-2
- E retração: R-11, F-4
- E inchaço: B-28, B-34, B-52, F-1, F-5
- Súbita e violenta: B-55

Gosto amargo na boca: SJ-1, VB-34, VB-38, F-1, F-2
- E lábios rachados: B-22
- Com língua seca: B-19

Governador, vaso, distúrbios do: ID-3

Gravidez (ver também Parto, trabalho de)
- Hemorragia durante: REN-4
- Feto (*qi* fetal) ascende para atacar o Coração: E-30, BP-12
- Feto pressionando a bexiga: *Shiqizhuixia* (M-DC-25)
- Má posição do feto: B-67
- Enjoo matinal: R-21
- Náusea e vômito: *Jinjin/Yuye* (M-CP-20)
- Síndrome do feto inquieto: BP-6
- Retenção de feto morto: P-7, IG-4, E-28, BP-6
- Micção obstruída em decorrência de pressão fetal: REN-2, REN-4
- Apresentação transversal: BP-6

Hemiplegia (ver também Boca, desvio da): P-7, IG-4, IG-8, IG-9, IG-10, IG-11, IG-15, E-8, E-27, E-36, E-37, BP-5, BP-6, ID-3, ID-4, B-15, B-23, B-32, B-40, B-60, R-6, SJ-5, SJ-6, VB-3, VB-12, VB-13, VB-20, VB-21, VB-30, VB-31, VB-32, VB-34, VB-38, VB-39, DU-16, DU-20, REN-24

Hemorragia
- Crônica: B-20

Hemorragia uterina: E-30, BP-1, BP-6, BP-10, C-5, B-30, B-55, R-7, R-8, R-10, R-13, R-14, VB-21, F-6, F-14, REN-5, REN-6, REN-7, *Zigong* (M-TA-18)

- Incessante: F-1, F-2, F-3
- Contendo coágulos: BP-10
- Decorrente de calor no sangue: R-27
- Súbita: BP-10
- Com vertigem: BP-6

Hemorroida: P-6, BP-3, BP-5, B-24, B-27, B-39, B-54, B-56, B-57, B-58, B-65, PC-8, SJ-10, VB-39, DU-1, DU-2, DU-4, REN-1, *Erbai* (M-MS-29)
- Sangramento, com: B-24, B-36, B-57, B-58, R-7
- Crônica: B-35, B-36, PC-4, DU-1, DU-6
- Dolorosa: BP-12, ID-5, B-2, B-27, B-40, B-57, B-58

Herpes-zóster: IG-11, BP-10, VB-40

Hipertensão: P-7, IG-4, IG-11, IG-15, E-9, E-36, E-40, E-41, BP-6, R-1, PC-6, PC-8, PC-9, SJ-5, VB-20, VB-34, VB-43, F-2, F-3, DU-14, DU-16, DU-20, DU-26, *Anmian* (N-HN-54), *Yintang* (M-CP-3)

Hipocôndrio, dor no: PC-6

Hipogástrio
- Distensão e plenitude do: B-25
- Distensão e dor no: B-40
- Rigidez e plenitude do: B-53
- Calor no: VB-24, REN-4
- Calor no, com suspiros: BP-15
- Calor no, com urina escura: R-3
- Massas: B-22, PC-8, F-8
- Inchaço no: F-8
- Rigidez do epigástrio, hipogástrio e abdome: F-14

Hipogástrio, dor: E-29, E-30, B-25, R-6, R-11, F-1, F-4, F-6, F-12, REN-7
- Aguda: B-23
- E rigidez: VB-43
- E rigidez em mulheres: VB-26
- E plenitude: B-18, F-3
- Em mulheres, que se estende para os órgãos genitais: E-28
- Irradiando-se para os órgãos genitais e para a parte interna da coxa: R-10

Icterícia: E-31, E-36, E-45, BP-4, BP-5, BP-9, BP-17, C-9, ID-3, ID-4, B-13, B-15, B-17, B-18, B-19, B-20, B-21, B-22, R-1, R-2, PC-6, PC-7, PC-8, SJ-11, VB-24, VB-34, F-3, F-4, F-14, DU-6, DU-7, DU-8, DU-9, DU-16, DU-17, DU-26, DU-28, REN-13, REN-14, REN-22, *Jiachengjiang* (M-CP-18)

728 – ÍNDICE DAS INDICAÇÕES

- Aguda: REN-14
- Com plenitude abdominal e vômito: B-20
- Com febre baixa intermitente: IG-13
- Com febre baixa: F-4

Impotência: P-10, E-29, E-30, BP-6, B-23, B-31, B-35, B-43, B-52, R-1, R-2, R-3, R-10, R-11, R-12, F-8, DU-3, REN-1, REN-2, REN-4, REN-6

Inchaço: E-2, C-2, B-17, VB-2, VB-34, VB-42
- De *Tianyou*: SJ-16, VB-41
- Generalizada com dor periumbilical cortante intensa: E-25

Incontinência
- Urinária e fecal: B-56
- Das fezes nos idosos: REN-4

Indolência: E-40, BP-5, B-48

Infertilidade/Concepção difícil: E-25, E-28, E-29, E-30, BP-5, BP-6, B-30, B-31, B-32, B-33, B-60, R-1, R-2, R-10, R-13, R-14, R-18, R-19, VB-26, F-11, REN-3, REN-4, REN-6, REN-7, *Zigong* (M-TA-18)
- Frio uterino crônico provocando: R-6
- Decorrente de estase de sangue: F-8
- Por frio no sangue: REN-8
- Com sensação de frio na vagina: REN-4

Ingestão difícil: P-1, IG-17, E-11, E-20, E-25, E-36, BP-1, BP-20, B-15, B-17, B-19, B-21, B-22, B-46, B-47, B-48, B-49, B-50, R-21, PC-8, REN-12, REN-13, REN-15, REN-16, REN-17, REN-18, REN-19, REN-20, REN-21

Inquietação: E-40

Insolação: B-40, PC-3, PC-9, *Shixuan* (M-MS-1)

Insônia: P-3, E-45, BP-1, BP-2, BP-4, BP-6, C-7, B-15, B-19, B-43, B-62, R-1, R-3, R-6, PC-4, PC-6, PC-7, VB-12, VB-20, VB-23, VB-44, DU-14, DU-18, DU-19, DU-24, F-2, F-3, REN-4, *Anmian* (N-HN-54), *Sishencong* (M-CP-1), *Yintang* (M-CP-3)

Interstícios
- Falha de fechamento dos interstícios: B-11
- Flacidez dos, com tosse frequente e secreção clara líquida: B-12
- Flacidez dos, com susceptibilidade a apanhar vento-frio: B-12
- Vento-frio alojado nos: B-41

Intestino Delgado
- Calor no: B-38, REN-12

Intestino Grosso
- Frio no: E-37
- Estagnação de *qi*: IG-9
- Deficiência do *qi*: E-37
- Calor no: E-30, E-37
- Nó do: B-38
- Água no: R-14

Intestinos
- Abscesso: E-25, E-37, B-25, PC-7, *Zhoujian* (M-MS-46)
- E Estômago deficiente e distendido: REN-9
- Frio nos: IG-10, E-36, B-29
- Dor cortante nos: E-37, BP-4, BP-9
- Dor nos: REN-11
- Dor com falta de apetite: R-17

Inversão
- Frio: P-9, P-11
- Contracorrente de frio dos braços e pernas após aborto: VB-21
- Frio dos quatro membros: E-18, VB-41, REN-6
- Frio nas pernas e nos joelhos: BP-7
- Contracorrente dos quatro membros: P-7
- Contracorrente: E-45
- Calor: P-11, E-44
- *Qi* com cabeça pesada: B-11

Joelho
- Obstrução dolorosa por frio: E-31
- Frio com pés frios: F-3
- Frio com dor nos joelhos: E-32
- Frio com dor no joelho e na parte inferior da perna: F-8
- Joelho da garça-azul: P-5, E-34, BP-6, F-7
- Vento no joelho da garça-azul: *Heding* (M-MI-27)
- Dificuldade de estender e flexionar: E-31, E-34, E-35, E-40, B-62, VB-30, VB-33, F-7, DU-3, *Xiyan* (MN-LE-16)
- Peso do: E-41, B-55
- Entorpecimento do: E-35, VB-39, *Xiyan* (MN-LE-16)
- Obstrução dolorosa do: BP-7
- Fraqueza do: E-32, E-35, *Xiya*n (MN-LE-16)
- Fraqueza no joelho e na perna: *Heding* (M-MI-27)

Joelho da garça-azul, ver Joelhos

ÍNDICE DAS INDICAÇÕES – **729**

Joelho, dor no: B-63, VB-37, F-8
- E na perna: E-34, E-40
- E na canela: E-36
- E na coxa: BP-3, VB-43
- Por exercício com imobilidade: R-10
- Estendendo-se para o dedo grande do pé: B-40
- Dor atrás: B-60
- Dor dos aspectos interno e externo do: F-3
- Dor do aspecto interno que se irradia para a patela: F-7
- Dor do aspecto medial: F-4
- Dor do aspecto externo: DU-3
- Com contração: VB-31
- Com vermelhidão: VB-34
- Com rigidez: B-11
- Com inchaço: E-34, E-35, E-45, BP-9, VB-35, F-7, *Heding* (M-MI-27), *Xiyan* (MN-LE-16)

Joelho, inchaço no: E-3, E-37, B-61, B-67, F-2
- E dor do aspecto lateral: VB-43
- Inchaço e dor da patela: F-8
- Com vermelhidão e dor do aspecto lateral: VB-33

Lábios
- Abscesso: ID-18
- Rachados: E-45, SJ-5, F-3
- Não fecham: IG-4
- Secos: E-39, SJ-1, SJ-20
- Secos com sede: P-11
- Secos com baba: IG-8
- Boca e lábios ressequidos: IG-3
- Dor: IG-20, E-3
- Arroxeados: REN-24
- Vermelhidão acompanhada por transpiração: B-15
- Rigidez dos: SJ-20, SJ-21, VB-3, VB-17
- Inchaço e rigidez dos: DU-27
- Inchaço dos: E-16, F-3
- Tensão dos: IG-4
- Espasmo dos: E-5

Lacrimejamento (ver também Choro): P-10, IG-5, IG-11, E-2, E-3, ID-4, B-10, B-15, B-18, SJ-16, VB-1, VB-41, F-2, DU-17, DU-24, DU-28
- Frio: E-1, SJ-5
- Calor: E-1
- Exposição ao vento, pela: E-1, E-8, B-1, B-2, SJ-5, VB-1, VB-14, VB-15, VB-20

Lactação (ausência, escassez, fluxo difícil, ver também Mamas): E-18, E-30, BP-12, BP-18, ID-1, ID-2, ID-11, R-21, PC-1, VB-21, F-2, F-3, F-10, REN-17

Letargia
- E falta de força: REN-4
- Com vontade de se deitar: BP-5
- Sem vontade de se movimentar: B-17

Leucorreia: E-29, BP-6, BP-8, BP-9, BP-10, BP-12, B-23, B-24, B-27, B-31, B-33, B-35, B-55, R-10, R-12, R-13, R-14, PC-5, VB-28, DU-3, REN-5, REN-7
- Incessante esverdeada: B-34
- Incessante esbranquiçada: B-31
- Avermelhada: R-12
- Avermelhada e esbranquiçada: E-25, B-23, B-30, B-31, B-32, R-6, VB-26, VB-27, F-2, F-5, DU-2, DU-4, REN-2, REN-3, REN-4, REN-6
- Turva: B-54

Língua
- Morde a língua: E-41, VB-41
- Sangramento da raiz da língua: VB-11, DU-1
- Contração da raiz da língua com dificuldade em comer: REN-23
- Rachada: IG-4, SJ-1
- Rachada e sangrando: PC-6
- Enrolada: ID-1
- Enrolada com incapacidade de falar: R-7
- Seca: R-1, R-4, DU-27
- Seca com boca ressequida: R-7
- Seca com dor da região costal lateral: PC-3
- Seca com calor no Estômago: R-7
- Flácida: DU-15
- Flácida com incapacidade de falar: DU-16
- Peso, inchaço e dor: *Haiquan* (M-CP-37)
- Falta de força na raiz da língua: B-15
- Relaxada: R-2, R-20, REN-23
- Relaxada com baba: R-10
- Perda do sentido do paladar: ID-4
- Flor de lótus: P-11, IG-4, E-24, DU-15, *Jinjin/Yuye* (M-CP-20)
- Flor de lótus em crianças: F-2, *Haiquan* (M-CP-37)
- Dor e inchaço da: *Jinjin/Yuye* (M-CP-20)
- Dor na raiz da língua: IG-5, C-9, PC-7, PC-9, SJ-1

730 – ÍNDICE DAS INDICAÇÕES

- Veias roxo-esverdeadas abaixo da língua: REN-22
- Rígida: IG-4
- Inflexível: E-24, C-5, C-8, ID-1, PC-9, SJ-1, VB-11
- Inflexível em bebês impedindo a amamentação: ID-5
- Inflexível ou enrolada com boca seca: VB-44
- Inflexível com dificuldade de falar: E-5, SJ-5, VB-44, DU-15
- Inflexível com dor na raiz da língua: BP-5
- Inchaço abaixo da língua com dificuldade de falar: R-20, REN-23
- Inchada: C-9
- Estirada: IG-3, IG-7, IG-11, E-23, E-24, C-3, C-9, ID-5, ID-8, R-9, SJ-10, DU-24, REN-12
- Saburra amarela: P-10

Lombar, região
- Obstrução dolorosa por frio da região lombar e do quadril: B-62
- Frio, sensação na: B-32
- Contração da coluna lombar e dos joelhos: REN-7
- Peso da região lombar e da nádega: B-40
- Gelo, sensação de, na: B-23
- Rigidez da: REN-9
- Sensação de algo subindo e descendo: R-13, R-15
- Sensação como se estivesse sentado na água: VB-38
- Sensação como se houvesse água fria na região lombar e nas pernas: E-33
- Entorse: REN-6, *Yaotongxue* (N-UE-19)
- Inflexibilidade na: DU-4, DU-5, DU-6
- Inflexibilidade e rigidez na: B-25
- Fraqueza na região lombar e das pernas: REN-4

Lombar, região, dor na: IG-4, E-9, E-31, E-32, E-34, BP-3, BP-8, BP-9, B-11, B-12, B-18, B-20, B-25, B-26, B-31, B-32, B-33, B-34, B-36, B-58, B-60, B-61, B-63, B-64, R-3, R-7, R-8, R-13, VB-20, VB-26, VB-40, VB-42, F-4, F-5, DU-1, DU-9, REN-3, REN-7, *Yaoyan* (M-DC-24)
  - Acompanhando a menstruação: E-28
  - Todos os tipos de dor da região lombar por deficiência: DU-4
  - E do abdome: R-15
  - E das costas: B-65, DU-7
  - E na virilha decorrente de lesão por taxação: DU-3
  - E no quadril: B-30, DU-2
  - E no ílio: E-28, VB-27
  - E nos joelhos: ID-3, B-23
  - E na região costal lateral: VB-30
  - E na perna: B-35, B-62, VB-30, *Shiqizhuixia* (M-DC-25)
  - E nos ossos e articulações das pernas em pessoas de meia-idade e idosas: REN-4
  - E no sacro: B-30
  - E entorse: DU-26
  - Decorrente de frio: B-30
  - Decorrente de deficiência do Rim: *Yaoyan* (M-DC-24)
  - Decorrente de estagnação de *qi*: R-7
  - Decorrente de lesão traumática: SJ-8, SJ-10
  - Decorrente de taxação de vento: B-26, B-28
  - Como um pequeno martelo no meio das costas: VB-38
  - Irradiando-se para o abdome: B-39, B-55, DU-4
  - Irradiando-se para o pé: DU-2
  - Irradiando-se para os órgãos genitais: B-32
  - Irradiando-se para o hipogástrio: ID-8, B-28, VB-29, F-3
  - Irradiando-se para a perna: ID-4
  - Irradiando-se para os testículos: E-39, B-34
  - Intensa: VB-38
  - Os cinco tipos de: P-5
  - Com frio: F-13
  - Com contração: B-56
  - Com dificuldade de defecar: R-1
  - Com dificuldade de flexionar e alongar as costas: F-2
  - Com peso: ID-6
  - Com incapacidade de deitar-se: IG-10
  - Com incapacidade de ficar em pé por muito tempo: B-59, VB-25
  - Com incapacidade de girar e dobrar a cintura: F-13
  - Com incapacidade de virar-se: E-12, E-30, E-36, BP-2
  - Com dor e frio do sacro: B-54
  - Com rigidez: B-37
  - Com dor sacral que se estende para a parte inferior do abdome: F-9
  - Com inflexibilidade: B-13, B-22, B-24, B-29, B-39, B-40, B-52, B-53, B-57, R-4

Loucura (ver também Sobe em lugares altos, Despe-se, Mania): B-5, B-9, B-60, R-1, R-9, SJ-10, SJ-12, SJ-13, VB-9, F-2

- Contração dos tendões associada a: B-11
- Canta como um louco: REN-15
- Anda como louco com desejo de cometer suicídio: DU-16
- Anda como louco: IG-8, B-15, DU-1, DU-8, DU-12, DU-18, REN-15
- Desvairo e delírio: REN-14
- Delírio: IG-7, E-36, R-9, SJ-2, DU-12
- Com delírio: IG-6

Malária: P-3, P-5, P-7, P-8, P-10, P-11, IG-3, IG-4, IG-5, IG-6, IG-13, E-41, E-42, E-45, BP-4, C-9, ID-1, ID-2, ID-3, ID-4, ID-8, B-11, B-20, B-21, B-31, B-40, B-45, B-57, B-58, B-60, B-63, B-64, B-65, B-66, R-19, R-20, PC-1, PC-5, PC-6, SJ-2, SJ-4, SJ-10, SJ-16, VB-12, VB-15, VB-20, VB-34, VB-38, VB-41, VB-43, F-2, F-4, F-14, DU-4, DU-11, DU-13, DU-20, DU-23, *Bafeng* (M-MI-8)
- Acompanhada por agitação do Coração: C-7
- Frio, do tipo: BP-4, B-67
- Calor, do tipo: IG-1
- Febril (morna), do tipo: B-30, DU-14, REN-12
- Febril (morna), do tipo, com ausência de transpiração: DU-2
- Com ausência de sede: B-58
- Com transpiração copiosa: B-60
- Com muito frio e pouco calor: R-4
- Sem vontade de comer: E-44

Malária, crônica: C-8, R-3, PC-4, SJ-3, DU-13, DU-14
- Com tremor por frio: VB-40
- Malária crônica do Baço: BP-17

Mamas
- Doenças: B-51, PC-1, REN-5, REN-7
- Abscesso: P-7, P-10, IG-8, E-15, E-16, E-18, E-34, E-36, E-39, BP-18, ID-1, ID-11, B-16, R-21, R-22, R-23, R-24, R-26, PC-1, PC-7, VB-21, VB-41, VB-42, VB-43, REN-17
- Leite (ver lactação)
- Dor (distensão, inchaço): E-34, ID-11, B-51, VB-37, VB-41, VB-42, F-14, REN-17, REN-18
- Inchaço: E-36, BP-17, ID-1, SJ-16

Mania (ver também Desejos de): P-11, IG-4, IG-11, E-32, E-37, E-41, ID-1, ID-5, ID-19, B-2, B-10, B-13, B-58, B-61, B-66, R-9, R-10, PC-5, PC-6, PC-7, SJ-2, SJ-3, SJ-17, VB-12, VB-36, VB-39, VB-43, F-8, DU-1, DU-8, DU-16, DU-17, DU-20, REN-14, REN-15, *Shixuan* (M-MS-1)
- E riso: C-3
- Induzida por susto: VB-35

- Periódica com espuma na boca: SJ-23
- Súbita: PC-5, VB-37

Maníaco
- Fala em fantasma: ID-16
- Delirante: P-9, IG-5, IG-8, E-39, BP-4, B-61, PC-7, F-14
- Delirante como se visse fantasmas: PC-5
- Delirante com calor intenso: E-25
- Cantando: E-36

Mão (ver também Dedos das Mãos)
- Contração: C-9, PC-7
- Dificuldade em abrir e estender: P-5
- Calor na palma da mão: P-7, P-8, P-9, P-10, P-11, IG-5, C-7, C-8, ID-2, R-3, PC-5, PC-7, PC-8, PC-9
- Prurido: C-4
- Dor da palma da mão que se irradia para o cotovelo: C-9
- Obstrução dolorosa: PC-8
- Vermelhidão e inchaço no dorso da mão: IG-3, SJ-2
- Descamação da pele da: PC-8
- Transpiração das palmas das mãos: PC-8
- Tremor na: PC-8, SJ-5, SJ-6, REN-4
- Incapacidade de segurar com firmeza: ID-7
- Incapacidade de erguer a mão e o braço: VB-21
- Contração dos tendões das mãos e dos pés: F-3
- Frio nas mãos e nos pés por contracorrente: E-44
- Tremor na mão e no braço: C-3, PC-3

Marcha
- Síndrome de distúrbio de atrofia com incapacidade de andar: E-4
- Distúrbio do colapso do cadáver ao andar: B-47
- Dificuldade de andar: E-34, B-55, B-58
- Incapacidade de andar: DU-3

Massas (ver também Abdominais, massas; Sangue; Umbilical, região; Útero; *Zang*)

Maxilar/Região submandibular
- Cerrado: P-7, IG-4, IG-19, E-6, E-7, E-36, E-45, BP-5, ID-5, ID-16, B-18, B-60, B-62, SJ-6, SJ-17, SJ-21, SJ-22, VB-3, VB-4, VB-7, VB-12, VB-20, DU-11, DU-17, DU-20, DU-26, DU-27, REN-23, REN-24
- Deslocamento do: E-7, VB-2
- Dor: E-6, SJ-1, SJ-21, VB-2
- Inchaço no: IG-1, ID-4, SJ-16, SJ-22

732 – ÍNDICE DAS INDICAÇÕES

Mau hálito: PC-7, PC-8, DU-27

Medo ou susto: IG-13, C-7, C-8, ID-7, PC-6, F-5, DU-4, REN-4
- Propensão ao: IG-2, IG-3, IG-5, E-27, E-34, C-6, B-64, B-66, R-1, R-2, R-4, R-6, PC-3, PC-5, PC-7, PC-8, SJ-2, SJ-10, SJ-18, SJ-19, VB-9, F-1, F-2, F-13, REN-4
- E tristeza com *qi* diminuído: C-9
- Como se visse fantasmas: F-1, F-2
- Contracorrente de inversão por susto: C-6
- Espasmo por susto: *Yintang* (M-CP-3)
- Levando a consunção por deficiência: REN-4
- Muito susto e pouca força: F-1, F-2
- De pessoas: C-8, PC-4
- De pessoas como se estivesse prestes a ser agarrado: R-2, VB-34
- Susto súbito: E-39
- Distúrbios por susto súbito em crianças: BP-6, PC-5
- Com sonolência: E-45
- Com infelicidade: R-4

Melancolia: PC-4
- Fala chorando sobre fantasmas: P-3
- Coração: BP-5

Memória, fraca/falta de: P-7, IG-11, C-3, C-7, B-15, B-43, R-1, R-3, R-21, PC-5, PC-6, VB-20, DU-11, DU-20, REN-14, *Sishencong* (M-CP-1)
- Após acidente vascular cerebral: PC-6

Menstruação (ver também Amenorreia; Uterina, hemorragia; Útero)
- Coagulada: PC-5
- Atrasada com opressão e dor abaixo do Coração no início: R-5
- Distúrbios da: PC-5, VB-26, VB-41, F-9, DU-3
- Adiantada: F-2
- Inibida: VB-41, F-2
- Irregular: E-25, E-27, E-29, E-30, BP-4, BP-6, BP-8, BP-10, B-23, B-24, B-30, B-31, B-32, B-33, R-2, R-3, R-4, R-5, R-6, R-8, R-13, R-14, R-15, PC-5, PC-6, VB-26, VB-27, VB-28, VB-44, F-1, F-3, F-5, F-9, F-11, DU-2, REN-1, REN-2, REN-3, REN-6, REN-7, *Bafeng* (M-MI-8), *Zigong* (M-TA-18)
- Escassa: B-33
- Menorragia: BP-1, BP-6, C-5, B-20, R-7, F-1, F-2, REN-3
- Metrorragia: F-1

Menstruação irregular (ver Menstruação)

Micção
- Sangue na urina: P-7, E-44, BP-1, B-20, B-22, B-23, B-27, PC-7, F-1, REN-4
- Urina turva: BP-6
- Urina contendo sêmen: B-23
- Urina escura: IG-8, E-37, E-39, E-45, B-27, B-32, B-40, B-46, B-47, B-54, R-7, R-10, R-18, VB-12, VB-25, DU-1, DU-2, DU-27, REN-3, REN-4, REN-5, REN-6, REN-7, REN-10, REN-12, REN-24
- Hesitante com urina escura: ID-3, B-28, B-48
- Difícil: P-7, IG-6, E-27, BP-6, BP-7, BP-8, BP-9, BP-12, C-8, B-22, B-23, B-26, B-28, B-34, B-36, B-39, B-40, B-52, B-54, B-67, R-1, R-4, R-5, R-7, R-10, R-13, PC-7, VB-25, F-2, F-3, F-4, F-5, F-8, F-9, F-10, DU-1, REN-2, REN-5, *Shiqizhuixia* (M-DC-25)
- Difícil decorrente de lesão por frio: REN-5
- Micção e defecação difíceis: E-28, E-30, E-40, B-25, B-27, B-31, B-32, B-33, B-53, REN-1, REN-7
- Difícil com urina escura: IG-9, ID-2
- Gotejamento: B-52, B-53, R-5
- Gotejamento e hesitante: REN-2
- Gotejamento em mulheres: R-6
- Gotejamento com retenção: R-4
- Aos pingos: B-23
- Hesitante: REN-6
- Quente: B-38
- Falha do fluxo das vias da água: VB-25
- Frequente: P-5, B-23, B-26, R-6, F-1, REN-3, REN-4
- Frequente com secreção esbranquiçada turva: F-13
- Frequente e copiosa: R-3
- Quente e dolorosa: P-7
- Noturna: E-29
- Incapacidade de urinar: REN-7
- Obstruída: E-27, BP-9, BP-11, BP-12, B-27, B-28, B-32, B-33, B-39, B-53, B-54, R-8, R-11, F-2, F-3, F-4, F-5, F-8, F-9, F-10, DU-1, REN-4, REN-5
- Dor durante: R-10, REN-4
- Retenção dolorosa da urina: F-1
- Urina avermelhada: PC-8
- Urina vermelho-amarelada: B-30, B-49
- Urina turva: B-23
- Urina turva esbranquiçada: B-20, REN-6
- Urgência em urinar com dor irradiando-se para a coxa: R-10

Músculos e Tendões
- *Qi* frio nos músculos e tendões: VB-32
- Contração do músculo da panturrilha: R-9
- Contração dos tendões: B-47, VB-34, DU-3
- Debilidade e fraqueza dos músculos: REN-6
- Dor muscular: E-36
- Obstrução dolorosa tendinosa: E-41, VB-32
- Tendões, distúrbios dos: VB-34
- Tendões, dor/contração: IG-4, BP-5, B-18, B-57
- Inflexibilidade e tensão dos músculos e articulações: VB-34
- Contrações musculares súbitas: B-10
- Atrofia dos músculos e da carne a despeito de comer e beber líquidos normalmente: BP-7

Nádegas
- Sensação de frio: B-33
- Dor: B-36, B-54, VB-30

Nariz
- Frio: E-36
- Bebedor, de: DU-25
- Secura no: VB-39
- Incapacidade de distinguir entre perfume e odor fétido: B-6, DU-22, DU-23, DU-25, DU-26
- Batimento das narinas: P-7
- Perda do sentido do olfato: IG-19, IG-20, B-7, B-9, B-10, SJ-16
- Pólipos: P-7, IG-19, IG-20, DU-22, DU-23, DU-25, DU-28, *Bitong* (M-CP-14)
- Odor desagradável de queimado no nariz: REN-12
- Úlceras: IG-19, IG-20, B-3, B-4, B-7, DU-25, DU-28
- Obstruído: SJ-16

Nariz, congestão nasal/obstrução: P-1, IG-20, ID-2, B-3, B-4, B-5, B-6, B-8, B-9, B-10, B-12, B-58, B-67, VB-15, VB-16, VB-18, VB-19, R-22, DU-20, DU-22, DU-25, DU-27, DU-28, *Bitong* (M-CP-14), *Yintang* (M-CP-3)
- Com aversão ao frio: VB-15
- Com dor de cabeça: DU-23
- E secreção: P-7, IG-4, IG-19, IG-20, B-7, VB-20, DU-23, DU-24, DU-26

Nariz, dor no: B-18, VB-19, DU-22
- Dor e inchaço no nariz externo e na bochecha: E-3
- Dor nas narinas: R-7
- Inchaço e dor da ponta do nariz: SJ-22

Nariz, rinite: IG-2, IG-3, IG-4, IG-5, IG-6, IG-20, B-2, B-4, B-7, B-12, B-56, B-58, VB-5, VB-20, DU-23, DU-25, *Bitong* (M-CP-14), *Yintang* (M-CP-3)
- Alérgica: *Bitong* (M-CP-14)
- E sangramento nasal: IG-19, E-45, B-60, B-64, SJ-16, VB-18

Nariz, secreção nasal: SJ-22, DU-20, *Bitong* (M-CP-14), *Yintang* (M-CP-3)
- Clara: B-6, B-12, DU-21, DU-23, DU-25, DU-26
- Clara e incessante: DU-24
- Em crianças: DU-22
- Turva incessante: VB-5
- Profusa: IG-20, B-7
- Amarelada: E-45

Náusea (ver Vômito)

Neuralgia ciática: E-31, E-41, B-28, B-32, B-36, B-37, B-40, B-53, B-54, B-57, B-58, B-59, B-60, VB-29, VB-30, VB-31, VB-32, VB-34, VB-39, VB-40

Neuralgia do trigêmeo: *Dicang* (E-4), *Taiyang* (M-CP-9)

Nódulos em sabre: VB-22

Obstrução dolorosa (ver também áreas específicas)
- E distúrbio de atrofia dos quatro membros: IG-4
- *Bi* de vento-frio-umidade: VB-30
- Crônica: VB-39
- Frio: IG-8, E-34, VB-31, VB-35
- Frio nas mãos e nos pés: DU-4
- Frio no quadril e no joelho: VB-34
- Umidade: E-38, E-41, BP-6, F-6
- Fixa: SJ-11, VB-41
- Generalizada: ID-13, ID-14
- No corpo todo: B-17
- Dor: IG-11, REN-19
- Prolongada: E-36
- *Bi* migratória na parte superior do braço e do cotovelo: P-5
- Dor migratória: VB-41, VB-43
- Com transpiração: DU-19
- Vento: P-7, IG-11, C-3, ID-9, B-40, B-58, SJ-12, F-7, DU-16, REN-17
- Vento com contração dos tendões e dor dos ossos: SJ-10

734 – ÍNDICE DAS INDICAÇÕES

- Vento com entorpecimento: B-59, VB-33, VB-38, DU-3
- *Bi* de vento-umidade: IG-8

Obstrução dolorosa no tórax: R-23, VB-41, REN-17
- Com dor no Coração: SJ-10
- Com impossibilidade em tomar fôlego: P-10

Ofende as pessoas: C-7

Olhos (Ver também Visão)
- Cegueira: DU-20
- Violenta, sensação: B-2
- Movimento incessante dos: E-4
- Fecha os olhos e não tem vontade de olhar: B-12, F-2
- Secreção dos: SJ-18
- Doenças dos: IG-2, SJ-13, VB-8, VB-16, F-2, *Qiuhou* (M-CP-8)
- Distúrbios dos: *Sishencong* (M-CP-1), *Taiyang* (M-CP-9), *Yintang* (M-CP-3)
- Secos: SJ-2, VB-41
- Incapacidade de fechar: E-4
- Incapacidade de abrir: SJ-16
- Prurido dos: E-1, E-2, E-4, B-2, VB-1, VB-37, VB-42, VB-43
- Prurido e dor do canto interno dos: DU-28
- Protrusos: DU-20
- Inchaço dos, com lacrimejamento: ID-3
- Fixos para cima: E-1, B-5, B-10, B-18, B-62, SJ-23, VB-14, DU-1, DU-8, DU-16, DU-24, REN-6

Olhos, amarelados: IG-2, C-1, C-2, C-7, C-9, ID-8, ID-18, B-19, B-48, B-65, PC-6, PC-7, PC-8, SJ-11, DU-17

Olhos, vermelhidão dos: IG-20, C-3, C-9, ID-1, ID-2, B-10, B-18, B-62, B-66, PC-6, PC-7, SJ-1, SJ-2
- E erosão do canto interno: B-65
- E dor no canto interno: R-14, R-15, VB-20
- No canto externo: VB-1, VB-4, VB-43
- Originando-se no canto interno: B-64, R-6, R-11, R-12, R-13, R-16, R-17, R-18, R-19, R-20, R-21
- Com prurido do canto interno: B-1, B-18
- Com dor: IG-7
- Com inchaço: C-4, *Baxie* (M-MS-22), *Taiyang* (M-CP-9)
- Com inchaço e dor: IG-4, IG-5, E-1, ID-4, ID-5, B-1, B-2, SJ-6, VB-1, VB-16, VB-19, VB-40, VB-41, F-3, F-8, *Erjian* (M-CP-10), *Yuyao* (M-CP-6)

Ombro
- Contração do ombro, da escápula e das costas: B-41
- Contração do ombro e das costas: B-60
- Frieza do: P-5
- Dificuldade de erguer e vestir-se: SJ-11
- Sensação extrema de frio e calor no: E-39
- Sensação de calor no: IG-15
- Peso do ombro com incapacidade de levantá-lo: SJ-14
- Obstrução dolorosa por calor no ombro com contração: ID-13
- Incapacidade de levantar: C-1, C-2, ID-10
- Inflexibilidade e rigidez do ombro e das costas: B-22
- Entorpecimento, paralisia e imobilidade: *Jianquan* (M-MS-48)
- Obstrução dolorosa: IG-15, ID-13, SJ-11
- Vermelhidão e inchaço no ombro: IG-15
- Inchaço no ombro que leva à dor na escápula: SJ-13
- Fraqueza: IG-15

Ombro, dor no: P-7, IG-9, IG-13, IG-15, ID-3, ID-4, ID-6, ID-11, B-12, B-45, SJ-6, SJ-14
- E no braço: SJ-4, SJ-10, SJ-12, SJ-15, VB-10, VB-22, VB-23, *Luozhen* (M-MS-24)
- E nas costas: P-9, IG-16, E-28, B-10, B-20, SJ-5, VB-21
- E nas costas com incapacidade de virar e olhar para trás: SJ-1
- E na escápula: ID-15
- E na escápula e das costas: B-42, B-45
- E na escápula com sensação de frio se estendendo para o cotovelo: ID-14
- E na escápula com incapacidade de erguer o braço: ID-12
- E na parte superior do braço: ID-9
- E na parte superior das costas: VB-20
- Como se estivesse quebrado: ID-6
- No aspecto anterior, irradiando-se para o tórax: VB-29
- No aspecto interno da omoplata: VB-25
- No aspecto lateroposterior: ID-1, ID-8
- Levando à rigidez do pescoço com impossibilidade de virar a cabeça: ID-16
- Que se irradia para o tórax: B-44
- Que se irradia para o pescoço: E-12, ID-16
- Que se irradia para a fossa supraclavicular: IG-1
- Com frio e dor nas costas: ID-4
- Com frio no ponto *Jianyu*: IG-2, IG-15

- Com dificuldade de erguer o ombro e o braço: P-2, IG-7, ID-17
- Com incapacidade de se vestir sozinho: ID-5
- Com vermelhidão do ombro: C-2
- Com rigidez do aspecto anterior: *Jianquan* (M-MS-48)
- Com rigidez do ombro: E-38
- Com rigidez do ombro e das costas: IG-2
- Com inchaço do ombro que se irradia para a escápula: ID-10
- Com rigidez e dor nas costas: ID-6
- Com inchaço: E-10
- Com fraqueza do braço: SJ-13

Opistótono: B-5, B-18, B-62, F-3, DU-4, DU-12, DU-20, DU-24, REN-8

Ossos (ver também Distúrbio do Osso Fumegante)
- Frio e calor: B-23, R-7
- Frio e dor da medula óssea: E-37
- Doenças: B-11
- Calor em: DU-14
- Dor: DU-17, REN-19
- Dor e calafrios e febre: B-9
- Obstrução dolorosa: BP-5
- Taxação: VB-11

Ouvidos
- Bloqueados: VB-20
- Sensação de queimação em frente dos: E-39
- Secreção de pus nos: SJ-17, SJ-19, SJ-20, SJ-21
- Dor de ouvido: SJ-1, SJ-2, SJ-3, SJ-17, SJ-21, VB-4
- Prurido no: E-7, SJ-5, VB-2
- Vermelhidão, inchaço, dor e secreção purulenta: VB-2
- Úlceras: SJ-21
- Secreção purulenta nos: E-7, ID-19, VB-3
- Vermelhidão e inchaço da parte posterior dos: SJ-20
- Vermelhidão e inchaço na aurícula: SJ-20
- Inchaço de SJ-21
- Degenerados: REN-4

Pálpebras
- Movimento incessante das: ID-18
- Queda das: VB-14, *Yuyao* (M-CP-6)
- Prurido das: VB-14
- Cílios crescendo para dentro: SJ-23
- Movimento: E-1, E-2, E-4, E-8, B-2, VB-14, *Yuyao* (M-CP-6)
- Movimento das pálpebras e das sobrancelhas: SJ-23

Palpitações (ver Coração)

Paralisia (ver também área específica): VB-40
- Das pernas: BP-7
- Paralisia por vento: IG-15

Parasitas
- Dor decorrente de nematódeos: REN-14
- Nematódeos no ducto biliar: IG-20, E-2

Parto, trabalho de
- Atrasado: IG-4, BP-6, B-60, B-67, VB-21
- Difícil: E-18, BP-6, B-60, R-6, VB-21
- Distúrbios relacionados com: E-30
- Parto difícil: B-67
- Dor do: B-32
- Prolongado: IG-4
- Retenção de placenta: E-28, E-30, BP-4, B-60, B-67, VB-21, REN-3
- Lóquios, fluxo persistente dos: R-6, F-6, REN-3, REN-4, REN-5, REN-6, REN-7
- Lóquios, retenção dos: P-7, BP-6, R-14, PC-5, REN-3

Pele (ver também Herpes-zóster, Urticária, Pitiríase versicolor)
- Seca: IG-11
- Prurido da pele: IG-11, *Baichongwo* (M-MI-34)
- Psoríase: B-16
- Escamosa: IG-11
- Úlceras quentes doloridas: BP-10
- Erupção por vento: IG-4, IG-11, R-1, PC-3, PC-7

Pele, dor na: P-1, B-17, B-20, VB-36
- E na carne: SJ-7
- Tornando o contato com as roupas insuportável: E-15
- Do tórax: E-44

Pênis (ver também Genitais)
- Frio, sensação de, na cabeça do pênis: REN-1
- Contração: REN-2
- Inchaço do pênis por deficiência: B-28
- Ereção incessante: F-5
- Dor: P-7, E-29, BP-6, R-12, F-2, F-8, F-12
- Dor na cabeça do pênis: F-1, REN-1
- Dor com inchaço: E-30
- Retração do: R-12
- Ereção involuntária súbita: R-6, F-2
- Inchaço com dor na parte inferior do abdome e na região lombar: REN-5

Pensamentos excessivos: BP-5

Períneo
- Prurido e dor: REN-1

Perna
- Distúrbio de atrofia: IG-11, E-35, E-41, B-58, B-59, B-61, R-7, *Xiyan* (MN-LE-16)
- Distúrbio de atrofia com dificuldade de ficar em pé após sentar-se: VB-37
- Obstrução dolorosa por frio com entorpecimento: DU-2
- Fria: BP-1, B-23, R-3, R-7
- Fria com pés frios: E-34, E-45
- Fria com contração: B-28
- Fria com incapacidade de ficar em pé por muito tempo: F-6
- Debilidade da perna e do joelho: B-30
- Dificuldade de esticar e de dobrar: E-33
- Flacidez com emaciação: F-6
- Flacidez com fraqueza: VB-10, F-3
- Flacidez com incapacidade de andar: B-57
- Peso: B-57, VB-31
- Peso e dolorimento na perna e no joelho: B-59
- Hemiplegia da: E-39
- Impossibilidade de aguentar o corpo: B-10
- Falta de controle da: E-40
- Entorpecimento: E-31, E-35, B-28, VB-30, VB-31, DU-16, *Xiyan* (MN-LE-16)
- Entorpecimento e obstrução dolorosa: E-37
- Dor: BP-6, VB-40, VB-41, F-3
- Dor e obstrução dolorosa: B-25, B-32
- Dor e contração da perna e do pé: B-39
- Dor e calor: VB-37
- Dor e inchaço: R-1
- Dor do aspecto interno: R-8, R-9, F-2
- Dor do aspecto lateral: VB-38
- Dor das partes inferiores das pernas que impede de ficar em pé por muito tempo: R-2, VB-37
- Obstrução dolorosa: BP-9, B-56, B-63, VB-38
- Obstrução dolorosa e entorpecimento: VB-33
- Obstrução dolorosa e dor: B-24
- Obstrução dolorosa e distúrbio de atrofia: E-31, E-32, E-33, E-38, E-39, E-40, BP-6, BP-12, B-33, B-36, B-37, B-40, B-54, VB-30, VB-31, VB-32, VB-34, VB-35, VB-36, VB-37, VB-40
- Obstrução dolorosa e distúrbio de atrofia com peso: B-28
- Paralisia: R-1, *Lanweixue* (M-MI-13)
- Paralisia e entorpecimento: *Dannangxue* (M-MI-23)

- Inchaço: E-4, BP-9, B-58
- Aperto e contração do aspecto interno: R-6
- Fraqueza: E-33, E-37, B-28, B-40, B-58, R-9
- Fraqueza e paralisia: VB-29
- Fraqueza e debilidade: VB-31
- Fraqueza e flacidez: VB-12
- Enfraquecimento da parte inferior: E-40

Perna, *qi* **da:** E-3, E-32, E-33, E-35, E-36, E-37, BP-3, BP-4, BP-7, B-61, VB-30, VB-31, VB-33, VB-34, VB-38, VB-39, *Bafeng* (M-MI-8), *Heding* (M-MI-27), *Xiyan* (MN-LE-16)
- Ascendendo para atacar o Coração: VB-21
- Atacando em sentido ascendente: SJ-10
- Crônico: R-1
- Frio umidade: E-31, B-59, B-64, R-6, VB-36
- Com vermelhidão e inchaço: F-2
- Com joelho inchado: B-57

Pés (ver também Calcanhar, Dedos dos Pés)
- Todos os distúrbios: VB-41
- Distúrbio de atrofia dos: E-39, E-42
- Frios: BP-1, F-3
- Frios com canelas frias: R-1
- Frios com palidez: VB-34
- Contração dos tendões dos: ID-6, VB-34
- Rachados e secos: B-64
- Pé caído: E-41, VB-40, *Lanweixue* (M-MI-13)
- Calor nas plantas dos: E-38, BP-2, BP-4, BP-6, B-56, B-57, B-67, R-1, VB-43, F-6
- Frio de inversão: F-4
- Flacidez: VB-39
- Um pé quente e o outro frio: R-2
- Inquietos: R-2
- Inchados: B-27

Pés, dor nos
- No peito do pé: R-2, F-2
- Crônica com entorpecimento: R-1
- Nas plantas dos pés: P-8
- Com frio nos pés e na parte inferior das pernas: F-5
- Com vermelhidão do dorso: VB-42
- Com vermelhidão, inchaço e dor do dorso: *Bafeng* (M-MI-8)
- Com inchaço: E-44, VB-41
- Com inchaço do dorso: E-42, E-43, VB-41, VB-43

Pescoço
- Dificuldade de virar o: C-3, ID-3, R-20
- Rigidez na nuca: B-11
- Rigidez no pescoço e na coluna: B-18
- Tensão na nuca: SJ-15

Pescoço, dor no: ID-8, ID-16, B-66, B-67, SJ-2, SJ-5, SJ-21, VB-4, VB-40
- E no occipício: B-58
- E nos ombros: B-18
- E na parte superior das costas: SJ-10
- Irradiando-se para o cotovelo: ID-8
- Com sensação de frio e inflexibilidade: VB-36
- Com calafrios e febre: E-5
- Com incapacidade de virar a cabeça: B-9, DU-16
- Com inflexibilidade: *Bailao* (M-CP-30), *Luozhen* (M-MS-24)

Pescoço, inchaço no: ID-4, REN-22
- E na axila: B-62
- E nos ombros: REN-22
- E na região submandibular: ID-5
- Com dor: ID-2, SJ-4, VB-10
- Com dor e incapacidade de falar: ID-17

Pescoço, inflexibilidade do: IG-14, ID-1, ID-7, B-2, B-7, B-12, B-41, B-42, B-60, B-62, B-64, B-65, SJ-5, VB-17, DU-10, DU-15, DU-16
- Aguda: IG-3
- E dos ombros: VB-34
- Com impossibilidade de virar a cabeça: E-11, E-13, ID-12, B-10, SJ-16, SJ-20, VB-7, VB-12, VB-19, VB-20, DU-14, DU-18, DU-28
- Com dor: E-6, ID-3, SJ-15, VB-10, VB-11, VB-13, VB-21, VB-39, DU-17
- Com inflexibilidade e dor nas costas: ID-2
- Com inchaço no pescoço: ID-4

Peso no corpo: E-15, B-17, F-4
- Como uma montanha: REN-4
- Com aversão ao frio: DU-16
- Com peso nos quatro membros: BP-6
- Com lassidão e falta de vontade de se movimentar: B-20
- Com incapacidade de se sentar ou ficar em pé: B-58
- Com dor nos ossos: BP-2, BP-3
- Com articulações doloridas: BP-5

Pitiríase versicolor: P-3, P-4, R-26

Polegar, dor: P-7, P-11

Poros (ver Interstícios)

Pós-parto
- Dor abdominal: R-18, REN-4
- Hemorragia: REN-6

- Tontura por sangue: E-36, REN-12
- Distúrbios: F-14
- Tontura: BP-6, R-6, PC-6, SJ-6
- Incapacidade de falar: P-7
- Dor na região umbilical: R-6
- Deficiência de *qi* e sangue: BP-10

Preocupação
- Lesão por preocupação: REN-12
- Preocupação e opressão: B-15, F-1, F-5

Prurido: B-16, B-34, F-5
- Em todo o corpo: E-15, VB-31

Prurido, umidade: B-28
- E lesões cutâneas sobre a parte interna da coxa: R-3
- No ouvido: VB-9
- Na parte interna do ouvido: SJ-17
- Nos órgãos genitais: BP-11, REN-7
- No escroto: REN-2

Pulmão
- Abscesso: B-13
- Abscesso com tosse com secreção purulenta: REN-17, REN-22
- Atrofia: B-13, B-42
- Frio: B-13
- Consumpção: B-42, *Bailao* (M-CP-30)
- Taxação de deficiência: B-43

Pulso
- Interrompido que não é sentido na posição do *cun*: P-2
- Irregular: B-15
- Síndrome sem pulso: P-9, E-9, R-7
- Rápido: B-13
- Lento e mínimo: REN-6
- Pulso filiforme faltando força: REN-10

Punho
- Incapacidade de flexionar: VB-4
- Dor: P-8, ID-2, ID-5, PC-7, VB-4, VB-40
- Dor e contração: P-11
- Dor e peso do punho e do cotovelo: C-5
- Vermelhidão e inchaço: SJ-4
- Fraqueza e dor: P-7, P-9, IG-5, ID-4, SJ-4
- Fraqueza: PC-5, SJ-2

Qi
- Qualquer doença crônica de *qi* que não responde ao tratamento: REN-6
- Contracorrente de *qi*: B-62

738 – ÍNDICE DAS INDICAÇÕES

Qi, acúmulo de: E-22
- Abaixo do tórax: E-21
- Na região costal lateral: E-21
- Abaixo do umbigo como uma pedra: F-5
- Plenitude do *qi* do tórax irradiando-se para a região costal lateral: IG-1

Qi como "porquinho correndo": E-25, E-29, E-30, BP-18, R-1, R-13, R-14, F-14, DU-5, REN-7, REN-12, REN-13
- Originando-se do umbigo: *Sanjiaojiu* (M-TA-23)
- Atacando o Coração: REN-3, REN-4, REN-5
- Com distensão do abdome: F-13
- Com dor lombar: P-1

Qi diminuído: IG-13, C-5, B-23, B-28, R-1, R-2, R-22, F-4, REN-14, REN-15
- E respiração curta: P-7
- Dificuldade em falar: DU-9
- Com obstrução dolorosa no Coração: P-10
- Com incapacidade de se deitar: P-1
- Com inversão por contracorrente: F-13

Qi em caroço de ameixa (Ver Garganta)

Qi insuficiente: DU-11
- *Qi* do Intestino Delgado: IG-8, E-39
- *Qi* do espírito (*shen*): PC-4
- *Qi* do Estômago: E-36
- *Yang qi*: B-35
- *Yin qi*: E-36
- *Qi* original (*yuan*): E-36
- *Zang qi*: E-36, E-37

Qi original (*yuan*)
- Origem inferior deficiente: REN-3, e com frio E-25, REN-5
- Deficiência do *qi* original: REN-6

Qi precipitando-se para cima
- Para o tórax: E-36, E-37
- Para o Coração: E-30, BP-14

Quadril, dor no: E-31, VB-25, VB-30, VB-39, VB-40, VB-41
- Irradiando-se para a virilha: VB-29
- Dificuldade em flexionar e estender as articulações do quadril e dos joelhos: B-40

Quatro Membros
- Contração dos tendões dos: VB-11, VB-44
- Frio de contracorrente dos: F-2

- Fragilidade ou flacidez: BP-21, ID-7
- Plenitude dos: F-2
- Calor nos: IG-15
- Peso, opressão ou dor dos: E-36, BP-3, DU-9, *Huanmen* (M-DC-6)
- Impossibilidade de mover: IG-13, E-27, BP-15, C-1, C-3, C-5, ID-8, B-59, PC-1, VB-23, VB-24
- Falta de desejo de mover: B-20, SJ-8
- Dor e fraqueza nos: E-15
- Edema súbito nos: P-7
- Inchaço (súbito) dos: P-5, IG-7, BP-1, BP-2
- Fraqueza nos, com mal-estar em todo o corpo por calor ou frio externo: DU-9
- Cansaço nos: BP-21, B-17, B-43, R-6, F-13, REN-4

Raiva
- E susto: E-36
- E mania: P-10
- Fúria e praguejamento: R-9
- Agredindo o Fígado: DU-8
- Indignação e raiva: VB-39
- Muita raiva: B-18
- Propensão à raiva: R-4, PC-8, F-2, F-13
- Propensão à raiva com loquacidade: R-7
- Raiva com vontade de matar pessoas: R-1, DU-12
- Tendência a amaldiçoar e censurar os outros: REN-14
- Irritação e raiva: C-5

Raiva (hidrofobia): VB-36

Rebelião (do)
- *Qi*: C-6, R-19, PC-1, PC-3, VB-21, REN-14, REN-18, REN-20, REN-21, REN-23
- *Qi* dos cinco *zang*: REN-6
- *Qi* para o Coração: P-2
- *Qi* com tosse: VB-39, REN-22
- *Qi* com dispneia: VB-41
- *Qi* com dor no Coração: B-23
- *Qi* com vômito: B-14
- *Qi* do Estômago: P-9

Região costal lateral
- Distensão/plenitude: P-7, E-30, BP-9, BP-21, C-1, B-21, R-1, R-21
- Massas (*ji ju*): F-14

Região costal lateral, dor da: P-5, E-36, BP-13, C-2, C-7, ID-1, ID-4, B-20, B-23, B-29, B-48, R-14,

R-20, PC-1, PC-6, SJ-5, SJ-6, SJ-10, VB-11, VB-22, VB-23, VB-26, VB-39, VB-41, VB-42, VB-44, F-14, REN-18, *Dannangxue* (M-MI-23)
- Acompanhada por distensão e dor do hipogástrio: B-45
- E das costas: P-2, VB-25
- E do tórax: B-67
- E no Coração em mulheres: PC-6
- E plenitude/distensão: B-18, B-52, VB-24, VB-34, F-3
- E rigidez: E-20, REN-12
- E calor: R-19
- Incessante: BP-17
- Irradiando-se para o Coração e Pulmão: B-45
- Com tosse e incapacidade de tomar fôlego: VB-44
- Com incapacidade de tomar fôlego: ID-4
- Insuportável que se irradia para as costas: VB-26

Regurgitação ácida: E-34, VB-23, VB-24, VB-40, F-14, REN-9, REN-14, REN-17

Respiração

Respiração curta: P-2, P-4, P-5, P-9, E-9, E-10, E-15, E-20, E-37, BP-18, B-19, BP-20, C-1, C-7, B-14, B-18, R-4, PC-1, PC-7, SJ-2, SJ-9, F-2
- Com tosse: E-36
- Com obstrução dolorosa do Coração: P-10
- Com incapacidade de falar: DU-14
- Sem vontade de falar: B-13
- Com rebelião do *qi*: REN-17

Respiração difícil: IG-13, IG-17, DU-16, REN-22
- Ao deitar-se: B-13
- Súbita: F-13
- Com ombros erguidos: E-19, E-20
- Dificuldade em tomar fôlego: VB-25, F-2, F-3, F-13

Retardo Mental: R-4

Reto
- Sensação de peso após diarreia: R-7
- Prolapso: E-30, B-21, B-25, B-30, B-35, B-57, R-11, PC-6, DU-1, DU-4, DU-20, REN-1, REN-6, REN-8, REN-15, *Erbai* (M-MS-29)
- Prolapso em crianças: DU-6

Rinite (ver Nariz)

Rins
- Frio crônico dos: B-23
- Deficiência: REN-4
- Surdez por deficiência dos: B-23
- Dispneia por deficiência dos: REN-4
- Dor de cabeça por deficiência dos: SJ-5
- Dor lombar por deficiência dos: B-54, VB-21, DU-4
- Distúrbio de emagrecimento e sede por deficiência dos: B-29
- Calor nos: DU-9
- Dor nos: R-14
- Taxação: REN-4

Riso
- Incessante: PC-8
- Frequente: IG-7
- Inapropriado: DU-26
- Louco: E-40, C-7
- Escandaloso: E-36
- Propensão ao: P-7, IG-5, BP-5, C-7, R-7, PC-7
- Riso e choro inesperados: DU-26

Sacro
- Sensação de frio: B-40
- Sensação de peso: DU-1
- Dor: B-32, B-60, DU-2
- Dor do sacro e do cóccix: B-28, B-33, B-34, B-36

Saliva
- Produção excessiva de saliva aquosa: REN-24
- Insuficiente para umedecer a garganta: R-2
- Como cola: REN-19
- Muita: P-3, R-18, R-21, VB-23, VB-24, REN-22, REN-23

Sangramento nasal: P-3, P-5, P-11, IG-2, IG-3, IG-4, IG-5, IG-6, IG-20, E-3, E-44, E-45, BP-1, C-6, ID-1, ID-2, ID-3, B-2, B-4, B-7, B-12, B-15, B-17, B-18, B-31, B-40, B-45, B-56, B-57, B-58, B-62, B-66, B-67, R-1, R-3, R-7, PC-4, SJ-5, VB-5, VB-19, VB-20, VB-39, F-2, F-8, DU-16, DU-20, DU-22, DU-24, DU-25, REN-7, REN-9, REN-22, REN-24, *Bitong* (M-CP-14), *Yintang* (M-CP-3)
- Incessante: PC-8, F-1, DU-14, DU-15, DU-26, DU-27

Sangue (ver também Hemorragia)
- Todas as doenças do sangue: B-17
- Massas de sangue (*jia*): PC-6

- Sangue maligno com dor aguda: R-14
- Escarro de sangue: P-3, P-5, P-6, P-9, E-20, C-7, ID-15, B-13, B-17, B-18, VB-42, REN-14
- Estase no tórax: IG-16, E-36
- Estase no interior: E-36
- Estase no ombro: IG-16

Sanjiao
- Calor congestionado no: SJ-1
- Calor congestionado no *jiao* superior: SJ-1

Sede (ver também Garganta, seca e Língua, seca): P-7, E-44, BP-20, ID-2, VB-25, F-2, REN-23
- Incessante: B-40
- Com transpiração ao beber algo e pele seca e quente quando não bebe: IG-11
- Bebe água sem limite: DU-26

Sêmen
- Insuficiência de: BP-8, F-3

Sentar-se
- Dificuldade em sentar-se e levantar-se: ID-6, B-30, B-57
- Dificuldade em sentar-se: VB-31
- Incapacidade de sentar-se por muito tempo: B-28

Sentido do olfato (ver Nariz)

Sete Agressões: E-36, B-23, B-33, B-43, VB-21, DU-14

Sexual
- Hiperatividade em homens: BP-6
- Atividade sexual excessiva levando a esgotamento em jovens: REN-15
- Distúrbios decorrentes de atividade sexual excessiva: R-1
- Taxação: R-3, DU-1

Sibilos: P-1, P-2, P-3, P-5, P-6, P-7, P-8, P-9, IG-18, E-13, E-15, E-20, E-40, ID-17, R-3, R-4, R-22, R-23, R-24, R-25, R-26, R-27, REN-15, REN-17, REN-20, REN-21, *Dingchuan* (M-DC-1)
- E dispneia: REN-18

Sobe em lugares altos e canta: E-40, E-42, E-45, DU-24

Sobrancelha e região supraorbitária, dor na: E-41, B-2, B-18, B-59, VB-1, VB-14, VB-15

Soluço: P-6, E-11, E-13, E-20, E-36, BP-18, B-17, R-18, PC-6, VB-24, *Haiquan* (M-CP-37)

Sonhos
- Confusos: SJ-16
- Excessivos: E-45, BP-1, B-15, R-3
- Pesadelos: BP-5, R-6, VB-44

Sono (ver também Insônia, Sonolência)
- Fala frequentemente durante o sono: C-7
- Inquieto: B-12, E-16

Sonolência: P-3, IG-2, IG-3, IG-12, IG-13, E-45, BP-5, B-17, B-20, R-4, R-6, SJ-8, SJ-10, VB-44, F-1, F-10, DU-16, DU-20, DU-22

Sufocação por água (afogamento): REN-1

Surdez: IG-1, IG-4, IG-5, IG-6, E-7, ID-1, ID-3, ID-8, ID-16, ID-19, B-62, B-65, R-3, SJ-1, SJ-2, SJ-3, SJ-4, SJ-5, SJ-7, SJ-10, SJ-16, SJ-17, SJ-18, SJ-19, SJ-20, SJ-21, VB-2, VB-3, VB-10, VB-11, VB-20, VB-42, VB-43, *Sishencong* (M-CP-1)
- E tinidos: E-1, ID-5, ID-9, ID-17, B-67, SJ-6, VB-19, VB-41
- Súbita: SJ-2, SJ-8, SJ-9, SJ-16, VB-44
- Tinidos: IG-1, IG-3, IG-4, IG-5, IG-6, E-7, E-36, E-44, BP-6, ID-1, ID-2, ID-3, ID-4, ID-16, ID-19, B-8, B-23, B-62, R-3, PC-9, SJ-1, SJ-2, SJ-3, SJ-5, SJ-6, SJ-7, SJ-9, SJ-17, SJ-18, SJ-19, SJ-20, SJ-21, SJ-22, VB-2, VB-3, VB-4, VB-6, VB-9, VB-10, VB-11, VB-20, VB-42, VB-43, VB-44, DU-4, DU-20, *Anmian* (N-HN-54)

Suspiro: BP-1, BP-4, BP-15, C-8, C-9, B-46, PC-7, VB-34, VB-38, VB-40, F-1, F-2, F-3, F-4, F-14, REN-15
- E tendência à tristeza: VB-23, VB-24

Susto (ver Medo)

Taxação
- As cinco taxações: ID-7, B-33
- As cinco taxações e as sete agressões: E-36, B-23, B-43, VB-21, DU-14, *Huanmen* (M-DC-6)
- Taxação de vento: B-41, VB-21, DU-14
- Tosse por taxação de vento: B-12
- Vômito por taxação de vento: B-12
- Taxação de vento com medo e pavor: IG-13
- Taxação de vento com peso no corpo: VB-39
- Taxação de vento com sonolência: IG-12,

B-19, B-20, B-22, B-42, B-43, VB-39, F-10, REN-5, REN-12
- Emagrecimento por deficiência por taxação: B-23
- Edema por deficiência por taxação: B-23, F-3
- Emissão seminal por deficiência por taxação: R-12
- Vômito de sangue por deficiência por taxação: REN-13
- Turvação branca por deficiência por taxação: B-23

Tendões (ver Músculos e Tendões)

Tendões contraídos: B-21, B-30, R-1, VB-38, VB-39, VB-44, F-2, F-4, REN-9

Tenesmo: BP-4, VB-26, VB-27, *Erbai* (M-MS-29)

Testículos (ver também Órgãos genitais, Pênis)
- Dor abdominal decorrente de retração dos: VB-27
- Contraídos: BP-6
- Dor nos: E-30
- Dor que se irradia para a região lombar: B-27
- Retraídos: E-29, E-30, F-3, DU-5, REN-5, REN-6, REN-7
- Inchaço súbito e dor: F-5
- Inchaço: F-1, F-3, F-12, REN-1
- Inchaço e dor nos: R-8, F-10

Tetania: P-10, B-5, B-11, B-18, SJ-19, SJ-23, VB-9, F-1, F-2, F-3, F-14, DU-1, DU-20, REN-9, REN-24
- Levando à dor óssea: VB-3
- Com incapacidade de falar: SJ-17
- Tetania por vento com maxilar cerrado: E-5

Tez (Cor da pele)
- Escura: R-1
- Esverdeada, azul-esverdeada (*qing*): VB-38, F-2, F-3, F-4, DU-22
- Pálida: E-39
- Amarelada com aparência doentia: REN-12
- Amarelada e murcha: R-7
- Amarelada: BP-4
- Amarelo-escura: B-23

Timidez com respiração curta: DU-11

Tinidos (ver Surdez)

Tontura: P-3, IG-8, IG-11, E-8, E-9, E-36, E-40, E-41, E-45, BP-6, ID-1, ID-7, B-3, B-5, B-8, B-9, B-10, B-11, B-17, B-18, B-43, B-58, R-1, R-6, PC-6, SJ-3, SJ-5, SJ-12, SJ-19, SJ-23, VB-8, VB-11, VB-14, VB-18, VB-20, VB-39, VB-41, VB-43, VB-44, F-2, F-3, DU-4, DU-11, DU-16, DU-20, DU-22, DU-24, REN-4, *Anmian* (N-HN-54), *Sishencong* (M-CP-1), *Taiyang* (M-CP-9), *Yintang* (M-CP-3)
- Acompanhada por vômito: DU-24
- E dor de cabeça: B-56, SJ-1
- Decorrente de fleuma-líquido: VB-17
- Após parto: *Yintang* (M-CP-3)
- Com agitação: DU-18
- Tontura por vento: ID-8, B-2, B-6, B-12, B-62, SJ-5, SJ-16, VB-19, DU-17, DU-19, DU-20, REN-4

Tórax
- Depressão em: B-11
- Peito de pombo em crianças: VB-36
- Rigidez do tórax com agitação do Coração: PC-6
- Tensão do tórax e das costas: P-7

Tórax, calor no: P-1, P-2, P-7, E-12, BP-1, BP-9, B-11, B-12, B-13, SJ-15, DU-12, DU-16

Tórax, distensão (opressão, plenitude) no: P-1, P-2, IG-3, E-9, E-12, BP-1, BP-2, C-3, C-6, ID-3, ID-17, B-11, B-13, B-14, B-15, B-17, B-18, B-39, B-46, B-60, B-62, R-19, R-20, R-22, PC-1, PC-5, PC-7, SJ-5, VB-10, VB-22, VB-23, VB-42, F-14, REN-17, REN-15, REN-22
- E no abdome: E-45, BP-3, B-19, R-4, R-6, R-24, VB-36, VB-39, VB-40
- E na região costal lateral: E-13, E-14, E-15, E-36, E-37, E-43, BP-17, BP-18, BP-19, BP-20, C-5, ID-11, B-47, B-49, R-23, R-25, R-26, PC-2, VB-35, VB-43, F-2, F-13, DU-9, DU-14, REN-16
- E na parte superior das costas: P-8
- Com congestão de líquidos: B-66
- Com dificuldade em respirar: P-1, P-9, E-16, R-27, VB-41, REN-14, REN-18
- Sem vontade de comer: R-25
- Com rebelião do *qi*: B-44

Tórax, dor em: P-1, P-2, P-6, IG-9, IG-14, E-18, E-40, BP-21, C-1, C-8, ID-1, ID-17, B-13, B-21, R-3, R-21, R-25, R-27, PC-2, PC-4, VB-10, REN-15, REN-19, REN-23

742 – ÍNDICE DAS INDICAÇÕES

- E nas costas: B-42, F-2
- E nas costas, no ombro e na região intercostal: E-19
- E nas costas, ombro, omoplata e braço: PC-2
- E no diafragma em decorrência do acúmulo de *qi*: B-14
- E no Coração: REN-17
- E na região costal lateral: BP-21, C-9, ID-5, R-21, PC-7, PC-8, SJ-19, VB-13, VB-38, REN-7, REN-14, REN-20, REN-21, *Weiguanxiashu* (M-DC-12)
- E no esterno: REN-18, REN-19
- E na parte superior das costas: E-13
- Se estendendo para as costas: B-15, REN-14
- Que se irradia para a região lombar: B-45
- Penetrante: E-40
- Com impossibilidade em se virar de lado: VB-43

Tórax, obstrução no: REN-17, REN-22

Tornozelo
- Flacidez: VB-40
- Entorse: VB-39
- Inchaço: BP-7
- Inchaço do aspecto lateral do tornozelo: VB-40
- Vermelhidão e inchaço no maléolo lateral: B-59, B-62

Tornozelo, dor: BP-5, B-60
- No maléolo externo: B-63, VB-38
- Com inchaço: IG-11, E-41, R-3, SJ-5
- Com inchaço do maléolo medial: F-3, F-4

Tosse (ver também Pulmão): P-1, P-2, P-3, P-4, P-5, P-6, P-7, P-8, P-9, IG-13, IG-18, E-10, E-12, E-13, E-14, E-15, E-16, E-18, E-19, BP-5, BP-14, BP-17, BP-18, BP-19, BP-20, BP-21, ID-1, ID-11, ID-15, ID-17, B-11, B-12, B-13, B-14, B-15, B-20, B-42, B-43, B-44, B-45, B-60, R-1, R-3, R-4, R-19, R-21, R-22, R-23, R-24, R-25, R-26, R-27, PC-2, PC-6, PC-8, SJ-6, VB-11, VB-18, VB-22, F-10, F-13, F-14, DU-9, REN-14, REN-15, REN-17, REN-19, REN-20, REN-21, REN-23, *Bailao* (M-CP-30), *Dingchuan* (M-DC-1), *Huanmen* (M-DC-6)
- Crônica: DU-10
- Crônica com vômito de fleuma: R-27
- Frio: IG-5
- Exaustão (taxação), tosse: B-11, B-42
- Provocando dor hipogástrica ou sacral: P-10
- Súbita com dor lombar: DU-12
- Com ausência de transpiração: P-10
- Com dor no tórax: B-18

- Com dor no tórax e nas costas: B-12
- Com dispneia: E-40, B-17, B-66, R-20, VB-21, DU-11
- Com plenitude do tórax: ID-2
- Com plenitude do abdome e sem vontade de comer ou beber: SJ-10
- Com plenitude da região costal lateral e incapacidade de tomar fôlego: B-18
- Com soluço: P-10
- Sem vontade de comer: R-3
- Com vermelhidão e calor da face: SJ-6
- Com fleuma: P-1, P-5, P-7, IG-18, E-40, BP-20, B-13, PC-1, SJ-10, VB-10
- Com fleuma persistente: ID-12
- Com fleuma aquosa: P-9
- Com vômito de pus e sangue: SJ-10
- Vento frio crônico: DU-10

Tosse em crianças
- Persistente: B-13
- Coqueluche: E-10, *Sifeng* (M-MS-9)
- E diarreia sem vontade de comer: BP-5

Tosse sangue: P-3, P-5, P-6, P-9, P-10, E-12, ID-2, B-12, B-15, B-17, B-18, B-43, R-2, R-3, R-4, R-21, R-26, PC-3, PC-4, F-2, REN-15, REN-17, REN-19
- E pus: E-14, E-15, P-1

Transpiração (ver também Distúrbio do osso fumegante): P-1, P-7, DU-17, REN-24
- Ausência de: IG-4, E-12, E-39, B-4, B-13, B-29, B-67, VB-11, VB-44, DU-4, DU-13, DU-15
- Incessante: R-7
- Incessante e profusa após parto: F-3
- Copiosa: IG-4, BP-15, VB-43, F-1
- Doença por calor com muita transpiração: R-3
- Noturna: C-6, ID-3, B-13, B-15, B-17, B-43, R-2, R-7, R-8, DU-14, *Bailao* (M-CP-30), *Huanmen* (M-DC-6)
- Noturna com calafrios e febre e aversão ao frio: B-13
- Nos órgãos genitais: B-35, R-8, REN-1, REN-7
- Espontânea: B-17, B-43, R-2, R-7, *Bailao* (M-CP-30)
- Com tremor por frio: VB-38
- Com calor no exterior: SJ-5
- Sem aversão ao frio: B-66, VB-12
- Deficiência, por: DU-14

Tremor, trêmulo: P-5, B-57
- E aversão ao frio nas costas: VB-14
- E frio do tórax e das costas: P-7
- Frio: P-9, IG-2, E-44, C-7, C-8, ID-1, ID-3, B-11, B-12, B-13, R-14
- Frio por malária: E-25, E-43
- Frio com ausência de transpiração: B-19
- Frio com febre: ID-7
- Frio com transpiração: DU-16
- Com incapacidade de sentar-se ou ficar em pé por muito tempo: B-56, B-58, B-63

Tristeza (ver também Suspiros, Choro): P-3, E-36, BP-1, BP-15, C-7, R-6, PC-6, PC-7, PC-8, SJ-10, F-2
- E raiva com ascensão do *qi*: P-10
- E ansiedade: C-1, ID-7, DU-11
- E choro com vontade de morrer: DU-20
- E medo: P-10, C-4
- E medo com palpitações por pavor: DU-16
- E pavor: C-5
- E choro: E-41
- E preocupação com *qi* diminuído: C-8
- Com rebelião do *qi*: BP-7
- Infelicidade e desorientação: DU-13

Turvação branca: BP-6, B-15, B-22, B-30, F-2, REN-4

Úlceras
- Úlceras ósseas profundas decorrentes de medo: REN-4
- Úlceras profundas: *Zhoujian* (M-MS-46)
- Ulceração genital: B-28
- Ulceração da perna: B-59
- Úlceras na boca: IG-4, ID-1, PC-8, SJ-5, DU-27, REN-23, *Jinjin/Yuye* (M-CP-20)
- Ulceração da garganta que impede comer: REN-22
- Ulceração e prurido do escroto: BP-10

Umbilical, região
- Vento umbilical na infância: SJ-23
- Rigidez abaixo: E-30
- Sensação de calor abaixo: REN-7
- Massas abaixo: REN-3

Umbilical, região, dor na: IG-8, E-22, BP-4, BP-6, BP-14, BP-16, B-25, R-1, R-10, R-14, F-1, F-3, F-4, F-8, REN-6, REN-7, REN-8, REN-16, *Sanjiaojiu* (M-TA-23)

- Precipitando-se para o tórax e para o Coração e causando dificuldade de respirar: REN-9
- Com incapacidade de ficar em pé por muito tempo: E-37
- Dor espasmódica intensa abaixo da: REN-3
- Dor espasmódica da: REN-6

Uretra
- Dor da uretra: PC-5, REN-3
- Sensação de calor na: REN-1
- Secreção esbranquiçada da uretra: R-14, DU-3, DU-4

Urticária: IG-5, IG-11, IG-15, E-32, E-44, BP-6, BP-10, ID-16, B-12, B-17, B-40, B-56, SJ-10, VB-20, VB-30, VB-31, VB-32, REN-22, *Dingchuan* (M-DC-1)

Útero
- Frio crônico do: B-23
- Frio no: B-36, R-14
- Frio no útero que se irradia para a coxa até o joelho: E-28
- Sangue maligno no: R-18, R-19
- Massas decorrentes de estagnação do *qi*: E-28
- Dor no útero: E-25
- Prolapso: E-29, BP-6, C-8, B-20, B-31, R-2, R-5, R-6, R-8, R-11, R-12, VB-26, VB-27, VB-28, F-1, F-3, F-5, F-8, F-12, DU-20, REN-1, REN-3, REN-6, *Zigong* (M-TA-18), *Tituo* (N-CA-4)
- Massas de *qi* estagnado decorrentes de frio: E-29

Vagina (ver também Órgãos genitais)
- Dor e frio da: E-29
- Inchaço e dor da parte externa da: E-30
- Inchaço e dor da: B-28, REN-1

Vento
- Todos os tipos de doenças por vento: DU-16
- Todos os distúrbios por vento-calor com ausência de transpiração: PC-7
- Ataque de vento com ausência de transpiração: B-45
- Ataque de vento com febre: B-12
- Ataque de vento sem transpiração: IG-6
- Ataque de vento e frio após consumo de álcool levando a calafrios e febre: P-10
- Ataque de vento ao Pulmão: B-13
- Lesão por vento: DU-16
- Lesão por vento que não se dispersa: B-11
- Erupção: *Baichongwo* (M-MI-34)

- Vento frio começando no dedo mínimo do pé: B-67
- Doença por vento: IG-15
- Distúrbio de atrofia por vento: IG-15

Vento, aversão ao vento (e/ou ao frio): B-12, B-47, B-49, B-53, B-65, PC-2, PC-5, SJ-3, SJ-23, VB-3, VB-17, VB-18, VB-36, DU-19, DU-21
- Na face e nos olhos: E-3
- Na cabeça: DU-17
- Com tremor: DU-14

Vento por susto na infância: P-5, P-11, IG-4, BP-1, BP-5, B-20, B-63, R-1, VB-8, F-1, F-2, F-3, DU-11, DU-14, DU-21, DU-22, DU-26, REN-12 *Luozhen* (M-MS-24), *Shixuan* (M-MS-1), *Yintang* (M-CP-3)

Verrugas: ID-7

Vesícula Biliar
- Ascaridíase biliar: *Dannangxue* (M-MI-23)
- Colecistite, aguda e crônica: *Dannangxue* (M-MI-23)
- Colelitíase, aguda e crônica: *Dannangxue* (M-MI-23)
- Deficiência: BP-4, BP-6
- Doenças na: VB-34
- Doenças do ducto biliar: *Dannangxue* (M-MI-23)
- Vômito por calor: P-1
- Cálculos: F-14

Visão
- Desfocada: IG-6, IG-13, E-4, BP-6, ID-6, ID-7, B-1, B-2, B-4, B-6, B-8, B-10, B-11, B-18, B-23, PC-1, PC-2, SJ-23, VB-20, F-3, DU-16
- Nublada: IG-2, R-1, R-5, F-3
- Daltonismo: B-1
- Imprecisão da: IG-4, IG-6, E-1, E-2, E-8, E-36, ID-6, ID-15, B-1, B-2, B-3, B-4, B-5, B-21, SJ-16, SJ-18, VB-1, VB-3, VB-20, DU-17, *Taiyang* (M-CP-9)
- Prejudicada pela visão de pontos e estrelas: R-6
- Falta de clareza visual: DU-24
- Hipermetropia: VB-37
- Cegueira noturna: E-1, E-4, B-1, B-2, B-18, B-23, VB-1, VB-14, VB-20, VB-37
- Visão deficiente: VB-40
- Miopia: P-3, E-1, E-3, B-1, B-6, B-9, R-5, VB-1, VB-14, VB-16, VB-37, DU-17, DU-23
- Obstrução visual superficial: P-9, IG-4, IG-5, E-1, E-2, E-3, ID-1, ID-2, ID-3, ID-4, ID-7, B-1, B-6, B-18, B-64, B-67, SJ-1, SJ-3, SJ-5,

SJ-17, SJ-20, VB-1, VB-15, VB-16, VB-40, DU-28, *Erjian* (M-CP-10), *Yuyao* (M-CP-6)
- Tontura visual: P-3, P-10, E-1, E-2, E-7, E-9, E-41, BP-2, C-3, C-5, ID-5, ID-7, B-1, B-2, B-5, B-12, B-18, B-22, B-23, B-43, B-45, B-58, B-60, B-64, B-65, B-66, R-1, SJ-23, VB-4, VB-13, VB-15, VB-16, VB-17, VB-20, VB-41, VB-43, F-8, F-14, DU-13, DU-16, DU-20, DU-21, DU-22, DU-23, REN-13

Vômito (e náusea): P-1, P-5, P-10, P-11, E-8, E-9, E-19, E-20, E-21, E-24, E-25, E-36, E-42, BP-1, BP-2, BP-3, BP-4, B-6, B-8, B-9, B-12, B-13, B-15, B-17, B-19, B-21, B-22, B-31, B-46, B-47, B-49, B-52, B-61, B-66, R-4, R-16, R-17, R-18, R-19, R-20, R-21, R-22, R-23, R-24, R-25, R-26, R-27, PC-3, PC-5, PC-6, PC-7, PC-8, SJ-6, SJ-18, VB-7, VB-23, VB-24, VB-25, VB-28, VB-29, VB-34, VB-40, F-2, F-3, F-13, REN-12, REN-13, REN-14, REN-18, REN-22, *Jinjin/Yuye* (M-CP-20), *Haiquan* (M-CP-37), *Shixuan* (M-MS-1), *Weiguanxiashu* (M-DC-12)
- Após comer: REN-9, REN-16
- E tosse com sangue: R-1
- E diarreia: IG-10, IG-11, B-40, PC-9
- E se baba: SJ-19
- E soluço: F-14
- Amargo: E-36, C-5
- Sangue: P-5, P-6, P-9, P-10, IG-16, E-13, E-19, E-20, E-24, BP-1, C-6, C-7, B-15, B-17, B-18, B-20, B-43, B-46, PC-3, PC-4, PC-5, PC-7, PC-8, SJ-5, F-3, DU-1, DU-14, REN-5, REN-7, REN-12
- Incessante: VB-17, DU-16
- Na infância, de saliva espumosa (aquosa): SJ-19
- Líquido claro: B-21
- Frio: B-23
- Líquido após comer: BP-6, B-13, F-14
- Espuma: P-7, IG-5, IG-7, C-3, ID-17, B-13, R-9, R-21, PC-5, VB-13, DU-20, DU-27, REN-17, REN-23
- Alimento comido no dia anterior: B-17
- Imediatamente após comer: BP-17
- Pela manhã o que comeu na noite anterior: B-21
- Incessante: VB-8
- Do leite materno em bebês: B-21, REN-16
- Ânsia de vômito: P-1, P-4, E-25, C-4, B-19, R-18, R-21, PC-5
- Líquido azedo: SJ-1
- Pus e sangue: E-36
- Com agitação e plenitude: B-42, DU-24
- Sem vontade de comer: REN-11
- Com ascensão de *qi*: REN-19

ÍNDICE DAS INDICAÇÕES – **745**

- Náusea: E-36, R-19, R-27, PC-5, PC-6, VB-17, F-3, REN-12, REN-13, REN-14
- Náusea e *qi* rebelde: R-21
- Náusea e vômito após comer: REN-10
- Náusea e vômito de saliva espumosa (aquosa): DU-18
- Náusea com gosto amargo na boca: VB-11

Voz
- Estridente: REN-22
- Perda da: P-6, P-10, IG-4, IG-10, IG-11, E-6, C-6, C-7, ID-19, R-1, PC-5, DU-15, DU-17, *Jinjin/Yuye* (M-CP-20)

- Perda da voz após acidente vascular cerebral: ID-3, ID-16, *Jinjin/Yuye* (M-CP-20)
- Perda súbita da voz: IG-17, IG-18, C-4, C-5, ID-16, R-20, SJ-6, SJ-8, SJ-9, DU-16, REN-22, REN-23, REN-24

Zang
- Distúrbio do *zang* inquieto: C-4, C-5, C-7, ID-7, B-14, PC-8
- Deficiência do *zang* com esgotamento do *qi*: REN-6
- Massas nos *zangfu* (*ji ju*): B-22

Índice Remissivo

A

Abdome
  agulhas, inserção, 67
  parte inferior, 71
Agulha, inserção, 61
  profundidade, 66
Ângulo esternocostal, localização, 71

B

Baço
  canal
    divergente, 192f
    localização dos pontos, 71
    luo de conexão, 191f
    primário, 190, 191
    taiyin do pé, 189
    tendinoso, sintomas patológicos, 193
  grande canal *luo* de conexão, 192f
Bexiga
  canal
    divergente, 269, 270f
    luo de conexão, 269, 270f
    primário, 268f
      primeiro ramo, 269
      segundo ramo, 269
    tendinoso, 269, 271f
      sintomas patológicos, 270
  linha interna, 71
  pontos *shu* dorsais, 71
Bócio, 45

C

C7, localização, 70
Calafrios e febre, 29
Calor, 45t
Canais
  da bexiga, *taiyang* do pé, 267
  divergentes
    cabeça, 7
    face, 7
    funções, 7
    importância clínica, 7

Canais
  divergentes
    integração, corpo, 8
    pontos de acupuntura, 8
    qi, 7
    sangue, 7
  do rim, *shaoyin* do pé, 359
  extraordinários
    ativação, 40
    pontos
      confluentes, 40t
      xi em fenda, 32t
  e colaterais, 1
  funções
    proteger o corpo, 2
    responder à disfunção do corpo, 3
    transmitir *qi* para a área doente, 4
    transportar
      qi, 2
      sangue, 2
  luo de conexão
    funções, 18
    regiões, distúrbios, tratamento, 35
    trajetos, 16
  ou *zangfu* interior-exteriormente relacionados,
    distúrbios, tratamento, 35
  primários, trajetos internos, 6
  sanjiao, *shaoyang* da mão, 419
  tendinosos, importância clínica, 18
  yang
    distúrbios, 28
    pontos *shu*, 23t
  yin
    pontos *shu*, 22t
Cinco
  fases, pontos, 31
  pontos, *shu*, 21
    aplicação clínica, 23
Colaterais diminutos, 18
Concepção
  ramo, 543
  trajeto primário, 543
  vaso, 541, 543
    luo de conexão, 543f
    trajeto primário, 542f

As letras *f*, *t* e *q* que se seguem aos números de páginas significam, respectivamente, *figura*, *tabela* e *quadro*.

748 – ÍNDICE REMISSIVO

Coração, canal
  divergente, 225*f*
  luo de conexão, 225*f*
  primário, 224*f*
  shaoyin da mão, 223
  tendinoso, 225*f*
    sintomas patológicos, 226
Costelas
  contagem, 70
  localização, 70
Cun, medições, 61
  rápidas, 66

D

Distúrbios psicoemocionais, 46
  tratamento, 36
Doenças
  dos *fu*, 30
  voz do paciente, 29
Dor
  de cabeça, 45*t*
  nas articulações, 28
Doze
  canais
    divergentes, 7
    pontos
      luo de conexão, 34*t*
      mãe-filho, 31*t*
      xi em fenda, 32*t*
      yuan fonte, 34*t*
    primários, 4
      denominação, 5
    tendinosos, 18
  pontos estrelas celestiais de Ma Dan-yang, 42*q*
  regiões cutâneas, 18
  zangfu, pontos
    mu frontais, 38*t*
    shu dorsais, 37*t*

E

Escrofulose, 45
Estômago
  canal
    divergente, 131, 132*f*
    localização dos pontos, 71
    luo de conexão, 131, 132*f*
    primário, 130
    tendinoso, 133
      sintomas patológicos, 134
  doença, 30
  yangming do pé, canal, 129

F

Fígado
  canal
    divergente, 513, 514*f*
    jueyin do pé, 511, 512*f*
    luo de conexão, 513, 514*f*
    primário, 513
    tendinoso, 513, 515*f*

    ramo, 513
    sintomas patológicos, 513
Forames sacrais, localização, 71

G

Grandes
  nervos, agulha, inserção, 70
  vasos sanguíneos, agulhas, inserção, 70

H

He mar, 22*f*

I

Inchaço
  face, 45*f*
  olhos, 45*t*
Indicações clássicas, aplicações clínicas, 24
Ingestão irregular de alimentos e bebidas, 30
Inserção cruzada, 56
Intestino
  delgado
    canal
      divergente, 244*f*
      luo de conexão, 243*f*
      primário, 242*f*
        ramo, 243
      taiyang da mão, 241
      tendinoso, sintomas patológicos, 244
  grosso
    canal
      da mão, 97
      divergente, 100*f*
      luo de conexão, 99*f*, 100
      primário, 98*f*, 99
      tendinoso, 101*f*
        sintomas patológicos, 101

J

Jing
  poço, 22*f*
  rio, 22*f*

L

L3, localização, 70
L5, localização, 70

M

Mais de um canal, pontos de encontro, 47
Mar
  de água e grãos, 43
  de medula, 43
  de *qi*, 43
  de sangue, 43

978-85-7241-939-0

O

Oitos vasos extraordinários
  funções, 8
  ligam doze canais primários, 8
  pontos confluentes, 40
  reservatórios, 8
  trajetos, 9
Órgãos
  dos sentidos, distúrbios, 46
  importantes, agulhas, inserção, 67
Ossos, doenças, 29

P

Palmar longo, tendão, 71
Pele, doenças, 31
Pericárdio, canal
  divergente, 401f
  jueyin da mão, 399
  luo de conexão, 401f
  primário, ramo, 400
  tendinoso, 401, 402f
    sintomas patológicos, 402
Peso no corpo, 28
Pneumotórax, evitar, 67
Pontos
  alternantes, 58
  cadeado, associação de pontos, método, 57
  categorias, 21
  combinações, 58
  corrente, associação de pontos, método, 57
  de comando, 43
  dos quatro mares, 43
  extraordinários
    cabeça e pescoço, 622
    do abdome, 635
    do dorso e cintura, 630
    do membro
      inferior, 643
      superior, 637
    do tórax, 635
  he mar, 29
  hui de encontro, 39t
  janela do céu, 44q, 45t
    bócio, 46t
    distúrbios da garganta, 46t
    efeito
      bócio, 46t
      distúrbios, 46t
        de início súbito, 46t
        dos órgãos dos sentidos, 47t
        emocionais, 46t
      escrofulose, 46t
    escrofulose, 46t
  jing
    poço
      alcances máximos dos canais, 25
      distúrbios do espírito, 26
      plenitude abaixo do coração, 25
      remover o calor, 24
      resgatar do colapso, 24
      restaurar a consciência, 24

Pontos *(cont.)*
  jing
    rio, 28
      luo de conexão, 34
      mu frontais, 38
    localização, 61
    luo de conexão, método de combinação, 36
    shu
      dorsais, funções, 37
      riacho, 27
    xi em fenda, 32
    ying
      nascente
        alterações na tez, 27
        removem calor, 26
    yuan fonte, 33, 36
Pulmão
  canal, 73
    divergente, 76
    luo de conexão, 75
    primário, 74
    tendinoso, 77
    taiyin da mão, 73

Q

Qi
  da cabeça, desarmonia, 45
  do corpo, desarmonia, 45
  em contracorrente e diarreia, distúrbios, 30

R

Rebelião
  do *qi*
    desarmonia, 45
    do estômago, 45t
    do pulmão, 45t
    do sangue para cima, desarmonia, 45
Retornar o *yang*, nove agulhas, 47
Rim, canal
  divergente, 361f
  luo de conexão, 362f
  primário, 360f, 361
  tendinoso, 363f
    ramo, 364
    sintomas patológicos, 364

S

Sanjiao, canal
  divergente, 422f
  luo de conexão, 421f
  primário, 420f
    ramo, 421
  tendinoso, 422f
    ramo, 422
    sintomas patológicos, 422
Seleção de pontos
  adjacentes, 53
  conexões do canal, 56

750 – ÍNDICE REMISSIVO

Seleção de pontos (*cont.*)
  da parte
    anterior para tratar o dorso e vice-versa, 55
    inferior para tratar a parte superior, 54
    superior para tratar a parte inferior, 55
  de um canal para tratar seu canal relacionado
    interior-exteriormente, 56
  distais, 54
  do centro para tratar as extremidades, 56
  empíricos, 57
  locais, 53
  métodos, 53
  proximais, 54
Shu riacho, 22*f*
Superfície, anatomia, 70

T

Tendões, doenças, 29
Teoria dos canais, história, 2
Tontura, 45*t*
Tosse e dispneia, 29
Treze pontos fantasmas de Sun Si-miao, 47

V

Vaso
  da cintura, 9, 11
    pontos coalescentes, 12
    sintomas patológicos, 12
  de ligação, 15
    yang
      pontos coalescentes, 12
      sintomas patológicos, 16
    yin, 17
      pontos coalescentes, 16
      sintomas patológicos, 16
  de motilidade
    yang, 13
      pontos coalescentes, 12
      sintomas patológicos, 12

Vaso (*cont.*)
  de motilidade
    yin, 14
      pontos coalescentes, 12
      sintomas patológicos, 12
  de penetração, 10
    pontos coalescentes, 9
    sintomas patológicos, 9
  extraordinário
    pontos confluentes, 9
    protegem o corpo, 9
  governador, inter-relação
    cérebro, 584
    coração, 584
    espírito, 584
    essência, 584
    rins, 584
  medicina
    chinesa, diferentes tradições, 583
    moderna, influência, 584
  primeiro ramo, 580*f*
  segundo ramo, 581*f*
  terceiro ramo, 581*f*
  trajeto primário, 580*f*
  vaso *luo* de conexão, 581, 582*f*
Vermelhidão, 45*t*
Vesícula biliar, canal
  divergente, 454*f*, 455
  luo de conexão, 454*f*, 455
  primário, 452*f*
    ramo, 453
  shaoyang do pé, 451
  tendinoso, 456*f*
    ramo, 455
  sintomas patológicos, 455
Voz do paciente, doenças, 29

Y

Ying nascente, 22*f*

Z

Zang, distúrbios, 27

Índice de Pontos

A

Anmian (M-CP-54) – sono pacífico, 627

B

Bafeng (M-MI-8) – oito ventos, 647
Baichongwo (M-MI-34) – esconderijo dos cem insetos, 643
Baihuanshu (B-30) – *shu* do anel branco, 315
Baihui (DU-20) – cem encontros, 606
Bailao (M-CP-30) – cem taxações, 626
Baohuang (B-53) – vitalidade da bexiga, 338
Baxie (M-MS-22) – oito patógenos, 638
Benshen (VB-13) – raiz do espírito, 469
Biguan (E-31) – portão da coxa, 164
Binao (IG-14) – braço superior, 121
Bingfeng (ID-12) – agarrando o vento, 259
Bitong (M-CP-14) – penetrando no nariz, 626
Bulang (R-22) – corredor de andar, 393
Burong (E-19) – não contido, 152

C

Changqiang (DU-1) – longo e forte, 585
Chengfu (B-36) – apoio e suporte, 320
Chengguang (B-6) – recebendo a luz, 278
Chengjiang (REN-24) – recipiente de líquidos, 576
Chengjin (B-56) – apoio dos tendões, 341
Chengling (VB-18) – apoio do espírito, 473
Chengman (E-20) – plenitude que sustenta, 153
Chengqi (E-1) – recipiente das lágrimas, 135
Chengshan (B-57) – apoio da montanha, 342
Chize (P-5) – pântano cubital, 83
Chongmen (BP-12) – portão de precipitação, 214
Chongyang (E-42) – precipitação do *yang*, 181
Ciliao (B-32) – segunda fenda, 317

D

Dabao (BP-21) – grande embalagem, 221
Dachangshu (B-25) – *shu* do Intestino Grosso, 309
Dadu (BP-2) – grande metrópole, 196
Dadun (F-1) – grande monte, 516
Daheng (BP-15) – grande horizontal, 216
Dahe (R-12) – grande iluminação, 385
Daimai (VB-26) – vaso da cintura, 484
Daju (E-27) – o grande, 159
Daling (PC-7) – grande colina, 412
Dannangxue (M-MI-23) – ponto da Vesícula Biliar, 646
Danshu (B-19) – *shu* da Vesícula Biliar, 298

Daying (E-5) – grandes boas-vindas, 139
Dazhong (R-4) – grande sino, 372
Dazhu (B-11) – grande barca, 283
Dazhui (DU-14) – grande vértebra, 598
Dicang (E-4) – celeiro da terra, 137
Diji (BP-8) – pivô da terra, 208
Dingchuan (M-DC-1) – acalma a dispneia, 630
Diwuhui (VB-42) – cinco encontros da terra, 505
Dubi (E-35) – nariz de bezerro, 168
Duiduan (DU-27) – extremidade da boca, 616
Dushu (B-16) – *shu* do governador, 292

E

Erbai (M-MS-29) – dois brancos, 641
Erheliao (SJ-22) – fenda da harmonia do ouvido, 448
Erjian (IG-2) – segundo espaço, 104
Erjian (M-CP-10) – ponta da orelha, 625
Ermen (SJ-21) – portão do ouvido, 447

F

Feishu (B-13) – *shu* do Pulmão, 286
Feiyang (B-58) – ascendendo, 343
Fengchi (VB-20) – lago do vento, 475
Fengfu (DU-16) – palácio do vento, 601
Fenglong (E-40) – saliência abundante, 177
Fengmen (B-12) – portão do vento, 284
Fengshi (VB-31) – mercado do vento, 489
Fuai (BP-16) – pesar do abdome, 217
Fubai (VB-10) – branco flutuante, 466
Fufen (B-41) – ramo preso, 326
Fujie (BP-14) – nó do abdome, 215
Fuliu (R-7) – corrente de retorno, 378
Fushe (BP-13) – moradia do *fu*, 215
Futonggu (R-20) – vale de conexão do abdome, 391
Futu (E-32) – coelho de tocaia, 165
Futu (IG-18) – apoia a proeminência, 125
Fuxi (B-38) – fissura flutuante, 322
Fuyang (B-59) – *yang* do peito do pé, 345

G

Ganshu (B-18) – *shu* do Fígado, 295
Gaohuangshu (B-43) – *shu* da região vital, 328
Geguan (B-46) – portão do diafragma, 332
Geshu (B-17) – *shu* do diafragma, 292
Gongsun (BP-4) – avô neto, 200
Guanchong (SJ-1) – passagem precipitada, 424
Guangming (VB-37) – luz brilhante, 497

752 – ÍNDICE DE PONTOS

Guanmen (E-22) – portão da passagem, 154
Guanyuan (REN-4) – portão da origem, 548
Guanyuanshu (B-26) – portão do *shu* original, 310
Guilai (E-29) – retorno, 161

H

Haiquan (M-CP-37) – nascente do mar, 629
Hanyan (VB-4) – serenidade do maxilar, 461
Heding (M-MI-27) – pico da garça azul, 644
Hegu (IG-4) – vale unificador, 107
Henggu (R-11) – osso púbico, 384
Heyang (B-55) – confluência do *yang*, 340
Houding (DU-19) – atrás da coroa, 606
Houxi (ID-3) – riacho posterior, 248
Huagai (REN-20) – dossel magnífico, 572
Huangmen (B-51) – portão dos órgãos vitais, 336
Huangshu (R-16) – *shu* vitais, 388
Huanmen (M-DC-6) – portão do sofrimento, 631
Huantiao (VB-30) – círculo do salto, 487
Huaroumen (E-24) – portão da carne escorregadia, 156
Huatuojiaji (M-DC-35) – pontos paravertebrais de Hua
   Tuo, 634
Huiyang (B-35) – encontro do *yang*, 320
Huiyin (REN-1) – encontro do *yin*, 544
Huizong (SJ-7) – encontro ancestral, 434
Hunmen (B-47) – portão da alma etérea, 333

J

Jiache (E-6) – osso da mandíbula, 140
Jiachengjiang (M-CP-18) – adjacente ao recipiente de
   líquidos, 628
Jianjing (VB-21) – poço do ombro, 477
Jianliao (SJ-14) – fenda do ombro, 441
Jianli (REN-11) – fortalecer o interior, 560
Jianqian (M-MS-48) – frente do ombro, 642
Jianshi (PC-5) – mensageiro intermediário, 408
Jianwaishu (ID-14) – *shu* externo do ombro, 260
Jianyu (IG-15) – osso do ombro, 122
Jianzhen (ID-9) – ombro verdadeiro, 256
Jianzhongzhu (ID-15) – *shu* da parte média do ombro, 261
Jiaosun (SJ-20) – ângulo pequeno, 446
Jiaoxin (R-8) – crença na troca, 380
Jiexi (E-41) – divisor de águas, 180
Jimai (F-12) – pulso urgente, 534
Jimen (BP-11) – portão de filtragem, 213
Jinggu (B-64) – osso capital, 351
Jingmen (VB-25) – portão capital, 482
Jingming (B-1) – olhos brilhantes, 273
Jingqu (P-8) – calha do canal, 90
Jinjin Yuye (M-CP-20) – líquido dourado e líquido de
   Jade, 628
Jinmen (B-63) – portão dourado, 351
Jinsuo (DU-8) – contração do tendão, 592
Jiquan (C-1) – nascente suprema, 227
Jiuwei (REN-15) – cauda da pomba-rola, 566
Jizhong (DU-6) – centro da coluna, 590
Jueyinshu (B-14) – *shu* do jueyin, 288
Jugu (IG-16) – grande osso, 123
Juliao (E-3) – grande fenda, 137

Juliao (VB-29) – fenda imóvel, 486
Juque (REN-14) – grande portão, 564

K

Kongzui (P-6) – abertura máxima, 86
Kouheliao (IG-19) – fenda do grão da boca, 126
Kufang (E-14) – depósito, 148
Kunlun (B-60) – montanhas Kunlun, 346

L

Lanweixue (M-MI-13) – ponto do apêndice, 645
Laogong (PC-8) – palácio do trabalho, 415
Liangmen (E-21) – portão do feixe de luz, 153
Liangqiu (E-34) – cume da colina, 166
Lianquan (REN-23) – nascente do canto, 575
Lidui (E-45) – troca exata, 186
Lieque (P-7) – sequência quebrada, 87
Ligou (F-5) – canal da minhoca, 527
Lingdao (C-4) – caminho do espírito, 230
Lingtai (DU-10) – torre do espírito, 594
Lingxu (R-24) – ruína do espírito, 395
Lougu (BP-7) – vale gotejante, 207
Luoque (B-8) – conexão declinada, 280
Luozhen (M-MS-24) – torcicolo, 640
Luxi (SJ-19) – descanso do crânio, 445

M

Meichong (B-3) – torrencial das sobrancelhas, 276
Mingmen (DU-4) – portão da vida, 588
Muchuang (VB-16) – janela do olho, 472

N

Naohu (DU-17) – porta do cérebro, 604
Naohui (SJ-13) – encontro da parte superior do braço, 440
Naokong (VB-19) – oco do cérebro, 474
Naoshu (ID-10) – *shu* da parte superior do braço, 257
Neiguan (PC-6) – passagem interna, 410
Neiting (E-44) – pátio interno, 184

P

Pangguangshu (B-28) – *shu* da Bexiga, 313
Pianli (IG-6) – passagem do desvio, 112
Pishu (B-20) – *shu* do Baço, 299
Pohu (B-42) – porta da alma corpórea, 327
Pucan (B-61) – respeito do criado, 348

Q

Qianding (DU-21) – em frente à coroa, 609
Qiangjian (DU-18) – espaço invencível, 605
Qiangu (ID-2) – vale dianteiro, 247
Qichong (E-30) – *qi* precipitado, 162
Qihai (REN-6) – mar de *qi*, 553
Qihaishu (B-24) – mar do *shu* do *qi*, 308
Qihu (E-13) – porta do *qi*, 148
Qimai (SJ-18) – vaso do espasmo, 444

ÍNDICE DE PONTOS - **753**

Qimen (F-14) – portão do ciclo, 537
Qinglengyuan (SJ-11) – abismo claro e frio, 438
Qingling (C-2) – espírito verde, 228
Qishe (E-11) – residência do *qi*, 146
Qiuhou (M-CP-8) – atrás da bola, 624
Qiuxu (VB-40) – monte de ruínas, 501
Qixue (R-13) – caverna do *qi*, 385
Quanliao (ID-18) – fenda da maçã do rosto, 264
Qubin (VB-7) – curva da têmpora, 463
Quchai (B-4) – curva tortuosa, 276
Quchi (IG-11) – lago na curva, 117
Quepen (E-12) – vale vazio, 147
Qugu (REN-2) – osso curvado, 546
Ququan (F-8) – nascente na curva, 530
Quyuan (ID-13) – parede tortuosa, 259
Quze (PC-3) – pântano na curva, 405

R

Rangu (R-2) – vale flamejante, 368
Renying (E-9) – boas-vindas do homem, 143
Renzhong (DU-26) – meio do homem, 615
Riyue (VB-24) – sol e lua, 481
Rugen (E-18) – raiz da mama, 151
Ruzhong (E-17) – meio da mama, 150

S

Sanjian (IG-3) – terceiro espaço, 105
Sanjiaojiu (M-TA-23) – triângulo da moxibustão, 635
Sanjiaoshu (B-22) – *shu* do *Sanjiao*, 303
Sanyangluo (SJ-8) – três *luo yang*, 435
Sanyinjiao (BP-6) – intersecção dos três *yin*, 203
Shangguan (VB-3) – acima da articulação, 460
Shangjuxu (E-37) – grande vazio superior, 173
Shanglian (IG-9) – ângulo superior, 115
Shangliao (B-31) – fenda superior, 316
Shangqiu (BP-5) – monte *shang*, 202
Shangqu (R-17) – curva *shang*, 389
Shangwan (REN-13) – cavidade superior, 563
Shangxing (DU-23) – estrela superior, 611
Shangyang (IG-1) – *shang yang*, 102
Shanzhong (REN-17) – centro do tórax, 568
Shaochong (C-9) – precipitação menor, 238
Shaofu (C-8) – palácio menor, 237
Shaohai (C-3) – mar menor, 228
Shaoshang (P-11) – *shang* menor, 95
Shaoze (ID-1) – pântano menor, 245
Shencang (R-25) – armazém do espírito, 395
Shendao (DU-11) – trajeto do espírito, 595
Shenfeng (R-23) – selo do espírito, 394
Shenmai (B-62) – vaso de extensão, 349
Shenmen (C-7) – portão do espírito, 235
Shenque (REN-8) – portão do espírito, 556
Shenshu (B-23) – *shu* do Rim, 305
Shentang (B-44) – salão do espírito, 330
Shenting (DU-24) – pátio do espírito, 612
Shenzhu (DU-12) – pilar do corpo, 596
Shidou (BP-17) – cavidade do alimento, 218
Shiguan (R-18) – passagem da pedra, 390
Shimen (REN-5) – portão da pedra, 551

Shiqizhuixia (M-DC-25) – abaixo da décima sétima vértebra, 633
Shixuan (M-MS-1) – dez difusões, 637
Shousanli (IG-10) – três milhas do braço, 116
Shouwuli (IG-13) – cinco milhas do braço, 120
Shuaigu (VB-8) – vale dominante, 463
Shufu (R-27) – mansão do *shu*, 397
Shugu (B-65) – osso de contenção, 353
Shuidao (E-28) – passagem da água, 160
Shuifen (REN-9) – separação da água, 557
Shuiquan (R-5) – fonte de água, 374
Shuitu (E-10) – proeminência da água, 145
Sibai (E-2) – quatro brancos, 136
Sidu (SJ-9) – quatro rios, 436
Sifeng (M-MS-9) – quatro suturas, 638
Siman (R-14) – quatro plenitudes, 387
Sishencong (M-CP-1) – quatro espíritos alertas, 622
Sizhukong (SJ-23) – buraco do bambu de seda, 449
Suliao (DU-25) – fenda branca, 614

T

Taibai (BP-3) – branco supremo, 198
Taichong (F-3) – grande precipitação, 521
Taixi (R-3) – riacho supremo, 370
Taiyang (M-CP-9) – sol (*yang* supremo), 624
Taiyi (E-23) – unidade suprema, 155
Taiyuan (P-9) – supremo abismo, 91
Taodao (DU-13) – caminho da alegria, 597
Tianchi (PC-1) – lago celestial, 403
Tianchong (VB-9) – precipitação celestial, 465
Tianchuang (ID-16) – janela celestial, 262
Tianding (IG-17) – tripé do céu, 124
Tianfu (P-3) – palácio do céu, 81
Tianjing (SJ-10) – poço celestial, 437
Tianliao (SJ-15) – fenda celestial, 441
Tianquan (PC-2) – nascente celestial, 404
Tianrong (ID-17) – aparência celestial, 263
Tianshu (E-25) – pivô celestial, 157
Tiantu (REN-22) – proeminência celestial, 573
Tianxi (BP-18) – riacho celestial, 219
Tianyou (SJ-16) – janela do céu, 442
Tianzhu (B-10) – pilar celestial, 281
Tianzong (ID-11) – encontro celestial, 258
Tiaokou (E-38) – abertura das linhas, 175
Tinggong (ID-19) – palácio da audição, 265
Tinghui (VB-2) – encontro da audição, 459
Tituo (N-CA-4) – levantamento e sustentação, 636
Tongli (C-5) – penetrando no interior, 231
Tongtian (B-7) – conexão celestial, 278
Tongziliao (VB-1) – fenda da pupila, 458
Toulinqi (VB-15) – governador das lágrimas da cabeça, 470
Touqiaoyin (VB-11) – portais *yin* da cabeça, 467
Touwei (E-8) – ligação da cabeça, 142

W

Waiguan (SJ-5) – passagem externa, 430
Wailing (E-26) – colina externa, 158
Waiqiu (VB-36) – monte externo, 496
Wangu (ID-4) – osso do punho, 250
Wangu (VB-12) – processo mastoide, 467

754 – ÍNDICE DE PONTOS

Weicang (B-50) – celeiro do Estômago, 336
Weidao (VB-28) – trajeto de ligação, 486
Weiguanxianshu (M-DC-12) – controlador inferior do *shu* do Estômago, 631
Weishu (B-21) – *shu* do Estômago, 302
Weiyang (B-39) – fora da curva, 323
Weizhong (B-40) – meio da curva, 324
Wenliu (IG-7) – fluxo quente, 113
Wuchu (B-5) – quinto lugar, 277
Wushu (VB-27) – cinco pivôs, 485
Wuyi (E-15) – tela da sala, 149

X

Xiabai (P-4) – apertando o branco, 83
Xiaguan (E-7) – abaixo da articulação, 141
Xiajuxu (E-39) – grande vazio inferior, 176
Xialian (IG-8) – ângulo inferior, 114
Xialiao (B-34) – fenda inferior, 319
Xiangu (E-43) – vale afundado, 183
Xiaochangshu (B-27) – *shu* do Intestino Delgado, 311
Xiaohai (ID-8) – mar pequeno, 255
Xiaoluo (SJ-12) – rio *luo* de dispersão, 439
Xiawan (REN-10) – cavidade inferior, 559
Xiaxi (VB-43) – riacho pinçado, 506
Xiguan (F-7) – articulação do joelho, 530
Ximen (PC-4) – portão do *xi* em fenda, 407
Xingjian (F 2) – movimento intermediário, 518
Xinhui (DU-22) – encontro da fontanela, 610
Xinshu (B-15) – *shu* do Coração, 289
Xiongxiang (BP-19) – vila do tórax, 219
Xiyangguan (VB-33) – portão *yang* do joelho, 491
Xiyan (MN-LE-16) – olhos do joelho, 644
Xuanji (REN-21) – eixo de Jade, 572
Xuanli (VB-6) – cabelo suspenso, 462
Xuanlu (VB-5) – crânio suspenso, 462
Xuanshu (DU-5) – eixo suspenso, 590
Xuanzhong (VB-39) – sino suspenso, 500
Xuehai (BP-10) – mar de sangue, 211

Y

Yamen (DU-15) – portão da mudez, 600
Yangbai (VB-14) – branco do *yang*, 469
Yangchi (SJ-4) – lago *yang*, 428
Yangfu (VB-38) – socorro *yang*, 498
Yanggang (B-48) – elo da chave do *yang*, 334
Yanggu (ID-5) – vale *yang*, 251
Yangjiao (VB-35) – cruzamento *yang*, 495
Yanglao (ID-6) – apoio do idoso, 253
Yanglingquan (VB-34) – manancial *yang* da colina, 492
Yangxi (IG-5) – riacho *yang*, 110
Yaoshu (DU-2) – *shu* lombar, 586
Yaotongxue (N-EU-19) – ponto da dor lombar, 639
Yaoyangguan (DU-3) – portão *yang* lombar, 587
Yaoyan (M-DC-24) – olhos lombares, 632
Yemen (SJ-2) – portão líquido, 425
Yifeng (SJ-17) – proteção do vento, 443
Yinbai (BP-1) – branco oculto, 194
Yinbao (F-9) – embalagem *yin*, 532

Yindu (R-19) – metrópole *yin*, 391
Yingchuang (E-16) – janela da mama, 150
Yingu (R-10) – vale *yin*, 382
Yinjiao (DU-28) – intersecção da gengiva, 617
Yinjiao (REN-7) – intersecção *yin*, 555
Yinlian (F-11) – canto *yin*, 534
Yinlingquan (BP-9) – nascente *yin* da colina, 209
Yinmen (B-37) – portão da abundância, 321
Yinshi (E-33) – mercado *yin*, 166
Yintang (M-CP-3) – *hall* da impressão, 622
Yinxi (C-6) – fenda *yin*, 233
Yishe (B-49) – moradia do pensamento, 334
Yixi (B-45) – *yi xi*, 331
Yonqquan (R-1) – nascente que jorra, 365
Youmen (R-21) – portão escondido, 392
Yuanye (VB-22) – abismo da axila, 479
Yuji (P-10) – borda do peixe, 93
Yunmen (P-2) – portão da nuvem, 80
Yutang (REN-18) – átrio de Jade, 570
Yuyao (M-CP-6) – cintura do peixe, 623
Yuzhen (B-9) – travesseiro de Jade, 280
Yuzhong (R-26) – tórax confortável, 396

Z

Zanzhu (B-2) – bambu recolhido, 274
Zhangmen (F-13) – portão da plenitude, 535
Zhaohai (R-6) – mar brilhante, 375
Zhejin (VB-23) – tendões do flanco, 480
Zhengying (VB-17) – nutrição correta, 472
Zhibian (B-54) – limite da ordem, 339
Zhigou (SJ-6) – canal do braço, 432
Zhishi (B-52) – residência da vontade, 337
Zhiyang (DU-9) – alcançando o *yang*, 593
Zhiyin (B-67) – alcançando o *yin*, 354
Zhizheng (ID-7) – ramo do correto, 254
Zhongchong (PC-9) – precipitação do meio, 417
Zhongdu (F-6) – capital central, 529
Zhongdu (VB-32) – canal do meio, 491
Zhongfeng (F-4) – selo do meio, 525
Zhongfu (P-1) – palácio do meio, 78
Zhongji (REN-3) – polo do meio, 546
Zhongliao (B-33) – fenda do meio, 318
Zhonglushu (B-29) – *shu* da coluna média, 314
Zhongshu (DU-7) – eixo central, 591
Zhongting (REN-16) – pátio central, 567
Zhongwan (REN-12) – cavidade do meio, 560
Zhongzhu (R-15) – fluxo do meio, 388
Zhongzhu (SJ-3) – ilhota central, 427
Zhoujian (M-MS-46) – ponta do cotovelo, 642
Zhouliao (IG-12) – fenda do cotovelo, 120
Zhourong (BP-20) – glória envolvente, 220
Zhubin (R-9) – casa do hóspede, 381
Zigong (M-TA-18) – palácio da criança (útero), 635
Zigong (REN-19) – palácio roxo, 571
Zulinqi (VB-41) – governador das lágrimas do pé, 503
Zuqiaoyin (VB-44) – portais *yin* do pé, 508
Zusanli (E-36) – três milhas da perna, 168
Zutonggu (B-66) – vale de conexão do pé, 354
Zuwuli (F-10) – cinco milhas da perna, 533